U0275349

中国香药植物 （第三卷）

Chinese Aromatic Medicinal Plants

主 编 王羽梅 任 飞

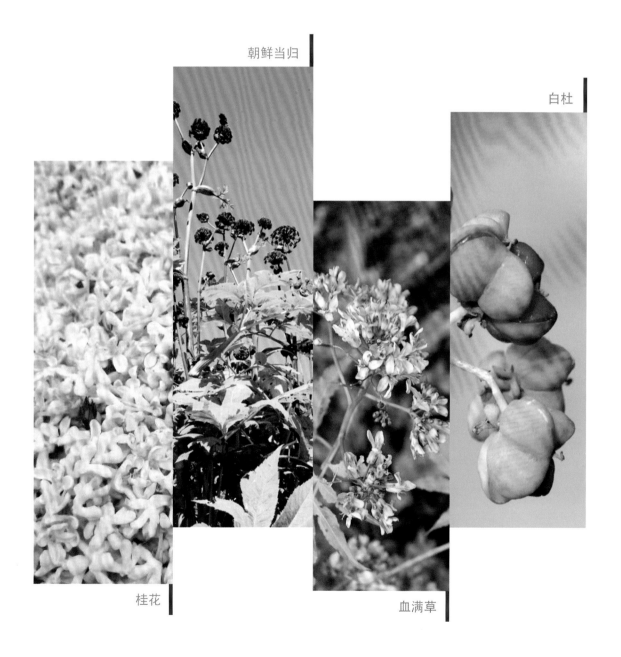

朝鲜当归

白杜

桂花

血满草

华中科技大学出版社
http://press.hust.edu.cn
中国·武汉

图书在版编目（CIP）数据

中国香药植物 . 1-3 卷 / 王羽梅，任飞主编 . -- 武汉：华中科技大学出版社，2022.12
ISBN 978-7-5680-8817-6

Ⅰ . ①中… Ⅱ . ①王… ②任… Ⅲ . ①香料－药用植物－介绍－中国 Ⅳ . ① R282.71

中国版本图书馆 CIP 数据核字 (2022) 第 239994 号

中国香药植物　　　　　　　　　　　　　　　　　　　　　王羽梅　任　飞　主编
Zhongguo Xiangyao Zhiwu

出版发行：华中科技大学出版社（中国·武汉）　电话：(027)81321913

地　　　址：武汉市东湖新技术开发区华工科技园（邮编：430223）

出 版 人：阮海洪

策划编辑：王　斌　　　　　　　　　　　　　　　　　　　责任监印：朱　玢

责任编辑：吴文静　王佑芬　　　　　　　　　　　　　　　装帧设计：柏桐文化

印　　　刷：广州清粤彩印有限公司

开　　　本：889 mm×1194 mm　1/16

印　　　张：93

字　　　数：1900 千字

版　　　次：2022 年 12 月第 1 版　第 1 次印刷

定　　　价：980.00 元（USD 196）　（全三卷）

投稿热线：13925085234　　25000195@qq.com
本书若有印装质量问题，请向出版社营销中心调换
全国免费服务热线：400-6679-118 竭诚为您服务

《中国香药植物》编委会

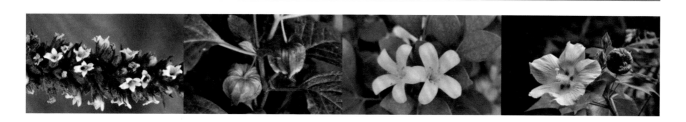

主　编：王羽梅　任　飞

副主编：赵华祥　任安祥　杨得坡　卢佑铭　杨安坪　王晓龙　孙华彩
　　　　杨顺航

编委名单：

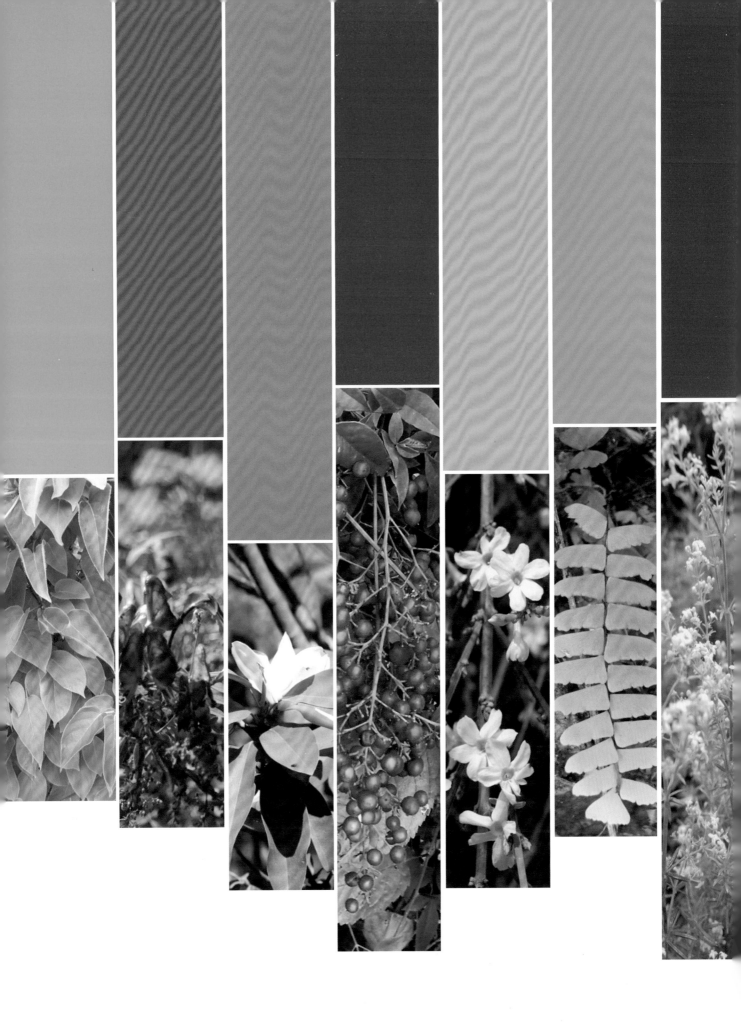

前　言

2013年，韶关学院芳香植物研究团队与陈策老师共同主编出版《芳香药用植物》后，很快脱销，从事芳香和中药行业的朋友对此的需求热情高涨，不断有朋友打听哪里可以买到该书。前些年，本团队致力于《中国芳香植物资源（1~6卷）》的编写，自2018年该书交稿后，我们立刻启动了《中国香药植物》（1~3卷）的编写工作。

我国可以作为中药材利用的植物资源非常丰富，除了《中华人民共和国药典》（以下简称《药典》）规定使用的中药材外，更多中药材在各地、各民族被广泛使用。因此，编写本书遇到的首要困难是芳香药材的确定。我们想尽可能全面、系统地把我国的芳香中药材植物资源梳理出来，并加以介绍。所以，我们确定了药材选择原则如下：1. 从2020年版的《药典》收录的植物中药材中选取药用部位有芳香成分报道的芳香植物，构成本套书的第一卷。2.《中药世家》《中药数据库——中草药大全》《中华本草》《中药大辞典》《中国药用植物（1-30册）》等的中药材中选取药用部位有芳香成分报道的芳香药用植物。3. 部分地区民间或少数民族作为中药材使用，但以上数据库或文献没有收录的中药材没有选取。4. 药用部位没有芳香成分公开报道的中药材没有选取。5. 藻类、菌类、地衣类中药材没有收录。6. 提取物不单独列出。《药典》有规定成分的只列出该成分的研究报告，如紫苏叶挥发油的主成分为紫苏醛，芳香成分只列出以紫苏醛为主成分的研究报告。7. 芳香成分参考了公开发表的论文和公开出版的书籍，学位论文的资料没有引用。

该书的中文植物名称、分类地位和拉丁学名以中药数据库和《中国植物志》（电子版）为准，两者不一致的在括号中列出。随着分析测试手段的不断进步和研究的不断深入，芳香药材的成分分析报道也会越来越多，进入到芳香药用植物行列的植物资源也会越来越多。因此，本书选取的香药植物只有少数药材的主要成分是挥发油，多数药材只是含有挥发油，但不一定是该药材的主要成分或药用成分。

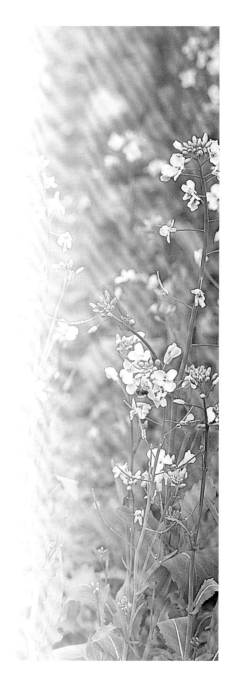

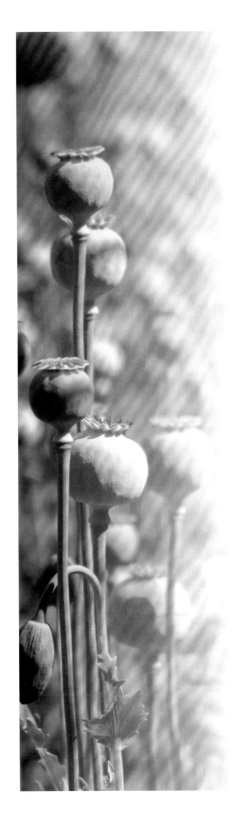

本书以药材名为标题进行描述，有的药材名和植物名一致，有的没有药材名的直接以植物名称分条描述。同一种植物有两种或两种以上器官药用的，分器官描述。同一种药材有两种或两种以上植物的采用同一条描述，形态特征和生境与分布分别描述。

韶关学院芳香植物研究团队成立于2001年，多年来，团队致力于芳香植物资源的研究。2008年，科学出版社出版了团队编写的首部专著《中国芳香植物》（上、下册），之后团队编写的《芳香药用植物》《中国芳香植物精油成分手册》（上、中、下册）《芳香蔬菜》《中国芳香植物资源》（1~6卷）等专著和《芳香植物栽培学》《芳香植物概论》等教材也相继出版。随着研究的不断深入和资料的不断丰富，对芳香植物的认识视野也在不断扩展，为了更好地满足广大芳香植物、中草药研究人员、相关企业和广大芳香爱好者的需求，我们组织力量编写了《中国香药植物》（1~3卷）。本书共收录药材1720种，涉及植物1640种（含亚种、变种）。

每一种植物尽可能配以彩色照片，为此，全国各地的数十名植物分类学家、植物摄影爱好者为本书提供了数量不等的植物照片，在此感谢为本书提供植物照片的所有作者。因为涉及人员太多，提供照片较少的部分摄影者未能列入编委，他们是：李钱鱼、宋阳、张孟耸、李忠宇、李雄、高志恳、王少平、郑珺、邹嫦、潘超美、周滨、周厚高、段士明、宛涛、王喜勇、王发国、邓双文、卢元贤、杨桂娣、丁全志、邹彬、刘坤良、潘伯荣、李镇魁、吴锦生、刘兆龙、李晓东、潘建斌、陈又生、卜万英、庞明娟、董上、黄颂谊、陈炳华、陈红锋、陈涛、迟建才、崔大方、崔煜文、代色平、付琳、何丽娜、黄建平、黄少伟、姜云传、柯欢、李泽贤、刘东明、刘军、刘翔、刘兴江、刘演、林秦文、马国华、马骥、区崇烈、秦位强、宋桂秋、屠鹏飞、王旺青、韦筱媚、吴永彬、吴玉虎、辛海亮、徐克学、徐隽彦、徐永福、宣晶、严临高、杨宗宗、叶文、叶兴蓉、易绮斐、由利修二、袁彩霞、张丽霞、张宏伟、张金龙、张荣京、张亚洲、张莹、周恒苍、周洪义、周繇、曾庆文、徐世松等，由于提供照片的摄影者众多，如有遗漏深表歉意，并请联系作者，在此对他们表现歉意并致以衷心的感谢！

本书具备以下几个特点：1.全面性：本书是在查阅大量文献的基础上精心编辑而成，是首次对我国芳香药用植物的全面叙述，收录的芳香中药植物力求全面、系统，比原《芳香药用植物》有较大幅度的增加。2.系统性：以中药材名称分条目介绍，每一个中药材介绍的内容包括：基源植物及其拉丁名和药用部位、形态特征、生境与在国内的分布、挥发油含量、挥发油主要成分、药材的性味功效与主治。3.权威性：本书参考了数以万计的公开发表的学术论文，参考了最新版的《中华人民共和国药典》等公开出版的专著等。植物分类、中文名和拉丁学名统一以《中国植物志》（电子版）为准，引用资料及数据具有权威性。4.观赏性：每一个中药材都配1~3幅彩图，彩图包括中药材、原植物图和（或）药用部位植物图，做到图文并茂。所用图片来自全国数十位植物分类专家和中药材研究专家。5.实用性：从本书可以了解我国药用芳香植物资源的全貌。可作为中医中药、芳香疗法、香精香料等相关专业或企业的研究人员、从业人员的重要参考书。

其他需要说明的几个问题：1.芳香药用植物中只有为数不多的中药材以挥发油为主成分，这些药材在《药典》中大多有挥发油含量和挥发油主成分含量的规定。绝大部分芳香药用植物是含有一定量的挥发油，但其有效成分不一定是挥发油。本书选择的是药用部位有挥发油成分报道的中药材，不能等同于其有效药用成分是挥发油。2.同一个中药材有多篇挥发油成分报道的论文时，如第一主成分相同时，只选其中一篇作为参考，如第一主成分不同时，则分别列出。3.为了节约篇幅，所有药材的挥发油成分只选取了相对含量等于或大于1%的成分，其他微量成分没有列出，如有兴趣了解详细成分，可参考原论文或《中国芳香植物精油成分手册》（上、中、下册）。4.全书的挥发油含量和芳香成分的相对含量统一精确到小数点后两位，对多于两位的原文进行了四舍五入，对少数以峰面积为单位的原文换算成了相对含量。5.为了方便读者阅读，对原论文是英文的挥发油成分翻译成了汉语，个别无法翻译的英文保留。

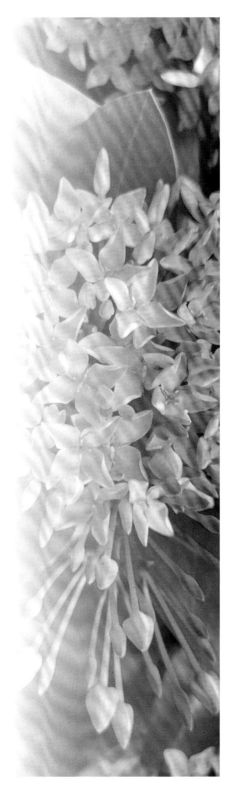

目录

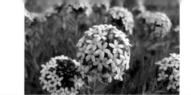

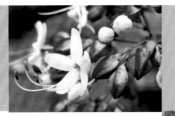

臭茉莉叶 954
臭牡丹 954
海通 955
臭梧桐 955
臭梧桐花 956
臭梧桐子 957
臭黄荆叶 957
腐婢 958
斑鸠占 958
五色梅叶 959
五色梅花 960
黄荆叶 961
黄荆子 961
荆条 962
蔓荆子叶 963
西北蛇 964
小六月寒 964
兰香草 965
毛球蛇 966
六月寒 966
尖尾枫 967
枇杷叶紫珠 967
全缘叶紫珠 968
紫珠 968
蝴蝶暗消 969
大叶青木香 969
通城虎 970
寻骨风 970
金耳环 971
土细辛 972
杜衡 976
接气草 977
土金耳环 977
南川细辛 978
大细辛 979
花脸细辛 979

肾叶细辛 980
铜钱细辛 980
尾花细辛 981
倒插花 981
小叶马蹄香 982
马桑叶 983
买麻藤 983
石蜡红 984
香叶 985
蓝花侧金盏 986
金莲花 986
鸭脚板草 988
岩扫把 988
铁线莲 989
大木通 989
苘苘草 990
柱果铁线莲 990
绣球藤 991
女萎 991
驴断肠 992
山木通 992
甘木通 993
铁筷子 994
白喉乌头 994
榜嘎 995
火焰子 995
金牛七 996
雪上一枝蒿 996
九节菖蒲 997
打破碗花花 998
猫人参 998
狗枣猕猴桃根 999
毛冬瓜 1000
美味猕猴桃 1000
猕猴梨根 1001
猕猴梨叶 1002

软枣子 1002
猕猴桃 1002
樟木钻 1003
文山八角 1004
小花八角 1004
土大香 1005
中缅八角 1005
白兰花 1006
白兰花叶 1006
含笑花 1007
黄缅桂果 1007
黄心夜合 1008
深山含笑 1009
皮袋香 1009
火力楠 1010
辛夷 1011
荷花玉兰 1013
木兰花 1014
夜合花 1015
木莲 1016
黑老虎 1016
吹风散 1017
红木香 1018
南五味子 1018
地血香 1019
黄龙藤 1020
小血藤 1020
关东丁香 1021
山沉香 1021
紫丁香 1022
桂花 1023
桂花枝 1025
桂花子 1025
四川苦丁茶 1026
苦茶叶 1027
小白蜡条 1028

素馨花 ……………………… 1029
茉莉花 ……………………… 1029
青藤子 ……………………… 1030
迎春花 ……………………… 1031
迎春花叶 …………………… 1032
荔枝藤 ……………………… 1032
葡萄 ………………………… 1033
葡萄根 ……………………… 1034
无莿根 ……………………… 1035
山藤藤果 …………………… 1035
甜茶藤 ……………………… 1036
蛇附子 ……………………… 1036
鸡爪槭 ……………………… 1037
地锦槭 ……………………… 1038
黄楝树 ……………………… 1039
紫油木叶 …………………… 1040
黄栌枝叶 …………………… 1041
杧果 ………………………… 1041
杧果叶 ……………………… 1043
人面子叶 …………………… 1044
人面子根皮 ………………… 1044
大叶紫薇 …………………… 1044
紫薇花 ……………………… 1045
四轮草 ……………………… 1046
石油菜 ……………………… 1046
狭叶荨麻 …………………… 1047
长叶水麻 …………………… 1048
雾水葛 ……………………… 1048
大钱麻 ……………………… 1049
水苎麻 ……………………… 1049
苎麻叶 ……………………… 1050
海滨木巴戟 ………………… 1050
白马骨 ……………………… 1051
滇丁香 ……………………… 1052
白花蛇舌草 ………………… 1052
剑叶耳草 …………………… 1054
牛白藤 ……………………… 1054
臭鸡矢藤 …………………… 1055
鸡矢藤 ……………………… 1055
山大颜 ……………………… 1056
咖啡 ………………………… 1057
蓬子菜 ……………………… 1058
猪殃殃 ……………………… 1059
龙船花 ……………………… 1059
龙船花茎叶 ………………… 1060
黄根 ………………………… 1060
小花清风藤 ………………… 1060
山石榴 ……………………… 1061

猪肚木 ……………………… 1061
山甘草 ……………………… 1062
栀子花 ……………………… 1062
草莓 ………………………… 1063
稠李 ………………………… 1065
棣棠花 ……………………… 1065
大叶桂樱 …………………… 1066
花楸 ………………………… 1066
火棘果 ……………………… 1067
救军粮叶 …………………… 1067
梨 …………………………… 1068
梨皮 ………………………… 1071
杜梨 ………………………… 1072
李子 ………………………… 1072
榅子 ………………………… 1073
楒樆 ………………………… 1074
垂丝海棠 …………………… 1076
林檎 ………………………… 1076
苹果 ………………………… 1077
苹果叶 ……………………… 1079
楸子 ………………………… 1079
海红 ………………………… 1080
黄刺玫 ……………………… 1080
黄蔷薇 ……………………… 1081
刺梨 ………………………… 1082
刺玫果 ……………………… 1083
蔷薇根 ……………………… 1084
蔷薇花 ……………………… 1085
营实 ………………………… 1085
白残花 ……………………… 1085
粉团蔷薇 …………………… 1086
蛇莓 ………………………… 1086
石楠叶 ……………………… 1087
巴旦杏仁 …………………… 1088
桃花 ………………………… 1088
桃枝 ………………………… 1089
观音茶 ……………………… 1089
蕨麻 ………………………… 1090
蚊子草 ……………………… 1091
绣线菊根 …………………… 1091
三裂绣线菊 ………………… 1092
粉枝莓 ……………………… 1092
树莓 ………………………… 1093
地梅子 ……………………… 1093
库页悬钩子 ………………… 1094
茅莓 ………………………… 1094
山莓 ………………………… 1095
倒扎龙 ……………………… 1096

山樱桃 ……………………… 1096
山豆子 ……………………… 1097
樱桃 ………………………… 1097
樱桃核 ……………………… 1098
细齿樱桃 …………………… 1098
楒椁 ………………………… 1099
番茄 ………………………… 1100
番茄叶 ……………………… 1101
黑果枸杞 …………………… 1102
龙葵 ………………………… 1103
曼陀罗叶 …………………… 1103
曼陀罗果 …………………… 1104
白英 ………………………… 1104
野烟叶 ……………………… 1105
马铃薯 ……………………… 1106
马铃薯叶 …………………… 1107
古钮菜 ……………………… 1107
灯笼草 ……………………… 1108
挂金灯 ……………………… 1109
烟草 ………………………… 1109
冷饭果叶 …………………… 1110
鸡树条果 …………………… 1110
鸡树条 ……………………… 1111
南方荚蒾 …………………… 1112
陆英 ………………………… 1112
接骨木 ……………………… 1113
血满草 ……………………… 1114
淡红忍冬 …………………… 1114
金银忍冬 …………………… 1115
细毡毛忍冬 ………………… 1116
峨眉忍冬 …………………… 1116
结香 ………………………… 1117
狼毒 ………………………… 1118
了哥王 ……………………… 1118
了哥王根 …………………… 1119
百部还魂 …………………… 1119
三尖杉 ……………………… 1120
血榧 ………………………… 1120
香阿魏 ……………………… 1121
变豆菜 ……………………… 1122
大肺筋草 …………………… 1122
野鹅脚板 …………………… 1123
阿育魏实 …………………… 1124
黄花鸭跖柴胡 ……………… 1124
竹叶柴胡 …………………… 1125
川明参 ……………………… 1125
刺芫荽 ……………………… 1126
朝鲜当归 …………………… 1127

东当归 1127
拐芹 1128
黑水当归 1129
新疆羌活 1129
疏叶当归 1130
狭叶当归 1130
黄藁本 1131
白独活 1132
牛尾独活 1132
千叶独活 1134
千叶独活根 1134
毒芹 1135
川防风 1135
水藁本 1136
黑藁本 1136
藏茴香 1137
胡萝卜 1137
胡萝卜子 1138
胡萝卜叶 1139
杏叶防风 1139
羊红膻 1140
鹅脚板 1140
哉果 1141
滇羌活 1142
欧当归 1143
滨海前胡 1143
光头前胡 1144
川防风 1144
旱芹 1145
山水芹菜 1145
隔山香 1146
新疆藁本 1146
蒔萝子 1147
水芹 1148
毛叶天胡荽 1149
天胡荽 1150
云防风 1151
鸭儿芹 1151
鸭儿芹果 1152
鸭儿芹根 1152
邪蒿 1153
长春七 1153
胡荽 1154
胡荽子 1156
孜然 1156
桑寄生 1157
枫树寄生 1158
柚树寄生 1159

双花鞘花 1160
桐树桑寄生 1160
波罗蜜 1161
波罗蜜叶 1161
波罗蜜核中仁 1162
楮叶 1162
葎草 1163
葎草花 1163
啤酒花 1164
五爪龙 1165
地瓜果 1166
对叶榕 1167
榕树叶 1167
无花果 1168
无花果叶 1168
穿破石 1169
茶叶 1170
茶花 1171
金花茶叶 1171
山茶 1172
油茶花 1173
山矾花 1173
白花菜 1174
白花菜子 1174
黄花菜 1175
老鼠瓜 1175
马槟榔 1177
神秘果 1177
澳洲坚果 1178
调羹树 1178
四照花 1179
鸡嗉子叶 1179
柳杉叶 1180
杉叶 1180
杉木根 1181
杉材 1181
杉皮 1182
水杉 1182
商陆叶 1183
肾蕨 1183
垂果大蒜芥 1184
单花芥 1184
西洋菜干 1185
家独行菜 1185
宽叶独行菜 1186
辣根 1186
荠菜 1187
半边菜 1188

黄芽白菜 1188
甘蓝 1189
芥蓝 1190
擘蓝 1190
芜菁 1191
芜菁花 1191
芜菁子 1192
菘菜 1193
芸薹 1193
芸薹子 1194
马尾千金草 1194
千层塔 1195
玉帘 1195
水仙花 1196
罗裙带 1197
繁缕 1198
千针万线草 1198
漆姑草 1199
山银柴胡 1199
缅枣 1200
薯莨 1200
金鸡脚 1201
金钱松叶 1201
臭冷杉 1202
杉松 1202
水松枝叶 1203
松叶 1204
松木皮 1211
松树梢 1213
松球 1214
松油 1216
香柏 1217
红皮云杉 1218
荸荠 1219
水蜈蚣 1219
山苏木 1220
大叶桉叶 1220
大叶桉果 1221
桉叶 1222
桉树果 1222
隆缘桉叶 1223
柠檬桉叶 1224
柠檬桉果 1224
细叶桉叶 1225
细叶桉果 1225
直杆蓝桉叶 1226
白千层叶 1227
番石榴叶 1227

番石榴干 1228
扁樱桃 1229
岗松 1229
红千层 1230
赤楠蒲桃叶 1230
山乌珠叶 1231
蒲桃叶 1232
蒲桃壳 1232
蒲桃种子 1233
乌墨 1233
莲雾 1234
水翁叶 1234
水翁花 1235
山稔叶 1235
山稔根 1236
桃金娘 1236
土茶 1237
黄牛茶 1237
遍地金 1239
糙枝金丝桃 1239
地耳草 1240
赶山鞭 1240
红旱莲 1241
金丝梅 1241
金丝桃 1242
元宝草 1243
木竹子皮 1244
金钱蒲 1244
随手香 1245
大藻 1246
雷公连 1246
水半夏 1247
魔芋 1247
麒麟尾 1248
石柑子 1248
大过山龙 1249
腥藤 1249
猪毛参 1250
昆明山海棠 1251
雷公藤 1251
刺苞南蛇藤 1252
短梗南蛇藤茎叶 1253
青江藤 1253
丝绵木 1254
大叶黄杨叶 1254
扶芳藤 1255
鬼箭羽 1256
倒地铃 1256

栾花 1257
文冠果 1258
可可 1258
山芝麻 1259
梧桐花 1259
八角金盘 1260
常春藤 1261
刺楸树根 1261
刺楸茎 1262
刺楸树皮 1262
刺人参 1263
楤木 1264
长白楤木 1264
虎刺楤木 1265
鸟不企 1266
红楤木 1266
龙牙楤木 1267
龙牙楤木叶 1267
九眼独活 1268
头序楤木 1269
七角风 1269
鸭脚木叶 1270
七叶莲 1270
白花鹅掌柴 1271
树五加 1271
梁王茶 1272
白簕 1272
短柄五加 1273
红毛五加皮 1274
五加皮 1274
五加果 1275
鸡蛋果 1275
量天尺 1276
梨果仙人掌 1277
仙人掌 1277
千日红 1278
八角莲叶 1279
红毛七 1279
南天竹叶 1280
桃儿七 1280
毛蕊花 1281
毛麝香 1282
大头陈 1282
泡桐花 1283
疏花婆婆纳 1284
细叶婆婆纳 1285
小婆婆纳 1285
水苦荬 1286

革叶兔耳草 1287
大黄花 1288
野甘草 1288
番薯藤 1289
五叶藤 1290
马蹄金 1290
菟丝子 1291
天茄子 1291
痰火草 1292
蚌兰花 1292
柳叶 1293
柳枝 1293
旱柳叶 1294
杨树花 1295
小青杨 1295
小叶杨 1296
杨梅 1297
杨梅根 1298
杨梅叶 1298
杨梅树皮 1299
地葱 1300
阴地蕨 1300
博落回 1301
多刺绿绒蒿 1302
红花绿绒蒿 1302
绿绒蒿 1303
野毛金莲 1303
秃疮花 1304
罂粟 1305
深山黄堇 1306
黄草花 1306
塞北紫堇 1307
小花黄堇 1307
榉树叶 1308
榆白皮 1308
扁竹根 1309
马蔺叶 1310
喜盐鸢尾 1310
蝉翼藤 1311
臭常山 1312
飞龙掌血 1312
柠檬根 1313
柠檬叶 1314
柠檬皮 1314
柠檬 1315
橙子皮 1316
樗叶花椒 1316
散血飞 1317

驱风通 1318
簕欓 1318
野花椒 1319
竹叶椒叶 1320
竹叶椒 1321
野黄皮 1322
黄皮叶 1322
黄皮果 1323
黄皮果核 1324
山黄皮 1325
小黄皮 1326
金橘 1326
金橘叶 1327
山橘 1327
山橘叶 1328
广西九里香 1328
千只眼 1328
东风橘 1329
山麻黄 1330
木橘 1330
山小橘 1331
山油柑叶 1331
山油柑果实 1332
降真香 1332
臭节草 1333
石椒草 1334
臭辣树 1334
三叉苦 1335
茵芋 1336
芸香 1337
枸橘 1338
枸橘叶 1338
慈姑 1339
檫树 1339
红果楠 1340
香胶木 1340
豺皮樟 1341
潺槁树 1342
木姜子 1342
木姜子叶 1343
杨叶木姜子 1344
闽楠 1344
楠材 1345
紫楠叶 1346
香槁树 1347
柳叶润楠 1347
绒毛桢楠 1348
千打锤 1348

钓樟枝叶 1349
三钻七 1349
山胡椒 1350
山胡椒根 1351
山胡椒叶 1351
山橿 1352
见风消 1352
香叶树 1353
三股筋 1354
月桂 1355
柴桂 1355
桂皮 1356
土桂皮 1358
猴樟 1359
黄樟 1360
越南樟皮 1361
少花桂 1361
天竺桂 1362
斯里兰卡肉桂 1362
香桂皮 1363
香桂 1364
野黄桂 1364
阴香根 1365
阴香叶 1365
桂子 1366
臭樟 1366
樟木 1367
香樟根 1368
樟树叶 1368
樟树皮 1370
樟木子 1370
牙痛草 1371
砂引草 1371
紫草 1372
酸果藤 1373
当归藤 1374
百两金 1374
虎舌红 1375
九管血 1376
小紫金牛 1376
走马胎 1377
叶子花 1377
紫茉莉 1378
角蒿 1378
蒜香藤 1380
椰子浆 1380
椰子瓤 1381
棕榈叶 1382

棕榈花 1382
阳桃 1383
阳桃叶 1383
红花酢浆草 1384

参考文献 1385
中文名索引 1427
拉丁名索引 1439

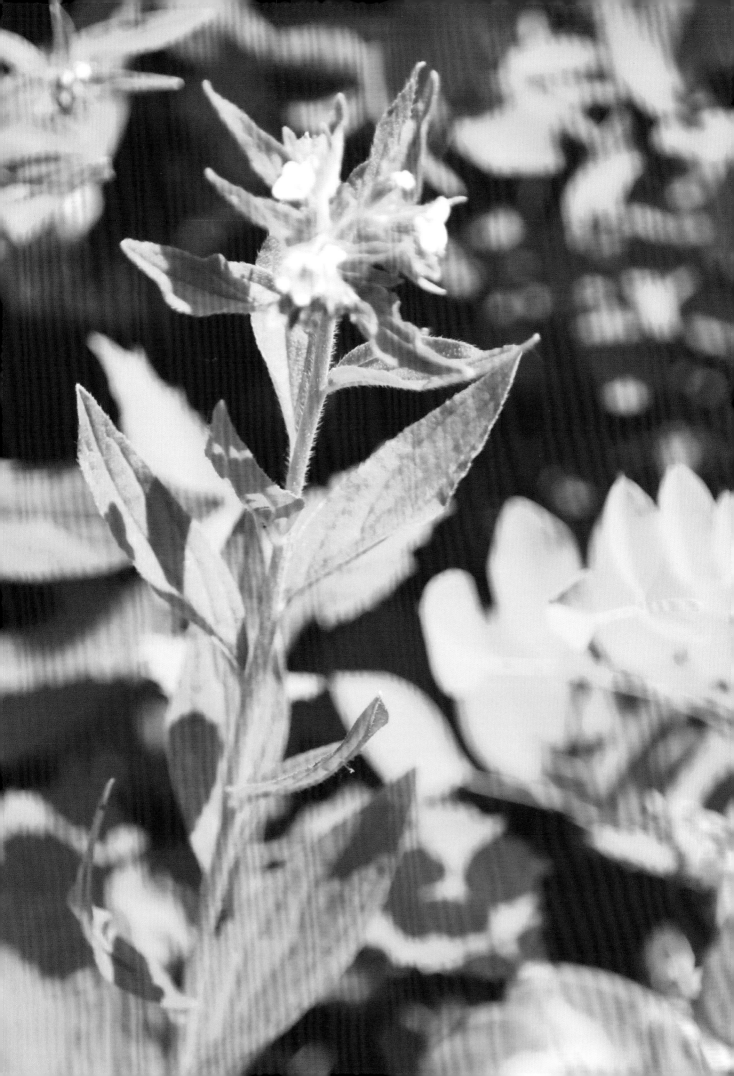

臭茉莉叶 ▼

【基源】马鞭草科大青属植物重瓣臭茉莉 *Clerodendrum philippinum* Schauer 和 臭茉莉 *Clerodendrum philippinum* Schauer var. *simplex* Moldenke 的叶。

【形态特征】重瓣臭茉莉：灌木，高50~120cm。叶片宽卵形或近于心形，长9~22cm，宽8~21cm，边缘疏生粗齿，表面密被刚伏毛。伞房状聚伞花序紧密，顶生；苞片披针形，长1.5~3cm，被短柔毛并有少数疣状和盘状腺体；花萼钟状，萼裂片线状披针形；花冠红色、淡红色或白色，有香味，花冠管短，裂片卵圆形，雄蕊常变成花瓣而使花成重瓣。

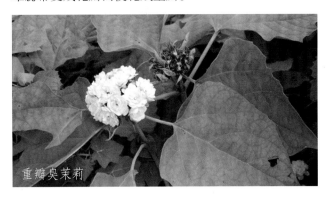

重瓣臭茉莉

臭茉莉：植物体被毛较密，伞房状聚伞花序较密集，花较多，苞片较多，花单瓣，较大，花萼长1.3~2.5cm，萼裂片披针形，长1~1.6cm，花冠白色或淡红色，花冠管长2~3cm，裂片椭圆形，长约1cm。核果近球形，径8~10mm，成熟时蓝黑色。宿萼增大包果。花果期5~11月。

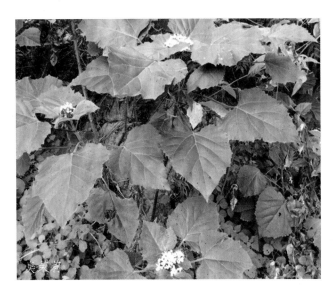

臭茉莉

【习性与分布】重瓣臭茉莉：生长于海拔130~2200m的地区。分布于广东、广西、云南、贵州、福建、台湾。臭茉莉：生于海拔650~1500m的林中或溪边。分布于云南、广西、贵州。

【挥发油含量】水蒸气蒸馏的重瓣臭茉莉新鲜叶的得油率为0.06%，臭茉莉新鲜叶的得油率为0.01%。

【芳香成分】重瓣臭茉莉：杨永利等（2009）用水蒸气蒸馏法提取的广东潮州产重瓣臭茉莉新鲜叶挥发油的主要成分为：1-辛烯-3-醇(49.50%)、(E)-3-己烯-1-醇(13.39%)、芳樟醇(9.41%)、环己醇(3.37%)、3-辛醇(1.69%)、n-正戊酸-(Z)-3-己烯酯(1.42%)、1-己醇(1.38%)、糠醛(1.37%)、α-萜品烯醇(1.17%)、苯乙醛(1.14%)、丁酸-(Z)-3-己烯酯(1.11%)、3,7-二甲基-(2E,6E)-2,6-辛二烯-1-醇(1.00%)等。

臭茉莉：纳智（2006）用水蒸气蒸馏法提取的云南西双版纳产臭茉莉新鲜叶挥发油的主要成分为：1-辛烯-3-醇(30.94%)、植醇(19.50%)、顺-3-己烯-1-醇(16.55%)、芳樟醇(8.13%)、反-2-己烯-1-醇(5.04%)、己醇(3.14%)、β-金合欢烯(3.12%)、3-辛醇(2.74%)、二十七烷(1.15%)等。

【性味与功效】味苦，性平。解毒，降压。治痈肿疮毒，疥癞，湿疹瘙痒，高血压病。

臭牡丹 ▼

【基源】马鞭草科大青属植物臭牡丹 *Clerodendrum bungei* Steud. 的茎、叶。

【形态特征】灌木，高1~2m，植株有臭味；花序轴、叶柄密被柔毛。叶片纸质，卵形，长8~20cm，宽5~15cm，边缘具粗或细锯齿，基部脉腋有数个盘状腺体。伞房状聚伞花序顶生，密集；苞片叶状，披针形或；花萼钟状，被短柔毛及少数盘状腺体；花冠淡红色、

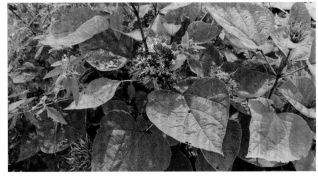

红色或紫红色，裂片倒卵形，长 5~8mm。核果近球形，径 0.6~1.2cm，成熟时蓝黑色。花果期 5~11 月。

【习性与分布】生于海拔 2500m 以下的山坡、林缘、沟谷、路旁、灌丛润湿处。喜阳光充足，温暖潮湿，耐寒耐旱，也较耐阴。分布于华北、西北、西南及江苏、安徽、浙江、江西、湖南、湖北、广西。

【挥发油含量】水蒸气蒸馏的新鲜全草的得油率为 0.30%。

【芳香成分】余爱农（2004）用水蒸气蒸馏法提取的的湖北恩施产臭牡丹新鲜全草挥发油的主要成分为：苯乙醇（42.66%）、乙醇（12.99%）、1-辛烯-3-醇（6.13%）、1-己醇（5.42%）、丙酮（4.68%）、苯甲醇（3.15%）、芳樟醇（3.06%）、5-甲基-6,7-二氢-5H-环戊并吡嗪（2.12%）、二乙基卡必醇（2.00%）、3-辛醇（1.66%）、3-呋喃甲醛（1.43%）、2-戊醇（1.28%）、正十七烷（1.23%）、氧化芳樟醇（1.15%）、正十六烷（1.08%）、反式氧化芳樟醇（1.01%）、2,5-二甲基环己醇（1.00%）、1,2,3,4-四氢-2,3-二甲基喹喔啉（1.00%）等。宋培浪等（2007）用固相微萃取法提取的臭牡丹全草挥发油的主要成分为：芳樟醇（28.53%）、1-辛烯-3-醇（11.90）、1-己醇（10.43%）、顺式-2-己烯醛（10.06%）、3-辛酮（6.35%）、苯甲醛（6.25%）、3-辛醇（3.48%）、己醛（3.19%）、2-戊酮（2.38%）、反式-3-己烯醇（2.02%）、十四烷醛（1.71%）、安息香酸丁酯（1.02%）等。李培源等（2010）用水蒸气蒸馏法提取的广西玉林产臭牡丹叶挥发油的主要成分为：叶绿醇（32.79%）、芳樟醇（5.95%）、四十四烷（3.73%）、十五醛（3.32%）、棕榈酸（2.52%）、β-紫罗酮（1.64%）、苯乙醛（1.58%）等。

【性味与功效】味苦、辛，性平。解毒消肿，祛风湿，降血压。治痈疽，疔疮，发背，乳痈，痔疮，湿疹，丹毒，风湿痹痛，高血压病。

海通 ▼

【基源】马鞭草科大青属植物海通 *Clerodendrum mandarinorum* Diels 的枝叶。

【形态特征】灌木或乔木，高 2~20m；幼枝略呈四棱形，密被黄褐色绒毛。叶片近革质，卵状椭圆形，长 10~27cm，宽 6~20cm，背面密被灰白色绒毛。伞房状

聚伞花序顶生，分枝多；苞片长 4~5mm，小苞片线形；花萼小，钟状；花冠白色或偶为淡紫色，有香气。核果近球形，幼时绿色，成熟后蓝黑色，干后果皮常皱成网状。花果期 7~12 月。

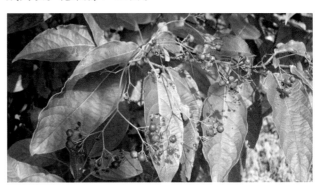

【习性与分布】生于海拔 250~2200m 的溪边、路旁或丛林中。分布于江西、湖南、湖北、广东、广西、四川、云南、贵州。

【挥发油含量】水蒸气蒸馏的干燥叶的得油率为 0.33%。

【芳香成分】杨广安等（2015）用水蒸气蒸馏法提取的贵州贵阳产海通干燥叶挥发油的主要成分为：1-辛烯-3-醇（19.02%）、芳樟醇（12.98%）、植醇（11.77%）、己烯醛（9.91%）、α-蒎烯（6.68%）、正二十五烷（2.59%）、正二十四烷（2.15%）、正二十三烷（2.06%）、正二十七烷（2.05%）、(E)-β-法呢烯（2.01%）、正二十六烷（1.76%）、正三十烷（1.73%）、正二十八烷 1.71%）、正二十二烷 1.39%）、3-己烯-1-醇（1.24%）、正二十一烷（1.15%）、角鲨烯（1.14%）、正十九烷（1.06%）等。

【性味与功效】味苦、辛，性平。祛风通络。治半身不遂，小儿麻痹后遗症。

臭梧桐 ▼

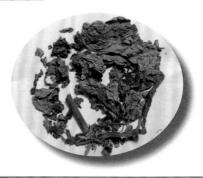

【基源】马鞭草科大青属植物海州常山 *Clerodendrum trichotomum* Thunb. 的叶。

【形态特征】灌木或小乔木，高 1.5~10m；幼枝、叶柄、花序轴等被黄褐色柔毛。叶片纸质，近卵形，长5~16cm，宽 2~13cm，全缘或有时边缘具波状齿。伞房状聚伞花序顶生或腋生，通常二歧分枝，末次分枝着花 3 朵；苞片叶状，椭圆形；花萼蕾时绿白色，后紫红色；花香，花冠白色或带粉红色，裂片长椭圆形。核果近球形，成熟时外果皮蓝紫色。花果期 6~11 月。

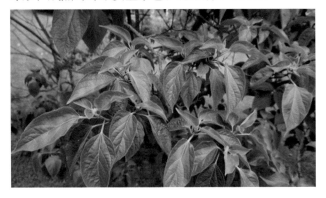

【习性与分布】生于海拔 2400m 以下的山坡灌丛中。喜阳光，较耐寒、耐旱，喜湿润土壤，耐瘠薄，不耐积水。分布于辽宁、甘肃、陕西以及华北、中南、西南各省区。

【挥发油含量】水蒸气蒸馏的叶的得油率为0.23%~0.61%。

【芳香成分】闫世才等（2003）用水蒸气蒸馏法提取的甘肃天水产海州常山叶挥发油的主要成分为：(E,E,E)-9,12,15- 十 八 碳 三 烯 -1- 醇（13.40%）、(E,E,E)-9,12,15- 十八碳三烯酸甲酯（12.65%）、棕榈酸（12.51%）、十五酸（7.66%）、菲（2.99%）、1- 甲基 -7- 异丙基菲（2.16%）、酞酸二丁酯（1.91%）、2- 甲氧基 -4- 丙基苯酚（1.77%）、4b,5,6,7,8,8a,9,10- 八氢 -4b,8- 二甲基 -2- 异丙基菲（1.75%）、5,6,7,7a- 四氢 -4,4,8a- 三甲基 -2(4H)- 苯并呋喃酮（1.65%）、芳樟醇（1.64%）、(E)-4- 苯基 -3- 丁烯 -2- 酮（1.62%）、(1R)-1,2,3,4,4a,9,10,10a- 八氢 -1α,4aβ- 二甲基 -7- 异丙基 -1- 菲甲酸甲酯（1.54%）、3,6- 二甲基菲（1.53%）、邻苯二甲酸二异丁酯（1.48%）、苯并噻唑（1.43%）、4,4′- 二异丙基 - 联苯（1.35%）、2- 己烯酸（1.33%）、9- 十六烯酸（1.22%）、2- 甲基蒽（1.17%）、1- 甲基 -4- 异丙基 - 苯（1.14%）、β- 紫罗兰酮（1.06%）、4- 乙基 -2- 甲氧基苯酚（1.06%）、N- 苯基 -1- 萘胺（1.04%）、香芹酚（1.02%）等。瞿仕等（2012）用水蒸气蒸馏法提取的湖北利川产海州常山新鲜叶挥发油的主要成分为：1- 辛烯 -3- 醇（38.17%）、芳樟醇（11.73%）、苯并噻唑（9.41%）、5 甲基糠醛（6.85%）、松油醇（6.79%）、叶醇（5.49%）、苯乙醛（4.01%）、2- 己烯 -1-

醇（2.93%）、2- 羟基 -5- 甲基苯乙酮（2.65%）、正己 醇（2.24%）、3- 甲 基 -1- 丁醇（1.42%）、3- 辛醇（1.38%）等。郭峰等（2004）用超临界 CO_2 萃取法提取的甘肃小陇山产海州常山干燥叶挥发油的主要成分为：2,6- 二叔丁基 -4- 甲基苯酚（15.91%）、(E,E,E)-9,12,15-十八三烯 -1- 醇（14.38%）、二十烷（6.37%）、十九烷（6.05%）、(E,E,E)-9,12,15- 十八碳三烯酸甲酯（3.97%）、N- 苯基 -1- 萘胺（3.90%）、二十四烷（3.67%）、(1R)-1,2,3,4,4a,9,10,10a-1- 八 氢 -1α,4aβ- 二 甲基 -7- 异丙基 -1- 菲甲酸甲酯（3.26%）、(E,E,E)-7,10,13- 十六碳三烯酸甲酯（3.18%）、1- 甲基 -7- 异丙基菲（2.95%）、棕榈酸（2.64%）、二十二烷（2.43%）、1- 十八烯（2.27%）、酞酸二丁酯（2.23%）、二十一烷（1.94%）、芳樟醇（1.88%）、β-紫萝兰酮（1.50%）、香荆芥酚（1.23%）、十七烷（1.04%）、13- 十四烯 -1- 醇乙酸酯（1.04%）、十八烷（1.02%）等。

【性味与功效】味辛、苦，性寒。祛除风湿，降压，止痛。治风湿性关节炎，高血压病，痢疾，疟疾，皮炎，湿疹，痔疮等。

臭梧桐花 ▼

【基源】马鞭草科大青属植物海州常山 *Clerodendrum trichotomum* Thunb. 的花

【形态特征】同臭梧桐。

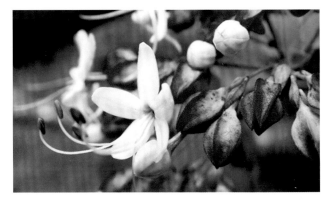

【习性与分布】同臭梧桐。

【芳香成分】田璞玉等（2011）用顶空固相微萃取技术提取的河南天池山产海州常山花挥发油的主要成分为：植烷（17.25%）、棕榈醛（10.57%）、1- 辛烯 -3- 醇（6.78%）、苯甲醛（6.10%）、棕榈酸（4.85%）、二十烷（4.00%）、6- 十四烯（3.40%）、二十四烷（3.36%）、13- 十四醛（3.34%）、(E,E,E)-3,7,11,16- 四甲基 -

十六 -2,6,10,14- 四烯 -1- 醇（3.29%）、二十一烷（3.29%）、2-戊基呋喃（3.24%）、4-十四烷吗啉（2.74%）、(E,E)-7,11,15- 三甲基 -3- 亚甲基 - 十六 -1,6,10,14- 四烯（2.33%）、十七烷（2.24%）、二十烷（2.12%）、(E)-6,10- 二甲基 -5,9- 十一碳二烯 -2- 酮（2.06%）、棕榈酸异丙酯（1.75%）、苯乙醇（1.62%）、5,9,13- 三甲基 -4,8,12- 三烯十四醛（1.61%）、6,10,14- 三甲基 -2- 十五烷酮（1.42%）、1- 辛烯 -3- 酮（1.30%）、苯甲醇（1.28%）、十四醛（1.28%）、十六烷（1.23%）等。

【性味与功效】味苦、微辛，性平。祛风，降压，止痢。治风气头痛，高血压病，痢疾，疝气。

臭梧桐子 ▼

【基源】马鞭草科大青属植物海州常山 *Clerodendrum trichotomum* Thunb. 的果实。

【形态特征】同臭梧桐。

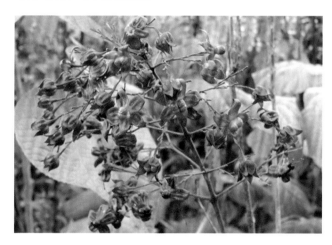

【习性与分布】同臭梧桐。
【芳香成分】李林珍等（2020）用水蒸气蒸馏法提取的海州常山干燥果实挥发油的主要成分为：三十二烷（7.12%）、三十四烷（7.11%）、三十一烷（6.14%）、三十三烷（5.75%）、三十五烷（5.11%）、三十烷（4.53%）、二十九烷（4.09%）、二十六烷（3.76%）、二十八烷（3.40%）、二十七烷（3.13%）、二十五烷（2.97%）、二十四烷（2.44%）、油酸甲酯（2.41%）、二十三烷（1.30%）、壬醛（1.19%）等。
【性味与功效】味苦、微辛，性平。祛风，止痛，平喘。治风湿痹痛，牙痛，气喘。

臭黄荆叶 ▼

【基源】马鞭草科豆腐柴属植物臭黄荆 *Premna ligustroides* Hemsl. 的叶。

【形态特征】灌木，高 1~3m；多分枝。叶片卵状披针形至披针形，长 1.5~8cm，宽 1~3cm，全缘或中部有 3~5 钝齿，背面有紫红色腺点。聚伞花序组成顶生圆锥花序，长 3.5~6cm，宽 2~3cm；花萼杯状；花冠黄色，两面有茸毛和黄色腺点；雄蕊 4，2 枚稍长。核果倒卵球形，长 2.5~5mm，宽 2.5~4mm，顶端有黄色腺点。花果期 5~7 月。

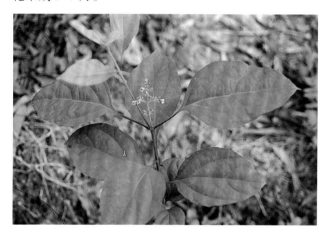

【习性与分布】生于海拔 500~1000m 的山坡林中或林缘。分布于四川、重庆、贵州、湖北、江西。
【芳香成分】范超敏等（2011）用水蒸气蒸馏法提取的四川大竹产臭黄荆干燥叶挥发油的主要成分为：1-辛烯 -3- 醇（11.45%）、石竹烯氧化物（9.71%）、α-石竹烯（5.82%）、+/-.- 反式橙花叔醇（3.48%）、反式 -β- 紫罗（兰）酮（3.43%）、异喇叭烯（3.28%）、5,8,11,14,17- 二十碳五烯酸甲酯（3.10%）、1,1,5,6- 四甲基 - 茚（3.06%）、3,7- 二甲基 -3- 羟基 -1,6- 辛二烯（2.80%）、己醛（2.65%）、叶绿醇（2.45%）、(E)-1,1,1-(2,6,6- 甲基 -1,3- 环己二烯 -1- 基)-2- 丁烯（2.43%）、可巴烯（2.40%）、石竹烯（2.26%）、2- 戊基 - 呋喃（2.00%）、反 -2-(2- 烯基)呋喃（1.95%）、α- 没药醇（1.93%）、三十烷酸乙酯（1.81%）、1,6,10- 三甲基 -5,9- 十一碳二烯（1.79%）、三十二（碳）烷（1.68%）、(E)-2- 乙烯醛（1.39%）、沉香螺萜醇（1.39%）、6,10,14- 三甲基 -2- 十五烷酮（1.38%）、α- 白菖烯（1.25%）、(Z,Z,Z)-9,12,15- 十八碳三烯酸乙酯

（1.25%）、长叶松萜烯 –(V4)（1.25%）、紫罗兰酮（1.20%）、6- 甲基 –5- 庚烯酮（1.08%）、α – 长叶蒎烯（1.03%）等。徐小青等（2013）用顶空固相微萃取法提取的四川大竹产臭黄荆干燥叶挥发油的主要成分为：α – 红没药醇(12.87%)、1- 辛烯 –3- 醇(12.65%)、罗汉柏烯（6.25%）、α – 石竹烯（5.79%）、β – 紫罗兰酮（5.10%）、石竹烯（4.83%）、β – 倍半水芹烯（3.73%）、α – 柏木烯（3.65%）、α – 古芸烯（2.91%）、(E)-2- 己烯醛（2.50%）、1- 乙烯基 –1- 甲基 –2,4-(1- 甲基乙烯)- 环己烷（2.49%）、(–)- 姜烯（2.09%）、(1E,6E,8S)-1- 甲基 –5- 亚甲基 –8-(1- 异丙基)–1,6- 环癸二烯（1.91%）、(–)–β – 荜澄茄烯（1.85%）、反, 顺 –2,6- 壬二烯醛（1.79%）、红没药烯（1.75%）、香叶基丙酮（1.70%）、3,7– 二甲基 –1,6- 辛二烯 –3- 醇（1.53%）、(–)- 斯巴醇（1.44%）、蒎烯（1.33%）、β – 没药醇（1.06%）、石竹烯氧化物（1.04 %）等。

【性味与功效】味苦，性凉。解毒消肿。外用治痈肿疔毒。

腐婢

【基源】马鞭草科豆腐柴属植物豆腐柴 *Premna microphylla* Turcz. 的茎、叶。

【形态特征】直立灌木。叶揉之有臭味，卵状披针形、椭圆形、卵形或倒卵形，长 3~13cm，宽 1.5~6cm，全缘至有不规则粗齿。聚伞花序组成顶生塔形的圆锥花序；花萼杯状，绿色，有时带紫色，密被毛至几无毛，但边缘常有睫毛，近整齐的 5 浅裂；花冠淡黄色，外

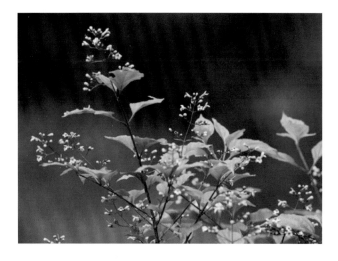

有柔毛和腺点，花冠内部有柔毛，以喉部较密。核果紫色，球形至倒卵形。花果期 5~10 月。

【习性与分布】生于山坡林下或林缘。分布于华东、中南、华南以至四川、贵州等地。

【挥发油含量】水蒸气蒸馏的新鲜叶的得油率为1.16%。

【芳香成分】吴永祥等（2018）用水蒸气蒸馏法提取的安徽黄山产豆腐柴新鲜叶挥发油的主要成分为：丙酸乙酯（33.70%）、2,2'- 亚甲基双 –(4- 甲基 –6- 叔丁基苯酚)（9.38%）、叶绿醇（7.91%）、α – 桉叶醇（3.75%）、角鲨烯（3.39%）、棕榈酸（3.34%）、1- 辛烯 –3- 醇（3.22%）、β – 大马烯酮（2.96%）、2,3- 二氢 –3,4,7- 三甲基 –1H- 茚酮（2.86%）、3- 乙基邻二甲苯（2.80%）、α – 紫罗酮（2.37%）、6,10,14- 三甲基 –2- 十五烷酮（2.25%）、4-[2,2,6- 三甲基 –7- 氧杂二环 [4.1.0] 庚 –1- 基]–3- 丁烯 –2- 酮（2.12%）、芳樟醇（1.86%）、丙泊酚（1.78%）、氧化石竹烯（1.73%）、反式 – 橙花叔醇（1.67%）、α – 荜澄茄烯（1.49%）、环氧化蛇麻烯 II（1.41%）、二氢猕猴桃内酯（1.38%）、棕榈酸甲酯（1.37%）、β – 紫罗酮（1.27%）、亚麻酸甲酯（1.13%）、(3- 甲基环氧乙基 –2- 基) 甲醇（1.12%）等。

【性味与功效】味苦、微辛，性寒。清热解毒。治疟疾，泄泻，痢疾，醉酒头痛，痈肿，疔疮，丹毒，蛇虫咬伤，创伤出血。

斑鸠占

【基源】马鞭草科豆腐柴属植物斑鸠占（黄毛豆腐柴）*Premna fulva* Craib 的根、叶。根的芳香成分未见报道。

【形态特征】灌木至乔木。叶片纸质，形状大小多变，卵状披针形至近圆形，长 4~15cm，宽 3~10cm，边缘通常有锯齿，表面被较疏的稍硬黄毛。聚伞花序伞房状，顶生，分枝 5~6 对，每枝再 3~6 回二歧分枝；苞片线形；花萼近二唇形；花冠绿白色；雄蕊 4，二强。核果卵形至球形，直径 3~6mm，成熟时黑色，有瘤突，果萼杯状，近二唇形，径约 2~4mm。

【习性与分布】生长于海拔 500~1200m 的阴处常绿阔

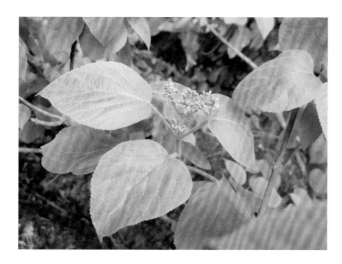

【形态特征】直立或蔓性的灌木，高 1~2m，有时藤状，长达 4m；茎枝均呈四方形，通常有短而倒钩状刺。单叶对生，揉烂后有强烈的气味，叶片卵形至卵状长圆形，长 3~8.5cm，宽 1.5~5cm，边缘有钝齿；花序直径 1.5~2.5cm；苞片披针形；花萼管状，膜质；花冠黄色或橙黄色，开花后不久转为深红色。果圆球形，直径约 4mm，成熟时紫黑色。全年开花。

叶林或路边疏林中。分布于贵州、广西、云南。

【挥发油含量】水蒸气蒸馏的阴干叶的得油率为 0.80%。

【芳香成分】蒋才武等（2005）用水蒸气蒸馏法提取的广西野生黄毛豆腐柴阴干叶挥发油的主要成分为：(S)-1- 甲基 -4-(5- 甲基 -1- 亚甲基 -4- 己烯基)- 环己烯（20.43%）、[1R-(1α,3aα,4α,8aα,9S)]- 十氢 -1,5,5,8a- 四甲基 -1,4- 亚甲基与 -9- 醇（14.44%）、[4aR-(4aα,7α,8aα)]- 十氢 -4a- 甲基 -1- 亚甲基 -7- 异丙基萘（8.36%）、[1aR-(1aα,4α,4aα,7bα)]-1a,2,3,4,4a,5,6,7b- 八氢 -1,1,4,7- 四甲基 -1H- 环丙烷 [e] 奠（6.33%）、丁香烯（6.19%）、澳白檀醇（3.22%）、(1S- 顺)-1,2,3,5,6,8a- 六氢 -4,7- 二甲基 -1- 异丙基萘（2.51%）、[1aR-(1aα,4aα,7α,7aα,7bα)]- 十氢 -1,1,7- 三甲基 -4- 亚甲基 -1H- 环丙基 [e]-7- 醇（2.47%）、1- 乙烯基 -1- 甲基 -2,4- 双异丙基 - 环己烷（2.36%）、[1S-(1α,3aα,4α,8aα)]- 十氢 -4,8,8- 三甲基 -9- 亚甲基 -1,4- 亚甲基（2.12%）、[3aS-(3aα,3bα,4α,7α,7aS)]- 八氢 -7- 甲基 -3- 亚基 -4- 异丙基 -1H- 环戊 [1,3] 环丙基苯（2.08%）、棕榈酸（1.96%）、4- 甲基 -1- 异丙基 -3- 环己烯 -1- 醇（1.67%）等。

【性味与功效】味辛、微甘，性平。清湿热，解毒，调经。治风湿关节痛，水肿疮毒。

五色梅叶 ▼

【基源】马鞭草科马缨丹属植物马缨丹 *Lantana camara* Linn. 的叶或嫩枝叶。

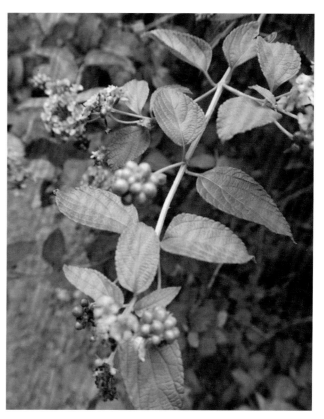

【习性与分布】常生长于海拔 80~1500m 的海边沙滩和空旷地区。喜温暖、湿润、向阳之地，耐干旱，稍耐阴，不耐寒。台湾、福建、广东、广西、云南、贵州、湖南、江西有栽培。

【挥发油含量】水蒸气蒸馏的叶的得油率在 0.07%~0.22%，枝叶的得油率为 0.20%~0.28%。

【芳香成分】马缨丹枝叶挥发油的主成分多为 β- 子丁香烯（22.29%~22.98%），也有主成分不同的报告。刘少群等（2002）用水蒸气蒸馏法提取的广东广州产马缨丹新鲜叶挥发油的主要成分为：β- 子丁香烯（22.29%）、α- 子丁香烯（16.29%）、大根香叶烯 D（11.85%）、大根香叶烯 B（9.73%）、桉油醇（5.11%）、1- 甲基 -1,3- 环己二烯（4.53%）、榄香烯（4.51%）、珀耙烯（4.30%）、1,2,3,5,6,8a- 六氢 -4a- 甲基 -2(3H)- 萘（2.91%）、1- 甲基 -1,4- 环己二烯（2.01%）、β- 蒎烯（1.25%）、樟脑（1.11%）、冰片醇（1.11%）、

α－荜澄茄油烯（1.06%）等。任立云等（2006）用水蒸气蒸馏法提取的广东广州产马缨丹风干地上部分挥发油的主要成分为：1,8-桉树脑（11.76%）、反式－石竹烯（10.48%）、β－蛇床烯（7.51%）、α－荜草烯（4.37%）、斯巴醇（4.36%）、邻苯二甲酸二异辛酯（4.19%）、芳樟醇（3.72%）、BUT（3.69%）、对伞花烃（3.46%）、龙脑（2.84%）、α－可巴烯（2.44%）、大根香叶烯 D（1.96%）、δ－3-蒈烯（1.95%）、石竹烯氧化物（1.84%）、γ－松油烯（1.80%）、二苯胺（1.77%）、邻苯二甲酸二异丁酯（1.75%）、β－荜澄茄烯（1.73%）、樟脑（1.71%）、戊二酸二异丁酯（1.66%）、2-松油醇（1.65%）、荜草烯环氧化物Ⅱ（1.61%）、大根香叶烯 B（1.48%）、δ－松烯（1.37%）、4-松油醇（1.04%）、异斯巴醇（1.03%）、δ－榄香烯（1.01%）等。韩萌等（2016）用水蒸气蒸馏法提取的福建福州产马缨丹阴干叶挥发油的主要成分为：α－姜黄烯（32.76%）、β－石竹烯（16.36%）、石竹烯氧化物（12.22%）、桉油烯醇（10.48%）、榄香烯（3.44%）、α－衣兰油烯（2.98%）、荜草烯（2.56%）、衣兰油烯（2.44%）、大香叶烯-D（2.17%）、杜松烯（1.44%）、反石竹烯氧化物（1.23%）等。周晔（2009）用水蒸气蒸馏法提取的广东番禺产马缨丹叶挥发油的主要成分为：α－荜草烯（15.22%）、石竹烯（15.07%）、β－荜澄茄萜（8.78%）、表－双环倍半水芹烯（5.52%）、δ－杜松烯（4.50%）、α－可巴烯（4.19%）、吉玛烯 B（3.66%）、(-)-β－榄香烯（3.15%）、α－木罗烯（2.33%）、(-)-斯巴醇（1.83%）、4-异丙基甲苯（1.31%）、β－芹子烯（1.26%）、桉树醇（1.21%）、γ－榄香烯（1.06%）等。王如意等（2016）用顶空固相微萃取法提取的广东广州产马缨丹阴干叶挥发油的主要成分为：β－蒎烯（14.19%）、异丁子香烯（11.38%）、α－石竹烯（9.76%）、吉玛烯 B（7.50%）、β－揽香烯（5.68%）、1,4-二甲基-3-(2-甲基-1-丙烯基)-4-乙烯基-1-环庚烯（4.71%）、γ－揽香烯（4.66%）、δ－杜松萜烯（3.95%）、叶绿醇（3.33%）、α－衣兰油烯（2.86%）、α－蒎烯（2.40%）、δ－揽香烯（2.30%）、水杨酸甲酯（2.24%）、γ－衣兰油烯（1.42%）等。彭富全等（2006）用水蒸气蒸馏法提取的广东广州产马缨丹干燥叶挥发油的主要成分为：香树烯Ⅳ（18.63%）、异丁香烯（15.90%）、α－丁香烯（13.43%）、[+]-2-香树烯（9.07%）、桧烯（7.09%）、β－榄香素（5.77%）、吉玛烯 D（2.79%）、植醇（2.77%）、1,2,4a,5,6,8a－六氢-4,7-二甲基-1-[Ⅳ-甲基乙基]萘（1.65%）、可巴烯（1.54%）、α－榄香素（1.30%）、香树烯Ⅵ醇（1.12%）等。周红

等（2009）用顶空固相微萃取法提取的广西南宁产马缨丹叶挥发油的主要成分为：橙花叔醇（16.77%）、β－石竹烯（16.51%）、α－姜黄烯（10.50%）、α－长叶松烯（9.47%）、β－榄香烯（8.85%）、姜烯（7.91%）、α－石竹烯（6.88%）、α－香柠檬烯（3.61%）、松油烯（3.04%）、硬脂醛（2.93%）、β－金合欢烯（2.57%）、γ－榄香烯（1.71%）等。

【性味与功效】味辛、苦，性凉。清热解毒，祛风止痒。治痈肿毒疮，湿疹，疥癣，皮炎，跌打损伤。

五色梅花 ▼

【基源】马鞭草科马缨丹属植物马缨丹 *Lantana camara* Linn. 的花。

【形态特征】同五色梅叶。

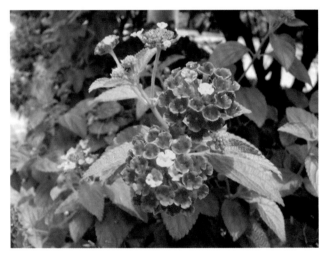

【习性与分布】同五色梅叶。

【挥发油含量】水蒸气蒸馏的花的得油率为 0.08%~0.18%。

【芳香成分】马缨丹花挥发油的主成分多为 α－石竹烯（8.55%~9.77%），也有主成分不同的报告。黄丽莎等（2008）用水蒸气蒸馏法提取的广东佛山产马缨丹新鲜花挥发油的主要成分为：α－石竹烯（9.77%）、(3Z)-3-鲸蜡烯（7.87%）、1,5,5,8-四甲基-12-氧杂二环[9.1.0]-3,7-十二碳二烯（6.75%）、β－氧化石竹烯（5.87%）、β－石竹烯（5.83%）、4-异丙基-1,7-二甲基-2,7-芳癸并二烯-1-醇（5.26%）、γ－杜松烯（4.99%）、(1) δ－杜松烯（2.85%）、β－毕拨烯（2.41%）、γ－古芸烯（2.17%）、珀杷烯（2.01%）、(+)-表－双

环倍半水芹烯（1.92%）、匙叶桉油烯醇（1.80%）、(-)-α-松油醇（1.67%）、α-杜松醇（1.51%）、(-)-δ-杜松醇（1.33%）、(-)-匙叶桉油烯醇（1.31%）、异香俊姗环饭化物（1.27%）、7-甲基-4-(1-甲基亚乙基)二环[5.3.1]-1-十一碳烯-8-醇（1.22%）、库贝醇（1.18%）、(+)-蓓草烯（1.13%）、β-榄香烯（1.07%）、7-乙酰基-2-羟基-2-甲基-5-异丙基二环[4.3.0]壬烷（1.04%）等。王如意等（2016）用顶空固相微萃取法提取的广东广州产马缨丹阴干花挥发油的主要成分为：β-蒎烯（13.27%）、壬醛（9.94%）、异丁子香烯（7.05%）、芳樟醇（6.55%）、吉玛烯B（6.02%）、β-榄香烯（5.60%）、α-石竹烯（5.40%）、δ-杜松萜烯（3.31%）、γ-榄香烯（3.09%）、α-蒎烯（2.53%）、α-蛇床烯（2.20%）、α-衣兰油烯（2.20%）、δ-榄香烯（1.67%）、萜品烯（1.61%）、α-荜澄茄油烯（1.16%）、γ-衣兰油烯（1.28%）、cubedol（1.28%）、叶绿醇（1.16%）、正十九烷（1.12%）等。周红等（2009）用顶空固相微萃取法提取的广西南宁产马缨丹新鲜花挥发油的主要成分为：β-石竹烯（13.11%）、β-榄香烯（12.55%）、α-长叶松烯（11.84%）、姜烯（10.48%）、α-姜黄烯（9.63%）、α-石竹烯（5.79%）、橙花叔醇（5.28%）、α-香柠檬烯（4.81%）、α-松油烯（3.71%）、α,α,4-三甲基苯甲醇（2.91%）、(+)-δ-杜松烯（2.51%）、棕榈醛（1.97%）、肉豆蔻醚（1.67%）、松蕈醇（1.33%）、环氧化-β-紫罗酮（1.05%）等。

【性味与功效】味甘、淡，性凉。清凉解毒，活血止血，润肺止咳，解暑热。治肺痨吐血，伤暑头痛，腹痛吐泻，阴痒，湿疹，跌打损伤。

黄荆叶 ▼

【基源】马鞭草科牡荆属植物黄荆 *Vitex negundo* Linn. 的叶。

【形态特征】灌木或小乔木。掌状复叶，小叶5，少有3；小叶片长圆状披针形至披针形；中间小叶长4~13cm，宽1~4cm，两侧小叶依次递小。聚伞花序排成圆锥花序式，顶生，长10~27cm；花萼钟状，顶端有5裂齿，外有灰白色绒毛；花冠淡紫色，顶端5裂，二唇形。核果近球形，径约2mm；宿萼接近果实的长度。花期4~6月，果期7~10月。

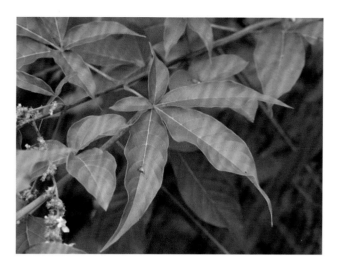

【习性与分布】生于山坡路旁或灌木丛中。喜光、耐寒、耐旱、耐瘠薄。分布于河南、陕西、山东、山西、甘肃、江苏、浙江、安徽、江西、福建、湖北、四川、湖南、贵州、云南、广东、广西、海南、台湾等省区。

【挥发油含量】水蒸气蒸馏的新鲜叶片的得油率为0.30%，阴干叶的得油率为0.35%。

【芳香成分】黄荆叶挥发油的主成分为β-石竹烯（23.98%~56.40%）。潘炯光等（1989）用水蒸气蒸馏法提取的广西龙州产黄荆新鲜叶挥发油的主要成分为：β-丁香烯（56.40%）、1,8-桉叶油素（6.79%）、丁香烯氧化物（4.56%）、β-榄香烯（3.81%）、乙酸松油醇酯（2.37%）、香桧烯（2.34%）、荜草烯（2.30%）、松油烯-4-醇（2.13%）、γ-榄香烯（1.67%）、对-聚伞花素（1.39%）、α-蒎烯（1.22%）、β-桉叶醇（1.08%）、雅槛蓝树油烯（1.03%）等。

【性味与功效】味辛、苦，性凉。解表散热、化湿和中、杀虫止痒。治感冒发热，伤暑泄泻，痧气腹痛，肠炎，痢疾，疟疾，湿疹，癣，疥，蛇虫咬伤。

黄荆子 ▼

【基源】马鞭草科牡荆属植物黄荆 *Vitex negundo* Linn. 的果实。

【形态特征】同黄荆叶。
【习性与分布】同黄荆叶。
【挥发油含量】水蒸气蒸馏的干燥果实的得油率为1.65%。

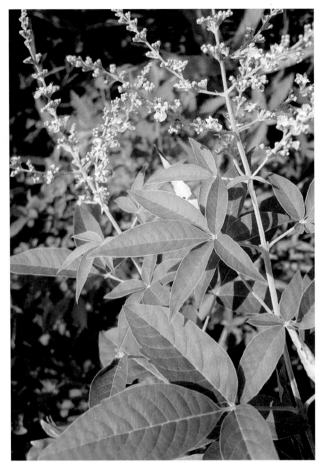

【芳香成分】胡浩斌等（2007）用水蒸气蒸馏法提取的甘肃子午岭产黄荆新鲜成熟果实挥发油的主要成分为：1,8-桉叶素（4.82%）、8p-薄荷-1-烯-8-醇（4.59%）、棕榈酸乙酯(4.27%)、β-金合欢烯(4.14%)、β-松油烯（4.08%）、7,15-海松二烯（3.88%）、山奈酚（3.76%）、1-(2-呋喃基)-乙酮（3.33%）、二氢沉香呋喃（3.14%）、β-榄香烯酮（3.10%）、β-蒎烯（2.95%）、莰烯（2.84%）、正-姥鲛烷-2-酮（2.81%）、棕榈酸（2.69%）、雅槛蓝（树）油烯（2.66%）、亚油酸乙酯（2.62%）、3-辛酮（2.49%）、丁烯基苯（2.34%）、里哪醇（2.33%）、β-榄香烯（2.33%）、大根香叶酮（2.08%）、β-香茅醇（1.95%）、猫茯酸甲基酯（1.91%）、泪杉醇（1.70%）、β-可巴烯（1.68%）、3-蒈烯（1.60%）、β-松油醇（1.58%）、α-杜松醇（1.57%）、β-红没药烯（1.52%）、香桧烯（1.50%）、反式-β-金合欢烯（1.45%）、(-)-顺式-马鞭草烯醇（1.24%）、17α(H)-21β(H)-草禾烷（1.19%）、5,5-二乙基-螺[2,3]己-4-酮（1.02%）、石竹烯氧化物（1.01%）等。张利等（2007）用超临界CO_2萃取法提取的山东沂蒙山区产黄荆干燥成熟果实挥发油的主要成分为：止癸醇（71.22%）、2,5,5,8a-

四甲基-八氢-2H-苯并吡喃（4.96%）、β-石竹烯（2.29%）、环己烯（1.86%）、蛇床子素（1.77%）、4-羟基-4-甲基-2-戊酮（1.61%）、9-(3-丁烯基)蒽（1.11%）等。

【性味与功效】味辛、苦，性温。祛风解表，止咳平喘，理气消食，止痛。治伤风感冒，咳嗽，哮喘，胃痛吞酸，消化不良，食积泻痢，胆囊炎，胆结石，疝气。

荆条 ▼

【基源】马鞭草科牡荆属植物荆条 *Vitex negundo* Linn. var. *heterophylla* (Franch.) Rehd. 的根、枝条、叶、果实。根的芳香成分未见报道。

【形态特征】本变种主要特点：小叶片边缘有缺刻状锯齿，浅裂以至深裂，背面密被灰白色绒毛。

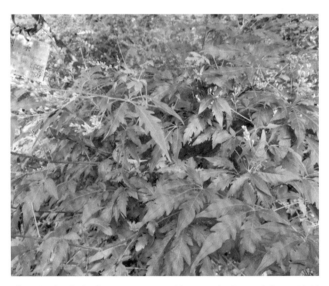

【习性与分布】生于山地阳坡上。喜光，耐寒，耐干旱瘠薄。分布于辽宁、河北、山西、山东、河南、陕西、甘肃、江苏、安徽、江西、湖南、贵州、四川。

【挥发油含量】水蒸气蒸馏的叶的得油率为0.08%~0.22%，枝叶或全株的得油率为0.03%~0.15%，新鲜果实的得油率为0.25%；超临界萃取的阴干叶的得油率为3.22%。

【芳香成分】枝叶：荆条枝、叶挥发油的主要成分均为β-丁香烯（31.80%~48.7%）。谢建春等（2005）用同时蒸馏萃取法提取的北京产野生荆条枝挥发油的主要成分为：丁香烯（31.80%）、反–β–金合欢烯（5.50%）、香桧烯（5.10%）、丁香烯氧化物（3.90%）、β–反–罗勒烯（3.90%）、别香树烯（2.10%）、β–甲基紫罗兰酮（2.10%）、γ–依兰油烯（1.90%）、对伞花–8–醇（1.80%）、α–桉叶油醇（1.70%）、α–蒎烯（1.50%）、绿化碱（1.50%）、沉香螺萜醇（1.50%）、芳樟醇（1.50%）、1,8–桉叶油素（1.20%）、斯巴醇（1.20%）、顺–桧烯水合物（1.00%）、月桂烯（1.00%）、异松油烯（1.00%）等。王发松等（2004）用水蒸气蒸馏法提取的河南郑州产荆条阴干叶挥发油的主要成分为：β–丁香烯（48.70%）、β–金合欢烯（15.52%）、7–异丙烯基–4,5–二甲基八氢化茚–4–甲醇（4.35%）、β–桉叶油醇（3.63%）、甘香烯（2.96%）、对烯丙基茴香醚（1.77%）、桉树脑（1.73%）、丁香烯氧化物（1.61%）、乙酸松油醇酯（1.56%）、斯巴醇（1.49%）、松油醇（1.39%）、α–丁香烯（1.31%）、十六酸（1.27%）等。

果实：刘相博等（2010）用水蒸气蒸馏法提取的陕西秦巴山区产荆条新鲜果实挥发油的主要成分为：β–榄香烯（27.98%）、芳樟醇（12.39%）、贝壳杉烯（12.00%）、δ–榄香烯（10.54%）、乙酯异冰片酯（8.98%）、亚麻酸乙酯（2.32%）、月桂烯（2.20%）、3–甲基十四烷（1.79%）、8,13–环氧赖百当–14–烯–3–酮（1.50%）、十四烷–3–基2–甲氧基乙酸（1.50%）、愈创木–1(5),7(11)–二烯（1.29%）、2–甲基庚烷–4–酮（1.26%）、4–甲基十二碳–3–烯–1–醇（1.23%）、α–桉叶油醇（1.15%）、对薄荷烷–2–烯–1–醇（1.12%）、γ–松油烯（1.00%）、2-(4–叔丁基–2–甲基苯氧基)乙醇（1.00%）等。

【性味与功效】枝条：味辛，性温。祛风解表，消肿解毒。治感冒，咳嗽，喉痹肿痛，风湿骨痛，牙痛，烫伤等。叶：味甘、苦，性平。清热解表，化湿截疟。治感冒，肠炎，痢疾，疟疾，泌尿系统感染，湿疹，皮炎，脚癣，风湿，跌打损伤，毒蛇咬伤。果实：味苦、辛，性温。止咳平喘，理气止痛。治咳嗽哮喘，胃痛，消化不良，肠炎，痢疾等。

蔓荆子叶 ▼

【基源】马鞭草科牡荆属植物蔓荆 *Vitex trifolia* Linn. 的叶或枝叶。

【形态特征】落叶灌木，罕为小乔木，高 1.5~5m，有香味。通常三出复叶，有时在侧枝上可有单叶；小叶片卵形，长 2.5~9cm，宽 1~3cm，全缘，背面密被灰白色绒毛。圆锥花序顶生，长 3~15cm；花萼钟形；花冠淡紫色或蓝紫色，长 6~10mm。核果近圆形，径约5mm，成熟时黑色；果萼宿存，外被灰白色绒毛。花期 7 月，果期 9~11 月。

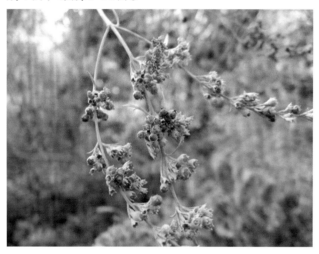

【习性与分布】多野生于海滨、湖泽、江河的沙滩荒洲上。喜充足的阳光，耐高温，较耐旱，幼苗期怕涝。分布于福建、台湾、广东、广西、云南。

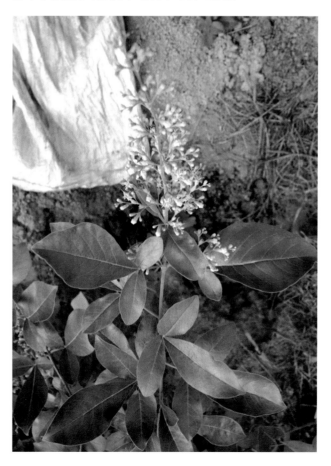

【挥发油含量】水蒸气蒸馏的新鲜叶的得油率为0.04%，枝叶的得油率为0.11%~0.12%。

【芳香成分】潘炯光等（1989）用水蒸气蒸馏法提取的广西龙州产蔓荆新鲜叶挥发油的主要成分为：β-丁香烯（40.38%）、α-蒎烯（17.35%）、丁香烯氧化物（6.43%）、香桧烯（5.73%）、对-聚伞花素（4.24%）、β-蒎烯（2.98%）、α-侧柏烯（2.57%）、葎草烯（1.62%）、柠檬烯（1.42%）等。

【性味与功效】味辛、苦，性微寒。消肿止痛。治跌打损伤。

西北莸 ▼

【基源】马鞭草科莸属植物西北莸（光果莸）*Caryopteris tangutica* Maxim. 的全株。

【形态特征】直立灌木，高0.5~2m；嫩枝密生灰白色绒毛。叶片披针形至卵状披针形，长2~5.5cm，宽0.5~2cm，边缘常具深锯齿，背面密生灰白色茸毛。聚伞花序紧密呈头状，腋生和顶生，无苞片和小苞片；花萼长约2.5mm，果萼长约6mm；花冠蓝紫色，二唇形，下唇中裂片较大，边缘呈流苏状。蒴果倒卵圆状球形，果瓣具宽翅。花期7~9月，果期9~10月。

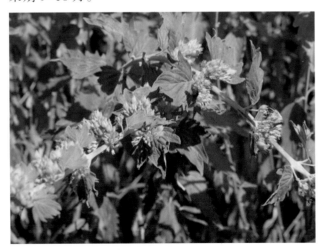

【习性与分布】生于海拔约2500m的干燥山坡。分布于四川、陕西、甘肃、河南、湖北、河北。

【挥发油含量】水蒸气蒸馏的全草的得油率为0.90%~1.20%。

【芳香成分】光果莸全草挥发油的主成分多为反乙酸松香芹酯（36.12%~55.48%），也有主成分不同的报告。梁俊玉等（2019）用水蒸气蒸馏法提取的甘肃潭县产光果莸阴干茎叶挥发油的主要成分为：反乙酸松香芹酯（36.12%）、柠檬烯（23.13%）、β-蒎烯（13.59%）、邻异丙基甲苯（5.56%）、桃金娘烯醛（3.28%）、香芹酮（1.95%）、松油烯（1.40%）、3,7-二甲基-1,3,6-十八烷三烯（1.37%）、蒎烯（1.25%）、氧化柠檬烯（1.13%）、2,6-二甲基-1,3,5,7-辛四烯（1.10%）等。杨爱梅等（2005）用水蒸气蒸馏法提取的甘肃兰州产光果莸干燥全草挥发油的主要成分为：乙酸桃金娘烯酯（27.96%）、雪松醇（7.03%）、荜澄茄油烯（3.84%）、1-辛烯-3-醇（2.97%）、对伞花烃（2.64%）、石竹烯氧化物（2.21%）、6,6-二甲基双环[3.1.1]庚-2-烯-2-甲醇（2.08%）、反式-1(7),8-薄二烯-2-醇（1.84%）、紫穗槐烯（1.70%）、10,10-二甲基-2,6-二亚甲基双环[7.2.0]-十二烷-5β-醇（1.65%）、十六烷酸（1.63%）、α-紫穗槐烯（1.33%）、樟脑（1.29%）、斯巴醇（1.23%）、莳烯（1.14%）、异海松-8,15-二烯（1.12%）等。吴江等（2012）用水蒸气蒸馏法提取的青海互助产光果莸新鲜全草挥发油的主要成分为：乙酸异松蒎酯（22.65%）、邻异丙基甲苯（18.69%）、6,6-二甲基-2-甲烯基二环[3.1.1]庚烷-3-醇（9.33%）、4-甲烯基-1-甲乙基二环[3.1.0]己烷（9.35%）、1,2-环壬二烯（2.91%）、1-甲基-4-甲乙基-1,3-环己二烯（2.36%）、1,3-二氧戊环-2-丙酸-2,4-二甲基乙酯（2.29%）、6,6-二甲基二环[3.1.1]庚-2-烯-2-甲醛（1.82%）、顺式-2-甲基-5-甲基乙烯基-2-环己烯-1-醇（1.76%）、2-甲烯基-5-(1-甲基乙烯基)-环己醇（1.51%）、(S)-(2-甲基-5-甲基乙烯基-2-环己烯-1-酮（1.22%）、6,6-二甲基二环[3.1.1]庚-2-烯-2-甲醇（1.20%）、对异丙基甲苯（1.12%）等。

【性味与功效】味苦、辛，性平。调经活血，祛湿。主治崩漏，白带，月经不调。

小六月寒 ▼

【基源】马鞭草科莸属植物光果莸*Caryopteris tangutica* Maxim. 的根。

【形态特征】同西北荚。

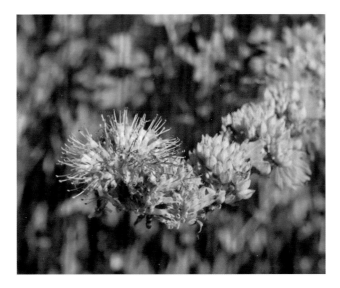

【习性与分布】同西北荚。

【挥发油含量】水蒸气蒸馏的新鲜根的得油率为 0.01%。

【芳香成分】刘瑞珂等（2013）用水蒸气蒸馏法提取的青海平安产光果荚新鲜根挥发油的主要成分为：反松香芹醇（15.66%）、1-辛烯-3-醇（12.36%）、α-珂珀烯（9.30%）、β-石竹烯（8.49%）、乙酸橙花酯（3.63%）、β-蒎烯（3.17%）、p-伞花烃（2.79%）、大牻牛儿烯D（2.49%）、3-辛醇（1.71%）、α-萜品烯（1.66%）、β-榄烯酮（1.47%）、蛇麻烯（1.36%）、d-杜松烯（1.34%）、α-古芸烯（1.08%）等。

【性味与功效】味苦、微辛，性平。活血，除湿。治血瘀崩漏，月经不调，带下。

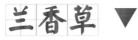

兰香草 ▼

> 【基源】 马鞭草科荚属植物兰香草 *Caryopteris incana* (Thunb.) Miq. 的全草或带根全草。

【形态特征】小灌木，高 26~60cm；嫩枝圆柱形，略带紫色。叶片厚纸质，披针形、卵形或长圆形，长1.5~9cm，宽 0.8~4cm，边缘有粗齿，很少近全缘，两面有黄色腺点。聚伞花序紧密，腋生和顶生，无苞片和小苞片；花萼杯状，果萼长 4~5mm；花冠淡紫色或淡兰色，二唇形，边缘流苏状。蒴果倒卵状球形，直

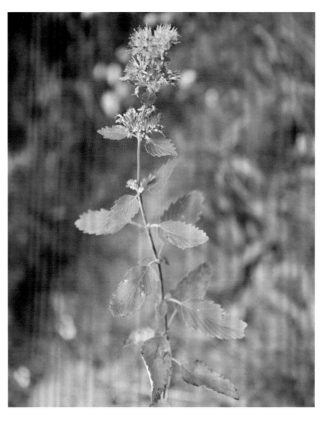

径约 2.5mm，果瓣有宽翅。花果期 6~10 月。

【习性与分布】多生长于较干旱的山坡、路旁或林边。分布于江苏、安徽、浙江、江西、湖南、湖北、福建、广东、广西。

【挥发油含量】水蒸气蒸馏的全草的得油率为 0.24%~2.00%。

【芳香成分】蒲自连等（1984）用水蒸气蒸馏法提取的四川甘孜产兰香草全草挥发油的主要成分为：柠檬烯（38.50%）、α-松油烯（17.25%）、β-蒎烯（12.87%）、对伞花烃（12.62%）、β-罗勒烯-y（3.11%）、β-月桂烯（2.15%）、α-蒎烯（2.10%）、α-蛇麻烯（2.00%）、α-萜品油烯（1.98%）、β-石竹烯（1.66%）等。孙凌峰等（2004）用水蒸气蒸馏法提取的江西永修产兰香草全草挥发油的主要成分为：芳樟醇（16.30%）、紫苏醇（15.25%）、香芹酮（14.74%）、莳萝烯（9.66%）、4-甲基-6-庚烯-3-酮（3.11%）、葎草烯（2.42%）、马鞭草烯酮（2.35%）、左旋松香芹酮（2.31%）、2-壬烯-4-炔（1.36%）、雅榄蓝烯（1.28%）、β-马榄烯（1.28%）、β-石竹烯（1.04%）、桧烯（1.01%）等。

【性味与功效】味辛，性温。疏风解表，祛寒除湿，散瘀止痛。治风寒感冒，头痛，咳嗽，脘腹冷痛，伤食吐泻，寒瘀痛经，产后瘀滞腹痛，风寒湿痹，跌打瘀肿，湿疹，蛇伤。

毛球莸 ▼

【基源】马鞭草科莸属植物毛球莸 *Caryopteris trichosphaera* Smith 的带花枝叶。

【形态特征】芳香灌木，高 0.3~1m；嫩枝密生白色茸毛和腺点。叶片纸质，宽卵形至卵状长圆形，长 1~3cm，宽 1.5~3cm，边缘有规则钝齿。聚伞花序近头状，腋生或顶生，无苞片和小苞片；花萼钟状；花冠长约 6mm，淡兰色或兰紫色，二唇形，下唇中裂片较大，边缘流苏状。蒴果长圆球形，通常包藏于花萼内。花果期 8~9 月。

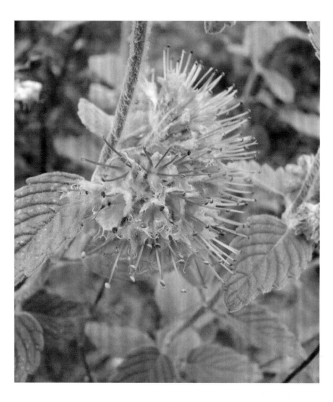

【习性与分布】生于海拔 2700~3300m 的山坡灌丛中或河谷干旱草地。分布于四川、云南、西藏。

【挥发油含量】水蒸气蒸馏的全草的得油率为 0.24%~2.00%。

【芳香成分】蒲自连等（1984）用水蒸气蒸馏法提取的四川甘孜产毛球莸全草挥发油的主要成分为：柠檬烯（90.68%）、β-蒎烯（3.02%）、α-蒎烯（1.92%）、对伞花烃（1.28%）等。

【性味与功效】味辛，性温。祛风止痛。治头痛，风湿痹痛。

六月寒 ▼

【基源】马鞭草科莸属植物三花莸 *Caryopteris terniflora* Maxim. 的全草。

【形态特征】直立亚灌木，高 15~60cm；茎方形。叶片纸质，卵圆形，长 1.5~4cm，宽 1~3cm，两面具柔毛和腺点，边缘具规则钝齿。聚伞花序腋生，通常 3 花；苞片细小，锥形；花萼钟状；花冠紫红色或淡红色，长 1.1~1.8cm，外面疏被柔毛和腺点，顶端 5 裂，二唇形，裂片全缘。蒴果成熟后四瓣裂，果瓣倒卵状舟形，密被糙毛。花果期 6~9 月。

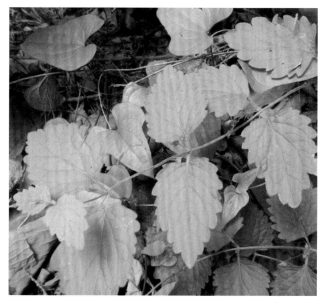

【习性与分布】生于海拔 550~2600m 的山坡、平地或水沟河边。分布于河北、山西、四川、陕西、甘肃、江西、湖北、云南。

【挥发油含量】水蒸气蒸馏的全草的得油率为 1.00%。

【芳香成分】周印锁等（1993）用水蒸气蒸馏法提取的甘肃兰州产三花莸全草挥发油的主要成分为：α-柠檬烯（37.40%）、(+)-顺-桧醇（26.90%）、1-亚甲基 -4-(1-甲基乙烯基)-环己烷（4.08%）、4-羟基 -3-甲基 -2-(2-丙烯基)-2-环戊烯 -1-酮(2.87%)、(E)-3,3-二甲基亚环异烯基)-乙醛（2.59%）、十氢化萘 (2,3-b) 骈氧（1.52%）、3R-(3α,3aβ,6α,7β,8aα)-3,6,8,8-三甲基八氢化 -1H-3a,7-亚甲基薁（1.26%）等。

【性味与功效】味辛、微苦，性平。疏风解表，宣肺止咳。治感冒，咳嗽，百日咳，外障目翳，水火烫伤。

尖尾枫 ▼

【基源】马鞭草科紫珠属植物尖尾枫 *Callicarpa longissima* (Hemsl.) Merr. 的茎叶。

【形态特征】灌木或小乔木，高 1~7m；小枝紫褐色，四棱形。叶披针形或椭圆状披针形，长 13~25cm，宽 2~7cm，边缘有不明显的小齿或全缘。花序被多细胞的单毛，5~7 次分歧，花小而密集；花萼无毛，有腺点，萼齿不明显或近截头状；花冠淡紫色，长约 2~5mm；雄蕊长约为花冠的 2 倍。果实扁球形，径 1~1.5mm，有细小腺点。花期 7~9 月，果期 10~12 月。

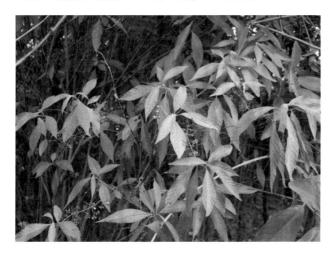

【习性与分布】生于海拔 1200m 以下的荒野、山坡、谷地丛林中。分布于台湾、福建、江西、广东、广西、四川。

【挥发油含量】水蒸气蒸馏的新鲜枝叶的得油率为 4.51%。

【芳香成分】高微等（2015）用水蒸气蒸馏法提取的广西藤县产尖尾枫新鲜枝叶挥发油的主要成分为：α-红没药醇（28.07%）、β-石竹烯（12.02%）、(E)-β-金合欢烯（10.96%）、反-水合倍半香桧烯（4.21%）、β-红没药醇（3.93%）、β-姜黄烯（3.54%）、β-红没药烯（3.06%）、氧化石竹烯（2.90%）、2,6-二甲基-6-(4-甲基-3-戊烯基)-二环[3.1.1]庚-2-烯（2.29%）、7-表-顺-水合倍半香桧烯（1.30%）、7-表-反-水合倍半香桧烯（1.30%）等。

【性味与功效】味辛、微苦，性温。祛风散寒，散瘀止血，解毒消肿。治风寒咳嗽，寒积腹痛，风湿痹痛，跌打损伤，内外伤出血，无名肿毒。

枇杷叶紫珠 ▼

【基源】马鞭草科紫珠属植物枇杷叶紫珠 *Callicarpa kochiana* Makino 的叶。

【形态特征】灌木，高 1~4m；小枝、叶柄与花序密生黄褐色分枝茸毛。叶片椭圆形至长椭圆状披针形，长 12~22cm，宽 4~8cm，边缘有锯齿，背面密生黄褐色星状毛和分枝茸毛，两面被不明显的黄色腺点。聚伞花序 3~5 次分歧；花近无柄，密集于分枝的顶端；花萼管状；花冠淡红色或紫红色。果实圆球形，包藏于宿存的花萼内。花期 7~8 月，果期 9~12 月。

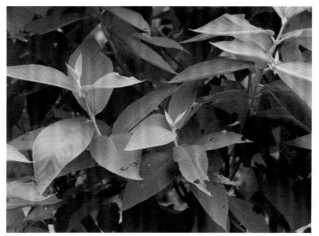

【习性与分布】生于海拔 100~850m 的山坡或谷地溪旁林中和灌丛中。分布于江西、福建、广东、浙江、台湾、湖南、河南。

【挥发油含量】水蒸气蒸馏的干燥叶的得油率为 0.38%。

【芳香成分】林朝展等（2010）用水蒸气蒸馏法提取的广东从化产枇杷叶紫珠干燥叶挥发油的主要成分为：β-石竹烯（20.87%）、4-松油醇（15.99%）、甘香烯（6.97%）、石竹烯氧化物（4.32%）、脱氢香橙烯（4.17%）、三环[6.3.2.0.^{2,5}0^{1,8}]十三碳-9-醇-4,4-二甲基-2-烯酮（2.85%）、4-(3,3-二甲基-1-丁炔基)-4-羟基-2,6,6-三甲基-环己烯-2-酮（2.81%）、紫罗烯（2.49%）、去氢白菖（蒲）烯（2.25%）、α-松油醇（2.14%）、香桧酮（2.10%）、聚伞花素（2.09%）、反式松香芹醇（2.05%）、γ-松油烯（2.02%）、δ-榄香烯（1.87%）、1,8-异丙基-1-甲基-1,2,3,4-四氢萘（1.71%）、马兜铃烯（1.71%）、桃金娘烯醛（1.60%）、香树烯

（1.38%）、别香橙烯氧化物（Ⅰ）（1.26%）、冰片烯（1.24%）、香桧烯（1.19%）、桉叶素（1.19%）、桃金娘醇（1.00%）等。

【性味与功效】味苦，辛，性平。祛风除湿，收敛止血。治风湿痹痛，风寒咳嗽，头痛，胃出血，刀伤出血。

全缘叶紫珠 ▼

【基源】马鞭草科紫珠属植物全缘叶紫珠 *Callicarpa integerrima* Champ. 的根和叶。根的芳香成分未见报道。

【形态特征】藤本或蔓性灌木；小枝棕褐色，嫩枝、叶柄和花序密生黄褐色分枝茸毛。叶片宽卵形、卵形或椭圆形，长7~15cm，宽4~9cm，全缘，背面密生灰黄色厚茸毛。聚伞花序7~9次分歧；花柄及萼筒密生星状毛，萼齿不明显或截头状；花冠紫色，长约2mm。果实近球形，紫色，初被星状毛，成熟后脱落，径约2mm。花期6~7月，果期8~11月。

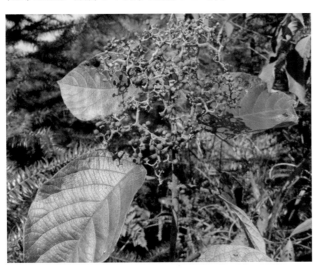

【习性与分布】生于海拔200~700m的山坡或谷地林中。分布于浙江、江西、福建、广东、广西。

【挥发油含量】水蒸气蒸馏的干燥叶的得油率为0.08%。

【芳香成分】柴玲等（2010）用水蒸气蒸馏法提取的广东从化产全缘叶紫珠干燥叶挥发油的主要成分为：β-石竹烯（33.74%）、甘香烯（12.86%）、τ-杜松烯（9.57%）、(-)-斯巴醇（8.99%）、珀珀烯（4.21%）、蓝桉醇（3.81%）、α-石竹烯（2.48%）、十氢-α,α,4a-三甲基-8-亚甲基-[2R-(2α,4aα,8aβ)]-2-萘醇（2.37%）、1,6-环癸二烯（2.24%）、[1aR-(1aα,4β,4aβ,7α,7aβ,7bα)]-十氢-1,1,4,7-四甲基-1H-环丙[e]薁-4-醇（1.70%）、1,2,3,4,4a,5,6,8a-八氢-α,α,4a,8-四甲基-2-萘醇（1.36%）、1-甲基-1-乙烯基-2,4-二(1-甲基乙烯基)-环己烷(1.22%)、[1aR-(1aα,4aα,7β,7aβ,7bα)]-十氢-1,1,7-三甲基-4-亚甲基-1H-环丙[e]薁-7-醇（1.15%）、1,2,3,4,4a,5,6,7-八氢-α,α,4a,8-四甲基-(2R-顺)-2-萘醇（1.00%）等。

【性味与功效】祛风散结。治风湿，瘰疬。

紫珠 ▼

【基源】马鞭草科紫珠属植物紫珠 *Callicarpa bodinieri* Lévl. 的根和叶。根的芳香成分未见报道。

【形态特征】灌木，高约2m；小枝、叶柄和花序均被粗糠状星状毛。叶片卵状长椭圆形至椭圆形，长7~18cm，宽4~7cm，边缘有细锯齿，表面干后暗棕褐色，背面灰棕色。聚伞花序4~5次分歧；苞片细小，线形；花萼长约1mm，外被星状毛和暗红色腺点，萼齿钝三角形；花冠紫色，被星状柔毛和暗红色腺点。果实球形，熟时紫色。花期6~7月，果期8~11月。

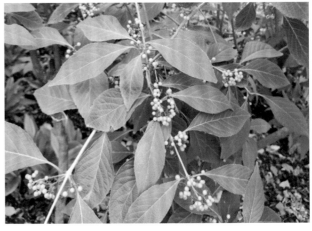

【习性与分布】生于海拔200~2300m的林中、林缘及灌丛中。喜温、喜湿、怕风、怕旱。分布于河南、江苏、安徽、浙江、江西、湖南、湖北、广东、海南、广西、四川、贵州、云南。

【挥发油含量】水蒸气蒸馏的茎叶的得油率为0.06%。

【芳香成分】粟学俐等（2008）用固相微萃取法富集

的湖北武汉产紫珠新鲜枝叶挥发油的主要成分为：雅槛蓝 –1(10),11– 二烯（30.15%）、杜松 –3,9– 二烯（15.15%）、γ – 依兰油烯(13.83%)、长叶烯（5.65%）、胡椒烯（3.69%）、β – 荜澄茄烯（3.00%）、α – 荜澄茄烯（1.47%）、珀珂烯（1.23%）、Z–10– 十五烯醇（1.01%）等。

【性味与功效】味苦、微辛，性平，收敛止血，通经，解毒消肿。治血瘀痛经，风湿痹痛，跌打瘀肿，外伤出血，衄血，咯血，月经不调，白带。

蝴蝶暗消 ▼

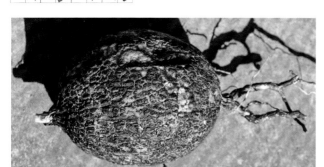

【基源】马兜铃科马兜铃属植物细尖马兜铃（背蛇生）*Aristolochia tuberosa* C. F. Liang et S. M. Huang 的根。

【形态特征】草质藤本，全株无毛；块根呈不规则纺锤形，长达 15cm 或更长，直径达 8cm，常 2~3 个相连。叶膜质，三角状心形，茎下部的叶常较大，长 8~14cm，宽 5~11cm。花单生或 2~3 朵聚生或排成短的总状花序；小苞片卵形。蒴果倒卵形，长约 3cm，直径约 2.5cm，6 棱；种子卵形，长约 4mm，宽约 3mm。花期 11 月至翌年 4 月，果期 6~10 月。

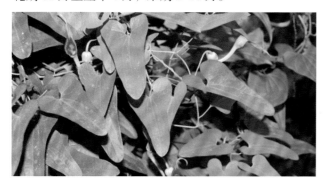

【习性与分布】生于海拔 150~1600m 的石灰岩山上或山沟两旁灌丛中。分布于广西、云南、贵州、四川、湖北。

【芳香成分】郭瑛等（2009）用水蒸气蒸馏法提取的

四川乐山产背蛇生根挥发油的主要成分为：亚油酸（32.70%）、十六碳酸（19.20%）、9– 十八碳烯酰胺（5.80%）、2,4,5– 三甲基 –1,3– 二氧戊环（5.00%）、邻苯二甲酸丁酯（4.70%）、对羟基苯甲醛（2.60%）、十六碳酰胺（2.20%）、乙酸（1.70%）、2,6– 二特丁基 –4– 羟基 –4– 甲基 –2,5– 环己二烯 –1– 酮（1.60%）、2,6– 二特丁基 –4– 甲基苯酚（1.60%）、4– 羟基 –3– 硝基苯甲醛（1.50%）、邻苯二甲酸异丁酯（1.30%）、2,6– 特丁基苯醌（1.10%）、苯（1.00%）、十六碳酸甲酯（1.00%）等。

【性味与功效】味苦、涩，性温。理气止痛，祛风除湿。治气滞食积，胃痛，腹胀，风湿关节痛。

大叶青木香 ▼

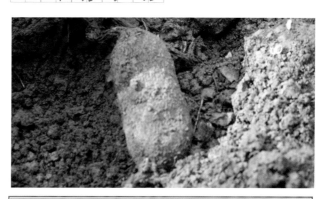

【基源】马兜铃科马兜铃属植物川南马兜铃 *Aristolochia austroszechuanica* Chien et Cheng et Cheng Wu 的根。

【形态特征】木质藤本，长达数米。地下块根圆而大，有的长而缢缩。叶片革质，心形或卵状心形，长 9~20cm，宽 6~18cm，边缘完整，脉上密布锈色毛，缘毛长而密。总状花序 1~2 枝腋生或侧生于老茎上，具花 1~3 朵；花被管黄绿色，折曲呈 S 形，具紫色细点状疣突。蒴果长卵状，成熟时褐色。种子三角状卵形，腹面微凹。花期 3~4 月，果熟期 7~8 月。

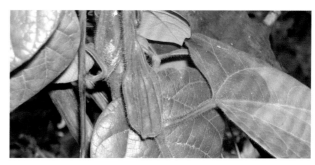

【习性与分布】生于疏林下和山谷林中。分布于湖北、四川、贵州。

【挥发油含量】水蒸气蒸馏的根的得油率为0.36%。

【芳香成分】刘应泉等（1994）用水蒸气蒸馏法提取的四川珙县产川南马兜铃根挥发油的主要成分为：油酸乙酯（18.90%）、马兜铃酮（5.48%）、四去氢土木香烷（4.28%）、二氢土木香烷（4.25%）、土青木香烯酮（2.76%）、β-古芸烯（2.52%）、龙脑（1.29%）等。

【性味与功效】味苦，性凉。解毒排脓。治骨、关节结核，慢性骨髓炎。

通城虎 ▼

【基源】马兜铃科马兜铃属植物通城虎 *Aristolochia fordiana* Hemsl. 的根或全草。

【形态特征】草质藤本；根圆柱形。叶革质，卵状心形，长10~12cm，宽5~8cm，两侧裂片近圆形，长约3cm，边全缘。总状花序长达4cm，有花3~4朵或有时仅一朵，腋生，苞片和小苞片卵形或钻形；花被管基部膨大呈球形，管口扩大呈漏斗状；舌片卵状长圆形，暗紫色。蒴果长圆形或倒卵形，褐色；种子卵状三角形，褐色。花期3~4月，果期5~7月。

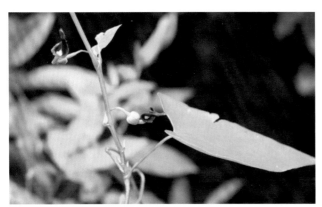

【习性与分布】生于山谷林下灌丛中和山地石隙中。分布于广西、广东、江西、浙江、福建。

【挥发油含量】水蒸气蒸馏的新鲜根的得油率为0.22%，茎的得油率为0.52%，叶的得油率为1.11%。

【芳香成分】冀晓雯等（2017）用水蒸气蒸馏法提取的广西岑溪产通城虎新鲜根挥发油的主要成分为：白菖烯（31.16%）、甲酸冰片酯（13.41%）、β-石竹烯（12.78%）、(-)-莰烯（4.82%）、8,9-去氢环长叶烯（2.91%）、β-乙酸松油酯（2.44%）、反式-α-香柠檬醇（1.90%）、4-莰烯（1.89%）、三亚甲基环庚烷（1.78%）、冰片（1.71%）、γ-雪松烯（1.66%）、1(7),8(10)-对薄荷二烯-9-醇（1.59%）、δ-杜松萜烯（1.48%）、喇叭烯氧化物-(Ⅱ)（1.17%）等；新鲜茎挥发油的主要成分为：长叶烯醛（12.68%）、α-愈创木烯（10.82%）、(-)-斯巴醇（9.00%）、朱栾倍半萜（7.54%）、δ-杜松萜烯（7.34%）、1-甲基-4-(4-甲基-4-戊烯基)苯（6.16%）、环氧柏木烷（4.58%）、橙花叔醇（3.48%）、芳樟醇（3.17%）、喇叭烯氧化物-(Ⅱ)（2.75%）、β-石竹烯（1.99%）、(6E)-6-[(Z)-2-亚丁烯基]-1,5,5-三甲基环己烯（1.96%）、二表-α-柏木烯（1.92%）、α-衣兰油烯（1.74%）、(+)-长叶环烯（1.58%）、α-荜澄茄醇（1.55%）、β-榄香烯（1.51%）、γ-雪松烯（1.50%）、环异苜蓿烯（1.49%）、冰片（1.39%）、(-)-莰烯（1.20%）、6,7-二甲基-1,2,3,5,8,8a-六氢萘（1.13%）、α-桉叶烯（1.12%）等；新鲜叶挥发油的主要成分为：长叶烯醛（19.13%）、α-愈创木烯（13.05%）、芳樟醇（8.67%）、β-榄香烯（8.31%）、1-甲基-4-(4-甲基-4-戊烯基)苯（7.30%）、橙花叔醇（6.51%）、氧化石竹烯（4.93%）、环氧柏木烷（3.73%）、二表-α-柏木烯（2.05%）、(-)-斯巴醇（1.82%）、6,7-二甲基-1,2,3,5,8,8a-六氢萘（1.79%）、α-桉叶烯（1.62%）、(6E)-6-[(Z)-2-亚丁烯基]-1,5,5-三甲基环己烯（1.59%）、苯丙酸-3-苯丙酯（1.44%）、(+)-长叶环烯（1.37%）、环异苜蓿烯（1.15%）、朱栾倍半萜（1.03%）、τ-榄香烯（1.00%）等。

【性味与功效】味苦、辛，性温，有小毒。祛风，镇痛，消肿，解毒。治风湿骨痛，胃脘痛，腹痛，咽喉炎，跌打损伤，小儿惊风，毒蛇咬伤。

寻骨风 ▼

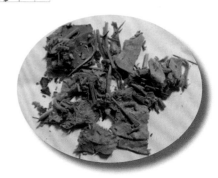

【基源】马兜铃科马兜铃属植物绵毛马兜铃（寻骨风）*Aristolochia mollissima* Hance 的根茎或全草。全草的芳香成分未见报道。

金耳环 ▼

【基源】马兜铃科细辛属植物金耳环 *Asarum insigne* Diels 和长茎金耳环 *Asarum longirhizomatosum* C. F. Ling et C. S. Yang 的全草。

【形态特征】木质藤本。叶纸质，卵形，长 3.5~10cm，宽 2.5~8cm，边全缘。花单生于叶腋；小苞片卵形；花被管中部急遽弯曲，外面密生白色长绵毛；檐部盘状，圆形，浅黄色，并有紫色网纹，外面密生白色长绵毛。蒴果长圆状或椭圆状倒卵形，暗褐色；种子卵状三角形，具皱纹和隆起的边缘，腹面凹入，中间具膜质种脊。花期 4~6 月，果期 8~10 月。

【形态特征】金耳环：多年生草本；根状茎粗短，稍肉质，有浓烈的麻辣味。叶片长卵形、卵形或三角状卵形，长 10~15cm，宽 6~11cm，叶面中脉两旁有白色云斑；芽苞叶窄卵形，长 1.5~3.5cm，宽 1~1.5cm。花紫色，直径 3.5~5.5cm；花被管钟状，中部以上扩展成一环突，然后缢缩，花被裂片宽卵形至肾状卵形，白色。花期 3~4 月。

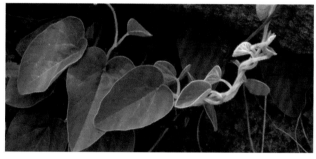

【习性与分布】生于海拔 100~850m 的山坡、草丛、沟边和路旁等处。分布于陕西、山西、山东、河南、安徽、湖北、贵州、湖南、江西、浙江、江苏。

【挥发油含量】水蒸气蒸馏的干燥根茎的得油率为 0.05%。

【芳香成分】赵辉等（2004）用水蒸气蒸馏法提取的安徽曹村产寻骨风干燥根茎挥发油的主要成分为：罗勒烯（18.57%）、莰醇（12.55%）、1,7,7-三甲基-甲酸-桥二环-[2.2.1]-2-庚醇（5.81%）、(-)-匙叶桉油烯醇（5.29%）、6-丁基-1,2,3,4-四氢-萘烯（4.27%）、1,7,7-三甲基-二环[2.2.1]-乙酸-2-庚酯（2.76%）、1,5,9-三甲基-1,5,9-环十二碳烯（2.42%）、莰烯（2.18%）、1a,2,3,4,4a,5,6,7b-八氢-1,1,4,7-四甲基-[1aR-(1α,4α,4aβ,7bα)]-1H-环丙基-[e]-薁烯（2.03%）、4-乙烯基-1,4-二甲基-环己烯（1.76%）、十氢-1,1,7-三甲基-4-亚甲基-[1aR-(1aα,4aβ,7α,7aβ,7bα)]-1H-环丙基-[e]-薁烯（1.74%）、3-氨基-6-甲基-6,7-二氢-9H-5-氧杂-9-氮杂苯并环己烯-8-酮（1.72%）、新异长叶烯（1.61%）、1,5,5-三甲基-6-亚甲基-环己烷（1.28%）、1,2,3,5,6,7,8,8a-八氢-1,8a-二甲基-7-(1-甲基乙烯基)-[1S-(1α,7α,8aα)]-萘烯（1.20%）、桉叶油素（1.05%）等。

【性味与功效】味苦，性平。祛风湿，通经络，止痛。治风湿关节痛，腹痛，疟疾，痈肿。

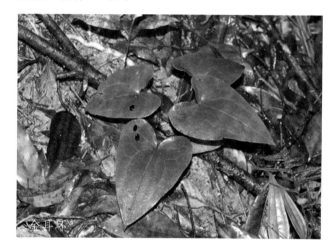

金耳环

长茎金耳环：多年生草本。叶 1~2 片，叶片长方状卵形或卵状椭圆形，长 8~14cm，宽 5~8cm；芽苞叶通常窄卵形，长 10~15mm，宽约 5mm。每花枝常具一花，

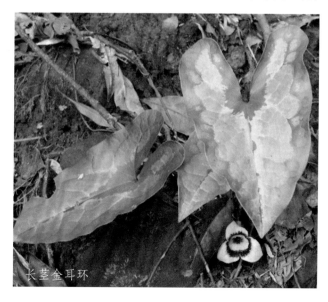

长茎金耳环

淡紫绿色，直径约 3cm；花被管圆筒状，长约 1.5cm，直径约 1cm，喉部缢缩，膜环宽约 2mm，内壁有纵行脊皱，花被裂片宽卵形，顶部和边缘淡紫绿色，中部紫色，近喉部有乳突皱褶区。花期 7~12 月。

【习性与分布】金耳环：生于海拔 450~700m 的林下阴湿地或土石山坡上。分布于广东、广西、江西。长茎金耳环：生于海拔 200m 的林间空地，或岩边阴湿地。分布于广西。

【挥发油含量】水蒸气蒸馏的金耳环干燥全草的得油率为 0.50%~1.05%，长茎金耳环干燥全草的得油率为 0.50%~1.67%。

【芳香成分】金耳环：金耳环全草挥发油的主成分为 β-金合欢烯（32.58%~60.96%）。王桂青等（1987）用水蒸气蒸馏法提取的广西兴安产金耳环干燥全草挥发油的主要成分为：β-金合欢烯（45.47%）、细辛醚（22.06%）、黄樟油素（6.77%）、α-蒎烯（2.27%）、龙脑（2.15%）、反式-石竹烯（2.04%）、马兜铃烯（1.43%）、β-蒎烯（1.17%）、β-小茴香烯（1.02%）等。

长茎金耳环：徐植灵等（1986）用水蒸气蒸馏法提取的广西上林产长茎金耳环全草挥发油的主要成分为：黄樟醚（24.05%）、反式-β-金合欢烯（13.56%）、2,4,5-三甲氧基丙烯基苯（8.99%）、甲基丁香酚（8.97%）、芳樟醇（8.18%）、龙脑（4.86%）、乙酸龙脑酯（2.95%）、三甲氧基苯丙烯（Ⅰ）（2.43%）、β-古芸烯（1.84%）、β-蒎烯（1.60%）、2-佛手柑油烯（1.52%）、异甲基丁香酚（1.10%）、三甲氧基苯丙烯（Ⅱ）（1.02%）等。

杨广民等（1986）用水蒸气蒸馏法提取的湖南桑植产长茎金耳环干燥全草挥发油的主要成分为：1,8-桉叶油素（18.12%）、反式细辛醚（17.93%）、肉豆蔻醚（14.88%）、甲基丁香酚（9.69%）、金合欢醇（8.81%）、榄香素（6.82%）、3,5-二甲氧基甲苯（4.00%）、表樟脑（3.32%）、莰烯（3.17%）、β-蒎烯（2.83%）、β-甜没药烯（1.97%）、2,5-双特丁基噁酚（1.78%）、α-蒎烯（1.47%）、草蒿脑+侧柏醇异构体（1.20%）等。

【性味与功效】味辛、苦，性温，有小毒。温经散寒，祛痰止咳，散瘀消肿，行气止痛。治风寒咳嗽，风寒感冒，慢性支气管炎，哮喘，慢性胃炎，风寒痹痛，龋齿痛，跌打损伤，毒蛇咬伤。

土细辛 ▼

【基源】马兜铃科细辛属植物杜衡 Asarum forbesii Maxim. 或同属多种植物的全草，包括：长毛细辛 Asarum pulchellum Hemsl.、川北细辛 Asarum chinense Franch.、川滇细辛 Asarum delavayi Franch.、大叶马蹄香 Asarum maximum Hemsl.、单叶细辛 Asarum himalaicum Hook. f. et Thoms. ex Klotzsch、地花细辛 Asarum geophilum Hemsl.、福建细辛 Asarum fukienense C. Y. Cheng et C. S. Yang、双叶细辛 Asarum caulescens Maxim.。

【形态特征】杜衡：多年生草本。叶片阔心形至肾心形，长和宽各为 3~8cm，中脉两旁有白色云斑；芽苞叶肾心形或倒卵形，长和宽各约 1cm。花暗紫色；花被管钟状或圆筒状，长 1~1.5cm，直径 8~10mm，喉部不缢缩，膜环极窄，花被裂片直立，卵形，平滑、无乳突皱褶；药隔稍伸出；子房半下位，花柱离生，顶端 2 浅裂，柱头卵状，侧生。花期 4~5 月。

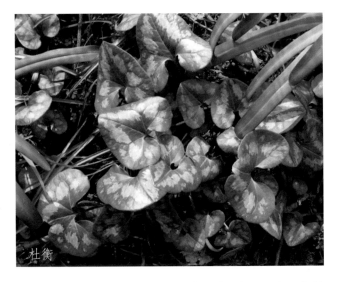

杜衡

长毛细辛：多年生草本，全株密生长柔毛；地上茎长 3~7cm，多分枝。叶对生，1~2 对，叶片卵状心形或阔卵形，长 5~8cm，宽 5~9.5cm；芽苞叶卵形，长 1.5~2cm，宽约 1cm。花紫绿色；花被裂片卵形，长约 10mm，宽约 7mm，紫色，先端黄白色，上部反折；子房具 6 棱；花柱合生，顶端辐射 6 裂，柱头顶生。果近球状，直径约 1.5cm。花期 4~5 月。

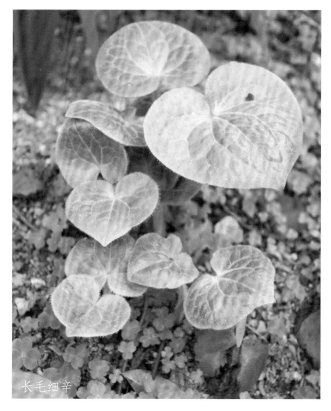

长毛细辛

川滇细辛：多年生草本，植株粗壮。叶片长卵形、阔卵形或近戟形，长 7~12cm，宽 6~11cm；叶柄长可达 21cm；芽苞叶长卵形或卵形，长 1~3cm，宽 8~10mm，边缘有睫毛。花大，紫绿色，直径 4~6cm；花被管圆筒状，向上逐渐扩展，喉部缢缩，花被裂片阔卵形，基部有乳突状皱褶区；药隔伸出，宽卵形或锥尖；花柱 6，柱头侧生。花期 4~6 月。

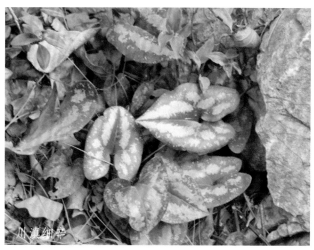

川滇细辛

川北细辛：多年生草本。叶片椭圆形或卵形，长 3~7cm，宽 2.5~6cm，叶背浅绿色或紫红色；芽苞叶卵形。花紫色或紫绿色；花被管球状或卵球状，长约 8mm，径约 1cm，喉部缢缩并逐渐扩展成一短颈，花被裂片宽卵形，基部有密生细乳突排列成半圆形；花丝极短；花柱离生，柱头着生花柱顶端，稀顶端浅内凹，柱头近侧生。花期 4~5 月。

大叶马蹄香：多年生草本，植株粗壮。叶片长卵形、阔卵形或近戟形，长 6~13cm，宽 7~15cm；芽苞叶卵形，边缘密生睫毛。花紫黑色，直径 4~6cm；花被管钟状，在与花柱等高处向外膨胀形成一带状环突，花被裂片宽卵形，中部以下有半圆状污白色斑块，干后淡棕色，向下具有数行横列的乳突状皱褶；花柱 6，顶端 2 裂，柱头侧生。花期 4~5 月。

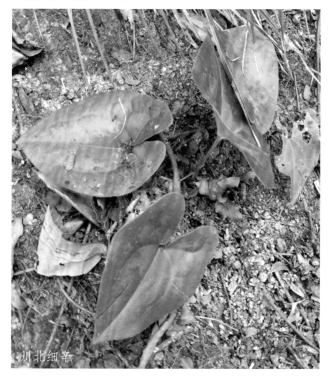

川北细辛

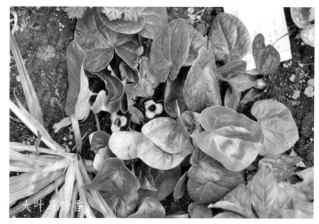

大叶马蹄香

单叶细辛：多年生草本。叶互生，疏离，叶片心形或圆心形，长 4~8cm，宽 6.5~11cm；芽苞叶卵圆形，长 5~10mm，宽约 5mm。花深紫红色；花被在子房以上有短管，裂片长圆卵形，长和宽均约 7mm，上部外折，外折部分三角形，深紫色；药隔伸出，短锥形；子房半下位，花柱合生，顶端辐射状 6 裂，柱头顶生。果

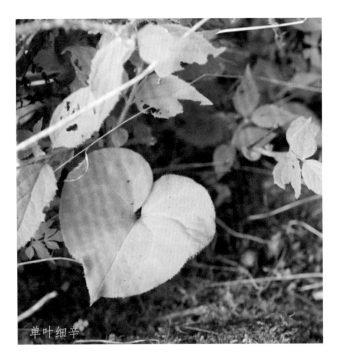

单叶细辛

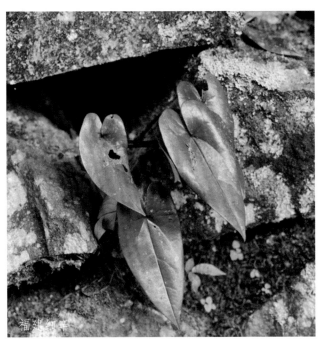

福建细辛

近球状，直径约 1.2cm。花期 4~6 月。

地花细辛：多年生草本，全株散生柔毛。叶卵状心形或宽卵形，长 5~10cm，宽 5.5~12.5cm；芽苞叶卵形或长卵形。花紫色；花被与子房合生部分球状或卵状，花被管短，花被裂片卵圆形，浅绿色，表面密生紫色点状毛丛，边缘金黄色（干后紫色）。果卵状，棕黄色，直径约 12mm，具宿存花被。花期 4~6 月。

双叶细辛：多年生草本；地上茎匍匐，有 1~2 对叶。叶片近心形，长 4~9cm，宽 5~10cm；芽苞叶近圆形，长宽各约 13mm，边缘密生睫毛，花紫色；花被裂片三角状卵形，长约 10mm，宽约 8mm，开花时上部向下反折；雄蕊和花柱上部常伸出花被之外，花柱合生。果近球状，直径约 1cm。花期 4~5 月。

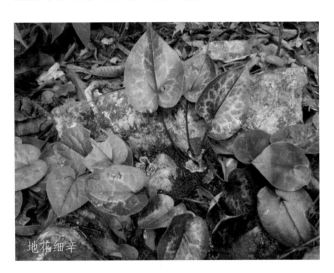

地花细辛

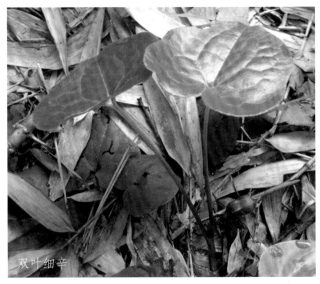

双叶细辛

福建细辛：多年生草本。叶片近革质，三角状卵形或长卵形，长 4.5~10cm，宽 4~7cm；芽苞叶卵形，长约 10mm，宽 5mm，背面和边缘密生柔毛。花绿紫色；花被管圆筒状，外面被黄色柔毛，喉部不缢缩或稍缢缩，花被裂片阔卵形，开花时两侧反折，中部至基部有一半圆形淡黄色垫状斑块。果卵球状，直径 7~17mm，具宿存花被。花期 4~11 月。

【习性与分布】杜衡：生于海拔 800m 以下的林下沟边阴湿地。喜温暖湿润和半阴环境，怕寒冷和干燥。分布于江苏、安徽、浙江、江西、湖南、湖北、河南、四川。长毛细辛：生于海拔 700~1700m 的林下腐植土中。分布于 安徽、江西、湖北、四川、贵州、云南。川北细辛：生于海拔 1300~1500m 的林下或山谷阴湿地。分布于 湖北、四川。川滇细辛：生于海拔 800~1600m

的林下阴湿岩坡上。分布于广东、广西、四川、云南、贵州。大叶马蹄香：生于海拔600~800m的林下腐植土中。分布于湖北、四川。单叶细辛：生于海拔1300~3100m的溪边林下阴湿地。分布于湖北、四川、贵州、云南、西藏、甘肃、宁夏、陕西。地花细辛：生于海拔250~700m的密林下或山谷湿地。分布于广东、广西、贵州。福建细辛：生于海拔300~1000m的山谷林下阴湿地。分布于安徽、浙江、江西、福建。双叶细辛：生于海拔1200~1700m的林下腐植土中。分布于湖北、陕西、甘肃、四川、贵州等省。

【挥发油含量】水蒸气蒸馏的杜衡全草的得油率为2.40%~2.60%；长毛细辛干燥全草的得油率为0.60%；川北细辛的干燥带根全株的得油率为0.90%，干燥全草的得油率为2.67%；川滇细辛干燥全草的得油率为1.40%；大叶马蹄香全草的得油率为0.40%~2.30%；单叶细辛全草的得油率为0.40%~1.46%；地花细辛干燥全草的得油率为0.10%；福建细辛干燥全草的得油率为1.10%。双叶细辛全草的得油率为0.50%~0.93%。

【芳香成分】杜衡：杜衡全草挥发油的主成分多为甲基丁香酚（30.97%~35.76%），也有主成分不同的报告。王乃馨等（2010）用超声辅助法提取的杜衡干燥全草挥发油的主要成分为：甲基丁香酚（30.97%）、榄香素（19.58%）、细辛脂素（9.95%）、2-氰基-3-(2-二噻吩基)-丙烯硫羰胺（6.90%）、3-甲氧基-4-三甲基硅氧基-苯甲醚（3.08%）、棕榈酸（2.70%）、肉豆蔻醚（2.68%）、卡巴胆碱（2.43%）、3,4,5-三甲氧基甲苯（2.28%）、2-叔丁基对甲苯酚（2.24%）、十五烷（1.29%）、β-细辛脑（1.26%）等。张峰等（2004）用水蒸气蒸馏法提取的湖南产杜衡全草挥发油的主要成分为：α-细辛脑（58.80%）、甲基丁香酚（10.30%）、细辛醚（9.10%）、异榄香脂素（6.30%）、甲基异丁香酚（2.30%）、3,4,5-三甲氧基甲苯（1.90%）等。

长毛细辛：徐植灵等（1986）用水蒸气蒸馏法提取的四川峨眉产长毛细辛干燥全草挥发油的主要成分为：十一酮-2（52.18%）、十三酮-2（9.89%）、四甲氧基苯丙烯（6.29%）、榄香脂素（4.49%）、细辛醚（1.19%）等。

川北细辛：徐植灵等（1986）用水蒸气蒸馏法提取的四川城口产川北细辛全草挥发油的主要成分为：细辛醚（24.90%）、3,5-二甲氧基甲苯（14.53%）、龙脑（13.51%）、2,3,5-三甲氧基甲苯（12.64%）、肉豆蔻醚（7.15%）、黄樟醚（5.35%）、甲基丁香酚（3.93%）、

榄香脂素（3.15%）、2-异丙基-5-甲基茴香醚（2.17%）、反式-丁香烯（1.12%）等。

川滇细辛：杨春澍等（1986）用水蒸气蒸馏法提取的四川峨眉产川滇细辛干燥全草挥发油的主要成分为：细辛醚（24.28%）、肉豆蔻醚（17.83%）、黄樟醚（15.03%）、龙脑+萜品烯-4-醇+樟脑（10.05%）、3,5-二甲氧基甲苯（6.95%）、1,8-桉叶油素+对-聚伞花素（4.61%）、2,3,5-三甲氧基甲苯+3,4,5-三甲氧基甲苯（2.10%）、β-蒎烯（1.80%）、莰烯（1.38%）、甲基丁香酚（1.36%）、α-蒎烯（1.35%）、榄香脂素（1.33%）、β-古芸烯（1.25%）、乙酸龙脑酯（1.21%）等。

大叶马蹄香：徐植灵等（1986）用水蒸气蒸馏法提取的湖北宜昌产大叶马蹄香干燥全草挥发油的主要成分为：榄香脂素（21.26%）、三甲氧基苯丙烯（Ⅰ）（11.86%）、异榄香脂素（11.68%）、龙脑（10.31%）、2,4,5-三甲氧基丙烯基苯（9.97%）、莨草烯（8.40%）、3,5-二甲氧基甲苯（7.61%）、甲基丁香酚（3.58%）、2,3,5-三甲氧基甲苯（3.53%）、β-古芸烯（1.96%）、反式-β-金合欢烯（1.76%）、反式-丁香烯（1.49%）、细辛醚（1.18%）、肉豆蔻醚（1.18%）等。陈春亮等（2009）用无水乙醇萃取法提取的大叶马蹄香全草挥发油的主要成分为：5-甲基-1,2,3-三甲氧基苯（23.00%）、2-甲氧基-4-乙烯基苯酚（10.54%）、6-甲基-3,5-二羟基-2,3-二氢-吡喃-4-酮（9.55%）、糠醛（8.44%）、1,2-二甲氧基-4-(2-丙烯基)苯（6.47%）、5-甲基-2-呋喃甲醛（4.23%）、乙基肼（3.85%）、2,3-二氢-呋喃酚（3.63%）、3,4-亚甲二氧苯基-2-丙酮（2.86%）、2-甲氧基苯酚（2.76%）、丙三醇（2.62%）、2-呋喃甲醇（1.54%）、2-甲基-3,5-二羟基-吡喃-4-酮（1.41%）、(+/-)-双环氧丁烷（1.32%）、羟甲基呋喃酮（1.16%）、4-环戊烯-1,3-二酮（1.01%）等。

单叶细辛：杨春澍等（1986）用水蒸气蒸馏法提取的四川南坪产单叶细辛干燥全草挥发油的主要成分为：乙酸龙脑酯（29.30%）、龙脑（9.60%）、榄香脂素（5.66%）、2-异丙基-5-甲基茴香醚（5.29%）、芳樟醇（2.62%）、乙酸松油醇酯（2.50%）、β-古芸烯（2.37%）、二氢白菖考烯（2.16%）、甲基丁香酚（1.59%）、胡椒烯+3,5-二甲氧基甲苯（1.00%）等。扈成浩等（1989）用水蒸气蒸馏法提取的宁夏六盘山产单叶细辛去根全草挥发油的主要成分为：榄香脂素（31.00%）、α-蒎烯（9.10%）、乙酸龙脑酯（9.00%）、[3R-(2α,5aα,9α,9aα)]-2,2,5,9-四甲基-八氢-2H-

3,9a-亚甲基-1-苯并嘌呤（9.00%）、β-蒎烯（4.80%）、(1α,4β,4aα,6β,8aα)-4,8a,9,9-四甲基-1,6-亚甲基-1(2H)-酚-八氢萘（4.00%）、异榄香脂素（3.50%）、α-水芹烯（2.00%）、香橙烯（1.40%）、愈创醇（1.30%）、N,N-二甲基双环[2.2.1]庚烯-2-胺-2（1.00%）、α-依兰油烯（1.00%）等。

地花细辛：杨春澍等（1986）用水蒸气蒸馏法提取的贵州罗甸产地花细辛干燥全草挥发油的主要成分为：葎草烯（4.95%）、2,4,5-三甲氧基丙烯基苯（4.20%）、反式-丁香烯（4.14%）、黄樟醚＋β-榄香烯（4.12%）、榄香脂素（3.99%）、γ-榄香烯（2.98%）、细辛醚（2.27%）、β-古芸烯（2.05%）、萘（1.41%）、α-古芸烯（1.29%）、β-蒎烯（1.18%）等。

福建细辛：杨春澍等（1986）用水蒸气蒸馏法提取的安徽休宁产福建细辛干燥全草挥发油的主要成分为：龙脑（23.99%）、甲基丁香酚＋2,3,5-三甲氧基甲苯＋3,4,5-三甲氧基甲苯（12.59%）、3,5-二甲氧基甲苯（8.89%）、乙酸龙脑酯（7.08%）、榄香脂素（6.48%）、橙花叔醇（3.49%）、肉豆蔻醚（3.44%）、异丁酸-β-苯乙酯（2.83%）、α-羟基-对-聚伞花素（2.17%）、葎草烯（1.92%）、α-松油醇（1.64%）、1,8-桉叶油素＋对-聚伞花素（1.62%）、黄樟醚（1.30%）、二氢白菖考烯（1.29%）、芳樟醇（1.23%）、四甲氧基苯丙烯（1.16%）等。

双叶细辛：陈孟兰等（2006）用水蒸气蒸馏法提取的湖北五峰产双叶细辛干燥全草挥发油的主要成分为：β-蒎烯(24.35%)、桉叶油素（18.05%）、3-蒈烯（6.78%）、α-水茴香萜（4.91%）、(-)-4-松油醇（4.70%）、α-蒎烯（4.13%）、β-月桂烯（3.50%）、β-松油烯（3.22%）、α-松油醇（2.87%）、(-)-乙酸冰片酯（2.09%）、杜鹃酮（2.07%）、β-沉香醇（1.88%）、莰烯（1.65%）、α-乙酸松油醇酯（1.56%）等。徐植灵等（1986）用水蒸气蒸馏法提取的湖北神农架产双叶细辛干燥全草挥发油的主要成分为：1,8-桉叶油素＋对-聚伞花素（17.64%）、香桧烯（7.47%）、乙酸龙脑酯（7.31%）、β-蒎烯（7.17%）、β-香茅醇（6.12%）、2,4,5-三甲氧基丙烯基苯（5.50%）、4-萜品烯醇（5.31%）、β-榄香烯（5.18%）、α-松油醇（4.16%）、柠檬烯（3.63%）、β-古芸烯（3.50%）、芳樟醇（2.05%）、甲基丁香酚（1.95%）、香叶烯（1.33%）、榄香脂素（1.07%）等。王昌华

等（2010）用超临界CO_2萃取法提取的重庆南川产双叶细辛干燥全草挥发油的主要成分为：甲基丁香酚（35.30%）、豆甾-4-烯-3-酮（9.35%）、6,6-二甲基-2-亚甲基-双环[3.1.1]庚烷-3-醇（3.93%）、7-乙酰基-2-羟基-2-甲基-5-异丙基双环[4.3.0]壬烷（3.77%）、桃金娘烯醇（3.09%）、藜芦醛（3.09%）、四氢-2,2,6-三甲基-6-乙烯基-2H-吡喃-3-醇（2.92%）、11,14-二十碳二烯酸甲酯（2.88%）、榄香素（2.74%）、n-棕榈酸（2.33%）、油酸（2.00%）、木栓烷醇（1.92%）、α-萜品醇（1.90%）、4-(3-羟基-6,6-二甲基-2-亚甲基环己基)-3-丁烯-2-酮（1.72%）、软木三萜酮（1.69%）、(Z)-3-十四碳烯-5-炔（1.47%）、斯巴醇（1.42%）、2-(2,5-二甲氧基-苯基)-丙醛（1.09%）、8,14-氧化雪松烯（1.02%）、蒴醇（1.01%）等。

【性味与功效】味辛，性温，有小毒。祛风散热，止痛，活血解毒。治风寒头痛，牙痛，喘咳，中暑腹痛，痢疾，急性胃肠炎，风湿关节疼痛，跌打损伤；外用治毒蛇咬伤。

杜衡

【基源】马兜铃科细辛属植物杜衡 *Asarum forbesii* Maxim. 的根茎及根。

【形态特征】同土细辛。

【习性与分布】同土细辛。

【挥发油含量】超临界萃取的根的得油率为4.76%~4.83%。

【芳香成分】潘艺等（2008）用超临界CO_2萃取法提取的安徽亳州产杜衡干燥根挥发油的主要成分为：1,2-邻苯二酸二异辛酸二酯(20.47%)、丁香酚甲醚（15.37%）、油酸（13.21%）、亚油酸（12.53%）、榄香素（11.05）、十六碳酸（7.59%）、十八碳酸（4.36%）、十五烷（2.51%）、细辛脑（2.44%）、肉豆蔻醚（1.03%）等。

【性味与功效】味辛，性温，有小毒。疏风散寒，消痰利水，活血止痛。治风寒感冒，痰饮喘咳，水肿，风寒湿痹，跌打损伤，头痛，齿痛，胃痛，痧气腹痛，瘰疬，肿毒，蛇咬伤。

接气草 ▼

【基源】马兜铃科细辛属植物短尾细辛 *Asarum caudigerellum* C. Y. Cheng et C. S. Yang 的全草。

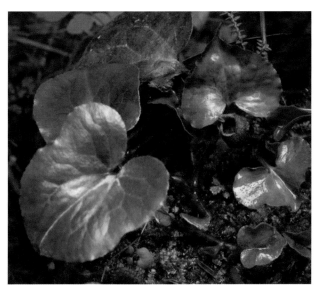

【形态特征】多年生草本，高 20~30cm；地上茎长 2~5cm。叶对生，叶片心形，长 3~7cm，宽 4~10cm；芽苞叶阔卵形，长约 2cm，宽 1~1.5cm。花被在子房以上合生成直径约 1cm 的短管，裂片三角状卵形，先端常具短尖尾，通常向内弯曲；雄蕊长于花柱，子房下位，近球状，有 6 纵棱，花柱合生。果肉质，近球状，直径约 1.5cm。花期 4~5 月。

【习性与分布】生于海拔 1600~2100m 的林下阴湿地或水边岩石上。分布于湖北、四川、贵州、云南。

【挥发油含量】水蒸气蒸馏的全草或带根全株的得油率为 0.80%~1.20%。

【芳香成分】杨大峰等（1997）用水蒸气蒸馏法提取的四川峨眉产野生短尾细辛全草挥发油的主要成分为：β–蒎烯（16.11%）、榄香脂素（13.19%）、甲基丁香酚（12.81%）、1,8–桉叶油素（12.48%）、α–松油醇（4.36%）、桃金娘醇（4.32%）、6,6–二甲基–2–甲撑–二环 [3,3,1] 庚烷–3–酮（3.83%）、α–蒎烯（3.58%）、黄樟醚（3.14%）、萜品烯醇–4（2.25%）等。

【性味与功效】味辛、苦，性温。祛风散寒，温肺化痰，止痛。治风寒头痛，痰饮咳喘，胃寒痛，腹痛，齿痛，风湿痹痛，跌打损伤。

土金耳环 ▼

【基源】马兜铃科细辛属植物山慈菇 *Asarum sagittarioides* C. F. Liang 和红金耳环 *Asarum petelotii* O. C. Schmidt 的全草。

【形态特征】山慈菇：多年生草本。叶片长卵形、阔卵形或近三角状卵形，长 15~25cm，宽 11~14cm；芽苞叶卵形，长约 1cm，宽约 5mm，边缘有密生睫毛。花单生，每花枝常具 2 朵花，紫绿色，直径 2.5~3cm；花被管圆筒状，喉部缢缩，花被裂片卵状肾形，长 10~14mm，宽 12~18mm，基部有乳突皱褶区。果卵圆状，直径 10~15mm。花期 11 月至翌年 3 月。

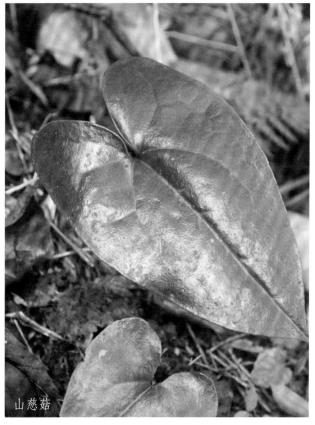

山慈菇

红金耳环：多年生草本。叶大，叶片长卵形、三角状卵形或窄卵形，长 13~21cm，宽 6.5~13cm；芽苞叶卵状披针形，长约 16mm，宽约 5mm，边缘密生睫毛。花绿紫色，直径约 4cm；花被管长管状，常向一侧弯曲，花被裂片宽卵形，顶端及边缘紫绿色，中部有半圆形紫色部分；药隔伸出，短舌状；子房近下位，柱头卵形，侧生。花期 2~5 月。

【习性与分布】山慈菇：生于海拔 960~1200m 的山坡

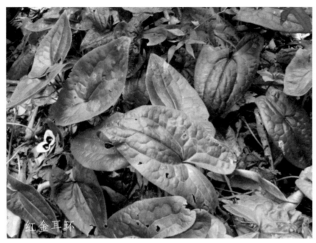

红金耳环

林下或溪边阴湿地。分布于广西。红金耳环：生于海拔1100~1700m的林下阴湿地。分布于云南。

【挥发油含量】水蒸气蒸馏的山慈菇干燥带根全株的得油率为0.57%~1.00%，干燥全草的得油率为0.20%；红金耳环茎叶的得油率为0.23%，干燥全草的得油率为2.20%。

【芳香成分】山慈菇：杨春澍等（1986）用水蒸气蒸馏法提取的广西融水产山慈菇干燥全草挥发油的主要成分为：龙脑（10.09%）、β-蒎烯（6.05%）、萘（5.51%）、α-蒎烯（4.54%）、芳樟醇（3.37%）、反式-β-金合欢烯（2.61%）、黄樟醚（2.56%）、细辛醚（2.23%）、莰烯（2.22%）、1,8-桉叶油素+对-聚伞花素（2.21%）、橙花叔醇（2.17%）、α-姜黄烯（2.14%）、α-水芹烯（2.13%）、甲基丁香酚（2.03%）、α-松油醇（2.00%）、乙酸龙脑酯（1.65%）、β-水芹烯（1.64%）、异榄香脂素（1.32%）、柠檬烯（1.32%）、α-古芸烯（1.17%）等。谢宇蓉（2003）用水蒸气蒸馏法提取的山慈菇干燥带根全草挥发油的主要成分为：β-金合欢烯（7.56%）、橙花叔醇（6.85%）、芳樟醇（5.62%）、肉桂酸异丁酯（4.93%）、十六酸（4.71%）、β-倍半水芹烯（4.48%）、芹菜脑（3.89%）、细辛醚（3.43%）、异石竹烯（3.29%）、α-金合欢烯（1.75%）、α-佛手柑油烯（1.70%）、姜黄烯（1.63%）、冰片（1.45%）、亚油酸（1.41%）、喇叭茶醇（1.13%）、肉豆蔻醚（1.09%）、油酸（1.05%）等。

红金耳环：丁智慧等（1994）用水蒸气蒸馏法提取的红金耳环新鲜茎叶挥发油的主要成分为：芹菜脑（28.60%）、榄香脂素（26.44%）、1,2,3,4-四甲氧基-5-苯丙烯（21.49%）、α-蒎烯（3.11%）、龙脑（2.54%）、β-蒎烯（1.94%）、莰烯（1.92%）、异芹菜脑（1.88%）、花柏烯（1.26%）等。杨春澍等（1986）用水蒸气蒸馏法提取的云南屏边产红金耳环干燥全草挥发油的主要

成分为：四甲氧基苯丙烯（37.13%）、2,5-二甲氧基-3,4-甲二氧基苯丙烯（18.07%）、肉豆蔻醚（9.87%）、榄香脂素（6.02%）、α-姜黄烯（2.74%）、α-佛手柑油烯（1.64%）、细辛醚（1.14%）等。

【性味与功效】味辛、微苦，性温。祛风散寒，解毒止痛。治感冒，胃痛，牙痛，跌打损伤，蛇咬伤。

南川细辛

【基源】马兜铃科细辛属植物南川细辛 *Asarum nanchuanense* C. S. Yang et J. L. Wu 的全草。

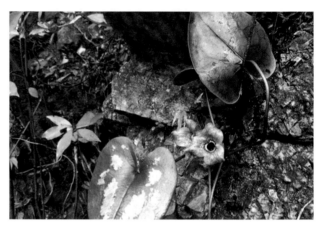

【形态特征】多年生草本。叶片心形或卵状心形，长5~7.5cm，宽6~8.5cm；芽苞叶阔卵形，长2cm，宽1.8cm；边缘有睫毛。花紫色；花梗长1.5cm；花被管钟状，长2~2.5cm，直径约2cm，喉部稍缢缩，膜环不甚明显，内壁有纵行脊皱，花被裂片宽卵形，长和宽均约1.5cm，基部有直径仅约2mm的垫状斑块或稀疏乳突状皱褶。花期5月。

【习性与分布】生于林下岩石缝中，海拔750~1600m。分布于四川。

【挥发油含量】水蒸气蒸馏的干燥全草的得油率为2.10%。

【芳香成分】杨春澍等（1986）用水蒸气蒸馏法提取的四川南川产南川细辛干燥全草挥发油的主要成分为：黄樟醚（83.97%）、三甲氧基苯丙烯Ⅰ（2.96%）、2,3,5-三甲氧基甲苯（1.69%）、反式-丁香烯（1.53%）、柠檬烯（1.20%）等。

【性味与功效】味辛，性温，有小毒。祛风散热，止痛，活血解毒，温肺化饮。治风寒头痛，牙痛，喘咳，中暑腹痛，痢疾，急性胃肠炎，风湿关节疼痛，跌打损伤等。

大细辛 ▼

【基源】马兜铃科细辛属植物祁阳细辛 *Asarum magnificum* Tsiang ex C. Y. Cheng et C. S. Yang 的带根全草。

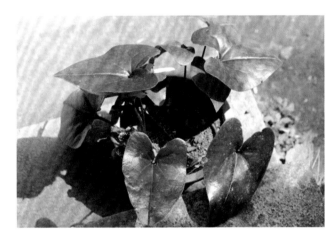

【形态特征】多年生草本。叶片近革质，三角状阔卵形或卵状椭圆形，长 6~13cm，宽 5~12cm，两侧有白色云斑；芽苞叶卵形，长约 15mm，宽约 7mm，边缘密生睫毛。花绿紫色；花被管漏斗状，喉部不缢缩，花被裂片三角状卵形，顶端及边缘紫绿色，中部以下紫色；药隔锥尖；子房下位，花柱离生，顶端 2 裂，柱头侧生。花期 3~5 月。

【习性与分布】生于海拔 300~700m 的林下阴湿处。分布于浙江、江西、湖北、陕西、湖南、广东。

【挥发油含量】水蒸气蒸馏的干燥全草的得油率为 0.30%。

【芳香成分】徐植灵等（1986）用水蒸气蒸馏法提取的江西德兴产祁阳细辛干燥全草挥发油的主要成分为：3,5- 二甲氧基甲苯（20.00%）、黄樟醚（18.18%）、反式 – 丁香烯（14.71%）、龙脑（6.22%）、甲基丁香酚（5.73%）、β – 古芸烯（4.15%）、榄香脂素（3.26%）、橙花叔醇（2.63%）、乙酸龙脑酯（1.99%）、三甲氧基苯丙烯（Ⅰ）（1.90%）、2,4,5- 三甲氧基丙烯基苯（1.86%）、异甲基丁香酚（1.84%）、β – 库毕烯（1.38%）、异榄香脂素（1.13%）等。

【性味与功效】味辛，性温。祛风散寒，止咳祛痰，活血解毒，止痛。治风寒感冒，咳喘，牙痛，中暑腹痛，肠炎，痢疾，风湿关节疼痛，跌打损伤，痈疮肿毒，蛇咬伤。

花脸细辛 ▼

【基源】马兜铃科细辛属植物青城细辛 *Asarum splendens* (Maekawa) C. Y. Cheng et C. S. Yang 的根、根茎或全草。根、根茎的芳香成分未见报道。

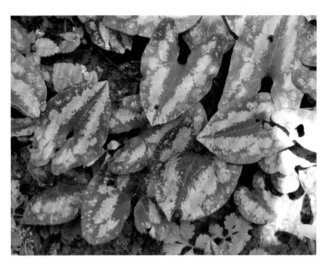

【形态特征】多年生草本。叶片卵状心形、长卵形或近戟形，长 6~10cm，宽 5~9cm，叶面中脉两旁有白色云斑；芽苞叶长卵形，长约 2cm，宽约 1.5cm，有睫毛。花紫绿色，直径 5~6cm；花被管浅杯状或半球状，喉部稍缢缩，有宽大喉孔，花被裂片宽卵形，长约 2cm，宽约 2.5cm，柱头卵状，侧生。花期 4~5 月。

【习性与分布】生于海拔 850~1300m 的陡坡草丛或竹林下阴湿地。分布于湖北、四川、贵州、云南。

【挥发油含量】水蒸气蒸馏的干燥带根全株的得油率为 1.60%，干燥全草的得油率为 0.80%。

【芳香成分】杨春澍等（1986）用水蒸气蒸馏法提取的贵州赤水产青城细辛干燥全草挥发油的主要成分为：榄香脂素（46.95%）、2,3,5- 三甲氧基甲苯（7.91%）、樟脑（5.41%）、β – 蒎烯（4.29%）、3,5- 二甲氧基甲苯（3.67%）、莰烯（3.32%）、α – 蒎烯（3.25%）、甲基丁香酚（3.19%）、细辛醚（2.56%）、橙花叔醇（2.22%）、1,8- 桉叶油素（2.12%）、四甲氧基苯丙烯（1.34%）等。

【性味与功效】味辛，性温，有小毒。散寒祛风，消肿解毒，化瘀止痛。治风寒感冒，痰饮喘咳，脑疽，瘰疬，牙痛，头痛，风湿痹痛，蛇犬咬伤。

肾叶细辛 ▼

【基源】马兜铃科细辛属植物肾叶细辛 *Asarum renicordatum* C. Y. Cheng et C. S. Yang 的全草。

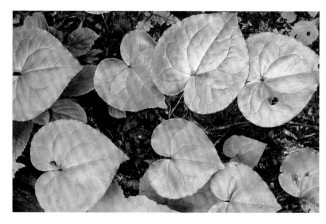

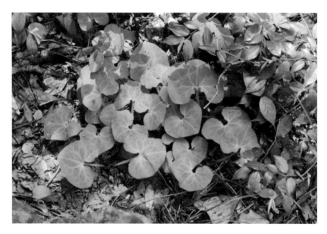

【形态特征】多年生草本。叶2片,对生,叶片肾状心形,长3~4cm,宽6~7.5cm;芽苞叶阔卵形,长约1cm。花生于二叶之间;花被裂片下部靠合如管状,外被柔毛,花被裂片上部三角状披针形,长约10mm,宽约4mm,先端渐窄成一窄长尖头或短尖头,长2~4mm;雄蕊与花柱等长或稍长;花柱合生。花期5月。

【习性与分布】生于海拔720m处山地水沟旁。分布于安徽。

【挥发油含量】水蒸气蒸馏的干燥全草的得油率为0.40%。

【芳香成分】杨春澍等(1986)用水蒸气蒸馏法提取的安徽黄山产肾叶细辛干燥全草挥发油的主要成分为:2,4,5-三甲氧基丙烯基苯(49.25%)、黄樟醚(8.80%)、乙酸龙脑酯(6.40%)、异甲基丁香酚(5.70%)、三甲氧基苯丙烯Ⅱ(2.20%)、α-松油醇(2.20%)、榄香脂素(1.61%)、四甲氧基苯丙烯(1.10%)等。

【性味与功效】味辛,性温。祛风散寒,止痛,温肺化饮。治风寒感冒,头痛,牙痛,风湿痹痛,痰饮喘咳。

铜钱细辛 ▼

【基源】马兜铃科细辛属植物铜钱细辛 *Asarum debile* Franch. 的全草。

【形态特征】多年生草本,植株通常矮小,高10~15cm。叶2片对生于枝顶,叶片心形,长2.5~4cm,宽3~6cm;芽苞叶卵形,长约10mm,宽约7mm,边缘密生睫毛。花紫色;花被在子房以上合生成短管,裂片宽卵形,被长柔毛,先端渐窄;雄蕊12,稀较少,与花柱近等长,药隔通常不伸出;子房下位,近球状,花柱合生。花期5~6月。

【习性与分布】生于海拔1300~2300m的林下石缝或溪边湿地上。分布于安徽、湖北、陕西、四川。

【挥发油含量】水蒸气蒸馏的干燥全草或带根全株的得油率为0.50%~0.60%。

【芳香成分】徐植灵等(1986)用水蒸气蒸馏法提取的陕西汉中产铜钱细辛干燥全草挥发油的主要成分为:2,4,5-三甲氧基丙烯基苯(69.89%)、异甲基丁香酚(6.61%)、榄香脂素(3.55%)、橙花叔醇(3.01%)、三甲氧基苯丙烯(Ⅰ)(2.03%)、反式-丁香烯(1.72%)等。陈蓓等(2010)用固相微萃取技术提取的陕西宁强产铜钱细辛阴干茎挥发油的主要成分为:β-蒎烯(20.16%)、桉树脑(9.95%)、松油醇(9.11%)、α-檀香萜(7.00%)、α-蒎烯(5.27%)、环异苜蓿烯(5.08%)、长叶烯(4.56%)、十五烷(4.06%)、橙花叔醇(3.62%)、β-水芹烯(1.59%)、γ-榄香烯(1.57%)、可巴烯(1.55%)、醋酸冰片酯(1.46%)、[S-(R,S)]-3-(1,5-二甲基-4-己烯基)-6-亚甲基-环己烯(1.38%)、柠檬烯(1.27%)、1,5,9-环十二烷三烯(1.24%)、1-十五碳烯(1.20%)、4,6,6-三甲基-(1S)-(1α,2α,5α)-二环[3,1,1]庚-3-烯-2-醇(1.05%)、石竹烯(1.03%)等;阴干叶挥发油的主要成分为:β-蒎烯(26.79%)、松油醇(6.61%)、桉树脑(5.84%)、γ-榄香烯(4.53%)、1,3,3-三甲基-三环[2.2.1.0^{2.6}]庚烷(4.24%)、α-荜澄茄油萜(3.20%)、β-愈创木烯(3.19%)、对-聚伞花素

（2.08%）、丁香酚（1.80%）、醋酸冰片酯（1.74%）、芳樟醇（1.69%）、β-月桂烯（1.61%）、长叶烯（1.37%）、长叶环烯（1.37%）、橙花叔醇（1.37%）、环异首蓿烯（1.35%）、桃金娘烯醛（1.20%）、柠檬烯（1.20%）、6.6-二甲基-2-亚甲基-(1S)-(1α,3α,5α)-二环[3.1.1]庚烷-3-醇（1.08%）、β-水芹烯（1.05%）等。

【性味与功效】味辛、苦，性温。发表散寒，温肺化痰，行气止痛，祛风除湿。治风寒感冒，肺寒喘咳，风寒湿痹，脘腹疼痛，鼻窦炎，龋齿痛。

尾花细辛 ▼

【基源】马兜铃科细辛属植物尾花细辛 *Asarum caudigerum* Hance 的全草。

【形态特征】多年生草本，全株被散生柔毛。叶片阔卵形，长4~10cm，宽3.5~10cm；芽苞叶卵形或卵状披针形，长8~13cm，宽4~6mm，背面和边缘密生柔毛。花被绿色，被紫红色圆点状短毛丛；花被裂片直立，下部靠合如管，喉部稍缢缩，花被裂片上部卵状长圆形，先端骤窄成细长尾尖。果近球状，具宿存花被。花期4~5月，云南、广西可晚至11月。

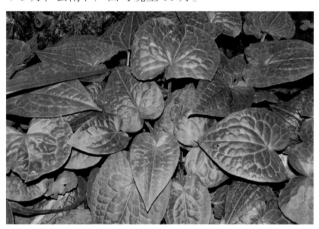

【习性与分布】生于海拔350~1660m的林下、溪边和路旁阴湿地。喜阴。分布于浙江、江西、福建、台湾、湖北、湖南、广东、广西、四川、贵州、云南等省。

【挥发油含量】水蒸气蒸馏的全草的得油率为0.08%~0.40%。

【芳香成分】尾花细辛全草挥发油的主成分为异榄香脂素（78.15%~83.35%）。朱亮锋等（1993）用水蒸气蒸馏法提取的广东增城产尾花细辛全草挥发油的主要成分为：(E)-异榄香脂素（83.35%）、三甲氧基烯丙基苯（Ⅱ）（2.24%）、榄香脂素（1.97%）、(Z)-异丁香酚甲醚（1.64%）、三甲氧基烯丙基苯（Ⅰ）（1.34%）、3,4,5-三甲基苯甲醛（1.11%）等。

【性味与功效】味辛、微苦，性温，有小毒。温经散寒，化痰止咳，消肿止痛。治风寒感冒，头痛，咳嗽哮喘，风湿痹痛，跌打损伤，口舌生疮，毒蛇咬伤，疮疡肿毒。

倒插花 ▼

【基源】马兜铃科细辛属植物五岭细辛 *Asarum wulingense* C. F. Liang 的根、根茎或全草。根、根茎的芳香成分未见报道。

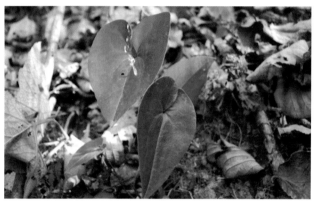

【形态特征】多年生草本；根状茎短，稍肉质而较粗壮。叶片长卵形或卵状椭圆形，长7~17cm，宽5~9cm；芽苞叶卵形，长约12mm，宽约8mm，边缘密生睫毛。花绿紫色；花被管圆筒状，基部常稍窄缩，外面被黄色柔毛，喉部缢缩或稍缢缩，膜环宽约1mm；花被裂片三角状卵形，长宽各约1.5cm；药隔伸出，舌状；花柱离生，柱头侧生。花期12月至翌年4月。

【习性与分布】生于海拔1100m的林下阴湿地。分布于江西、湖南、广东、广西、贵州。

【挥发油含量】水蒸气蒸馏的全草的得油率为0.80%~1.70%。

【芳香成分】徐植灵等（1986）用水蒸气蒸馏法提取的湖南新宁产五岭细辛全草挥发油的主要成分为：榄香脂素（21.67%）、四甲氧基苯丙烯（20.13%）、龙脑（5.38%）、3,5-二甲氧基甲苯（4.24%）、肉豆蔻醚（4.06%）、甲基丁香酚（3.64%）、细辛醚（3.58%）、反式-丁香烯（3.44%）、黄樟醚（3.15%）、反式-β-金合欢烯（2.63%）、β-蒎烯（2.14%）、乙酸龙脑酯（2.00%）、α-蒎烯（1.83%）、2,3,5-三甲氧基甲苯（1.58%）、2,5-二甲氧基-3,4-甲二氧基苯丙烯（1.58%）、莰烯（1.19%）等。杨广民等（1986）用水蒸气蒸馏法提取的湖南怀化产五岭细辛干燥全草挥发油的主要成分为：反式细辛醚（17.33%）、2,5-双特丁基噁酚（15.94%）、金合欢醇（14.00%）、肉豆蔻醚（9.19%）、黄樟醚（7.41%）、3,5-二甲氧基甲苯（5.04%）、表樟脑（4.56%）、甲基丁香酚（4.03%）、草蒿脑＋侧柏醇异构体（3.23%）、β-蒎烯（1.96%）、细辛醇（1.78%）、科绕魏素（1.75%）、莰烯（1.58%）、β-甜没药烯（1.40%）、β-水芹烯（1.29%）、柠檬烯（1.18%）、α-蒎烯（1.02%）等。

【性味与功效】味辛，性温。温经散寒，止咳化痰，消肿止痛。治胃痛，咳喘，跌打损伤，烫伤，蛇咬伤，含漱治牙痛。

小叶马蹄香 ▼

【基源】马兜铃科细辛属植物小叶马蹄香 *Asarum ichangense* C. Y. Cheng et C. S. Yang 的全草。

【形态特征】多年生草本。叶心形，长3~6cm，宽3.5~7.5cm，叶背浅绿色，或初呈紫色而逐渐消退，或紫色；芽苞叶卵形或长卵形，长约10mm，宽7mm，边缘有睫毛。花紫色；花被管球状，喉部强度缢缩，膜环宽约1mm，内壁有格状网眼，花被裂片三角卵形，长1~1.4cm，宽8~10mm，基部有乳突皱褶区；药隔伸出，

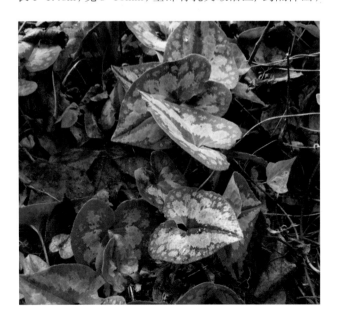

圆形，中央微内凹。花期4~5月。

【习性与分布】生于海拔330~1400m的林下草丛或溪旁阴湿地。分布于安徽、浙江、福建、江西、湖北、湖南、广东、广西。

【挥发油含量】水蒸气蒸馏的干燥全草的得油率为0.53%~0.93%。

【芳香成分】袁尚仪等（2004）用水蒸气蒸馏法提取的湖北宜昌产小叶马蹄香干燥全草挥发油的主要成分为：反式-β-金合欢烯（17.57%）、龙脑（11.44%）、黄樟醚（9.36%）、β-蒎烯（3.99%）、莰烯（3.95%）、1,2,3-三甲氧基苯丙烯（3.72%）、α-蒎烯（3.33%）、香橙烯（3.00%）、广藿香醇（2.75%）、β-蛇床烯（1.79%）、1,8-桉叶油素（1.28%）、金合欢醇（1.20%）、反式-丁香烯（1.16%）、β-芹子烯（1.08%）等。杨广民等（1986）用水蒸气蒸馏法提取的湖南怀化产小叶马蹄香干燥全草挥发油的主要成分为：草蒿脑＋侧柏醇异构体（19.32%）、表樟脑（12.54%）、肉豆蔻醚（11.64%）、黄樟醚（10.35%）、1,8-桉叶油素（6.40%）、3,5-二甲氧基甲苯（6.34%）、β-蒎烯（4.51%）、甲基丁香酚（4.23%）、柠檬烯（3.91%）、α-蒎烯（3.02%）、榄香素（2.60%）、莰烯（2.21%）、β-甜没药烯（2.14%）、β-松油烯（1.74%）、科绕魏素（1.66%）等；湖南衡阳产小叶马蹄香干燥全草挥发油的主要成分为：肉豆蔻醚（18.19%）、草蒿脑＋侧柏醇异构体（15.88%）、表樟脑（10.25%）、榄香素（9.59%）、黄樟醚（9.34%）、1,8-桉叶油素（6.39%）、甲基丁香酚（4.71%）、3,5-二甲氧基甲苯（4.51%）、β-甜没药烯（3.14%）、β-蒎烯（2.30%）、柠檬烯（2.02%）、金合欢醇（1.95%）、细辛醇（1.69%）、α-蒎烯（1.49%）等；湖南祁东产小叶马蹄香干燥全草挥发油的主要成分为：十五烷（15.26%）、肉豆蔻醚（12.86%）、表樟脑（11.51%）、草蒿脑＋侧柏醇异构体（11.19%）、1,8-桉叶油素（9.06%）、金合欢醇（4.81%）、3,5-二甲氧基甲苯（4.42%）、β-甜没药烯（4.34%）、甲基丁香酚（3.49%）、柠檬烯（2.81%）、β-蒎烯（2.77%）、反式细辛醚（2.49%）、2,5-双特丁基噁酚（2.19%）、α-蒎烯（1.91%）、榄香素（1.66%）、科绕魏素（1.60%）、莰烯（1.29%）等。徐植灵等（1986）用水蒸气蒸馏法提取的湖北宜昌产小叶马蹄香干燥全草挥发油的主要成分为：龙脑（37.12%）、榄香脂素（14.15%）、β-古芸烯（3.39%）、3-甲氧基苯丙烯（I）（3.35%）、反式-β-金合欢烯（3.10%）、异榄香脂素（3.02%）、肉豆蔻醚（2.83%）、3,5-二甲氧基甲苯（2.37%）、2,3,5-

三甲氧基甲苯（2.12%）、葎草烯（2.05%）、细辛醚（1.88%）、反式-丁香烯（1.55%）、α-松油醇（1.46%）、甲基丁香酚（1.42%）、2,4,5-三甲氧基丙烯基苯（1.36%）、黄樟醚（1.16%）等。

【性味与功效】味辛，性温，有小毒。疏风散寒，消痰利水，活血止痛。治风寒感冒，痰饮喘咳，水肿，风寒湿痹，跌打损伤，头痛，齿痛，胃痛，痧气腹痛，瘰疬，肿毒，蛇咬伤。

马桑叶

【基源】马桑科马桑属植物马桑 *Coriaria nepalensis* Wall. 的叶。

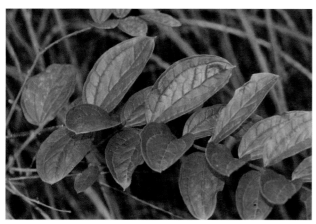

【形态特征】灌木，高 1.5~2.5m。芽鳞膜质，卵形，紫红色。叶椭圆形，长 2.5~8cm，宽 1.5~4cm，全缘。总状花序生于二年生的枝条上，雄花序多花密集；苞片和小苞片卵圆形，膜质，半透明；萼片卵形；花瓣极小，卵形；雌花序轴被腺状微柔毛；苞片稍大，带紫色；萼片与雄花同；花瓣肉质，较小，龙骨状。果球形，成熟时由红色变紫黑色；种子卵状长圆形。

【习性与分布】生于海拔 400~3200m 的灌丛中。喜温凉湿润的气候条件，能耐干旱、低温、高温，瘠薄的环境。喜光。分布于湖北、陕西、甘肃、西藏、河南、四川、贵州、云南等地。

【芳香成分】张雁冰等（2004）用水蒸气蒸馏法提取的马桑叶挥发油的主要成分为：二苯胺（10.22%）、邻苯二甲酸异丁酯（10.07%）、苯甲醇（1.54%）、十二碳酸（1.09%）等。

【性味与功效】味辛、苦，性寒，有毒。清热解毒，消肿止痛，杀虫。治痈疽，肿毒，疥癞，黄水疮，烫伤。

买麻藤

【基源】买麻藤科买麻藤属植物买麻藤 *Gnetum montanum* Markgr. 的茎叶。

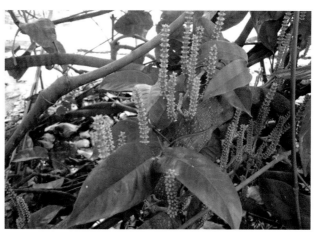

【形态特征】大藤本，高达 10m 以上。叶形大小多变，通常呈矩圆形，长 10~25cm，宽 4~11cm。雄球花序 1~2 回三出分枝，花穗圆柱形，具 13~17 轮环状总苞，每轮环状总苞内有雄花 25~45，排成两行，假花被成盾形筒，成不规则的多角形；雌球花序侧生老枝上，每轮环状总苞内有雌花 5~8。种子矩圆形，熟时黄褐色或红褐色。花期 6~7 月，种子 8~9 月成熟。

【习性与分布】生于海拔 1600~2000m 地带的森林中，缠绕于树上。喜高温、高湿、半阴环境。分布于福建、广东、海南、广西、云南等地。

【挥发油含量】水蒸气蒸馏的干燥藤茎的得油率为 0.07%。

【芳香成分】刘建华等（2003）用水蒸气蒸馏法提取的买麻藤干燥藤茎挥发油的主要成分为：β-桉叶油醇（14.48%）、α-蒎烯（9.28%）、石竹烯氧化物（7.35%）、α-桉叶油醇（7.24%）、榄香醇（4.69%）、γ-桉叶油醇（4.27%）、α-蛇床烯（3.86%）、蒿脑（3.80%）、δ-荜澄茄烯（3.34%）、β-石竹烯（3.23%）、香榧醇（2.47%）、β-蒎烯（1.99%）、L-芳樟醇（1.54%）、莰烯（1.43%）、β-水芹烯（1.43%）、β-榄香烯（1.43%）、十六烷酸（1.17%）、β-蛇床烯（1.06%）、3,8-二甲基-5-(1-甲基乙烯基)-1,2,3,4,5,6,7,8-八氢奥-6-酮（1.01%）等。

【性味与功效】味苦，性微温。祛风除湿，活血散瘀，化痰止咳。治风湿痹痛，腰痛，鹤膝风，跌打损伤，溃疡病出血，慢性气管炎。

石蜡红 ▼

【基源】牻牛儿苗科天竺葵属植物天竺葵 *Pelargonium hortorum* Bailey 的花。

【形态特征】多年生草本，高 30~60cm。茎直立，具浓烈鱼腥味。叶互生；托叶宽三角形或卵形；叶片圆形或肾形，茎部心形，直径 3~7cm，边缘波状浅裂，具圆形齿。伞形花序腋生，具多花；总苞片数枚，宽卵形；萼片狭披针形，花瓣红色、橙红、粉红或白色，宽倒卵形，长 12~15mm，宽 6~8mm。蒴果长约 3cm，被柔毛。花期 5~7 月，果期 6~9 月。

【习性与分布】喜冬暖夏凉，喜燥恶湿，需充足的阳光。全国各地均有分布。

【芳香成分】王巨媛等（2010）用索氏萃取法提取的天竺葵阴干花瓣挥发油的主要成分为：正二十四烷（12.43%）、1-十九烯（8.70%）、γ-谷甾醇（5.62%）、二十七烷（5.59%）、邻苯二甲酸二丁酯（5.19%）、乙酸-4-甲基苯基酯（3.70%）、(Z)-9-十八烯酸酰胺（3.55%）、磷酸三丁酯（2.99%）、十八烷（2.85%）、十八酸铅盐（2.44%）、邻苯二甲酸二丁酯（2.23%）、二十烷（2.02%）、3,5-二烯豆甾醇（1.77%）、菜油甾醇（1.75%）、1-十八烯（1.29%）、正二十三烷（1.18%）、生育酚（1.01%）等。

【性味与功效】味苦、涩，性凉。清热消炎。治中耳炎。

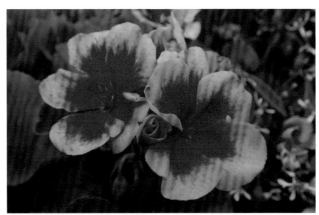

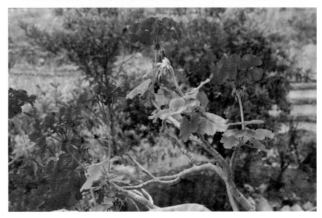

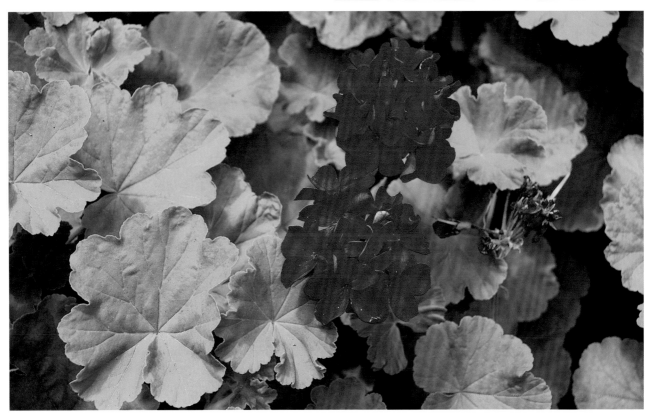

香叶 ▼

【基源】牻牛儿苗科天竺葵属植物香叶天竺葵 *Pelargonium graveolens* L'Her. 的茎叶。

【形态特征】多年生草本或灌木状，高可达1m。茎直立，有香味。叶互生；托叶宽三角形或宽卵形；叶片近圆形，直径2~10cm，掌状5~7裂达中部或近基部。伞形花序与叶对生，具花5~12朵；苞片卵形；萼片长卵形，绿色；花瓣玫瑰色或粉红色。蒴果长约2cm，被柔毛。花期5~7月，果期8~9月。

【习性与分布】喜温耐旱，不耐寒，怕涝，喜日照充足。全国各地均有栽培。

【挥发油含量】水蒸气蒸馏的茎的得油率为0.02%，全草或叶的得油率为0.03%~2.00%；有机溶剂萃取的叶的得油率为0.17%~0.68%。

【芳香成分】香叶天竺葵茎叶挥发油的第一主成分多为香茅醇（16.98%~50.32%），也有主成分不同的报告。林霜霜等（2017）用水蒸气蒸馏法提取的福建产香叶天竺葵新鲜茎叶挥发油的主要成分为：β-香茅醇（32.21%）、甲酸香草酯（17.82%）、(-)-薄荷酮（5.50%）、惕各酸香叶酯（3.60%）、惕各酸苯乙酯（3.20%）、(1R,3S,4S)-1,3-二甲基-3-(4-甲基戊-3-烯-1-基)（2.52%）、丙酸香茅酯（2.33%）、丁酸香茅酯（2.21%）、惕各酸香茅酯（1.66%）、香叶醇（1.52%）、(Z)-3,7-二甲基-2,6-亚辛基-1-醇丙酸酯（1.54%）、1-[(1S)-3α-甲基-2α-(3-异丙基呋喃-2-基)环戊烷-1α-基]乙酮（1.30%）、乙酸橙花酯（1.20%）、桉油烯醇（1.14%）、(3E)-2,5,5-三甲基-3,6-庚二烯-2-醇（1.09%）、(1R)-1β-(1-甲基乙基)-4α,7-二甲基-1,2,3,4,4a,5,6,8aβ-八氢萘-4aβ-酚（1.08%）、芳樟醇（1.05%）等。刘晓生等（2015）用顶空固相微萃取法提取的广东潮州产香叶天竺葵新鲜叶挥发油的主要成分为：香叶醇（17.77%）、愈创蓝油烃（14.63%）、D-杜松烯（12.04%）、香茅醇（8.71%）、(1aR)-八氢-1,1,3aβ,7-四甲基-1H-环丙[α]萘（7.54%）、惕各酸香叶酯（7.21%）、异薄荷酮（5.34%）、丙酸香叶酯（4.67%）、丁酸香叶酯（3.07%）、α-荜澄茄醇（1.57%）、(1S,2S,4R)-1-乙烯基-1-甲基-2,4-双环(1-甲基乙烯基)环己烷（1.51%）、橙花醇（1.33%）、月桂烯（1.21%）、(+)-香橙烯（1.20%）等。

【性味与功效】味辛，性温。祛风除湿，行气止痛，杀虫。治风湿痹痛，疝气，阴囊湿疹，疥癣。

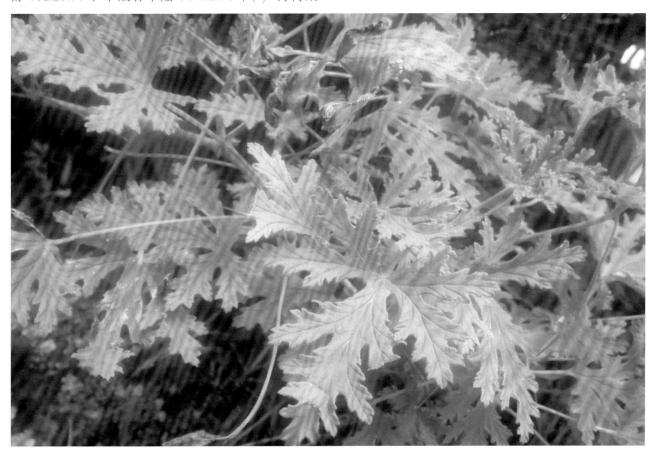

蓝花侧金盏 ▼

【基源】毛茛科侧金盏花属植物蓝冰凉花（蓝侧金盏花）*Adonis coerulea* Maxim. 的全草。

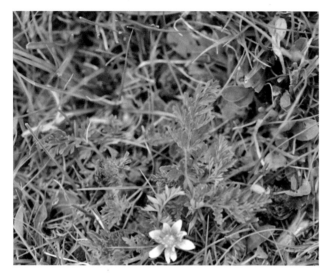

【形态特征】多年生草本，除心皮外，全部无毛。茎高3~15cm，基部和下部有数个鞘状鳞片。叶片长圆形或长圆状狭卵形，少有三角形，长1~4.8cm，宽1~2cm，二至三回羽状细裂，羽片4~6对，顶端有短尖头。花直径1~1.8cm；萼片5~7，倒卵状椭圆形或卵形；花瓣约8，淡紫色或淡蓝色。瘦果倒卵形，长约2mm，下部有稀疏短柔毛。4月至7月开花。

【习性与分布】生于海拔3350~5200m的高山草地或灌丛中。分布于西藏、青海、四川、甘肃。

【挥发油含量】水蒸气蒸馏的干燥全草的得油率为1.25%。

【芳香成分】钱帅等（2017）用水蒸气蒸馏法提取的青海平安产蓝侧金盏花干燥全草挥发油的主要成分为：蒈烯（9.70%）、α-蒎烯（5.70%）、红没药醇（4.82%）、罗勒烯（4.37%）、萜品烯（4.22%）、反-3,7-二甲基-2,6-辛二烯-1-醇乙酸酯（3.95%）、芳樟醇（3.85%）、吉马烯（2.39%）、乙酸癸酯（1.90%）、洋芹醚（1.72%）、匙桉醇（1.59%）、石竹烯（1.58%）、3-甲基丁酸戊酯（1.39%）、肉桂酯（1.38%）、γ-榄香烯（1.27%）、对甲基苯异丙醇（1.25%）、(E)-罗勒烯（1.24%）、壬烷（1.10%）、长叶烯（1.08%）、正戊酸己酯（1.01%）等。

【性味与功效】味苦，性寒，有毒。清热燥湿，杀虫。治疥疮，顽癣。

金莲花 ▼

【基源】毛茛科金莲花属植物金莲花 *Trollius chinensis* Bunge、短瓣金莲花 *Trollius ledebourii* Reichb.、长瓣金莲花 *Trollius macropetalus* Fr. Schmidt 的花。

【形态特征】金莲花：植株全体无毛。茎高30~70cm，疏生2~4叶。基生叶1~4个，长16~36cm；叶片五角形，长3.8~6.8cm，宽6.8~12.5cm，三全裂。茎生叶似基生叶。花单独顶生或2~3朵组成稀疏的聚伞花序；苞片三裂；萼片6~19片，金黄色；花瓣18~21个，狭线形。蓇葖长1~1.2cm，宽约3mm；种子近倒卵球形，黑色。6~7月开花，8~9月结果。

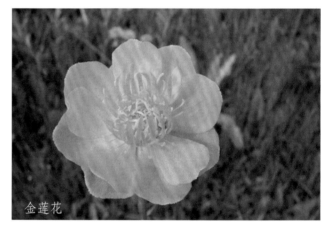

金莲花

短瓣金莲花：植株全体无毛。茎高60~100cm，疏生3~4个叶。基生叶2~3个，长15~35cm；叶片五角形，长4.5~6.5cm，宽8.5~12.5cm，三全裂。茎生叶与基生叶相似，上部的较小。花单独顶生或2~3朵组成稀疏的聚伞花序，直径3.2~4.8cm；苞片三裂；萼片5~8片，黄色；花瓣10~22个，线形，顶端变狭。蓇葖长约7mm，喙长约1mm。6~7月开花，7月结果。

长瓣金莲花：植株全部无毛。茎高70~100cm，疏生3~4叶。基生叶2~4个，长20~38cm；叶片长5.5~9.2cm，宽11~16cm。花直径3.5~4.5cm；萼片5~7片，金黄色；花瓣14~22个，狭线形，长1.8~2.6cm，宽约1mm；蓇葖长约1.3cm，宽约4mm，喙长3.5~4mm；种子狭倒卵球形，长约1.5mm，黑色，具4棱角。7~9月开花，7月开始结果。

【习性与分布】金莲花：生于海拔1000~2200m的山地草坡或疏林下。喜冷凉湿润环境，耐寒。分布于山西、

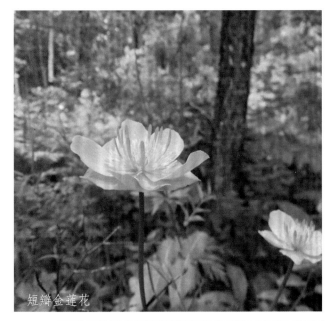

短瓣金莲花

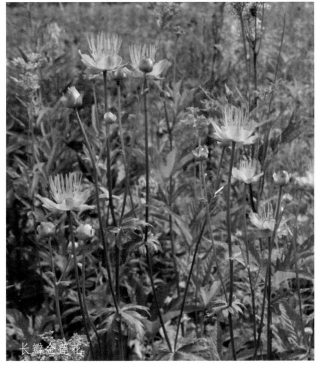

长瓣金莲花

河南、河北、内蒙古、辽宁、吉林。短瓣金莲花：生于海拔110~900m的湿草地或林间草地或河边。喜光，喜温暖，怕严寒酷暑。不耐盐碱。分布于黑龙江、内蒙古。长瓣金莲花：生海拔450~600m的湿草地。分布于辽宁、吉林、黑龙江。

【挥发油含量】金莲花：水蒸气蒸馏的花的得油率为0.07%~0.20%；同时蒸馏萃取的花的得油率为0.52%~0.78%；超声提取法的花的得油率为2.31%；闪式提取法的花的得油率为2.67%；先超声后同蒸的花的得油率为0.82%；先闪式后同蒸的花的得油率为0.78%。短瓣金莲花：水蒸气蒸馏的干燥花的得油率

为0.15%~0.45%。长瓣金莲花：水蒸气蒸馏的干燥花的得油率为0.05%。

【芳香成分】金莲花：冯学锋（1998）用水蒸气蒸馏法提取的金莲花干燥花挥发油的主要成分为：十四烷酸（21.34%）、十二烷酸（20.57%）、十六烷酸（5.46%）、9,12,15-十八碳三烯酸（4.47%）、正二十一烷（2.30%）、十四酸甲酯（1.51%）、十六酸甲酯（1.50%）、癸酸（1.37%）、邻-苯二甲酸二丁酯（1.34%）、芳樟醇（1.32%）等。王建玲等（2012）用水蒸气蒸馏法提取的内蒙古产金莲花干燥花挥发油的主要成分为：十六酸（20.89%）、十四酸（16.63%）、月桂酸（11.15%）、二十三碳烷（10.21%）、亚油酸（6.69%）、亚麻酸（5.74%）、邻苯二甲酸二异丁酯（3.83%）、二十五碳烷（3.54%）、二十一碳烷（3.19%）、二十七烷（1.52%）、油酸（1.18%）等。姬小明等（2011）用无水乙醇加热回流提取浸膏后再同时蒸馏萃取的方法提取的内蒙古产金莲花干燥花挥发油的主要成分为：月桂酸（9.70%）、十四酸（9.52%）、十六酸乙酯（7.85%）、二十三烷（7.76%）、二氢猕猴桃内酯（7.72%）、亚麻酸乙酯（6.56%）、棕榈酸（5.85%）、十四酸乙酯（5.63%）、芳樟醇（2.31%）、β-紫罗兰酮（1.79%）、植酮（1.74%）、脱氢芳樟醇（1.68%）、顺茉莉酮（1.00%）等。

短瓣金莲花：吴新安等（2011）用水蒸气蒸馏法提取的内蒙古大兴安岭产短瓣金莲花干燥花挥发油的主要成分为：(2-乙基己基)-苯二甲酸单酯（14.90%）、十六烷酸（14.20%）、十六烷（8.20%）、十四烷酸（6.70%）、邻苯二甲酸二丁酯（6.50%）、十七烷（4.70%）、二十烷（3.70%）、十八烷（2.90%）、3,4-二甲氧基苯甲酸（2.10%）、十八烷酸乙酯（1.80%）、十二烷酸（1.40%）、亚油酸乙酯（1.30%）等。王如峰等（2011）用水蒸气蒸馏法提取的短瓣金莲花干燥花挥发油的主要成分为：十四酸（17.14%）、月桂酸（13.19%）、十六酸（10.20%）、二十三烷（5.15%）、菲（3.23%）、(Z)-9-十八烯酰胺（3.16%）、7,9-二-叔丁基-1-氧杂螺[4.5]癸-6,9-二烯-2,8-二酮（3.12%）、2,4-双(1,1-二甲基乙基)-苯酚（2.87%）、十四酸甲酯（2.26%）、6,10,14-三甲基-2-十五烷酮（2.04%）、三十五烷（2.04%）、2-甲基-4-乙烯基苯酚（1.65%）、十六酸甲酯（1.62%）、十八烷（1.56%）、十七烷（1.49%）、二十一烷（1.27%）、棕榈酰胺（1.26%）、9,12,15-十八碳三烯酸甲酯（1.25%）、十八酰胺（1.25%）、十六烷（1.06%）、

(Z.Z)-9,12- 十八碳二烯酸甲酯（1.03%）、二十五烷（1.02%）等。

长瓣金莲花：张大军等（1991）用水蒸气蒸馏法提取的吉林蛟河产长瓣金莲花干燥花挥发油的主要成分为：十六酸（16.50%）、9,12- 二烯十八酸（15.30%）、十二酸（12.50%）、十四酸（11.00%）、正二十五烷（9.90%）、正二十七烷（6.00%）、正二十六烷（4.70%）、2,6- 二叔丁基苯甲酚（4.20%）、邻苯二甲酸丁基辛基酯（3.10%）、2,6,10,14- 四甲基十九烷（2.80%）、2,7,10- 三甲基十二烷（1.90%）、正十四烷（1.90%）、正十九烷（1.90%）、沉香醇（1.60%）、正二十八烷（1.10%）等。

【性味与功效】味苦，性微寒。清热解毒，消肿，明目。治感冒发热，咽喉肿痛，口疮，牙龈肿痛，牙龈出血，目赤肿痛，疔疮肿毒，急性鼓膜炎，急性淋巴管炎

鸭脚板草 ▼

【基源】毛茛科毛茛属植物扬子毛茛 *Ranunculus sieboldii* Miq. 的全草。

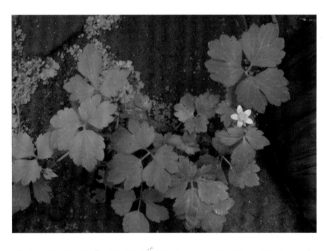

【形态特征】多年生草本。茎铺散，斜升，高 20~50cm，多分枝。基生叶与茎生叶相似，为 3 出复叶；叶片圆肾形至宽卵形，长 2~5cm，宽 3~6cm，3 浅裂至较深裂，边缘有锯齿；叶柄基部成宽鞘抱茎，上部叶较小。花与叶对生，径 1.2~1.8cm；萼片狭卵形；花瓣 5，黄色或上面变白色，狭倒卵形至椭圆形。聚合果圆球形；瘦果扁平。花果期 5 月至 10 月。

【习性与分布】生于海拔 300~2500m 的山坡林边及平原湿地。分布于四川、云南、贵州、广西、湖南、湖北、江西、江苏、浙江、福建、陕西、甘肃。

【挥发油含量】水蒸气蒸馏的新鲜全草的得油率为 0.42%。

【芳香成分】刘香等（2005）用水蒸气蒸馏法提取的贵州贵阳产扬子毛茛新鲜全草挥发油的主要成分为：6,10,14- 三甲基 -2- 十五烷酮 (17.93%)、植醇 (12.56%)、α - 雪松醇 (4.69%)、3- 甲基 -2-[3,7,11- 三甲基 - 月桂烯基] 呋喃 (2.62%) 等。

【性味与功效】味辛、苦，性热，有毒。除痰截疟，解毒消肿。治疟疾，瘰肿，毒疮，跌打损伤。

岩扫把 ▼

【基源】毛茛科唐松草属植物盾叶唐松草 *Thalictrum ichangense* Lecoy. ex Oliv. 的全草或根。根的芳香成分未见报道。

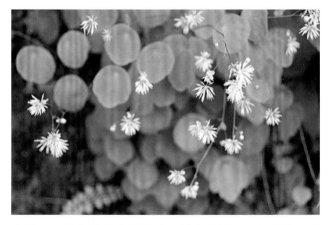

【形态特征】植株全部无毛。根状茎斜，密生须根；须根有纺锤形小块根。茎高 14~32cm。基生叶长 8~25cm，为一至三回三出复叶；叶片长 4~14cm，三浅裂，边缘有疏齿。茎生叶 1~3 个，渐变小。复单歧聚伞花序有稀疏分枝；萼片白色，卵形，长约 3mm，早落。瘦果近镰刀形，长约 4.5mm，有约 8 条细纵肋，柄长约 1.5mm。

【习性与分布】生于海拔 600~1900m 间山地、沟边、灌丛中或林中。分布于云南、四川、贵州、湖北、陕西、浙江、辽宁。

【挥发油含量】超临界萃取的干燥叶的得油率为 2.0%。

【芳香成分】刘敏洁等（2013）用超临界 CO_2 萃取法提取的贵州龙里产盾叶唐松草干燥叶挥发油的主要成分为：正四十四烷 (25.82%)、3,5- 二烯豆甾烷 (16.39%)、二十八烷 (14.96%)、顺式 -4a- 甲基萘烷 (7.06%)、邻羟基苯乙酮 (4.53%)、3- 二十烯 (4.43%)、十六

烷基环氧乙烷（3.51%）、二十烷（2.96%）、1,16-十六烷二醇（2.34%）、十四烷基环氧乙烷（2.31%）、十八醛（1.50%）、十八烷（1.38%）、叶绿醇（1.34%）、邻苯二甲酸二丁酯（1.20%）等。

【性味与功效】味苦，性寒。清热解毒，燥湿。治湿热黄疸，湿热痢疾，小儿惊风，目赤肿痛，丹毒游风，鹅口疮，跌打损伤。

铁线莲 ▼

【基源】毛茛科铁线莲属植物重瓣铁线莲 *Clematis florida* var. *plena* D. Don 的全株或根。

【形态特征】草质藤本，长约1~2m。茎棕色或紫红色，具六条纵纹，节部膨大。二回三出复叶，连叶柄长达12cm，边缘全缘。花单生于叶腋；在中下部生一对叶状苞片；苞片宽卵圆形，长2~3cm；花直径约5cm；萼片6枚，白色，倒卵圆形或匙形；雄蕊全部成花瓣状，白色或淡绿色，较外轮萼片为短。瘦果倒卵形，扁平。花期1月至2月，果期3月至4月。

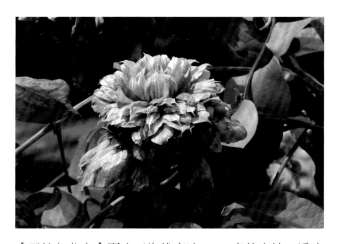

【习性与分布】野生于海拔高达1700米的山坡、溪边及灌丛中，喜阴湿环境。云南、浙江有野生，各地园艺上有栽培。

【芳香成分】黄泽豪等（2014）用乙醇冷浸得浸膏后再水蒸气蒸馏法提取的福建福安产重瓣铁线莲干燥根及根茎挥发油的主要成分为：十六酸乙酯（15.93%）、棕榈酸（33.46%）、油酸乙酯（4.09%）、棕榈酸甲酯（2.20%）、亚油酸乙酯（1.73%）、(Z)-6-十八烯酸（1.47%）、正二十一烷（1.37%）、十五烷酸（1.12%）等。

【性味与功效】味苦、微辛，性温，有小毒。利尿，通络，理气通便，解毒。治风湿性关节炎，小便不利，闭经，便秘腹胀，风火牙痛，眼起星翳，虫蛇咬伤，黄疸。

大木通 ▼

【基源】毛茛科铁线莲属植物粗齿铁线莲 *Clematis argentilucida* (Lévl. et Vant.) W. T. Wang 的藤茎。

【形态特征】落叶藤本。一回羽状复叶，有5小叶，有时茎端为三出叶；小叶片卵形或椭圆状卵形，长5~10cm，宽3.5~6.5cm，边缘有粗大锯齿状牙齿。腋生聚伞花序常有3~7花，或成顶生圆锥状聚伞花序多花，花直径2~3.5cm；萼片4，开展，白色，近长圆形，长1~1.8cm，宽约5mm，顶端钝。瘦果扁卵圆形。花期5月至7月，果期7月至10月。

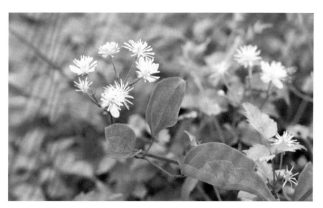

【习性与分布】生于山坡或山沟灌丛中。分布于云南、贵州、四川、甘肃、陕西、河南、湖北、湖南、安徽、浙江、河北、山西。

【挥发油含量】水蒸气蒸馏的干燥藤茎的得油率为1.24%。

【芳香成分】张雯等（2011）用水蒸气蒸馏法提取的浙江天目山产粗齿铁线莲干燥藤茎挥发油的主要成分为：棕榈酸（49.66%）、植醇（13.89%）、(Z),12(Z)-十八碳二烯酸（10.20%）、亚麻酸（7.39%）、酞酸-二异丁酯（2.70%）、正十四酸（1.68%）、二十八烷（1.27%）、二十六烷（1.16%）等。

【性味与功效】味微苦，性平。利尿，解毒，祛风湿。治小便不利，淋病，乳汁不通，疮疖肿毒，风湿关节疼痛，肢体麻木。

莓莓草 ▼

【基源】毛茛科铁线莲属植物粉绿铁线莲 *Clematis glauca* Willd. 的全草。

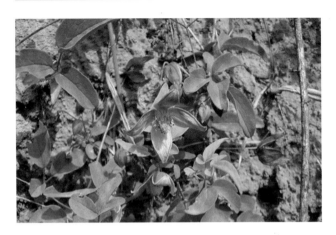

【形态特征】草质藤本。茎纤细，有棱。一至二回羽状复叶；小叶有柄，2~3全裂或深裂、浅裂至不裂，全缘或有少数牙齿。常为单聚伞花序，3花；苞片叶状，全缘或2~3裂；萼片4，黄色，或外面基部带紫红色，长椭圆状卵形。瘦果卵形至倒卵形，长约2mm，宿存花柱长4cm。花期6~7月，果期8~10月。

【习性与分布】生于海拔1000~2600m的山坡、路边灌丛中。耐寒，耐旱。较喜光照，但不耐暑热强光。不耐水渍。分布于新疆、青海、甘肃、陕西、山西。

【芳香成分】刘正信等（2001）用水蒸气蒸馏法提取的青海湟源产粉绿铁线莲全草挥发油的主要成分为：十六酸乙酯（24.06%）、9,12,15-十八三烯酸乙酯（9.75%）、亚油酸乙酯（5.10%）、正十七烷（3.35%）、十九烷（2.61%）、正二十五烷（2.45%）、正十六烷（2.06%）、正二十六烷（1.92%）、正二十七烷（1.89%）、正二十四烷（1.75%）、正二十三烷（1.60%）、正二十八烷（1.46%）、6,10,14-三甲基-2-十五烷酮（1.43%）、2,4-二氟-1-异氰基苯（1.37%）、正二十九烷（1.28%）、双(2-乙基己基)邻苯二甲酸酯（1.27%）、十四酸乙酯（1.25%）、正二十一烷（1.23%）、正十五酸乙酯（1.21%）、十八烷酸乙酯（1.09%）、正二十二烷（1.08%）、2-甲基-8-丙基-十二烷（1.07%）、2,3-二甲基十七烷（1.07%）、9,12,15-十八三烯酸甲酯（1.05%）等。

【性味与功效】味辛，性温，有小毒。祛风除湿，解毒散结，疏风止痒。治风湿性关节痛，肠炎，痢疾，痈肿疮疖，皮肤瘙痒，蛇虫咬伤。

柱果铁线莲（威灵仙）▼

【基源】毛茛科铁线莲属植物柱果铁线莲 *Clematis uncinata* Champ. 的根及根茎。

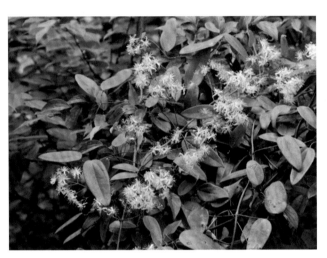

【形态特征】藤本，干时常带黑色。一至二回羽状复叶，有5~15小叶，基部二对常为2~3小叶，茎基部为单叶或三出叶；小叶片纸质或薄革质，卵形至卵状披针形，长3~13cm，宽1.5~7cm，全缘。圆锥状聚伞花序腋生或顶生，多花；萼片4，白色，干时变褐色至黑色，线状披针形。瘦果圆柱状钻形，干后变黑。花期6月-7月，果期7月-9月。

【习性与分布】生于海拔100~2000m的山地、山谷、溪边的灌丛中或林边，或石灰岩灌丛中。耐寒，耐旱，较喜光照，耐暑热强光，不耐水渍。分布于云南、四川、贵州、甘肃、陕西、广东、湖南、浙江、福建、台湾、江西、安徽、江苏。

【芳香成分】王祥培等（2008）用水蒸气蒸馏法提取的柱果铁线莲干燥根及根茎挥发油主要成分为：亚油酸(29.70%)、棕榈酸(12.37%)、α-松油醇(8.55%)、4-乙烯-2-甲氧基-苯酚(6.47%)、2-正戊基呋喃(4.06%)、2-羟基-4-甲氧基-6-甲基苯甲酸甲酯（3.70%)、2-环戊烯-1,4-二酮（2.99%)、芳樟醇（2.67%)、十六碳烯（2.47%)、亚油酸甲酯(2.01%)、辛酸(1.67%)、反-2-壬烯醛（1.58%)、正六醇（1.47%)、亚麻酸甲酯（1.08%)、反-2-己烯醛（1.07%)等。

【性味与功效】味辛、咸、微苦，性温，有小毒。祛风除湿，通络止痛。治风湿痹痛，肢体麻木，筋脉拘挛，屈伸不利，脚气肿痛，疟疾，骨哽咽喉，痰饮积聚。

绣球藤 ▼

【基源】毛茛科铁线莲属植物绣球藤（毛茛铁线莲）*Clematis ranunculoides* Franch. 的根或全草。根的芳香成分未见报道。

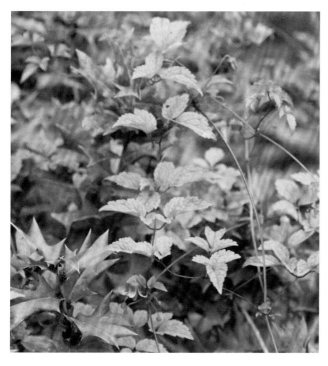

【形态特征】直立草本或草质藤本，长 0.5~2m。基生叶长 7~10cm，有 3~5 小叶，茎生叶常为三出复叶；小叶片薄纸质或亚革质，卵圆形，长 4~6cm，宽 2~4cm，边缘有不规则的粗锯齿，常 3 裂。聚伞花序腋生，1~3 花；有一对叶状苞片；花钟状，直径 1.5cm；萼片 4 枚，紫红色，卵圆形。瘦果纺锤形，两面凸起，棕红色。花期 9 月 -10 月，果期 10 月 -11 月。

【习性与分布】常生于海拔 500~3000m 的山坡、沟边、林下及灌丛中。耐寒，耐旱，较喜光照，不耐暑热强光，不耐水渍。分布于云南、四川、广西、贵州。

【芳香成分】赵燕强等（2017）用乙醇回流 - 石油醚萃取法提取的云南玉龙产毛茛铁线莲干燥全草挥发油的主要成分为：二十八烷（30.37%）、二十烷（18.45%）、吡啶 -3- 甲酰胺肟（4.80%）、1- 氯代二十七烷（3.25%）、角鲨烯（3.06%）、二十四烷（1.07%）等。

【性味与功效】味淡、微辛，性平。清热，解毒，祛瘀活络，利尿。治疔痛，尿闭，乳腺炎，跌打损伤。

女萎 ▼

【基源】毛茛科铁线莲属植物女萎 *Clematis apiifolia* DC. 的藤茎、叶或根。根的芳香成分未见报道。

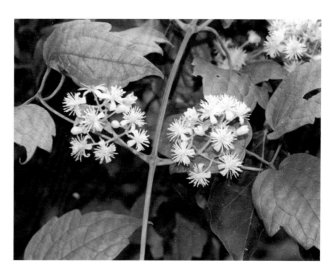

【形态特征】藤本。三出复叶，连叶柄长 5~17cm；小叶片卵形或宽卵形，长 2.5~8cm，宽 1.5~7cm，常有不明显 3 浅裂，边缘有锯齿。圆锥状聚伞花序多花；花直径约 1.5cm；萼片 4，开展，白色，狭倒卵形；花丝比花药长 5 倍。瘦果纺锤形或狭卵形，长 3~5mm，顶端渐尖，不扁，有柔毛，宿存花柱长约 1.5cm。花期 7 月至 9 月，果期 9 月至 10 月。

【习性与分布】生于山野林边。耐寒，耐旱。较喜光照，不耐暑热强光，不耐水渍。分布于江西、福建、浙江、江苏、安徽。

【挥发油含量】水蒸气蒸馏的藤茎及叶的得油率为 0.25%。

【芳香成分】宋龙等（2006）用水蒸气蒸馏法提取的浙江天目山产女萎藤茎、叶挥发油的主要成分为：棕榈酸（52.37%）、植醇（9.82%）、9(Z),12(Z)- 十八碳二烯酸（9.11%）、亚麻酸（6.74%）、酞酸 - 二异丁酯（2.00%）、鲸蜡醇（1.80%）、正十四酸（1.59%）、正二十八烷（1.28%）、硬脂酸（1.08%）、二十七烷（1.07%）、6,10,14- 三甲基 -2- 十五烷酮（1.03%）等。

【性味与功效】味辛，性温，有小毒。祛风除湿，温中理气，利尿，消食。治风湿痹痛，吐泻，痢疾，腹痛肠鸣，小便不利，水肿。

驴断肠 ▼

【基源】毛茛科铁线莲属植物芹叶铁线莲 *Clematis aethusaefolia* Turcz. 的全草。

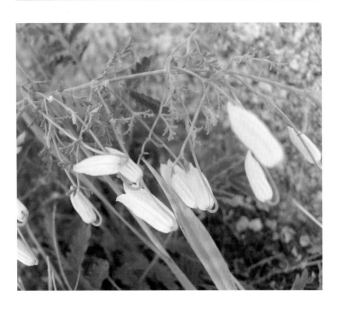

【形态特征】多年生草质藤本，幼时直立，以后匍伏，长 0.5~4m。二至三回羽状复叶或羽状细裂，连叶柄长达 7~15cm，末回裂片线形，顶端渐尖或钝圆。聚伞花序腋生，常 1~3 花；苞片羽状细裂；花钟状下垂，直径 1~1.5cm；萼片 4 枚，淡黄色；花丝扁平，线形或披针形；子房扁平，卵形。瘦果扁平，宽卵形或圆形，成熟后棕红色。花期 7 月至 8 月，果期 9 月。

【习性与分布】生于山坡及水沟边，海拔 300~1700m。分布于青海、甘肃、宁夏、陕西、山西、河北、内蒙古。

【芳香成分】巩江等（2010）用水蒸气蒸馏法提取的芹叶铁线莲地上部分挥发油的主要成分为：苯甲醛（18.20%）、石竹烯（11.63%）、大牻牛儿烯 D(7.55%)、4-乙烯基 -2- 甲氧基酚（4.77%）、苯乙醇（3.63%）、β -蒎烯（2.94%）、苯甲醇（2.76%）、α - 石竹烯（2.74%）、β - 芳樟醇（2.65%）、苯乙醛（2.56%）、蒿酮（2.19%）、1,2,3,4,5,6,7,8- 八氢 -1- 甲基 - 蒽（1.92%）、植醇（1.84%）、β - 反式 - 罗勒烯（1.75%）、壬醛（1.68%）、环己酮（1.66%）、松蕈醇（1.65%）、中氮茚（1.44%）、香草醛（1.35%）、乙烯氧基苯（1.12%）等。

【性味与功效】味辛，性温。祛风利湿，解毒止痛。治风湿筋骨疼痛，下肢浮肿，痈疖肿毒。

山木通 ▼

【基源】毛茛科铁线莲属植物山木通 *Clematis finetiana* Lévl. et Vant. 的根、茎、叶。

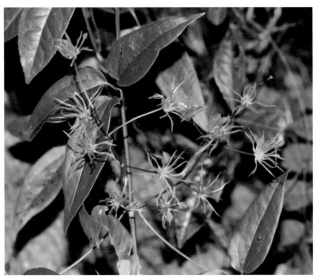

【形态特征】木质藤本。三出复叶，基部有时为单叶；小叶片革质，卵状披针形至卵形，长 3~13cm，宽 1.5~5.5cm，全缘。花常单生，或为聚伞花序、总状聚伞花序，腋生或顶生，有 1~7 花；在叶腋分枝处常有多数三角形宿存芽鳞；苞片小，钻形；萼片 4~6，开展，白色，狭椭圆形。瘦果镰刀状狭卵，长约 5mm。花期 4月 –6 月，果期 7 月 –11 月。

【习性与分布】生于海拔 100~1200m 的山坡疏林、溪边、路旁灌丛中及山谷石缝中。耐寒，耐旱，较喜光照，耐暑热强光，不耐水渍。分布于云南、贵州、四川、河南、湖北、湖南、浙江、江苏、安徽。

【芳香成分】王祥培等（2011）用水蒸气蒸馏法提取的山木通根及根茎挥发油的主要成分为：棕榈酸（19.30%）、亚油酸（9.35%）、山胡椒酸（4.32%）、1- 辛烯 -3- 醇（3.91%）、6- 甲基 - 甲酯（3.27%）、α - 蒎烯（3.21%）、桃金娘烯醇（2.88%）、1-(2,4,5-三乙基苯基) 乙醇（2.88%）、α - 松油醇（2.36%）、肉豆蔻酸（2.25%）、1,8- 桉叶油素（1.61%）、松油烯 -1-醇（1.61%）、L- 龙脑（1.41%）、十五酸（1.37%）、(+/-)-5- 表 - 葡萄柚醇（1.16%）、松香芹酮（1.09%）、古芸烯（1.06%）等；茎叶挥发油的主要成分为：棕榈酸（14.42%）、1,8- 桉叶油素（9.44%）、植醇（3.60%）、棕榈酸甲酯（3.50%）、L-龙脑（3.40%）、油酸（3.22%）、β-石竹烯（3.16%）、松油烯-4-醇（2.45%）、(+/-)-5-表-葡萄柚醇（2.31%）、亚油酸（2.01%）、樟脑（2.01%）、肉豆蔻酸（1.97%）、艾醇（1.77%）、石竹烯氧化物（1.73%）、原白头翁素（1.63%）、棕榈酸乙酯（1.60%）、蒿醇（1.40%）、α-松油醇（1.32%）、植烷（1.31%）、(E,E)-金合欢烯（1.25%）、亚麻酸乙酯（1.13%）、9,12,15-十八碳三烯酸甲酯（1.12%）、大根香叶烯D（1.11%）、α-侧柏酮（1.10%）、丁香酚（1.08%）、甲基苯酯（1.00%）等。

邱晓春等（2009）用水蒸气蒸馏法提取的贵州天柱产山木通干燥根及根茎挥发油的主要成分为：α-松油醇（26.44%）、5-甲基糠醛（6.97%）、棕榈酸（5.39%）、2-正戊基呋喃（4.89%）、己酸（4.88%）、反-双戊烯（4.72%）、3,7-二甲基-1,6-辛二烯-3-芳樟醇（3.78%）、2-十二酸羟乙酯（3.47%）、3-甲基环氧乙烷-2-烯基甲醇（3.31%）、3,5-二甲基-2-氧代-1,2-氧杂硫代羟烷（2.85%）、亚油酸（2.69%）、4-甲基苯丙醇（2.53%）、反-2-壬烯醛（2.48%）、2-甲基-顺,顺-3,13-十八碳二烯醇（2.48%）、己醇（2.23%）、4-环戊烯-1,3-二酮（1.71%）、3-癸炔-2-醇（1.70%）、a,a-二甲基苯甲醇乙酸盐（1.20%）、甲基异戊酮（1.16%）、1-甲基戊基过氧化氢（1.09%）、己醛（1.05%）、2-甲基-5-异丙烯环己醇（1.05%）、反-7-甲基-4-癸烯（1.04%）、4-环戊烯基乙酸甲酯-2-丁酮（1.02%）等。

【性味与功效】味苦、辛，性温。祛风活血，利尿通淋。治关节肿痛，跌打损伤，小便不利，乳汁不通。

甘木通 ▼

【基源】毛茛科铁线莲属植物丝铁线莲 *Clematis filamentosa* Dunn 的叶、根。根的芳香成分未见报道。

【形态特征】藤本。3出复叶；小叶片纸质或薄革质，卵圆形至披针形，长7~11cm，宽4~8cm，全缘，基出掌状脉5，下面显著隆起。腋生圆锥花序或总状花序，常7~12花；花梗基部具线状披针形的苞片；萼片4，白色，窄卵形，外面有褐色绒毛。瘦果狭卵形，常偏斜，

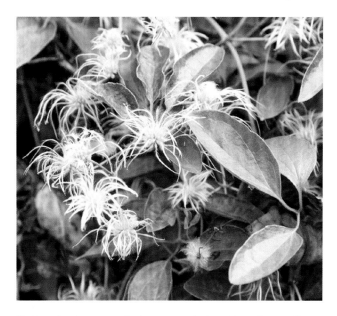

棕色，长约1cm，宽约2mm，宿存花柱丝状。花期11月至12月，果期1月至2月。

【习性与分布】常生于海拔500~1600m间的溪边、山谷的密林及灌丛中、近水边或较潮湿的地区，攀援于其它树上。分布于云南、广西、广东、海南、香港、福建等地。

【挥发油含量】水蒸气蒸馏的干燥全草的得油率为0.56%。

【芳香成分】陈道阳等（2012）用水蒸气蒸馏法提取的广东产丝铁线莲干燥全草挥发油的主要成分为：3,4,4a,5,6,8a-六氢化苯-2,5,5,8a-四甲基-(2a,4a,8a)-2H-1-苯并吡喃（23.56%）、2,6,10,10-四甲基-1-氧-螺环[4.5]十氢化萘-6-烯（12.60%）、反式-牻牛儿基丙酮（8.64%）、正庚醛（7.80%）、六氢法呢基丙酮（6.33%）、α,β-二氢化假紫罗酮（4.49%）、β-紫罗兰酮（3.13%）、4-(7,7-二甲基)-二环[4.1.0]七-3-烯基-3-烷基-2-丁酮（2.85%）、β-石竹烯（2.76%）、1-(2-呋喃)-1-戊酮（2.59%）、环氧化石竹烯（2.16%）、广藿香醇（1.62%）、β-绿叶烯（1.54%）、反式-2-壬烯醛（1.47%）、反式-橙花叔醇（1.44%）、5-甲氧基-6,7-二甲基苯丙呋喃（1.36%）、(E)-2-辛烯醛（1.35%）、α-雪松醇（1.30%）、n-壬醛（1.20%）、桉叶烷-4(14),11-双烯（1.08%）、外消旋薄荷醇（1.00%）等。

【性味与功效】味苦，性微凉。清肝火，宁心神，降血压，通络止痛。治高血压病，失眠，头痛，四肢麻木，肝经风热，目赤肿痛，风火牙痛，风湿痹痛。

铁筷子 ▼

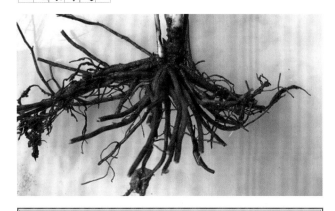

【基源】 毛茛科铁筷子属植物铁筷子 *Helleborus thibetanus* Franch. 的根及根茎。

【形态特征】茎高 30~50cm，上部分枝，基部有 2~3 个鞘状叶。基生叶 1~2 个；叶片肾形或五角形，长 7.5~16cm，宽 14~24cm，鸡足状三全裂。茎生叶较基生叶为小，中央全裂片狭椭圆形。花 1~2 朵生茎或枝端；萼片初粉红色，在果期变绿色，椭圆形或狭椭圆形；花瓣 8~10，淡黄绿色，圆筒状漏斗形。蓇葖扁；种子椭圆形，扁，光滑。4 月开花，5 月结果。

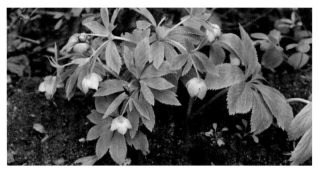

【习性与分布】生于海拔 1100~3700m 的山地林中或灌丛中，多生长于含砾石比较多的砂壤、棕壤土中。耐寒，喜半阴潮湿环境，忌干冷。分布于四川、甘肃、陕西、湖北。

【芳香成分】娄方明等（2010）用水蒸气蒸馏法提取的贵州遵义产铁筷子根茎挥发油的主要成分为：桉树脑(33.67%)、龙脑(13.98%)、氧化石竹烯(10.15%)、莰烯(9.83%)、α-蒎烯（4.87%）、(+)-表-双环倍半水芹烯(3.91%)、1-乙酸龙脑酯（2.15%）、α-去二氢菖蒲烯（1.62%）、α-可巴烯(1.44%)、3,4-二甲基-3-环己烯-1-甲醛(1.42%)、β-蒎烯（1.13%）、α-依兰烯（1.03%）等。

【性味与功效】味苦，性凉，有小毒。清热解毒，活血散瘀，消肿止痛。治膀胱炎，尿道炎，疮疖肿毒，跌打损伤，劳伤。

白喉乌头 ▼

【基源】 毛茛科乌头属植物白喉乌头 *Aconitum leucostomum* Worosch. 的干燥块根。

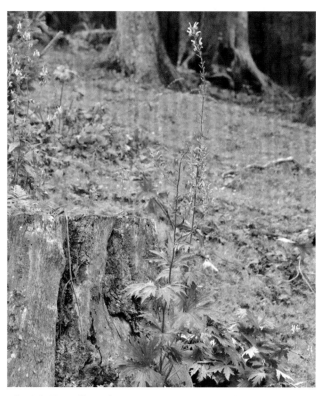

【形态特征】茎高约 1m。基生叶约 1 枚；叶片长约达 14cm，宽达 18cm。总状花序长 20~45cm，有多数密集的花；基部苞片三裂，其他苞片线形；小苞片生花梗中部或下部，狭线形或丝形，长 3~8mm；萼片淡蓝紫色，下部带白色，上萼片圆筒形；花瓣无毛，距比唇长，稍拳卷。蓇葖长 1~1.2cm；种子倒卵形，有不明显 3 纵棱，生横狭翅。7~8 月开花。

【习性与分布】生于海拔 1400~2550m 的山地草坡或山谷沟边。分布于新疆、甘肃。

【芳香成分】艾克拜尔江·阿巴斯等（2010）用水蒸气蒸馏法提取的新疆尼勒克产白喉乌头干燥块根挥发油的主要成分为：顺,顺-亚油酸(29.48%)、n-棕榈酸(21.08%)、芳姜黄酮（4.78%）、十五烷酸（3.30%）、1,4-顺-1,7-反-菖蒲烯酮（2.85%）、2-羟基环十五烷酮（2.83%）、亚油酸甲酯（2.50%）、亚油酸乙酯（1.55%）、棕榈酸甲酯（1.41%）等。

【性味与功效】味辛、苦。祛风除湿，温经止痛。治风寒湿痹，关节疼痛，心腹冷痛，寒疝作痛，麻醉疼痛。

榜嘎 ▼

【基源】毛茛科乌头属植物甘青乌头 *Aconitum tanguticum* (Maxim.) Stapf 的带根全草。

【形态特征】块根小，纺锤形或倒圆锥形，长约 2cm。茎高 8~50cm。基生叶 7~9 枚；叶片圆形或圆肾形，长 1.1~3cm，宽 2~6.8cm，三深裂至中部或中部之下，边缘有圆牙齿。茎生叶 1~4 枚，较小。顶生总状花序有 3~5 花；苞片线形；小苞片卵形至宽线形；萼片蓝紫色；花瓣稍弯，瓣片极小，唇不明显。蓇葖长约 1cm；种子倒卵形，具三纵棱。7~8 月开花。

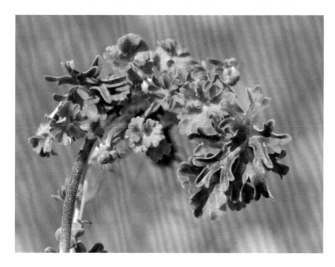

【习性与分布】生于海拔 3200~4800m 的山地草坡或沼泽草地。分布于西藏、云南、四川、青海、甘肃、陕西。

【挥发油含量】水蒸气蒸馏的地上部分的得油率为 0.70%。

【芳香成分】张春江等（2009）用水蒸气蒸馏法提取的甘肃南部产甘青乌头地上部分挥发油的主要成分为：(-)- 反式 - 松香芹乙酸酯（15.60%）、庚烷（14.88%）、桉树脑（6.82%）、3- 马鞭草酮（3.64%）、(+)- 蒎烷二醇（3.57%）、2,2- 二甲基 - 戊醛（3.47%）、松茨酮（3.34%）、甲基环己烷（3.22%）、杜松醇（2.93%）、十氢 -1,1,4,7- 四甲基 -4αH- 环丙 [e] 甘菊环烃 -4α- 醇（2.47%）、荜澄茄油烯醇（2.33%）、松香芹醇（2.16%）、氧化芳樟醇（2.15%）、1,5- 甲基 -1- 乙烯基 -4- 己烯酯 - 邻氨基苯甲酸（2.00%）、顺式 -1,2- 二甲基环戊烷（2.00%）、4- 烯丙氧基 -2- 甲基戊 -2- 醇（1.98%）、2(10)- 蒎烯（1.46%）、荜澄茄烯（1.22%）、丁基羟基甲苯（1.13%）等。

【性味与功效】味苦，性凉，有小毒。清热解毒，利湿。治肝炎、胆囊炎、肺炎、感冒发热、咽喉炎、胃肠炎。

火焰子 ▼

【基源】毛茛科乌头属植物松潘乌头 *Aconitum sungpanense* Hand.-Mozz. 的根。

【形态特征】块根长圆形，长约 3.5cm。茎缠绕，长达 2.5m。叶片草质，五角形，长 5.8~10cm，宽 8~12cm，三全裂。总状花序有 5~9 花；下部苞片三裂，其他苞片线形；小苞片线状钻形；萼片淡蓝紫色，有时带黄绿色；花瓣无毛或疏被短毛；花丝无毛或疏被短毛。蓇葖长 1~1.5cm；种子三棱形，长约 3mm，沿棱生狭翅，只在一面密生横膜翅。8~9 月开花。

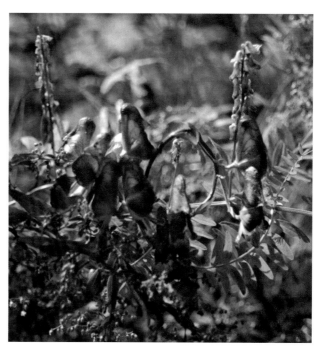

【习性与分布】生于海拔 1400~3000m 的山地林中或林边或灌丛中。喜温和、怕高温、怕涝。分布于甘肃、四川、青海、宁夏、陕西、山西。

【挥发油含量】水蒸气蒸馏的根的得油率为 0.23%。

【芳香成分】王锐等（1992）用同时水汽蒸馏 - 萃取法提取的甘肃产松潘乌头根挥发油的主要成分为：4-

特丁基苯酚（27.03%）、2- 戊基呋喃（14.59%）、十一酸 -2,3- 二羟基丙酯（8.36%）、乙酸（5.88%）、9,15- 二烯 – 硬脂酸甲酯（5.64%）、庚酸（5.60%）、2,3- 二氢苯并呋喃（5.41%）、2- 甲氧基苯酚（3.15%）、2- 羟甲基咪唑（1.92%）、2- 甲基 -3- 癸醇（1.42%）、癸酸 -2,3- 二羟基丙醇酯（1.28%）、己醛（1.24%）、糠醛（1.23%）、月桂酸（1.08%）等。

【性味与功效】味辛，苦，性热，有大毒。祛风除湿，散寒止痛，散瘀消肿。治风寒湿痹，肢节疼痛，牙痛，跌打损伤，痈疮肿毒，神经痛。

金牛七 ▼

> 【基源】毛茛科乌头属植物太白乌头 *Aconitum taipeicum* Hand.-Mazz. 的块根。

【形态特征】块根倒卵球形或胡萝卜形，长 1.5~3cm。茎高 35~60cm。叶片五角形，长 3.5~5.5cm，宽 5~7cm，三深裂至距基部 2.5~5mm 处，中央深裂片宽菱形，近羽状分裂。总状花序生茎及分枝顶端，有 2~4 花；苞片三裂或长圆形；小苞片线形；萼片蓝色，上萼片盔形；花瓣无毛。蓇葖长约 8mm；种子三棱形，只在一面密生横翅。9 月开花。

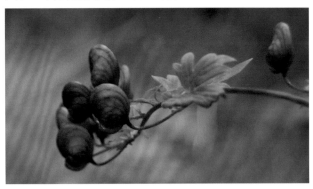

【习性与分布】生于海拔 2600~3400m 的高山草地。分布于陕西、河南。

【挥发油含量】超临界萃取的干燥根的得油率为 2.70%。

【芳香成分】王凯等（2010）用超临界 CO_2 萃取法提取的陕西秦岭产太白乌头干燥根挥发油的主要成分为：亚油酸（30.72%）、谷甾酮（17.46%）、棕榈酸（13.10%）、2,2′- 亚甲基二 (6- 叔丁基) 对酚（10.43%）、7- 十四醛（7.17%）、邻苯二甲酸二异辛基酯（3.52%）、

硬脂酸（2.71%）、二十四烷（2.15%）等。徐颖等（2008）用甲醇浸提、石油醚萃取法提取的陕西太白山产太白乌头干燥子根和母根挥发油的主要成分为：十六烷酸（12.08%）、豆甾 -4- 烯 -3- 酮 (10.18%)、1- 亚油酸单甘油酯 (8.96%)、(顺，顺)-9,12- 十八二烯酸（8.05%）、2- 羟甲基 -2- 硝基 -1,3- 丙二醇（7.71%）、顺 -9- 十六碳烯醛（6.53%）、5- 羟甲基 -2- 呋喃甲醛（5.97%）、(顺，顺)-9,12- 十八二烯酸甲酯（5.95%）、2,5- 双 (对氟苯基)-3,6- 二苯基吡嗪（5.74%）、2- 棕榈酸单甘油酯（5.09%）、(顺，顺，顺)-9,12,15- 十八碳三烯酸甲酯（4.00%）、十六烷酸甲酯（3.86%）、(顺，顺，顺)-1- 羟甲基 -2 羟基 -9-(2- 己烯亚基环丙基) 壬酸乙酯（3.33%）、D- 阿洛糖（1.24%）等。

【性味与功效】味辛、苦，性温，有大毒。祛风除湿，活血散瘀，消肿止痛。治风寒湿痹，筋骨疼痛，跌打损伤，瘀血肿痛，劳伤，痈肿疗毒，无名肿毒。

雪上一枝蒿 ▼

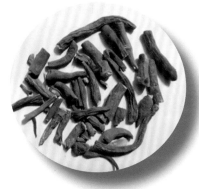

> 【基源】毛茛科乌头属植物铁棒锤 *Aconitum pendulum* Busch 的块根。

【形态特征】块根倒圆锥形。茎高 26~100cm，中部以上密生叶。叶片宽卵形，长 3.4~5.5cm，宽 4.5~5.5cm，小裂片线形。顶生总状花序有 8~35 朵花；下部苞片叶状，上部苞片线形；小苞片披针状线形；萼片黄色，常带绿色，有时蓝色，上萼片船状镰刀形或镰刀形，侧萼片圆倒卵形，下萼片斜长圆形；花瓣向后弯曲。蓇葖长 1.1~1.4cm；种子倒卵状三棱形。7~9 月开花。

【习性与分布】生于海拔 2800~4500m 的山地草坡或林边。耐旱、喜凉、怕积水。分布于西藏、云南、四川、青海、甘肃、陕西、河南。

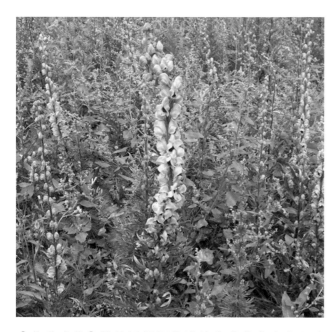

【芳香成分】铁棒锤根挥发油的主成分多为十六酸（9.09%~24.69%），也有主成分不同的报告。王凯等（2009）用水蒸气蒸馏法提取的陕西太白山产铁棒锤根挥发油的主要成分为：十六酸(9.09%)、2-乙氧基-3-氯丁烷（8.12%）、6-氧杂-硫代-辛烯酸(7.85%)、苯甲醛（3.21%）、苯胺（3.16%）、2,4,6-三甲基癸烷(2.20%)、2,6-二甲基癸烷（1.98%）、十九烷（1.78%）、1,2-邻苯二甲酸二(2-甲丙基)酯（1.50%）、5-(1-乙氧基-乙氧基)-4-甲基-2-己烯醛（1.37%）、二十烷（1.37%）、十四酸（1.33%）、二丁基邻苯二甲酸酯（1.33%）、1,2-邻苯二甲酸二异辛酯（1.31%）、二十一烷（1.28%）、十七烷（1.24%）、二十八烷（1.20%）、8-甲基十七烷（1.19%）、棕榈酸乙酯（1.19%）、4,6-二甲基十二烷（1.18%）、亚油酸（1.14%）、苯并噻唑（1.10%）、2-(2-丙烯基)-1,3-二恶茂烷（1.04%）、2,4-二(1,1-二甲乙基)-苯酚（1.01%）等。杨长花等（2017）用微波法提取的铁棒锤干燥块根挥发油的主要成分为：9,12-十八碳二烯酸（28.11%）、十六烷酸（21.98%）、2-乙氧基丙烷（10.50%）、2,2-二羟基丙二酸（4.26%）、1-乙氧基丙烷（3.69%）、2-乙氧基丁烷（2.99%）、N-叔丁基脲（2.41%）、1,2-二乙氧基乙烷（2.30%）、乙酸乙酯（2.05%）、二十烷酸（1.86%）、9-十八炔酸（1.63%）、1,2,3-丁三醇（1.56%）、9-十六烯酸（1.27%）、9,12,15-十八碳三烯酸（1.21%）、丙三醇（1.13%）等；用超声波法提取的铁棒锤干燥块根挥发油的主要成分为：8-环十五烯内酯（52.99%）、十六烷酸（14.91%）、1,1-二乙氧基乙烷（10.70%）、甲苯（5.80%）、9,12,15-十八烷三烯酸（3.49%）、

13-甲基-2,11-羰基氧杂十四环（3.18%）、9-十六碳烯酸（2.09%）等。

【性味与功效】味苦、辛，性温，有大毒。祛风除湿，活血止痛。治风湿骨痛，跌打损伤，肢体疼痛，牙痛，疮疡肿毒，癌性疼痛。

九节菖蒲 ▼

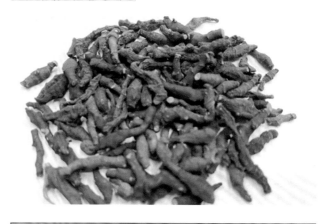

【基源】毛茛科银莲花属植物阿尔泰银莲花 *Anemone altaica* Fisch. 的根茎。

【形态特征】植株高 11~23cm。根状茎横走或稍斜。基生叶 1 或不存在；叶片薄草质，宽菱形或宽卵形，长 2.4~6.5cm，宽 2.5~7.5cm，三全裂。花葶近无毛；苞片 3，萼片 8~9，白色，倒卵状长圆形或长圆形，长 1.5~2cm，宽 3.5~7mm；心皮 20~30，子房密被柔毛，花柱短，柱头小。瘦果卵球形，长约 4mm，有柔毛。3 月至 5 月开花。

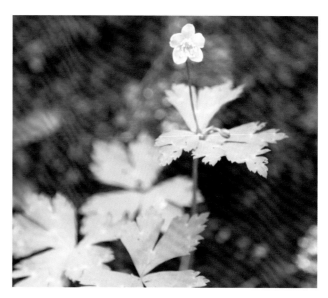

【习性与分布】生于海拔 1200~1800m 的山地谷中林下，潜丛中或沟边。分布于湖北、河南、陕西、山西。

【挥发油含量】水蒸气蒸馏的干燥根茎的得油率为 0.01%。

【芳香成分】阿尔泰银莲花根茎挥发油的主成分为亚油酸（45.21%~55.49%），也有主成分不同的报告。林双峰（2002）用水蒸气蒸馏法提取的广西产阿尔泰银莲花干燥根茎挥发油的主要成分为：亚油酸（50.17%）、十六酸（35.02%）、十五酸（2.18%）、油酸（1.53%）、十七酸（1.22%）等。冯学锋（1998）用水蒸气蒸馏法提取的阿尔泰银莲花干燥根茎挥发油的主要成为：雪松醇（23.69%）、9,12-十八碳二烯酸（14.93%）、β-桉叶醇（8.49%）、十六烷酸（4.77%）、榄香醇（2.80%）、十五烷酸（1.50%）等。

【性味与功效】味辛，性温。化痰开窍，安神，宣湿醒脾，解毒。治热病神昏，癫痫，气闭耳聋，多梦健忘，胸闷腹胀，食欲不振，风湿痹痛，痈疽，疥癣。

打破碗花花

【基源】毛茛科银莲花属植物打破碗花花 *Anemone hupehensis* Lem. 的根或全草。全草的芳香成分未见报道。

【形态特征】植株高 20~120cm。根状茎斜或垂直。基生叶 3~5，通常为三出复叶；小叶片卵形，长

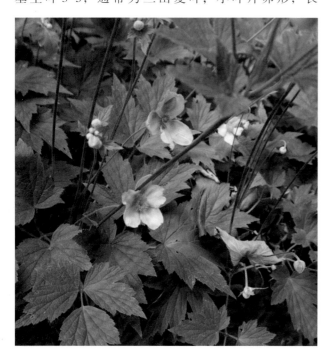

4~11cm，宽 3~10cm，边缘有锯齿；叶柄基部有短鞘。花葶直立；聚伞花序 2~3 回分枝，有较多花；苞片 3，为三出复叶，似基生叶；萼片 5，紫红色或粉红色，倒卵形，长 2~3cm，宽 1.3~2cm；花药黄色；柱头长方形。聚合果球形；瘦果长约 3.5mm。7 月至 10 月开花。

【习性与分布】生于海拔 400~1800m 的低山或丘陵的草坡或沟边。喜凉爽温暖气候。耐寒，喜潮湿，喜光。分布于四川、陕西、湖北、贵州、云南、广西、广东、江西、浙江。

【芳香成分】李香等（2015）用顶空固相微萃取法提取的贵州贵定产打破碗花花新鲜根挥发油的主要成为：3-甲基丁醛（13.69%）、2-甲基丁醛（11.34%）、3-甲基丁醇（9.20%）、3-辛酮（6.37%）、十九烷（5.95%）、二十一烷（5.15%）、2-甲基丁醇（4.92%）、2-正戊基-呋喃（4.86%）、1-己醇（4.21%）、乙醛（3.43%）、异丁醛（2.41%）、二甲基硫醚（2.27%）、顺式-3-乙烯醇（1.94%）、壬醛（1.89%）、苯乙醛（1.76%）、2-甲基-1-丙酮（1.28%）、5-甲基-2-己酮（1.07%）等；用同时蒸馏萃取法提取的新鲜根挥发油的主要成分为：豆甾-4-烯-3-酮（32.09%）、α-蒎烯（13.14%）、甲氧基-苯基-肟（5.00%）、柠檬烯（3.68%）、1,2,3,4-四羟基-2,2,5,7-四甲基萘（3.60%）、28-降齐墩果-17-烯-3-酮（3.55%）、豆甾醇（3.32%）、1,4,6-三甲基萘（3.31%）、E-罗勒烯（3.14%）、甘油三癸酸酯（3.10%）、穿贝海绵甾醇（2.75%）、邻苯二甲酸二异辛酯（2.46%）、1,1,6,8-四甲基-1,2-二氢萘（1.53%）等。

【性味与功效】味苦、辛，性平，有小毒。清热利湿，解毒杀虫，消肿散瘀。治痢疾，泄泻，疟疾，蛔虫病，疮疖痈肿，瘰疬，跌打损伤。

猫人参

【基源】猕猴桃科猕猴桃属植物对萼猕猴桃 *Actinidia valvata* Dunn 的根。

【形态特征】中型落叶藤本；着花小枝淡绿色，长 10~15cm。叶近膜质，阔卵形至长卵形，长 5~13cm，宽 2.5~7.5cm；边缘有细锯齿。花序 2~3 花或 1 花单生；苞片钻形；花白色，径约 2cm；萼片 2~3 片，卵形至长方卵形，长 6~9mm；花瓣 7~9 片，长方倒卵形，长 1~1.5cm，宽 10~12mm。果成熟时橙黄色，卵珠状；

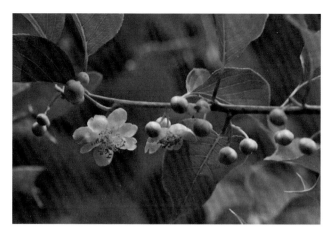

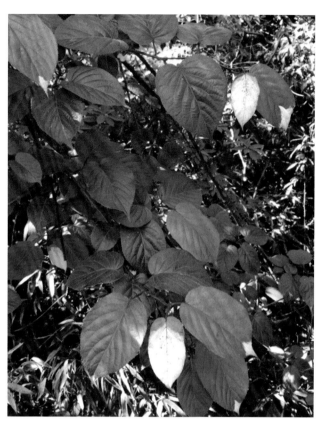

种子长 1.75~3.5mm。

【习性与分布】生于低山区山谷丛林中。较为耐旱。分布于安徽、浙江、江西、湖北、湖南等省。

【芳香成分】李玲等（2016）用顶空固相微萃取法提取的安徽产对萼猕猴桃干燥根挥发油的主要成分为：5-甲基-2-(1-甲基乙基)-2-环己烯-1-酮(14.78%)、糠醛（9.57%）、5-甲基-3-(1-甲基乙基 亚乙基)-4-己烯-2-酮(9.45%)、3,6-二甲基-2,3,3a,4,5,7a-六氢-苯并呋喃（8.22%）、肉豆蔻醚（7.37%）、1,3,4-三甲基-3-环己烯甲醛（4.86%）、β-石竹烯（3.45%）、β-环柠檬醛（2.94%）、5-甲基糠醛（2.16%）、2,2,3-三甲基-3-环己烯-1-甲醛（2.12%）、2-亚乙基-6-甲基-3,5-庚二烯醛（2.08%）、7-乙炔基-1,4a-二甲基-4a,5,6,7,8,8a-六氢-2(1H)-萘（2.04%）、β-桉叶烯（1.90%）、莳萝脑（1.89%）、2-异亚丙基-5-甲基-己-4-烯醛（1.61%）、3-丁基环己烯（1.42%）、桉叶-3,7(11)-二烯（1.31%）、癸醛（1.26%）、黏蒿三烯（1.22%）、壬醛（1.14%）等。

【性味与功效】味苦、涩，性凉。清热解毒，消肿。治呼吸道感染，白带，痈肿疮疖，麻风病。

狗枣猕猴桃根 ▼

【基源】猕猴桃科猕猴桃属植物狗枣猕猴桃 *Actinidia kolomikta* (Maxim. et Zucc.) Maxim. 的根。

【形态特征】大型落叶藤本。叶膜质或薄纸质，阔卵形至长方倒卵形，长 6~15cm，宽 5~10cm，边缘有单锯齿或重锯齿。聚伞花序，雄性的有花 3 朵，雌性的通常 1 花单生，苞片小，钻形。花白色或粉红色，芳香；萼片 5 片，长方卵形；花瓣 5 片，长方倒卵形；果柱状长圆形、卵形或球形，成熟时淡橘红色。种子长约 2mm。花期 5 月下旬 -7 月初，果熟期 9~10 月。

【习性与分布】生于海拔 800~2900m 的山地混交林或杂木林中的开旷地。分布于黑龙江、吉林、辽宁、河北、四川、云南。

【挥发油含量】水蒸气蒸馏的阴干根的得油率为 0.10%。

【芳香成分】李平亚等（1988）用乙醇萃取法提取的吉林抚松产狗枣猕猴桃阴干根挥发油的主要成分为：11,14,17-二十碳三烯酸甲基酯（33.70%）、十七碳烷（21.20%）、2-甲基十六烷甲酯（17.50%）、2,4,6-三甲基辛烷（4.95%）、正十四碳烷（3.56%）、2,7-二甲基辛烷（3.39%）、吡啶（2.89%）、4,7-二甲基十一烷（2.85%）、3,8-二甲基十一烷（2.19%）、4,6,10,14-四甲基十六烷酸（2.11%）、二丁基-1,2-苯二羧酸二甲酯（1.75%）、2,4-二甲基十一烷（1.08%）等。

【性味与功效】味苦、涩，性寒。清热解毒，活血消肿，祛风利湿。治风湿性关节炎，跌打损伤，丝虫病，肝炎，痢疾，淋巴结结核，痈疖肿毒，癌症。

毛冬瓜 ▼

【基源】猕猴桃科猕猴桃属植物毛花猕猴桃 *Actinidia eriantha* Benth. 的根及根皮。

【形态特征】大型落叶藤本；小枝、叶柄、花序和萼片密被乳白色或淡污黄色绒毛；多分枝。叶软纸质，卵形，长 8~16cm，宽 6~11 cm，边缘具硬尖小齿。聚伞花序 1~3 花；苞片钻形；花直径 2~3cm；萼片 2~3 片，淡绿色，瓢状阔卵形；花瓣顶端和边缘橙黄色，中央和基部桃红色，倒卵形。果柱状卵珠形；种子纵径 2mm。花期 5 月上旬 -6 月上旬，果熟期 11 月。

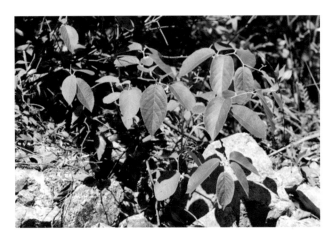

【习性与分布】生于海拔 250~1000m 的山地上的高草灌木丛或灌木丛林中。喜凉爽、湿润的气候。分布于浙江、福建、江西、湖南、贵州、广东、广西等省区。

【挥发油含量】水蒸气蒸馏的阴干根的得油率为 0.06%。

【芳香成分】郭维等（2009）用水蒸气蒸馏法提取的江西玉山产毛花猕猴桃阴干根挥发油的主要成分为：τ- 衣兰油醇(13.28%)、库贝醇(8.98%)、1-[2- 羟基 -4-甲氧基苯基]- 乙酮（7.50% ）、1,2,4a,5,8,8a- 六氢 -4,7-二甲基 --1-[1- 甲基 - 乙基] 萘（7.20% ）、α- 杜松醇（5.39% ）、四 [1- 甲基乙烯]- 环丁烷（3.72% ）、[1R-(1 α ,4 β ,4a β ,8a β)]-1,2,3,4,4a,7,8,8a- 八氢 -1,6-二甲基 -4-[1- 甲基 - 乙基]-1- 萘醇（3.55% ）、(-)-斯巴醇（3.49% ）、正十六酸（3.04% ）、(Z,Z,Z)- 十八碳三烯酸 -2,3- 二羟基丙基酯（2.88% ）、2,6,10- 三甲基 -十四烷（2.64% ）、3,4- 二氢 -8- 羟基 -3- 甲基 -1H-2-苯并吡喃 -1- 酮（2.43% ）、石竹烯氧化物（2.22% ）、1,6- 二甲基 -4 [1- 甲基乙基] 萘（2.11% ）、(Z,Z)-

9,12- 十八碳二烯酸（1.97% ）、苯甲醇（1.92% ）、苯乙醇（1.83% ）、8- 丙氧基 - 柏木烷（1.78% ）、龙脑(1.72%)、5- 乙基 -2- 甲基 - 吡啶(1.32%)、1,2-二甲氧基 -4-[2- 丙烯基] 苯（1.27% ）、2,6,11- 三甲基十二烷（1.20% ）、异香树烯环氧化合物（1.17% ）、4-甲基 -1-[1- 甲基乙基]-3- 环己烯 -1- 醇（1.12% ）、蓝桉醇（1.08% ）、丁子香酚（1.08% ）、1,2,4a,5,6,8a-六氢 -4,7- 二甲基 -1-[1- 甲基 -(1 α ,4a, α , 8a α)] 萘（1.04% ）、十八酸（1.04% ）、香草醛（1.02% ）等。

【性味与功效】味淡、微辛，性寒。解毒消肿，清热利湿。治热毒痈肿，乳痈，肺热失音，湿热痢疾，淋浊，带下，风湿痹痛，胃癌，食管癌，乳癌，跌打损伤。

美味猕猴桃 ▼

【基源】猕猴桃科猕猴桃属植物美味猕猴桃 *Actinidia deliciosa* C. F. Liang et A. R. Ferguson 的根、果实。

【形态特征】大型落叶藤本。叶膜质或薄纸质，卵形，边缘有锯齿，上部往往变为白色，后渐变为紫红色，腹面散生软弱的小刺毛。聚伞花序，雄性的有花 3 朵，雌性的通常 1 花单生，苞片钻形，花白色或粉红色，芳香，萼片长方卵形，边缘有睫状毛；花瓣长方倒卵形。果柱状长圆形，果皮成熟时淡橘红色。5 月下旬 -7 月初开花，9~10 月果熟。

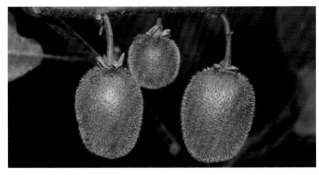

【习性与分布】生于山地混交林或杂木林中的开旷地、山谷灌丛中，海拔 500~1500m。阳性树种，耐半阴。喜阴凉湿润环境，怕旱、涝、风。耐寒，不耐早春晚霜。分布于湖南、湖北、广西、江西、陕西、云南、贵州、四川、河南、甘肃等省区。

【挥发油含量】水蒸气蒸馏的阴干根的得油率为 0.05%。

【芳香成分】根：甄汉深等（2008）用水蒸气蒸馏法

提取的广西桂林产美味猕猴桃阴干根挥发油的主要成分为：2,4-双(1,1-二甲基)苯酚（15.04%）、3-(4-甲氧苯基)-2-丙烯酸乙酯（12.76%）、(Z)-9-十八碳烯酸甲酯（10.73%）、八甲基环戊硅烷（10.20%）、十甲基环戊硅烷（9.56%）、(Z,Z)-9,12-十八碳二烯酸甲酯（9.53%）、14-甲基十五酸（5.80%）、1,5-联二苯-2H-1,2,4-三唑啉-3-硫酮（3.79%）、4-[3-(三甲氧硅烷基)丙基]吗啉（3.21%）、十八碳烯酸甲酯（2.02%）、十五烷（1.61%）、二十五烷（1.52%）、6,10-二甲基-2-十一烷酮（1.09%）等。梁洁等（2007）用石油醚(30-60℃)冷浸法提取的广西桂林产美味猕猴桃阴干根挥发油的主要成分为：十六烷酸乙酯（21.67%）、十八烷酸乙酯（19.30%）、亚油酸乙酯（13.71%）、乙基油酸酯（9.88%）、正十六烷酸（5.89%）、二十烷酸乙酯（4.58%）、9-烯十八酸（2.91%）、十七烷酸乙酯（2.84%）、亚油酸（1.57%）、双(2-乙基己基)邻苯二甲酸酯（1.42%）、二十七烷（1.37%）、十八烷酸-9-甲基甲酯（1.05%）等。
果实：谭皓等（2006）用顶空固相微萃取法提取的湖南湘西产美味猕猴桃‘金魁’果实挥发油的主要成分为：乙醇（27.83%）、(E)-2-己烯醛（17.14%）、丁酸乙酯（16.88%）、乙酸乙酯（7.35%）、己醇（7.15%）、苯甲酸乙酯（2.98%）、苯乙烯（2.90%）、(E,E)-2,4-己二烯醛（2.61%）、(E)-2-己烯醇（2.59%）、甲基肼（2.48%）等。李盼盼等（2016）用顶空固相微萃取法提取的浙江泰顺产‘布鲁诺’美味猕猴桃新鲜果实挥发油的主要成分为：2-己烯醛（44.62%）、2-己烯醇（11.81%）、壬醛（5.22%）、硬脂酸（4.73%）、棕榈酸（3.84%）、己醛（2.32%）、里哪醇（1.63%）、2-烯-癸酮（1.57%）、癸醛（1.55%）、丁酸-2-己烯酯（1.38%）、1,7,7-三甲基-双环[2,2,1]-七碳-2-烯（1.37%）、2-烯-壬醛（1.28%）、水杨酸三甲环己酯（1.21%）、辛醛（1.19%）等。

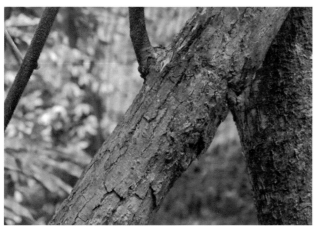

【性味与功效】根、根皮：味苦、涩，性寒。清热解毒，活血消肿，祛风利湿。治风湿性关节炎，跌打损伤，丝虫病，肝炎，痢疾，淋巴结结核，痈疖肿毒，癌症。果实：味酸、甘，性寒。调中理气，生津润燥，解热除烦。治消化不良，食欲不振，呕吐，烧、烫伤。

猕猴梨根 ▼

【基源】猕猴桃科猕猴桃属植物软枣猕猴桃 *Actinidia arguta* (Sieb. et Zucc.) Planch. 的根。

【形态特征】大型落叶藤本。叶膜质或纸质，近圆形，长6~12cm，宽5~10cm，边缘具繁密的锐锯齿。花序腋生或腋外生，为1~2回分枝，1~7花，苞片线形。花绿白色或黄绿色，芳香，直径1.2~2cm；萼片4~6枚；卵圆形至长圆形；花瓣4~6片，楔状倒卵形或瓢状倒阔卵形。果圆球形至柱状长圆形，成熟时绿黄色或紫红色。种子纵径约2.5mm。

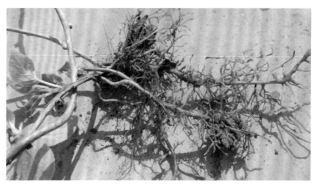

【习性与分布】生于阴坡的针、阔混交林和杂木林中。喜凉爽、湿润的气候。分布于黑龙江、吉林、辽宁、山东、山西、河北、河南、安徽、浙江、云南等省区。

【挥发油含量】水蒸气蒸馏的根的得油率为0.17%。

【芳香成分】杨宗辉等（2000）用水蒸气蒸馏法提取的吉林磐石产软枣猕猴桃根挥发油的主要成分为：2,6,10-三甲基十二烷（25.60%）、十五烷酸甲酯（11.00%）、十四烷（9.17%）、十七烷（7.07%）、门冬氨酸（3.61%）、2,4,6-三甲基癸酸（2.62%）、3,7-二甲基-1,8-壬二烯（2.56%）、十四烷醇（1.56%）、8-甲基十七烷（1.22%）、十二烷（1.10%）等。

【性味与功效】味淡、微涩，性平。清热利湿，祛风除痹，解毒消肿，止血。治黄疸，消化不良，呕吐，风湿痹痛，消化道癌肿，痈疡疮疖，跌打损伤，外伤出血，乳汁不下。

猕猴梨叶 ▼

【基源】猕猴桃科猕猴桃属植物软枣猕猴桃 Actinidia arguta (Sieb. et Zucc.) Planch. 的叶。

【形态特征】同猕猴梨根。

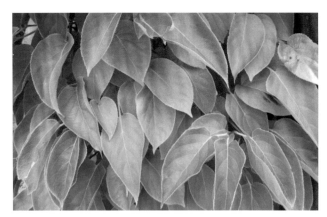

【习性与分布】同猕猴梨根。

【挥发油含量】水蒸气蒸馏的干燥叶的得油率为0.02%。

【芳香成分】常晓丽等（1991）用水蒸气蒸馏法提取的吉林抚松产软枣猕猴桃干燥叶挥发油的主要成分为：4-甲氧基丁酸甲酯（93.51%）、2-羟基-丙酸（4.81%）等。

【性味与功效】味甘，性平。止血。治外伤出血。

软枣子 ▼

【基源】猕猴桃科猕猴桃属植物软枣猕猴桃 Actinidia arguta (Sieb. et Zucc.) Planch. 的果实。

【形态特征】同猕猴梨根。

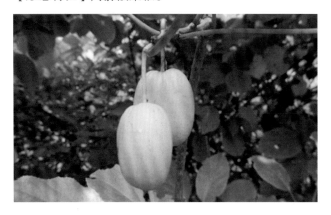

【习性与分布】同猕猴梨根。

【芳香成分】杨明非等（2006）用连续蒸馏法提取的吉林磐石产软枣猕猴桃果实挥发油的主要成分为：丁酸乙酯（86.89%）、2-烯己醛（3.39%）、乙酸乙酯（2.26%）、苯甲酸乙酯（2.08%）、己醇（1.96%）等。辛广等（2009）用顶空固相微萃取法提取的辽宁鞍山产软枣猕猴桃果实挥发油的主要成分为：1-甲基-4-(1-甲基亚乙基)环己烯（42.90%）、丁酸乙酯（13.79%）、苯甲酸乙酯（4.15%）、乙醇（3.92%）、β-月桂烯（3.51%）、D-柠檬烯（3.41%）、α-松油醇（1.56%）、4-甲基-1-(1-甲乙基)-3环己烯-1-醇（1.50%）等。杨婧等（2012）用同时蒸馏萃取法提取的辽宁鞍山产软枣猕猴桃新鲜果实挥发油的主要成分为：糠醛（11.06%）、(E)-2-己烯醛（9.29%）、棕榈酸（8.52%）、正己醇（6.07%）、1-甲基-4-(1-甲基亚乙基)环己烯（2.97%）、(E)-2-己烯-1-醇（2.47%）、苯乙醛（1.66%）、1-甲基-4-(1-甲基乙烯基)苯（1.60%）、(Z,Z,Z)-9,12,15-十八烷三烯酸乙酯（1.57%）、α,α,4-三甲基-3-环己烯-1-甲醇（1.56%）、(E)-3-己烯-1-醇（1.12%）等。吴优等（2018）用水蒸气蒸馏法提取的辽宁沈阳产软枣猕猴桃新鲜果实挥发油的主要成分为：氯苯（15.11%）、乙酸丁酯（14.05%）、1,3-二甲基苯（12.50%）、邻二甲苯（9.61%）、五十四烷（6.48%）、2,2,3,3-四甲基己烷（3.92%）、1,2,3,4-四甲基苯（3.52%）、对二甲苯（3.46%）、己基壬酯亚硫酸（2.01%）、2-环己基二十烷（1.99%）、1,2,3,5-四氯苯（1.50%）、1-乙基3,5-二甲基苯（1.45%）、2,3-二氢-4-甲基-1H-茚（1.10%）等。

【性味与功效】味甘、微酸，性微寒。滋阴清热，除烦止渴，通淋。治热病津伤，阴血不足，烦渴引饮，砂淋，石淋，维生素C缺乏症，牙龈出血，肝炎。多作滋补营养剂。

猕猴桃 ▼

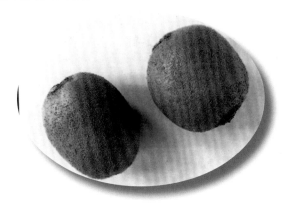

【基源】猕猴桃科猕猴桃属植物中华猕猴桃 *Actinidia chinensis* Planch. 的果实。

【形态特征】大型落叶藤本。叶纸质，近圆形，长 6~17cm，宽 7~15cm，边缘具睫状小齿。聚伞花序 1~3 花；苞片小，卵形或钻形；花初放时白色，后变淡黄色，有香气，直径 1.8~3.5cm；萼片 3~7 片，卵状长圆形；花瓣 3~7 片，阔倒卵形，有短距。果黄褐色，近球形，长 4~6cm，被茸毛、长硬毛，具小而多的淡褐色斑点；宿存萼片反折；种子纵径 2.5mm。

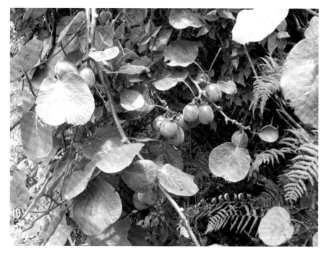

【习性与分布】生于海拔 200~1850m 的山林中，一般多出现于高草灌丛、灌木林或次生疏林中。喜生于温暖湿润，背风向阳环境。喜光，略耐阴。喜温暖气候，不耐涝。分布于陕西、湖北、湖南、河南、安徽、江苏、浙江、江西、福建、广西、广东等省区。

【芳香成分】中华猕猴桃果实挥发油的第一主成分多为十六酸（20.03%~22.02%），也有主成分不同的报告。涂正顺等（2001）用溶剂萃取法提取的江西奉新产'魁蜜'中华猕猴桃食用期果实挥发油的主要成分为：十六酸（20.03%）、(Z,Z,Z)-9,12,15-三烯十八酸甲酯（16.03%）、(E)-2-己烯醛（12.99%）、羟基-6-胞嘧啶（11.14%）、(Z,E)-4,8,12-三甲基-3,7,11-三烯十三酸甲酯（10.67%）、(E,E)-2,4-庚二烯醛（5.66%）、己醛（3.04%）、(Z)-2-庚烯醛（2.67%）、(E)-2-丁烯醛（2.52%）、(E,E)-1,3,6-辛三烯（2.47%）、(E)-2-癸烯醛（2.00%）、2,5,5-三甲基-1,6-庚二烯（1.00%）等。陈雪等（1995）用连续蒸馏萃取法提取的贵州贵阳产中华猕猴桃新鲜果肉挥发油的主要成分为：丁酸乙酯（37.17%）、丁酸甲酯（9.91%）、甲酸丁酯（9.38%）、反-2-己烯醇（7.98%）、2-己烯醛（4.93%）、糠

醛（3.97%）、邻苯二甲酸二丁酯（2.80%）、己醇（2.78%）、丁酸丁酯（2.57%）、己酸乙酯（2.12%）、反-氧化芳樟醇（2.02%）、异丁醇（2.01%）、顺-氧化芳樟醇（1.25%）等。

【性味与功效】味酸、甘，性寒。解热，止渴，健胃，通淋。治烦热，消渴，肺热干咳，消化不良，湿热黄疸，石淋，痔疮。

樟木钻 ▼

【基源】木兰科八角属植物红花八角 *Illicium dunnianum* Tutch. 的根、树皮。根的芳香成分未见报道。

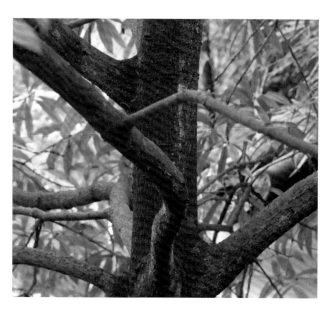

【形态特征】灌木，通常高 1~2m。叶密集生近枝顶，3~8 片簇生，或假轮生，薄革质，狭披针形，长 5~12cm，宽 0.8~2.7cm，下延至叶柄成明显狭翅。花单生于叶腋或 2~3 朵簇生于枝梢叶腋；花被片 12~20，粉红色到红色、紫红色。果较小，蓇葖通常 7~8 枚。种子较小，长 4~5mm，宽 2.5~3.3mm，厚 1.7~2.2mm。花期 3~7 月，果期 7~10 月，也有的花期 10~11 月。

【习性与分布】生于海拔 400~1000m 的河流沿岸、山谷水旁、山地林中、湿润山坡或岩石缝中。分布于福建、湖南、广东、广西、贵州等省区。

【挥发油含量】乙醇回流法提取的干燥树皮的得油率为 0.17%。

【芳香成分】陈岚等（2015）用乙醇回流法提取的广

西麻栗坡产红花八角干燥树皮挥发油的主要成分为：6-(2-丙烯)-1,3-二氧苯-5-醇（27.48%）、2-烯丙基芝麻酚（10.08%）、榄香烯（5.16%）、2,5-二甲基吡嗪（4.78%）、τ-杜松醇（4.07%）、α-杜松醇（3.50%）、δ-杜松醇（1.82%）、十六烷酸甲酯（1.59%）、γ-谷甾醇（1.13%）等。

【性味与功效】味苦、辛，性温，有毒。祛风止痛，散瘀消肿。外用治风湿骨痛，跌打损伤，骨折。

β-蒎烯（3.87%）、桃金娘醇（3.13%）、乙酸龙脑酯+桃金娘醛（3.06%）、1,8-桉叶油素（2.61%）、3,4-二甲基苯乙烯（1.77%）、月桂烯（1.62%）、松油醇-4+珂玵烯（1.44%）、芳樟醇（1.13%）、α-松油醇（1.09%）等。

【性味与功效】味辛，性温。温阳散寒，理气止痛，健胃止呕。治寒疝腹痛，肾虚腰痛，胃寒呕吐，脘腹冷痛，疝气痛，干、湿脚气等。

文山八角 ▼

【基源】木兰科八角属植物文山八角 *Illicium tsaii* A. C. Smith 的果实。

小花八角 ▼

【基源】木兰科八角属植物小花八角 *Illicium micranthum* Dunn 的全株。

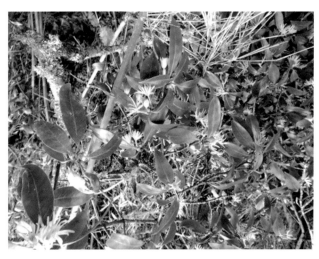

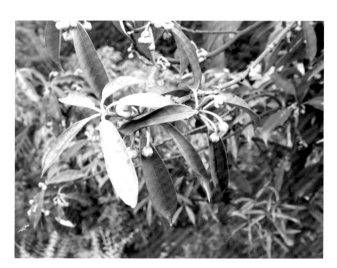

【形态特征】灌木或乔木，高3~10m。叶互生或在枝条顶端聚生，近革质，长圆状披针形，长5~9cm，宽1.5~3cm。花芳香，在小枝顶端腋生；花被片16~19片，白色，狭长圆状椭圆形，长8~12mm，宽2.5~4.5mm，最内的3~9片披针状舌形；雄蕊12~13枚，花丝舌状，花柱钻形。聚合果直径3.2cm，蓇葖6~8，较细瘦。花期2月，果期9月。

【习性与分布】生于海拔1800~2000m的林中或沟边。分布于云南。

【挥发油含量】水蒸气蒸馏的果实的得油率为1.40%。

【芳香成分】杨春澍等（1992）用水蒸气蒸馏法提取的云南文山产文山八角果实挥发油的主要成分为：柠檬烯（21.23%）、反式-松香芹醇（5.89%）、(-)-藏茴香酮（4.72%）、甲基苯乙酮+反式-香芹醇+对聚伞花素-α-醇（4.51%）、α-蒎烯（4.37%）、

【形态特征】灌木或小乔木，高可达10m，但通常较小。叶不整齐地互生或近对生或3~5片簇生在梢上，革质，倒卵状椭圆形或披针形，长4~11cm，宽1.3~4cm。花很小，芳香，在叶腋单生或几朵在近顶端成假轮生，幼花带绿白色，但花被片成红色，橘红色；花被片14~21片。蓇葖6~8枚，直径1.7~2.1cm，尖头短。种子长4.5~5mm。花期4~6月，果期7~9月。

【习性与分布】生于海拔500~2600m的灌丛或混交林内、山涧、山谷疏林、密林中或峡谷溪边。分布于湖北、湖南、广东、云南、广西、四川、贵州。

【挥发油含量】水蒸气蒸馏的新鲜叶的得油率为0.50%

【芳香成分】张俊巍等（1994）用水蒸气蒸馏法提取的贵州正安产小花八角新鲜叶挥发油的主要成分为：1,8-桉叶油素（19.24%）、β-侧柏烯（12.25%）、

α-松油烯（11.80%）、4-香芹蓝烯醇（7.64%）、△3-莳烯（3.67%）、α-蒎烯（3.57%）、β-蒎烯（3.57%）、桃金娘烯醇醛（2.87%）、桃金娘烯醛（2.75%）、β-杜松烯（2.60%）、间伞花烃（1.96%）、α-广藿香烯（1.66%）、α-榄香醇（1.56%）、2,4-二甲基-苯乙酮（1.56%）、金合欢醇（1.05%）等。

【性味与功效】味辛、微苦，性温。温中散瘀，祛瘀止痛。治胃痛，跌打损伤，胸腹气痛。

土大香

【基源】木兰科八角属植物云南八角（野八角）*Illicium simonsii* Maxim. 的成熟果实或叶。叶的芳香成分未见报道

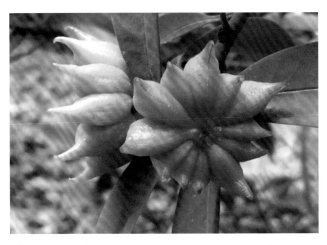

【形态特征】乔木，高达9m。叶近对生或互生，有时3~5片聚生，革质，披针形至椭圆形，通常长5~10cm，宽1.5~3.5cm。花芳香，淡黄色，有时为奶油色或白色，或粉红色，腋生，常密集于枝顶端聚生；花被片18~23片，最外面的2~5片椭圆状长圆形，里面的花被片渐狭，最内的几片狭舌形。蓇葖8~13枚。种子灰棕色至稻秆色。花期几乎全年，果期6~10月。

【习性与分布】生于海拔1700~4000m的杂木林、灌丛中或开阔处，常生于山谷、溪流、沿江两岸潮湿处。分布于云南、四川、贵州。

【挥发油含量】水蒸气蒸馏的果实的得油率为0.40%~1.00%。

【芳香成分】野八角果实挥发油的主成分多为柠檬烯（24.90%~85.00%），也有主成分不同的报告。阮海星等（1996）用水蒸气蒸馏法提取的野八角干燥果实

挥发油的主要成分为：柠檬烯（85.00%）、异松油烯（3.06%）、二甲基苯乙烯（3.06%）、芳樟醇（1.08%）等。杨春澍等（1992）用水蒸气蒸馏法提取的四川南川产野八角果实挥发油的主要成分为：反式-石竹烯（11.11%）、柠檬烯（5.70%）、(-)-藏薄荷酮（4.01%）、反式-β-金合欢烯（2.74%）、蛇麻烯（2.01%）、芳樟醇（1.41%）、松油醇-4（1.32%）、α-松油醇（1.32%）、香叶烯+β-侧柏烯（1.30%）、γ-杜松烯（1.05%）等。

【性味与功效】味辛，性热，有大毒。生肌杀虫。外用治疮疡久溃，疥疮。

中缅八角

【基源】木兰科八角属植物中缅八角*Illicium burmanicum* Wils. 的果实、树皮、根。树皮、根的芳香成分未见报道。

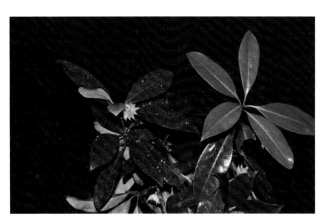

【形态特征】灌木或乔木，高4~12m。叶4~10片簇生在小枝顶端，纸质，长圆状披针形至倒卵状长圆形，长7~12cm，宽2.5~4.5cm。花白色多少带紫色，芳香，腋生；花被片20~27，纸质，具密的透明腺体，椭圆形或长圆状椭圆形，中层花被片最大，长圆状倒卵形，最内层花被片渐变短，较窄。蓇葖8~10枚。花期4~11月，果期8月。

【习性与分布】生于海拔2300~2700m的高山。分布于云南。

【挥发油含量】水蒸气蒸馏的果皮的得油率为0.60%。

【芳香成分】黄建梅等（1994）用水蒸气蒸馏法提取的云南怒江产中缅八角果皮挥发油的主要成分为：反式--金合欢烯（13.44%）、柠檬烯+-水芹烯+1,8-桉叶油素（12.78%）、芳樟醇（10.25%）、α-蒎烯

（6.92%）、α-松油醇（4.60%）、萜品烯醇（3.69%）、牻牛儿醛（2.31%）、牻牛儿醇乙酸酯（2.30%）、香叶烯（2.13%）、α-杜松萜醇（2.10%）、β-蒎烯（2.06%）、α-水芹烯（1.84%）、对-伞花烃（1.61%）、牻牛儿醇（1.60%）、γ-松油烯（1.53%）、乙酸龙脑酯（1.50%）、α-松油烯（1.33%）、α-雪松烯（1.27%）、橙花醛（1.18%）、异松油烯（1.13%）、δ-杜松烯（1.11%）、爱草脑（1.06%）等。

【性味与功效】味甘、辛，性温，有大毒。镇呕，行气止痛，生肌接骨。外用治疮疖，骨折。

白兰花 ▼

【基源】木兰科含笑属植物白兰 *Michelia alba* DC. 的花。

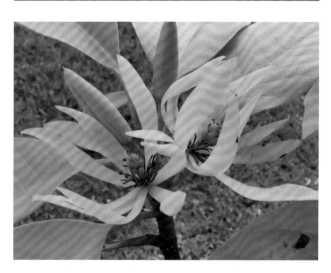

【形态特征】常绿乔木，高达17m；胸径30cm。叶薄革质，长椭圆形或披针状椭圆形，长10~27cm，宽4~9.5cm。花白色，极香；花被片10片，披针形，长3~4cm，宽3~5mm；雄蕊的药隔伸出长尖头；雌蕊群被微柔毛；心皮多数，通常部分不发育，成熟时随着花托的延伸，形成蓇葖疏生的聚合果；蓇葖熟时鲜红色。花期4~9月，夏季盛开，通常不结实。

【习性与分布】喜日照充足，温暖潮湿，通风良好的环境。不耐寒，不耐阴，怕高温和强光。不耐干旱和水涝。分布于福建、广东、广西、云南、四川等省区。

【挥发油含量】水蒸气蒸馏的花或花蕾的得油率为0.10%~0.79%；冷冻法提取的新鲜花蕾或花的得油率为0.10%~0.20%；有机溶剂萃取的花的得油率为0.22%~0.30%。

【芳香成分】白兰花挥发油的第一主成分多为芳樟醇（33.20%~76.29%），也有主成分不同的报告。黄相中等（2009）用水蒸气蒸馏法提取的云南昆明产白兰花挥发油的主要成分为：芳樟醇（62.95%）、丁香油酚甲醚（5.57%）、α-小茴香烯（5.16%）、反式罗勒烯（3.21%）、2,4-二异丙烯基-1-甲基-1-乙烯基环己烷（3.06%）、石竹烯（2.41%）、大根香叶烯D（2.11%）、芹子-6-烯-4-醇（1.35%）、橙花叔醇（1.27%）等。李晓颖等（2017）用顶空固相微萃取法提取的河北秦皇岛产白兰盛开期新鲜花挥发油的主要成分为：桉叶油素（18.09%）、β-蒎烯（18.07%）、香桧烯（14.06%）、α-蒎烯（11.38%）、β-月桂烯（7.45%）、γ-松油烯（6.83%）、d-柠檬烯（5.14%）、α-松油烯（5.10%）、邻伞花烃（5.08%）、萜品油烯（2.08%）、β-水芹烯（1.90%）、莰烯（1.22%）、α-水芹烯（1.20%）等。朱亮锋等（1984）用XAD-4憎水性树脂吸附法提取的广东广州产白兰新鲜花头香的主要成分为：d,l-α-甲基丁酸甲酯（43.59%）、丁酸甲酯（9.71%）、对-伞花烃（1.49%）等。谷风林等（2011）用乙酸乙酯为溶剂萃取的广西横县产白兰阴干花挥发油的主要成分为：丙酸乙酯（38.21%）、甲苯（34.52%）、芳樟醇（7.50%）、反式芳樟醇氧化物（3.47%）、环戊醇乙酯（1.97%）、2,2,3-三甲基丁烷（1.97%）、3-羟基-苯乙醛（1.95%）、乙酸戊酯（1.22%）等；冷冻白兰花挥发油的主要成分为：甲苯（66.88%）、芳樟醇（17.61%）、丙酸乙酯（6.36%）、乙酸戊酯（1.84%）、甲基环戊烷（1.40%）、苯乙醇（1.36%）等。

【性味与功效】味苦、辛，性微温。化湿，行气，止咳。治胸闷腹胀，中暑，咳嗽，前列腺炎，白带。

白兰花叶 ▼

【基源】木兰科含笑属植物白兰 *Michelia alba* DC. 的叶。

【形态特征】同白兰花。

【习性与分布】同白兰花。

【挥发油含量】水蒸气蒸馏的叶的得油率为0.20%~3.20%，亚临界萃取的干燥叶的得油率为0.79%。

【芳香成分】白兰叶挥发油的主成分为芳樟醇（62.15%~89.00%）。黄相中等（2009）用水蒸气蒸

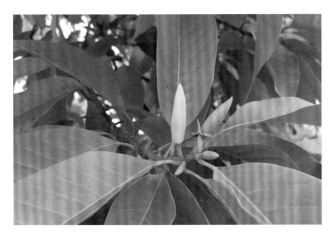

聚合果长 2~3.5cm；蓇葖卵圆形或球形，顶端有短尖的喙。花期 3~5 月，果期 7~8 月。

【习性与分布】生于阴坡杂木林中，溪谷沿岸尤为茂盛。喜光，耐半阴，忌强烈阳光直射，不耐干旱，怕积水，喜暖热潮湿气候。分布于广东、福建、广西、海南、云南。

【挥发油含量】水蒸气蒸馏的花的得油率为 0.08%~1.58%；超临界萃取的新鲜花的得油率为 3.75%。

【芳香成分】高华娟等（2009）用顶空固相微萃取法提取的福建福州产含笑花新鲜花蕾挥发油的主要成分为：2- 己烯酸乙酯（44.44%）、2,6- 二叔丁基 -4- 甲基苯酚（28.95%）、顺丁烯二酸二丁酯（14.44%）、辛酸丁酯（4.18%）、反 -2- 己烯酸丁酯（1.80%）、庚酸辛酯（1.36%）等。

【性味与功效】味苦、微涩，性平。祛瘀生新。治月经不调。

馏法提取的云南昆明产白兰阴干叶挥发油的主要成分为：芳樟醇（70.07%）、橙花叔醇（7.40%）石竹烯（4.41%）、异香树烯环氧化物（3.53%）、β - 荜澄茄烯（2.60%）、反式橙花醛（2.02%）、(+)-2- 莰酮（1.86%）、α - 荜草烯（1.78%）、α - 杜松醇（1.63%）、顺式橙花醛（1.32%）等。

【性味与功效】味苦、辛，性平。清热利尿，止咳化痰。治泌尿系感染，小便不利，支气管炎。

含笑花 ▼

【基源】木兰科含笑属植物含笑 *Michelia figo* (Lour.) Spreng. 的花蕾。

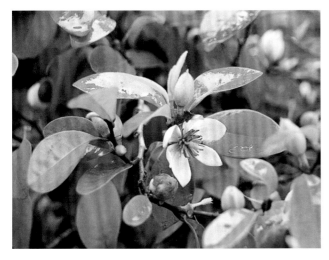

【形态特征】常绿灌木，高 2~3m；芽、嫩枝、叶柄、花梗均密被黄褐色绒毛。叶革质，狭椭圆形或倒卵状椭圆形，长 4~10cm，宽 1.8~4.5cm。花直立，长 12~20mm，宽 6~11mm，淡黄色而边缘有时红色或紫色，具甜浓的芳香，花被片 6，肉质，较肥厚，长椭圆形。

黄缅桂果 ▼

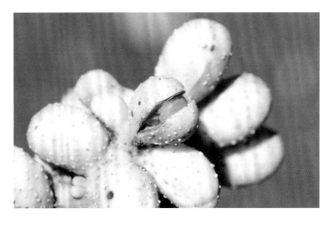

【基源】木兰科含笑属植物黄兰 *Michelia champaca* Linn. 的果实。

【形态特征】常绿乔木，高达 10 余米；芽、嫩枝、嫩叶和叶柄均被淡黄色的平伏柔毛。叶薄革质，披针状卵形或披针状长椭圆形，长 10~25cm，宽 4.5~9cm。花黄色，极香，花被片 15~20 片，倒披针形，长 3~4cm，宽 4~5mm。聚合果长 7~15cm；蓇葖倒卵状长圆形，长 1~1.5cm，有疣状凸起；种子 2~4 枚，有皱纹。花期 6~7 月，果期 9~10 月。

【习性与分布】喜温暖，潮湿，阳光充沛的气候，不耐寒，不耐阴，怕高温和强光。不耐碱土，不耐干旱，

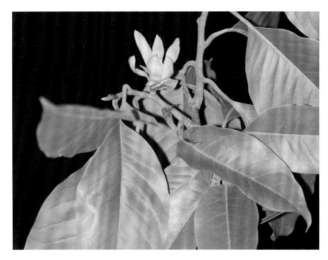

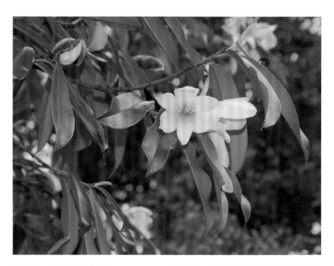

忌过于潮湿，尤忌积水。分布于西藏、云南、福建、台湾、广东、海南、广西。

【挥发油含量】同时蒸馏萃取的新鲜果实的得油率为0.32%。

【芳香成分】马惠芬等（2012）用同时蒸馏萃取法提取的云南昆明产黄兰新鲜果实挥发油的主要成分为：桉叶醇（13.22%）、α－荜澄茄烯（8.66%）、β－蒎烯（8.33%）、β－榄香烯（6.96%）、罗勒烯（6.85%）、二氧化柠檬烯（6.72%）、大牻牛儿烯B（6.34%）、石竹烯（5.52%）、桧萜（4.30%）、反式罗勒烯（3.66%）、α－蒎烯（3.28%）、β－月桂烯（3.27%）、α－珀珀烯－11－醇（2.86%）、β－芳樟醇（2.84%）、榄香烯（2.23%）、氧化芳樟醇（1.96%）、β－杜松烯（1.63%）、葎草烯（1.54%）、3-十七烯－5-炔（1.37%）、右旋柠檬烯（1.37%）、珀珀烯（1.36%）、茨烯（1.09%）等。

【性味与功效】味苦，性凉。健胃止痛。治消化不良，胃病。

黄心夜合 ▼

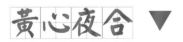

【基源】木兰科含笑属植物黄心夜合 *Michelia martinii* (Lévl.) Lévl. 的花。

【形态特征】乔木，高可达20m。叶革质，倒披针形或狭倒卵状椭圆形，长12~18cm，宽3~5cm。花淡黄色，芳香，花被片6~8片，外轮倒卵状长圆形，长4~4.5cm，宽2~2.4cm，内轮倒披针形，长约4cm，宽1.1~1.3cm；花丝紫色；雌蕊群淡绿色，心皮椭圆状卵

圆形。聚合果长9~15cm，扭曲；蓇葖倒卵圆形或长圆状卵圆形。花期一般2~3月，果期8~9月。

【习性与分布】生于海拔1000~2000m的林间。喜温暖阴湿环境。较耐寒。分布于河南、湖北、四川、贵州、云南。

【挥发油含量】水蒸气蒸馏的新鲜花的得油率为0.52%。

【芳香成分】徐植灵等（1989）用水蒸气蒸馏法提取的四川马边产黄心夜合干燥花蕾挥发油的主要成分为：β－榄香烯（10.00%）、β－蒎烯（9.54%）、对－聚伞花素（7.13%）、γ－荜澄茄烯（4.00%）、α－蒎烯（3.60%）、α－依兰油烯（3.10%）、喇叭醇（3.01%）、氧化石竹烯（3.00%）、δ－荜澄茄烯（2.44%）、萜品烯-4-醇（2.24%）、1,8-桉叶素（2.12%）、茨烯（2.02%）、δ－荜澄茄醇（2.01%）、β－桉叶醇（2.01%）、对伞聚花－α－醇（2.00%）、反式石竹烯（1.96%）、δ-3-蒈烯（1.88%）、γ－依兰油烯（1.18%）等。雷凌华等（2019）用水蒸气蒸馏法提取的贵州贵阳产黄心夜合新鲜花挥发油的主要成分为：桉叶油-4(14)－烯－11－醇（13.59%）、四甲基环癸二烯甲醇（12.79%）、γ－杜松烯（9.56%）、γ－桉叶油醇（8.76%）、表蓝桉醇（8.75%）、氧化石竹烯（5.71%）、十五烷（4.44%）、τ－杜松醇（4.29%）、α－芹子烯（3.81%）、匙叶桉油烯（3.57%）、愈创木醇（3.41%）、δ－杜松醇（3.18%）、马兜铃烯（2.66%）、(+)-喇叭烯（2.23%）、1-氧化双环外雪松烯（2.08%）、(14),11－桉叶二烯（1.69%）、2,4-二异丙烯基-1-甲基环己烷（1.63%）、3,4-二甲基-3-环己烯-1-甲醛（1.52%）、γ－榄香烯（1.31%）、大根香叶烯（1.22%）、δ－杜松烯（1.16%）等。

【性味与功效】味辛，性温。散风寒，通鼻窍，行气止痛。

深山含笑 ▼

【基源】木兰科含笑属植物深山含笑 *Michelia maudiae* Dunn 的花。

【形态特征】乔木，高达 20m；芽、嫩枝、叶下面、苞片均被白粉。叶革质，长圆状椭圆形，长 7~18cm，宽 3.5~8.5cm。佛焰苞状苞片淡褐色，薄革质，长约 3cm；花芳香，花被片 9 片，纯白色，基部稍呈淡红色，外轮的倒卵形，长 5~7cm，宽 3.5~4cm，内两轮则渐狭小；近匙形。聚合果长 7~15cm，蓇葖近卵圆形。种子红色，斜卵圆形。花期 2~3 月，果期 9~10 月。

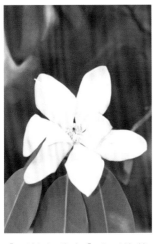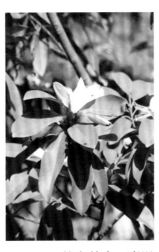

【习性与分布】生于海拔 600~1500m 的密林中。喜温暖、湿润环境，有一定耐寒能力。喜光，幼时较耐阴。抗干热。分布于湖南、广东、浙江、安徽、云南、贵州、江西、广西、福建等省。

【挥发油含量】水蒸气蒸馏的花的得油率为 0.18%。

【芳香成分】方小平等（2010）用水蒸气蒸馏法提取的贵州贵阳产深山含笑花挥发油的主要成分为：石竹烯氧化物（15.33%）、斯巴醇（12.79%）、桃金娘帖烯醛（4.99%）、表蓝桉醇（3.69%）、双环大根叶烯（3.66%）、β- 蒎烯（3.09%）、[S-(Z)]- 反 - 橙花叔醇（2.86%）、芫荽醇（2.70%）、莰烯（2.56%）、十六烷（2.56%）、龙脑（2.35%）、L- 松香芹醇（2.26%）、石竹烯（2.23%）、1,5,5,8- 四甲基 -12- 氧杂二环 [9.1.0] 十二烷 -3,7- 二烯（2.13%）、屈他雄酮（2.09%）、绿花白千层醇（2.02%）、2- 乙氧基丙烷（1.75%）、松香芹酮（1.60%）、β- 榄香烯（1.36%）、2- 亚甲基 -6,8,8- 三甲基 - 三环 [5.2.2.0^{1,6}] 十一烷 -3- 醇（1.33%）、香树烯（1.33%）、α- 蒎烯（1.32%）、2,6- 二甲基 -1,7- 辛二烯 -3- 醇（1.16%）、[1R-(1α,4β,4aβ,8aβ)]-1,2,3,4,4a,7,8,8a- 八氢 -1,6- 二甲基 -4-(1- 甲基乙基)-1- 萘（1.07%）、莘烯（1.04%）等。朱亮锋等（1993）用水蒸气蒸馏法提取的深山含笑新鲜花挥发油的主要成分为：1,8- 桉叶油素（40.13%）、β- 蒎烯（13.46%）、α- 松油醇（7.23%）、芳樟醇（5.44%）、松油醇 -4（4.03%）、莰烯（3.23%）、β- 石竹烯（2.76%）、樟脑（1.86%）、α- 蒎烯（1.85%）、γ- 榄香烯（1.33%）、龙脑（1.08%）等。

【性味与功效】味苦，性凉。活血化瘀，清热解毒，消炎，凉血。治跌打损伤，痈疮肿毒。

皮袋香（山辛夷）▼

【基源】木兰科含笑属植物云南含笑 *Michelia yunnanensis* Franch. ex Finet et Gagnep. 的花。

【形态特征】灌木，枝叶茂密，高可达 4m；芽、嫩枝、嫩叶上面及叶柄、花梗密被深红色平伏毛。叶革质，倒卵形至狭倒卵状椭圆形，长 4~10cm，宽 1.5~3.5cm。花白色，极芳香，花被片 6~17 片，倒卵形，长 3~3.5cm，宽 1~1.5cm，内轮的狭小，花丝白色。聚合果通常仅 5~9 个蓇葖发育，蓇葖扁球形；种子 1~2 粒。花期 3~4 月，果期 8~9 月。

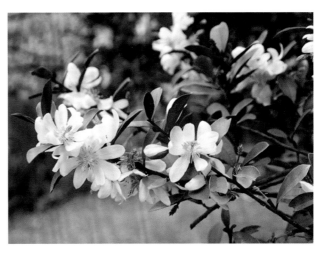

【习性与分布】生于海拔 1100~2300m 的山地灌丛中。喜光，耐半阴。喜温暖多湿气候，有一定耐寒力，怕水渍。分布于云南、贵州、四川。

【挥发油含量】溶剂萃取的鲜花得膏率为3.00%，净油得率为2.00%。

【芳香成分】胡光平等（2010）用顶空固相微萃取法提取的贵州贵阳产云南含笑新鲜花瓣挥发油的主要成分为：乙酸丁酯（62.56%）、乙酸乙酯（6.36%）、2,4-二异酸甲苯酯（4.67%）、2-甲基-丙酸乙酯（4.13%）、2,4-二甲基-5-甲酰基-3-腈吡咯（4.04%）、己酸乙酯（3.09%）、乙醇（2.85%）、丙炔酸（2.25%）、2-甲基-1-丙醇（2.13%）、[1S-(1α,2β,4β)]-1-乙烯基-1-甲基-2-(1-甲基乙烯基)-4-(1-甲基乙基)环己烷（1.35%）、丁酸乙酯（1.29%）等。陆碧瑶（1984）用树脂吸附法收集的云南昆明产云南含笑新鲜花头香的主要成分为：十五烷（41.49%）、柏木烯（25.39%）、乙酸龙脑酯（13.93%）、樟脑（3.10%）、柠檬烯（2.27%）、茉莉酮（1.60%）、十四碳烷（1.48%）、十五碳-1-烯（1.32%）、2-甲基-8-苯基癸烷（1.08%）等。

【性味与功效】味微苦、涩，性凉。清热解毒。治咽喉炎，鼻炎，结膜炎，脑漏。

火力楠 ▼

【基源】木兰科含笑属植物醉香含笑 *Michelia macclurei* Dandy 的树皮、根、叶。

【形态特征】乔木，高达30m；芽、嫩枝、叶柄、托叶及花梗均被红褐色短绒毛。叶革质，倒卵形或长圆状椭圆形，长7~14cm，宽5~7cm。花蕾内有时包裹2~3小花蕾，形成2~3朵的聚伞花序，花被片白色，通常9片，匙状倒卵形或倒披针形，长3~5cm。聚合果长3~7cm；蓇葖长圆体形或倒卵圆形；种子1~3颗，扁卵圆形。花期3~4月，果期9~11月。

【习性与分布】生于海拔500~1000m的密林中。中性偏阳树种，喜光稍耐阴。喜温暖湿润气候，耐寒、抗旱，忌积水，耐旱耐瘠。分布于广东、广西、海南、湖南。

【挥发油含量】水蒸气蒸馏的根皮的得油率为0.14%，晾干心材的得油率为0.15%，树皮的得油率为0.16%，叶的得油率为0.12%~0.16%。

【芳香成分】根：宋晓凯等（2011）用水蒸气蒸馏法提取的浙江金华产醉香含笑晾干根皮挥发油的主要成分为：N,N'-二苯甲酰基-庚二酰胺（28.97%）、棕榈酸（3.55%）、高香草酸（3.25%）、甲苯（3.21%）、4-[(1E)-3-羟基-1-丙烯基]-2-甲氧基-苯酚（3.16%）、木香烯内酯（2.33%）、3,4,5-三甲氧基-苯酚（2.32%）、异香橙烯氧化物（2.31%）、反-11-十六烯酸（2.30%）、2-乙氧基-2-[(2-硝基苯基)胺基]-1-苯乙酮（1.91%）、5-羟甲基-2-糠醛（1.12%）、十五烷酸（1.01%）等。

树皮：宋晓凯等（2011）用水蒸气蒸馏法提取的醉香含笑晾干树皮挥发油的主要成分为：N,N'-二苯甲酰基-庚二胺（9.55%）、全反式-鲨烯（5.81%）、棕榈酸（5.62%）、亚油酸乙酯（5.25%）、Z-5-甲基-6-二十一烯-11-酮（4.54%）、己二酸二-(2-乙基)酯（3.79%）、棕榈酸乙酯（3.08%）、双十五基酮（2.91%）、11-十六烯酸（2.78%）、肉豆蔻酸（2.41%）、双-(2-乙基己基)邻苯二甲酸酯（2.09%）、邻苯二甲酸二丁酯（1.82%）、1,1'-(2-十三烷基-1,3-丙二基)-二环己烷（1.49%）、亚麻酸乙酯（1.45%）、18-三十五烷基酮（1.20%）、异香橙烯氧化物（1.12%）、细辛脑（1.05%）等。

叶：黄儒珠等（2009）用水蒸气蒸馏法提取的福建福州产醉香含笑叶挥发油的主要成分为：石竹烯

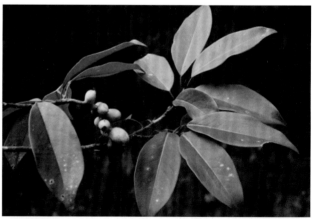

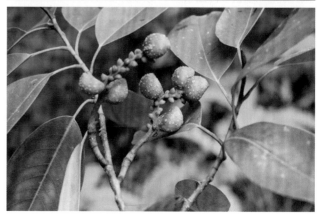

（18.74%）、β－榄香烯（14.56%）、榄香醇（13.14%）、γ－榄香烯（9.18%）、α－桉叶醇（7.22%）、α－石竹烯（5.20%）、γ－桉叶醇（4.90%）、别香树烯（2.20%）、大根香叶烯D（2.04%）、桉烷－4(14),11－二烯（1.87%）、杜松烯（1.63%）、蓝桉醇（1.31%）、δ－榄香烯（1.30%）、环异长叶烯（1.13%）、愈创木薁醇（1.11%）等。马惠芬等（2011）用同时蒸馏萃取法提取的云南昆明产醉香含笑新鲜叶挥发油的主要成分为：6,9－十八碳二烯酸甲酯（28.65%）、异长叶烯（18.52%）、[+]-橙花叔醇（9.67%）、α－珀珀－11－醇（5.52%）、α－金合欢烯（5.09%）、β－橄榄烯（4.52%）、大根香叶烯烯B（3.43%）、桉叶醇（3.15%）、匙叶桉油烯醇（2.50%）、β－蒎烯（2.11%）、罗勒烯（1.98%）、β－榄香烯（1.98%）、大根香叶烯D（1.49%）、β－芳樟醇（1.12%）、石竹烯（1.10%）、α－愈创烯（1.10%）、桧萜（1.00%）等。

【性味与功效】味苦、微辛，性平。清热消肿。治肠炎腹泻，跌打损伤，痈肿。

辛夷 ▼

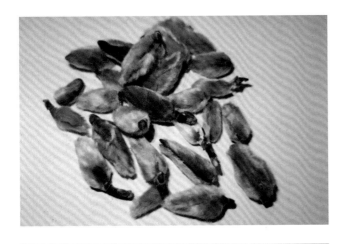

【基源】木兰科木兰属植物除望春花（望春玉兰）*Magnolia biondii* Pamp.、玉兰 *Magnolia denudata* Desv. 或武当玉兰 *Magnolia sprengeri* Pamp. 的干燥花蕾《药典》收录外，同属植物：荷花玉兰（广玉兰）*Magnolia grandiflora* Linn.、紫玉兰 *Magnolia liliflora* Desr.、滇藏木兰 *Magnolia campbellii* Hook. f. et Thoms.、凹叶木兰 *Magnolia sargentiana* Rehd. et Wils. 的干燥花蕾也作辛夷入药。

【形态特征】荷花玉兰：常绿乔木，在原产地高达30m；全株多密被褐色或灰褐色短绒毛。叶厚革质，椭圆形或倒卵状椭圆形，长10~20cm，宽4~10cm。花白色，有芳香，直径15~20cm；花被片9~12，厚肉质，倒卵形，长6~10cm，宽5~7cm。聚合果圆柱状长圆形或卵圆形；蓇葖背裂，背面圆；种子近卵圆形或卵形，外种皮红色。花期5~6月，果期9~10月。

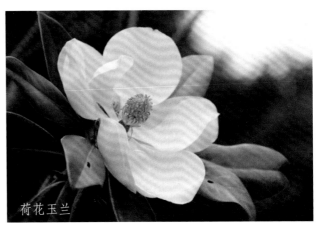

荷花玉兰

紫玉兰：落叶灌木，高达3m，常丛生。叶椭圆状倒卵形，长8~18cm，宽3~10cm。花蕾卵圆形，被淡黄色绢毛；花叶同时开放，瓶形；花被片9~12，外轮3片萼片状，紫绿色，披针形长2~3.5cm，内两轮肉质，外面紫色或紫红色，内面带白色，花瓣状，椭圆状倒卵形。聚合果深紫褐色，变褐色，圆柱形；成熟蓇葖近圆球形。花期3~4月，果期8~9月。

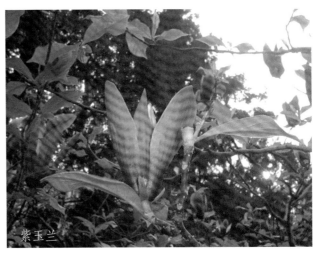

紫玉兰

滇藏木兰：落叶大乔木，高达30m。叶纸质，椭圆形至宽倒卵形，长10~33cm，宽4.5~14cm。花大，稍芳香，径15~35cm，先叶开放；花蕾卵圆形，被淡黄色绢毛；花被片12~16，深红色或粉红色，或白色，倒卵状匙形或长圆状卵形。外轮3片平展，最内轮直立。

聚合果紫红色，转褐色，圆柱形；蓇葖紧贴；种子心形。花期 3~5 月，果期 6~7 月。

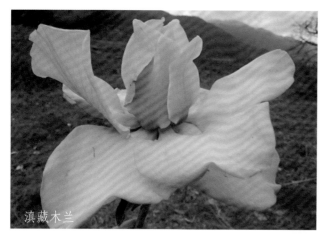

滇藏木兰

凹叶木兰：落叶乔木，高 8~25m。叶近革质，倒卵形、少长圆状倒卵形，长 10~19cm，宽 6~10cm，下面密被银灰色长柔毛。花蕾卵圆形，长 3.5cm，被淡黄色长毛，稍芳香，直径 15~36cm，花被片淡红色或淡紫红色，肉质，10~17 片，3 轮，倒卵状匙形或狭倒卵形。聚合果圆柱形；蓇葖黑紫色，半圆形或近圆球形；外种皮红褐色，近肾形。花期 4~5 月，果期 9 月。

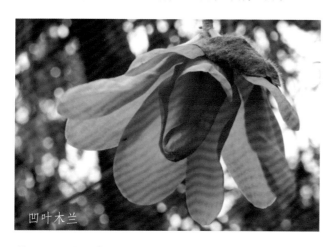

凹叶木兰

【习性与分布】荷花玉兰：喜温暖湿润气候，耐夏季高温，耐寒性不强。喜光，也耐半阴。分布于长江流域及其以南各省区。紫玉兰：生于海拔 300~1600m 的山坡林缘。喜温暖湿润气候，不耐寒，较耐暑热。喜阳光充足，不耐旱和盐碱，怕水淹。分布于福建、湖北、四川、云南等省区。滇藏木兰：生于海拔 2500~3500m 的林间。分布于云南、西藏。凹叶木兰：生于海拔 1400~3000m 的潮湿的阔叶林中。分布于四川、云南。

【挥发油含量】紫玉兰：水蒸气蒸馏的花蕾或花的得油率为 0.98%~5.00%；超临界萃取的干燥花蕾的得油率为 4.15%。滇藏木兰：水蒸气蒸馏的干燥花蕾的得油率为 1.40%。凹叶木兰：水蒸气蒸馏的花蕾的得油率为 0.30%~0.40%。

【芳香成分】荷花玉兰：叶生梅等（2017）用乙醚为溶剂索氏法提取的安徽芜湖产荷花玉兰干燥花挥发油的主要成分为：石竹烯（37.94%）、芳樟醇（11.06%）、香茅醇（9.94%）、桉叶油醇（3.95%）、2-甲基丁酸乙酯（3.86%）、β-榄香烯（3.02%）、β-蒎烯（2.67%）、α-古芸烯（2.55%）、甲基丁香油酚（2.19%）、匙叶桉油烯醇（1.66%）、氧化芳樟醇（1.47%）、反式柠檬醛（1.40%）、愈创木烯（1.38%）等。朱亮锋等（1993）用树脂吸附法收集的新鲜花头香的主要成分为：α-蒎烯（11.11%）、马鞭草烯酮（10.27%）、1,8-桉叶油素（9.34%）、β-蒎烯（8.69%）、月桂酸甲酯（6.83%）、苯乙醇（6.81%）、松樟酮（4.14%）、癸酸甲酯（3.49%）、香叶醇（2.52%）、茉莉酮（2.45%）、桃金娘烯醛（2.12%）、己酸甲酯（2.00%）、辛酸甲酯（1.78%）、α-柠檬醛（1.30%）、芳樟醇（1.01%）、6-甲基-5-庚烯-2-酮（1.00%）等。陈华国等（2010）用顶空固相微萃取法提取的贵州贵阳产荷花玉兰新鲜花瓣挥发油的主要成分为：反式-香叶醇（38.11%）、苯甲醇（4.99%）、3,7-二甲基-1,6-辛二烯-3-醇（4.33%）、松香芹酮（3.24%）、U-蒎烯（2.54%）、桃金娘烯醇（2.37%）、V-榄香烯（2.37%）、2,4-二异丙基-1-甲基-1-乙烯基环己烷（2.19%）、U-榄香烯（1.98%）、十六烷酸（1.75%）、T-丁香烯（1.74%）、桃金娘烷醇（1.70%）、牦牛儿酸（1.62%）、3,7,11-三甲基-2,6,10-十二烷三烯-1-醇（1.57%）、7,10,13-十六碳三烯酸甲酯（1.30%）、马鞭草烯酮（1.07%）、6,6-二甲基二环[3.1.1]庚-2-烯-2-基甲醇乙酸酯（1.07%）、4（14），11-桉油烯（1.06%）、苯乙醛（1.03%）等。

紫玉兰：紫玉兰花蕾挥发油的主成分多为 1,8-桉叶油素（13.39%~26.55%），也有主成分不同的报告。胡一明等（1995）用水蒸气蒸馏法提取的安徽桐城产紫玉兰干燥花蕾挥发油的主要成分为：1,8-桉叶油素（13.39%）、β-荜澄茄醇（5.60%）、橙花叔醇（5.38%）、α-荜澄茄烯（4.19%）、月桂烯（3.66%）、乙酸龙脑酯（3.48%）、6-甲基-5-庚烯-2-酮（2.27%）、柠檬烯（2.25%）、β-蒎烯（2.02%）、榄香烯（1.93%）、松油醇-4（1.83%）、α-松油醇（1.65%）、δ-

荜澄茄醇（1.56%）、氧化石竹烯（1.44%）、芳樟醇（1.24%）、香叶醇（1.17%）、β-荜澄茄烯（1.13%）、龙脑（1.06%）等。张鑫等（1999）用超临界 CO_2 萃取法提取的紫玉兰干燥花蕾挥发油的主要成分为：金合欢醇（14.79%）、喇叭醇（11.05%）、桉叶油素（11.02%）、β-荜澄茄油烯（5.56%）、樟脑（5.35%）、β-蒎烯（4.76%）、香桧烯（3.88%）、石竹烯（3.64%）、丙酸芳樟酯（3.63%）、芳樟醇（2.55%）、法呢醛（2.34%）、对-伞花烃（1.78%）、α-蒎烯（1.63%）、7-乙酰基-2-羟基-2-甲基-5-异丙基双环[4.3.0]壬烷（1.52%）、(E)-β-金合欢烯（1.36%）、葎草烯（1.32%）、β-依兰油烯（1.27%）、9.12-十八二烯酸（1.18%）、玫瑰醇（1.18%）、榄香醇（1.16%）、γ-松油烯（1.13%）、(E.E.E)-3,7,11,15-四甲基-1,3,6,10,14-十六季烯（1.08%）等。韩蔓等（2020）用顶空固相微萃取法提取的紫玉兰干燥花蕾挥发油的主要成分为：樟脑（35.67%）、桉油精（15.61%）、芳樟醇（11.14%）、(-)-α-松油醇（7.56%）、大根香叶烯 D（2.75%）、莰烯（2.31%）、2-乙酸酯-1,7,7-三甲基-双环[2.2.1]庚-2-醇（2.31%）、β-蒎烯（2.17%）、1-石竹烯（1.94%）、顺-β-松油醇（1.77%）、皮蝇磷（1.68%）、香茅醇（1.63%）、4-萜烯醇（1.51%）、萜品油烯（1.21%）、萜品烯（1.20%）等。

滇藏木兰：徐植灵等（1989）用水蒸气蒸馏法提取的云南碧江产滇藏木兰干燥花蕾挥发油的主要成分为：对-聚伞花素（25.69%）、萜品烯-4-醇（8.92%）、乙酸龙脑酯（6.63%）、莰烯（5.54%）、对伞聚花-α-醇（5.00%）、樟脑（4.47%）、樟脑（4.47%）、β-蒎烯（3.79%）、1.8-桉叶素（3.72%）、桃金娘醛（2.90%）、马鞭草烯酮（2.60%）、邻乙基异丙基苯（2.20%）、柠檬烯（1.96%）、α-蒎烯（1.74%）、香桧烯（1.74%）、桃金娘醇（1.73%）等。

凹叶木兰：方洪钜等（1988）用水蒸气蒸馏法提取的四川甘洛产凹叶木兰花蕾挥发油的主要成分为：乙酸龙脑酯（10.07%）、香叶烯（7.78%）、α-蒎烯（5.64%）、反式-石竹烯（4.78%）、α-桉叶醇（3.44%）、雅槛蓝烯（3.07%）、石竹烯氧化物（2.94%）、γ-依兰油烯（2.67%）、β-桉叶醇（2.65%）、β-蒎烯（2.36%）、芳樟醇（2.36%）、莰烯（2.21%）、对伞花烃（1.97%）、榄香醇（1.72%）、柠檬烯（1.55%）、γ-桉叶醇（1.52%）、γ-杜松烯（1.41%）、香桧烯（1.35%）等。徐植灵等

（1989）用水蒸气蒸馏法提取的四川马边产凹叶木兰干燥花蕾挥发油的主要成分为：樟脑（40.00%）、乙酸龙脑酯（5.93%）、β-榄香烯（4.00%）、对-聚伞花素（3.81%）、龙脑（3.18%）、萘（2.69%）、1,8-桉叶素（2.27%）、内-异樟脑酮（2.26%）、α-松油醇（2.21%）、γ-荜澄茄烯（2.00%）、芳樟醇（1.98%）、莰烯（1.96%）、氧化石竹烯（1.80%）、香叶烯（1.78%）、α-蒎烯（1.42%）、β-甜没药烯（1.37%）、柠檬烯（1.26%）、香桧烯（1.15%）、对伞聚花-α-醇（1.00%）等。

【性味与功效】味辛，性温。散风寒，通鼻窍。治鼻渊，风寒感冒之头痛，鼻塞，流涕。

荷花玉兰

【基源】木兰科木兰属植物荷花玉兰（广玉兰）*Magnolia grandiflora* Linn. 的叶。

【形态特征】同辛夷。
【习性与分布】同辛夷。

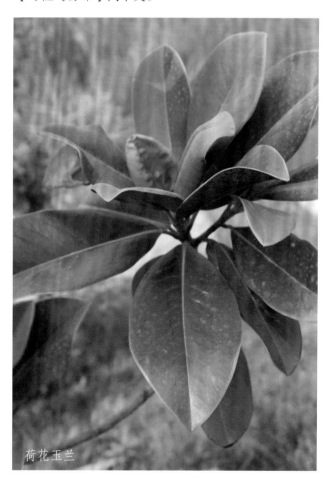

荷花玉兰

【挥发油含量】超临界萃取的干燥叶的得油率为2.92％；有机溶剂萃取的叶的得油率为0.25%~5.75%。

【芳香成分】杜广钊等（2010）用水蒸气蒸馏法提取的山东威海产荷花玉兰新鲜叶挥发油的主要成分为：反式斯巴醇（14.85%）、β-榄烯（13.84%）、11-桉叶二烯（6.47%）、(4aS-顺)-2,4a,5,6,7,8,9,9a-八氢-3,5,5-三甲基-9-亚甲基苯并环庚烯（5.70%）、石竹烯（5.59%）、τ-榄香烯（4.97%）、[1R-(1α,4aβ,8aα)]-十氢-1,4a-二甲基-7-(1-甲基乙叉基)-1-萘醇（3.93%）、柏木烯醇（3.90%）、异香橙烯环氧物（3.67%）、α-石竹烯（3.45%）、[2R-(2α,4aα,8aβ)]-1,2,3,4,4a,5,6,8a-八氢-4a,8-二甲基-2-(1-甲基乙烯基)-萘（3.13%）、[1R-(1α,3aβ,4α,7β)]-1,2,3,3a,4,5,6,7-八氢-1,4-二甲基-7-(1-甲基乙烯基)奥苷菊环（2.74%）、α-荜茄醇（2.72%）、4,6,6-三甲基-2-(3-甲基丁-1,3-二烯基)-3-氧代三环[5.1.0.0^{2,4}]辛烷（2.54%）、1-甲基-1-乙烯基-2-(1-甲基乙烯基)-4-(1-甲基亚乙基)环己烷（2.21%）、喇叭烯氧化物-(II)（1.99%）、乙酸（反式）松香芹酯（1.95%）、反式-橙花叔醇氧化-(2)（1.86%）、石竹烯氧化物（1.61%）、β-蒎烯（1.57%）、蓝桉醇（1.53%）、香木兰烯（1.38%）、1,3,4,5,7,8-六甲基-三环[5.1.0.0^{3,5}]八烷-2,6-二酮（1.11%）、顺-Z-α-环氧甜没药烯（1.00%）等。

刘艳清等（2008）用超临界CO_2萃取法提取的广东肇庆产荷花玉兰干燥叶挥发油的主要成分为：β-榄香烯（18.81%）、大根香叶烯D（8.13%）、β-丁香烯（7.18%）、植醇（7.18%）、大根香叶烯B（6.53%）、丁香烯氧化合物（5.27%）、9,12,15-十八碳三烯酸乙酯（4.13%）、9,12-十八碳二烯酸乙酯（4.09%）、芳樟醇（3.25%）、α-没药烯（3.08%）、(+)-匙叶桉油烯醇（2.94%）、α-丁香烯（2.55%）、α-依兰烯（1.98%）、乙酸苦橙油酯（1.75%）、β-杜松烯（1.60%）、β-芹子烯（1.36%）、十四烷（1.30%）、十六酸乙酯（1.25%）、二十碳-3-炔（1.24%）、(-)-匙叶桉油烯醇（1.09%）、α-古芸烯（1.05%）、榄香烯（1.02%）、香木兰烯（1.02%）等。

【性味与功效】味辛，性温。祛风散寒，行气止痛。治外感风寒，头痛鼻塞，脘腹胀痛，呕吐腹泻，高血压，偏头痛。

木兰花 ▼

【基源】木兰科木兰属植物天目木兰 *Magnolia amoena* Cheng、黄山木兰 *Magnolia cylindrica* Wils. 的花蕾。

【形态特征】天目木兰：落叶乔木，高达12m。叶纸质，宽倒披针形，长10~15cm，宽3.5~5cm。花蕾卵圆形，长2.5~3cm，密被长绢毛。花先叶开放，红色或淡红色，芳香，直径约6cm；佛焰苞状苞片紧接花被片；花被片9，倒披针形或匙形，长5~5.6cm。聚合果圆柱形；蓇葖扁圆球形；种子去外种皮，心形，花期4~5月，果期9~10月。

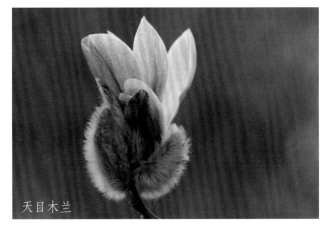

天目木兰

黄山木兰：落叶乔木，高达10m。嫩枝、叶柄、叶背被淡黄色平伏毛。叶膜质，倒卵形，长6~14cm，宽2~6.5cm。花先叶开放；花蕾卵圆形，被淡灰黄色或银灰色长毛；花被片9，外轮3片膜质，萼片状，中内两轮花瓣状，白色，基部常红色，倒卵形。聚合果圆柱形，初绿带紫红色后变暗紫黑色；种子心形。花期5~6月，果期8~9月。

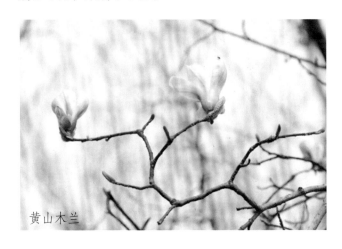

黄山木兰

【习性与分布】天目木兰：生于海拔700~1000m的林中。喜多雾而潮湿，耐阴，耐寒，不耐干热。分布于江苏、安徽、浙江、江西、湖北、湖南。黄山木兰：生于海拔700~1600m的山地林间。适生于雨量充沛、温凉、多雾的山地气候，耐寒而不耐干热，幼树稍耐阴。分布于安徽、湖北、江西、浙江、福建。

【挥发油含量】水蒸气蒸馏的天目木兰干燥花蕾的得油率为2.30%；黄山木兰干燥花蕾的得油率为1.60%。

【芳香成分】天目木兰：胡一明等（1995）用水蒸气蒸馏法提取的安徽贵池产天目木兰干燥花蕾挥发油的主要成分为：1,8-桉叶油素（25.35%）、β-蒎烯（10.97%）、α-松油醇（6.60%）、茨尼酮（6.43%）、α-蒎烯（6.37%）、芳樟醇（4.47%）、松油醇-4（4.18%）、茨烯（2.13%）、水合香桧烯（1.13%）、月桂烯（1.10%）等。

黄山木兰：胡一明等（1995）用水蒸气蒸馏法提取的安徽合肥产黄山木兰干燥花蕾挥发油的主要成分为：β-蒎烯（33.45%）、柠檬烯（8.54%）、α-蒎烯（8.16%）、1,8-桉叶油素（7.96%）、月桂烯（5.19%）、松油醇-4（3.41%）、γ-荜澄茄油烯（3.14%）、反式石竹烯（2.18%）、茨烯（1.60%）、乙酸龙脑酯（1.60%）、β-桉叶醇（1.52%）、1,4-桉叶油素（1.15%）、α-松油醇（1.12%）等。

【性味与功效】味苦，性寒。利尿消肿，润肺止咳。治肺虚咳嗽，痰中带血，酒疸，重舌，痈肿。

夜合花 ▼

【基源】木兰科木兰属植物夜合花（夜香木兰）*Magnolia coco* (Lour.) DC. 的花。

【形态特征】常绿灌木或小乔木，高2~4m，全株无毛。叶革质，椭圆形，长7~28cm，宽2~9cm。花圆球形，

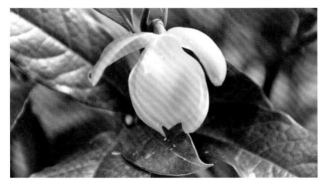

直径3~4cm，花被片9，肉质，倒卵形，外面的3片带绿色，长约2cm，内两轮纯白色，长3~4cm，宽约4cm；花丝白色；雌蕊群绿色，卵形；聚合果长约3cm; 蓇葖近木质；种子卵圆形，内种皮褐色。花期夏季，在广州几全年持续开花，果期秋季。

【习性与分布】生于海拔600~900m的湿润肥沃土壤林下。喜温暖湿润和阳光充足环境，耐阴，耐瘠薄。分布于浙江、广东、广西、福建、台湾、云南、香港。

【挥发油含量】水蒸气蒸馏的干燥花的得油率为0.22%~0.31%；超临界萃取的干燥花的得油率为2.93%；加热回流法提取的干燥花的得膏率为10.91%。

【芳香成分】朱小勇等（2011）用水蒸气蒸馏法提取的广西南宁产夜香木兰干燥花挥发油的主要成分为：α-蒎烯（20.23%）、橙花叔醇（12.23%）、石竹烯（10.18%）、吉玛烯D（6.90%）、双环吉玛烯（6.60%）、β-蒎烯（5.86%）、β-月桂烯（2.69%）、α-石竹烯（2.24%）、甘香烯（2.10%）、α-榄香烯（1.54%）、δ-杜松烯（1.18%）、桉叶油素（1.07%）、茨烯（1.02%）等；用超临界CO$_2$萃取法提取的夜香木兰干燥花挥发油的主要成分为：石竹烯（22.55%）、吉玛烯D（13.76%）、α-蒎烯（9.87%）、双环吉玛烯（8.62%）、橙花叔醇（7.48%）、茨烯（5.43%）、α-石竹烯（3.84%）、γ-榄香烯（3.26%）、α-榄香烯（3.02%）、α-荜澄茄油烯（2.45%）、β-荜澄茄油烯（2.24%）、异石竹烯（2.20%）、对枯茗醛（2.13%）、十六烷（1.93%）、别香橙烯（1.75%）、β-人参烯（1.63%）、β-蒎烯（1.14%）等。胡志忠等（2013）用加热回流法提取干燥花浸膏再用同时蒸馏萃取法提取的挥发油的主要成分为：2-甲基丁酸（45.32%）、橙花叔醇（22.70%）、棕榈酸（8.25%）、亚油酸（2.37%）、棕榈酸乙酯（1.58%）、亚油酸乙酯（1.32%）、γ-依兰油烯（1.26%）、十六碳烯酸（1.23%）等。赵敏华（2000）用水蒸气蒸馏法提取的夜合木兰干燥花挥发油的主要成分为：橙花叔醇（51.69%）、十六酸（11.13%）、亚油酸（4.54%）、γ-衣兰油烯（4.21%）、δ-荜澄茄烯（2.55%）、油酸（2.55%）、2-α-反式-香柠檬醇（1.69%）、δ-杜松醇（1.58%）、α-衣兰油烯（1.06%）等。

【性味与功效】味辛，性温。行气祛瘀，止咳止带。治胁肋胀痛，乳房胀痛，疝气痛，症瘕，跌打损伤，失眠，咳嗽气喘，白带过多。

木莲 ▼

【基源】木兰科木莲属植物木莲 *Manglietia fordiana* Oliv. 的树皮、根皮、叶。树皮、根皮的芳香成分未见报道。

【形态特征】乔木，高达 20m。叶革质，狭倒卵形或倒披针形，长 8~17cm，宽 2.5~5.5cm，边缘稍内卷；托叶痕半椭圆形，长 3~4mm。花被片纯白色，每轮 3 片，外轮 3 片质较薄，近革质，长圆状椭圆形，内 2 轮的稍小，常肉质，倒卵形。聚合果褐色，卵球形，长 2~5cm，蓇葖露出面有粗点状凸起，先端具长约 1mm 的短喙；种子红色。花期 5 月，果期 10 月。

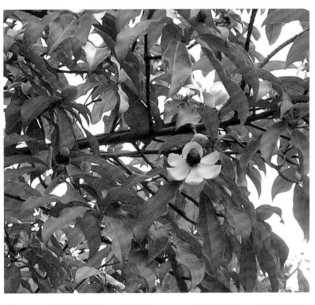

【习性与分布】生于海拔 1200m 的花岗岩、沙质岩山地丘陵。幼年耐阴，成长后喜光。喜温暖湿润气候，有一定的耐寒性，不耐酷暑。分布于江西、福建、广东、广西、贵州、云南等省区。

【芳香成分】樊二齐等（2012）用水蒸气蒸馏法提取的浙江临安产木莲阴干叶挥发油的主要成分为：橙花叔醇（27.67%）、石竹烯醇（14.86%）、蓝桉醇（9.19%）、α-石竹烯（7.86%）、石竹烯（6.27%）、(+)-香橙烯（2.66%）、桉叶醇（2.17%）、芳樟醇（2.16%）、2-异丙基-5-甲基-9-甲烯基-双环[4.4.0]癸-1-烯（1.80%）、α-松油醇（1.42%）、E-罗勒烯（1.03%）等。

【性味与功效】味辛，性凉。止咳，通便。治便秘，干咳。

黑老虎 ▼

【基源】木兰科南五味子属植物黑老虎（冷饭团）*Kadsura coccinea* (Lem.) A. C. Smith 的根及藤茎。

【形态特征】藤本，全株无毛。叶革质，长圆形，长 7~18cm，宽 3~8cm，全缘。花单生于叶腋，雌雄异株；雄花：花被片红色，10~16 片，中轮最大 1 片椭圆形，最内轮 3 片明显增厚；花托长圆锥形，顶端具 1~20 条分枝的钻状附属体；雌花：花被片与雄花相似。聚合果近球形，红色或暗紫色；小浆果倒卵形。种子心形或卵状心形。花期 4~7 月，果期 7~11 月。

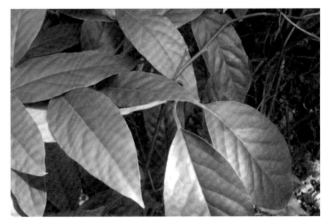

【习性与分布】生于海拔 1500~2000m 的林中，多生于山谷河溪旁与常绿的阔叶林中，攀缘于林木间。喜光而又耐阴，好温暖而又耐寒。分布于广东、香港、广西、海南、福建、江西、湖南、云南、贵州、四川等省区。

【挥发油含量】水蒸气蒸馏的根及根茎的得油率为 0.17%~1.80%；超临界萃取的得油率为 0.37%。

【芳香成分】黑老虎根及藤茎挥发油的主成分均为 β-石竹烯（11.59%~28.57%），也有主成分不同的报告。邓海鸣等（2011）用水蒸气蒸馏法提取的黑老虎干燥根挥发油的主要成分为：β-石竹烯（20.49%）、δ-杜松烯（13.98%）、法尼醇（12.74%）、α-芹子烯（6.67%）、β-芹子烯（6.09%）、α-柏木烯（4.96%）、石竹烯氧化物（4.67%）、α-玷珂烯（3.79%）、α-荜草烯（3.45%）、内龙脑（2.49%）、愈创醇（1.39%）、α-荜澄茄烯（1.17%）等。杨艳等（2018）用水蒸气蒸馏法提取的贵州锦屏产黑老虎新鲜根挥发油的主要成分为：荜澄茄烯（12.37%）、荜澄茄油烯（11.59%）、石竹烯（11.01%）、珀玛烯（9.69%）、d-苦橙花醇（9.65%）、水菖蒲烯（6.82%）、d-杜松烯（6.54%）、γ-马榄烯（2.92%）、α-杜松醇（2.77%）、蛇床烯（2.76%）、蒎烯（2.62%）、tau.-木罗醇（2.22%）、香橙烯（1.93%）、(1α,4aα,8aα)-1,2,3,4,4a5,6,8a-八氢-7-甲基-4-亚甲基-1-(1-甲基乙基)-萘（1.63%）、表圆线藻烯（1.18%）、α-蛇麻烯（1.13%）、1,6-二甲基-4-异丙基-1,2,3,4,4a,7-六氢萘（1.03%）等；新鲜茎挥发油的主要成分为：石竹烯（24.62%）、荜澄茄烯（17.19%）、珀玛烯（9.09%）、榄香烯（6.36%）、d-杜松烯（4.08%）、牻牛儿烯（3.30%）、蛇床烯（3.29%）、d-苦橙花醇（2.80%）、月桂烯（2.79%）、蒎烯（2.76%）、荜澄茄油烯（2.15%）、大根香叶烯B（1.93%）、金合欢烯（1.85%）、香橙烯（1.76%）、α-蛇麻烯（1.68%）、tau.-木罗醇（1.55%）、α-杜松醇（1.33%）等。石焱芳等（2019）用水蒸气蒸馏法提取的福建产黑老虎干燥根及藤茎挥发油的主要成分为：τ-杜松醇（16.21%）、δ-荜澄茄烯（13.21%）、内龙脑（9.28%）、4-表-荜澄茄醇（6.17%）、α-衣兰油烯（5.05%）、4-松油醇（4.70%）、β-石竹烯（4.53%）、α-可巴烯（3.38%）、γ-衣兰油烯（1.96%）、别香橙烯（1.48%）、1,2,3,4,4a,7-六氢-1,6-二甲基-4-(1-甲基乙基)萘（1.37%）、荜草烯（1.27%）、α-荜澄茄烯（1.15%）、2-十一酮（1.02%）等；广西产黑老虎干燥根及藤茎挥发油的主要成分为：2-十三烷酮（13.60%）、4-表-荜澄茄醇（10.51%）、δ-荜澄茄烯（8.75%）、β-石竹烯（8.00%）、τ-杜松醇（3.81%）、α-榄香烯（3.54%）、荜草烯（3.14%）、α-可巴烯（2.63%）、石竹烯氧化物（2.56%）、斯巴醇（2.33%）、4-松油醇（1.72%）、γ-衣兰油烯（1.61%）、卡达烯（1.50%）、α-檀香萜（1.26%）、α-荜澄茄烯（1.24%）、1,2,4a,5,6,8a-六氢化-1-(1-甲乙基)-4,7-二甲基萘（1.18%）、β-桉叶烯（1.16%）、别香橙烯（1.08%）等。

【性味与功效】味辛、微苦，性温。行气止痛，散瘀通络。治胃及十二指肠溃疡，慢性胃炎，急性胃肠炎，风湿痹痛，跌打损伤，骨折，痛经，产后瘀血腹痛，疝气痛。

吹风散 ▼

【基源】木兰科南五味子属植物冷饭藤 *Kadsura oblongifolia* Merr. 的藤或根。藤的芳香成分未见报道。

【形态特征】藤本，全株无毛。叶纸质，长圆状披针形或狭椭圆形，长5~10cm，宽1.5~4cm边有不明显疏齿。花单生于叶腋，雌雄异株；雄花：花被片黄色，12~13片，中轮最大的1片椭圆形或倒卵状长圆形；雌花：花被片与雄花相似。聚合果近球形或椭圆体形；小浆果椭圆体形或倒卵圆形。种子2~3，肾形或肾状椭圆形。花期7~9月，果期10~11月。

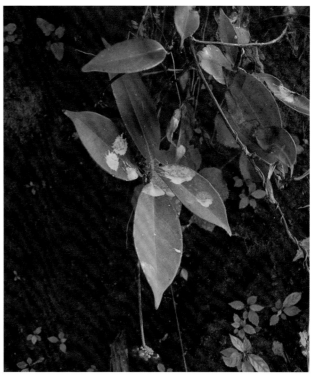

【习性与分布】生于海拔500~1000m的疏林中。分布于海南、广西、广东。

【挥发油含量】水蒸气蒸馏的干燥根皮的得油率为0.98%。

【芳香成分】廖静妮等（2014）用水蒸气蒸馏法提取的广西梧州产冷饭藤干燥根皮挥发油的主要成分为：莰烯（17.77%）、异龙脑（12.08%）、(1,7,7-三甲基降冰片烷-2-YL)乙酸（8.24%）、(+)-d-杜松烯（7.32%）、β-蒎烯（5.88%）、3-莰烯（4.81%）、α-蒎烯（4.55%）、桉叶油醇（4.22%）、(-)-柠檬烯（3.29%）、3-亚甲基-6-(1-甲基乙基)环己烯（1.98%）、4-萜烯醇（1.67%）、香附子烯（1.61%）、α-衣兰油烯（1.48%）、异松油烯（1.37%）、(+)-衣兰烯（1.34%）、左旋-β-蒎烯（1.30%）、佛术烯（1.25%）、1,7,7-三甲基三环[2.2.1.0^{2,6}]庚烷（1.18%）、邻异丙基甲苯（1.07%）、香榧醇（1.01%）等。

【性味与功效】味甘，性温。祛风除湿，行气止痛。治感冒，风湿痹痛，心胃气痛，痛经，跌打损伤。

红木香 ▼

【基源】木兰科南五味子属植物长梗南五味子（南五味子）*Kadsura longipedunculata* Finet et Gagnep. 的根或根皮。

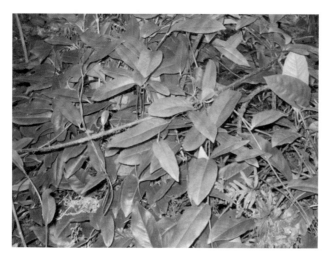

【形态特征】藤本，各部无毛。叶长圆状披针形或卵状长圆形，长5~13cm，宽2~6cm，边有疏齿。花单生于叶腋，雌雄异株；雄花：花被片白色或淡黄色，8~17片，中轮最大1片，椭圆形；花托椭圆体形。雌花：花被片与雄花相似，雌蕊群球形，具雌蕊40~60枚。聚合果球形；小浆果倒卵圆形。种子2~3，肾形或肾状椭圆体形。花期6~9月，果期9~12月。

【习性与分布】生于海拔1000m以下的山坡、林中。喜温暖湿润气候，耐旱性较差。分布于江苏、安徽、浙江、江西、福建、湖北、湖南、广东、广西、四川、云南等省区。

【挥发油含量】水蒸气蒸馏的根皮的得油率为1.15%~1.60%，干燥根的得油率为1.00%。

【芳香成分】南五味子根挥发油的第一主成分有：莰烯（17.78%~23.06%）、δ-杜松烯（17.84%~27.60%），也有主成分不同的报告。姜泽静等（2017）用水蒸气蒸馏法提取的福建福安产南五味子干燥根挥发油的主要成分为：(+)-δ-杜松烯（27.60%）、γ-荜澄茄烯（23.74%）、异朱栾倍半萜（12.99%）、顺-菖蒲烯（7.33%）、α-衣兰油烯（4.28%）、石竹烯（4.01%）、紫穗槐烯（2.07%）、脱二氢异构长叶烯（1.92%）、雪松烯（1.22%）等。秦翱等（2009）用水蒸气蒸馏法提取的贵州产南五味子干燥根挥发油

的主要成分为：表-杜松醇（15.92%）、α-杜松烯（8.80%）、香榧醇（4.42%）、龙脑（4.32%）、大根香叶烯B（3.46%）、潜育醇（3.27%）、1-松油烯-4-醇（2.87%）、紫穗槐烯（2.56%）、珀珆烯（2.40%）、δ-榄香烯（2.35%）、(+)-δ-杜松烯（2.16%）、西车烯（2.14%）、β-马榄烯（2.00%）、乙酸龙脑酯（1.76%）、α-杜松醇（1.61%）、δ-紫穗槐烯（1.56%）、双环大牻牛儿烯（1.51%）、异喇叭烯（1.48%）、β-花柏烯（1.47%）、别香橙烯（1.39%）、顺式-甜没药烯（1.28%）、δ-紫穗槐烯（1.19%）、(-)姜烯（1.09%）、大根香叶烯A（1.05%）等。田恒康等（1993）用水蒸气蒸馏法提取的浙江临安产南五味子新鲜根皮挥发油的主要成分为：莰烯（17.78%）、龙脑（16.81%）、δ-荜澄茄烯（11.04%）、聚伞花素+柠檬烯+1,8-桉叶油素（3.52%）、α-蒎烯（3.37%）、乙酸龙脑酯（2.64%）、α-依兰油烯（2.01%）、松油烯-4-醇（1.87%）、β-蒎烯（1.78%）、γ-依兰油烯（1.57%）、荜草烯（1.33%）、三环烯（1.30%）、4,10-二甲基-7-异丙基-二环[4.4.0]-1,4-癸二烯（1.11%）、珀珆烯（1.05%）、γ-荜澄茄烯（1.04%）等。徐新刚等（2005）用水蒸气蒸馏法提取的南五味子干燥根皮挥发油的主要成分为：α-衣兰烯（16.31%）、α-古芸烯（11.80%）、衣兰油醇（9.54%）、异龙脑（6.45%）、β-杜松烯（5.96%）、樟烯（3.46%）、库贝醇（7.52%）、α-杜松烯（2.74%）、γ-杜松烯（2.52%）、乙酸异冰片酯（2.36%）、匙叶桉油烯醇（2.19%）、顺-γ-杜松烯（1.63%）、榄香烯（1.60%）、α-珀珆烯（1.59%）、二氢卡拉烯（1.21%）、4-萜品醇（1.20%）、α-芹子烯（1.11%）等。

【性味与功效】味辛、苦，性温。理气止痛，祛风通络，活血消肿。治胃痛，腹痛，风湿痹痛，痛经，月经不调，产后腹痛，咽喉肿痛，痔疮，无名肿毒，跌打损伤伤。

南五味子 ▼

【基源】木兰科南五味子属植物长梗南五味子（南五味子）*Kadsura longipedunculata* Finet et Gagnep. 的茎、叶、果实。茎、叶的芳香成分未见报道。

【形态特征】同红木香。

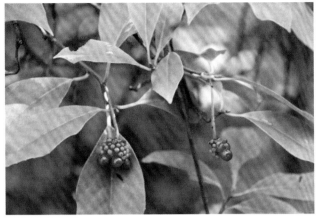

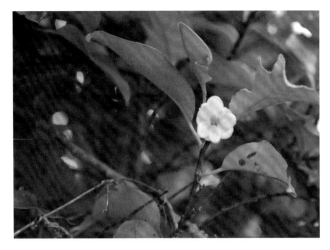

【习性与分布】同红木香。

【芳香成分】姜泽静等（2017）用水蒸气蒸馏法提取的南五味子干燥果实挥发油的主要成分为：石竹烯（12.61%）、γ-荜澄茄烯（9.90%）、紫穗槐烯（8.15%）、δ-榄香烯（6.51%）、顺-菖蒲烯（6.27%）、蛇床烯（4.31%）、(+)-δ-杜松烯（4.14%）、β-榄香烯（3.68%）、珀玛烯（3.31%）、紫穗槐烯（3.17%）、荜草烯（2.38%）、萜品烯（2.31%）、β-瑟林烯（2.29%）、α-金合欢烯（2.08%）、(+)-a-榄香烯（1.83%）、十六酸乙酯（1.30%）、马榄烯（1.12%）、α-荜澄茄烯（1.06%）等。

【性味与功效】味苦，性平。活血行气，消胀，解惑毒。治月经不调，痛经，经闭腹痛，风湿性关节炎，跌打损伤，咽喉肿痛；外用治痔肿痛，虫蛇咬伤。

地血香 ▼

【基源】木兰科南五味子属植物异形南五味子 *Kadsura heteroclita* (Roxb.) Craib. 的根或藤茎。根的芳香成分未见报道。

【形态特征】常绿木质大藤本。叶卵状椭圆形至阔椭圆形，长 6~15cm，宽 3~7cm，全缘或有疏离的小锯齿。花单生于叶腋，雌雄异株，花被片白色或浅黄色，11~15 片，外轮和内轮的较小，中轮的最大 1 片，椭圆形至倒卵形；雄花：花托椭圆体形。雌花：子房长圆状倒卵圆形。聚合果近球形；种子 2~5 粒，长圆状肾形。花期 5~8 月，果期 8~12 月。

【习性与分布】生于海拔 400~900m 的山谷、溪边、密林中。分布于湖北、广东、广西、海南、贵州、云南。

【挥发油含量】水蒸气蒸馏的干燥藤茎的得油率为 0.75% ~1.60%；超临界萃取的藤茎的得油率为 3.10%。

【芳香成分】异形南五味子藤茎挥发油的主成分多为 δ-杜松醇（18.20%~21.66%），也有主成分不同的报告。李晓光等（2007）用水蒸气蒸馏法提取的异形南五味子干燥藤茎挥发油的主要成分为：δ-杜松醇（21.66%）、δ-杜松烯（19.46%）、α-依兰油醇（11.14%）、白菖烯（8.00%）、α-依兰油烯（4.72%）、α-没药醇（2.83%）、α-荜澄茄烯（2.60%）、吉马烯 D（2.46%）、β-橄榄烯（2.41%）、4-乙烯基-α,α,4-三甲基-3-(1-甲基乙烯基)-环己甲醇（1.82%）、匙叶桉油烯醇（1.69%）、异喇叭烯（1.65%）、δ-芹子烯（1.61%）、β-荜澄茄烯（1.37%）、1,6-二甲基-4-甲基乙基-萘（1.20%）、喇叭烯（1.19%）、榄香醇（1.18%）等。李晓光等（2002）用水蒸气蒸馏法提取的广东信谊产异形南五味子干燥藤茎挥发油的主要成分为：δ-杜松烯（22.59%）、δ-杜松醇（17.64%）、白菖烯（7.63%）、大根香叶烯 D（5.24%）、α-衣兰油烯（5.18%）、α-衣兰油醇（3.95%）、γ-衣兰油烯（3.27%）、β-荜澄茄油烯（3.25%）、斯巴醇（2.00%）、α,α,4-三甲基-3-(1-甲基乙烯基)-4-乙烯基-环己烷甲醇（1.81%）、1,2,3,4,4a,7-六氢-1,6-二甲基-4-(1-甲基乙基)萘（1.74%）、γ-杜松烯（1.58%）、异喇叭烯（1.54%）、松油烯-4-醇（1.52%）、可巴烯（1.44%）、喇叭烯（1.15%）、α-佛手柑油烯（1.02%）等。

【性味与功效】味辛、苦，性温。祛风除湿，行气止痛，舒筋活络。治风湿痹痛，胃痛，腹痛，痛经，产后腹痛，跌打损伤，慢性腰腿痛。

黄龙藤 ▼

【基源】木兰科五味子属植物合蕊五味子 *Schisandra propinqua* (Wall.) Baill. 的藤茎及根。根的芳香成分未见报道。

【形态特征】落叶木质藤本。叶坚纸质,卵形至狭长圆状卵形,长 7~17cm,宽 2~5cm。花橙黄色,常单生或 2~3 朵聚生于叶腋,或 1 花梗具数花的总状花序;具约 2 小苞片。雄花:花被片 9 (15),外轮 3 片绿色,最小的椭圆形或卵形,中轮的最大一片近圆形,最内轮的较小;雌花:花被片与雄花相似。聚合果长

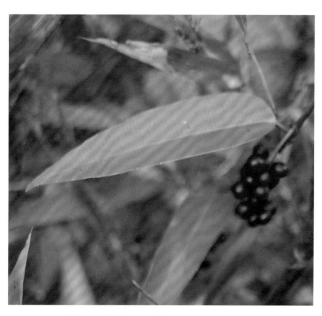

3~15cm;种子近球形。花期 6~7 月。

【习性与分布】生于海拔 2000~2200m 的河谷、山坡常绿阔叶林中。分布于广东、广西、云南、西藏。

【挥发油含量】水蒸气蒸馏的新鲜藤的得油率为0.05%。

【芳香成分】芮和恺等(1984)用水蒸气蒸馏法提取的云南玉溪产合蕊五味子新鲜藤挥发油的主要成分为:α-蒎烯(7.09%)、龙脑(4.86%)、β-蒎烯(3.91%)、α-松油醇(2.80%)、丁香油酚(2.32%)、对聚伞花素(2.18%)、香草醛(1.67%)、龙脑乙酸酯(1.61%)、柠檬烯(1.14%)等。

【性味与功效】味苦、辛,性平。清热解毒,活血消肿。治流感,痈肿疮毒,毒蛇咬伤,风湿麻木,跌打损伤,月经不调。

小血藤 ▼

【基源】木兰科五味子属植物铁箍散 *Schisandra propinqua* (Wall.) Baill. var. *sinensis* Oliv. 的茎藤或根。根的芳香成分未见报道。

【形态特征】与原变种不同处在于花被片椭圆形,雄蕊较少,6~9 枚;成熟心皮亦较小,10~30 枚。种子较小,肾形,近圆形,长 4~4.5mm,种皮灰白色,种脐狭 V 形,约为宽的 1/3。花期 6~8 月,果期 8~9 月。

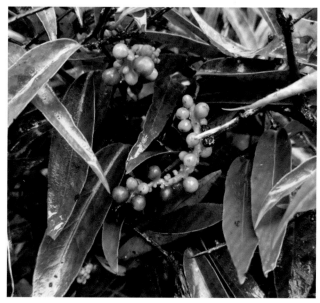

【习性与分布】生于海拔 500~2000m 的沟谷、岩石山坡林中。分布于陕西、甘肃、江西、河南、湖北、湖南、四川、贵州、云南。

【芳香成分】李群芳等(2010)用水蒸气蒸馏法提取的贵州遵义产铁箍散干燥根茎挥发油的主要成分为:4-萜烯醇(20.22%)、1,2,3,4,4a,7-六氢 -1,6-二甲基 -4-(1-甲基乙基)-萘(13.25%)、γ-杜松烯(12.33%)、T-依兰油醇(11.85%)、可巴烯(4.31%)、(+)-叶桉油烯醇(4.13%)、α-荜澄茄醇(2.60%)、α-荜澄茄油烯(2.32%)、左旋环烯庚烯醇(2.05%)、α-紫穗槐烯(2.03%)、龙脑(2.03%)、2-异丙基 -5-甲基 -9-亚甲基-二环 [4.4.0] 癸 -1-烯(1.69%)、α-衣兰油烯(1.56%)、(+)-表 -双环倍半水芹烯(1.21%)等。

【性味与功效】味辛,性温。祛风活血,解毒消肿,止血。治风湿麻木,筋骨疼痛,跌打损伤,月经不调,胃痛,腹胀,痈肿疮毒,劳伤吐血。

关东丁香 ▼

【基源】木犀科丁香属植物关东巧玲花 *Syringa pubescens* Turcz. subsp. *patula* (Palibin) M. C. Chang et X. L. Chen 的叶。

【形态特征】本亚种特点在于其小枝、花序轴、花梗和花萼均被微柔毛、短柔毛或近无毛；叶片卵状椭圆形、椭圆形、长椭圆形以至披针形，或倒卵形至近圆形，先端尾状渐尖，常歪斜，或近凸尖；花冠淡紫色、粉红色或白带蔷薇色，略呈漏斗状，长 1~1.5cm，花冠管长 0.7~1.1cm；花药淡紫色或紫色，着生于距花冠管喉部 0~1mm 处。花期 5~7 月，果期 8~10 月。

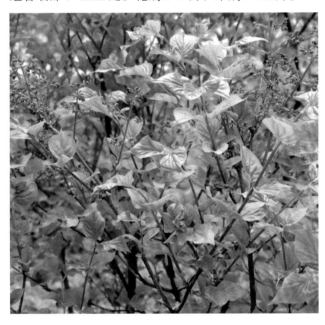

【习性与分布】生于山坡草地、灌丛、林下或岩石坡，海拔 300~1200m。分布于辽宁、吉林。

【芳香成分】刘同新等（2016）用水蒸气蒸馏法提取的关东巧玲花叶挥发油的主要成分为：邻苯二甲酸二丁酯（15.29%）、棕榈酸（10.32%）、芳樟醇（8.31%）、$4\alpha,8\alpha$-二甲基-3,4,5,6,7,8-六氢基-2-酮（6.07%）、α-松油醇（3.85%）、2,3-二氢-1,1,5,6-四甲基-1H-茚（3.71%）、突厥酮（2.88%）、氯代十四烷（2.33%）、叶绿醇（2.06%）、十八烷基磺酰氯（1.65%）、十八炔（1.62%）、甲基二十四烷（1.56%）、异长（松）叶烷-7-醇（1.37%）、十六烷基环氧乙烷（1.15%）等。

【性味与功效】味辛，性微温。清热解毒，利湿退黄。治急性黄疸型肝炎。

山沉香 ▼

【基源】木犀科丁香属植物羽叶丁香 *Syringa pinnatifolia* Hemsl. 的根。

【形态特征】直立灌木，高 1~4m。叶为羽状复叶，长 2~8cm，宽 1.5~5cm，小叶 7~13 枚。圆锥花序由侧芽抽生，长 2~6.5cm，宽 2~5cm；花萼长约 2.5mm，萼齿三角形；花冠白色，淡红色，略带淡紫色，长 1~1.6cm，花冠管略呈漏斗状，裂片卵形、长圆形或近圆形，不呈或略呈兜状。果长圆形，长 1~1.3cm，先端凸尖或渐尖，光滑。花期 5~6 月，果期 8~9 月。

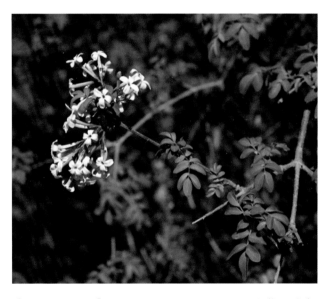

【习性与分布】生于 2000~3100m 处的阳坡灌丛或郁闭度小的针阔混交林内。喜阳、耐寒、耐旱。分布于内蒙古、宁夏、陕西、甘肃、青海、四川。

【挥发油含量】水蒸气蒸馏的干燥根茎的得油率为 0.30%；超临界萃取的干燥根茎的得油率为 0.79%~1.22%。

【芳香成分】张国彬等（1994）用水蒸气蒸馏法提取的宁夏贺兰山区产羽叶丁香干燥根茎挥发油的主要成分为：花姜酮（64.70%）、白菖烯（2.87%）、β-古芸烯（2.66%）、莤草烯（2.11%）、香橙烯（1.96%）、α-雪松烯（1.91%）、杜松烯醇（1.81%）、α-衣兰油烯（1.30%）等。

【性味与功效】味辛，性温。降气，温中，暖胃。治胃腹胀痛，寒喘；外用治皮肤擦伤，烧烟熏治子宫脱垂、脱肛。

紫丁香 ▼

【基源】木犀科丁香属植物紫丁香 *Syringa oblata* Lindl. 的叶及树皮。树皮的芳香成分未见报道。

【形态特征】灌木或小乔木，高可达5m。叶片革质或厚纸质，卵圆形至肾形，宽常大于长，长2~14cm，宽2~15cm；萌枝上叶片常呈长卵形。圆锥花序由侧芽抽生，近球形，长4~20cm，宽3~10cm；花萼长约3mm；花冠紫色，长1.1~2cm，花冠管圆柱形，卵圆形至倒卵圆形。果倒卵形至长椭圆形，长1~2cm，宽4~8mm。花期4~5月，果期6~10月。

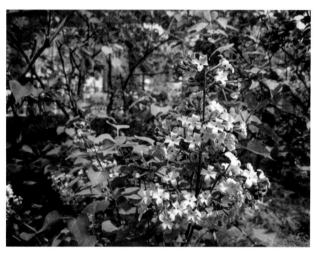

【习性与分布】生于山坡丛林、山沟溪边、山谷路旁及滩地水边，海拔300~2400m。喜光，稍耐阴，耐寒性较强，耐干旱，喜湿润。分布于吉林、辽宁、河北、内蒙古、山西、陕西、甘肃、新疆、山东、四川等省区。

【挥发油含量】水蒸气蒸馏或同时蒸馏萃取的叶的得油率为0.39%~1.26%。

【芳香成分】紫丁香叶挥发油的主成分多为青叶醇（16.25%~22.38%），也有主成分不同的报告。回瑞华等（2008）用水蒸气蒸馏法提取的辽宁千山产紫丁香4月采收的新鲜叶挥发油的主要成分为：紫丁香醛（20.88%）、青叶醇（14.64%）、2-戊醇（7.62%）、α-杜松醇（5.70%）、环己烯-3-甲醛（4.71%）、α-绿叶烯（3.28%）、十七烷（2.86%）、香叶芳樟醇（2.76%）、2,6,10,10-四甲基-1-氧杂-螺环[4,5]癸-6-烯（1.78%）、α-蒎烯（1.28%）、十六烷（1.11%）等；5月采收的新鲜叶挥发油的主要成分为：α-蒎烯（14.93%）、十七烷（10.44%）、香叶芳樟醇（9.06%）、β-蒎烯（7.37%）、十六烷（6.11%）、α-绿叶烯（5.56%）、β-蒎烯（4.25%）、2,6,10,10-四甲基-1-氧杂-螺环[4,5]癸-6-烯（3.62%）、莰烯+β-水芹烯（3.28%）、十五烷（2.53%）、柠檬油精（1.46%）等；6月采收的新鲜叶挥发油的主要成分为：青叶醇（19.85%）、α-绿叶烯（13.04%）、2-戊醇（5.14%）、2,6,10,10-四甲基-1-氧杂-螺环[4,5]癸-6-烯（3.88%）、环己烯-3-甲醛（3.84%）、十七烷（3.20%）、苯乙醛（3.17%）、乙酸芳樟醇酯（2.49%）、香叶芳樟醇（2.32%）、十六烷（1.94%）、α-蒎烯（1.21%）等；8月采收的新鲜叶挥发油的主要成分为：己酸（16.91%）、十七烷（10.76%）、香叶芳樟醇（10.76%）、十六烷（6.69%）、α-绿叶烯（4.00%）、青叶醇（3.09%）、十六酸（2.46%）、十五烷（1.87%）等。王海英等（2016）用同时蒸馏-萃取法提取的黑龙江哈尔滨产紫丁香6月份采收的新鲜叶挥发油的主要成分为：十一烷（34.29%）、十四甲基环七硅氧烷（12.05%）、十二甲基环六硅氧烷（8.82%）、十六甲基环八硅氧烷（8.08%）、十八甲基环九硅氧烷（5.14%）、3-(2-甲氧基乙氧基甲氧基)-2-甲基-1-戊醇（4.16%）、棕榈酸甲酯（3.63%）、硬脂酸甲酯（3.61%）、2,4-二叔丁基苯酚（2.01%）、萘（1.67%）、8-氯乙基碳酸乙酯（1.46%）、邻二甲苯（1.08%）等；7月份采收的主要成分为：甲苯（47.52%）、十一烷（41.87%）、3-(2-甲氧基乙氧基甲氧基)-2-甲基-1-戊醇（2.27%）、萘（1.88%）、(Z)-3-己烯-1-醇乙酸酯（1.30%）等；10月份采收的主要成分为：十四甲基环七硅氧烷（23.03%）、十二甲基环六硅氧烷（15.63%）、八甲基环四硅氧烷（12.46%）、十六甲基环八硅氧烷（12.40%）、2-乙基己基壬基亚硫酸酯（7.33%）、六甲基环三硅氧烷（5.46%）、十甲基环戊硅氧烷（4.13%）、十八甲基环九硅氧烷（3.18%）、2,4-双(1,1-二甲基乙基)苯酚（1.38%）、7-甲氧基-4-羟基-4-甲氧基羰基-1H-2-苯并吡喃-3-酮（1.06%）等。卢丹等（2003）用水蒸气蒸馏法提取的吉林长春产紫丁香新鲜叶挥发油的主要成分为：2-甲基-1,4-戊二烯（29.29%）、苯乙醇（2.38%）、乙烯基苯（1.86%）、苯乙醛（1.78%）、5-乙烯基-4H-2-呋喃（1.71%）、苯甲醇（1.29%）、3,5-二甲基苯甲基苯甲酸甲酯（1.29%）、3,7-二甲基-1,6-辛二烯-3-醇（1.12%）、十七烷（1.04%）等。

【性味与功效】味苦，性寒。清热，解毒，利湿，退黄。治急性泻痢，黄疸型肝炎，火眼，疮疡。

桂花 ▼

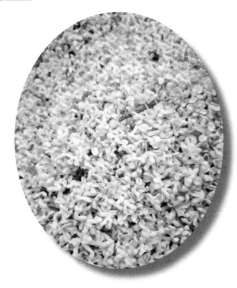

【基源】木犀科木犀属植物桂花（木犀）*Osmanthus fragrans* (Thunb.) Lour. 的花。

【形态特征】常绿乔木或灌木，高3~5m，最高可达18m。叶片革质，椭圆形，长7~14.5cm，宽2.6~4.5cm，全缘或具细锯齿。聚伞花序簇生于叶腋，或近于帚状，每腋内有花多朵；苞片宽卵形，质厚，长2~4mm；花极芳香；花萼长约1mm；花冠黄白色、淡黄色、黄色或橘红色，长3~4mm。果歪斜，椭圆形，呈紫黑色。花期9~10月上旬，果期翌年3月。

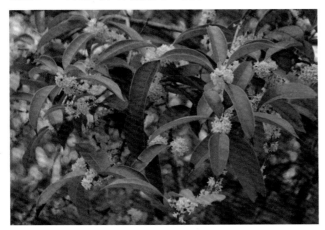

【习性与分布】适宜于温暖的亚热带气候地区生长，喜温暖，既耐高温，也较耐寒。喜光，稍耐阴。喜湿润，不耐干旱。分布于四川、云南、贵州、广西、湖南、湖北、浙江、江西、福建等省区。

【挥发油含量】水蒸气蒸馏的花的得油率为0.02%~1.26%；微波辅助水蒸气蒸馏的新鲜花的得油率为0.85%；微波辅助同时蒸馏萃取法提取的干燥花的得油率为2.34%；吸附法提取的花头香的得率为5.00%；超临界萃取的花的得油率为0.25%~0.50%；有机溶剂萃取的花的得油率为0.08%~7.35%；冷磨法提取的花的得率为0.42%~0.74%；β-葡萄糖苷酶+乙醚萃取的花浸膏的得率为3.51%，从浸膏中提取的净油的得率为62.70%~83.60%。

【芳香成分】桂花花挥发油的研究报告较多，干燥花挥发油的第一主成分有：β-紫罗兰酮（10.60%~44.55%）、α-甲基-α-(4-甲基-3-戊烯基)环氧乙烷甲醇（11.72%~29.81%）、邻苯二甲酸二异丁酯（23.99%~32.06%）等，也有主成分不同的报告。陈培珍等（2016）用微波辅助-同时蒸馏萃取法提取的福建浦城产桂花干燥花挥发油的主要成分为：β-紫罗酮（44.55%）、α-紫罗酮（13.88%）、顺-芳樟醇氧化物（3.96%）、2,6,6-三甲基-1-环己烯-1-甲醛（3.69%）、1,2-二甲基-环己醇（3.45%）、反式-芳樟醇氧化物（3.38%）、3,7,11-三甲基-2,6,10-十二碳三烯-1-醇（3.24%）、5,6,7,7a-四氢-4,4,7a-三甲基-2(4氢)-苯丙呋喃酮（2.60%）、2,4,4-三甲基-2-环己烯醇（2.36%）、6-甲基-2-庚炔（2.28%）、2,6-二甲基苯甲醚（2.15%）、2-甲基-环庚酮（1.83%）、2,3-二甲基苯甲醚（1.75%）、2-异丙基苯甲醛（1.73%）、2-烯丙基-4-甲酚（1.48%）、6-乙烯基四氢化-2,2,6-三甲基-2氢-吡喃-3-醇（1.44%）、十四酸（1.01%）等。胡春弟等（2009）用水蒸气蒸馏法提取的湖北咸宁产晾干桂花花挥发油的主要成分为：α-甲基-α-(4-甲基-3-戊烯基)环氧甲醇（26.81%）、4-(2,6,6-三甲基环己-1-烯)-丁-2-醇（18.73%）、5-乙烯基四氢-α,α,5-三甲基-2-呋喃甲醇（16.78%）、棕榈酸（3.88%）、2,6,10,10-四甲基-1-氧杂-螺[4.5]癸-6-烯（3.79%）、β-里哪醇（3.17%）、4-(2,6,6-三甲基-1-环己-1-烯基)-3-丁-2-醇（1.63%）、十四醛（1.29%）、壬醛（1.24%）、1-二十五醇（1.16%）、四十烷（1.00%）等。陈虹霞等（2012）用水蒸气蒸馏法提取的'银桂'晾干花挥发油的主要成分为：邻苯二甲酸二异丁酯（32.06%）、邻苯二甲酸二丁酯（31.35%）、γ-癸内酯（6.32%）、二氢猕猴桃内酯（5.71%）、β-紫罗兰酮（5.29%）、β-紫罗兰醇（2.36%）、氧化芳樟醇（2.24%）、3-(1,3,5-三甲基-2,6-二氧环己基)丙醇（2.12%）、环氧芳樟醇（2.00%）、4-(2,6,6-三甲基-环己-1-烯)-丁烷-2-醇（1.18%）等；江西丰宜产'金桂'晾干花挥发油的主要成分为：邻苯二甲酸二丁酯（33.16%）、β-紫罗兰酮（20.61%）、香叶醇（8.55%）、

α-紫罗兰酮（5.90%）、二氢猕猴桃内酯（5.89%）、氧化芳樟醇（4.16%）、丁位癸内酯（3.13%）、邻苯二甲酸二异丁酯（2.07%）、芳樟醇（2.06%）、3-乙基-5-(2'-乙基丁基)-十八烷（2.01%）、环氧芳樟醇（1.96%）、β-环柠檬醛（1.88%）、α-甲基-α-[4-甲基-3-戊烯基]环氧乙烷甲醇（1.67%）、17-三十五烯（1.63%）、柏木脑（1.47%）、4-(2,6,6-三甲基-环己-1-烯)-丁烷-2-醇（1.41%）、β-二氢紫罗兰酮（1.40%）等；'四季桂'晾干花挥发油的主要成分为：4-(2,6,6-三甲基-环己-1-烯)-丁烷-2-醇（38.33%）、邻苯二甲酸二丁酯（14.62%）、香叶醇（8.50%）、β-紫罗兰醇（8.46%）、茶香螺烷（7.67%）、对甲氧基苯乙醇（1.99%）、对-4-蓋烯-3-酮（1.95%）、δ-癸内酯（1.95%）、氧化芳樟醇（1.53%）、α-紫罗兰醇（1.49%）、芳樟醇（1.34%）、邻苯二甲酸二异丁酯（1.34%）、β-紫罗兰酮（1.31%）等。程满环等（2015）用水蒸气蒸馏法提取的安徽黄山产桂花干燥花挥发油的主要成分为：γ-癸内酯（17.67%）、顺式氧化芳樟醇（9.87%）、氧化芳樟醇（8.48%）、顺-α,α-5-三甲基-5-乙烯基四氢化呋喃-2-甲醇（7.74%）、芳樟醇（7.73%）、2,6-二叔丁基对甲酚（6.95%）、7,8-二氢-β-紫罗兰酮（3.77%）、2,2'-亚甲基双(6-叔丁基-4-甲基苯酚)（3.13%）、β-紫罗酮（2.70%）、1-二十二烯（2.53%）、1-二十二烯（2.53%）、(E)-β-紫罗酮（2.49%）、正二十七烷（2.42%）、正二十七烷（2.42%）、α-紫罗兰酮（2.27%）、(Z)-9-二十三碳烯（1.10%）、(Z)-9-二十三碳烯（1.10%）等。何武强（2010）用索氏法提取的桂花阴干花挥发油的主要成分为：(Z,Z,Z)-9,12,15-十八碳三烯-1-醇（23.17%）、肉豆蔻酸（12.23%）、棕榈酸乙酯（8.76%）、二氢-β-紫罗兰酮（7.76%）、萜烯（5.86%）、棕榈酸（5.78%）、5-己基二氢呋喃-2-酮（5.35%）、橙花醇（4.68%）、正辛醛（3.80%）、亚麻酸甲酯（3.21%）、顺式芳樟醇氧化物（2.84%）、β-紫罗兰酮（2.33%）、γ-癸内酯（1.89%）、香叶醇（1.49%）、α-紫罗兰酮（1.25%）、苯乙醇（1.19%）、反式芳樟醇氧化物（1.03%）等。李素云等（2012）用水蒸气蒸馏法提取的福建浦城产'小叶丹桂'干燥花挥发油的主要成分为：2-羟基丙酸乙酯（23.52%）、3-甲基-3-乙基戊烷（16.28%）、4-羟基苯乙醇（15.57%）、仲丁基醚（10.24%）、(S)-顺式芳樟醇氧化物（6.54%）、2,3-丁二醇（4.35%）、N-乙酰基酪胺（4.27%）、反式芳樟醇氧化物（4.11%）、2,4,4,6,6,8,8-七甲基-2壬烯（3.43%）、β-紫罗酮

（3.37%）、[R-(R*,R*)]-2,3-丁二醇（2.75%）、二氢猕猴桃内酯（2.47%）、二丁基羟基甲苯（1.27%）等。夏雪娟等（2017）用同时蒸馏萃取法提取的重庆产'朱砂丹桂'干燥花挥发油的主要成分为：植酮（21.18%）、β-紫罗兰酮（10.88%）、4-[2,2,6-三甲基-7-氧杂二环[4.1.0]庚-1-基]-3-丁烯-2-酮（7.24%）、α-紫罗兰酮（6.81%）、γ-癸内酯（6.11%）、顺式-1-甲基-4-(1-甲基乙基)-2-环己烯-1-醇（4.67%）、(E)-呋喃芳樟醇氧化物（2.89%）、9-氧杂双环[6.1.0]壬烷（2.88%）、3,5,5-三甲基-2-环己烯-1-醇（2.70%）、β-环柠檬醛（2.67%）、1-甲基萘（2.28%）、芳樟醇（2.15%）、α-大马酮（2.00%）、香叶基丙酮（1.99%）、1,5,5-三甲基-3-亚甲基-1-环己烯（1.85%）、壬醛（1.82%）、顺-α,α-5-三甲基-5-乙烯基四氢化呋喃-2-甲醇（1.38%）、氧化芳樟醇（1.36%）、2,6,6-三甲基-1-环己烯基乙醛（1.35%）、2-甲基萘（1.23%）、7,8-环氧-α-紫罗兰酮（1.21%）、正十六烷（1.20%）、二十一烷（1.17%）等；超临界CO_2萃取的主要成分为：顺-α,α-5-三甲基-5-乙烯基四氢化呋喃-2-甲醇（51.02%）、对羟基苯乙醇（14.95%）、2,6-二甲基-2,7-辛二烯-1,6-二醇（10.70%）、(E)-2,6-二甲基-3,7-辛二烯-2,6-二醇（4.49%）、10-十一烯酸（4.35%）、(E)-呋喃芳樟醇氧化物（3.13%）、9-羟基-5-巨豆烯-4-酮（2.64%）、2,3-二甲基环己醇（1.90%）、2-甲基-2-环己烯酮（1.24%）等；顶空固相微萃取的主要成分为：(E)-呋喃芳樟醇氧化物（22.54%）、2,6-二甲基环己醇（13.84%）、芳樟醇（12.79%）、2,5,5-三甲基环己-2-烯酮（8.18%）、α-紫罗兰酮（7.79%）、β-紫罗兰酮（7.65%）、4-[2,2,6-三甲基-7-氧杂二环[4.1.0]庚-1-基]-3-丁烯-2-酮（5.40%）、3,7-二甲基-1,5,7-辛三烯-3-醇（3.08%）、二氢猕猴桃内酯（2.58%）、7,8-环氧-α-紫罗兰酮（1.80%）、2,2-二甲基-5-(1-甲基-1-丙烯基)四氢呋喃（1.69%）、6-甲基-6-硝基-2-庚酮（1.62%）、β-环柠檬醛（1.49%）、月桂烯醇（1.07%）等。夏雪娟等（2015）用超临界CO_2萃取法提取的重庆产'速生金桂'干燥花挥发油的主要成分为：对羟基苯乙醇（27.02%）、(E)-呋喃芳樟醇氧化物（26.46%）、2,6-二甲基-2,7-辛二烯-1,6-二醇（15.06%）、(E)-2,6-二甲基-3,7-辛二烯-2,6-二醇（7.50%）、3-(3-羟基丁基)-2,4,4-三甲基-2-环己烯-1-酮（4.60%）、10-十一烯酸（4.13%）、1-(2,2-二甲基环戊基)-乙酮（2.38%）、3-氧代-α-紫罗兰醇（1.77%）、3-甲基-2-环己烯-1-酮（1.68%）、2,3-二甲基环己醇（1.42%）、1-(2,6,6-三甲基-1-环己烯-1-

基)丁烷 –1,3– 二酮（1.20%）等。周姚红等（2019）用溶剂萃取法提取的江西南昌产'金桂'阴干花挥发油的主要成分为：油酸（41.35%）、亚油酸（17.32%）、六羟基紫杉烯（11.61%）、正十六烷酸（8.70%）、二氢 – β– 紫罗兰醇（8.21%）、3– 羟基 – β– 紫罗兰酮（4.33%）、反式芳樟醇氧化物（2.06%）、十四烷酸（1.30%）等。张雪松等（2017）用溶剂萃取法提取的浙江产'金桂'干燥花挥发油的主要成分为：邻苯二甲酸亚丁异辛酯（23.76%）、2– 甲氧基 –1,3– 二氧戊环（11.73%）、顺 – 氧化芳樟醇（8.65%）、反 – 氧化芳樟醇（7.98%）、γ– 癸内酯（3.91%）、邻苯二甲酸二丁酯（3.67%）、N-(4– 羟基苯乙基)乙酰胺（3.60%）、2,2,6– 三甲基 –6– 乙烯基四氢 –2H– 呋喃 –3– 醇（3.24%）、亚麻酸（2.97%）、松油醇（2.49%）、香叶醇（2.49%）、芳樟醇（2.29%）、四氢紫罗兰酮（1.94%）、香叶酸（1.69%）、β– 紫罗兰酮（1.37%）、1,4,4– 二甲基 – 乙羟基 – 二环 [3.1.0]乙烷 –6– 甲醇（1.18%）等。

【性味与功效】味辛，性温。化痰，散瘀。治痰饮喘咳，肠风血痢，疝瘕，牙痛，口臭。

桂花枝 ▼

【基源】木犀科木犀属植物桂花 *Osmanthus fragrans* (Thunb.) Lour. 的枝叶。

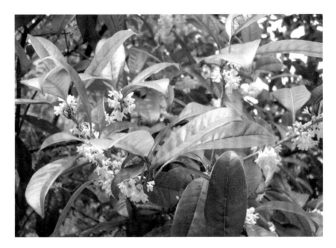

【形态特征】同桂花。

【习性与分布】同桂花。

【挥发油含量】水蒸气蒸馏的叶的得油率为 2.33%。

【芳香成分】何冬宁等（2008）用水蒸气蒸馏法提取

的江苏徐州产桂花阴干叶挥发油的主要成分为：苯乙醇（60.28%）、苯甲醇（15.67%）、β– 芳樟醇（4.47%）、苯乙醛（3.41%）、6,10,14– 三甲基 –2– 十五戊酮（2.65%）、水杨酸甲酯（2.29%）、十八烷醛（1.90%）、1,4,4,7a– 四甲基 –2,4,5,6,7,7a– 六氢 –1H– 茚 –1,7– 二醇（1.63%）、邻苯二甲酸丁辛酯（1.44%）、正壬醛（1.40%）等。张海峰等（2014）用顶空固相微萃取法提取福建建瓯产'四季桂'新鲜叶挥发油的主要成分为：乙酸叶醇酯（18.38%）、甲氧基乙酸 –2– 十三烷基酯（6.88%）、4,11– 二甲基 – 十四烷（5.51%）、苯乙醇（5.44%）、苯乙醛（5.27%）、(E,E)–2,4– 庚二烯醛（3.74%）、7– 甲基 –6– 十三碳烯（3.59%）、1– 乙基 – 环己烯（3.08%）、苯甲醛（3.01%）、2,6,10– 三甲基 – 十二烷（2.83%）、β– 二氢紫罗兰酮（1.78%）、壬醛（1.50%）、芳樟醇（1.41%）、1– 十四烯（1.38%）、1– 壬醇（1.23%）、顺式 – 柠檬醛（1.11%）、正辛醇（1.11%）等。王呈仲等（2009）用顶空固相微萃取法提取的上海产桂花新鲜叶挥发油的主要成分为：叶醇（46.72%）、顺式 –3– 醋酸己烯基酯（31.78%）、长叶烯（3.01%）、甲苯（2.91%）、E–2– 己烯醛（2.88%）、异长叶菲琳（2.31%）、2– 乙基呋喃（1.74%）、1– 戊烯 –3– 醇（1.33%）、2– 甲基丁醛（1.26%）、3– 甲基丁醛（1.23%）、壬醛（1.06%）等。

【性味与功效】味辛、微甘，性温。发表散寒，祛风止痒。治风寒感冒，皮肤瘙痒，漆疮。

桂花子 ▼

【基源】木犀科木犀属植物桂花 *Osmanthus fragrans* (Thunb.) Lour. 的果实。

【形态特征】同桂花。

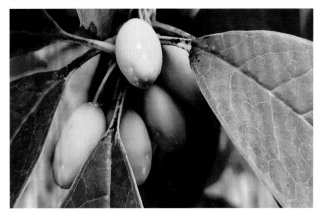

【习性与分布】同桂花。

【芳香成分】毕淑峰等（2014）水蒸气蒸馏法提取的安徽黄山产'银桂'新鲜果实挥发油的主要成分为：5-乙烯基-3-吡啶羧酸甲酯（31.04%）、对甲酰基苯甲酸甲酯（13.54%）、棕榈酸（13.05%）、1,21-二十二碳二烯（3.73%）、1,2-环氧十八烷（3.03%）、2,6-二叔丁基对甲酚（1.95%）、2-乙烯基-2-丁烯醛（1.82%）、对乙烯基愈创木酚（1.82%）、油酸（1.81%）、糠醛（1.47%）、壬醛（1.18%）、β-大马烯酮（1.05%）、樟脑（1.00%）等。

【性味与功效】味甘、辛，性温。温中行气止痛。治胃寒疼痛，肝胃气痛。

四川苦丁茶 ▼

【基源】木犀科女贞属植物总梗女贞 *Ligustrum pricei* Hayata、粗壮女贞 *Ligustrum robustum* (Roxb.) Blume 或丽叶女贞 *Ligustrum henryi* Hemsl. 的叶。

【形态特征】总梗女贞：灌木或小乔木，高1~7m。叶片革质，长圆状披针形或椭圆形，长3~9cm，宽1~4cm。圆锥花序顶生或腋生，长2~6.5cm，宽1.5~4.5cm；有花3~7朵，上部花单生或簇生；苞片线形或披针形，长2~6mm；花萼长1.5~2.5mm；花冠长0.7~1.1cm，裂片卵形。果椭圆形或卵状椭圆形，长7~10mm，宽5~7mm，呈黑色。花期5~7月，果期8~12月。

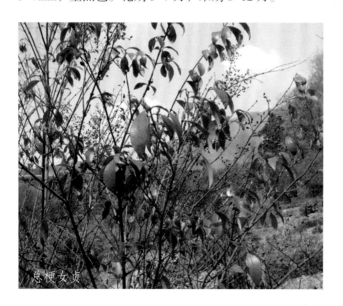
总梗女贞

粗壮女贞：灌木或小乔木，高1~10m。叶片纸质，椭圆状披针形或披针形，长4~11cm，宽2~4cm。圆锥花序顶生，长5~15cm，宽3~11cm；花序轴及分枝轴稍扁或近圆柱形，紫色，密被白色皮孔，具短柔毛或腺毛；小苞片卵形或披针形；花萼长约1mm；花冠长4~5mm，反折。果倒卵状长圆形或肾形，长7~12mm，径3~6mm，呈黑色。花期6~7月，果期7~12月。

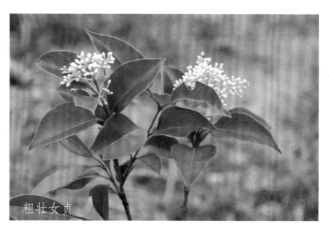
粗壮女贞

丽叶女贞：灌木，高0.2~4m。叶片薄革质，近圆形，长1.5~5cm，宽1~3cm。圆锥花序圆柱形，顶生，长1.5~10cm，宽1.5~5.5cm；苞片有时呈小叶状，小苞片细小，呈披针形，长0.4~1.2cm；花萼无毛，长约1mm；花冠长6~9mm，花冠管长4~6mm，裂片长1.5~3mm。果近肾形，长6~10mm，径3~5mm，弯曲，呈黑色或紫红色。花期5~6月，果期7~10月。

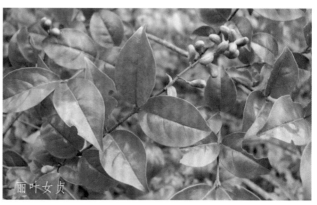
丽叶女贞

【习性与分布】总梗女贞：生于山地、沟谷林中或灌丛中，海拔300~2600m。分布于陕西、台湾、湖北、湖南、四川、贵州。粗壮女贞：生山地疏、密林中或山坡灌丛，海拔400~2000m。分布于安徽、江西、福建、湖南、湖北、广东、广西、贵州、云南、四川。丽叶女贞：生于海拔1800m以下的山坡灌木丛中或峡谷疏、密林中。分布于陕西、甘肃、湖北、湖南、广西、贵州、四川、云南。

【芳香成分】总梗女贞：武宏伟等（2012）用水蒸气

蒸馏法提取的四川筠连产总梗女贞干燥叶挥发油的主要成分为：芳樟醇（54.20%）、香叶醇（20.00%）、α-松油醇（18.70%）、反-氧化芳樟醇（4.14%）等。

粗壮女贞：童华荣等（2004）用同时蒸馏萃取法提取的粗壮女贞成熟叶挥发油的主要成分为：里哪醇（46.41%）、3,7-二甲基-1,6-辛二烯-3-醇（15.70%）、植醇（9.47%）、(+)-α-松油烯醇（7.30%）、2-(1,1-二甲基乙基)苯酚（6.70%）、香叶醛（5.08%）、柠檬醛（4.45%）、6,10,14-三甲基-2-十五烷酮（2.38%）、石竹烯（2.17%）、β-紫罗（兰）酮（2.02%）、橙花醇（1.84%）、3,7-二甲基-1,3,6-辛三烯（1.83%）、2,5-二甲基-1,5-己二烯（1.75%）、3,5-二甲基-环己烯（1.67%）、长叶烯（1.66%）、5,6,7,7a-三甲基-2(4H)-苯并呋喃酮（1.33%）、顺式-2,6-二甲基-1,6-辛二烯（1.31%）、6,10-二甲基-5,9-十一碳二烯-2-酮（1.11%）、(E,E)-2,4-庚二烯醛（1.05%）、十四酸（1.00%）等。

丽叶女贞：童华荣等（2004）用同时蒸馏萃取法提取的丽叶女贞嫩梢挥发油的主要成分为：里哪醇（41.82%）、3,7-二甲基-1,6-辛二烯-3-醇（17.49%）、香叶醛（8.10%）、雪松醇（8.03%）、2-(1,1-二甲基乙基)苯酚（7.06%）、柠檬醛（5.48%）、1,2-苯二羧酸-双(2-甲基丙基)酯（3.62%）、长叶烯（3.04%）、β-月桂烯（2.56%）、邻苯二甲酸二丁酯（2.39%）、2,3,3-三甲基-1,4-戊二烯（2.18%）、3,7-二甲基-1,3,6-辛三烯（2.07%）、2,3-二氢-苯并呋喃（1.48%）、石竹烯（1.20%）、2-乙基-6-甲基-吡啶（1.11%）、顺式-1-乙基-3-甲基-环己烷（1.10%）、β-紫罗（兰）酮（1.08%）、5,6,7,7a-三甲基-2(4H)-苯并呋喃酮（1.04%）等。

【性味与功效】味苦、微甘，性微寒。散风热，清头目，除烦渴。治头痛，齿痛，咽痛，唇疮，耳鸣，目赤，咯血，暑热烦渴。

苦茶叶 ▼

【基源】木犀科女贞属植物日本女贞 *Ligustrum japonicum* Thunb. 的叶。

【形态特征】大型常绿灌木，高3~5m。叶片厚革质，椭圆形或宽卵状椭圆形，长5~10cm，宽2.5~5cm。圆

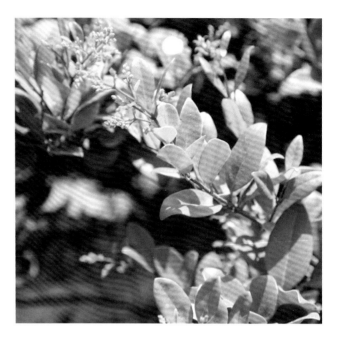

锥花序塔形，长5~17cm；花序轴和分枝轴具棱；小苞片披针形；花萼长1.5~1.8mm；花冠长5~6mm，花冠管长3~3.5mm。果长圆形或椭圆形，长8~10mm，宽6~7mm，直立，呈紫黑色，外被白粉。花期6月，果期11月。

【习性与分布】生于低海拔的林中或灌丛中，或生于路旁、沟旁和庭院。喜光，稍耐阴。全国各地有栽培。

【挥发油含量】水蒸气蒸馏的干燥叶的得油率为0.06%。

【芳香成分】周欣等（2002）用水蒸气蒸馏法提取的贵州罗甸产日本女贞干燥叶挥发油的主要成分为：二氢猕猴桃[醇酸内酯]（12.56%）、2,4-二[1,1-二甲基乙基]苯酚（3.62%）、2,6-二[1-丁基]-4-羟基-4-甲基-2,5-环己二烯-1-酮（2.76%）、2-[2-亚丁烯基]-1,3,3-三甲基-(E,E)-7-氧杂双环[2.2.1]庚烷（2.38%）、α-雪松醇（2.15%）、2-丙烯酸，正十三烷基酯（1.97%）、棕榈酸（1.67%）、3-羟基-β-大马士革酮（1.53%）、六氢化法尼基丙酮（1.43%）、十六碳酸甲酯（1.39%）、香叶醇（1.35%）、十六碳烷（1.30%）、α-紫穗槐烯（1.28%）、萜品二醇（1.25%）、十四碳烷（1.18%）、胡薄荷烯酮（1.14%）、2,6-二叔丁基-2,5-环己二烯-2,4-二酮（1.10%）、十八碳烷（1.03%）、α-松油醇（1.01%）、二丁基羟基甲苯（1.00%）等。

【性味与功效】味微甘、苦，性凉。清肝火，解热毒。治头目眩晕，火眼，口疳，无名肿毒，烧、烫伤。

小白蜡条 ▼

【基源】木犀科女贞属植物小叶女贞 *Ligustrum quihoui* Carr. 的根皮、叶及果实。根皮的芳香成分未见报道。

【形态特征】落叶灌木，高 1~3m。叶片薄革质，形状和大小变异较大，披针形至倒卵形，长 1~5.5cm，宽 0.5~3cm，叶缘反卷。圆锥花序顶生，近圆柱形，分枝处常有 1 对叶状苞片；小苞片卵形；花萼长 1.5~2mm；花冠长 4~5mm，裂片卵形或椭圆形。果倒卵形、宽椭圆形或近球形，长 5~9mm，径 4~7mm，呈紫黑色。花期 5~7 月，果期 8~11 月。

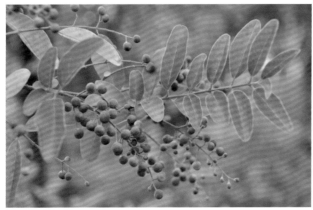

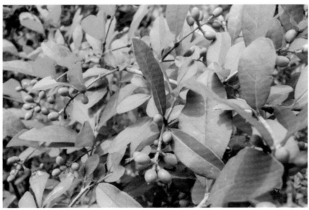

【习性与分布】生于沟边、路旁或河边灌丛中，或山坡，海拔 100~2500m。中性，喜温暖气候，较耐寒。喜光照，稍耐阴，较耐寒。分布于山东、江苏、安徽、浙江、江西、河南、陕西、湖北、四川、贵州、云南、西藏。

【芳香成分】叶：刘超等（2011）用水蒸气蒸馏法提取的湖北钟祥产小叶女贞叶挥发油的主要成分为：十六烷酸(17.28%)、(Z,Z,Z)-9,12,15-十八烷三烯酸乙酯(12.13%)、叶绿醇(5.80%)、肉豆蔻酸（5.14%）、顺-7-十二碳烯-1-乙酸（3.74%）、(2R-顺)-1,2,3,4,4a,5,6,7-八氢-α,α,4a,8-二甲基-2-萘甲醇（2.90%）、反-9-十八烯酸（2.59%）、顺-7-十六烯酸（1.98%）、6,10,14-三甲基-2-十五烷酮（1.91%）、1,2,3,4,5-五甲基-1,3-环戊二烯（1.85%）、异叶绿醇（1.46%）、9-十六碳烯酸（1.45%）、1S,2S,5R-1,4,4-三甲基三环[6.3.1.0²·⁵]-十二-8(9)-烯（1.39%）、二十四烷（1.23%）、沉香醇（1.20%）、[2R-(2α,4aα,8aβ)]-1,2,3,4,4a,5,6,8a-八氢-α,α,4a,8-四甲基-2-萘甲醇（1.17%）等。

果实：王文娟等（2016）用水蒸气蒸馏法提取的安徽黄山产小叶女贞果实挥发油的主要成分为：13-表-泪柏醚（13.04%）、β-石竹烯（9.72%）、二丁基羟基甲苯（4.63%）、δ-杜松烯（4.34%）、右旋萜二烯（3.50%）、α-荜澄茄醇（3.50%）、大根香叶烯D（3.41%）、α-石竹烯（2.43%）、1,2,4a,5,6,8a-六氢-4,7-二甲基-1-(1-甲基乙基)-萘（1.80%）、β-蒎烯（1.76%）、(-)-b-榄香烯（1.69%）、1,2,3,5,6,7,8,8a-八氢-1-甲基-6-亚甲基-4-(1-甲基乙基)-萘（1.55%）、α-衣兰油烯（1.52%）、右旋-α-蒎烯（1.25%）、正二十烷（1.21%）、(1α,4aα,8aα)-1,2,3,4,4a,5,6,8a-八氢-7-甲基-4-亚甲基-1-(1-甲基乙基)-萘（1.19%）、左旋-α-蒎烯（1.17%）、γ-马榄烯（1.04%）等；用超临界 CO₂ 萃取法提取的小叶女贞果实挥发油主要成分为：羽扇豆醇（27.55%）、苯甲醛（10.56%）、对羟基苯乙醇（5.82%）、1,19-二十碳二烯（5.11%）、苯乙酮（2.16%）、β-谷甾醇（2.10%）、环二十四烷（2.06%）、3-异色酮（1.65%）、1-二十四醛（1.57%）、β-蒎烯（1.21%）、对甲酰基苯甲酸甲酯（1.00%）等。朱玉等（2014）用水蒸气蒸馏法提取的安徽黄山产小叶女贞果实挥发油的主要成分为：大根香叶烯D（8.57%）、顺式-2-反式-6-金合欢醇（6.38%）、α-荜澄茄烯（5.24%）、2-己烯醛（3.80%）、芳樟醇（3.78%）、α-衣兰油烯（3.70%）、5-乙烯基-3-吡啶羧酸甲酯（3.67%）、反式-2-己烯-1-醇（3.54%）、糠醛（3.15%）、β-荜澄茄烯（3.06%）、1-石竹烯（2.85%）、樟脑（2.77%）、d-杜松烯（2.37%）、t-依兰油醇（2.35%）、香叶醇（1.65%）、香茅醇（1.13%）、(+)-环苜蓿烯（1.13%）、α-可巴烯（1.10%）、α-松油醇（1.03%）等。

【性味与功效】味苦，性凉。清热解毒。治小儿口腔炎，烧、烫伤，黄水疮。

素馨花 ▼

【基源】木犀科素馨属植物素馨 *Jasminum grandiflorum* Linn.、多花素馨 *Jasminum polyanthum* Franch. 的花。

【形态特征】素馨：攀援灌木，高 1~4m。叶对生，羽状深裂或具 5~9 小叶，叶长 3~8cm，宽 3~6cm；小叶片卵形或长卵形，顶生小叶片常为窄菱形。聚伞花序顶生或腋生，有花 2~9 朵；苞片线形，长 2~3mm；花芳香；花萼裂片锥状线形；花冠白色，高脚碟状，花冠管长 1.3~2.5cm，裂片多为 5 枚，长圆形，长 1.3~2.2cm，宽 0.8~1.4cm。果未见。花期 8~10 月。

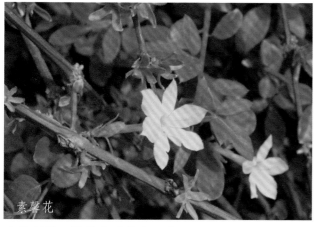
素馨花

多花素馨：缠绕木质藤本，高 1~10m。叶对生，羽状深裂或为羽状复叶，有小叶 5~7 枚；顶生小叶片通常明显大于侧生小叶片，披针形或卵形。总状花序或圆锥花序顶生或腋生，有花 5~50 朵；苞片锥形；花极芳香；萼裂片 5 枚，三角形或锥状线形；花冠花蕾时外面呈红色，开放后变白，花冠管细，长圆形或狭卵形。果近球形，黑色。花期 2~8 月，果期 11 月。

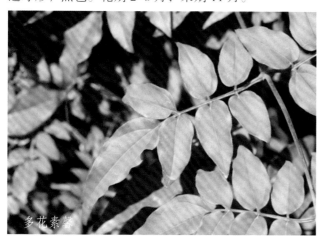
多花素馨

【习性与分布】素馨：生于石灰岩山地，海拔约 1800m。喜温暖、阳光充足，不耐寒。分布于广东、福建、台湾、四川、浙江、云南、西藏等省区。多花素馨：生于山谷、灌丛、疏林，海拔 1400~3000m。喜温暖、湿润、喜光，略耐半阴。分布于四川、贵州、云南。

【挥发油含量】素馨：有机溶剂浸提的新鲜花浸膏的得膏率为 0.30%~0.38%。多花素馨：以石油醚为溶剂萃取的鲜花浸膏的得率为 0.77%，从浸膏中提取净油的得率为 50.00%，净油得率为 0.37%。

【芳香成分】素馨：朱亮锋等（1993）用水蒸气蒸馏法提取的素馨新鲜花挥发油的主要成分为：乙酸苯甲酯（20.28%）、苯甲酸苯甲酯（17.79%）、植醇（17.76%）、异植醇（10.23%）、芳樟醇（3.85%）、对甲酚（3.76%）、α-金合欢烯（3.12%）、亚麻酸甲酯（2.77%）、丁香酚（2.02%）、茉莉酮（1.72%）、苯甲醇（1.70%）、1H-吲哚（1.66%）、14-甲基十五酸甲酯（1.08%）、异丁香酚（1.02%）等。

多花素馨：郎志勇等（1993）用石油醚萃取的云南昆明产多花素馨鲜花净油的主要成分为：异丁香酚（15.75%）、9,12,15-十八碳三烯酸甲酯（12.60%）、9,12-十八碳二烯酸甲酯（12.16%）、十六酸（6.89%）、十六酸甲酯（4.41%）、9,12,15-十八碳三烯醛（3.76%）、11,14-二十碳二烯酸甲酯（3.20%）、16-甲基十七酸甲酯（2.68%）、4-甲基酚（2.58%）、醋酸苯甲酯（2.07%）、3,7,11-三甲基-2,6,10-十二碳三烯醇（1.57%）、17-三十五烯（1.30%）、醋酸-3,7,11-三甲氧基-2,6,10-十二烯-1-醇酯（1.20%）、十七醇（1.01%）等。

【性味与功效】味微苦，性平。舒肝解郁，行气止痛。治肝郁气滞所致的胁肋脘腹作痛，下痢腹痛。

茉莉花 ▼

【基源】木犀科素馨属植物茉莉花 *Jasminum sambac* (Linn.) Aiton 的花。

【形态特征】直立或攀援灌木，高达 3m。叶对生，单叶，叶片纸质，圆形至倒卵形，长 4~12.5cm，宽 2~7.5cm。聚伞花序顶生，通常有花 3 朵，有时单花或多达 5 朵；苞片微小，锥形；花极芳香；花萼裂片线形，

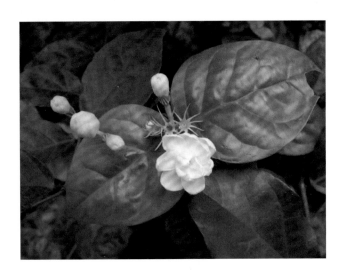

长 5~7mm；花冠白色，花冠管长 0.7~1.5cm，裂片长圆形至近圆形，宽 5~9mm，先端圆或钝。果球形，径约 1cm，呈紫黑色。花期 5~8 月，果期 7~9 月。

【习性与分布】喜光，稍耐阴，长日照植物。喜温暖湿润的气候，能耐暑热，不耐寒。广东、广西、云南、四川、福建、江苏、浙江、台湾等省区有栽培。

【挥发油含量】水蒸气蒸馏的花的得油率为 0.02%~0.30%；同时蒸馏萃取的干燥花的得油率为 5.35%；有机溶剂萃取的花的浸膏得率为 0.22%~2.70%；超临界萃取的鲜花的得油率为 0.24%。

【芳香成分】茉莉花挥发油第一主成分报道较多的是芳樟醇（12.85%~55.00%），此外，还有：乙酸苄酯（13.42%~40.13%）、α- 法呢烯（26.58%~30.55%）、苯甲酸顺式 -3- 己烯酯（15.58%~30.50%）等，也有主成分不同的报告。侯冬岩等（2005）用同时蒸馏萃取法提取的云南产茉莉花干燥花挥发油的主要成分为：3,7- 二甲基 -1,6- 辛二烯 -3- 醇（16.13%）、3- 己烯 -1- 醇 - 苯甲酸酯（9.07%）、α- 金合欢烯（7.27%）、乙酸苯乙基酯（6.47%）、苄醇（5.19%）、4- 乙烯基 - 吡啶（4.62%）、苯甲酸 -2- 氨基 - 甲酯（3.71%）、3,7- 二甲基 -2,6- 辛二烯 -1- 醇（3.60%）、3- 环己烯 -1- 甲醇（3.18%）、α- 杜松醇（2.85%）、2-(甲酰氨基)- 甲基 - 苯甲酸（2.57%）、苄基苯甲酸酯（2.57%）、石竹烯氧化物（2.46%）、八氢 -1-1-4- 亚甲基 - 茚（2.35%）、α- 荜澄茄油烯（2.00%）、2,6,10,14- 四甲基 - 十六烷（1.77%）、5- 乙烯基四羟基 -2- 呋喃甲醇（1.66%）、3,7,11- 三甲基 -1,6,10- 十二碳三烯 -3- 醇（1.52%）、3- 己烯 -1- 醇（1.47%）、2,6,10,14- 甲基 - 十五烷（1.10%）等。张春玲等（1999）用石油醚和乙醇浸提法提取的茉莉花净油的主要成

分为：α- 金合欢烯（16.57%）、2- 氨基 - 苯酸甲酯（11.14%）、苯甲基乙酸酯（10.95%）、芳樟醇（10.78%）、苯甲醇（3.90%）、苯甲酸苄酯（3.05%）、9,12,15- 十八碳三烯酸（2.48%）、1,2,3,4,4a,7,8,8a- 八氢 -1- 萘（2.07%）、1,2,3,4,5,8a- 六氢 - 萘（2.06%）、[E,E]-7,11,15- 三甲基 -3- 亚甲基 - 己烯（1.45%）、苯酸甲酯（1.04%）等。陆宁等（2004）用固相微萃取法提取的茉莉花挥发油的主要成分为：N,N- 二丙基苯甲酰氨（12.75%）、芳樟醇（12.00%）、苯甲基乙酸酯（11.11%）、α- 金合欢烯（9.65%）、二丙烯基乙酸酯（7.47%）、1,7- 二甲基 -4- 异丙基 -2,7- 羟基环癸二烯（7.09%）、吲哚（6.91%）、苯乙醇（4.82%）、2- 氨基苯甲酸甲酯（3.59%）、9,12,15- 十八碳三烯酸甲酯（2.78%）、正十七烷腈（2.72%）、1,3,3- 三甲基 -2- 羟甲基 -3,3- 二甲基 -4- 甲基 -2- 丁烯基 - 环己烯（2.35%）、7R,8R-8- 羟基 -4- 异亚甲基 -7- 甲基双环十一碳烯（2.15%）、水杨酸甲酯（1.85%）、2- 羟基 -2- 甲基 -7- 乙酰 - 异丙双环壬烷（1.76%）、2,2- 二甲基苯甲酸丙酯（1.49%）、苯甲酸苄酯（1.09%）等。

【性味与功效】味辛、微甘，性温。理气止痛，辟秽开郁。治湿法中阻，胸膈不舒，泻痢腹痛，头晕头痛，目赤，疮毒。

青藤子

【基源】木犀科素馨属植物青藤仔 *Jasminum nervosum* Lour. 的茎、叶、花。花的芳香成分未见报道。

【形态特征】攀援灌木，高 1~5m。叶对生，单叶，叶片纸质，卵形或卵状披针形，长 2.5~13cm，宽 0.7~6cm。聚伞花序顶生或腋生，有花 1~5 朵，通常花单生于叶腋；苞片线形；花芳香；花萼常呈白色，裂片 7~8 枚；花冠白色，高脚碟状，花冠管长 1.3~2.6cm，裂片 8~10 枚，披针形。果球形或长圆形，成熟时由红变黑。花期 3~7 月，果期 4~10 月。

【习性与分布】生于海拔 2000m 以下的山坡、沙地、灌丛及混交林中。分布于台湾、广东、海南、广西、贵州、云南、西藏。

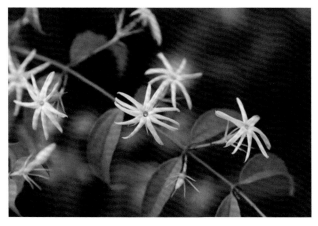

【挥发油含量】水蒸气蒸馏的茎的得油率为 0.01%，晒干叶的得油率为 0.06%。

【芳香成分】霍丽妮等（2011）用水蒸气蒸馏法提取的广西德保产青藤仔茎挥发油的主要成分为：棕榈酸（39.78%）、油酸（22.91%）、(E)-9-棕榈油酸（4.31%）、β-芳樟醇（2.60%）、硬脂酸（2.57%）、2-羟基环十五烷酮（1.78%）、正十三烷酸（1.62%）、叶绿醇（1.50%）、三氯乙酸十五酯（1.29%）、α-松油醇（1.21%）、(Z,Z)-2-甲基-3,13-十八碳二烯醇（1.10%）等；晒干叶挥发油的主要成分为：β-芳樟醇（25.84%）、α-松油醇（8.35%）、3,7-二甲基-2,6-辛二烯-1-醇（6.49%）、二环[4.3.1]癸烷-10-酮（4.71%）、11-十五碳烯醛（3.58%）、桃醛（3.11%）、(Z)-香叶醇（2.49%）、(Z)-9-十八烷醛（1.56%）、(Z)-芳樟醇氧化物（1.21%）等。

【性味与功效】味微苦，性凉。清湿热，拔脓生肌。治痢疾，劳伤腰痛，疮疡脓肿，疮疡溃烂。

迎春花 ▼

【基源】木犀科素馨属植物迎春花 *Jasminum nudiflorum* Lindl. 的花。

【形态特征】落叶灌木，直立或匍匐，高 0.3~5m，枝条下垂。叶对生，三出复叶，小枝基部常具单叶；叶轴具狭翼；小叶片卵形，狭椭圆形，叶缘反卷；单叶为卵形或椭圆形，有时近圆形，长 0.7~2.2cm，宽 0.4~1.3cm。花单生于小枝的叶腋或顶端；苞片小叶状，披针形或椭圆形；花萼绿色，裂片 5~6 枚；花冠黄色，径 2~2.5cm，花冠管裂片 5~6 枚。花期 6 月。

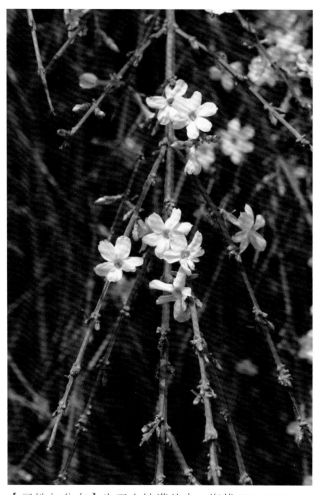

【习性与分布】生于山坡灌丛中，海拔 800~2000m。喜温暖而湿润的气候，喜阳光，稍耐阴，耐寒、耐旱、怕涝。分布于甘肃、陕西、四川、云南、西藏等省区。

【芳香成分】赵彦贵等（2018）用水蒸气蒸馏法提取的内蒙古阿拉善产迎春花阴干花蕾挥发油主要成分为：二十一烷（11.73%）、十六烷（9.61%）、十四烷酸（9.26%）、棕榈酸（6.76%）、十五烷（5.83%）、(E)-4-(2,6,6-三甲基-1-环己-1-烯基)-3-丁烯-2-酮（5.25%）、2-己烯-1-醇（3.75%）、青叶醇（3.60%）、2,6-二甲基-十七烷（3.12%）、二十三烷（2.74%）、亚油酸（2.15%）、3-甲基二十烷（2.11%）、12-甲基-十三烷酸甲酯（1.74%）、邻苯二甲酸二异丁酯（1.70%）、3-甲基十四烷（1.69%）、2-甲基-十五烷（1.49%）、2,6,10-三甲基-十四烷（1.47%）、十九烷（1.34%）、植物醇（1.28%）、2-己醛（1.25%）、邻苯二甲酸丁基-2-乙基己基酯（1.23%）等。康文艺等（2009）用顶空固相微萃取法提取的河南开封产迎春花阴干花挥发油主要成分为：十五烷（15.02%）、4-亚硝酸基-苯磺酸(4-溴甲基-2-金刚烷基)酯（14.98%）、亚油酸（14.48%）、2,3,7-三甲基-癸烷（6.06%）、十六烷（5.96%）、十四烷（5.06%）、苯乙醇（5.02%）、苯甲醇（3.32%）、2-甲基-8-正丙基-十二烷（3.30%）、棕榈酸（2.36%）、十七烷（2.05%）、6,10,14-三甲基-2-十五烷酮（2.04%）、2,6-二甲基-十七烷（1.64%）、二十一烷（1.62%）、2-甲基-十五烷（1.58%）、壬醛（1.50%）、2-丙烯基-环己烷（1.45%）、2,6,10-三甲基-十二烷（1.41%）、(E)-4-(2,6,6-三甲基-1-环己-1-烯基)-3-丁烯-2-酮（1.32%）、2,6,10-三甲基-十四烷（1.29%）、3-甲基-十四烷（1.15%）等。

【性味与功效】味苦、微辛，性平。清热解毒，活血消肿。治发热头痛，咽喉肿痛，小便热痛，恶疮肿毒，跌打损伤。

迎春花叶 ▼

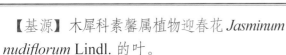

【基源】木犀科素馨属植物迎春花 *Jasminum nudiflorum* Lindl. 的叶。

【形态特征】同迎春花。

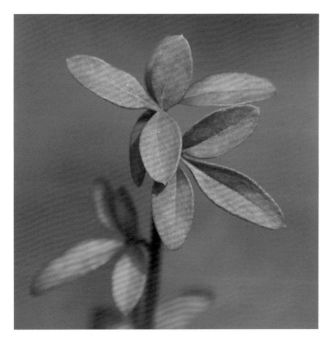

【习性与分布】同迎春花。

【挥发油含量】水蒸气蒸馏的新鲜叶的得油率为 $1.39 \mu l \cdot g^{-1}$。

【芳香成分】汤洪波等（2005）用水蒸气蒸馏法提取的贵州贵阳产迎春花新鲜叶挥发油的主要成分为：3,7,11,15-四甲基-2-十六碳烯醇（36.18%）、十六酸（18.58%）、亚油酸乙酯（7.12%）、3,7,11,15-四甲基-2-十六烯-1-醇（6.15%）、二十四烷（4.14%）、香叶醇（2.55%）、α-松油醇（2.31%）、橙花叔醇（2.22%）、新植二烯（1.34%）等。金华等（2014）用水蒸气蒸馏法提取的吉林吉林产迎春花干燥叶挥发油的主要成分为：5-乙烯基-2-降冰片烯（29.70%）、青叶醇（18.38%）、芳樟醇（13.18%）、乙酸叶醇酯（8.82%）、2-己醛（4.19%）、大马士酮（4.16%）、3-十四烯（2.52%）、脱氢二氢-β-紫罗兰酮（2.43%）、α-香柠檬醇（2.30%）、α-松油醇（2.20%）、橙花醇（1.94%）、韦得醇（1.61%）、匙叶桉油烯醇（1.45%）、檀香醇（1.22%）等。

【性味与功效】味苦，性寒。清热，利湿，解毒。治感冒发热，小便淋痛，外阴瘙痒，肿毒恶疮，跌打损伤，刀伤出血。

荔枝藤 ▼

【基源】牛栓藤科红叶藤属植物小叶红叶藤 *Rourea microphylla* (Hook. et Arn.) Planch. 的茎或叶。

【形态特征】攀援灌木，多分枝，高1~4m。奇数羽状复叶，小叶常7~17片，有时达27片，小叶片卵形或长圆披针形。圆锥花序丛生于叶腋内，通常长2.5~5cm，苞片及小苞片不显著；花芳香，直径4~5mm，萼片卵

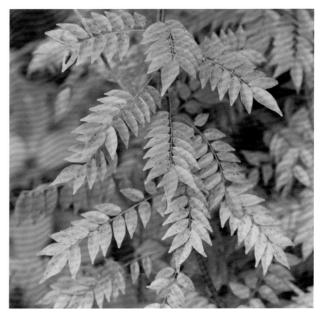

圆形；花瓣白色、淡黄色或淡红色，椭圆形。蓇葖果椭圆形或斜卵形，成熟时红色。种子椭圆形，橙黄色。花期 3~9 月，果期 5 月至翌年 3 月。

【习性与分布】生于海拔 100~600m 的山坡或疏林中。分布于台湾、福建、广东、广西、云南等省区。

【挥发油含量】水蒸气蒸馏的干燥茎叶的得油率为 1.08%。

【芳香成分】霍丽妮等（2011）用水蒸气蒸馏法提取的小叶红叶藤干燥茎叶挥发油的主要成分为：dl- 薄荷酮（53.43%）、(E)- 薄荷酮（14.20%）、5- 甲基 -2- 异丙基 -3- 环己烯 -1- 酮（9.87%）、β- 萜品烯（8.16%）、β- 蒎烯（1.54%）、α- 蒎烯（1.18%）等。

【性味与功效】味苦、涩，性凉。清热解毒，消肿止痛，止血。治疮疖，跌打肿痛，外伤出血。

葡萄 ▼

【基源】葡萄科葡萄属植物葡萄 *Vitis vinifera* Linn. 的果实。

【形态特征】木质藤本。卷须 2 叉分枝。叶卵圆形，显著 3~5 浅裂或中裂，长 7~18cm，宽 6~16cm，边缘有 22~27 个锯齿，齿深而粗大。圆锥花序密集或疏散，多花，与叶对生；花蕾倒卵圆形，顶端近圆形；萼浅碟形，边缘呈波状；花瓣 5。果实球形或椭圆形，直径 1.5~2cm；种子倒卵椭圆形。花期 4~5 月，果期 8~9 月。

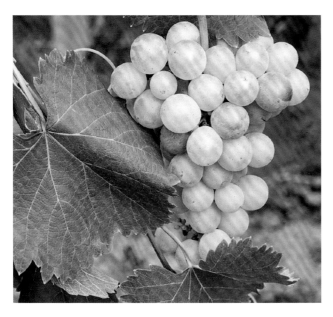

【习性与分布】对水分要求较高，要有一定强度的光照。全国各地普遍栽培。

【挥发油含量】超临界萃取的果皮的得油率为 5.30%。

【芳香成分】葡萄果实挥发油成分的研究报告较多，挥发油第一主成分有：糠醛（18.54%~33.31%）、芳樟醇（13.99%~59.62%）、棕榈酸（13.69%~32.24%）、乙酸乙酯（27.72%~66.62%）、香叶酸（14.57%~26.42%）等，也有主成分不同的报告。梁茂雨等（2007）用水蒸气蒸馏法提取的'红提'葡萄新鲜成熟果实挥发油的主要成分为：糠醛（18.54%）、棕榈酸（12.21%）、苯乙醇（11.08%）、亚油酸（9.58%）、2,4- 二羟基 -2,5- 二甲基 -3(2H)- 呋喃酮（7.04%）、油酸（4.41%）、亚麻酸（4.34%）、糠酸甲酯（3.52%）、5- 羟甲基糠醛（3.06%）、棕榈烯酸（2.55%）、丁内酯（2.22%）、1- 羟基 -2- 丙酮（1.79%）、肉豆蔻酸（1.48%）、3- 羟基 -2- 丁酮（1.36%）、亚油酸乙酯（1.11%）、糠醇（1.07%）等。颜廷才等（2015）用顶空固相微萃取法提取的辽宁鞍山产'香悦'葡萄新鲜果实挥发油的主要成分为：乙酸乙酯（46.73%）、青叶醛（23.50%）、苯乙醇（3.89%）、己醛（3.83%）、D- 香茅醇（3.73%）、橙花醇（3.31%）、沉香醇（1.99%）、苯乙酸乙酯（1.88%）、α- 松油醇（1.56%）、正己醇（1.25%）等；'玫瑰香'葡萄新鲜果实挥发油的主要成分为：沉香醇（59.62%）、青叶醛（12.40%）、橙花醇（5.67%）、α- 松油醇（4.57%）、2,2,6- 三甲基 -6- 乙烯基四氢 -2H- 呋喃 -3- 醇（4.02%）、3,7- 二甲基 -1,5,7- 辛三烯 -3- 醇（2.10%）、己醛（1.97%）、芳樟醇氧化物（1.97%）等；'金手指'葡萄新鲜果实挥发油的主要成分为：青叶醛（53.74%）、沉香醇（17.27%）、己醛（9.07%）、乙醇（5.30%）、苯乙腈（2.85%）、苯乙醛（1.78%）、正己醇（1.33%）等。商敬敏等（2011）用水蒸气蒸馏法提取的山东昌黎产'玫瑰香'葡萄果实挥发油的主要成分为：香叶酸（14.57%）、反 -2- 氯环戊醇（9.58%）、芳樟醇（7.91%）、青叶醛（7.04%）、顺 -α,α,4- 三甲基 -3- 环己烯 -1- 甲醇（6.40%）、2,3,6,7- 四氢 -4,5- 脱氢 -3,3,6,6- 四甲基 -γ- 噻喃（5.22%）、棕榈酸（4.52%）、2,5- 十八碳二炔酸甲酯（2.43%）、乙酸乙酯（2.09%）、糠醛（1.44%）、正己醇（1.36%）、6- 乙烯基 -2,2,6- 三甲基 -2H- 吡喃（1.27%）、 à- 甲基 -à-[4- 甲基 -3- 戊烯基] 缩水甘油（1.26%）、脱氢芳樟醇（1.16%）等；'蛇龙珠'葡萄果实挥发油的主要成分为：反 -2- 氯环戊醇（15.13%）、棕榈酸

（7.30%）、正己醇（6.76%）、2,2,3,3-四甲基环丙烷羧酸-2-氯乙酯（4.00%）、乙酸乙酯（3.00%）、糠醛（1.54%）等。胡博然等（2005）用溶液萃取法提取的宁夏贺兰山产'赤霞珠'葡萄果实挥发油的主要成分为：十八碳-9,12-二烯酸（32.53%）、十六碳酸（30.20%）、十八碳-9,12,15-三烯酸甲酯（12.91%）、十八碳-9-烯酸（5.12%）、(E)-2-庚烯醛（3.82%）、十八碳酸（2.97%）、2,4-壬二烯醛（1.50%）、己醛（1.47%）、(E)-2-癸烯醛（1.16%）、2,4-癸二烯醛（1.05%）等；'梅尔诺'葡萄果实挥发油的主要成分为：十六碳酸（32.24%）、十八碳-9,12-二烯酸（24.34%）、十八碳-9-烯酸（11.23%）、二十碳-11,14,17-三烯酸甲酯（10.21%）、(E)-2-庚烯醛（2.79%）、十八碳酸（2.59%）、(E)-2-癸烯醛（1.45%）、己醛（1.33%）等；'蛇龙珠'果实挥发油的主要成分为：十八碳-9,12-二烯酸甲酯（32.23%）、十六碳酸（25.24%）、二十碳-11,14,17-三烯酸甲酯（17.21%）、十八碳-9-烯酸（4.39%）、(E)-2-庚烯醛（2.62%）、十八碳酸（2.31%）、3,7,11,15-四甲基-2-十六碳烯-1-醇（1.10%）、2,4-癸二烯醛（1.08%）等。王华等（2006）用溶剂萃取法提取的陕西产'梅尔诺'葡萄采收期果实挥发油的主要成分为：邻苯二甲酸二异辛酯（46.82%）、β-谷甾醇（12.57%）、己基氢过氧化物（10.58%）、n-十七烷（5.32%）、2-环己基二十烷（4.13%）、3-乙基-5-(2'-乙基丁基)十八烷（3.60%）、2,6-二叔丁基-4-甲基苯酚（2.75%）、棕榈酸（2.66%）、n-十二烷（2.59%）、2,6,10,15-四甲基十七烷（2.32%）、17-三十五烯（2.25%）、9-己基十七烷（1.71%）、4'-乙氧基-2'-羟基苯-1-辛酮（1.04%）等。李二虎等（2007）用二氯甲烷萃取法提取的'8804'葡萄果实挥发油的主要成分为：邻苯二甲酸二丁酯（17.77%）、邻苯二甲酸二异辛酯（8.25%）、2-呋喃甲醛（7.10%）、2,6-二甲基-3,7-辛二烯-2,6-二醇（5.53%）、油酸（4.50%）、苯乙醛（4.25%）、1,3-丁二醇（3.54%）、十六酸乙酯（3.42%）、十八酸（3.10%）、对二甲苯（2.73%）、吲哚-3-乙醇（2.68%）、二十七烷（2.49%）、二十五烷（2.38%）、4-羟基-苯乙醇（2.32%）、2,3-二氢-苯并呋喃（2.25%）、4,7-二甲基十一烷（1.79%）、丁基羟基甲苯（1.46%）、辛酸乙酯（1.25%）、十六酸丁酯（1.23%）等。成明等（2011）用固相微萃取法提取的天津产'乍娜'葡萄成熟果实挥发油的主要成分为：1-己醇（40.59%）、(E)-2-己烯-1-醇（11.48%）、(Z)-3,7-二甲基-2,6-辛二烯-1-醇（9.93%）、(E)-2-己烯醛（5.44%）、2-戊酮（3.86%）、乙酸乙酯（3.53%）、3,7-二甲基-1,6-辛二烯-3-醇（2.86%）、à,à,4-三甲基-3-环己烯-1-甲醇（2.02%）、大马士酮（1.99%）、乙酸己酯（1.73%）、(E)-2-己烯-1-醇乙酸酯（1.46%）、3,7-二甲基-1,5,7-辛三烯-3-醇（1.07%）等。

【性味与功效】味甘、酸，性平。补气血，强筋骨，利小便。治气血虚弱，肺虚咳嗽，心悸盗汗，烦渴，风湿痹痛，水肿，淋病，痘疹不透。

葡萄根

【基源】葡萄科葡萄属植物葡萄 *Vitis vinifera* Linn. 的根。

【形态特征】同葡萄。

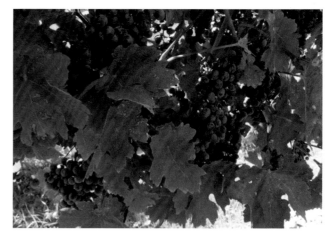

【习性与分布】同葡萄。

【芳香成分】杜远鹏等（2009）用顶空进样法提取的山东泰安产'巨峰'葡萄根挥发油的主要成分为：反油酸甲酯（27.55%）、亚油酸甲酯（15.50%）、正三十四烷（11.86%）、邻苯二甲酸二丁酯（7.18%）、紫罗兰酮（5.08%）、邻苯二甲酸二乙酯（3.82%）、E,E,Z-1,3,12-十九碳三烯-5,14-二醇（3.19%）、十九碳-E,E,Z-1,3,12-三烯醇（3.19%）、硬脂酸甲酯（2.72%）、胆甾烷（2.49%）、三十六烷（2.43%）、11-十六碳烯酸甲酯（1.76%）、1-四十一醇（1.63%）、莰烯（1.39%）、乙酸苄酯（1.39%）等。

【性味与功效】味甘，性平。祛风通络，利湿消肿，解毒。治风湿痹痛，肢体麻木，跌打损伤，水肿，小便不利，痈肿疔毒。

无莉根 ▼

【基源】葡萄科蛇葡萄属植物广东蛇葡萄 *Ampelopsis cantoniensis* (Hook. et Arn.) Planch. 的根或全株。根的芳香成分未见报道。

【形态特征】木质藤本。卷须 2 叉分枝。叶为二回羽状复叶或一回羽状复叶，前者基部一对小叶常为 3 小叶，小叶大多形状各异，侧生小叶通常卵形。花序为伞房状多歧聚伞花序，顶生或与叶对生；花蕾卵圆形；萼碟形；花瓣 5，卵椭圆形。果实近球形，直径 0.6~0.8cm，有种子 2~4 颗；种子倒卵圆形。花期 4~7 月，果期 8~11 月。

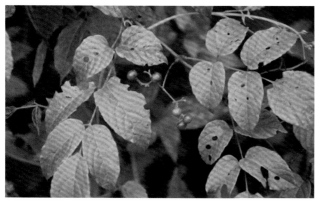

【习性与分布】生于山谷林中或山坡灌丛，海拔100~850m。喜温、暖湿润环境，较耐阴。分布于安徽、浙江、福建、台湾、湖北、湖南、广东、广西、海南、贵州、云南、西藏。

【芳香成分】郁浩翔等（2012）用水蒸气蒸馏法提取的贵州江口产广东蛇葡萄干燥嫩茎叶挥发油的主要成分为：穿贝海绵甾醇（35.35%）、壳固醇（5.03%）、4- 乙基苯酚（4.06%）、新植二烯（3.76%）、异植醇（3.27%）、豆甾醇（2.65%）、二十九（碳）烷（2.51%）、α – 姜烯（2.35%）、维他命 E（2.17%）、芳 – 姜黄烯（1.21%）、β – 倍半水芹烯（1.17%）等。

【性味与功效】味辛、苦，性凉。祛风化湿，清热解毒。治夏季感冒，风湿痹痛，痈疽肿毒，湿疮湿疹。

山藤藤果 ▼

【基源】葡萄科葡萄属植物山葡萄 *Vitis amurensis* Rupr. 的果实。

【形态特征】木质藤本。卷须 2~3 分枝。叶阔卵圆形，长 6~24cm，宽 5~21cm，3 稀 5 浅裂或中裂，或不分裂，边缘每侧有 28~36 个粗锯齿；托叶膜质，褐色，全缘。圆锥花序疏散，与叶对生；花蕾倒卵圆形；萼碟形；花瓣 5。果实直径 1~1.5cm；种子倒卵圆形。花期 5~6 月，果期 7~9 月。

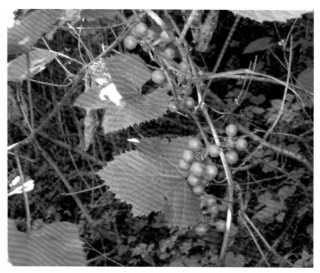

【习性与分布】生于山坡、沟谷林中或灌丛，海拔200~2100m。耐旱怕涝。分布于黑龙江、吉林、辽宁、河北、山西、山东、安徽、浙江。

【芳香成分】山葡萄果实挥发油的主成分多为3- 甲基 -1- 丁醇（30.88%~46.76%），也有主成分不同的报告。南海龙等（2009）用溶剂萃取法提取的吉林柳河产山葡萄 '双优'（通化一号 × 双庆）果实挥发油的主要成分为：3- 甲基 -1- 丁醇（30.88%）、己醇（10.28%）、苯乙醇（6.70%）、2- 甲基 -1- 丙醇（6.23%）、肉豆蔻酸（4.51%）、苯甲醇（2.67%）、顺 -2- 己烯 -1-醇（2.65%）、正己酸（2.25%）、3- 羟基 -2- 丁酮（1.83%）、软脂酸（1.78%）、二氢 -2(3H) 呋喃酮（1.64%）、羟基丁二酸二乙酯（1.37%）、十六烷（1.15%）等；'公酿一号'（玫瑰香 × 山葡萄）果实挥发油的主要成分为：己醇（18.89%）、薄荷醇（8.86%）、3- 羟基 -2- 丁酮（5.12%）、十八烷（4.66%）、十六烷（3.99%）、苯乙醇（3.55%）、3- 甲基 -1- 丁醇（2.89%）、十五烷（2.43%）、羟基丁二酸二乙酯（2.39%）、顺 -2-己烯 -1- 醇（2.04%）、邻苯二甲酸二异丁酯（1.79%）、二氢 -2(3H) 呋喃酮（1.50%）、丁醇（1.44%）、2- 甲基 -1- 丙醇（1.23%）、2- 乙基己醇（1.05%）、苯酚（1.04%）等。

【性味与功效】味酸，性凉。清热利尿。治烦热口渴，尿路感染，小便不利。

甜茶藤 ▼

【基源】葡萄科蛇葡萄属植物显齿蛇葡萄 *Ampelopsis grossedentata* (Hand.-Mazz.) W. T. Wang 的茎叶或根。根的芳香成分未见报道。

【形态特征】木质藤本。卷须 2 叉分枝。叶为 1~2 回羽状复叶，2 回羽状复叶者基部一对为 3 小叶，小叶卵圆形，边缘每侧有 2~5 个锯齿。花序为伞房状多歧聚伞花序，与叶对生；花蕾卵圆形；萼碟形；花瓣 5，卵椭圆形。果近球形，直径 0.6~1cm，有种子 2~4 颗；种子倒卵圆形。花期 5~8 月，果期 8~12 月。

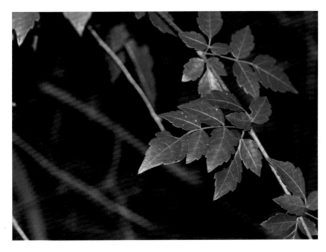

【习性与分布】生于沟谷林中或山坡灌丛，海拔 200~1500m。喜温暖湿润的环境。分布于福建、广西、广东、云南、贵州、湖南、湖北、江西等省区。

【挥发油含量】水蒸气蒸馏的叶的得油率为 0.35%~0.37%。

【芳香成分】张友胜等（2001）用水蒸气蒸馏法提取的湖南张家界产显齿蛇葡萄春季采收叶挥发油的主要成分为：叶绿醇（18.60%）、正十六酸（8.18%）、二十一烷（6.62%）、6,10,14- 三甲基 -2- 十五烷酮（6.29%）、雪松醇（4.79%）、3,7- 二甲基 -1,6- 辛二烯 -3- 醇（4.26%）、二十七烷（2.62%）、二十九烷（2.45%）、壬醇（2.30%）、二十四烷（2.08%）、1,19- 二十碳二烯（2.08%）、二乙基邻苯二甲酸酯（1.93%）、异植醇（1.79%）、十九烷（1.78%）、十七烷（1.71%）、α-杜松醇（1.68%）、十六酸甲基酯（1.37%）、3- 丁烯 -2-酮 -4-(2,6,6- 三甲基 -1- 环己烯基)（1.34%）、石竹烯（1.20%）、4- 莕烯（1.17%）、τ- 杜松醇（1.07%）等；

夏季采收叶挥发油的主要成分为：正十六酸（21.92%）、叶绿醇（11.90%）、雪松醇（5.18%）、十八酸（2.56%）、十九烷（2.39%）、二十七烷（2.15%）、十八烷酰胺（2.06%）、十四烯（1.86%）、十六酸甲基酯（1.51%）、1,1,6-三甲基 -1,2- 双氢萘（1.47%）、2,7- 二甲基萘（1.18%）、2,3,4,7,8,8a- 六氢化 -3,6,8,8- 四甲基 -1H-3a,7- 亚甲基薁（1.15%）等。申东等（2010）用顶空固相微萃取法提取的显齿蛇葡萄叶挥发油的主要成分为：2,4- 二(1,1- 二甲基乙基)- 酚（19.29%）、1,1,3- 三甲基 -3-苯基茚（6.89%）、邻苯二甲酸二异丁酯（6.07%）、2,6- 二 (1,1- 二甲基乙基)-4- 甲基酚（3.92%）、壬醛（3.35%）、2,4- 二苯基 -4- 甲基 -1- 戊烯（3.14%）、β- 紫罗兰酮（3.06%）、顺 - 香叶基丙酮（2.97%）、2,6,10,15- 四甲基十七烷（2.62%）、(R)-5,6,7,7a- 四氢 -4,4,7a- 三甲基 -2(4H)- 苯并呋喃酮（2.57%）、十七烷（2.49%）、十四烷（1.82%）、6,10,14- 三甲基 -2-十五烷酮（1.38%）、α- 柏木烯（1.25%）、2,4- 二苯基 -4- 甲基 -2(E)- 戊烯（1.24%）、2,6,10- 三甲基十二烷（1.21%）、二十一烷（1.06%）、罗汉柏烯（1.06%）、邻苯二甲酸二乙酯（1.05%）等。郁浩翔等（2012）用水蒸气蒸馏法提取的贵州江口产显齿蛇葡萄干燥嫩茎叶挥发油的主要成分为：穿贝海绵甾醇（30.87%）、棕榈酸（7.16%）、14- 异 -(β)- 马萘雌酮甲基醚（7.01%）、二十九 (碳) 烷（5.82%）、4- 羟基苯乙烯（5.62%）、豆甾醇（3.65%）、新植二烯（3.52%）、羊蜡酸（3.03%）、三十烷（2.88%）、二十七 (碳) 烷（2.63%）、壳固醇（2.44%）、维他命 E（2.04%）、辛酸（1.37%）、夫拉美诺（1.16%）等。

【性味与功效】味甘、淡，性凉。清热解毒，利水消肿。治感冒发热，咽喉肿痛，黄疸型肝炎，目赤肿痛，痈肿疮疖。

蛇附子 ▼

【基源】葡萄科崖爬藤属植物三叶崖爬藤 *Tetrastigma hemsleyanum* Diels et Gilg 的块根。

【形态特征】草质藤本。卷须不分枝。叶为 3 小叶，小叶披针形，长 3~10cm，宽 1.5~3cm，侧生小叶近圆形，边缘每侧有 4~6 个锯齿。花序腋生，或假顶生，二级

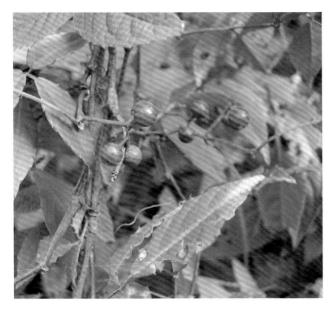

分枝通常 4，集生成伞形，花二歧状着生在分枝末端；花蕾卵圆形；萼碟形；花瓣 4，卵圆形。果实近球形或倒卵球形，直径约 0.6cm，有种子 1 颗；种子倒卵椭圆形。花期 4~6 月，果期 8~11 月。

【习性与分布】生于山坡灌丛、山谷、溪边林下岩石缝中，海拔 300~1300m。分布于广西、广东、江苏、浙江、福建、江西、台湾、湖北、湖南、四川、贵州、云南、西藏。

【芳香成分】霍昕等（2008）用乙醚萃取法提取的广西产三叶崖爬藤块根挥发油的主要成分为：亚油酸（35.28%）、棕榈酸（26.93%）、油酸（15.56%）、二苯胺（7.40%）、亚麻酸甲酯（7.15%）、硬脂酸（2.14%）等。

【性味与功效】味苦、辛，性凉。消热解毒，祛风活血。治高热惊厥，肺炎，哮喘，肝炎，肾炎，风湿痹痛，跌打损伤，痈疔疮疖，湿疹，蛇伤。

鸡爪槭 ▼

【基源】槭树科槭属植物鸡爪槭 *Acer palmatum* Thunb. 的枝叶。

【形态特征】落叶小乔木。枝紫色。叶纸质，外貌圆形，直径 7~10cm，5~9 掌状分裂，通常 7 裂，边缘具紧贴的尖锐锯齿。花紫色，杂性，雄花与两性花同株；萼片 5，卵状披针形；花瓣 5，椭圆形。翅果嫩时紫红色，成熟时淡棕黄色；小坚果球形，直径 7mm，脉纹显著；翅与小坚果共长 2~2.5cm，宽 1cm，张开成钝角。花期 5 月，果期 9 月。

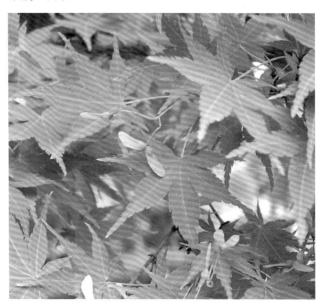

【习性与分布】生于海拔 200~1200m 的林边或疏林中，多生于阴坡湿润山谷。弱阳性树种，喜疏荫的环境，耐半阴，夏日怕日光曝晒。喜温暖湿润气候，抗寒性强，耐酸碱，较耐燥，不耐水涝。分布于山东、河南、江苏、浙江、安徽、江西、湖北、湖南、贵州等省。

【挥发油含量】超临界萃取的干燥叶的得油率为 0.79%~1.02%。

【芳香成分】卫强等（2016）用超临界 CO_2 萃取法提取的安徽合肥产鸡爪槭干燥叶、茎挥发油，用环己烷萃取的叶挥发油的主要成分为：二十八烷（16.26%）、甲苯（12.42%）、(Z)-3-己烯-1-醇（8.94%）、二十四烷（7.38%）、(S)-松油醇（3.81%）、间二甲苯（3.39%）、邻苯二甲酸丁基-8-甲基壬酯（2.46%）、α-甲基-α-[4-甲基-3-戊烯基]环氧乙烷甲醇（2.07%）、邻苯二甲酸二异辛酯（1.83%）、乙苯（1.77%）、二十一烷（1.20%）、对二甲苯（1.02%）等；用乙醚萃取的叶挥发油的主要成分为：甲氧基苯基肟（28.64%）、甲苯（19.12%）、仲丁基醚（9.18%）、十六烷酸（7.08%）、4-壬酸甲酯（2.90%）、2-丙基-1,3-二氧戊环（2.25%）、2-十六烷醇（1.89%）、十八烷酸（1.44%）、己基异丙醚（1.14%）等。

【性味与功效】味辛、微苦，性平。行气止痛，解毒消痈。治气滞腹痛，痈肿发背。

地锦槭（五龙皮）

【基源】槭树科槭属植物色木槭 Acer mono Maxim. 的枝、叶。

【形态特征】落叶乔木，高达 15~20m。冬芽近于球形，鳞片卵形。叶纸质，外貌近于椭圆形，长 6~8cm，宽 9~11cm，常 5 裂，有时 3 或 7 裂。花多数，杂性，雄花与两性花同株，多数常成顶生圆锥状伞房花序；萼片 5，黄绿色，长圆形；花瓣 5，淡白色，椭圆形或椭圆倒卵形。翅果嫩时紫绿色，成熟时淡黄色；小坚果压扁状。花期 5 月，果期 9 月。

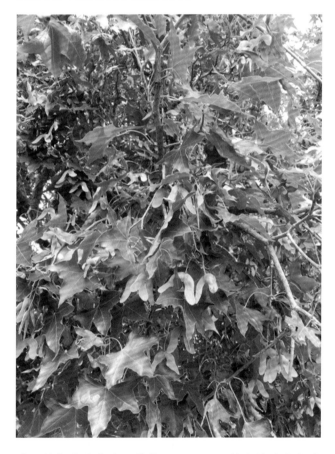

【习性与分布】生于海拔 800~1500m 的山坡或山谷疏林中。稍耐阴，喜湿润。分布于东北、华北和长江流域各省区。

【芳香成分】张凤娟等（2007）用超临界 CO_2 萃取法提取的北京产色木槭枝条挥发油的主要成分为：乙酸乙酯（14.65%）、2- 壬烯 -1- 醇（13.96%）、3- 己烯醇（9.57%）、正己烷（8.43%）、乙酸（6.88%）、辛醛（5.09%）、2- 癸烯 -1- 醇（3.69%）、1- 辛醇（3.35%）、丁酸 -2- 己烯酯（2.05%）、氯仿（1.87%）、2- 乙基己醇（1.34%）、甲酸庚酯（1.21%）、2- 己烯醛（1.02%）、水杨酸甲酯（1.01%）、5- 乙基 -2(5H) 呋喃酮（1.01%）等。王竹红等（2004）用有机溶剂萃取法提取的黑龙江佳木斯产色木槭叶挥发油的主要成分为：软毛青霉酸(35.25%)、1,3,4,5- 四甲氧基苯（4.76%）、(Z,Z,Z)-9,12,15- 十八三烯酸 -2,3- 二羟基丙酯（4.63%）、3,4,5- 三甲氧基苯甲酸（4.61%）、22,23- 二氢豆甾醇（3.24%）、5,5,8a- 三甲基 -3,5,6,7,8,8a- 六氢 -2H- 苯并吡喃（3.15%）、(1,2,3,4,4a,5,6)- 八氢 -4a- 甲基 -2- 萘酚（2.28%）、维他命 E（1.82%）、1- 羟基 -3,4,5- 三甲氧基 -2'- 硝基丙苯（1.70%）、视黄酸（1.66%）、3- 乙酰化 -7,8- 环氧羊毛甾烷 -11- 醇（1.50%）、3,4,5- 三甲氧基苯甲酸三甲基硅酯（1.43%）、角鲨烯（1.42%）、3- 十二烯 -2,5- 呋喃二酮（1.05%）等。

【性味与功效】味辛、苦，性温。祛风除湿，活血止痛。治偏正头痛，风寒湿痹，跌打瘀痛，湿疹，疥癣。

【习性与分布】生于海拔 800~1500m 的山坡或山谷疏林中。稍耐阴，喜湿润。分布于东北、华北和长江流域各省区。

【芳香成分】张凤娟等（2007）用超临界 CO_2 萃取法提取的北京产色木槭枝条挥发油的主要成分为：乙酸乙酯（14.65%）、2- 壬烯 -1- 醇（13.96%）、3- 己烯醇（9.57%）、正己烷（8.43%）、乙酸（6.88%）、辛醛（5.09%）、2- 癸烯 -1- 醇（3.69%）、1- 辛醇（3.35%）、丁酸 -2- 己烯酯（2.05%）、氯仿（1.87%）、2- 乙基己醇（1.34%）、甲酸庚酯（1.21%）、2- 己烯醛（1.02%）、水杨酸甲酯（1.01%）、5- 乙基 -2(5H) 呋喃酮（1.01%）等。王竹红等（2004）用有机溶剂萃取法提取的黑龙江佳木斯产色木槭叶挥发油的主要成分为：软毛青霉酸(35.25%)、1,3,4,5- 四甲氧基苯（4.76%）、(Z,Z,Z)-9,12,15- 十八三烯酸 -2,3- 二羟基丙酯（4.63%）、3,4,5- 三甲氧基苯甲酸（4.61%）、22,23- 二氢豆甾醇（3.24%）、5,5,8a- 三甲基 -3,5,6,7,8,8a- 六氢 -2H- 苯并吡喃（3.15%）、(1,2,3,4,4a,5,6)- 八氢 -4a- 甲基 -2- 萘酚（2.28%）、维他命 E（1.82%）、1- 羟基 -3,4,5- 三甲氧基 -2'- 硝基丙苯（1.70%）、视黄酸（1.66%）、3- 乙酰化 -7,8- 环氧羊毛甾烷 -11- 醇（1.50%）、3,4,5- 三甲氧基苯甲酸三甲基硅酯（1.43%）、角鲨烯（1.42%）、3- 十二烯 -2,5- 呋喃二酮（1.05%）等。

【性味与功效】味辛、苦，性温。祛风除湿，活血止痛。治偏正头痛，风寒湿痹，跌打瘀痛，湿疹，疥癣。

黄楝树 ▼

【基源】 漆树科黄连木属植物黄连木 *Pistacia chinensis* Bunge 的树皮及叶。

【形态特征】落叶乔木，高达 20 余米；树干扭曲。奇数羽状复叶互生，小叶 5~6 对；小叶对生或近对生，纸质，披针形，长 5~10cm，宽 1.5~2.5cm，全缘。花单性异株，先花后叶，圆锥花序腋生；花小；苞片披针形；雄花：花被片 2~4，披针形，大小不等；雌花：花被片 7~9，大小不等，外面 2~4 片远较狭，披针形。核果倒卵状球形，略压扁，成熟时紫红色。

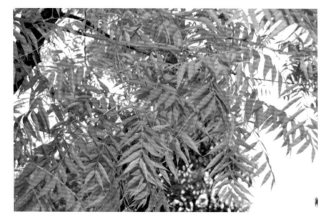

【习性与分布】生于海拔 140~3550m 的石山林中。喜光，幼时稍耐阴。喜温暖，不耐严寒。耐干旱瘠薄。分布于西北、华北及长江以南各省区。

【挥发油含量】水蒸气蒸馏的枝叶或叶的得油率为 0.12%~0.29%；超临界萃取的树皮的得油率为 2.21%。

【芳香成分】树皮：段文录等（2013）用超临界 CO_2 萃取法提取的河南汝阳产黄连木树皮挥发油的主要成分为：亚油酸（61.72%）、α-蒎烯（15.59%）、β-蒎烯（8.50%）、棕榈酸（4.22%）、马鞭草烯醇（2.44%）、马鞭草烯酮（2.09%）等。

叶：黄连木叶挥发油的第一主成分有：反式-β-罗勒烯（19.55%~22.75%）、β-月桂烯（24.22%~29.86%），也有主成分不同的报告。王荣等（2015）用顶空固相微萃取法提取的山东泰安春季采收的黄连木新鲜叶挥发油的主要成分为：反式-β-罗勒烯（21.84%）、顺式-β-罗勒烯（20.32%）、α-松节烯（14.30%）、香芹烯（13.99%）、3-蒈烯（2.98%）、β-月桂烯（2.47%）等。李云耀等（2016）用超临界 CO_2 萃

取法提取的湖南浦发产黄连木新鲜嫩叶挥发油的主要成分为：反式植醇（12.71%）、3-十五烷基-苯酚（11.89%）、β-月桂烯（11.32%）、D-柠檬烯（9.04%）、顺式-β-罗勒烯（6.11%）、反式-β-罗勒烯（5.60%）、乙基己基邻苯二甲酸酯（4.41%）、棕榈酸（3.80%）、石竹烯（3.32%）、β-蛇床烯（1.81%）、1-碘代-十六烷（1.30%）、3-蒈烯（1.20%）等；水蒸气蒸馏法提取的黄连木新鲜嫩叶挥发油的主要成分为：β-月桂烯（24.22%）、3-十五烷基-苯酚（17.13%）、D-柠檬烯（14.34%）、顺式-β-罗勒烯（9.65%）、反式-β-罗勒烯（9.31%）、石竹烯（3.41%）、3-蒈烯（3.09%）、β-蛇床烯（1.97%）、α-松油醇（1.33%）、α-蛇床烯（1.14%）、弥罗松酚（1.05%）等。陈利军等（2010）用水蒸气蒸馏法提取的河南信阳产黄连木叶挥发油的主要成分为：石竹烯（19.57%）、(E)-3,7-二甲基-1,3,6-辛三烯（14.77%）、[4aR-(4aα,7α,8aβ)]-十氢-4a-甲基-1-亚甲基-7-(1-甲基乙烯基)-萘（14.01%）、[2R-(2α,4aα,8aβ)]-1,2,3,4,4a,5,6,8a-八氢-4a,8-二甲基-2-(1-甲基乙烯基)-萘（9.11%）、石竹烯氧化物（7.36%）、3-蒈烯

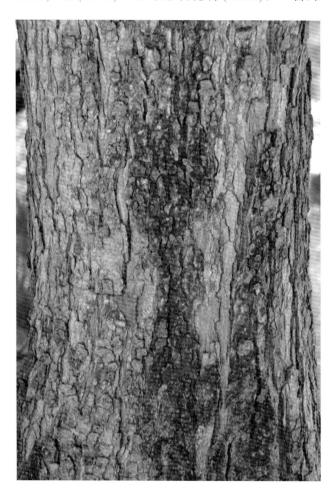

（4.95%）、(Z)-3,7-二甲基-1,3,6-辛三烯（4.58%）、[1S-(1α,2β,4β)]-1-乙烯基-1-甲基-2,4-二(1-甲基乙烯基)-环己烷（4.06%）、α-石竹烯（2.85%）、[1S-(1α,4α,7α)]-1,2,3,4,5,6,7,8-八氢-1,4-二甲基-7-(1-甲基乙烯基)-薁（2.42%）、(E,Z)-2,6-二甲基-,2,4,6-辛三烯（2.12%）、[1S-(1α,7α,8aβ)]-1,2,3,5,6,7,8,8a-八氢-1,4-二甲基-7-(1-甲基乙烯基)-薁（1.62%）、(4aR-反)-十氢-4a-甲基-1-亚甲基-7-(1-甲基亚乙基)-萘（1.59%）等。Bin Zhu等（2006）用水蒸气蒸馏法提取的北京香山产黄连木叶挥发油的主要成分为：茨烯（20.57%）、α-蒎烯（17.75%）、β-蒎烯（15.96%）、桉叶二烯（7.04%）、石竹烯（5.64%）、γ-榄香烯（5.24%）、三环烯（5.03%）、β-榄香烯（3.43%）、大根香叶烯D（2.81%）、柠檬烯（1.86%）、醋酸冰片酯（1.13%）等；云南昆明产黄连木叶挥发油的主要成分为：α-蒎烯（54.44%）、石竹烯（20.01%）、β-蒎烯（11.20%）、茨烯（2.33%）、柠檬烯（1.11%）、对薄荷-1-烯-8-醇（1.04%）等；上海天马山产黄连木叶挥发油的主要成分为：顺式-罗勒烯（43.93%）、β-水芹烯（32.27%）、石竹烯（7.38%）、α-蒎烯（7.35%）、桉叶二烯（2.68%）等；江苏南京钟山产黄连木叶挥发油的主要成分为：β-水芹烯（53.86%）、桉叶二烯（15.06%）、石竹烯（10.49%）、α-蒎烯（7.90%）、β-蒎烯（2.07%）、香桧烯（1.63%）、对薄荷-1-烯-8-醇（1.00%）等；湖北武汉磨山产黄连木叶挥发油的主要成分为：β-蒎烯（42.90%）、β-水芹烯（37.49%）、石竹烯（7.15%）、α-蒎烯（4.74%）、桉叶二烯（1.38%）、反式-3-己烯醇（1.20%）等。

【性味与功效】味苦，性寒，有小毒。清热解毒。治痢疾，皮肤瘙痒，疮痒。

紫油木叶 ▼

【基源】漆树科黄连木属植物清香木 *Pistacia weinmannifolia* J. Poiss. ex Franch. 的嫩叶。

【形态特征】灌木或小乔木，高2~8m，稀达10~15m。偶数羽状复叶互生，有小叶4~9对；小叶革质，长圆形，

较小，长1.3~3.5cm，宽0.8~1.5cm，全缘。花序腋生，与叶同出，被黄棕色柔毛和红色腺毛；花小，紫红色，苞片1，卵圆形；雄花：花被片5~8，长圆形或长圆状披针形；雌花：花被片7~10，卵状披针形。核果球形，成熟时红色，先端细尖。

【习性与分布】生于海拔580~2700m的石灰山林下或灌丛中。喜温暖、耐干热，喜光照充足，稍耐阴。分布于云南、西藏、四川、贵州、广西。

【挥发油含量】水蒸气蒸馏的阴干叶的得油率为0.52%。

【芳香成分】清香木叶挥发油的主成分多为肉桂酸甲酯（62.50%~80.53%），也有主成分不同的报告。周葆华（2008）用水蒸气蒸馏法提取的安庆产清香木阴干叶挥发油的主要成分为：(E)-肉桂酸甲酯（80.53%）、环十二酮（6.30%）、1,4-异丙基-1-甲基-2-环己烯-1-醇（1.31%）、桉叶油素（1.30%）、戊二酸二丁酯（1.10%）等。乔永锋等（2013）用同时蒸馏萃取法提取的云南昆明产清香木新鲜叶挥发油的主要成分为：α-蒎烯（37.40%）、β-蒎烯（10.57%）、茨烯（6.72%）、石竹烯（5.65%）、3-蒈烯（5.02%）、反式-橙花叔醇（4.68%）、1,7,7-三甲基-三环[2.2.1.0^{2,6}]庚烷（1.90%）、α-法尼烯（1.82%）、2,5,6-三甲基-1,3,6-庚三烯（1.60%）、二环大根香叶烯（1.24%）、β-月桂烯（1.09%）、芳樟醇（1.06%）等。

【性味与功效】味涩，微苦，性凉。清热，祛湿，导滞。治痢疾，泄泻，食积，湿疹，风疹。

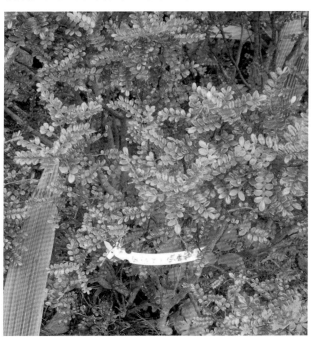

黄栌枝叶 ▼

【基源】漆树科黄栌属植物毛叶黄栌 *Cotinus coggygria* Scop. var. *pubescens* Engl. 的枝叶。

【形态特征】落叶灌木或小乔木，高达 8m。枝红褐色。单叶互生，多为阔椭圆形，稀圆形，叶背、尤其沿脉上和叶柄密被柔毛，长 4~8cm，全缘，秋天叶变为红色、橙红色。顶生圆锥花序，花序无毛或近无毛。

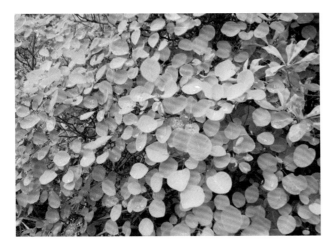

【习性与分布】生于海拔 800~1500m 的山坡林中。喜光，较耐寒、耐干旱、不耐水湿。分布于贵州、四川、甘肃、陕西、山西、山东、河南、湖北、江苏、浙江。

【挥发油含量】水蒸气蒸馏的枝叶的得油率为 0.96%；超临界萃取的枝叶的得油率为 3.70%。

【芳香成分】李惠成等（2006）用水蒸气蒸馏法提取的毛叶黄栌枝叶挥发油的主要成分为：2- 蒎烯 -10- 醇（9.10%）、1- 马鞭草烯酮（5.98%）、4(14)- 烯 -11- 醇 - 桉素（5.44%）、氧化石竹烯（4.46%）、石竹烯（4.22%）、顺式马鞭草烯醇（4.02%）、松香芹醇（3.78%）、正二十一烷（3.51%）、正二十烷（3.46%）、正十七烷（3.39%）、反 - 对 - 薄荷 -6,8- 二烯 -2- 醇（2.73%）、1- 甲基 -4-(1- 羟基 -1- 甲基乙基)-3- 乙酸基环己烯（2.56%）、4- 异丙烯基 -1- 甲基 -1,2- 环己二醇（2.44%）、对 - 薄荷 -1- 烯 -4- 醇（2.29%）、大根香叶烯D（2.29%）、正二十七烷（2.27%）、正三十一烷（2.22%）、斯巴醇（2.02%）、τ - 桉叶油醇（1.85%）、对 - 伞花 -8- 醇（1.83%）、正十六烷（1.78%）、邻苯二甲酸二异丁酯（1.78%）、丁化羟基甲苯（1.59%）、2(10)- 蒎烯 -3- 酮（1.56%）、2-(4α,8- 二甲基 -2,3,4,4α,5,6,7,8- 八氢化 -2- 萘基)-2- 丙醇（1.46%）、乙酸冰片醇酯

（1.44%）、5,6,7,7α - 四氢化 -4,4,7α - 三甲基 -(4H)- 苯并呋喃酮（1.34%）、杜松 -1(10),4- 二烯（1.32%）、7- 甲基 -4(1- 甲基亚乙基) 双环 [5.3.1] 十一碳 -1- 烯 -8- 醇（1.27%）、丁子香酚（1.20%）、10- 甲基二十烷（1.17%）、氧化喇叭烯（1.15%）、邻 -(α - 甲基苄基) 苯酚（1.12%）、对 - 薄荷 -6,8- 二烯 -2- 酮（1.10%）、二苯胺（1.05%）等。

【性味与功效】味苦、辛，性寒。清热解毒，活血止痛。治黄疸型肝炎，丹毒，漆疮，水火烫伤，结膜炎，跌打瘀痛。

杧果 ▼

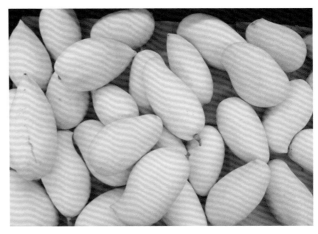

【基源】漆树科杧果属植物杧果 *Mangifera indica* Linn. 的果实。

【形态特征】常绿大乔木，高 10~20m。叶薄革质，常集生枝顶，叶形和大小变化较大，通常为长圆形或长圆状披针形，长 12~30cm，宽 3.5~6.5cm，边缘皱波状。

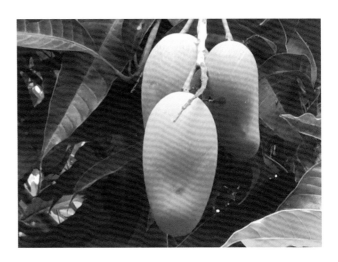

圆锥花序长 20~35cm，多花密集；苞片披针形；花小，杂性，黄色或淡黄色；萼片卵状披针形；花瓣长圆形或长圆状披针形；花盘膨大，肉质。核果大，肾形，压扁，成熟时黄色，肥厚，鲜黄色，果核坚硬。

【习性与分布】生于海拔 200~1350m 的山坡，河谷或旷野的林中。要求高温、干湿季明显而光照充足的环境。分布于台湾、海南、福建、广东、广西、云南、四川。

【芳香成分】杧果果实挥发油成分的研究报告较多，挥发油的第一主成分有：异松油烯（19.80%~82.09%）、3-长松针烯（89.97%~91.54%）、3-蒈烯（21.20%~71.79%）、顺 -4- 蒈烯（44.95%~47.24%）、α-蒎烯（15.49%~84.62%）等，也有主成分不同的报告。刘传和等（2016）用固相微萃取法提取的广东广州产'凯特芒'新鲜果肉挥发油的主要成分为：3- 长松针烯（91.27%）、(+)-4-长松针烯（2.24%）、石竹烯（1.96%）、D-柠檬烯（1.03%）等；'象牙芒'的主要成分为：(+)-4- 长松针烯（38.74%）、3- 长松针烯（21.79%）、香树烯（4.04%）、2- 长松针烯（2.32%）、D- 柠檬烯（2.13%）、(E)- 丁酸 -3-己烯酯（1.22%）、丁酸己酯（1.09%）等。乔飞等（2015）用固相微萃取法提取的海南儋州产'汤米·阿京斯'杧果新鲜果肉挥发油的主要成分为：3- 蒈烯（35.51%）、苯甲醛（21.17%）、α-蒎烯（6.93%）、萜品油烯（5.96%）、月桂烯（4.66%）、反式石竹烯（4.02%）、柠檬烯（3.83%）、α- 石竹烯（2.54%）、α- 可巴烯（1.89%）、β- 水芹烯（1.70%）、β- 蒎烯（1.15%）、4- 蒈烯（1.11%）、α- 水芹烯（1.09%）等。张浩等（2018）用电子舌技术和顶空固相微萃取法提取的海南产'贵妃'杧果新鲜果实挥发油的主要成分为：顺 -4- 蒈烯（47.24%）、3- 蒈烯（22.22%）、3- 己烯 -1- 醇（8.25%）、柠檬烯（3.98%）、1- 己醇（3.85%）、2- 蒈烯（2.28%）、γ- 辛内酯（2.06%）、β- 月桂烯（1.93%）、棕榈酸（1.76%）等；'金芒'杧果新鲜果实挥发油的主要成分为：3- 己烯 -1- 醇（20.47%）、3- 蒈烯（16.86%）、异松油烯（14.01%）、棕榈酸（8.70%）、(E,Z)-2,6-壬二烯醛（4.83%）、异丁香烯（2.82%）、辛酸乙酯（2.60%）、壬醛（2.57%）、a- 桉叶烯（2.56%）、γ-辛内酯（2.43%）、柠檬烯（2.37%）、1- 己醇（2.33%）、2- 乙基 -1- 己醇（2.32%）、芳樟醇（1.56%）、β-月桂烯（1.40%）、邻苯二甲酸双十二酯（1.20%）、1- 甲基 -4-(1- 甲基乙烯基) 苯（1.13%）等。马小卫等（2016）用顶空固相微萃取法提取的广东湛江产'桂香杧'的主要成分为：β- 水芹烯（17.65%）、丁酸

异戊酯（16.52%）、丁酸丁酯（12.76%）、丁酸己酯（9.52%）、辛酸乙酯（4.38%）、异丁酸辛酯（3.44%）、癸酸乙酯（2.05%）、α- 蒎烯（2.00%）、罗勒烯（1.82%）等；'热农 2 号'的主要成分为：萜品油烯（52.50%）、3-蒈烯（18.34%）、反式石竹烯（3.70%）、α- 蒎烯（2.17%）、葎草烯（1.76%）、松油烯（1.72%）、甲基 -5- 亚甲基 -8-(1- 甲基乙基)-1,6- 环癸二烯（1.44%）、1- 甲基 -4-(1- 甲基乙烯基) 苯（1.21%）、α- 荜澄茄油烯（1.18%）等；'东镇红杧'的主要成分为：α- 荜澄茄油烯（27.67%）、3,6 - 亚壬基 - 1 - 醇（14.08%）、(+)- 表 - 二环倍半水芹烯（10.64%）、萜品油烯（10.44%）、2-异丙基 -5- 甲基 -9- 亚甲基,双环 [4.4.0]-1- 烯（9.17%）、3- 蒈烯（3.55%）、1,6- 二甲基 -8-(1- 甲基乙基)-1,5-环癸二烯（3.18%）、白菖烯（1.22%）等；'秋杧'的主要成分为：α- 蒎烯（84.62%）、(1α,4aα,8aα)-1,2,3,4,4a,5,6,8a- 八氢 -7- 甲基 -4- 亚甲基 -1-(1- 甲基乙基)- 萘（3.23%）、反式石竹烯（3.12%）、葎草烯（1.39%）、罗勒烯（1.29%）等；'鹦鹉杧'的主要成分为：异戊酸乙酯（39.21%）、3- 甲基丁酸戊酯（17.94%）、仲辛醇（6.74%）、异戊酸丙酯（5.75%）、萜品油烯（2.68%）、苯丙醛（2.65%）等；'丰顺无核'的主要成分为：6- 溴吲哚 -3- 甲醛（33.64%）、萜品油烯（9.35%）、瑟林烯（1.58%）、α- 布藜烯（1.16%）、4'-(1- 甲基亚乙基) 双 - 苯酚（1.15%）等。朱亮锋等（1993）用水蒸气蒸馏法提取的广东广州产杧果果肉挥发油的主要成分为：β- 月桂烯（25.18%）、棕榈酸（8.38%）、丁酸异丙酯（2.85%）、3- 甲基 -2-戊酮（2.51%）、雅槛蓝烯（2.13%）、乙烯基苯（1.67%）、十六醇（1.55%）、9- 十六烯酸（1.16%）、苯并噻唑（1.07%）、糠醛（1.04%）等。余炼等（2008）用同时蒸馏萃取法提取的广西百色产'凯特芒'果实挥发油的主要成分为：罗勒烯（18.57%）、2- 乙氧基丙烷（2.99%）、异松油烯（2.73%）、α- 石竹烯（1.15%）等。魏长宾等（2007）用顶空固相微萃取法提取的广东湛江产'红芒 6 号'杧果商熟期果实挥发油的主要成分为：(+)-2- 蒈烯（76.33%）、1R-α- 松萜（8.08%）、α-萜品油烯（4.57%）、α- 桂叶烯（2.60%）、十四酸 -3α-胆甾 -5- 烯 -3- 酯（1.74%）、[1R-(1R*,4Z,9S*)]-4,11,11-三甲基 -8- 亚甲基 - 二环 [7.2.0] 十一碳 -4- 烯（1.38%）、2,6,10,15,19,23- 六 甲 基 -2,6,10,14,18,22- 六 己 烯（1.19%）等。魏长宾等（2008）用顶空固相微萃取法提取的广东湛江产'红象牙'杧果完熟期果实挥发油

的主要成分为：E-肉桂醛（20.39%）、十六烷酸(软脂酸)（9.38%）、E-9-十八碳烯酸（9.34%）、1-甲基-4-(1-甲基亚乙基)-环戊烯（9.24%）、Z-9-十八碳烯酸（5.99%）、十八碳烯酸（5.99%）、2,6,10,15,19,23-六甲基-2,6,10,14,18,22-二十四碳烷六烯二十四碳烷六烯（5.36%）、十八烷酸,硬脂酸（4.31%）、邻苯二甲酸二辛酯（3.84%）、十四烷酸（2.74%）、α-依兰油烯（1.76%）、9-十六碳烯酸（1.72%）、邻苯二甲酸二丁酯（1.67%）、Z-9-十八碳烯酸（1.41%）、2-甲基-1-十六烷醇（1.35%）、十四烷醛（1.29%）等。

【性味与功效】味甘、酸，性微寒。益胃，生津，止呕，止咳。治口渴，呕吐，食少，咳嗽。

杧果叶

【基源】漆树科杧果属植物杧果 Mangifera indica Linn. 的叶。

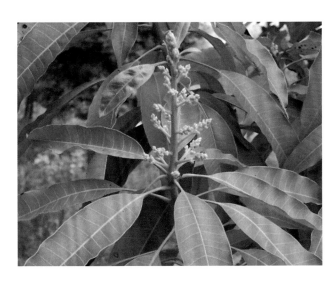

【形态特征】同杧果。

【习性与分布】同杧果。

【挥发油含量】水蒸气蒸馏的新鲜叶的得油率为0.18%，超临界萃取的干燥叶的得油率为3.70%。

【芳香成分】冯旭等（2011）用水蒸气蒸馏法提取的广西南宁产杧果干燥叶挥发油的主要成分为：γ-榄香烯（25.19%）、2-亚甲基-4,8,8-三甲基-4-乙烯基-二环壬烷（18.32%）、α-古芸烯（18.13%）、α-葎草烯（12.32%）、β-榄香烯（3.97%）、吉马烯 D（2.31%）、别香橙烯（2.30%）、喇叭烯（1.71%）、

γ-古芸烯（1.70%）、雅槛蓝烯（1.40%）、β-愈创烯（1.19%）等。乔飞等（2015）用顶空固相微萃取法提取的海南儋州产'汤米·阿京斯'杧果液氮冷冻的杧果新鲜叶片挥发油的主要成分为：α-古芸烯（29.67%）、反式石竹烯（7.61%）、α-蒎烯（6.68%）、β-瑟林烯（5.71%）、(+)-喇叭烯（5.70%）、叶醇（3.10%）、甘香烯（2.56%）、α-可巴烯（2.45%）、β-杜松萜烯（2.12%）、β-蒎烯（1.81%）、2-己烯醛（1.80%）、正己醇（1.41%）、萜品油烯（1.04%）、月桂烯（1.03%）等。魏长宾等（2010）用顶空固相微萃取法提取的广东湛江产'金煌芒'杧果晾干叶挥发油的主要成分为：α-萜品油烯（44.75%）、(1S)-(+)-3-蒈烯（27.43%）、1S-(−)-α-蒎烯（6.49%）、α-古芸烯（5.50%）、β-松油烯（3.53%）、α-松油烯（2.75%）、(1S)-β-蒎烯（2.68%）、(−)-α-芹子烯（1.65%）、β-香叶烯（1.35%）等；'爱文芒'杧果晾干叶挥发油的主要成分为：3-蒈烯（44.16%）、α-蒎烯（9.60%）、(1S)-β-蒎烯（4.59%）、α-萜品油烯（4.00%）、柠檬烯（3.99%）、α-古芸烯（2.61%）、β-香叶烯（2.58%）、莰烯（1.68%）、α-荜澄茄油烯（1.50%）、β-石竹烯（1.31%）、(+)-喇叭烯（1.29%）等。蒙丽丽等（2009）用水蒸气蒸馏法提取的广西南宁产杧果新鲜叶挥发油的主要成分为：β-芹子烯（28.89%）、α-古云烯（11.64%）、α-芹子烯（10.04%）、石竹烯（10.01%）、β-榄香烯（6.81%）、α-葎草烯（6.19%）、α-依兰油烯（4.54%）、匙叶桉油烯醇（2.68%）、绿叶烯（2.61%）、α-布藜烯（2.56%）、吉马烯 D（1.48%）、(+)-表-双环倍半水芹烯（1.43%）、别香树烯（1.35%）、愈创木烯（1.13%）等。黄志萍等（2011）用顶空固相微萃取法提取的福建福州产杧果新鲜叶挥发油的主要成分为：(ñ)-杜松萜烯（18.78%）、2,2,4,8-四甲基三环[5.3.1.0]8-十一烯（17.78%）、2,4,6-三甲基苯酚（12.94%）、c-衣兰油烯（10.09%）、(−)-á-杜松萜烯（8.14%）、香附子烯（5.64%）、(+)-香橙烯（4.17%）、á-愈创木烯（2.77%）、3-蒈烯（2.71%）、1R-à-蒎烯（2.29%）、马兜铃烯（2.09%）、à-衣兰油烯（2.03%）、朱栾倍半萜（1.52%）、2-异地丙基-5-甲基-9-亚甲基-双环[4.4.0]-1-烯（1.00%）等。

【性味与功效】味苦，性凉。止渴，化滞，止痒。治消渴，疳积，湿疹瘙痒，疣。

人面子叶 ▼

【基源】漆树科人面子属植物人面子 *Dracontomelon duperreanum* Pierre 的叶。

【形态特征】常绿大乔木，高达 20 余米。奇数羽状复叶长 30~45cm，有小叶 5~7 对；小叶互生，近革质，长圆形，自下而上逐渐增大，长 5~14.5cm，宽 2.5~4.5cm。圆锥花序顶生或腋生，长 10~23cm；花白色，萼片阔卵形或椭圆状卵形；花瓣披针形或狭长圆形。核果扁球形，长约 2cm，径约 2.5cm，成熟时黄色，果核压扁，径 1.7~1.9cm；种子 3~4 颗。

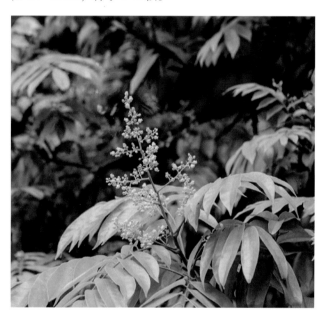

【习性与分布】生于海拔 93~350m 的林中，多生长在热带地区的森林中。阳性，喜温暖湿润气候，耐寒，抗风。分布于浙江、福建、湖北、湖南、广东、广西、云南。

【挥发油含量】水蒸气蒸馏的叶的得油率为 0.19%~0.35%。

【芳香成分】苏秀芳等（2008）用水蒸气蒸馏法提取的广西龙州产人面子叶挥发油的主要成分为：二十烷（19.00%）、二十一烷（17.90%）、2-甲基-6-丙基十二烷（15.08%）、二十九烷（13.20%）、8-庚基十五烷（11.34%）、正十六烷酸（7.35%）、三十烷（6.03%）、1,3-环辛二烯（2.71%）、1-碘十三烷（2.36%）、丁基羟基甲苯（2.11%）等。

【性味与功效】味苦、酸，性凉。解毒敛疮。治烂疮，褥疮。

人面子根皮 ▼

【基源】漆树科人面子属植物人面子 *Dracontomelon duperreanum* Pierre 的根皮。

【形态特征】同人面子叶。

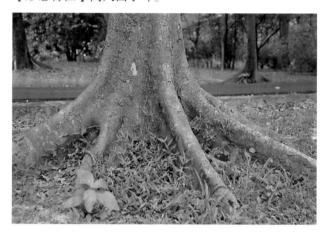

【习性与分布】同人面子叶。

【挥发油含量】水蒸气蒸馏的根的得油率为 0.11%。

【芳香成分】苏秀芳等（2009）用水蒸气蒸馏法提取的广西龙州产人面子根挥发油的主要成分为：正十六烷酸（28.41%）、1,2-苯二羧酸丁基环己基酯（16.73%）、(Z,Z)-9,12-十八碳二烯酸（15.50%）、1,2-苯二羧基丁基-2-乙基己基酯（14.06%）、(Z,Z,Z)-9,12,15-十八碳三烯酸-1-醇（6.65%）、9-十六烯酸（3.31%）、胡椒基胺（2.46%）、二十六烷（2.30%）、(Z)-9-十八烷酸-2-羟基酯（2.07%）、1,2,3,6-四羟基嘧啶（1.35%）、二丁基邻苯二甲酸酯（1.18%）、2-己烯酸乙基酯（1.06%）等。

【性味与功效】味苦，性凉。解毒消痈。治乳痈。

大叶紫薇 ▼

【基源】千屈菜科紫薇属植物大叶紫薇（大花紫薇）*Lagerstroemia speciosa* (Linn.) Pers. 的根及叶。根的芳香成分未见报道。

【形态特征】大乔木，高可达 25m。叶革质，卵状椭圆形，甚大，长 10~25cm，宽 6~12cm。花淡红色或紫

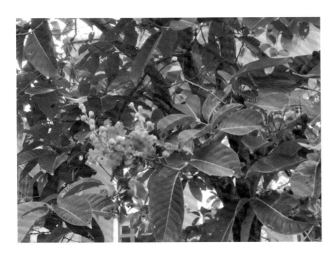
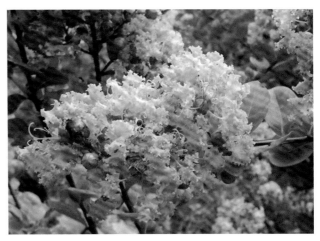

色，直径 5cm，顶生圆锥花序长 15~25cm，有时可达 46cm；花轴、花梗及花萼外面均被黄褐色糠状的密毡毛；花萼有棱 12 条，被糠状毛；花瓣 6，近圆形至矩圆状倒卵形。蒴果球形至倒卵状矩圆形，褐灰色；种子多数。花期 5~7 月，果期 10~11 月。

【习性与分布】喜生于石灰质土壤。喜温暖湿润，喜阳光而稍耐阴。广东、广西及福建有栽培。

【芳香成分】孔杜林等（2013）用水蒸气蒸馏法提取的海南海口产大花紫薇新鲜叶挥发油的主要成分为：邻苯二甲酸二丁酯（32.03%）、(Z,Z)-9,12-十八碳二烯酸（25.29%）、9-十八烯酸丙酯（12.38%）、4-苄基吡啶（7.90%）、(Z,Z)-9,12-十八碳二烯酸乙酯（3.82%）、2-乙基-1-己醇（2.85%）、(E)-3,7-二甲基-2,6-辛二烯醛（2.73%）、(R)-3,4-二氢-8-羟基-3-甲基-1-氢-2-苯并吡喃-1-酮（2.50%）、(Z)-3,7-二甲基-2,6-辛二烯醛（2.31%）、(E)-9-硬脂酸甲酯（1.96%）、邻苯二甲酸单(2-乙基己基)酯（1.94%）、10,13-十八碳二烯酸甲酯（1.68%）、乙酸-13-十四碳烯-1-酯（1.33%）、棕榈酸乙酯（1.27%）等。

【性味与功效】敛疮，解毒。治痈疮肿毒。

紫薇花 ▼

【基源】千屈菜科紫薇属植物紫薇 *Lagerstroemia indica* Linn. 的花。

【形态特征】落叶灌木或小乔木，高可达 7m；枝干多扭曲。叶互生或有时对生，纸质，椭圆形，长 2.5~7cm，宽 1.5~4cm。花淡红色或紫色、白色，直径 3~4cm，常组成 7~20cm 的顶生圆锥花序；花萼长 7~10mm；花瓣 6，皱缩。蒴果椭圆状球形或阔椭圆形，幼时绿色至黄色，成熟时或干燥时呈紫黑色；种子有翅，长约 8mm。花期 6~9 月，果期 9~12 月。

【习性与分布】喜暖湿气候，能抗寒，也能耐旱。喜光，略耐阴，忌涝。广东、广西、湖南、福建、江西、浙江、江苏、湖北、河南、河北、山东、安徽、陕西、四川、云南、贵州、吉林均有生长或栽培。

【芳香成分】徐婉等（2014；2017）用固相微萃取法提取的北京产'多花粉'紫薇新鲜花挥发油的主要成分为：1.1-二甲基-3-亚甲基-乙烯基环己烷（50.34%）、苯（15.52%）、1-石竹烯（10.32%）、草蒿脑（8.51%）、α-法尼烯（6.15%）、反式-β-罗勒烯（3.96%）、2,6-二甲基-2,6-十二二烯（2.01%）、榧素（1.28%）、库贝醇（1.24%）等；'香雪云'半开花挥发油的主要成分为：苯乙醇（33.54%）、α-甲苯甲醛（16.57%）、β-反-罗勒烯（14.32%）、甲酸香叶酯（4.71%）、β-石竹烯（3.17%）、p-茴香醛（2.88%）、α-法尼烯（2.50%）、3,7-二甲基-6-辛烯酸甲酯（2.26%）、安息香醛（1.84%）、反-金合欢醇（1.50%）、苯乙腈（1.42%）、2,5-二甲基-2,5-双(过氧化氢)己烷（1.22%）、τ-杜松烯（1.13%）、柠檬醛（1.10%）、β-柠檬醛（1.03%）等；盛开花挥发油的主要成分为：α-法尼烯（33.72%）、松香芹酮（21.66%）、苯乙醇（11.85%）、β-石竹烯（4.99%）、τ-杜松烯（3.95%）、δ-杜松烯（2.53%）、甲酸香叶酯（2.09%）、(Z,E)-α-法尼烯（1.96%）、α-甲苯甲醛（1.83%）、异愈创木醇（1.70%）、2,5-二甲基-2,5-双(过氧化氢)己烷（1.05%）等。

【性味与功效】味苦、微酸，性寒。清热解毒，凉血止血。治疮疖痈疽，小儿胎毒，疥癣，血崩，带下，肺痨咳血，小儿惊风。

四轮草 ▼

【基源】荨麻科冷水花属植物湿生冷水花 *Pilea aquarum* Dunn 的全草。

【形态特征】草本。茎肉质，带红色，高 10~30cm。叶膜质，同对的近等大，宽椭圆形或卵状椭圆形，长 1.5~6cm，宽 1~4cm，边缘有钝圆齿；托叶薄膜质，褐色，近心形。花雌雄异株；雄花序聚伞圆锥状；雌花序聚伞状，密集成簇生状。雄花花被片 4，椭圆形。雌花小；花被片 3，不等大。瘦果近圆形，双凸透镜状，绿褐色。花期 3~5 月，果期 4~6 月。

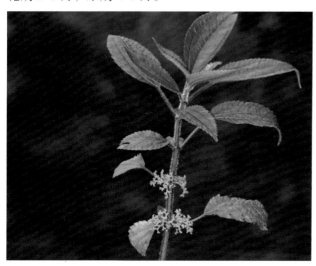

【习性与分布】生于海拔 350~1500m 的山沟水边阴湿处。分布于福建、江西、广东、湖南、四川。

【芳香成分】湿生冷水花全草挥发油的第一主成分有：大根香叶烯 B（16.14%~22.09%）、β-月桂烯（24.31%~27.47%）、石竹烯（20.51%~23.82%）等，也有主成分不同的报告。甘秀海等（2015）用水蒸气蒸馏法提取的贵州息烽产湿生冷水花新鲜全草挥发油的主要成分为：β-月桂烯（25.56%）、石竹烯（15.16%）、大根香叶烯 B（11.56%）、3-蒈烯（11.16%）、α-蒎烯（7.76%）、β-蒎烯（4.53%）、1-甲基-1-乙烯基-2,4-二丙烯基-环己烷（3.94%）、α-法呢烯（3.05%）、大根香叶烯 D（1.32%）、D-柠檬烯（1.26%）等；贵州遵义产湿生冷水花新鲜全草挥发油的主要成分为：石竹烯（23.82%）、β-月桂烯（16.17%）、大根香叶烯 B（13.10%）、3-蒈烯（7.11%）、1-甲基-1-乙烯基-2,4-二丙烯基-环己烷（6.84%）、α-蒎烯（4.91%）、α-法呢烯（4.08%）、β-蒎烯（2.78%）、大根香叶烯 D（1.94%）

等；贵州盘县产湿生冷水花新鲜全草挥发油的主要成分为：大根香叶烯 B（20.29%）、β-月桂烯（18.29%）、石竹烯（13.15%）、1-甲基-1-乙烯基-2,4-二丙烯基-环己烷（8.87%）、α-蒎烯（6.15%）、3-蒈烯（4.61%）、β-蒎烯（4.21%）、α-法呢烯（3.30%）、1-十八烯（2.00%）、大根香叶烯 D（2.07%）、胡椒烯（1.19%）等。梁志远等（2009）用水蒸气蒸馏法提取的贵州贵阳产湿生冷水花新鲜全株挥发油的主要成分为：α-法呢烯（20.37%）、大根香叶烯 D（12.60%）、水杨酸甲酯（6.73%）、石竹烯（6.71%）、1-萘胺（5.36%）、十五烷酸（3.81%）、1-萘醇（3.81%）、β-月桂酸（2.81%）、α-蒎烯（2.67%）、1,4-亚甲基薁-9-醇（2.28%）、三十烷（2.12%）、E-15-十七碳烯醛（2.10%）、柏木烯（1.88%）、油酸（1.63%）、1,6-辛二烯-3-醇（1.50%）、环己烷（1.48%）、十四烷酸（1.46%）、异杜松醇（1.30%）、十六烷酸（1.25%）、十二烷酸（1.24%）、可巴烯（1.09%）、2,4-癸二烯醛（1.08%）、D-苧烯（1.06%）、(3E)-3-二十碳烯（1.03%）等。甘秀海等（2011）用顶空固相微萃取法提取的贵州贵阳产湿生冷水花新鲜全株挥发油的主要成分为：1-甲基-5-甲烯基-8-(1-异丙基)-[S-(E,E)]-1,6-环癸二烯（20.03%）、石竹烯（13.38%）、1-萘胺（5.27%）、愈创兰油烃（5.20%）、N-（4-羟苯基）-丁酰胺（5.12%）、T-法呢烯（4.73%）、1-甲基-1-乙烯基-2,4-二丙烯基-环己烷（4.59%）、U-月桂烯（2.94%）、胡椒烯（2.64%）、V-榄香烯（2.22%）、二十五烷（2.08%）、1-十八烯（2.00%）、1,6-辛二烯-3-醇（1.50%）、D-柠檬烯（1.48%）、T-荜澄茄苦素（1.37%）、T-石竹烯（1.26%）、顺-2-壬烯醛（1.21%）、1,7-二甲基-4-异丙基-1-羟基-2,7-环癸二烯（1.13%）、异丁酸芳樟醇（1.12%）、壬醛（1.05%）、环己烯（1.04%）等。

【性味与功效】味淡，性凉。清热解毒。治疮疖。

石油菜 ▼

【基源】荨麻科冷水花属植物石油菜 *Pilea cavaleriei* Levl. subsp. *valida* C. J. Chen 的全草。

【形态特征】多年生草本，茎粗状，高 25~40cm，粗 3~5mm，多分枝，小枝以 50~60 角度呈伞房状整齐伸出。叶先端钝或近圆形，边缘全缘，两面密布钟乳体。

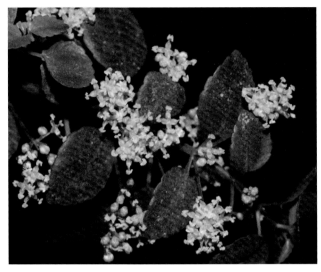

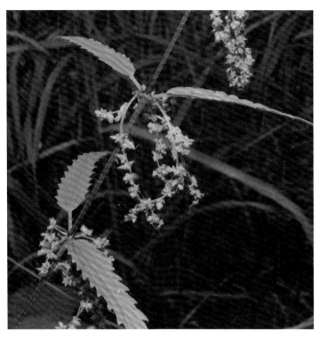

雄花序长不过叶柄；雄花花被片外面近先端有 2 个囊状突起。花期 9~11 月，果期 11 月。

【习性与分布】生于海拔 300~1500m 的山坡林下石上。分布于湖南、广西。

【芳香成分】廖彭莹等（2013）用水蒸气蒸馏法提取的广西产石油菜干燥全草挥发油的主要成分为：(1R)-(+)-α-蒎烯（15.30%）、α-石竹烯（13.47%）、大牻牛儿烯 D（9.54%）、杜松烯（7.20%）、石竹烯（7.01%）、α-荜澄茄烯（5.91%）、古芸烯（4.61%）、β-蒎烯（3.90%）、榄香烯（2.89%）、1,2,4a,5,6,8a-六氢-4,7-二甲基-1-(1-甲基乙基)-萘（2.66%）、橙花叔醇（2.34%）、1-羟基-1,7-二甲基-4-异丙基-2,7-环癸二烯（2.16%）、右旋萜二烯（1.56%）、β-环氧石竹烷（1.53%）、桉油烯醇（1.46%）、(1aR,7R,7aR,7bS)-1a,2,3,5,6,7,7a,7b-八氢-1,1,7,7a-四甲基-1H-环丙 [a] 萘（1.45%）、杜松烯（1.44%）、(+)-环苜蓿烯（1.33%）、异愈创木醇（1.06%）、愈创奥醇（1.00%）等。

【性味与功效】味微苦，性凉。清肺止咳，利水消肿，解毒止痛。治肺热咳嗽，肺结核，肾炎水肿，烧、烫伤，跌打损伤，疮疖肿毒。

狭叶荨麻 ▼

【基源】荨麻科荨麻属植物狭叶荨麻 *Urtica angustifolia* Fisch. ex Hornem 的全草。

【形态特征】多年生草本。茎高 40~150cm，四棱形。叶披针形，长 4~15cm，宽 1~5.5cm，边缘有粗牙齿或

锯齿 9~19 枚；托叶每节 4 枚，条形。雌雄异株，花序圆锥状，有时近穗状，长 2~8cm；雄花径约 2.5mm；花被片 4，在近中部合生；雌花小。瘦果卵形或宽卵形，双凸透镜状；宿存花被片 4，在下部合生。花期 6~8 月，果期 8~9 月。

【习性与分布】生于海拔 800~2200m 的山地、河谷、溪边或台地潮湿处。喜阴，喜温喜湿。分布于黑龙江、吉林、辽宁、内蒙古、山东、河北、山西。

【挥发油含量】水蒸气蒸馏的干燥全草的得油率为 0.05%。

【芳香成分】关枫等（2009）用水蒸气蒸馏法提取的黑龙江尚志产狭叶荨麻干燥全草挥发油的主要成分为：7-甲基-Z-十四碳烯醇乙酸酯 (25.74%)、1-乙酰氧基-3,7-二甲基-6,11-十二碳二烯 (5.90%)、Z,E-2,13-十八烷二烯醇 (5.11%)、顺式-9-二十烯-1-醇（3.96%）、十二烷基环己醇（3.80%）、Z-11-十六碳烯（2.84%）、正十七碳烷（2.71%）、十四碳醛（2.11%）、10-甲基二十烷（1.79%）、2,6,10-三甲基十四烷（1.68%）、E-6-十八烯-1-乙酸酯（1.58%）、1,2-苯环二羧酸，丁基环己酯（1.55%）、9,12,15-十八碳-1-醇（1.50%）、3,7-二甲基-2,6-辛二烯基己酸酯（1.45%）、[Z,Z]-9,12-十八碳二烯酸（1.39%）、反式-2-十一碳烯酸（1.32%）、1,6-二环己基己烷（1.26%）等。

【性味与功效】味苦、辛，性温，有小毒。祛风定惊，消食通便。治风湿关节痛，产后抽风，小儿惊风，小儿麻痹后遗症，高血压，消化不良，大便不通；外用治荨麻疹初起，蛇咬伤。

长叶水麻 ▼

【基源】荨麻科水麻属植物长叶水麻 *Debregeasia longifolia* (Burm. f.) Wedd. 的茎叶。

【形态特征】小乔木或灌木，高3~6m。叶纸质，长圆状或倒卵状披针形，长7~23cm，宽1.5~6.5cm，边缘具细牙齿或细锯齿；托叶长圆状披针形，先端2裂。花序雌雄异株，稀同株，生叶腋；苞片长三角状卵形，雄花花被片4，三角状卵形。雌花倒卵珠形，压扁；花被薄膜质，倒卵珠形。瘦果带红色或金黄色，葫芦状。花期7~9月，果期9月至次年2月。

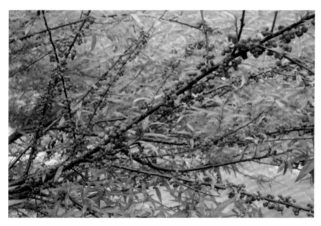

【习性与分布】生于海拔500~3200m的山谷、溪边两岸灌丛中和森林中的湿润处，有时在向阳干燥处也有生长。分布于西藏、云南、广西、广东、贵州、四川、陕西、甘肃、湖北。

【芳香成分】秦波等（2000）用95%乙醇渗滤法提取云南昆明产长叶水麻干燥叶浸膏，石油醚萃取后再进行水蒸气蒸馏提取的挥发油主要成分为：丁基化羟基甲苯（5.48%）、十五烷（4.40%）、邻苯二甲酸二丁酯（3.96%）、2,6-二甲基萘（2.72%）、十六烷（2.69%）、癸酸乙酯（2.55%）、十六酸乙酯（2.42%）、2,7-二甲基萘（2.04%）、3,7-二甲基-1,6-辛二烯-3-酮（1.99%）、1-甲基萘（1.77%）、丁二酸二乙酯（1.72%）、1,6,7-三甲基萘（1.67%）、萘（1.63%）、十二烷（1.52%）、2,6,10-三甲基十二烷（1.46%）、水杨酸甲酯（1.20%）、1-乙基萘（1.15%）、十氢-4,8,8-三甲基-9-甲基-1,4-亚甲基薁（1.14%）、3-甲基十四烷（1.09%）、2-甲基十三烷（1.08%）、丁子香酚（1.03%）、十八烷（1.03%）等。

【性味与功效】味辛、苦，性凉。祛风止咳，清热利湿。主治伤风感冒，咳嗽，热痹，膀胱炎，无名肿毒，牙痛。

雾水葛 ▼

【基源】荨麻科雾水葛属植物雾水葛 *Pouzolzia zeylanica* (Linn.) Benn. 的全草。

【形态特征】多年生草本；茎高12~40cm，不分枝。叶对生；叶片草质，卵形，长1.2~3.8cm，宽0.8~2.6cm，短分枝的叶很小，长约6mm，全缘。团伞花序通常两性，直径1~2.5mm；苞片三角形，长2~3mm。雄花花被片4，狭长圆形。雌花：花被椭圆形或近菱形，顶端有2小齿，果期呈菱状卵形。瘦果卵球形，淡黄白色，上部褐色，或全部黑色。花期秋季。

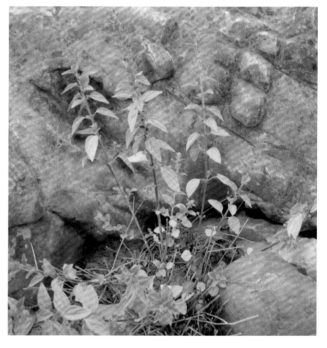

【习性与分布】生于平地的草地上或田边，丘陵或低山的灌丛中或疏林中、沟边，海拔300~800m，在云南南部可达1300m。分布于云南、广东、广西、福建、江西、浙江、安徽、湖北、湖南、四川、甘肃。

【芳香成分】李培源等（2011）用水蒸气蒸馏法提取的广西玉林产雾水葛全草挥发油的主要成分为：异黄樟脑（53.97%）、芳樟醇（6.81%）、α-荜澄茄醇（3.92%）、反-依兰油醇（2.84%）、桉叶油醇（1.84%）、邻苯二甲酸二乙酯（1.62%）、α-萜品醇（1.33%）、β-荜澄茄烯（1.31%）、β-蒎烯（1.25%）、十甲基环五硅氧烷（1.04%）等。

【性味与功效】味甘，性凉。清热利湿，解毒排脓。治痢疾，肠炎，尿路感染；外用治疖肿，乳腺炎。

大钱麻 ▼

【基源】荨麻科蝎子草属植物大蝎子草 *Girardinia diversifolia* (Link) Friis 的全草及根。

【形态特征】多年生高大草本，茎高达 2m，具 5 棱，生刺毛和细糙毛。叶片轮廓宽卵形或五角形，长和宽均 8~25cm，具 3~7 深裂片，边缘有不规则的牙齿或重牙齿；托叶大，长圆状卵形。花雌雄异株或同株；雌花序总状或近圆锥状。雄花花被片 4，卵形。雌花花被片大的舟形，小的条形。瘦果近心形，稍扁，熟时变棕黑色。花期 9~10 月，果期 10~11 月。

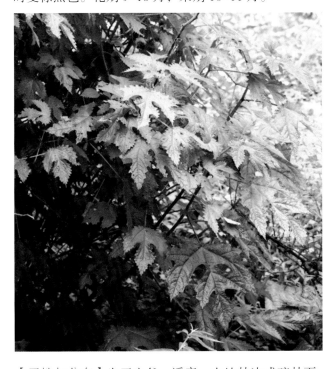

【习性与分布】生于山谷、溪旁、山地林边或疏林下。喜林下散射光、凉爽、湿润的环境，耐寒，不耐酷暑和干旱。分布于西藏、云南、贵州、四川、湖北。

【挥发油含量】水蒸气蒸馏的茎的得油率为 1.20%，叶的得油率为 2.20%。

【芳香成分】陶玲等（2009）用水蒸气蒸馏法提取的贵州贵阳产大蝎子草根挥发油的主要成分为：己醛（22.11%）、E- 松莸醇（15.34%）、异丁基邻苯二甲酸酯（9.66%）、2- 正戊基呋喃（8.37%）、芫荽醇（4.10%）、丁基邻苯二甲酸酯（3.70%）、β - 紫罗兰酮（2.65%）、菲（2.45%）、荧蒽（2.38%）、苯甲醛（1.72%）、反式 -2,4- 癸二烯醛（1.70%）、壬醛（1.67%）、2- 辛醛（1.57%）、6,10,14- 三甲基 -2- 十五烷酮（1.50%）、2- 庚酮（1.48%）、癸醛（1.45%）、桃金娘烷醇（1.31%）、嵌二萘（1.25%）、反式 -2- 己醛（1.16%）、薄荷脑（1.13%）、香叶基丙酮（1.09%）等；茎挥发油的主要成分为：己醛（20.90%）、异丁基邻苯二甲酸酯（13.43%）、丁基邻苯二甲酸酯（6.32%）、2- 正戊基呋喃（5.75%）、芫荽醇（4.25%）、癸醛（3.30%）、菲（3.14%）、荧蒽（2.93%）、壬醛（2.92%）、β - 紫罗兰酮（2.80%）、2- 辛醛（2.71%）、反式 -2,4- 癸二烯醛（2.65%）、顺式 -2- 庚烯醛（2.49%）、E- 松莸醇（2.15%）、樟脑（1.78%）、嵌二萘（1.71%）、(Z)-2- 壬烯醛（1.67%）、6,10,14- 三甲基 -2- 十五烷酮（1.57%）、2- 庚酮（1.41%）、苯甲醛（1.38%）、2,6- 二甲基萘烷（1.33%）、香叶基丙酮（1.22%）、α - 紫罗兰酮（1.17%）等；叶挥发油的主要成分为：己醛（19.00%）、壬醛（9.53%）、反式 -2- 己醛（8.29%）、β - 紫罗兰酮（4.99%）、2- 正戊基呋喃（4.94%）、芫荽醇（4.88%）、2- 庚酮（3.63%）、α - 紫罗兰酮（3.33%）、异丁基邻苯二甲酸酯（3.33%）、香叶基丙酮（2.69%）、2,3- 辛二酮（2.46%）、樟脑（2.32%）、6,10,14- 三甲基 -2- 十五烷酮（2.01%）、荧蒽（1.81%）、苯甲醛（1.60%）、6- 甲基 -5- 庚烯 -2- 酮（1.36%）、菲（1.19%）、E- 松莸醇（1.16%）、丁香烯氧化物（1.14%）、萘（1.13%）、辛醛（1.13%）、3- 庚酮（1.10%）、嵌二萘（1.00%）等。

【性味与功效】味苦、辛，性凉，有小毒。祛风除痰，利湿解毒。治咳嗽痰多，风湿痹痛，跌打疼痛，头痛，皮肤瘙痒，水肿疮毒，蛇咬伤。

水苎麻 ▼

【基源】荨麻科苎麻属植物水苎麻 *Boehmeria macrophylla* Homem. 的全草或根。根的芳香成分未见报道。

【形态特征】亚灌木或多年生草本；茎高 1~3.5m。叶对生或近对生；叶片卵形或椭圆状卵形，长 6.5~14cm，宽 3.2~7.5cm，边缘有小牙齿。穗状花序单生叶腋，雌雄异株或同株，雌的位于茎上部，其下为雄的，长7~15cm；团伞花序直径 1~2.5mm。雄花：花被片 4，

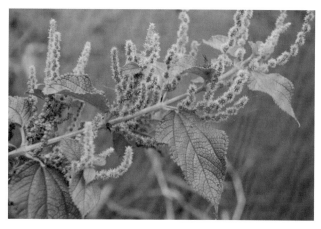

船状椭圆形。雌花：花被纺锤形或椭圆形，顶端有 2 小齿。花期 7~9 月。

【习性与分布】生于海拔 800m 左右的山谷林下或沟边，在云南海拔 1800~3000m。分布于云南、广西、西藏、广东。

【芳香成分】闵勇等（2011）用有机溶剂萃取法提取的云南绿春产水苎麻新鲜叶挥发油的主要成分为：油酸（44.47%）、棕榈酸（22.34%）、硬脂酸（11.90%）等。

【性味与功效】味微苦、辛，性温。祛风除湿，通络止痛。治风湿痹痛，跌打损伤。

苎麻叶 ▼

【基源】荨麻科苎麻属植物苎麻 *Boehmeria nivea* (Linn.) Gaudich. 的叶。

【形态特征】亚灌木或灌木，高 0.5~1.5m。叶互生；叶片草质，通常圆卵形，长 6~15cm，宽 4~11cm，边缘有牙齿；托叶钻状披针形。圆锥花序腋生，或植株

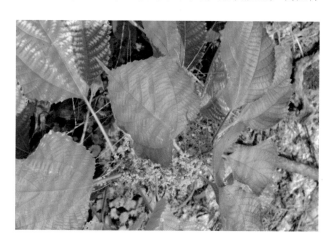

上部的为雌性，其下的为雄性，或同一植株的全为雌性，长 2~9cm；雄团伞花序有少数雄花；雌团伞花序有多数密集的雌花。雄花：花被片 4，狭椭圆形。雌花：花被椭圆形。瘦果近球形。花期 8~10 月。

【习性与分布】生于山谷林边或草坡，海拔 200~1700m。为喜温短日照植物。分布于云南、贵州、广西、广东、福建、江西、台湾、浙江、湖北、四川、甘肃、陕西、河南。

【芳香成分】田辉等（2011）用水蒸气蒸馏法提取的广西桂林产苎麻叶挥发油的主要成分为：异叶绿醇（12.52%）、十八烷（3.97%）、十九烷（3.66%）、正十七烷（3.49%）、十六烷酸（2.82%）、二十烷（2.24%）、二十五烷（1.97%）、二十一烷（1.60%）、2,6- 二（叔丁基 -4- 羟基 -4- 甲基 -2,5- 环己二烯 -1- 酮（1.59%）、正十六烷（1.53%）、角鲨烷（1.52%）、2,6- 二叔丁基 -4- 羟基苯甲醛（1.50%）、邻苯二甲酸二丁酯（1.41%）、N- 苯基 -2- 萘胺（1.21%）、二十八烷（1.16%）、十五烷（1.10%）、六十九烷酸（1.09%）、β - 紫罗酮（1.04%）等。

【性味与功效】味甘、微苦，性寒。凉血止血，散瘀消肿，解毒。治咯血，吐血，血淋，尿血，月经过多，外伤出血，跌打肿痛，脱肛不收，丹毒，疮肿，乳痈，湿疹，蛇虫咬伤。

海滨木巳戟 ▼

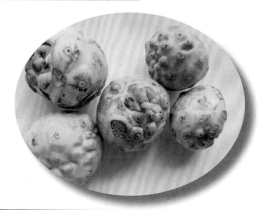

【基源】茜草科巴戟天属植物海滨木巴戟 *Morinda citrifolia* Linn. 的果实。

【形态特征】灌木至小乔木，高 1~5m。叶交互对生，长圆形、椭圆形或卵圆形，长 12~25cm，全缘；托叶每侧 1 枚，宽，全缘。头状花序每隔一节一个，与叶

对生；花多数；萼管彼此间多少粘合；花冠白色，漏斗形。聚花核果浆果状，卵形，幼时绿色，熟时白色，分核倒卵形，稍内弯，坚纸质，具1种子；种子小，扁，长圆形，下部有翅。花果期全年。

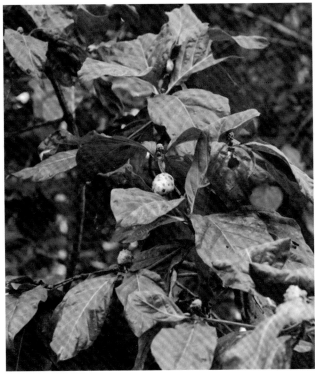

【习性与分布】生于海滨平地或疏林下。喜高温多雨气候。不耐低温，喜光，不耐干旱。分布于台湾、海南。

【芳香成分】林常腾等（2018）用顶空固相微萃取法提取的海南三亚产海滨木巴戟新鲜果肉挥发油的主要成分为：辛酸（12.45%）、己醛（11.91%）、己酸甲酯（6.95%）、己酸乙酯（6.84%）、莳烯（5.79%）、辛酸乙酯（5.92%）、辛酸甲酯（4.90%）、芳樟醇（4.20%）、3- 庚酮（3.67%）、己酸（3.39%）、2- 庚醇（3.15%）、己醇（2.97%）、苯甲醛（2.71%）、2- 戊基呋喃（1.97%）、对伞花烃（1.82%）、乙酸异戊酯（1.74%）、1- 戊烯 -3- 酮（1.35%）、顺 -2- 戊烯醇（1.16%）、戊醇（1.12%）、辛醇（1.04%）等。

【性味与功效】抗菌，抗病毒，抗肿瘤，镇痛，降血压，消炎。治高血压，肿瘤。

白马骨 ▼

【基源】茜草科白马骨属植物白马骨 *Serissa serissoides* (DC.) Druce 的全草。

【形态特征】小灌木，通常高达 1m。叶通常丛生，薄纸质，倒卵形或倒披针形，长 1.5~4cm，宽 0.7~1.3cm；托叶具锥形裂片。花生于小枝顶部，有苞片；苞片膜质，斜方状椭圆形；花托无毛；萼檐裂片 5，坚挺延伸呈披针状锥形；花冠管长 4mm，裂片 5，长圆状披针形，长 2.5mm；花药内藏；花柱柔弱，2 裂，裂片长 1.5mm。花期 4~6 月。

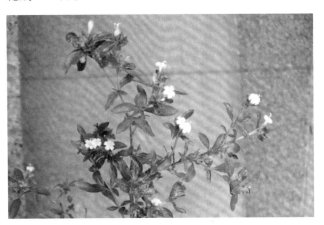

【习性与分布】生于荒地或草坪。喜温暖湿润气候。喜阳光，也较耐阴，耐旱。分布于江苏、安徽、江西、浙江、福建、广东、香港、广西、四川、云南。

【挥发油含量】水蒸气蒸馏的干燥全草的得油率为 0.02%~0.59%。

【芳香成分】冯顺卿等（2006）用水蒸气蒸馏法提取的广西产白马骨干燥全草挥发油的主要成分为：十六碳酸（41.77%）、(Z,Z)-9,12- 十八碳二烯酸（7.02%）、石竹烯氧化物（5.81%）、2- 呋喃甲醇（2.57%）、亚麻酸甲酯（2.44%）、(E)-3,7,11- 三甲基 -1,6,10- 十二碳三烯 -3- 醇（2.42%）、反 - 香叶基丙酮（2.41%）、六氢金合欢基丙酮（2.29%）、2- 甲基 -6- 对甲苯基 -2- 庚烯（2.00%）、十四碳酸（1.68%）、油酸（1.65%）、邻苯二甲酸双 -2- 甲基丙酯（1.18%）、桉 -7(11)- 烯 -4- 醇（1.04%）等。倪士峰等（2004）用水蒸气蒸馏法提取的浙江杭州夏季采收的白马骨干燥地上部分挥发油的主要成分为：大根香叶酮 D（12.31%）、5- 丙酰基 -2- 氯 - 苯乙酸甲酯（8.54%）、2- 甲氧基 -4- 乙烯基苯酚（6.51%）、3- 己烯基 -1- 醇（4.54%）、乙苯（3.52%）、石竹烯（3.32%）、α- 姜烯（2.30%）、1,3- 二甲基苯（2.21%）、壬醛（1.93%）、十二烷（1.85%）、二十烷（1.68%）、1- 甲基 -1- 乙烯基 -2,4- 双 (1- 甲基乙烯基)- 环己烷（1.63%）、对二甲苯（1.53%）、τ- 衣兰油醇（1.40%）、香榧醇（1.37%）、3,7- 二甲基 -1,6- 辛二炔 -3- 醇（1.29%）、反式 - 橙花叔醇（1.27%）

杜松烯(1.12%)、γ-榄香烯（1.07%）、十六烷（1.00%）等；秋季采收的干燥地上部分挥发油的主要成分为：δ-9(10)-四氢广木香内酯-1-酮（35.51%）、2-甲氧基-4-乙烯基苯酚（10.87%）、1b,5,5,6a-四甲基-八氢-1-氧杂-环丙[a]茚-6-酮（7.32%）、库贝醇（5.97%）、甲基亚麻酸酯（4.14%）、棕榈酸（1.96%）、10.12-十八碳二炔酸（1.34%）等。

【性味与功效】味苦、辛，性凉。祛风，利湿，清热，解毒。治感冒，黄疸型肝炎，肾炎水肿，咳嗽，喉痛，角膜炎，肠炎，痢疾，腰腿疼痛，咳血，尿血，妇女闭经，白带，小儿疳积，惊风，风火牙痛，痈疽肿毒，跌打损伤。

滇丁香 ▼

【基源】茜草科滇丁香属植物滇丁香 *Luculia pinceana* Hook. 的花、果实。果实的芳香成分未见报道。

【形态特征】灌木或乔木，高2~10m。叶纸质，长圆形，长5~22cm，宽2~8cm，全缘；托叶三角形，顶端长尖。伞房状的聚伞花序顶生，多花；苞片叶状，线状披针形；花美丽，芳香，萼裂片近叶状，披针形；花冠红色，少为白色，高脚碟状，冠管细圆柱形，花冠裂片近圆形。蒴果近圆筒形或倒卵状长圆形；种子多数，近椭圆形。花、果期3~11月。

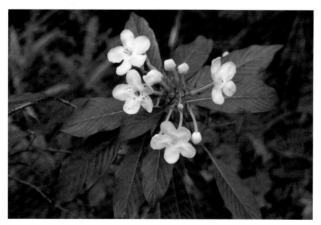

【习性与分布】生于海拔600~3000m处的山坡、山谷溪边的林中或灌丛中。喜光，也较耐阴。喜温暖湿润的气候，稍耐瘠薄，不耐积水。分布于贵州、云南、广西、西藏。

【芳香成分】朱亮锋等（1993）用大孔树脂吸附法收集的云南文山产滇丁香鲜花头香的主要成分为：2,4-二甲基-3-戊酮（15.75%）、芳樟醇（13.12%）、金合欢烯（12.43%）、2,6-二叔丁基对甲酚（10.96%）、β-月桂烯（3.72%）、β-蒎烯（3.60%）、水杨酸甲酯（2.54%）、雅槛蓝酮（2.53%）、α-蒎烯（2.53%）、莰烯（1.70%）、龙脑（1.57%）、反式-氧化芳樟醇（呋喃型）（1.47%）、β-杜松烯（1.40%）、顺式-氧化芳樟醇（呋喃型）（1.35%）、柠檬烯（1.30%）等。

【性味与功效】味辛，性温。止咳化痰。治咳嗽，百日咳，慢性支气管炎。

白花蛇舌草 ▼

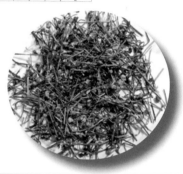

【基源】茜草科耳草属植物白花蛇舌草 *Hedyotis diffusa* Willd. 的全草；同属植物水线草（伞房花耳草）*Hedyotis corymbosa* (Linn.) Lam. 的全草也以同名入药，功效类似。

【形态特征】白花蛇舌草：一年生无毛纤细披散草本，高20~50cm。叶对生，膜质，线形，长1~3cm，宽1~3mm；托叶长1~2mm，基部合生。花4数，单生或双生于叶腋；萼管球形，萼檐裂片长圆状披针形；花冠白色，管形，花冠裂片卵状长圆形。蒴果膜质，扁

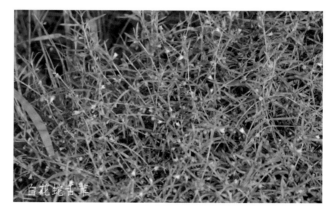

白花蛇舌草

球形；种子每室约 10 粒，具棱，干后深褐色，有深而粗的窝孔。花期春季。

伞房花耳草：一年生柔弱披散草本，高 10~40cm。叶对生，膜质，线形，长 1~2cm，宽 1~3mm；托叶膜质，鞘状，顶端有数条短刺。花序腋生，伞房花序式排列，有花 2~4 朵，苞片微小，钻形；花 4 数；萼管球形；花冠白色或粉红色，管形，花冠裂片长圆形。蒴果膜质，球形，直径 1.2~1.8mm；种子每室 10 粒以上，有棱，干后深褐色。花、果期几乎全年。

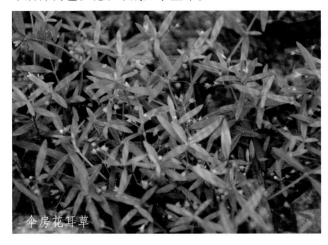
伞房花耳草

【习性与分布】白花蛇舌草：生于海拔 800m 的地区，多生长于山地岩石上，多见于水田、田埂和湿润的旷地。分布于广东、香港、广西、江西、海南、安徽、云南等省区。伞房花耳草：多见于水田和田埂或湿润的草地上。分布于广东、广西、海南、福建、浙江、贵州、四川等省区。

【挥发油含量】水蒸气蒸馏的白花蛇舌草全草的得油率为 0.25%~0.30%；超临界萃取的干燥全草的得油率为 3.91%。

【芳香成分】白花蛇舌草：白花蛇舌草全草挥发油的第一主成分多为棕榈酸（15.46%~68.46%），也有主成分不同的报告。刘志刚等（2005）用水蒸气蒸馏法提取的广东广州产白花蛇舌草全草挥发油的主要成分为：十六烷酸（66.65%）、9- 十八碳烯酸（4.96%）、龙脑（2.18%）、十四烷酸（1.93%）、亚油酸（1.63%）、6,10,14- 三甲基 -2- 十五（烷）酮（1.54%）、邻苯二羧酰二异丁基酯（1.21%）等。薛鹏等（2017）用水蒸气蒸馏法提取的江苏温州产白花蛇舌草干燥全草挥发油的主要成分为：叶绿醇（12.69%）、冰片（11.51%）、6,10,14- 三甲基 -2- 十五烷酮（11.04%）、邻苯二甲酸二丁酯（7.56%）、正十四烷酸（4.42%）、十六烷酸甲酯（3.67%）、肉豆蔻醛（3.38%）、芳樟醇

（2.51%）、3,4,4a,5,6,7- 六氢 -1,1,4a- 三甲基 -2(1H)- 萘酮（2.49%）、2,3- 二氢苯并呋喃（2.46%）、己二酸丁庚酯（1.91%）、β- 紫罗兰酮（1.88%）、雪松醇（1.67%）、邻苯二甲酸二异丁酯（1.49%）、油醇（1.42%）、亚油酸甲酯（1.30%）、二十九烷（1.30%）、6,10- 二甲基 -5,9- 十一烷二烯 -2- 酮（1.23%）、9,12,15- 十八碳三烯酸甲酯（1.19%）、正十五烷酸（1.12%）、β- 大马酮（1.10%）、法尼基丙酮（1.05%）等；用以 PDMS-DVB 为萃取头的顶空固相微萃取法提取的干燥全草挥发油的主要成分为：冰片（10.59%）、二氢猕猴桃内酯（5.92%）、6,10,14- 三甲基 -2- 十五烷酮（5.76%）、2- 十八碳烯 -1- 醇（4.84%）、β- 紫罗兰酮（4.32%）、6,10- 二甲基 -5,9- 十一烷二烯 -2- 酮（3.93%）、正十四烷（3.79%）、α,α-4- 三甲基 -3- 环己烯 -1- 甲醇（3.07%）、邻苯二甲酸二丁酯（2.95%）、壬醛（2.44%）、十六烷（2.22%）、正十五烷（2.18%）、叶绿醇（1.96%）、正十八烷（1.73%）、9- 十八烯（1.70%）、十六烷酸甲酯（1.67%）、雪松醇（1.65%）、4-(1- 甲基乙基)- 苄醇（1.54%）、正十三烷（1.51%）、萘（1.50%）、正十二醛（1.49%）、4-(2,2,6- 三甲基)-7- 氧杂二环 [4.1.0] 庚 -1- 基 -3- 丁烯 -2- 酮（1.47%）、顺式 - 六氢化 -8a- 甲基 -1,8-(2H,5H) - 萘酮（1.42%）、7- 羟基 - 茚酮（1.41%）、2,6,10,14- 四甲基 - 正十五烷（1.26%）、邻苯二甲酸二异丁酯（1.22%）、肉豆蔻醛（1.16%）、2,2,4- 三甲基戊二醇二异丁酯（1.14%）等。胡金芳等（2013）用超临界 CO_2 萃取法提取的白花蛇舌草干燥全草挥发油的主要成分为：鲨鱼烯（9.58%）、豆甾醇（7.82%）、芸苔甾醇（5.64%）、3 π -4,4- 二甲基 - 胆甾基 -5- 烯 -3- 醇（3.34%）、维生素 E（2.03%）、羊毛醇（1.54%）、十八烷酸（1.45%）、十五烷酸（1.43%）、n- 棕榈酸（1.37%）、三十一烷（1.25%）等。

伞房花耳草：王丽等（2003）用水蒸气蒸馏法提取的广东广州产伞房花耳草全草挥发油的主要成分为：十六酸（47.99%）、亚油酸（33.54%）、十八酸（4.58%）、植物醇（2.64%）、十五酸（1.64%）、肉豆蔻酸（1.13%）等。

【性味与功效】味甘、淡，性凉。清热解毒，利尿消肿，活血止痛。治肠痈（阑尾炎），疮疖肿毒，湿热黄疸，小便不利等症；外用治疮疖痈肿，毒蛇咬伤。

剑叶耳草 ▼

【基源】茜草科耳草属植物剑叶耳草 *Hedyotis caudatifolia* Merr. et Metcalf（*Hedyotis lance* (Thunb) O.Kuntze）的全草。

【形态特征】直立灌木，全株无毛，高30~90cm。叶对生，革质，通常披针形，长6~13cm，宽1.5~3cm；托叶阔卵形，全缘或具腺齿。聚伞花序排成疏散的圆锥花序式；苞片披针形；花4数；萼管陀螺形，萼檐裂片卵状三角形；花冠白色或粉红色，冠管管形。蒴果长圆形或椭圆形，内有种子数粒；种子小，近三角形，干后黑色。花期5~6月。

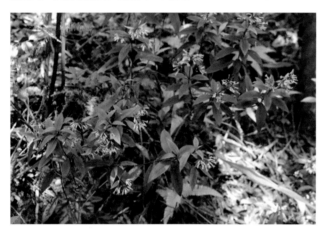

【习性与分布】常见于丛林下比较干旱的砂质土壤上或见于悬崖石壁上，有时亦见于粘质土壤的草地上。分布于广东、广西、福建、江西、浙江、湖南等省区。

【芳香成分】潘为高等（2012）用水蒸气蒸馏法提取的广西金秀产剑叶耳草干燥全株挥发油的主要成分为：(E)-3,7,11,15-四甲基-2-十六碳烯-1-醇（27.50%）、十六烷酸（6.54%）、6,10,14-三甲基-2-十五烷酮（5.94%）、7 (Z,Z)-9,12-十八烷二烯酸乙酯（5.90%）、,10,13-顺三烯-正十六醛（4.40%）、三氟乙酸十四酯（2.10%）、(Z)6,(Z)-9-十五二烯-1-醇（1.39%）、正十六烷（1.22%）、2,4-二叔丁基苯酚（1.20%）、3-乙基-4-苯基-3-丁烯-2-酮（1.19%）、2,6-二叔丁基对甲苯酚（1.05%）、正二十七烷（1.02%）、十四醛（1.02%）等。

【性味与功效】味甘，性平。止咳化痰，健脾消积。治支气管哮喘，支气管炎，肺痨咯血，小儿疳积，跌打损伤，外伤出血。

牛白藤 ▼

【基源】茜草科耳草属植物牛白藤 *Hedyotis hedyotidea* (DC.) Merr. 的茎叶。

【形态特征】藤状灌木，长3~5m。叶对生，膜质，长卵形或卵形，长4~10cm，宽2.5~4cm；托叶长4~6mm，有4~6条刺状毛。花序腋生和顶生，由10~20朵花集聚而成一伞形花序；花4数，花萼萼管陀螺形，萼檐裂片线状披针形，外反；花冠白色，管形，裂片披针形，外反。蒴果近球形，宿存萼檐裂片外反；种子数粒，微小，具棱。花期4~7月。

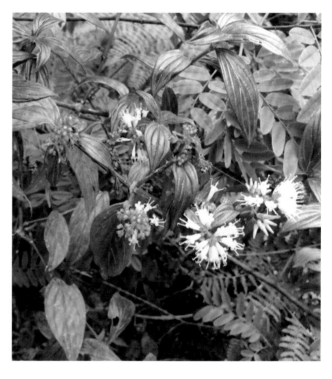

【习性与分布】生于低海拔至中海拔沟谷灌丛或丘陵坡地。分布于广东、广西、云南、贵州、福建、台湾等省区。

【芳香成分】陶曙红等（2010）用水蒸气蒸馏法提取的广东肇庆产牛白藤新鲜叶挥发油的主要成分为：叶绿醇（62.25%）、15-四甲基-1-十六炔-3-醇（12.79%）、植酮（4.48%）、3,7,11,15-四甲基-2-十六碳烯-1-醇（3.77%）、棕榈酸（3.09%）、12-甲基-E,E-2,13-十八碳二烯-1-醇（1.60%）等。

【性味与功效】味甘、淡，性凉。清热解毒。治中暑，高热，肠炎，皮肤湿疹，带状疱疹，痈疮肿毒。

臭鸡矢藤 ▼

【基源】 茜草科鸡矢藤属植物臭鸡矢藤 *Paederia foetida* Linn. 的根或全株。根、茎的芳香成分未见报道。

【形态特征】 藤状灌木。叶对生，膜质，卵形或披针形，长 5~10cm，宽 2~4cm；托叶卵状披针形，长 2~3mm，顶部 2 裂。圆锥花序腋生或顶生，长 6~18cm，扩展；小苞片微小，卵形或锥形，有小睫毛；花有小梗，生于柔弱的三歧常作蝎尾状的聚伞花序上；花萼钟形；花冠紫蓝色，长 12~16mm。果阔椭圆形，压扁；小坚果浅黑色，具 1 阔翅。花期 5~6 月。

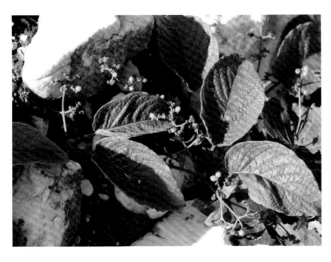

【习性与分布】 生于低海拔的疏林内。分布于福建、广东等省。

【芳香成分】 葛佳等（2016）用顶空固相微萃取法提取的云南昆明产臭鸡矢藤新鲜叶挥发油的主要成分为：2- 己烯醛（34.30%）、2- 己烯醇（19.69%）、二甲基二硫（6.97%）、乙酸 -3- 己烯酯（5.42%）、乙酸 -2- 己烯酯（5.15%）、3- 己烯醇（4.13%）、3- 甲硫基己醛（3.85%）、己醛（3.02%）、己醇（1.96%）、芳樟醇（1.93%）、苯乙醇（1.49%）、甲硫醇（1.17%）、1- 辛烯 -3- 醇（1.08%）等。

【性味与功效】 味甘、微苦，性平。祛风利湿，消食化积，止咳，止痛。治风湿筋骨痛，跌打损伤，外伤性疼痛，肝胆、胃肠绞痛，黄疸型肝炎，肠炎，痢疾，消化不良，小儿疳积，肺结核咯血，支气管炎，放射反应引起的白血球减少症，农药中毒；外用治皮炎，湿疹，疮疡肿毒。

鸡矢藤 ▼

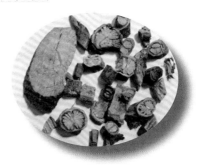

【基源】 茜草科鸡矢藤属植物鸡矢藤 *Paederia scandens* (Lour.) Merr. 的全草及根。根的芳香成分未见报道。

【形态特征】 藤本，茎长 3~5m。叶对生，纸质或近革质，形状变化很大，卵形至披针形，长 5~15cm，宽 1~6cm；托叶长 3~5mm。圆锥花序式的聚伞花序腋生和顶生；小苞片披针形；萼管陀螺形；花冠浅紫色，外面被粉末状柔毛，顶部 5 裂。果球形，成熟时近黄色，有光泽，平滑，直径 5~7mm，顶冠以宿存的萼檐裂片和花盘；小坚果无翅，浅黑色。花期 5~7 月。

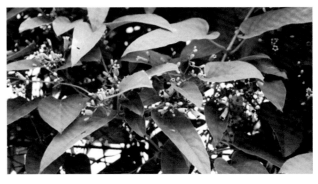

【习性与分布】 生于海拔 200~2000m 的山坡、林中、林缘、沟谷边灌丛中或缠绕在灌木上。喜较温暖环境，耐寒，既喜光又耐阴。分布于陕西、甘肃、山东、江苏、安徽、江西、浙江、福建、台湾、河南、湖南、广东、香港、海南、广西、四川、贵州、云南。

【挥发油含量】 水蒸气蒸馏的茎叶、叶或全草的得油率为 0.08%~0.40%；超临界萃取的叶的得油率为 0.25%；有机溶剂萃取的茎的得油率为 1.32%。

【芳香成分】 鸡矢藤茎叶挥发油的第一主成分有：棕榈酸（17.53%~42.69%）、藁本内酯（17.54%~24.75%），也有主成分不同的报告。高天元等（2020）用水蒸气蒸馏法提取的广西玉林产鸡矢藤干燥地上部分挥发油的主要成分为：棕榈酸（26.76%）、棕榈酸乙酯

（10.20%）、亚麻酸乙酯（9.88%）、亚油酸乙酯（7.88%）、α–亚麻酸（5.81%）、二甲基三硫（4.83%）、亚油酸（4.01%）、叶绿醇（3.41%）、棕榈油酸（1.59%）、藁本内酯（1.50%）、正二十五烷（1.19%）、十五烷酸（1.04%）、2,2′–亚甲基双-(4-甲基-6-叔丁基苯酚)（1.02%）、肉豆蔻酸（1.01%）等；四川资阳产鸡矢藤挥发油的主要成分为：藁本内酯（24.75%）、棕榈酸（22.91%）、亚油酸（7.49%）、参酮内酯（3.42%）、棕榈油酸（2.28%）、3-丁烯基苯酞（2.26%）、(-)-4-萜品醇（1.88%）、二甲基三硫（1.48%）、β–瑟林烯（1.44%）、十五烷酸（1.32%）、丁苯酞（1.27）、油酸乙酯（1.23%）、亚油酸乙酯（1.06%）、叶绿醇（1.04%）等。何开家等（2010）用水蒸气蒸馏法提取广西南宁产鸡矢藤茎叶挥发油的主要成分为：水杨酸甲酯（19.25%）、叶醇（16.64%）、2-己烯-1-醇（16.12%）、芳樟醇（11.66%）、植醇（5.32%）、2-己烯醛（3.62%）、棕榈酸（3.21%）、α–香茅醇（2.62%）、龙脑（1.87%）、桉树脑（1.84%）、二甲基三硫醚（1.19%）、α–蒎烯（1.07%）等；高峰产鸡矢藤茎叶挥发油的主要成分为：龙脑（28.33%）、桉树脑（7.45%）、桉树脑（7.45%）、松油烯-4-醇（7.39%）、叶醇（6.05%）、乙酸龙脑酯（3.54%）、柠檬烯（3.40%）、α–水芹烯（3.12%）、α–蒎烯（2.96%）、2-己烯-1-醇（2.92%）、朱栾倍半萜（2.58%）、芳樟醇（2.28%）、侧柏烯（2.14%）、香叶烯（1.75%）、水杨酸甲酯（1.74%）、2-己烯醛（1.71%）、β–蒎烯（1.51%）、石竹烯（1.41%）、莰烯（1.32%）、棕榈酸（1.16%）、2-甲氧基-4-乙烯苯酚（1.11%）、异松油烯（1.01%）、对伞花烃（1.00%）等；武鸣产鸡矢藤茎叶挥发油的主要成分为：芳樟醇（54.74%）、石竹烯（7.24%）、棕榈酸（3.88%）、水杨酸甲酯（3.86%）、δ–榄香烯（2.25%）、植醇（2.08%）、9-β-H-石竹烯（1.91%）、香茅醛（1.80%）、亚油酸（1.74%）、桉树脑（1.26%）、α–香茅醇（1.03%）等。张伟等（2015）用顶空固相微萃取法提取的贵州都匀产鸡矢藤全草挥发油的主要成分为：百里香酚（30.97%）、二甲基二硫（9.78%）、喹啉（5.74%）、十六酸（5.53%）、邻苯二甲酸二丁酯（5.07%）、十五烷（5.05%）、邻苯二甲酸二甲酯（3.67%）、壬醛（3.65%）、邻苯二甲酸二异丁酯（3.18%）、肉豆蔻酸（3.11%）、3-甲基-4-异丙基酚（3.03%）、邻苯二甲酸二正辛酯（2.86%）、十七烷（2.79%）、二甲基三硫（2.74%）、植酮（2.17%）、柠檬烯（2.06%）、十六烷（1.96%）、十八烷（1.92%）等。马养民等（2000）

用水蒸气蒸馏法提取的陕西杨凌产鸡矢藤阴干茎叶挥发油的主要成分为：乙酸异戊酯（20.21%）、乙酸苯甲酯（8.04%）、十五碳酸乙酯（6.79%）、十六碳酸（6.78%）、癸酸异戊酯（5.72%）、甲酸苯甲酯（3.38%）、乙酸-2-苯乙酯（3.11%）、乙氧基戊烷（2.45%）、5,6,7,7a-四氢-4,4,7a-三甲基-2(4H)-苯并呋喃酮（2.43%）、己酸乙酯（2.25%）、苯甲醛（2.19%）、邻苯二甲酸二丁酯（1.59%）、乙酸己酯（1.54%）、5-甲基甲硫代磺酸酯（1.35%）、十二烷（1.00%）等。钟可等（2008）用水蒸气蒸馏法提取的贵州贵阳产鸡矢藤干燥全草挥发油的主要成分为：2-乙氧基-丁烷（26.80%）、L-芳樟醇（14.29%）、紫罗兰醇（9.78%）、L-龙脑（6.65%）、表-莪术酮（4.36%）、壬醛（3.90%）、二甲基三硫化物（2.79%）、(E)-氧化芳樟醇（2.57%）、甲酸己酯（1.60%）、苯乙醛（1.45%）、1-辛烯-3-醇（1.25%）、水杨酸甲酯（1.23%）、棕榈酸（1.13%）、α–松油醇（1.08%）、(E)-香叶醇（1.07%）等。

【性味与功效】味甘、酸，性平。祛风除湿，消食化积，解毒消肿，活血止痛。治风湿痹痛，食积腹胀，小儿疳积，腹泻，痢疾，中暑，黄疸，肝炎，肝脾肿大，咳嗽，瘰疬，肠痈，无名肿毒，脚湿肿烂，烫火伤，湿疹，皮炎，跌打损伤，蛇蛟蝎螫。

山大颜 ▼

【基源】茜草科九节属植物九节 *Psychotria asiatica* Wall.（*Psychotria rubra* (Lour.) Poir.）的根、叶。

【形态特征】灌木或小乔木，高 0.5~5m。叶对生，纸质或革质，长圆形，长 5~23.5cm，宽 2~9cm，全缘；

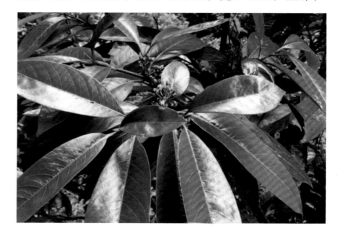

托叶膜质，短鞘状。聚伞花序通常顶生，多花，总花梗近基部三分歧，常成伞房状或圆锥状；萼管杯状；花冠白色，花冠裂片近三角形。核果球形或宽椭圆形，长5~8mm，直径4~7mm，有纵棱，红色；小核背面凸起，具纵棱，腹面平而光滑。花果期全年。

【习性与分布】生于平地、丘陵、山坡、山谷溪边的灌丛或林中，海拔20~1500m。分布于浙江、福建、台湾、湖南、广东、香港、海南、广西、贵州、云南。

【芳香成分】根：秦庆芳等（2014）用水蒸气蒸馏法提取的广西桂平产九节根挥发油的主要成分为：棕榈酸（66.00%）、亚油酸（17.30%）、丙烯酸月桂酯（3.10%）、十五烷酸（2.40%）、肉豆蔻酸（2.00%）等。

叶：秦庆芳等（2014）用水蒸气蒸馏法提取的九节叶挥发油的主要成分为：棕榈酸（71.80%）、植酮（7.60%）、肉豆蔻酸（2.70%）、十五烷酸（2.00%）、叶绿醇（1.30%）等。钟莹等（2012）用水蒸气蒸馏法提取的九节干燥叶挥发油的主要成分为：6-羟基-5-甲基-6-乙烯基-二环[3.2.0]庚-2-酮（11.67%）、(E)-4-(2,6,6-三甲基-2-环己烯-1-基)-3-丁烯-2-酮（8.03%）、正十六烷酸（7.68%）、十八烷（6.91%）、6,10,14-三甲基-2-十五烷酮（5.75%）、二十烷（5.55%）、十六烷（5.16%）、2,6,6-三甲基-1-环己烯-1-基)-3-丁烯-2-酮（4.81%）、邻苯二甲酸二丁酯（4.47%）、4-甲基-2,3-己二烯-1-醇（2.82%）、香叶基丙酮（2.19%）、2-乙基噻吩（2.16%）、植醇（2.04%）、芳樟醇（1.23%）、金合欢基丙酮（1.13%）等。

【性味与功效】味苦，性寒。清热解毒，消肿拔毒。治白喉、扁挑体炎、咽喉炎、痢疾、肠伤寒、胃痛、风湿骨痛；叶外用治跌打肿痛，外伤出血，毒蛇咬伤，疮疡肿毒，下肢溃疡。

咖啡 ▼

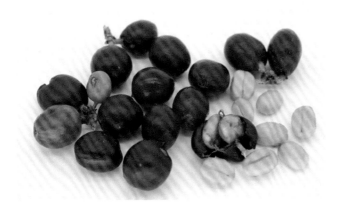

【基源】茜草科咖啡属植物小果咖啡（小粒咖啡）*Coffea arabica* Linn. 的种子。

【形态特征】小乔木或大灌木，高5~8m，多分枝。叶薄革质，卵状披针形或披针形，长6~14cm，宽3.5~5cm，全缘或呈浅波形；托叶阔三角形。聚伞花序数个簇生于叶腋内，有花2~5朵，花芳香，苞片基部多少合生，二型，2枚阔三角形，2枚披针形；萼管管形；花冠白色，顶部常5裂。浆果成熟时阔椭圆形，红色；种子背面凸起，直径5~7mm。花期3~4月。

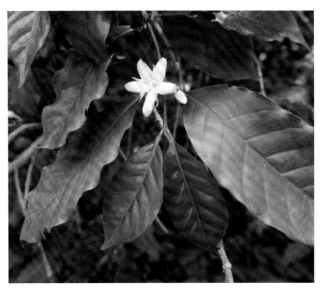

【习性与分布】抗寒力强，耐短期低温，不耐旱，在热带地区可生长于海拔2100m的高山上。分布于台湾、福建、广东、海南、广西、云南、四川、贵州。

【芳香成分】小粒咖啡果实挥发油的主成分多为3-甲基丁酸（9.47%~53.93%），也有主成分不同的报告。胡荣锁等（2013）用顶空固相微萃取法提取的海南澄迈产小粒咖啡果实挥发油的主要成分为：3-甲基丁酸（9.47%）、八甲基环四氧硅烷（5.05%）、二甲基硅二醇（4.86%）、1-甲氧基-2,8,9-三氧杂-5-氮杂-1-硅杂二环[3.3.3]十一烷（4.29%）、咖啡因（4.13%）、氨基脲（3.48%）、戊酸肼（2.81%）、2,4-二异酸甲苯酯（2.81%）、2-呋喃甲醇（2.78%）、5-甲基-2-己醇（2.78%）、α,α-二甲基苯甲醇（2.34%）、十甲基环五硅氧烷（2.29%）、(R)-2-苯甲酸基丙醛（2.19%）、2-甲氧基-4-乙烯基苯酚（2.03%）、苯乙醇（1.99%）、四甘醇（1.92%）、5-甲酸基-2,4-二甲基-吡咯-3-腈（1.85%）、2-正戊基呋喃（1.74%）、2-庚炔酸乙酯（1.73%）、1,4-双三甲基硅基苯（1.68%）、3-甲基-2-丁酸（1.62%）、1-辛烯-3-醇（1.49%）、D-苧烯（1.46%）、月桂酸异辛酯（1.45%）、1-甲氧基-2,8,9-三氧杂-5-氮杂-1-硅杂二环[3.3.3]十一烷（1.31%）、香草醛（1.07%）、2,5-二甲基吡嗪（1.06%）、[R-(R*,R*)]-2,3-丁二醇（1.03%）等。

何余勤等（2015）用顶空固相微萃取法提取的海南产小粒咖啡果实挥发油的主要成分为：7-十六-1-醇（28.65%）、2-乙基-1-甲酸己酯（20.97%）、2-乙基-1-氯乙酸己酯（18.33%）、2-氯-2-硝基丙烷（9.02%）、4-羟基-2-甲基乙酰苯（7.52%）、1'-(4-氯苯磺酰基)-(1,4'-二哌啶)-4'-甲酰胺（4.74%）、N-羟基-苯甲亚胺酸乙酯（3.69%）、咖啡因（3.34%）、2-氧代-4-苯基-6-(4-氯苯基)-1,2-二氢嘧啶（1.80%）等。

任洪涛等（2018）用同时蒸馏萃取法提取的云南普洱产小粒咖啡果实挥发油的主要成分为：棕榈酸（34.91%）、4-乙烯基愈创木酚（26.43%）、苯乙醇（5.61%）、咖啡因（3.14%）、植酮（2.83%）、苯乙烯（2.21%）、苯乙醛（1.61%）、糠醇（1.51%）等。董文江等（2018）用顶空固相微萃取法提取的云南德宏产小粒咖啡果实挥发油的主要成分为：3-乙基-2-甲基-1,3-己二烯（27.84%）、3-甲基丁酸（16.78%）、乙醛（7.11%）、丙醇（6.29%）、2,3,5-三甲基吡嗪（6.15%）、2-甲基丁酸（4.74%）、2-苯乙基乙酸（4.18%）、2-苯乙醛（3.78%）、苯甲醇（2.66%）、2-羟基-2-甲基苯甲酸甲酯（2.44%）、二甲基亚砜（2.34%）、5-甲基-2-己醇（2.26%）、2,3-丁二醇（2.23%）、乙酸甲酯（1.56%）、2-甲氧基-3-甲基吡嗪（1.31%）、愈创木酚（1.20%）、糠基二甲硫醚（1.06%）、2,3,5,6-四甲基吡嗪（1.05%）、γ-丁内酯（1.02%）、2-乙基-1-丁醇（1.00%）等；云南临沧产小粒咖啡果实挥发油的主要成分为：1-(6-甲基-2-吡嗪基)-1-乙酮（54.51%）、3-甲基丁酸（12.31%）、乙醛（11.77%）、γ-丁内酯（6.45%）、丙醇（5.38%）、2-糠基硫醇（2.91%）、2,3,5-三甲基吡嗪（2.37%）、2,3,5,6-四甲基吡嗪（2.22%）、乙酸甲酯（2.08%）、2-羟基-2-甲基苯甲酸甲酯（1.30%）、苯甲醇（1.11%）等。

【性味与功效】味苦、涩，性平。醒神，利尿，健胃。治精神倦怠，食欲不振。

蓬子菜 ▼

【基源】茜草科拉拉藤属植物蓬子菜 *Galium verum* Linn. 的全草。

【形态特征】多年生近直立草本，高 25~45cm。叶纸质，6~10 片轮生，线形，通常长 1.5~3cm，宽 1~1.5mm，边缘极反卷，常卷成管状。聚伞花序顶生和腋生，较大，多花，通常在枝顶结成带叶的长可达 15cm、宽可达 12cm 的圆锥花序状；花小，稠密；花冠黄色，辐状，直径约 3mm，花冠裂片卵形。果小，近球状，直径约 2mm，无毛。花期 4~8 月，果期 5~10 月。

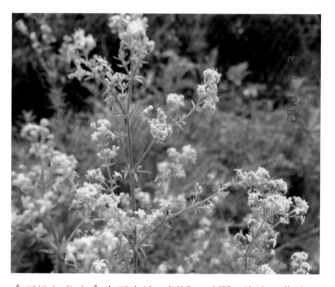

【习性与分布】生于山地、河滩、旷野、沟边、草地、灌丛或林下，海拔 40~4000m。分布于黑龙江、吉林、辽宁、内蒙古、河北、山西、陕西、宁夏、甘肃、青海、新疆、山东、江苏、安徽、浙江、河南、湖北、四川、西藏。

【芳香成分】李庆杰等（2010）用超临界 CO_2 萃取法提取的吉林长白山产蓬子菜干燥全草挥发油的主要成分为：棕榈酸（11.32%）、γ-谷甾醇（7.77%）、亚油酸（5.55%）、菜油甾醇（3.33%）、二十九烷（3.18%）、油酸（3.07%）、邻苯二甲酸二异辛酯（2.77%）、对硝基苯磺酸（2.25%）、9,12,15-三烯十八醛（2.00%）、蜂花烷（1.52%）、豆甾醇（1.37%）、植物醇（1.27%）、硬脂酸（1.24%）、邻苯二甲酸二丁酯（1.15%）、二十二烷（1.03%）、二十一烷（1.03%）、1-十九烷（1.00%）等。

【性味与功效】味苦、微辛，性微寒。清热解毒，活血通经，祛风止痒。治肝炎，腹水，咽喉肿痛，疮疖肿毒，跌打损伤，妇女经闭，带下，毒蛇咬伤，荨麻疹，稻田皮炎。

猪殃殃 ▼

【基源】茜草科拉拉藤属植物猪殃殃 *Galium aparine* Linn. var. *tenerum* (Gren. et Godr.) Rchb. 的全草。

【形态特征】多枝、蔓生或攀缘状草本；棱上、叶缘、叶脉上均有倒生的小刺毛。叶纸质或近膜质，6~8 片轮生，带状倒披针形，长 1~5.5cm，宽 1~7mm。聚伞花序腋生或顶生，常单花，花小，4 数；花萼被钩毛；花冠黄绿色或白色，辐状，裂片镊合状排列。果干燥，直径达 5.5mm，密被钩毛，每一爿有 1 颗平凸的种子。花期 3~7 月，果期 4~9 月。

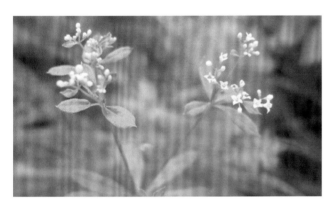

【习性与分布】生于海拔 350~4300m 的山坡、旷野、沟边、湖边、林缘、草地。喜日照充足，通风良好的环境。分布于辽宁、河北、山东、山西、陕西、甘肃、青海、新疆、江苏、安徽、浙江、江西、福建、台湾、湖北、湖南、广东、四川、云南、西藏。

【挥发油含量】水蒸气蒸馏的干燥全草的得油率为 0.17%。

【芳香成分】蔡小梅等（2010）用水蒸气蒸馏法提取的猪殃殃干燥全草挥发油的主要成分为：十六烷酸 (13.88%)、芳樟醇 (11.90%)、6,10,14- 三甲基 -2- 十五烷酮 (8.79%)、3- 乙基 -1,4- 己二烯（2.37%）、2- 戊 - 呋喃（2.09%）、2- 己烯醛（1.90%）、己醛（1.89%）、(Z)- 香叶醇（1.84%）、α- 松油醇（1.83%）、植醇（1.81%）、甲苯（1.73%）、苯甲醛（1.64%）、壬醛（1.52%）、降冰片二烯（1.19%）、肉豆蔻酸（1.14%）等。

【性味与功效】味辛、苦，性凉。清热解毒，利尿消肿。治感冒、牙龈出血，急、慢性阑尾炎，泌尿系感染，水肿，痛经，崩漏，白带，癌症，白血病；外用治乳腺炎初起，痈疖肿毒，跌打损伤。

龙船花 ▼

【基源】茜草科龙船花属植物龙船花 *Ixora chinensis* Lam. 的花。

【形态特征】灌木，高 0.8~2m。叶对生，披针形至长圆状倒披针形，长 6~13cm，宽 3~4cm；托叶长 5~7mm，基部合生成鞘形。花序顶生，多花；总花梗基部常有小型叶 2 枚；苞片和小苞片微小；萼管长 1.5~2mm；花冠红色或红黄色，盛开时长 2.5~3cm。果近球形，双生，成熟时红黑色；种子长、宽 4~4.5mm，上面凸，下面凹。花期 5~7 月。

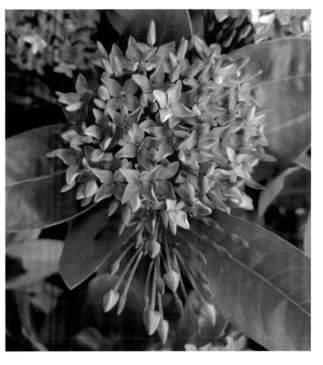

【习性与分布】生于海拔 200~800m 的山地灌丛中和疏林下，有时村落附近的山坡和旷野路旁亦有生长。适合高温及日照充足的环境，喜湿润炎热的气候，不耐低温。分布于福建、广东、香港、广西。

【芳香成分】蒋珍藕等（2014）用水蒸气蒸馏法提取的龙船花新鲜花挥发油的主要成分为：水杨酸甲酯（40.21%）、芳樟醇（39.37%）、1,5,9- 三甲基 -12-(1- 甲基乙烯基)- 1,5,9- 环十四碳三烯（5.90%）、3,7- 二甲基 -2,6- 辛二烯 -1- 醇（1.84%）、二氢芳樟醇（1.20%）、甲基庚烯酮（1.08%）等。

【性味与功效】味甘、淡，性凉。清热凉血，散瘀止痛。治高血压，月经不调，闭经，跌打损伤，疮疡疖肿。

龙船花茎叶 ▼

【基源】茜草科龙船花属植物龙船花 *Ixora chinensis* Lam. 的茎叶。

【形态特征】同龙船花。

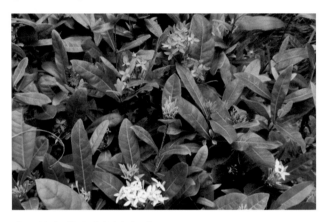

【习性与分布】同龙船花。

【挥发油含量】水蒸气蒸馏的干燥全株的得油率为0.19%，超临界萃取的得油率为1.02%。

【芳香成分】任赛赛等（2012）用水蒸气蒸馏法提取的广西南宁产龙船花干燥全株挥发油的主要成分为：(Z)-3-十二烯炔（52.25%）、8-苯基-二螺[2.1.2.4]十一烷（15.33%）、(Z)-9-十八烯酸酰胺（4.93%）、3-乙基-4-苯基-3-丁烯-2-酮（2.20%）、2,6-二叔丁基对甲苯酚（1.29%）等。

【性味与功效】味甘、微咸，性平。散瘀止血。治跌打损伤，疮疖痈肿。

黄根 ▼

【基源】茜草科南山花属植物南山花（四蕊三角瓣花）*Prismatomeris connata* Y. Z. Ruan （*Prismatomeris tetrandra* (Roxb.) K. Schum.）的根。

【形态特征】灌木至小乔木，高 2~8m。叶长圆形至披针形，近革质，有时卵形或倒卵形，长 4~18cm，宽 2~5cm，全缘；托叶生叶柄间，每侧 2 片。伞形花序顶生，常兼侧生，具花 3~16 朵；花芳香，两性，

偶单性；花萼杯形；花冠碟形，白色。核果近球形，熟时紫蓝色，直径 8~12mm；种子 1~2 颗，球形或半球形。花期 5~6 月，果熟期冬季。

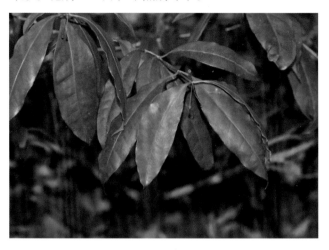

【习性与分布】生于海拔 300~1400m 的疏、密林下或灌丛中。分布于福建、广东、广西。

【芳香成分】杨海船等（2019）用水蒸气蒸馏法提取的广西防城港产南山花干燥根挥发油的主要成分为：十八碳-6-烯酸（7.52%）、棕榈酸（6.34%）、2,2,3,4,4-五甲基-1-苯氧基-1-氧化-膦烷（6.05%）、13-十四碳烯醛（1.79%）、2-十八烯酸单甘油（1.23%）、9,12-十八碳二烯醛（1.02%）等；石油醚超声萃取法提取的南山花干燥根挥发油的主要成分为：反式油酸甲酯（18.85%）、棕榈酸甲酯（17.66%）、硬脂酸甲酯（4.49%）、亚油酸甲酯（3.07%）、十九碳酸甲酯（1.70%）、山嵛酸甲酯（1.58%）、11-十八烯酸甲酯（1.56%）、2-甲基萘（1.32%）、木蜡酸甲酯（1.26%）、二十一烷酸甲酯（1.24%）、芥酸酰胺（1.18%）、十七烷酸甲酯（1.11%）等。

【性味与功效】味微苦，性平。凉血止血，利湿退黄，散瘀强筋。治牙龈出血，贫血，肝炎，风湿性关节炎，跌打损伤，尿路感染。

小花清风藤 ▼

【基源】清风藤科清风藤属植物小花清风藤 *Sabia parviflora* Wall. ex Roxb. 的茎和叶。

【形态特征】常绿木质攀援藤本。叶纸质或近薄革质，卵状披针形，长 5~12cm，宽 1~3cm。聚伞花序

集成圆锥花序式，有花 10~25 朵，直径 2~5cm，长3~7cm；花绿色或黄绿色；萼片 5，卵形；花瓣 5 片，长圆形，长 2~3mm，有红色脉纹。分果爿近圆形，直径 5~7mm；核中肋不明显，两侧面有不明显的蜂窝状凹穴，腹部圆。花期 3~5 月，果期 7~9 月。

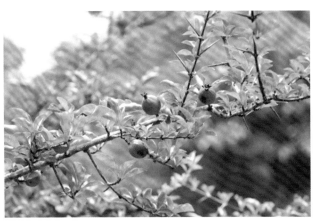

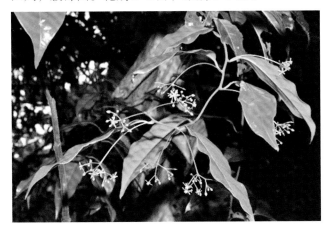

【习性与分布】生于海拔 800~2800m 的山沟、溪边林中或山坡灌木林中。分布于云南、贵州、广西。

【芳香成分】李建桥等（2018）用水蒸气蒸馏法提取的贵州册亨产小花清风藤茎叶挥发油的主要成分为：环己烷（2.94%）、正己烷（2.25%）、甲基环戊烷（1.64%）等。

【性味与功效】味苦，性微寒。清热利湿，止血。治湿热黄疸，外伤出血。

【芳香成分】杨克迪等（2009）用超临界 CO_2 萃取法提取的广西十万大山产山石榴阴干果实挥发油的主要成分为：11,14- 二十碳二烯酸甲酯 (42.49%)、棕榈酸 (15.34%)、硬脂酸 (10.54%)、肉豆蔻酸 (6.26%)、十六酸乙酯 (5.84%)、9,12- 十八碳二烯酸甲酯 (4.61%)、十六酸甲酯（3.18%）、10- 十八烯酸甲酯（2.71%）、苯甲酸苄酯（1.29%）等。

【性味与功效】味甘、涩，性凉，有毒。祛瘀消肿，解毒，止血。治跌打瘀肿，外伤出血，皮肤疥疮，肿毒。

山石榴 ▼

【基源】茜草科山石榴属植物山石榴 *Catunaregam spinosa* (Thunb.) Tirveng. 的果实及根、叶。根、叶的芳香成分未见报道。

【形态特征】有刺灌木或小乔木，高 1~10m，有时攀援状；刺腋生。叶纸质或近革质，对生或簇生于抑发的侧生短枝上，倒卵形或长圆状倒卵形，长1.8~11.5cm，宽 1~5.7cm；托叶膜质，卵形。花单生或 2~3 朵簇生于具叶、抑发的侧生短枝的顶部；萼管钟形或卵形；花冠初时白色，后淡黄色，钟状。浆果大，球形；种子多数。花期 3~6 月，果期 5 月至翌年 1 月。

【习性与分布】生于海拔 30~1600m 处的旷野、丘陵、山坡、山谷沟边的林中或灌丛中。分布于广东、广西、台湾、香港、澳门、海南、云南。

猪肚木 ▼

【基源】茜草科鱼骨木属植物猪肚木 *Canthium horridum* Blume 的叶、根及树皮。根及树皮的芳香成分未见报道。

【形态特征】灌木，高 2~3m，具刺。叶纸质，卵形，椭圆形或长卵形，长 2~5cm，宽 1~2cm；托叶长2~3mm。花小，单生或数朵簇生于叶腋内；小苞片杯形；萼管倒圆锥形；花冠白色，近瓮形，冠管短。核果卵形，

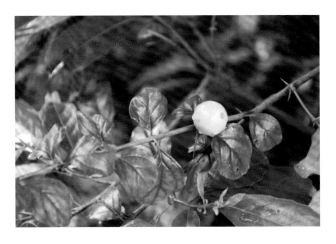

单生或孪生，长 15~25mm，直径 10~20mm，顶部有微小宿存萼檐，内有小核 1~2 个；小核具不明显小瘤状体。花期 4~6 月。

【习性与分布】生于低海拔的灌丛。分布于海南、广东、香港、广西、云南。

【挥发油含量】水蒸气蒸馏的新鲜叶的得油率为 0.15%。

【芳香成分】陈光英等（2007）用水蒸气蒸馏法提取的海南澄迈产猪肚木新鲜叶挥发油的主要成分为：邻苯二甲酸二异丁酯（36.08%）、邻苯二甲酸 - 二 (2- 乙基己基) 酯（13.82%）、(Z,Z,Z)-9,12,15- 十八碳三烯 -1- 醇（9.61%）、正十六碳酸（8.32%）、(Z,Z)-9,12- 十八碳二烯酸（2.98%）、叶绿素（2.93%）、1,3,3- 三甲基 -2- 氧杂二环 [2.2.2] 辛烷基 -6- 醇（2.65%）、(E)-2- 己烯酸（2.38%）、十八碳酸（2.23%）、(1R,2R,4R)-p- 薄荷烷 -1,2,8- 三醇（2.15%）、2,3- 二氢 - 苯并呋喃（1.79%）、2- 甲氧基 - 乙烯基苯酚（1.54%）、苯乙基乙醇（1.40%）、α,α,4- 三甲基 -3- 环己烯 -1- 甲醇（1.36%）、四十三烷（1.07%）、6,10,14- 三甲基 -2- 十五碳酮（1.03%）、2- 甲氧基 -3-(2- 丙烯基)- 苯酚（1.01%）等。

【性味与功效】味淡、辛，性寒。清热利尿，活血解毒。治痢疾，黄疸，水肿，小便不利；外用治疮毒，跌打肿痛。

山甘草 ▼

【基源】茜草科玉叶金花属植物玉叶金花 *Mussaenda pubescens* Ait. f. 的茎叶。

【形态特征】攀援灌木，嫩枝被贴伏短柔毛。叶对生或轮生，膜质或薄纸质，卵状长圆形或卵状披针形，长 5~8cm，宽 2~2.5cm，下面密被短柔毛；托叶三角形，深 2 裂。聚伞花序顶生，密花；苞片线形；花萼管陀螺形；花叶阔椭圆形；花冠黄色。浆果近球形，长 8~10mm，直径 6~7.5mm，干时黑色，疏被毛。花期 6~7 月。

【习性与分布】生于灌丛、溪谷、山坡或村旁。适应性强，耐阴，长速度快，萌芽力强，极耐修剪，在较贫瘠及阳光充足或半阴湿环境都能生长。分布于广东、香港、海南、广西、福建、湖南、江西、浙江、台湾

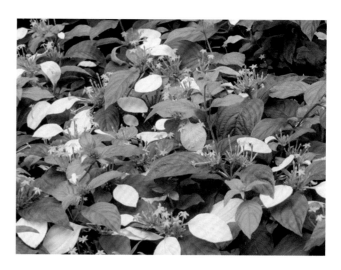

【挥发油含量】水蒸气蒸馏的干燥叶的得油率为 0.21%。

【芳香成分】潘绒等（2018）用水蒸气蒸馏法提取的安徽黄山产玉叶金花干燥叶挥发油的主要成分为：N- 甲基吡咯（37.38%）、叶绿醇（7.34%）、1,3- 二甲基环戊烷（4.94%）、十六烷酸（4.83%）、庚烷（2.38%）、甲基环己烷（2.04%）等。

【性味与功效】味甘、微苦，性凉。清热利湿，解毒消肿。治感冒，中暑，发热，咳嗽，咽喉肿痛，泄泻，痢疾，肾炎水肿，湿热小便不利，疮疡脓肿，毒蛇咬伤。

栀子花 ▼

【基源】茜草科栀子属植物白蟾 *Gardenia jasminoides* Ellis var. *fortuniana* (Lindl.) Hara 的花。

【形态特征】常绿灌木，与原变种不同之处在于花较栀子大，花重瓣。

【习性与分布】生于阔叶林中，林缘，路边阴湿地，山谷林下，山坡灌丛、阴湿地，溪边。中部以南各省区有栽培。

【芳香成分】朱亮锋等（1993）用树脂吸附法收集的白蟾花头香的主要成分为：芳樟醇（46.17%）、1- 甲基 -2-(2- 丙基) 环戊烷（32.52%）、氧化芳樟醇 (呋喃型)（2.31%）、乙基丙基醚（2.10%）、2- 甲基 -2- 戊烯醇（1.26%）、乙基丁基醚（1.06%）等。

【性味与功效】味苦，性寒。清肺止咳，凉血止血。治肺热咳嗽，鼻衄。

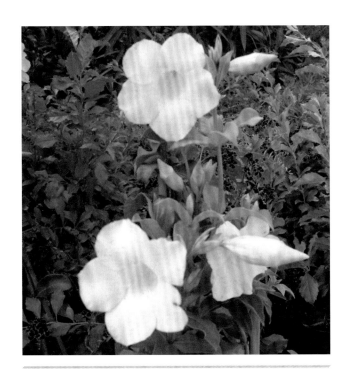

草莓 ▼

【基源】蔷薇科草莓属植物草莓 *Fragaria × ananassa* Duchesne 的新鲜果实。

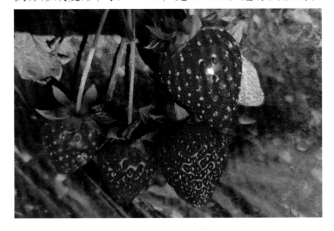

【形态特征】多年生草本，高 10~40cm。叶三出，较厚，倒卵形或菱形，长 3~7cm，宽 2~6cm，边缘具缺刻状锯齿。聚伞花序，有花 5~15 朵，花序下面具一小叶；花两性，直径 1.5~2cm；萼片卵形；花瓣白色，近圆形或倒卵椭圆形。聚合果大，直径达 3cm，鲜红色，果实球形、楔形至纺锤形等。宿存萼片直立，紧贴于果实；瘦果尖卵形。花期 3~5 月，果期 5~7 月。

【习性与分布】喜光植物，又较耐阴。喜温凉气候，需采取遮荫措施。不耐涝。全国各地均有栽培。

【芳香成分】草莓果实挥发油成分的研究报告较多，挥发油的第一主成分有：2- 己烯醛（17.04%~46.23%）、(Z,Z,Z)-9,12,15- 十八碳三烯酸甲酯（11.36%~30.99%）、己酸乙酯（7.65%~33.82%）、橙花叔醇（16.56%~83.86%）、2,5-二甲基 -4- 甲氧基 -3(2H)- 呋喃酮（14.53%~19.59%）、丁酸乙酯（13.98%~19.65%）、丁酸甲酯（21.90%~25.80%）等，也有与此不同的主成分的报告。张娜等（2015）用顶空固相微萃取法提取的天津产 'R6' 草莓新鲜果实挥发油的主要成分为：反式 -2- 己烯醛（46.23%）、丁酸甲酯（8.08%）、己酸（6.80%）、己酸甲酯（6.44%）、正己醛（5.20%）、乙酸甲酯（4.37%）、γ- 癸内酯（4.27%）、芳樟醇（3.14%）、4- 甲氧基 -2,5-二甲基 -3(2H)- 呋喃酮（2.76%）、2- 己烯 -1- 醇（1.82%）、2- 甲基丁酸（1.48%）等。姜远茂等（2004）用溶剂萃取法提取的山东泰安产 '哈达' 草莓果实挥发油的主要成分为：(Z,Z,Z)-9,12,15- 十八碳三烯酸甲酯（17.61%）、(Z,Z)-9,12- 十八二烯酸（13.57%）、十六碳酸（10.37%）、(E)-2- 庚烯醛（8.42%）、(Z)-9- 十八烯酸（8.19%）、(E,E)-2,4- 癸二烯（8.15%）、(E,E)-2,4- 庚二烯醛（4.23%）、(Z)-2- 癸烯醛（3.52%）、2- 丁烯醛（3.29%）、2- 甲基 -2- 丙烯醛（2.28%）、己醛（2.15%）、十八碳酸（1.90%）、丁酸甲酯（1.59%）、苯甲醇（1.06%）、3- 戊烯 -2- 醇（1.03%）、己酸（1.03%）等；'丰香' 草莓果实挥发油的主要成分为：(Z,Z)-9,12-十八二烯酸（30.99%）、油酸（19.24%）、(Z,Z,Z)-9,12,15-十八碳三烯酸甲酯（14.40%）、十六碳酸（14.32%）、3- 苯基 -2- 丙烯酸（6.43%）、十八碳酸（3.44%）、(E,E)-2,4- 癸二烯（1.28%）、3- 羟基 -2- 丁酮（1.25%）、己酸（1.05%）等。曾祥国等（2015）用顶空固相微萃取法提取的湖北武汉产 '甜查理' 草莓新鲜果实挥发油的主要成分为：丁酸乙酯（13.98%）、乙酸己酯（6.92%）、反式 -2- 己烯醛（6.66%）、己酸乙酯（6.09%）、乙酸丁酯（6.05%）、丁酸丁酯（5.93%）、γ- 癸内酯（5.51%）、

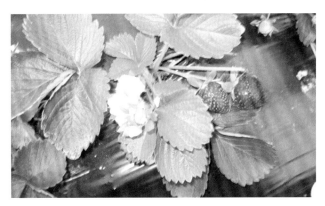

橙花叔醇（4.44%）、N-己酸（反-2-己烯基）酯（4.40%）、己酸（3.59%）、丁酸异丙基酯（3.06%）、2-庚酮（2.66%）、丁酸己酯（2.29%）、丁酸甲酯（2.08%）、异戊酸辛酯（1.39%）、己酸甲酯（1.32%）、沉香醇（1.25%）、乙酸辛酯（1.14%）、乙酸异戊酯（1.00%）等；'晶玉'草莓新鲜果实挥发油的主要成分为：丁酸甲酯（25.80%）、丁酸乙酯（10.48%）、反式-2-己烯醛（7.47%）、己酸甲酯（7.16%）、橙花叔醇（4.64%）、沉香醇（4.12%）、丁酸丁酯（3.06%）、丁酸异丙基酯（2.97%）、2-己酮（2.94%）、异戊酸甲酯（2.78%）、乙酸异戊酯（2.57%）、乙酸丁酯（1.81%）、丁酸异戊酯（1.55%）、γ-癸内酯（1.53%）、己酸乙酯（1.46%）、己酸（1.40%）、2-庚酮（1.15%）、反-2-己烯-1-醇（1.08%）等；'章姬'草莓新鲜果实挥发油的主要成分为：己酸乙酯（24.76%）、己酸甲酯（14.24%）、反式-2-己烯醛（10.07%）、丁酸乙酯（9.88%）、丁酸甲酯（8.89%）、橙花叔醇（4.08%）、异戊酸甲酯（3.62%）、沉香醇（2.01%）、乙酸异戊酯（1.79%）、2,5-二甲基-4-甲氧基-3(2H)-呋喃酮（1.32%）、乙酸己酯（1.19%）等；'丰香'草莓新鲜果实挥发油的主要成分为：己酸甲酯（23.90%）、己酸乙酯（20.58%）、丁酸甲酯（12.32%）、丁酸乙酯（7.34%）、反式-2-己烯醛（6.38%）、沉香醇（2.72%）、橙花叔醇（2.55%）、乙酸异戊酯（2.50%）、乙酸己酯（2.07%）、异戊酸甲酯（1.91%）、2-庚酮（1.08%）、丁酸异丙基酯（1.07%）、辛酸乙酯（1.07%）等。张运涛等（2008）用顶空固相微萃取法提取的北京产'红颜'草莓果实挥发油的主要成分为：乙酸乙酯（21.00%）、乙酰肼（19.67%）、己酸乙酯（6.58%）、肼（5.23%）、氨基脲（4.45%）、1-辛醇（3.19%）、丁酸乙酯（2.97%）、丁酸甲酯（2.92%）、3-溴-3,3-二氟-1-丙烯（2.90%）、沉香醇（2.08%）、橙花叔醇（2.07%）、己酸甲酯（1.22%）等；'栃乙女'果实挥发油的主要成分为：橙花叔醇（83.86%）、1-亚硝基-2,5-二羟基-1H-吡咯（6.63%）、5-辛基-二氢-2(3H)-呋喃酮（2.07%）、沉香醇（1.06%）等。刘松忠等（2004）用溶剂萃取法提取的山东泰安产'罗莎'草莓果实挥发油的主要成分为：2,5-二甲基-4-甲氧基-3(2H)-呋喃酮（19.59%）、γ-4-己基-丁内酯（12.15%）、2-己烯醛（11.72%）、2,5-二甲基-4-羟基-3(2H)-呋喃酮（10.33%）、4-辛基-丁-4-酸（5.14%）、丁酸甲酯（3.72%）、乙醛（2.59%）、2-甲基丁酸（1.26%）、反-2-甲基环戊醇（1.03%）、己酸（8.93%）、3,7,11-三甲基-1,6,10-三烯十二烷-3-醇（1.01%）等。宋世志等（2017）用顶空固相微萃取

法提取的山东烟台产'丰香'草莓新鲜果实挥发油的主要成分为：4-羟基-2-丁酮（19.62%）、己酸乙酯（7.83%）、丁酸乙酯（6.50%）、(E)-乙酸-2-己烯-1-酯（5.68%）、2-己烯醛（4.97%）、己酸甲酯（4.89%）、乙酸甲酯（4.02%）、(E)-乙酸-3-己烯-1-酯（3.55%）、乙酸（3.47%）、1-己醇（2.34%）、3,7-二乙基-1,6-辛二烯-1-醇（2.27%）、2-甲基丁酸（2.04%）、丙酮（1.71%）、(E,E)-2,4-己烯醛（1.68%）、3-羟基-丁酸乙酯（1.56%）、己酸（1.53%）、丁酸甲酯（1.43%）、丙酸乙酯（1.41%）、(E)-2-己烯-1-醇（1.41%）、乙酸-3-甲基-1-丁酯（1.40%）、松莰（1.35%）、2-甲基丁酸乙酯（1.33%）、柠檬油精（1.08%）等。朱翠英等（2015）用顶空固相微萃取法提取的山东泰安温室栽培'达赛'草莓新鲜果实挥发油的主要成分为：(Z)-2-己烯-1-醇醋酸酯（24.43%）、乙酸己酯（16.82%）、(E)-2-己烯醛（7.47%）、己酸甲酯（6.58%）、N-丁酸（反-2-己烯基）酯（4.11%）、己酸乙酯（4.01%）、4-己烯-1-醇醋酸酯（2.86%）、N-己酸（反-2-己烯基）酯（2.22%）、丁酸己酯（2.04%）、醋酸辛酯（1.94%）、4-甲氧基-2,5-二甲基-3(2H)-呋喃酮（1.93%）、反式-橙花叔醇（1.85%）、(Z)-2-己烯-1-醇（1.70%）、芳樟醇（1.59%）、乙酸甲酯（1.57%）、丙酸（反-2-己烯基）酯（1.57%）、丁酸甲酯（1.52%）、己醇（1.42%）、己醛（1.29%）、己酸己酯（1.19%）、正戊酸叶醇酯（1.04%）等。张运涛等（2009）用顶空固相微萃取法提取的北京日光温室栽培的'甜查理'草莓全红期果实挥发油的主要成分为：戊酸癸酯（13.73%）、己酸乙酯（13.31%）、戊酸-4-戊烯酯（7.16%）、乙醇（6.93%）、乙酸乙酯（5.78%）、硝基苯己烷（4.76%）、辛酸己酯（4.64%）、2-甲基-1-丁酸辛酯（4.51%）、己酸甲酯（3.52%）、己酸己酯（3.05%）、5-异丙基二环[3.1.0]己-2-烯-2-胺基甲醛（2.99%）、2-甲基丁烷（2.67%）、丙三醇（2.48%）、丁酸乙酯（1.67%）、丁酸甲酯（1.40%）、辛酸甲酯（1.23%）、丁酸辛酯（1.10%）等；'章姬'草莓全红期果实挥发油的主要成分为：甲酸丙酯（13.24%）、丁酸甲酯（9.20%）、辛酸甲酯（9.01%）、3-羟基丙酮（6.27%）、丙酮（5.93%）、N-甲基甘氨酸（4.37%）、2-氟乙酰胺（3.19%）、壬醛（2.75%）、2,3-二甲基丁烷（1.87%）、(1α,2β,5γ)-2-甲基-5-(1-甲叉)环己酮（1.63%）、乙酸乙酯（1.58%）、N-甲氧基甲酰胺（1.35%）、3,7-二甲基-1,6-辛二烯-3-醇（1.31%）、己醛（1.10%）等。

【性味与功效】味甘、微酸，性凉。清热止渴，健胃消食。治口渴，食欲不振，消化不良。

稠李 ▼

【基源】蔷薇科稠李属植物稠李 *Padus racemosa* (Lam.) Gilib. 的果实。

【形态特征】落叶乔木，高可达15m；冬芽卵圆形。叶片椭圆形，长4~10cm，宽2~4.5cm，边缘有不规则锐锯齿；托叶膜质，线形，边有带腺锯齿。总状花序具有多花，长7~10cm，基部通常有2~3叶，叶片与枝生叶同形，通常较小；花直径1~1.6cm；萼筒钟状；花瓣白色，长圆形。核果卵球形，直径8~10mm，红褐色至黑色。花期4~5月，果期5~10月。

【习性与分布】生于山坡、山谷或灌丛中，海拔880~2500m。喜光，略耐阴。抗寒力较强，怕积水，不耐干旱瘠薄。分布于辽宁、吉林、黑龙江、内蒙古、河北、山西、河南、山东、陕西等省区。

【芳香成分】朱俊洁等（2005）用水蒸气蒸馏法提取的吉林临江产稠李果实挥发油的主要成分为：植醇（16.99%）、二十二烷（16.83%）、二十七烷（15.16%）、二十五烷（12.16%）、二十三烷（9.54%）、苯甲醛（4.71%）、二十四烷（2.72%）、十五烷（2.36%）、1-三苯基呋喃核糖基-2-氟基咪唑（1.98%）、二十烷（1.96%）、n-十六碳烯酸（1.61%）、6,10,14-三甲基-2-十五烷酮（1.47%）、二十六烷（1.38%）、[S-(Z)]-3,7,11-三甲基-[S-(Z)]-1,6,10-十二碳三烯-3-2醇（1.20%）、1-十四碳烯（1.20%）、1-甲氧基-丁烷（1.04%）等。

【性味与功效】味甘、涩，性温。涩肠止泻。治腹泻、痢疾等。

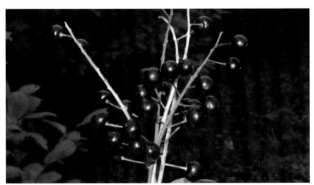

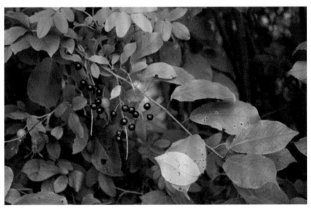

棣棠花 ▼

【基源】蔷薇科棣棠花属植物棣棠花 *Kerria japonica* (Linn.) DC. 的花或枝叶。花的芳香成分未见报道。

【形态特征】落叶灌木，高1~2m。叶互生，卵圆形，边缘有尖锐重锯齿；托叶膜质，带状披针形。单花，着生在当年生侧枝顶端；花直径2.5~6cm；萼片卵状椭圆形，有小尖头，全缘，果时宿存；花瓣黄色，宽椭圆形，顶端下凹，比萼片长1~4倍。瘦果倒卵形至半球形，褐色或黑褐色，表面无毛，有皱褶。花期4~6月，果期6~8月。

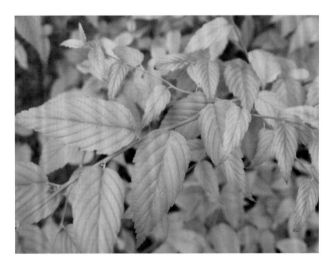

【习性与分布】生于山坡灌丛中，海拔200~3000m。分布于甘肃、陕西、山东、河南、湖北、江苏、安徽、浙江、福建、江西、湖南、四川、贵州、云南。

【芳香成分】棣棠花地上全草挥发油的主成分为6,10,14-三甲基-十五碳-2-酮（39.19%~65.11%）。孙彩云等（2013）用水蒸气蒸馏法提取的四川会理产棣棠花干燥地上全草挥发油的主要成分为：6,10,14-三甲基-十五碳-2-酮（39.19%）、4,5,5a,6,6a,6b-六氢-4,4,6b-三甲基-2-(1-甲基乙烯基)-2H-环丙烷苯并呋喃（8.35%）、正十六烷酸（7.19%）、4-碘代-2,6-二甲基苯胺（2.13%）、十五醛（1.93%）、十六醛（1.85%）、[3R-(3α,3a-β,7β,8a-α)]-2,3,4,7,8,8a-六氢-3,8,8-三甲基-1H-3a,7-亚甲基薁-6-甲醇（1.78%）、棕榈酸乙酯（1.54%）、石竹烯氧化物（1.29%）、石竹烯（1.17%）、α-石竹烯（1.06%）、2.6.10.14-四甲基-十五烷（1.05%）、△1,6,(10,14)-(E,E)-3,7,11,15-四甲基-十六碳四烯-3-醇（1.01%）等。

【性味与功效】味苦、涩，性平。化痰止咳，利尿消肿，解毒。治咳嗽，风湿痹痛，产后劳伤痛，水肿，小便不利，消化不良，痈疽肿毒，湿疹，荨麻疹。

大叶桂樱

【基源】蔷薇科桂樱属植物大叶桂樱 *Laurocerasus zippeliana* (Miq.) Yü et Lu 的叶。

【形态特征】常绿乔木，高10~25m。叶片革质，宽卵形至宽长圆形，长10~19cm，宽4~8cm，叶边具粗锯齿，齿顶有黑色硬腺体；托叶线形。总状花序单生或2~4个簇生于叶腋，长2~6cm；苞片长2~3mm；花直径5~9mm；萼筒钟形；萼片卵状三角形；花瓣近圆形，白色。果实长圆形，长18~24mm，宽8~11mm；黑褐色。花期7~10月，果期冬季。

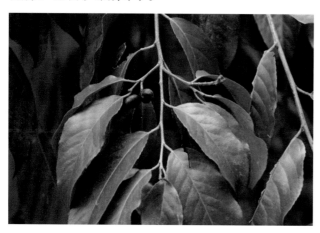

【习性与分布】生于石灰岩山地阳坡杂木林中或山坡混交林下，海拔600~2400m。偏阳树种，幼苗较耐阴。喜温暖、湿润气候。分布于甘肃、陕西、湖北、湖南、江西、浙江、福建、台湾、广东、广西、贵州、云南、四川。

【挥发油含量】水蒸气蒸馏的新鲜叶的得油率为0.15%。

【芳香成分】池庭飞等（1986）用水蒸气蒸馏法提取的福建南平产大叶桂樱新鲜叶挥发油的主要成分为：苯甲醛（44.46%）、1,8-桉叶油素（10.57%）、一氢-吲哚-5-醇（6.56%）、芳樟醇（5.45%）、环莳烯（4.97%）、4-松油醇（4.62%）、苄醇（3.52%）、1,2-苯二酸二丁酯（2.51%）、癸醛（2.33%）等。

【性味与功效】味淡、微涩，性平。治全身瘙痒，鹤膝风，跌打损伤。

花楸

【基源】蔷薇科花楸属植物花楸树 *Sorbus pohuashanensis* (Hance) Hedl. 的果实。

【形态特征】乔木，高达8m；冬芽长大，长圆卵形，具数枚红褐色鳞片。奇数羽状复叶，长12~20cm；小叶片5~7对，基部和顶部的小叶片常稍小，卵状披针形，长3~5cm，宽1.4~1.8cm，边缘有细锐锯齿；托叶宽卵形，有粗锐锯齿。复伞房花序具多数密集花朵；花直径6~8mm；萼筒钟状；萼片三角形；花瓣白色。果实近球形，红色或橘红色。花期6月，果期9~10月。

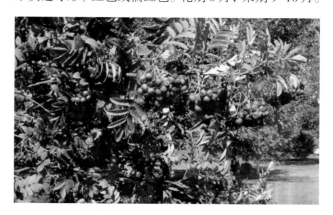

【习性与分布】常生于山坡或山谷杂木林内，海拔900~2500m。喜湿，喜阴，耐寒。分布于黑龙江、吉林、辽宁、内蒙古、河北、山西、甘肃、山东。

【芳香成分】崔嘉等（2010）用水蒸气蒸馏法提取的黑龙江黑河产花楸树阴干果实挥发油的主要成分为：苯甲醛（86.89%）、安息香酸（5.30%）等。

【性味与功效】味甘、苦，性平。健胃补虚。治胃炎，维生素甲、丙缺乏症。

火棘果 ▼

【基源】蔷薇科火棘属植物火棘 *Pyracantha fortuneana* (Maxim.) Li 的果实。

【形态特征】常绿灌木，高达 3m；侧枝短，先端成刺状。叶片倒卵形或倒卵状长圆形，长 1.5~6cm，宽 0.5~2cm，边缘有钝锯齿。花集成复伞房花序，直径 3~4cm，花直径约 1cm；萼筒钟状，无毛；萼片三角卵形，先端钝；花瓣白色，近圆形，长约 4mm，宽约 3mm。果实近球形，直径约 5mm，橘红色或深红色。花期 3~5 月，果期 8~11 月。

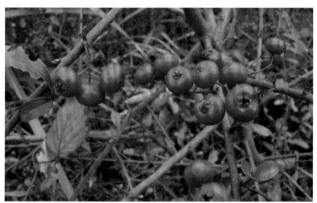

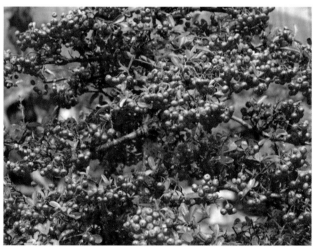

【习性与分布】生于山地、丘陵地阳坡灌丛草地及河沟路旁，海拔 500~2800m。喜强光，耐贫瘠，抗干旱，不耐寒。分布于陕西、河南、江苏、浙江、福建、湖北、湖南、广西、贵州、云南、四川、西藏。

【挥发油含量】水蒸气蒸馏的干燥果实的得油率为 0.85%。

【芳香成分】王如刚等（2013）用水蒸气蒸馏法提取的安徽黄山产火棘干燥果实挥发油的主要成分为：δ-杜松烯（15.85%）、三十烷（12.25%）、1,2,3,4,6,8a-六氢-1-异丙基-4,7-二甲基-萘（5.61%）、α-荜澄茄油烯（5.29%）、二十二烷（4.45%）、2,6,10,14-四甲基-十六烷（3.83%）、α-杜松醇（3.74%）、棕榈酸（3.68%）、二十七烷（2.33%）、二十四烷（2.20%）、巴西酸亚乙酯（1.62%）、二十一烷（1.51%）、亚麻醇（1.40%）、3-糠醛（1.17%）、吉马烯 D（1.02%）等。钟宏波等（2012）用顶空固相微萃取法提取的贵州贵阳产火棘果实挥发油的主要成分为：月桂酸（12.36%）、(E,E)-2,4-癸二烯醛（8.87%）、亚油酸（7.96%）、壬醛（6.91%）、己醛（6.79%）、2-十一烯醛（5.20%）、(E)-癸烯醛（4.82%）、(Z)-2-庚烯醛（3.71%）、十四酸（3.71%）、庚醛（3.55%）、软脂酸（3.47%）、(E,E)-2,4-癸二烯醛（3.17%）、羊脂醛（2.36%）、(E)-辛烯醛（2.19%）、苯甲醛（1.73%）、柏木脑（1.64%）、羊蜡醛（1.57%）、糠醛（1.56%）、1-辛醇（1.52%）、十五烷酸（1.16%）、(E)-壬烯醛（1.09%）、癸酸（1.09%）、十七烷（1.04%）等。

【性味与功效】味甘、酸，性平。消积止痢，活血止血。治消化不良，肠炎，痢疾，小儿疳积，崩漏，白带，产后腹痛。

救军粮叶 ▼

【基源】蔷薇科火棘属植物火棘 *Pyracantha fortuneana* (Maxim.) Li 的叶。

【形态特征】同火棘果。

【习性与分布】同火棘果。

【芳香成分】朱艳华等（2013）用水蒸气蒸馏法提取的安徽黄山产火棘干燥叶挥发油的主要成分为：(-)-b-杜松烯（22.62%）、植物醇（19.90%）、二环倍半水芹烯（5.95%）、β-桉叶醇（5.78%）、1,2,3,4,4a,7-六氢-1,6-二甲基-4-(1-甲基乙基)-萘（2.78%）、表圆线藻烯（2.34%）、棕榈酸（2.26%）、α-亚麻酸（2.18%）、对乙烯基愈疮木酚（1.59%）、α-蒎烯（1.54%）、d-杜松烯（1.37%）、β-荜澄茄油萜（1.34%）等。

【性味与功效】味微苦，性凉。清热解毒，止血。治疮疡肿痛，目赤，痢疾，便血，外伤出血。

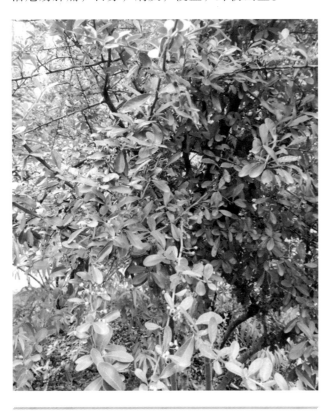

梨 ▼

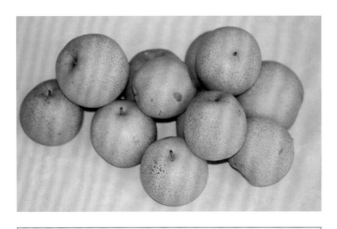

【基源】蔷薇科梨属植物白梨 *Pyrus bretschneideri* Rehd.、沙梨 *Pyrus pyrifolia* (Burm. f.) Nakai、秋子梨 *Pyrus ussuriensis* Maxim. 等栽培种的果实。此外还有：西洋梨 *Pyrus communis* Linn.、新疆梨 *Pyrus sinkiangensis* Yü 的果实。

【形态特征】白梨：乔木，高达 5~8m。叶片卵形或椭圆卵形，长 5~11cm，宽 3.5~6cm，边缘有尖锐锯齿；托叶膜质，线形至线状披针形。伞形总状花序，有花 7~10 朵，直径 4~7cm；苞片膜质，线形；花直径 2~3.5cm；萼片三角形；花瓣卵形。果实卵形或近球形，长 2.5~3cm，直径 2~2.5cm，黄色，有细密斑点；种子倒卵形，褐色。花期 4 月，果期 8~9 月。

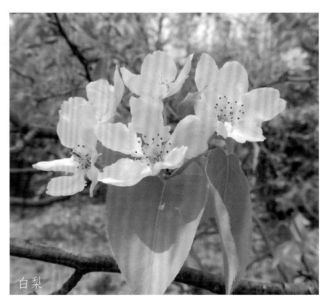

白梨

沙梨：乔木，高达 7~15m；冬芽长卵形。叶片卵状椭圆形或卵形，长 7~12cm，宽 4~6.5cm，边缘有刺芒锯齿。托叶膜质，线状披针形。伞形总状花序，具花 6~9 朵，直径 5~7cm；苞片膜质，线形；花直径 2.5~3.5cm；萼片三角卵形；花瓣卵形。果实近球形，浅褐色，有浅色斑点；种子卵形，深褐色。花期 4 月，果期 8 月。

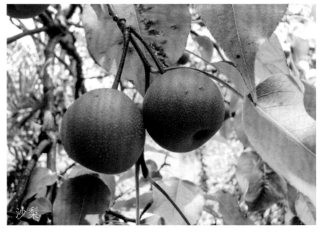

沙梨

秋子梨：乔木，高达 15m；冬芽肥大，卵形。叶片卵形，长 5~10cm，宽 4~6cm，边缘具有带刺芒状尖锐锯齿；托叶线状披针形。花序密集，有花 5~7 朵；苞片膜质，线状披针形；花直径 3~3.5cm；萼片三角披针形；花瓣倒卵形，白色。果实近球形，黄色，直径 2~6cm，萼片宿存，基部微下陷。花期 5 月，果期 8~10 月。

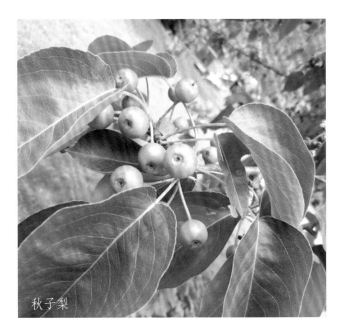

秋子梨

西洋梨：乔木，高 15~30m；小枝有时具刺；冬芽卵形。叶片卵形、近圆形至椭圆形，长 2~7cm，宽 1.5~2.5cm，边缘有圆钝锯齿；托叶膜质，线状披针形。伞形总状花序，具花 6~9 朵；苞片膜质，线状披针形；花直径 2.5~3cm；萼片三角披针形；花瓣倒卵形，白色。果实倒卵形或近球形，长 3~5cm，宽 1.5~2cm，绿色、黄色，稀带红晕。花期 4 月，果期 7~9 月。

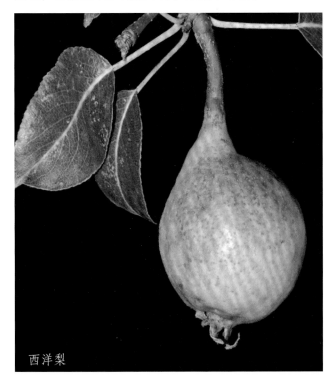

西洋梨

新疆梨：乔木，高达 6~9m；冬芽卵形。叶片卵形、椭圆形至宽卵形，长 6~8cm，宽 3.5~5cm，边缘有细锐锯齿；托叶膜质，线状披针形。伞形总状花序，有

花 4~7 朵；苞片膜质，线状披针形；花直径 1.5~2.5cm；萼片三角卵形；花瓣倒卵形。果实卵形至倒卵形，直径 2.5~5cm，黄绿色，5 室，萼片宿存；果心大，石细胞多。花期 4 月，果期 9~10 月。

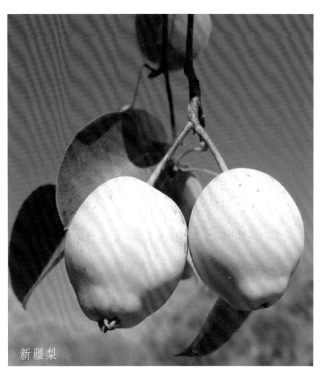

新疆梨

【习性与分布】白梨：适宜生长在干旱寒冷的地区或山坡阳处，海拔 100~2000m。耐寒、耐旱、耐涝、耐盐碱。喜光喜温。分布于河北、河南、山东、山西、陕西、甘肃、青海。沙梨：适宜生长在温暖而多雨的地区，海拔 100~1400m。喜光，喜温暖湿润气候，耐旱，也耐水湿，耐寒力差。分布于安徽、江苏、浙江、江西、湖北、湖南、贵州、四川、云南、广东、广西、福建。秋子梨：适于生长在寒冷而干燥的山区，海拔 100~2000m。喜光。较耐湿涝和盐碱。分布于黑龙江、吉林、辽宁、内蒙古、河北、山东、山西、陕西、甘肃。西洋梨：要求冷凉干燥的气候，喜光，耐旱性强。较耐湿涝和盐碱。山西、陕西、河南、甘肃、新疆有栽培。新疆梨：生于海拔 200~1000m。喜光。较耐湿涝和盐碱，耐干旱。分布于新疆、青海、甘肃、陕西。

【挥发油含量】同时蒸馏萃取的秋子梨果实的得油率为 0.18%。水蒸气蒸馏的新疆梨果实的得油率为 0.21%；超声波结合同时蒸馏萃取的新鲜果实的得油率为 0.13%~0.37%。

【芳香成分】白梨：庄晓虹等（2007）用二氯甲烷萃取法提取的绥中白梨新鲜果实挥发油的主要成分为：5- 羟甲基 -2- 糠醛（86.47%）、2,3- 二氢 -3,5- 二

羟基 -6- 甲基 - 4 氢吡喃 -4- 酮（3.92%）、3- 乙基 -1- 酮 -2- 环戊烯（3.75%）、1,6- 脱水 -β-D- 呋喃葡萄糖（3.55%）、3- 呋喃甲酸甲酯（1.69%）等。王颉等（2007）用乙醚萃取法提取的河北泊头产鸭梨果实挥发油的主要成分为：丁酸乙酯（32.30%）、十六酸乙酯（9.33%）、己酸乙酯（7.60%）、己醇（5.49%）、2,4,6- 三甲基 - 二酸甲酯（5.34%）、辛酸乙酯（4.20%）、氟基戊酸甲酯（3.55%）、丙酸乙酯（2.91%）、正十七烷（2.62%）、2,2,4- 三甲基 -3- 戊烯 -1- 酮（2.14%）、2- 甲基丁酸乙酯（2.14%）、β- 羟基己酸乙酯（2.14%）、戊酸 -3- 甲酯（2.00%）、1- 庚炔 -2,6- 二酮 -5- 甲基 -5-（1- 甲酯）（1.80%）等。马天晓等（2013）用同时蒸馏萃取法提取的河南泌阳产泌阳瓢梨新鲜果实挥发油的主要成分为：十五酸（23.21%）、邻苯二甲酸二异丁酯（17.51%）、邻苯二甲酸二丁酯（14.10%）、乙酸己酯（10.50%）、邻苯二甲酸二 (1- 甲基庚基) 酯（9.37%）、2- 乙烯醛（7.03%）、丁酸乙酯（6.43%）、新植二烯（5.77%）、戊二酸二乙酯（3.97%）、己醛（1.41%）等。

沙梨：纵伟等（2006）用水蒸气蒸馏法提取的'新世纪'水晶沙梨果实挥发油的主要成分为：6- 十八烯（24.72%）、十六酸（17.93%）、癸二酸乙酯（13.60%）、十八酸（11.50%）、二十七烷（3.27%）、9,12- 十八烯酸（3.22%）、二十八烷（2.30%）、二十六烷（2.13%）、7- 己基二十烷（1.91%）、二十九烷（1.89%）、二十四烷（1.46%）、二十三烷（1.43%）、2- 己烯醛（1.39%）、三十四烷（1.16%）、油酸（1.13%）、1- 己醇（1.06%）、花生酸（1.03%）等。廖凤玲等（2014）用顶空固相微萃取法提取的四川雅安产'爱甘水'沙梨新鲜果实挥发油的主要成分为：丁酸乙酯（24.05%）、己酸乙酯（11.48%）、己醛（10.56%）、乙酸乙酯（8.52%）、2- 己烯醛（5.75%）、苯甲酸乙酯（5.03%）、2- 甲基丁酸甲酯（2.93%）、戊酸乙酯（1.63%）、乙醇（1.57%）等。冯立国等（2015）用顶空固相微萃取法提取的江苏扬州产'二十世纪'沙梨商熟期新鲜果肉挥发油的主要成分为：己醛（20.78%）、壬醛（13.93%）、乙酸 -(3E)-3- 己烯酯（12.55%）、芳樟醇（7.32%）、癸醛（6.68%）、6- 甲基 -5- 庚烯 -2- 酮（6.67%）、乙酸己酯（3.40%）、辛醛（3.36%）、反式 - 牻牛儿基丙酮（2.93%）、甲酸己酯（2.32%）、顺式 -4- 癸烯醛（1.57%）、反式 -6- 壬烯 -1-

醇（1.53%）、反式 -3- 己烯 -1- 醇（1.13%）、十一醇（1.12%）、2- 己烯醛（1.05%）等；'金二十世纪'沙梨商熟期新鲜果肉挥发油的主要成分为：己酸乙酯（54.58%）、苯甲酸乙酯（8.96%）、己醛（7.61%）、乙酸乙酯（6.46%）、丁酸乙酯（5.45%）、辛酸乙酯（2.93%）、己二酸（1.53%）、2- 己烯醛（1.51%）、(E)-2- 壬烯醛（1.39%）、乙酸己酯（1.35%）、癸醛（1.35%）、丙酸乙酯（1.28%）、庚酸乙酯（1.11%）等。

秋子梨：秋子梨果实挥发油的第一主成分有：乙酸己酯（22.23%~40.56%）、2- 己烯醛（30.01%~60.38%）、己酸乙酯（20.49%~46.98%）等，也有主成分不同的报告。冯立国等（2015）分析了辽宁兴城产不同品种商熟期秋子梨新鲜果实的挥发油成分，'南果'的主要成分为：乙酸己酯（26.82%）、α- 法尼烯（19.84%）、2- 己烯醛（13.60%）、己酸乙酯（6.90%）、正己醇（5.70%）、己醛（3.79%）、乙酸 -(2Z)-2- 己烯酯（3.57%）、己酸己酯（1.75%）、丁酸己酯（1.32%）等；'小香水'的主要成分为：2- 己烯醛（31.04%）、己醛（30.22%）、乙酸己酯（15.12%）、正己醇（5.80%）、戊基环丙烷（2.55%）、乙酸 -(2Z)-2- 己烯酯（1.70%）、乙酸辛酯（1.59%）、乙酸庚酯（1.56%）、己酸甲酯（1.38%）、丁酸乙酯（1.01%）等；'大南果'的主要成分为：己酸乙酯（39.87%）、乙酸己酯（15.76%）、2- 己烯醛（6.40%）、己醛（3.81%）、辛酸乙酯（2.93%）、2,4- 癸二烯乙酯（2.74%）、丁酸乙酯（2.28%）、2- 辛烯酸乙酯（1.91%）、乙酸辛酯（1.76%）等；'晚香'的主要成分为：己醛（44.08%）、2- 己烯醛（25.81%）、正己醇（12.65%）、乙酸己酯（8.24%）等。丁若珺等（2016）分析的甘肃靖远产香水梨'甜梨'新鲜果实挥发油的主要成分为：乙酸乙酯（38.83%）、乙酸己酯（28.53%）、己酸乙酯（15.21%）、2- 羟基丙酰胺（1.98%）、醋酸酐（1.62%）、己酸甲酯（1.51%）等。辛广等（2004）用同时蒸馏萃取法提取的辽宁鞍山产南果梨果肉挥发油的主要成分为：邻苯二甲酸双 (2- 乙基己基) 酯 (29.40%)、依兰烯 (23.47%)、α- 金合欢烯 (8.40%)、9- 十八烯酸乙酯 (6.13%)、2,6- 二甲基 -6-(4- 甲基 -3- 丙烯基) 双环 [3.1.1] 庚烷 -2- 烯（4.40%）、亚油酸乙酯（2.41%）、3,5,5,9- 四甲基 - 顺 -(-)-2,4a,5,6,9a- 六氢化 - 苯并环庚烯（2.21%）、1- 甲基 -3-(1- 甲基乙基) 苯（1.05%）等。张博等（2018）

用同时蒸馏萃取法提取的南果梨新鲜果实挥发油的主要成分为：α–法尼烯（27.54%）、己酸乙酯（19.64%）、丁酸乙酯（8.91%）、3–羟基己酸乙酯（6.99%）、乙酸己酯（5.79%）、油酸乙酯（4.55%）、糠醛（1.86%）、3–羟基丁酸乙酯（1.83%）、己酸甲酯（1.69%）、棕榈酸乙酯（1.51%）、丁酸甲酯（1.45%）、亚油酸乙酯（1.25%）、丙酸乙酯（1.01%）、2,4–癸二烯酸乙酯（1.01%）等。

西洋梨：陈计峦等（2009）用顶空固相微萃取法提取的北京产'五九香梨'西洋梨果实挥发油的主要成分为：乙酸己酯（49.35%）、乙酸丁酯（19.56%）、己酸乙酯（5.16%）、丁酸乙酯（4.92%）、1–己醇（3.80%）、己醛（2.58%）、α–金合欢烯（2.38%）、1–辛醇（2.00%）、(E)–2–己烯醛（1.28%）、乙酸乙酯（1.08%）等。

新疆梨：刘开源等（2005）用水蒸气蒸馏法提取的新疆库尔勒产'红香酥'梨新鲜果实挥发油主要成分为：壬醛（30.81%）、丁羟基甲苯（30.47%）、α–金合欢烯（10.54%）、5–乙烯基–2–四氢呋喃甲醇（6.24%）、十五烷（4.87%）、糠醛（3.66%）等。

陈计峦等（2007）用同时蒸馏萃取法提取的新疆库尔勒产库尔勒香梨新鲜果实挥发油的主要成分为：2–甲基–2–戊烯醛（17.10%）、油酸乙酯（6.40%）、十九烯（3.94%）、α–法呢烯（3.15%）、棕榈酸（2.76%）、乙酸乙酯（2.72%）等。

【性味与功效】味甘、微酸，性凉。清肺化痰，生津止渴。治肺燥咳嗽，热病烦燥，津少口干，消渴，目赤，疮疡，烫火伤。

梨皮 ▼

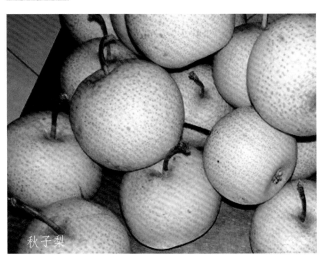

秋子梨

【形态特征】同梨。

【习性与分布】同梨。

【挥发油含量】水蒸气蒸馏的白梨果皮的得油率为0.50%。同时蒸馏萃取的秋子梨果皮的得油率为0.61%。

【芳香成分】白梨：刘国声（1987）用水蒸气蒸馏法提取的山东烟台产白梨果皮挥发油的主要成分为：紫罗兰叶醇（27.10%）、1,8–水合萜（12.00%）、己酸顺式–3–己烯酯（6.50%）、二十六烷（5.20%）、乙酸己酯（5.00%）、α–金合欢烯（4.20%）、癸酸乙酯（3.30%）、2,3–二氢金合欢醇（2.30%）、二十一烷（2.20%）、1,4–二烯–γ–蓋醇–7（2.10%）、△–9–十八烯酸甲酯（2.05%）、2–甲基戊酸戊酯（1.80%）、丁酸己酯（1.70%）、△–9,12–十八烯酸甲酯（1.40%）、2–十二烯醛（1.20%）、6–环己烷代戊醇–1（1.00%）、环十二炔（1.00%）等。

秋子梨：辛广等（2002）用同时蒸馏萃取法提取的辽宁鞍山产南果梨果皮挥发油的主要成分为：依兰烯(25.46%)、α–金合欢烯(16.11%)、3,7,11–三甲基–1,3,6,10–十二碳四烯(9.15%)、1,7,7–三甲基–双环[2.2.1]庚–2–醇（3.17%）、1H–2,4a,5,6,7,8–六氢苯并–3,5,5,9–四甲基环庚烯（2.84%）、7–甲基–4–亚甲基–1–(1–甲基乙基)–1,2,3,4,4a,5,6,8a–八氢化萘（2.63%）、1–甲基–4–(1–甲乙基)–1,4–环十六碳二烯（2.61%）、石竹烯（2.08%）、2–甲氧基–4–甲基–1–(1–甲乙基)苯（2.07%）、1–甲基–4–(1–甲乙基)苯（2.04%）、7,11–二甲基–3–亚甲基–1,6,10–十二碳三烯（1.72%）、1–乙烯基–1–甲基–2,4–二(1–甲基乙基)–环己烷（1.44%）、4–甲基–1–(1–甲乙基)–3–环己烯–1–醇（1.14%）、4,7–二甲基–1–(1–甲基乙基)–1,2,3,5,6,8a–六氢化萘（1.03%）等。

【性味与功效】味甘、涩，性凉。清心润肺，降火生津，解疮毒。治暑热烦渴，肺燥咳嗽，吐血，痢疾，疥癣，发背，疔疮。

杜梨 ▼

【基源】蔷薇科梨属植物杜梨 *Pyrus betulifolia* Bunge 的果实。

【形态特征】乔木，高达 10m，枝常具刺；冬芽卵形。叶片菱状卵形至长圆卵形，长 4~8cm，宽 2.5~3.5cm，边缘有粗锐锯齿；托叶膜质，线状披针形。伞形总状花序，有花 10~15 朵；苞片膜质，线形；萼筒外密被灰白色绒毛；萼片三角卵形；花瓣宽卵形，白色。果实近球形，直径 5~10mm，2~3 室，褐色，有淡色斑点。花期 4 月，果期 8~9 月。

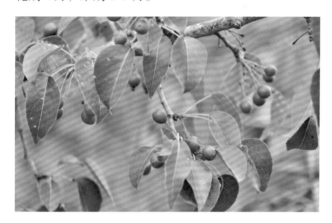

【习性与分布】生于平原或山坡阳处，海拔 50~1800m。抗干旱，耐寒凉，喜光，耐涝，耐瘠薄。分布于辽宁、河北、山东、山西、陕西、甘肃、湖北、江苏、安徽、江西。

【挥发油含量】水蒸气蒸馏的风干果实的得油率为 0.04%。

【芳香成分】吴瑛等（2007）用水蒸气蒸馏法提取的新疆塔里木产杜梨风干果实挥发油的主要成分为：n-棕榈酸（9.74%）、二十三烷（6.62%）、二十五烷（5.11%）、6,10,14-三甲基-2-十五酮（5.00%）、二十四烷（4.04%）、1,2-二苯羧酸二辛酯（3.98%）、二十八烷（3.79%）、二丁基邻苯二甲酸酯（3.64%）、棕榈酸甲酯（3.55%）、(Z,Z)-9,12-十八碳二烯酸甲酯（2.98%）、二十二烷（2.96%）、1,2-二苯酸-二(2-甲基丙基)酯（2.23%）、l-(+)-抗坏血酸-2,6-二-十六酯（2.10%）、(Z,Z,Z)-9,12,15-十八碳三烯酸甲酯（2.09%）、9,12-十八碳二烯酸乙酯（1.28%）、4,8,12,16-四甲基十七烷-4-内酯（1.21%）、11-癸基-二十四烷（1.17%）、三十烷（1.02%）等。

【性味与功效】味酸、甘、涩，性寒，消食止痢。治腹泻。

李子 ▼

【基源】蔷薇科李属植物李 *Prunus salicina* Lindl. 的果实。

【形态特征】落叶乔木，高 9~12m；冬芽卵圆形，红紫色。叶片长圆倒卵形，长 6~12cm，宽 3~5cm，边缘有圆钝重锯齿；托叶膜质，线形。花通常 3 朵并生；花直径 1.5~2.2cm；萼筒钟状；花瓣白色，长圆倒卵形，有带紫色脉纹。核果近球形，直径 3.5~7cm，黄色或红色，有时为绿色或紫色；核卵圆形，有皱纹。花期 4 月，果期 7~8 月。

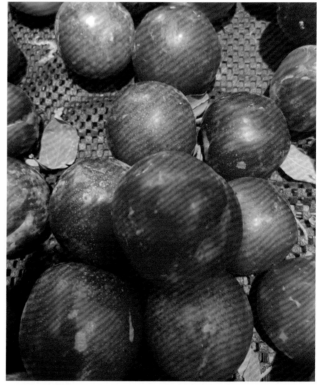

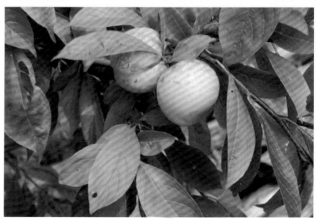

【习性与分布】生于山坡灌丛中、山谷疏林中或水边、沟底、路旁等处，海拔400~2600m。对空气和土壤湿度要求较高，极不耐积水。分布于陕西、甘肃、四川、云南、贵州、湖北、湖南、江苏、浙江、江西、福建、广东、广西、台湾。

【芳香成分】李果实挥发油的第一主成分有：己烷（15.66%~20.14%）、乙醇（10.33%~17.95%）等，也有主成分不同的报告。蔚慧等（2012）顶空固相微萃取法提取分析了不同品种李新鲜果肉的挥发油成分，'女皇'的主要成分为：甲基异丙基醚（17.68%）、己烷（14.33%）、乙酸乙酯（4.56%）、2-壬烯醇（4.30%）、己醛（2.84%）、3-甲基戊烷（1.98%）、戊醛（1.72%）、乙醛（1.45%）、2-己烯醛（1.45%）、2-丁酮（1.11%）等；'安哥诺'的主要成分为：己烷（20.14%）、乙醇（3.85%）、丁酸-2,7-二甲基-2,6-辛二烯酯（3.24%）、己醛（2.55%）、甲苯（2.36%）、乙酸乙酯（1.89%）、2-己烯醛（1.61%）、甲基异丙基醚（1.30%）、3-甲基戊烷（1.23%）、甲酸丙酯（1.21%）、戊醇（1.04%）、等；'黑宝石'的主要成分为：乙醇（17.95%）、2-丁酮（4.74%）、乙酸-2-己烯酯（4.00%）、乙酸乙酯（3.15%）、己辛醚（2.94%）、丙酮（2.34%）、2,5-呋喃二酮（2.16%）、苯（2.10%）、乙醛（1.77%）、1-甲基-4-异丁基苯（1.76%）、己醛（1.30%）、戊醇（1.08%）、十二烷（1.00%）等。潘雪峰等（2005）用连续蒸馏法提取的李新鲜果实挥发油的主要成分为：6-烯壬醇（17.21%）、顺-4-烯癸酸乙酯（9.98%）、2-烯己醇（6.08%）、乙酸丁酯（5.62%）、十二烷酸（4.74%）、己酸丁酯（4.12%）、(E,Z)-2,4-二烯癸醇（3.91%）、2-烯癸醛（3.41%）、十七烷（2.25%）、1-甲基-4-(异丙烯基)-环己醇乙酸酯（2.24%）、丁子香酚（2.12%）、2,6,10,14-四甲基十六烷（2.03%）、十五烷（2.00%）、芳樟醇（1.91%）、4,5,6,7,8,8α-六氢化-8α甲基-2(1H)萘酮（1.85%）、二叔丁基对甲酚（1.84%）、乙酸己酯（1.78%）、壬酸（1.77%）、辛酸乙酯（1.73%）、乙酸-2-烯己醇酯（1.66%）、(E,E)-2,4-二烯癸醇（1.56%）、3-烯己醇（1.41%）、2-甲氧基苯酚乙酸酯（1.38%）、己酸（1.37%）、1,2,3,4-四甲基4-异丙烯基苯（1.35%）、二十一烷（1.23%）、乙酸-3-烯

己醇酯（1.20%）、邻二苯甲酸二丁酯（1.04%）等。王华瑞等（2018）用二氯甲烷直接萃取法提取的山西太原产'黑宝石'李新鲜果肉挥发油的主要成分为：(E)-2-己烯醛（15.36%）、22,23-二氢豆甾醇（12.67%）、己醛（4.53%）、十二烷（4.46%）、二十九烷（3.14%）、癸烷（2.93%）、5-己基二氢-2(3H)-呋喃酮（2.22%）、(Z)-3-己烯基-1-醇（2.10%）、十四烷（1.93%）、(E)-2-己烯基-1-醇（1.34%）、二十烷（1.24%）、十六酸（1.04%）等。

【性味与功效】味甘、酸，性平。清热，生津，消积。治虚劳骨蒸，消渴，食积。

榠楂 ▼

【基源】蔷薇科木瓜属植物毛叶木瓜 *Chaenomeles cathayensis* Schneid. 的果实。

【形态特征】落叶灌木至小乔木，高2~6m；枝条具短枝刺；冬芽三角卵形，紫褐色。叶片椭圆形至倒卵披针形，长5~11cm，宽2~4cm，边缘有细尖锯齿，有时近全缘；托叶肾形半圆形。花2~3朵簇生于二年生枝上，直径2~4cm；萼筒钟状；花瓣近圆形，淡红色或白色。果实卵球形或近圆柱形，长8~12cm，宽6~7cm，黄色有红晕。花期3~5月，果期9~10月。

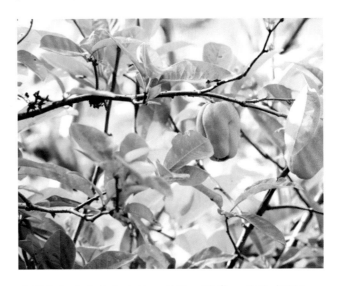

【习性与分布】生山坡、林边、道旁、栽培或野生，海拔900~2500m。分布于陕西、甘肃、江西、湖北、湖南、四川、云南、贵州、广西。

【芳香成分】张詠等（2017）用水蒸气蒸馏法提取的云南云县产毛叶木瓜变型'白花木瓜'新鲜果实挥发油的主要成分为：α-松油醇（20.14%）、苯甲醛（10.43%）、芳樟醇（8.66%）、十六烷酸（6.30%）、癸酸（2.94%）、顺-呋喃型芳樟醇氧化物（2.56%）、4-癸烯酸甲酯（2.47%）、反-呋喃型芳樟醇氧化物（1.78%）、(Z)-9-十八碳烯酸甲酯（1.76%）、β-松油醇（1.68%）、己酸（1.67%）、2-甲基-6-亚甲基-7-辛烯-2-醇（1.54%）、4-甲氧基苯甲酸甲酯（1.50%）、(Z,Z)-9,12-十八碳二烯酸甲酯（1.49%）、苯并噻唑（1.41%）、(Z,Z)-9,12-十八碳二烯酸（1.38%）、十六烷酸甲酯（1.37%）、2,6-二甲基-5,7-辛二烯-2-醇异构体（1.36%）、γ-桉叶油醇（1.31%）、Z-11-十四碳烯酸甲酯（1.15%）、γ-松油醇（1.12%）、香叶醇（1.11%）等。

【性味与功效】味酸、涩，性平。和胃化湿，舒筋活络。治呕吐腹泻，腰膝酸痛，脚气肿痛，腓肠肌痉挛。

榠楂（榠楂）▼

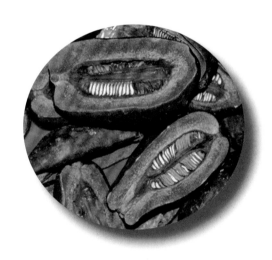

【基源】蔷薇科木瓜属植物光皮木瓜（木瓜）*Chaenomeles sinensis* (Thouin) Koehne 的果实。

【形态特征】灌木或小乔木，高达5~10m；冬芽半圆形，紫褐色。叶片椭圆卵形或椭圆长圆形，长5~8cm，宽3.5~5.5cm，边缘有刺芒状尖锐锯齿；托叶膜质，卵状披针形。花单生于叶腋；花直径2.5~3cm；萼筒钟状；萼片三角披针形；花瓣倒卵形，淡粉红色。果实长椭圆形，长10~15cm，暗黄色，木质，味芳香。花期4月，果期9~10月。

【习性与分布】喜半干半湿，不耐阴。喜温暖环境。分布于山东、江苏、浙江、安徽、湖北、江西、广东、广西、陕西、甘肃、云南等省区。

【芳香成分】木瓜果实挥发油的第一主成分有：4-己烯醇乙酸酯（15.75%~32.68%）、乙酸（29.73%~47.08%）、4-甲基-5-(1,3-二戊烯基)-四氢呋喃-2-酮（17.72%~25.71%）、反式-2-甲基-环戊醇（18.59%~32.65%）、2-己烯醛（24.35%~37.50%）、(E,E)-2,4-癸二烯醛（5.21%~23.84%）等，也有主成分不同的报告。刘建民等（2010）用顶空固相微萃取法提取的山东菏泽产'细皮'木瓜新鲜果实挥发油的主要成分为：(E,E)-2,4-癸二烯醛（23.84%）、乙醇（12.80%）、4-己烯醇乙酸酯（6.07%）、(E)-1-乙氧基-4,4-二甲基-2-戊烯（5.38%）、(Z)-2-庚烯醛（5.02%）、2-己烯醇乙酸酯（4.80%）、反-4,5-环氧癸烷（3.12%）、壬醛（2.77%）、丁酸-4-己烯酯（2.58%）、(E)-2-十三碳烯醛（2.47%）、(E)-2-辛烯醛（1.86%）、丙酸己酯（1.71%）、(Z)-2-癸烯醛（1.57%）、(E,Z)-2,4-十二碳二烯（1.57%）、丁酸-3-己烯酯（1.37%）、戊酸-4-己烯酯（1.11%）等；'手瓜'木瓜新鲜成熟果实果肉挥发油的主要成分为：乙醇（39.69%）、(E,E)-2,4-癸二烯醛（5.21%）、2-甲基丁醇（4.28%）、丁醇（2.92%）、3-甲基-4-羰基戊酸（2.90%）、己醛（2.57%）、异丁烯环氧乙烷（2.36%）、(E,Z)-2,4-十二碳二烯（2.36%）、1-脱氧-2,4-O,O-邻甲基-D-木糖醇（2.01%）、丁酸乙酯（1.77%）、乙酸己酯（1.57%）、丙酸异丁酯（1.33%）、丙酸丙酯（1.19%）等；'金苹果'木瓜新鲜成熟果实果肉挥发油的主要成分为：4-己烯醇乙酸酯（24.25%）、乙酸己酯（20.03%）、乙醇（18.84%）、3-甲基-4-羰基戊酸（6.49%）、乙酸丁酯（2.85%）、丁酸己酯（1.80%）、邻伞花烃（1.68%）、2,6,10,10-四甲基-1-氧杂螺[4.5]-6-癸烯（1.68%）、丙酸己酯（1.60%）、丙酸-4-己烯酯（1.27%）、(E,E)-2,4-癸二烯醛（1.25%）、异丁烯环氧乙烷（1.16%）、(E,Z)-2,4-十二碳二烯（1.16%）、乙酸戊酯（1.03%）等；'佛手'木瓜新鲜成熟果实果肉挥发油的主要成分为：2-己烯醇乙酸酯（21.37%）、4-己烯醇乙酸酯（17.96%）、乙醇（14.35%）、乙酸异丁酯（3.53%）、2-丁醇（2.98%）、(Z)-3-己烯-1-醇（2.92%）、(E,E)-2,4-癸二烯醛（2.86%）、3-甲基-4-羰基戊酸（2.40%）、异丁烯坏氧乙烷（1.81%）、

(E,Z)-2,4- 十二碳二烯（1.81%）、乙酸丁酯（1.35%）、己醇（1.31%）、丁酸 -4- 己烯酯（1.19%）、丁酸乙酯（1.17%）、3- 戊酮（1.11%）等。孟祥敏等（2007）用同步蒸馏 - 萃取法提取的陕西白河产'狮子头'木瓜果实挥发油的主要成分为：4- 甲基 -5-(1,3- 二戊烯基)- 四氢呋喃 -2- 酮（25.71%）、(Z)-3- 己烯 -1- 醇（14.13%）、邻二甲苯（13.26%）、à - 金合欢烯（7.02%）、乙苯（4.52%）、4-(6,6- 二甲基 -2- 亚甲基 -3- 环己烯基叉）戊 -2- 醇（3.47%）、3- 呋喃甲醛（2.85%）、(E)-2- 己烯醛（1.80%）、二氢 -β- 紫罗兰醇（1.39%）、1,3,5- 三甲基苯（1.27%）、己酸 -5- 己烯酯（1.23%）、正己醇（1.16%）、4- 甲基 -4- 羟基 -2- 戊酮（1.06%）、2,6,10,10- 四甲基 -1- 氧杂螺 [4.5] 癸 -6- 烯（1.04%）等。王健美等（2007）用顶空固相微萃取法提取的山东泰安产木瓜新鲜果实挥发油的主要成分为：2- 己烯醛（33.12%）、4-(2,6,6- 三甲基 - 环己 -1- 烯基)-2- 丁醇（19.15%）、正己醛（12.91%）、(E,E)-2,4- 己二烯醛（6.15%）、4-(2,6,6- 三甲基 -1- 环己 -1- 基)-2- 丁酮（3.28%）、顺式 -2,4,5,6,7,7a- 六氢 -4,4,7a- 三

甲基 -2- 苯并呋喃甲醇（3.01%）、(E)-3- 己烯 -1- 醇（2.82%）、5- 乙基 -2(5)- 呋喃酮（2.35%）、2,3- 二甲基 -1- 戊烯（2.04%）、茶香螺烷（1.88%）、1- 己醇（1.63%）、(E)-2- 己烯醇（1.02%）等。洪永福等（2000）用乙醚萃取法提取的河南产木瓜果实挥发油的主要成分为：十六酸（29.70%）、二十烷基油酸酯（22.17%）、亚油酸甲酯（13.32%）、乙酸（6.91%）、硬脂酸（4.20%）、丙三醇（3.43%）、2,2- 二甲基 -1,3- 二氧戊环 -4- 甲醇（3.18%）、角鲨烷（2.97%）、7- 十八烯酸甲酯（2.22%）、1-(1- 甲基丙氧基)-2- 丙醇（1.29%）、氧杂环庚烷 -2- 酮（1.28%）、正癸酸（1.20%）、苯甲酸（1.12%）、3- 甲氧基丙酸甲酯（1.09%）等。刘拉平等（2006）用固相微萃取法提取的陕西杨凌产木瓜新鲜果实挥发油的主要成分为：α - 法呢烯（45.78%）、辛酸异丁酯（13.31%）、辛酸丁酯（6.74%）、3- 环戊烷基丙酸 -2- 甲基丙酯（3.84%）、己酸 -5- 己烯 -1- 醇酯（2.68%）、己酸己酯（2.36%）、辛酸丙酯（1.72%）、己酸异丁酯（1.70%）、己酸丁酯（1.59%）、丁酸己酯（1.57%）、丁酸 -5- 己烯醇酯（1.31%）等；陕西白河产木瓜果实

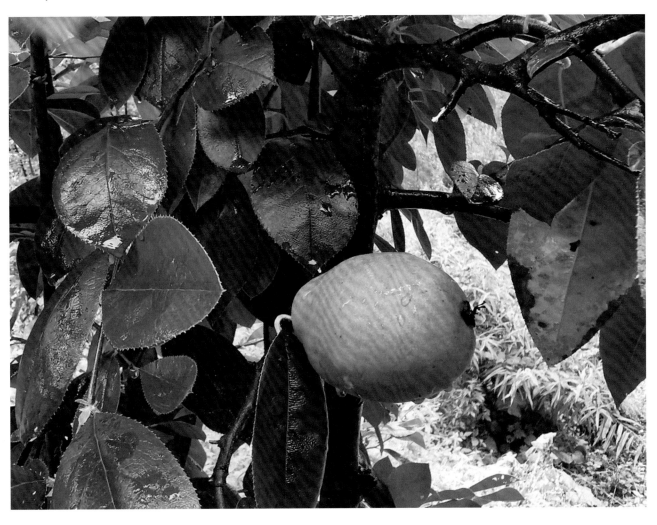

挥发油的主要成分为：辛酸异丁酯（27.83%）、α-法呢烯（22.52%）、3-环戊烷基丙酸-2-甲基丙酯（8.74%）、己酸异丁酯（6.01%）、辛酸丁酯（3.12%）、丁酸己酯（3.02%）、己酸己酯（2.56%）、辛酸乙酯（1.84%）、辛酸丙酯（1.27%）、己酸-5-己烯-1-醇酯（1.03%）等。

李自峰等（2007）用顶空固相微萃取法提取的山东产'玉兰'木瓜果实挥发油的主要成分为：反式-2-甲基-环戊醇（32.65%）、2-己烯醛（20.59%）、2,4-己二烯-1-醇（10.42%）、E,E-2,4-己二烯醛（6.33%）、2-环己烯-1-醇（5.66%）、己醛（4.30%）、1-己醇（2.89%）、3-己烯-1-醇（2.51%）、(Z)-3-己烯醛（2.31%）、2,6,10,10-四甲基-1-氧杂-螺[4,5]-十二碳-6-烯（1.80%）、5-乙基-2-(5H)-呋喃酮（1.43%）、四氢-2-H-呋喃-2-甲醇（1.15%）等。

【性味与功效】味酸、涩，性平。和胃舒筋，祛风湿，消痰止咳。治吐泻转筋，风湿痹痛，咳嗽痰多，泄泻，痢疾，脚气水肿。

垂丝海棠 ▼

【基源】蔷薇科苹果属植物垂丝海棠 *Malus halliana* Koehne 的花。

【形态特征】乔木，高达5m；冬芽卵形，紫色。叶片卵形，长3.5~8cm，宽2.5~4.5cm，边缘有圆钝细锯齿；托叶小，膜质，披针形。伞房花序，具花4~6朵，紫色；花直径3~3.5cm；萼片三角卵形；花瓣倒卵形，长约1.5cm，粉红色，常在5数以上。果实梨形或倒卵形，直径6~8mm，略带紫色，成熟很迟。花期3~4月，果期9~10月。

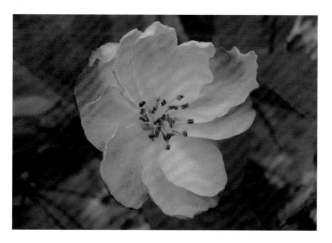

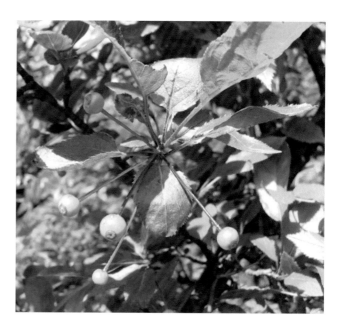

【习性与分布】生于山坡丛林中或山溪边，海拔50~1200m。喜阳光，不耐阴，也不甚耐寒，喜温暖湿润环境，适生于阳光充足、背风之处。不耐水涝。分布于江苏、浙江、安徽、陕西、四川、云南、河南。

【芳香成分】苑鹏飞等（2010）用顶空固相微萃取法提取的河南开封产垂丝海棠阴干花挥发油的主要成分为：9-十八烯酸（23.98%）、十五烷（13.15%）、十四烷（5.76%）、苯甲醇（4.96%）、壬醛（4.80%）、2-甲基十二烷（4.54%）、苯甲醛（4.47%）、十六烷（4.24%）、正十六烷酸（4.02%）、癸醛（3.06%）、苯乙醇（2.80%）、(Z,Z)-9,12-十八碳二烯酸（2.58%）、2,6,10-三甲基十二烷（2.08%）、二十三烷（1.97%）、(Z)-6,10-二甲基-5,9-十一碳二烯-2-酮（1.45%）、5-丙基-十三烷（1.45%）、(E)-肉桂醛（1.34%）、石竹烯（1.26%）、十七烷（1.26%）、十三烷（1.11%）、2-甲基-十五烷（1.08%）、二十一烷（1.01%）等。

【性味与功效】味淡、苦，性平。调经和血。治血崩。

林檎 ▼

【基源】蔷薇科苹果属植物花红 *Malus asiatica* Nakai 的果实。

【形态特征】小乔木，高4~6m；冬芽卵形，灰红色。叶片卵形或椭圆形，长5~11cm，宽4~5.5cm，边缘有细锐锯齿；托叶小，膜质，披针形。伞房花序具花 4~7 朵，集生在小枝顶端；花直径 3~4cm；萼筒钟状；萼片三角披针形；花瓣倒卵形或长圆倒卵形，淡粉色。果实近球形，直径 4~5cm。花期 4~5 月，果期 8~9 月。品种很多，果实形状、颜色相差很大。

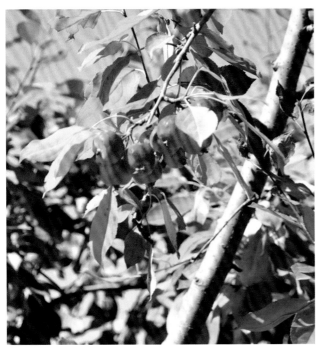

【习性与分布】适宜生长山坡阳处、平原砂地，海拔 50~2800m。喜光，耐寒，耐干旱，亦耐水湿及盐碱。分布于内蒙古、辽宁、河北、河南、山东、山西、陕西、甘肃、湖北、四川、贵州、云南、新疆。

【芳香成分】花红果实挥发油的第一主成分有：1- 己醇（34.77%~34.81%）、丁酸乙酯（25.06%~40.90%），也有主成分不同的报告。李慧峰等（2012）用静态顶空萃取法提取分析了山东泰安产不同品种花红新鲜成熟果实的挥发油成分，'泰山'的主要成分为：1-己醇（34.81%）、1- 丁醇（25.97%）、乙酸己酯（12.99%）、乙酸丁酯（10.13%）、2- 甲基 -1-丁醇（2.60%）、2- 丁烯醛（2.08%）、3- 羟基 -2-丁酮（1.82%）、己醛（1.56%）、丁酸丁酯（1.30%）、2- 丁醇（1.04%）、3- 甲基 -1- 丁醇（1.04%）、丁酸乙酯（1.04%）等；'秋风蜜'的主要成分为：己酸乙酯（40.14%）、丁酸乙酯（38.39%）、2-甲基丁酸乙酯（9.05%）、丙酸乙酯（3.57%）、乙酸乙酯（3.00%）等；'一窝蜂'的主要成分为：乙酸己酯（23.85%）、丁酸乙酯（20.77%）、己酸乙酯（13.85%）、2-甲基丁酸乙酯（8.46%）、乙酸 -2-甲基丁酯（7.69%）、乙酸乙酯（6.92%）、乙酸丁酯（3.08%）、丁酸甲酯（3.08%）、乙醇（2.31%）、

丙酸乙酯（2.31%）、2- 甲基丁酸甲酯（2.31%）、1-己醇（1.54%）、(E)-2- 甲基 -2- 丁烯酸乙酯（1.54%）等；'小花红'的主要成分为：丁酸乙酯（40.90%）、2- 甲基丁酸乙酯（22.86%）、乙酸乙酯（8.33%）、1-己醇（7.49%）、丙酸乙酯（6.12%）、1- 丁醇（4.59%）、丁酸甲酯（3.29%）、2- 甲基 -1- 丁醇（2.68%）、2-羟基丙酸丁酯（2.37%）、3- 羟基 -2- 丁酮（1.76%）、乙醇（1.53%）等。

【性味与功效】味酸、甘，性温。下气宽胸，生津止渴，和中止痛。治痰饮积食，胸膈痞塞，消渴，霍乱，吐泻腹痛，痢疾。

苹果 ▼

【基源】蔷薇科苹果属植物苹果 *Malus pumila* Mill. 的果实。

【形态特征】乔木，高可达 15m；冬芽卵形。叶片椭圆形，长 4.5~10cm，宽 3~5.5cm，边缘具有圆钝锯齿；托叶草质，披针形。伞房花序，具花 3~7 朵，集生于小枝顶端；苞片膜质，线状披针形；花直径 3~4cm；萼片三角披针形或三角卵形；花瓣倒卵形，长 15~18mm，白色，含苞未放时带粉红色。果实扁球形，直径在 2cm 以上。花期 5 月，果期 7~10 月。

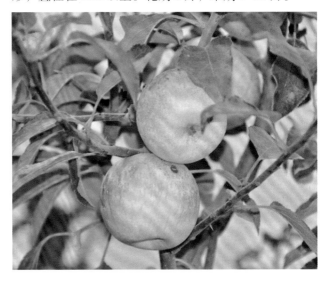

【习性与分布】适生于山坡梯田、平原矿野以及黄土丘陵等处，海拔 50~2500m。喜光，喜凉爽干燥、阳光充足、昼夜温差大的环境。耐寒性强。分布于辽宁、河北、山西、山东、陕西、甘肃、四川、云南、西藏

等省区。

【芳香成分】苹果果实的挥发油成分研究报告较多，挥发油的第一主成分有：乙醇（14.87%~25.07%）、α-法尼烯（11.18%~44.81%）、2-己烯醛（5.42%~46.66%）、乙酸乙酯（22.83%~28.62%）、乙酸己酯（19.46%~45.62%）、1-己醇（15.67%~23.26%）、己醛（14.03%~35.22%）、2-甲基丁酸乙酯（18.65%~20.35%）等，也有主成分为其他成分的报告。阎振立等（2005）用水蒸气蒸馏法提取的河南济源产'华冠'苹果果实挥发油的主要成分为：乙醇（14.89%）、乙酸乙酯（14.76%）、正丙醇（12.21%）、异丙醇（10.45%）、正丁醇（9.91%）、丙酮（7.19%）、甲醇（6.10%）、乙醚（4.54%）、正己烷（3.15%）、二十七烷（2.82%）、1-甲氧基丁烷（2.57%）、1,2-苯二羧酸二异辛酯（1.39%）、丙酸乙酯（1.02%）等；'富士'苹果果实挥发油的主要成分为：十六烷酸（14.87%）、二十七烷（13.57%）、1,3,5-环庚三烯（8.41%）、2,6,6-三甲基-3,1,1-双环庚烷（6.53%）、乙酸（6.01%）、十六碳烯酸-1-甲基-乙基酯（5.12%）、乙醇（4.74%）、1-甲基-3-[1-甲基-乙基]苯（3.64%）、邻二甲苯（2.93%）、乙苯（1.92%）、甲基羟丙二酸（1.81%）、丁基羟基甲苯（1.73%）、丙酮（1.59%）、1-甲基-4-[1-甲基-乙烯基]环己烯（1.48%）、2-呋喃甲醛（1.14%）等。唐岩等（2017）用顶空固相微萃取法提取的山东烟台产'红将军'苹果新鲜果实挥发油的主要成分为：α-法呢烯（40.58%）、己酸己酯（13.82%）、乙酸己酯（7.52%）、2-甲基丁基乙酸酯（5.26%）、正己醇（4.97%）、2-己烯醛（4.88%）、2-甲基丁酸己酯（4.81%）、己酸丁酯（4.72%）、乙酸丁酯（3.28%）、十甲基环戊硅氧烷（1.49%）、2-甲基-1-丁醇（1.34%）、正己醛（1.14%）等。孙承锋等（2015）用固相微萃取法提取的山东烟台产'极早熟富士'苹果新鲜果实挥发油的主要成分为：2-己烯醛（24.16%）、2-甲基丁基乙酸酯（11.94%）、乙酸丁酯（11.74%）、己醛（7.36%）、1-己醇（7.10%）、己酸丁酯（6.88%）、乙酸己酯（6.14%）、α-法尼烯（4.76%）、1-丁醇（4.34%）、丁酸己酯（1.80%）、2-甲基丁酸己酯（1.29%）、己酸乙酯（1.03%）等。刘珩等（2017）用顶空固相微萃取法提取的新疆阿克苏产'新富1号'苹果新鲜果肉挥发油的主要成分为：乙酸乙酯（28.62%）、乙酸丁酯（16.88%）、丁酸乙酯（11.69%）、2-甲基乙酸丁酯（8.92%）、乙酸己

酯（6.71%）、2-甲基丁酸乙酯（3.61%）、丙酸乙酯（2.97%）、1-丁醇（2.61%）、正戊酸己酯（2.44%）、法呢烯（2.15%）、1-己醇（1.72%）、丁酸甲酯（1.33%）、丁酸-2-甲基-1-甲基乙酯（1.32%）、2-甲基丁酸丁酯（1.18%）、己酸乙酯（1.14%）等；'长富2号'苹果果实挥发油的主要成分为：2-甲基丁酸乙酯（18.65%）、丁酸乙酯（10.52%）、2-甲基丁酸-1-甲基乙酯（6.82%）、正戊酸己酯（6.47%）、2-甲基-1-丁醇（6.47%）、乙酸己酯（6.02%）、丙酸乙酯（5.78%）、乙酸丁酯（3.22%）、2-甲基丁酸甲酯（3.08%）、丁酸丙酯（2.57%）、1-己醇（2.18%）、2-甲基乙酸丁酯（1.88%）、1-丁醇（1.86%）、2-甲基丁酸丁酯（1.75%）、2-甲基-丁酸-2-甲基丁酯（1.67%）、丁酸甲酯（1.53%）、己酸乙酯（1.35%）、法呢烯（1.18%）、乙酸乙酯（1.16%）、丙酸丙酯（1.12%）等。王超等（2016）用固相微萃取法提取的山东烟台产'富士'苹果新鲜果实挥发油的主要成分为：乙酸己酯（19.46%）、2-甲基乙酸丁酯（18.38%）、2-甲基丁酸己酯（10.96%）、乙酸丁酯（4.17%）、己酸丁酯（3.55%）、2-甲基丙酸己酯（2.62%）、乙酸己酯（2.40%）、乙酸戊酯（2.02%）、2-甲基-丁酸乙酯（1.43%）、丁酸乙酯（1.27%）、2-己烯-1-醇乙酸酯（1.26%）、丁酸丁酯（1.14%）、2-甲基丁酸-2-甲基丁酯（1.05%）、2-甲基-1-甲基乙基丁酸酯（1.02%）等。吴继红等（2005）用固相微萃取提取的辽宁省熊岳产'国光'苹果果实挥发油的主要成分为：丁酸甲酯（29.15%）、6-甲基-5-庚烯二酮（18.96%）、法呢烯（11.18%）、2-甲基-1-丁醇（9.28%）、己酸乙酯（5.04%）、2-甲基丁酸己酯（3.46%）、丙酸乙酯（1.83%）、1-辛醇（1.75%）等；'富士'苹果果实挥发油的主要成分为：1-己醇（23.26%）、法呢烯（16.42%）、2-甲基-1-丁醇（8.95%）、6-甲基-5-庚烯二酮（7.32%）、丁酸丙酯（1.74%）等。赵胜亭等（2005）用固相微萃取法提取的山东烟台产未套袋'富士'苹果新鲜果实挥发油的主要成分为：己醛（14.03%）、乙酸己酯（14.01%）、3-甲基甲酸丁酯（11.44%）、1-己醇（10.33%）、乙酸-2-甲基丙酯（6.04%）、2-己烯醛（5.87%）、乙酸乙酯（4.26%）、己酸乙酯（2.82%）、2-甲基丁酸己酯（2.72%）、Z-乙酸-3-己烯酯（2.66%）、糠醛（2.53%）、丁酸乙酯（1.90%）、丁酸己酯（1.85%）、2-甲基-1-丁醇（1.52%）、2-甲基丁酸乙酯（1.48%）、

2-甲基丁酸丁酯（1.23%）、2-甲基丁酸丙酯（1.15%）、己酸丙酯（1.09%）、5-羟甲基-2-呋喃甲醛（1.03%）等。史清龙等（2005）用溶液萃取法提取的陕西关中产'粉红女士'苹果果实挥发油的主要成分为：8,11-二烯十八酸甲酯（18.40%）、à-法呢烯（12.78%）、十八烯酸己酯（5.55%）、1,3-辛二醇（4.29%）、1-己醇（3.40%）、二十八烷烃（3.15%）、异丙基亚油酸（2.78%）、(S)-2-甲基-1-丁醇（1.66%）、乙酸己酯（1.62%）、2-甲基己酯（1.01%）等。魏玉梅等（2008）用顶空固相微萃取法提取的甘肃天水产'花牛'苹果果实挥发油的主要成分为：2-十一醇（13.30%）、1-辛醇（12.49%）、己酸己酯（7.99%）、庚酸乙酯（7.42%）、乙酸-2-甲基丁酯（7.30%）、1-己醇（6.29%）、反-2-己烯醛（4.77%）、己醛（4.35%）、(E)-乙酸-2-己烯酯（4.14%）、2-甲基丁酸己酯（3.69%）、辛酸乙酯（2.09%）、乙酸丁酯（2.02%）、己酸乙酯（1.87%）、癸酸乙酯（1.75%）、α-绿叶烯（1.67%）、1,3-二甲基苯（1.31%）、丁酸乙酯（1.21%）、2-丁烯酸乙酯（1.19%）等。陶晨等（2011）用固相微萃取法提取的甘肃宁静产红富士苹果果实挥发油的主要成分为：2-甲基丁酸己酯（33.22%）、α-法呢烯（20.77%）、乙酸己酯（11.95%）、己酸己酯（8.80%）、乙酸-2-甲基丁酯（7.62%）、丁酸己酯（7.38%）、己酸-3-甲基丁酯（1.46%）、2-甲基丁酸丁酯（1.33%）、2-甲基丁酸-2-甲基丁酯（1.00%）等。

【性味与功效】味甘、酸，性凉。益胃，生津，除烦，醒酒。治津少口渴，脾虚泄泻，食后腹胀，饮酒过度。

苹果叶 ▼

【基源】蔷薇科苹果属植物苹果 *Malus pumila* Mill. 的叶。

【形态特征】同苹果。
【习性与分布】同苹果。
【芳香成分】王明林等（2006）用固相微萃取法提取的山东泰安产苹果新鲜叶片挥发油的主要成分为：顺-3-己烯-1-醇乙酸酯（75.20%）、α-法呢烯（5.51%）、顺-3-己烯-1-醇丁酸酯（4.58%）、顺-3-

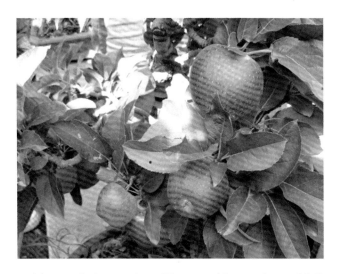

己烯-1-醇（2.32%）、顺-3-己烯-1-醇-2-甲基丁酸酯（1.97%）等。
【性味与功效】味苦，性寒。凉血解毒。治产后血晕，月经不调，发热，热毒疮瓣，烫伤。

楸子 ▼

【基源】蔷薇科苹果属植物楸子 *Malus prunifolia* (Willd.) Borkh. 的果实。

【形态特征】小乔木，高3~8m；冬芽卵形，紫褐色。叶片卵形或椭圆形，长5~9cm，宽4~5cm，边缘有细锐锯齿。花4~10朵，近似伞形花序；苞片膜质，线状披针形；花直径4~5cm；萼片披针形或三角披针形；花瓣倒卵形或椭圆形，长约2.5~3cm，宽约1.5cm，白色，含苞未放时粉红色。果实卵形，直径2~2.5cm，红色。花期4~5月，果期8~9月。

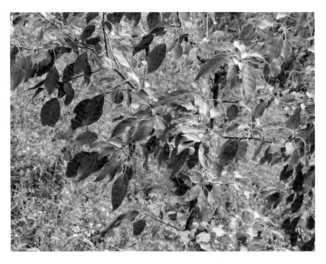

【习性与分布】生于山坡、平地或山谷梯田边，海拔50~1300m。抗寒抗旱，耐涝，耐盐。分布于河北、山东、山西、河南、陕西、甘肃、辽宁、内蒙古等省区。

【芳香成分】冯涛等（2010）用顶空固相微萃取法提取的辽宁兴城产楸子果实挥发油的主要成分为：(E)-2-己烯醛（43.60%）、3-羟基丁酸乙酯（16.60%）、己醛（6.82%）、乙醇（6.10%）、2-甲基丁酸乙酯（3.58%）、丁酸乙酯（2.72%）、2-甲基-1-丙醇（2.54%）、糠醛（1.32%）、(E,E)-2,4-己二烯醛（1.24%）、4-苯甲酸-2H-吡喃-3-酮（1.00%）等。

【性味与功效】味甘、酸，性平。生津，消食。治口渴，食积。

海红 ▼

> 【基源】蔷薇科苹果属植物西府海棠 *Malus micromalus* Makino 的果实。

【形态特征】小乔木，高2.5~5m；冬芽卵形，暗紫色。叶片长椭圆形或椭圆形，长5~10cm，宽2.5~5cm，边缘有尖锐锯齿；托叶膜质，线状披针形。伞形总状花序，有花4~7朵，集生于小枝顶端；苞片膜质，线状披针形；花直径约4cm；萼片三角卵形至长卵形；花瓣近圆形，长约1.5cm，粉红色。果实近球形，直径1~1.5cm，红色。花期4~5月，果期8~9月。

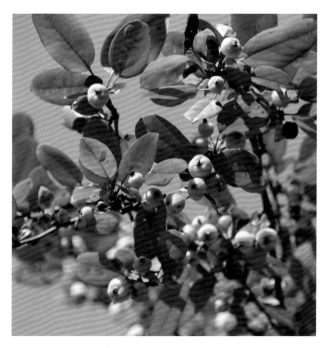

【习性与分布】分布区海拔100-2400m。喜光，耐寒，忌水涝，忌空气过湿，较耐干旱。分布于辽宁、河北、山西、山东、陕西、甘肃、云南。

【芳香成分】冯涛等（2010）用顶空固相微萃取技术提取的辽宁兴城产西府海棠果实挥发油的主要成分为：(E)-2-己烯醛（41.34%）、乙醇（12.88%）、己醛（8.98%）、(Z)-3-己烯-1-醇（7.16%）、苯甲醛（6.51%）、(Z)-3-己烯醛（5.80%）、(E,E)-2,4-己二烯醛（3.69%）、己醇（2.63%）等；八棱海棠果实挥发油的主要成分为：(E)-2-己烯醛（56.77%）、己醛（12.70%）、苯甲醛（3.97%）、(E,E)-2,4-己二烯醛（3.94%）、4-苯甲酸-2H-吡喃-3-酮（2.31%）、(Z)-3-己烯醛（2.27%）、(Z)-3-己烯-1-醇（1.46%）、己醇（1.45%）、2-戊酮（1.21%）、乙醇（1.16%）等。

【性味与功效】味酸、甘，性平。涩肠止痢。治泄泻，痢疾。

黄刺玫 ▼

> 【基源】蔷薇科蔷薇属植物黄刺玫 *Rosa xanthina* Lindl. 的果实、花、叶、根。根、叶的芳香成分未见报道。

【形态特征】直立灌木，高2~3m；小枝有散生皮刺。小叶7~13，连叶柄长3~5cm；小叶片近圆形，边缘有圆钝锯齿；叶轴、叶柄有小皮刺；托叶带状披针形。花单生于叶腋，重瓣或半重瓣，黄色，无苞片；花直径3~5cm；萼片披针形；花瓣黄色，宽倒卵形。果近球形或倒卵圆形，紫褐色或黑褐色；直径8~10mm。

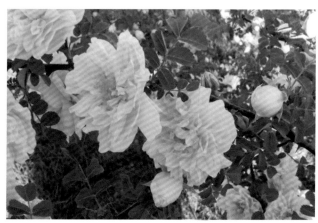

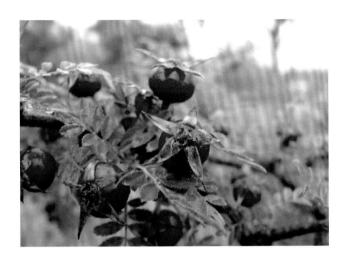

花期 4~6 月，果期 7~8 月。

【习性与分布】生于海拔 1100m 的山坡、丘陵、灌丛中。喜光，稍耐阴。耐旱，耐寒，耐贫瘠，不耐水涝。分布于吉林、辽宁、内蒙古、山西、河北等省区。

【挥发油含量】水蒸气蒸馏的干燥花的得油率为 0.36%，干燥果实的得油率为 0.86%。

【芳香成分】花：昝立峰等（2017）用水蒸气蒸馏法提取的河北冀南太行山区产黄刺玫干燥花挥发油的主要成分为：二十一烷（13.44%）、十九烷（10.19%）、(Z,Z)-9,12-十八碳二烯酸(9.07%)、二十三烷(7.89%)、十四烷（6.12%）、正十六烷酸（6.07%）、二十七烷（4.81%）、二十五烷（4.57%）、十七烷（3.20%）、二十烷（2.55%）、α-生育酚（2.13%）、7-甲基十三烷（2.05%）、二十二烷（1.56%）、9-十九碳烯（1.44%）、2-甲基十一烷基硫醇（1.27%）等。李亚文等（2019）用水蒸气蒸馏法提取的河北冀南太行山区产黄刺玫花挥发油的主要成分为：正十九烷（28.67%）、正二十一烷（22.55%）、正二十三烷（5.48%）、芳樟醇（2.79%）、正十七烷（2.76%）、9-十九碳烯（2.16%）、甲基丁香酚（1.96%）、香茅醇（1.08%）等。

果实：昝立峰等（2017）用水蒸气蒸馏法提取的河北冀南太行山区产黄刺玫干燥果实挥发油的主要成分为：十氢-7-羟基-4a,8-二甲基-3-亚甲基-[3aR-(3aà,4aá,7à,7aá,8á,9aù)]木香内酯[6,5-b]呋喃-2,5-二酮（24.56%）、十九烷（15.58%）、三十四烷（12.89%）、l-(+)-抗坏血酸-2.6-二十六烷酸甲酯（6.88%）、三十烷（4.80%）、β-谷甾醇（3.35%）、8-乙基-8-甲基 1,4-二氮杂-9-二氧杂螺 [5.5] 十一烷（2.47%）、2,6,10,14-四甲基十六烷（1.76%）、4,4'-二叠氮基-3,3'-二甲氧基-联苯

（1.60%）、3-(二乙氨基)-1.5- 二羟基 -4- 羟基 -1-甲基 -2H- 吡咯 -2- 酮（1.57%）、(S,Z)-5- 羟基 -6-甲基 -2-((2S, 5R)-5- 甲基 -5- 乙烯基四氢化呋喃 -2-甲醇)-4,6- 庚二烯 -3- 酮(1.23%)、全氢 -1- 乙基 -4,6-二甲基 -3-(2- 缩水甘油) 咪唑并 [4,5-d] 咪唑基 -2,5-二酮（1.20%）、4-(2- 丙基 -4- 四氢吡喃基)- 噻唑 -2-胺（1.05%）、二十三烷（1.05%）等。陈立波等（2016）用顶空固相微萃取法提取的吉林省吉林市产黄刺玫新鲜成熟果实挥发油的主要成分为：异戊醇（16.57%）、己酸异戊酯（13.18%）、 2- 甲基 -2- 丁烯酸异戊醇酯（11.22%）、3- 甲基丁醛（6.44%）、己醇（6.43%）、乙酸己酯（6.02%）、 丁酸异戊酯（5.33%）、2- 甲基丁酸异戊酯（4.08%）、戊酸异戊酯（4.08%）、乙酸异戊酯（3.33%）、苯甲酸异戊酯（2.59%）、己醛（1.59%）、己酸己酯（1.46%）、辛酸异戊酯（1.25%）、己酸乙烯酯(1.24%)、乙醇（1.22%）、2-己醛（1.19%）、环戊烷酸异戊酯（1.02%）等。

【性味与功效】味涩，性平。固精，缩尿，止泻。治肺虚喘咳，自汗盗汗，崩漏带下。

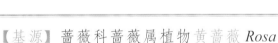

黄蔷薇 ▼

【基源】蔷薇科蔷薇属植物黄蔷薇 *Rosa hugonis* Hemsl. 的花。

【形态特征】矮小灌木，高约 2.5m；皮刺扁平，常混生细密针刺。小叶 5~13，连叶柄长 4~8cm；小叶片卵形，长 8~20mm，宽 5~12mm，边缘有锐锯齿；托叶狭长。花单生于叶腋，无苞片；花直径 4~5.5cm；萼片披针形；

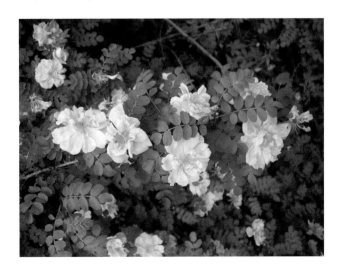

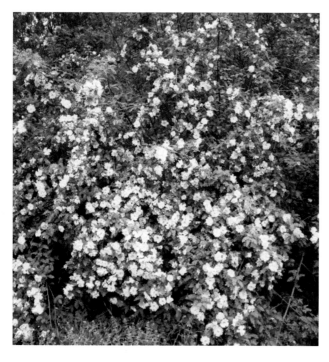

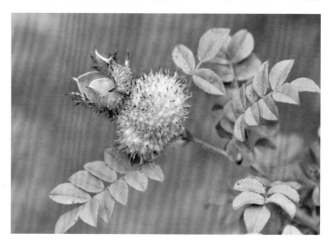

【形态特征】开展灌木，高1~2.5m；小枝基部有成对皮刺。小叶9~15，连叶柄长5~11cm，小叶片椭圆形，长1~2cm，宽6~12mm，边缘有细锐锯齿。花单生或2~3朵，生于短枝顶端；花直径5~6cm；小苞片2~3枚，卵形；萼片宽卵形；花瓣重瓣至半重瓣，淡红色或粉红色，倒卵形。果扁球形，直径3~4cm，绿红色，外面密生针刺。花期5~7月，果期8~10月。

花瓣黄色，宽倒卵形，先端微凹，基部宽楔形。果实扁球形，直径12~15mm，紫红色至黑褐色。花期5~6月，果期7~8月。

【习性与分布】生于山坡向阳处、林边灌丛中，海拔600~2300m。阳性，耐寒，耐干旱。分布于山西、陕西、甘肃、青海、四川、宁夏、内蒙古等省区。

【挥发油含量】水蒸气蒸馏的鲜花花瓣的得油率为0.13%。

【芳香成分】赵秀英等（1994）用水蒸气蒸馏法提取的陕西麟游产野生黄蔷薇鲜花花瓣挥发油的主要成分为：1,8-桉油醇（19.94%）、3-甲基-四氢呋喃（17.12%）、苎烯（13.44%）、△-3-蒈烯（5.10%）、水合桧烯（4.75%）、3-亚甲基戊烷（4.56%）、月桂烯（3.60%）、十九烷（3.27%）、萜品醇（2.49%）、莰烯（2.16%）、2,6,10,15-四甲基十七烷（1.88%）、α-苎烯（1.80%）、芳樟醇（1.15%）等。

【性味与功效】味甘，性平。清热解毒，活血止血，和胃。治暑热吐血，口渴，泻痢，疟疾，暑热烦渴，胃脘胀闷，痈疖，月经不调等。

刺梨 ▼

【基源】蔷薇科蔷薇属植物缫丝花 *Rosa roxburghii* Tratt. 的果实。

【习性与分布】喜温暖湿润和阳光充足环境，较耐寒，稍耐阴。分布于贵州、四川、云南、广西、浙江、福建、江西、安徽、陕西、甘肃、湖南、湖北、西藏。

【挥发油含量】水蒸气蒸馏的新鲜果实的得油率为0.01%；超临界萃取的果实的得油率为1.80%~2.46%。

【芳香成分】梁莲莉等（1992）用水蒸气蒸馏法提取的贵州贵阳产缫丝花新鲜果实挥发油的主要成分为：棕榈酸（49.01%）、9,12-十八烷基二烯酸（33.50%）、十九酸（2.29%）等。林正奎等（1990）用连续蒸馏-萃取法提取的贵州贵阳产缫丝花新鲜成熟果实挥发油的主要成分为：2-己烯酸乙酯（36.54%）、乙酸顺-3-己烯酯（11.72%）、芳樟醇（7.05%）、辛酸乙酯（3.33%）、辛酸（3.04%）、反-4-己烯-1-醇（2.18%）、壬酸乙酯（1.96%）、顺-3-己烯-1-醇（1.44%）、o-邻苯二甲酸异丙酯（1.40%）、2-甲基十四烷（1.40%）、2,6-二甲基癸酸甲酯（1.16%）等；用多孔高聚物吸附法提取的缫丝花果实挥发油的主要成分为：乙酸环己酯（44.07%）、芳樟醇（18.54%）、顺-4-己烯-1-醇（5.97%）、正壬醛（5.08%）、庚酸乙酯（3.91%）、2-己烯酸乙酯（3.85%）、δ-杜松烯（1.90%）、榄香素（1.69%）、4-异丙基环己醇（1.33%）、3-壬酮（1.16%）、樟脑（1.13%）、壬酸乙酯（1.10%）等。张丹等（2016）用顶空固相微萃取法提取的贵州普定产缫丝花'贵农五号'新鲜成熟果实挥发油的主要成分为：柠檬烯（28.68%）、辛酸乙酯（15.10%）、正己酸乙酯（9.90%）、β–花柏烯（5.76%）、愈创木烯（5.45%）、β–罗勒烯（5.27%）、乙酸叶醇酯（4.07%）、辛酸（3.51%）、2-己烯醛（2.26%）、β–石竹烯（2.21%）、壬醛（1.94%）、大根香叶烯D（1.72%）、α–红没药烯（1.56%）、γ–松油烯（1.42%）、2,3–丁二醇二乙酸酯（1.01%）等。邹涛等（2020）用超声提取法提取的贵州黔西产缫丝花干燥果实果肉挥发油的主要成分为：酞酸二丁酯（26.25%）、2,3-二甲基-十七烷（11.53%）、2-甲基-二十烷（7.50%）、5,9-二甲基-2-(1-甲基亚乙基)-环癸醇（7.02%）、棕榈酸（3.95%）、2-己基-1-癸醇（2.27%）、2,4-二(1,1-二甲基乙基)苯酚（1.93%）、3,5,24-三甲基-四十烷（1.34%）、2,2′-亚甲基双-(4-甲基-6-叔丁基苯酚)（1.25%）、2-甲基-十八烷（1.03%）等。吴小琼等（2014）用超临界CO_2萃取法提取的贵州安顺产金刺梨干燥果实挥发油的主要成分为：β–谷甾醇（14.49%）、三十一烷（13.82%）、二十八烷（7.57%）、己酸（6.80%）、11-(戊烷-3-基)二十一烷（6.75%）、四十四烷（6.56%）、(Z)-2-(9-十八碳烯基氧基)乙醇（4.73%）、十四甲基环庚硅氧烷（4.72%）、1,2-环氧十八烷（4.27%）、角鲨烯（3.19%）、十二甲基环六硅氧烷（2.94%）、2-异丙烯基-4a,8-二甲基-1,2,3,4,4a,5,6,7-八氢萘（2.53%）、1-十九烯（2.30%）、十六酸乙酯（1.76%）、油酸乙酯（1.61%）、1,6,10,14-十六碳四烯-3-醇（1.57%）、十八甲基环壬硅氧烷（1.55%）、苯甲酸乙酯（1.49%）、棕榈油酸（1.48%）、1-二十一烷基醇（1.37%）、9(Z)-十六碳烯酸（1.32%）、二十甲基环十硅氧烷（1.29%）、十六醇（1.22%）、11-癸烷基二十四烷（1.21%）、二十八烷醇（1.21%）、羽扇豆醇（1.18%）、维生素E（1.06%）、(Z)-2-辛烯酸（1.05%）等。付慧晓等（2012）用顶空固相微萃取法提取的贵州龙里产缫丝花新鲜果实挥发油的主要成分为：3,7-二甲基-1,3,7-辛三烯（20.47%）、γ–芹子烯（12.73%）、正二十八烷（6.51%）、1-石竹烯（6.10%）、壬醛（5.03%）、(+)-δ–杜松烯（3.73%）、(-)-α–荜澄茄油烯（3.31%）、α–石竹烯（3.13%）、α–蒎烯（3.03%）、正己酸乙酯（2.69%）、乙酸异戊酯（2.16%）、β–芹子烯（1.73%）、2,2,4a,8-四甲基-1,2a,3,4,5,6-六氢化环丁[i]茚（1.49%）、1-甲基乙酸丁酯（1.47%）、辛

醛（1.34%）、反式-2-癸烯醛（1.18%）、辛酸乙酯（1.15%）、β–榄香烯（1.14%）、巴伦西亚橘烯（1.10%）等。马林等（1992）用超临界CO_2萃取法提取的缫丝花果实挥发油的主要成分为：亚油酸（34.38%）、亚麻酸（21.25%）、棕榈酸（12.31%）、油酸（9.20%）、亚油酸甲酯（2.24%）、月桂酸（1.85%）、糠醛（1.64%）、亚麻酸乙酯（1.62%）、硬脂酸（1.24%）、丁香酚（1.22%）、肉豆蔻酸（1.02%）等。

【性味与功效】味甘、酸、涩，性平。健胃，消食，止泻。治食积饱胀，肠炎腹泻。

刺玫果

【基源】蔷薇科蔷薇属植物山刺玫 *Rosa davurica* Pall. 的果实。

【形态特征】直立灌木，高约1.5m；分枝多，小枝有皮刺。小叶7~9，连叶柄长4~10cm；小叶片长圆形或阔披针形，长1.5~3.5cm，宽5~15mm，边缘有锯齿。花单生于叶腋，或2~3朵簇生；苞片卵形；花直径3~4cm；萼筒近圆形；花瓣粉红色，倒卵形。果近球形，直径1~1.5cm，红色。花期6~7月，果期8~9月。

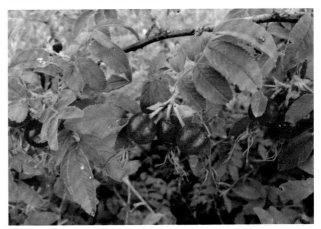

【习性与分布】多生于山坡阳处或杂木林边、丘陵草地，海拔430~2500m。喜暖，喜光，耐旱，忌湿，畏寒。分布于黑龙江、吉林、辽宁、内蒙古、河北、山西等省区。

【挥发油含量】水蒸气蒸馏的干燥果实的得油率为0.32%；超声波辅助萃取的干燥果实的得油率为0.48%。

【芳香成分】李丽敏等（2017）用水蒸气蒸馏法提取的吉林省吉林市产山刺玫干燥果实挥发油的主要成

分为：棕榈酸（30.41%）、亚麻酸（23.24%）、α-荜澄茄油萜（5.82%）、肉豆蔻酸（4.62%）、亚麻酸乙酯（2.05%）、9,12,15-十八烷三烯酸甲酯（1.91%）、异龙脑（1.81%）、桉叶油醇（1.58%）、柠檬醛（1.30%）、棕榈酸甲酯（1.25%）、α-荜澄茄油萜（1.14%）、(Z)-3,7-二甲基-2,6-辛二烯醛（1.12%）、棕榈油酸（1.00%）、(Z,Z)-9,12-十八烷二烯酸乙酯（1.00%）等；超声辅助法提取的干燥果实挥发油的主要成分为：亚麻酸（33.91%）、棕榈酸（19.08%）、硬脂酸（15.65%）、α-荜澄茄油萜（3.66%）、9,12,15-十八烷三烯酸甲酯（1.46%）、棕榈酸甲酯（1.04%）等。王晓林等（2013）用顶空固相微萃取法提取的吉林省吉林市产山刺玫新鲜果实挥发油的主要成分为：1-己醇（37.08%）、乙苯（15.20%）、茶香螺烷（7.18%）、异佛尔酮（3.46%）、乙醇（3.37%）、D,L-丙氨酸乙酯（3.01%）、(Z)-3-己烯-1-醇（2.76%）、可巴烯（2.48%）、十五烷（2.31%）、甲氧基亚硝基苯（2.31%）、乙酸己酯（2.21%）、6-甲基-5-庚烯-2-酮（2.14%）、二甲基硫醚（2.11%）、5-乙烯基双环[2.2.1]庚-2-烯（1.80%）、(Z)-4-己烯-1-醇（1.71%）、十六烷（1.60%）、萘（1.55%）等；干燥果实挥发油的主要成分为：乙醇（28.00%）、4-萜烯醇（8.17%）、苯乙醇（6.43%）、2-甲基-1-丙醇（6.42%）、3-甲基-1-丁醇（5.24%）、γ-萜品烯（4.23%）、乙酸乙酯（3.60%）、6-甲基-5庚烯-2-酮（2.53%）、二甲基硫醚（2.35%）、大牻牛儿烯D（2.19%）、D,L-丙氨酸乙酯（1.89%）、β-水芹烯（1.85%）、乙酸（1.64%）、茶香螺烷（1.64%）、环氧异丁烯（1.63%）、可巴烯（1.63%）、(+)-2-蒈烯（1.51%）、2-甲基丁醛（1.23%）、1-己醇（1.22%）、β-桉叶油醇（1.19%）、萘（1.09%）、7-甲基-2,4,4-三甲基-2-乙烯基-双环[4.3.0]壬烷（1.05%）等。

【性味与功效】味酸、苦，性温。健脾消食，活血调经，敛肺止咳。治消化不良，食欲不振，脘腹胀痛，腹泻，月经不调，痛经，动脉粥样硬化，肺结咳嗽。

蔷薇根 ▼

【基源】蔷薇科蔷薇属植物野蔷薇 *Rosa multiflora* Thunb. 的根。

【形态特征】攀援灌木。小叶5~9，近花序的小叶有时3，连叶柄长5~10cm；小叶片倒卵形、长圆形或卵形，长1.5~5cm，宽8~28mm，边缘有锯齿；托叶篦齿状。花多朵，排成圆锥状花序，有时有篦齿状小苞片；花直径1.5~2cm，萼片披针形；花瓣白色，宽倒卵形。果近球形，直径6~8mm，红褐色或紫褐色，有光泽，萼片脱落。

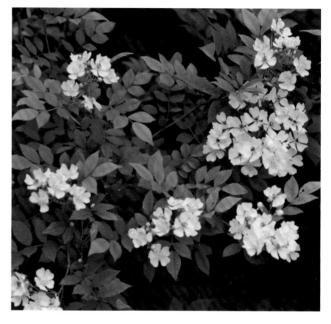

【习性与分布】喜光、耐半阴、耐寒，忌低洼积水。分布于江苏、山东、河南等省区。

【挥发油含量】超声协同微波法提取的干燥根的得油率为3.88%。

【芳香成分】努尔皮达·阿卜拉江等（2015）用超声协同微波萃取法提取的新疆阿勒泰产野蔷薇干燥根挥发油的主要成分为：二十四烷（10.05%）、丁香酚（8.87%）、9-甲基十九烷（5.12%）、二十六烷（4.45%）、(Z)-12-十八碳烯酸-甲基酯（4.06%）、二十七烷（3.62%）、二十烷（3.61%）、(Z)-9-十八碳烯酸-甲基酯（3.55%）、O-异丙基甲苯（3.33%）、1,7-二甲基-4-(1-甲基乙基)-螺[4,5]癸-6-烯-8-酮（2.37%）、姜黄烯（1.71%）、二十九烷（1.56%）、十八烷（1.52%）、角鲨烯（1.42%）、5-(1,5-二甲基-4-己烯基)-2-甲基-1,3-环己二烯（1.20%）、石竹烯（1.12%）、β-细辛醚（1.11%）、三十烷（1.00%）等。

【性味与功效】味苦、涩，性凉。清热解毒，祛风除湿，活血调经，固精缩尿，消骨鲠。治疮痈肿痛，烫伤，口疮，痔血，鼻衄，关节疼痛，月经不调，痛经，久痢不愈，遗尿，尿频，白带过多，子宫脱垂，骨鲠。

蔷薇花 ▼

【基源】蔷薇科蔷薇属植物野蔷薇 *Rosa multiflora* Thunb. 的花。

【形态特征】同蔷薇根。

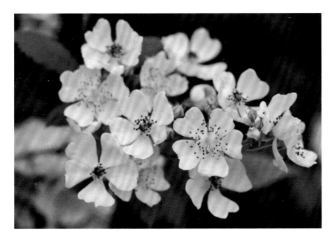

【习性与分布】同蔷薇根。

【挥发油含量】水蒸气蒸馏的花的得油率为 0.02%~1.14%。

【芳香成分】王天华等（1994）用同时蒸馏萃取装置提取的北京产野蔷薇鲜花挥发油的主要成分为：2,5,5- 三甲基 -1,6- 庚二烯（36.19%）、甲基香叶酯（13.21%）、异黄樟基丁子香酚（11.13%）、香叶醇（4.03%）、香叶醛（3.62%）、二十一烷（3.58%）、3- 二十烯（2.54%）、里哪醇（2.52%）、8- 甲基 -3,7- 壬二烯 -2- 酮（1.90%）、十六醛（1.50%）、9- 二十烯（1.16%）、丁酸香茅酯（1.01%）、壬醛（1.00%）等。

【性味与功效】味苦、涩，性凉。清暑，和胃，活血止血，解毒。治暑热烦渴，胃脘胀闷，吐血，衄血，口疮，痈疖，月经不调。

营实 ▼

【基源】蔷薇科蔷薇属植物野蔷薇 *Rosa multiflora* Thunb. 的果实。

【形态特征】同蔷薇根。

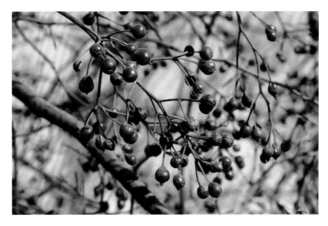

【习性与分布】同蔷薇根。

【挥发油含量】水蒸气蒸馏的干燥果实的得油率为 0.01%。

【芳香成分】唐松云等（2012）用水蒸气蒸馏法提取的江西产野蔷薇干燥果实挥发油的主要成分为：9,12,15- 十八烷三烯酸甲酯（10.52%）、软脂酸甲酯（9.13%）、11,14- 顺 - 十八碳二烯酸甲酯（6.07%）、α,α,4a.8- 四 甲 基 -1,2,3,4,4a,5,6,7- 八 氢 化 -(2R- 顺)-2- 萘甲醇（5.69%）、十六酸乙酯（3.90%）、(Z,Z,Z)-9,12,15- 十八烷三烯酸乙酯（3.54%）、二十碳烷（2.99%）、桉油醇（2.91%）、二十七烷（2.87%）、α,α,4a.8- 四 甲 基 -1,2,3,4,4a,5,6,8a- 八 氢 化 -[2R-(2α,4aα,8aα)]-2- 萘 甲 醇（2.83%）、6,10,14- 三甲基 -2- 十五烷酮（2.59%）、正十六酸（2.45%）、(1α,4aα,8aα)]-1,2,3,4,4a,5,6,8a- 八 氢 化 -7- 甲基 -4- 亚甲基 -1-(1- 甲基乙烯基）萘（1.97%）、9,12- 十八碳二烯酸乙酯（1.96%）、(E)-3,7,11- 三甲基 -1,6,10- 十二烷三烯 -3- 醇（1.70%）、正二十九烷（1.35%）、二十二烷（1.28%）、[3S-(3α,4aα,6aβ,10aα,10bβ)]-3,4a,7,7,10a- 五甲基 -3- 乙烯基四氢 -1H- 萘并 [2,1-b] 吡喃（1.15%）、正二十五烷（1.12%）、正十二烷酸（1.01%）等。

【性味与功效】味酸，性凉。清热解毒，祛风活血，利水消肿。治疮痈肿毒，风湿痹痛，关节不利，月经不调，水肿，小便不利。

白残花 ▼

【基源】蔷薇科蔷薇属植物白残花（粉团蔷薇）*Rosa multiflora* Thunb. var. *cathayensis* Rehd. et Wils. 的花。

【形态特征】攀援灌木。小叶 5~9，近花序的小叶有时 3，连叶柄长 5~10cm；小叶片倒卵形，长 1.5~5cm，宽 8~28mm，边缘有锯齿；托叶篦齿状。花多朵，排成圆锥状花序，有时基部有篦齿状小苞片；花直径 1.5~2cm，萼片披针形；花瓣粉红色，单瓣，宽倒卵形，先端微凹，基部楔形。果近球形，直径 6~8mm，红褐色或紫褐色。

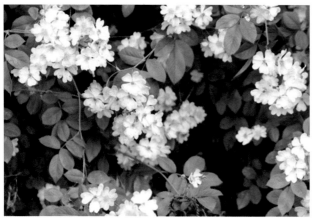

【习性与分布】多生于山坡、灌丛或河边等处，海拔可达 1300m。耐寒、耐旱，喜光，不耐阴。耐水湿，耐瘠薄。分布于广东、广西、福建、江西、江苏、安徽、湖北、贵州、四川、河南、陕西、甘肃等省区。

【挥发油含量】水蒸气蒸馏的花的得油率在 0.006%~0.009%；石油醚萃取的花的得油率为 0.230%~0.328%。

【芳香成分】薛敦渊等（1991）用石油醚萃取法提取的甘肃陇南产粉团蔷薇鲜花浸膏脱蜡后的净油主要成分为：丁香酚（22.80%）、苯乙醇（18.10%）、正二十一烷（10.20）、甲酸苯乙醇酯（4.60%）、γ-古芸烯（1.50%）、雅槛蓝烯（1.40%）、甲基丁香酚（1.20%）、β-树橙烯（1.20%）、正十五醛（1.10%）等。郭阿君等（2016）用顶空固相微萃取法提取的吉林省吉林产粉团蔷薇新鲜花挥发油的主要成分为：D-香茅醇（41.90%）、苯乙醇（15.62%）、1R-α-蒎烯（13.40%）、2,6-二甲基-2,6-辛二烯（6.14%）、3,7-二甲基-2,6-辛二烯-1-醇（5.97%）、罗勒烯（1.72%）、百里香酚（1.70%）、β-蒎烯（1.67%）、α-金合欢烯（1.56%）、乙酸苯乙酯（1.31%）、1,2-二甲氧基-4-(2-丙烯基)苯（1.28%）、香茅醛（1.16%）、(Z)-3,7-二甲基-2,6-辛二烯-1-醇乙酸酯（1.07%）等。

【性味与功效】味苦、涩，性寒。清暑热，化湿浊，顺气和胃。主治暑热胸闷，口渴，呕吐，不思饮食，口疮口糜。

粉团蔷薇 ▼

【基源】蔷薇科蔷薇属植物粉团蔷薇 *Rosa multiflora* Thunb. var. *cathayensis* Rehd. et Wils. 的根、叶。根的芳香成分未见报道。

【形态特征】同白残花。

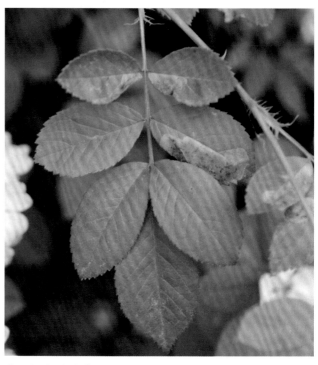

【习性与分布】同白残花。

【芳香成分】郭阿君等（2016）用顶空固相微萃取法提取的吉林省吉林产粉团蔷薇新鲜叶挥发油的主要成分为：乙酸顺式-3-己烯酯（41.84%）、1R-α-蒎烯（27.11%）、白菖烯（8.20%）、罗勒烯（6.21%）、(V1)-蛇麻烯（4.24%）、香桧烯（2.91%）、1-亚甲基-2-乙烯环戊烷（2.84%）、3-甲基苯甲醇（2.39%）、异长叶烯酮（2.14%）、2,4-己二烯（2.11%）等。

【性味与功效】味苦、微涩，性平。清暑化湿，疏肝利胆。治暑热胸闷，口渴，呕吐，食少，口疮，口糜，烫伤，黄疸，痞积，白带。

蛇莓 ▼

【基源】蔷薇科蛇莓属植物 *Duchesnea indica* (Andr.) Focke 的全草。

【形态特征】多年生草本；根茎短；匍匐茎多数，长 30~100cm。小叶片倒卵形至菱状长圆形，长 2~5cm，宽 1~3cm，边缘有钝锯齿；托叶窄卵形至宽披针形，长 5~8mm。花单生于叶腋；直径 1.5~2.5cm；萼片卵形；副萼片倒卵形；花瓣倒卵形，黄色；花托在果期膨大，鲜红色。瘦果卵形，长约 1.5mm。花期 6~8 月，果期 8~10 月。

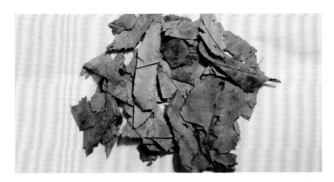

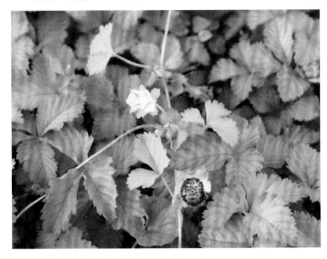

【习性与分布】多生于山坡、河岸、草地、潮湿的地方，海拔 1800m 以下。喜荫凉、温暖湿润、耐寒、不耐旱、不耐水渍。分布于辽宁以南各省区。

【芳香成分】王晨旭等（2014）用水蒸气蒸馏法提取的蛇莓干燥全草挥发油的主要成分为：2- 异丙基 -1- 辛烯（7.52%）、糠醛（2.20%）、β- 芳樟醇（1.84%）、伞花烃（1.68%）、壬醛（1.60%）、松茸醇（1.19%）、叶醛（1.12%）等。王苗等（2014）用水蒸气蒸馏法提取的河北产蛇莓干燥全草挥发油的主要成分为：棕榈酸（61.32%）、植酮（14.50%）、油酸（4.31%）、月桂酸（3.15%）、亚油酸（2.66%）、肉豆蔻酸（1.90%）、叶绿醇（1.78%）、硬脂酸（1.47%）等。

【性味与功效】味甘、苦，性寒。清热解毒，散瘀肖肿，凉血止血。治热病，惊痫，咳嗽，吐血，咽喉肿痛，痢疾，痈肿，疔疮，蛇虫咬伤，汤火伤，感冒，黄疸，目赤，口疮，痄腮，疖肿，崩漏，月经不调，跌打肿痛。

石楠叶 ▼

【基源】蔷薇科石楠属植物石楠 *Photinia serrulata* Lindl. 的叶。

【形态特征】常绿灌木或小乔木，高 4~6m，有时达 12m；冬芽卵形，鳞片褐色。叶片革质，长椭圆形，长 9~22cm，宽 3~6.5cm，边缘有疏生具腺细锯齿。复伞房花序顶生，直径 10~16cm；花密生，直径 6~8mm；萼筒杯状；萼片阔三角形；花瓣白色，近圆形，直径 3~4mm。果实球形，直径 5~6mm，红色，后成褐紫色，有 1 粒种子；种子卵形，棕色。花期 4~5 月，果期 10 月。

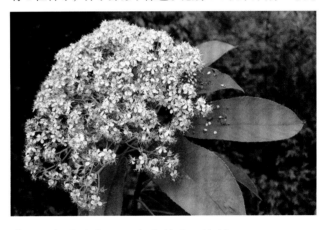

【习性与分布】生于杂木林中，海拔 1000~2500m。喜光稍耐阴。喜温暖、湿润气候。分布于陕西、甘肃、河南、江苏、安徽、浙江、江西、湖南、湖北、福建、台湾、广东、广西、四川、云南、贵州。

【挥发油含量】超临界萃取的叶的得油率为 1.32%。

【芳香成分】周玉等（2011）用超临界 CO_2 萃取法提取的山东烟台产石楠叶挥发油的主要成分为：芳樟醇（21.80%）、冰片（16.82%）、(R)-4- 甲基 -1- 异丙基 -3- 环己烯 -1- 醇（6.58%）、氯碳酸戊酯（5.03%）、八氢 -7- 甲基 -3- 亚甲基 -4- 异丙基 -1H- 环戊烷 [1,3] 环丙并 [1,2] 苯（4.19%）、4,11,11- 三甲基 -8- 亚甲基 -[1R-(1R*,4Z,9S*)]- 二环 [7.2.0] 十一碳 -4- 烯（2.59%）、α,α,4- 三甲基 -3- 环己烯 -1- 甲醇（2.31%）、(Z,Z,Z)-9,12,15- 十八碳三烯酸乙酯（2.30%）、十六酸乙酯（2.29%）、2- 氨基苯甲酸 -3,7- 二甲基 -1,6- 辛二烯 -3- 醇（2.28%）、1- 辛烯 -3- 醇（2.19%）、2- 戊基 -2- 环戊烯 -1- 酮（2.17%）、桉叶醇（2.05%）、

柠檬烯（1.68%）、十六酸（1.64%）、β-月桂烯（1.59%）、α-金合欢烯（1.43%）、5,6,7,7a-四氢-4,4,7a-三甲基-2(4H)-苯并呋喃酮（1.25%）、脱氢甲羟戊酸内酯（1.24%）、亚油酸乙酯（1.21%）、γ-松油烯（1.16%）、1,7,7-三甲基-双环[2.2.1]庚烷-2-基酯（1.16%）、2-羟基-1,1,10-三甲基-6,9-表二氧基萘烷（1.03%）、1-甲基环庚醇（1.02%）等。

【性味与功效】味辛、苦，性平，有小毒。祛风补肾。治风湿筋骨痛，阳痿遗精。

巴旦杏仁 ▼

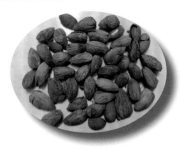

【基源】蔷薇科桃属植物扁桃 *Amygdalus communis* Linn. 的种子。

【形态特征】中型乔木或灌木，高2~8m；冬芽卵形，棕褐色。一年生枝上的叶互生，短枝上的叶常靠近而簇生；叶片披针形或椭圆状披针形，长3~9cm，宽1~2.5cm，叶边具浅钝锯齿。花单生；萼筒圆筒形；萼片宽长圆形；花瓣长圆形，白色至粉红色。果实斜卵形或长圆卵形，扁平；核卵形、宽椭圆形，黄白色至褐色，长2.5~4cm。花期3~4月，果期7~8月。

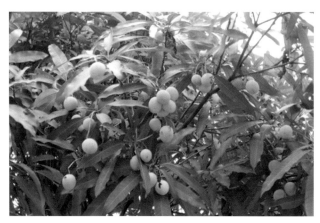

【习性与分布】生于低至中海拔的山区，常见于多石砾的干旱坡地。抗旱性强，适宜生长于温暖干旱地区。新疆、陕西、甘肃、内蒙等地有栽培。

【挥发油含量】水蒸气蒸馏的干燥种子的得油率为0.20%~2.00%。

【芳香成分】宋根伟等（2009）用水蒸气蒸馏法提取的新疆喀什产扁桃种子挥发油的主要成分为：D-柠檬烯（33.72%）、2,4-癸二烯醛（8.01%）、二丙酮醇（5.45%）、2-戊基呋喃（3.77%）、2-甲基-丁酸己酯（2.73%）、6-壬炔酸甲酯（2.57%）、2,5-辛二酮（2.23%）、β-甲基萘（2.19%）、(E,E)-2,4-十二碳二烯醛（1.94%）、苯甲醛（1.93%）、(Z)-6-十八碳烯酸甲酯（1.75%）、乙酸己酯（1.59%）、(Z)-7-十八碳烯酸甲酯（1.45%）、壬醛（1.42%）、反-2-癸烯醛（1.40%）、3-羟基-4-戊烯酸乙酯（1.35%）、苯并环庚三烯（1.34%）、1,2-二甲苯（1.33%）、庚醇（1.33%）、己酸丁酯（1.29%）等。刘占文等（2009）用水蒸气蒸馏法提取的扁桃种子挥发油的主要成分为：α-雪松醇（24.63%）、4-甲氧基-6-(2-丙烯基)-1,3-苯并二恶茂（17.52%）、α-荜茄醇（4.61%）、罗汉柏烯（3.50%）、邻苯二甲酸(2-乙基己基)酯（3.08%）、2,3,4,7,8,8a-六氢-3,6,8,8-四甲基-1H-3a,7-亚甲基薁（2.53%）、4,7-二甲基-1-(1-异丙基)-1,2,4a,5,6,8a-六氢萘（2.41%）、1,1,4a,7-四甲基-1,2,3,4,4a,5,6,7,8-八氢-1-苯并环庚酮（2.28%）、2,6,10,14-四甲基十六烷（2.06%）、二十二烷（2.00%）、十五烷（1.96%）、杜松烯（1.92%）、异别胆酸乙酯（1.11%）、香榧醇（1.08%）、(R)-1-甲基-4-(1,2,2-三甲基环戊基)-苯（1.07%）、荜澄茄油烯醇（1.03%）、7-甲基-1,4-亚甲基-1-(1-异丙基(1α,4aβ,8aα)八氢萘（1.00%）等。

【性味与功效】味苦、甘，有小毒。活血化瘀，润肠通便。治痛经，血滞经闭，产后瘀滞腹痛，跌打损伤，瘀血肿痛，肺痛，肠痛，肠燥便秘。

桃花 ▼

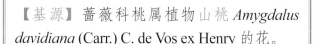

【基源】蔷薇科桃属植物山桃 *Amygdalus davidiana* (Carr.) C. de Vos ex Henry 的花。

【形态特征】乔木，高可达10m。叶片卵状披针形，长5~13cm，宽1.5~4cm，叶边具细锐锯齿。花单生，先于叶开放，直径2~3cm；萼筒钟形；萼片卵形，紫色；花瓣近圆形，长10~15mm，宽8~12mm，粉红色。果实近球形，直径2.5~3.5cm，淡黄色；核球形或近球形。

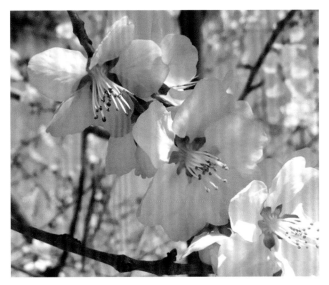

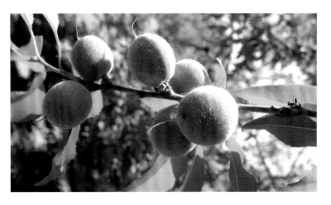

花期 3~4 月，果期 7~8 月。

【习性与分布】生于山坡、山谷沟底或荒野疏林及灌丛内，海拔 800~3200m。喜阳光、耐寒、耐旱、怕涝、耐盐碱。分布于山东、河北、河南、山西、陕西、甘肃、四川、云南等省区。

【芳香成分】赵印泉等（2011）用顶空 - 固相微萃取法提取的山桃新鲜花朵挥发油的主要成分为：苯甲醛（83.45%）、乙酸苯甲酯（15.00%）等。罗晓等（2019）用水蒸气蒸馏法提取的山西产山桃干燥花蕾挥发油的主要成分为：棕榈酸（35.83%）、正二十四烷（20.75%）、正二十一烷（13.81%）、6,10,14- 三甲基 -2- 十五烷酮（4.52%）、棕榈酸甲酯（2.29%）、[1α,2β (E)]-(±)-1- 乙烯基 -2- 己烯基 - 环丙烷（2.25%）、2- 甲基十二烷（2.10%）、植醇（1.89%）、3,5,11,15- 四甲基 -3- 羟基 -1- 十六烯（1.87%）、正十七烷（1.57%）、十八碳 -9,12- 二烯酸甲酯（1.51%）、肉豆蔻酸（1.06%）等。

【性味与功效】味苦，性平。利水，活血化瘀。治水肿，脚气，痰饮，利水通便，砂石淋，便秘，闭经，癫狂，疮疹。

桃枝 ▼

【基源】蔷薇科桃属植物山桃 Amygdalus davidiana (Carr.) C. de Vos ex Henry 的幼枝。桃的枝条以同药名《药典》入药。

【形态特征】同桃花。
【形态特征】同桃花。

【习性与分布】同桃花。
【芳香成分】郝俊杰等（2010）用水蒸气蒸馏法提取的山桃新鲜枝条挥发油的主要成分为：苯甲醛（89.95%）等。
【性味与功效】味苦，性平。活血通络，解毒，杀虫。治心腹痛，风湿关节痛，腰痛，跌打损伤，疮癣。

观音茶 ▼

【基源】蔷薇科委陵菜属植物白毛银露梅 Potentilla glabra Lodd. var. mandshurica (Maxim.) Hand.-Mazz. 的叶。

【形态特征】灌木，高 0.3~3m。叶为羽状复叶，有小叶 2 对；小叶片椭圆形，长 0.5~1.2cm，宽 0.4~0.8cm。托叶薄膜质。顶生单花或数朵；花直径 1.5~2.5cm；萼片卵形，急尖或短渐尖，副萼片披针形或卵形，外面被疏柔毛；花瓣白色，倒卵形。瘦果表面被毛。花果期 5~9 月。

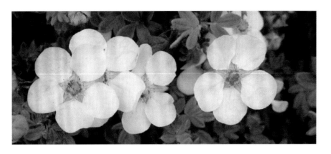

【习性与分布】生于旱山坡、沟谷、岩石坡、灌丛及杂木林中，海拔 1200~3400m。分布于内蒙古、河北、山西、陕西、甘肃、青海、湖北、四川、云南。
【挥发油含量】水蒸气蒸馏的阴干花、叶的得油率为 0.41%。
【芳香成分】康杰芳等（2006）用水蒸气蒸馏法提取

的陕西太白山产白毛银露梅阴干的花、叶挥发油的主要成分为：(Z,Z)-9,12-十八碳二烯酸甲酯(9.00%)、壬醛(5.83%)、二十一烷(5.69%)、二十烷(5.08%)、辛炔酸(4.50%)、2,6,10,15-四甲基十七烷(3.93%)、(Z)-6-十八烯酸甲酯(3.65%)、3,8-二甲基十一烷(3.52%)、1-十六碳炔(3.31%)、肉豆蔻酸(2.86%)、月桂醛(2.81%)、正十六酸(2.70%)、6,10,14-三甲基-2-十五酮(2.36%)、壬酸(2.23%)、5,6,7,7-四氢-4,4,7a-三甲基-2(4H)-苯并呋喃酮(2.18%)、2,2-亚甲基双[6-(1,1-二甲基乙基)-4-甲基-酚](2.04%)、十五醛(2.04%)、十四烷(1.97%)、水杨酸甲酯(1.89%)、6-乙基-2-甲基癸烷(1.77%)、2,6-二甲基-1-环己烯-1-醇酯(1.55%)、2,6,10,15-四甲基十七烷(1.49%)、15-甲基-棕榈酸甲酯(1.45%)、(Z)-6,10-二甲基-5,9-十一烯-2-酮(1.32%)等。娄宁等(2004)用水蒸气蒸馏法提取的甘肃官滩沟产白毛银露梅混合干燥的茎、叶、花挥发油的主要成分为：油酸乙酯(9.57%)、油酸(5.44%)、正二十八烷(4.13%)、9,12-正十八二烯酸乙酯(3.46%)、正十六酸乙酯(3.36%)、正二十一烷(3.04%)、3-甲基-3H-环壬间四烯并亚联苯(2.66%)、正十六酸(2.34%)、甲基丁二酸二丁酯(2.21%)、己醛(2.05%)、八氢-4b,8-二甲基-2-异丙基菲(1.93%)、正十八酸乙酯(1.70%)、己酸(1.62%)、丁二酸二叔丁基酯(1.54%)、4,4'-二异丙基联苯(1.43%)、正二十四烷(1.19%)、正二十六烷(1.14%)、卡拉烯(1.07%)、6,10,14-三甲基-2-正十五酮(1.07%)等。

【性味与功效】味微甘，性平。清暑，和胃，调经，止带。治暑热眩晕，胃气不和，饮食停滞，月经不调，带下不止。

蕨麻 ▼

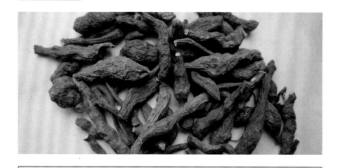

【基源】蔷薇科委陵菜属植物蕨麻 *Potentilla anserina* Linn. 的块根。

【形态特征】多年生草本。茎匍匐，在节处生根。基生叶为间断羽状复叶，有小叶6~11对。小叶对生或互生；小叶片通常椭圆形，长1~2.5cm，宽0.5~1cm，边缘有多数尖锐锯齿或呈裂片状，茎生叶与基生叶相似；基生叶和下部茎生叶托叶膜质，褐色，上部茎生叶托叶草质，多分裂。单花腋生；花直径1.5~2cm；萼片三角卵形，副萼片椭圆形；花瓣黄色，倒卵形。

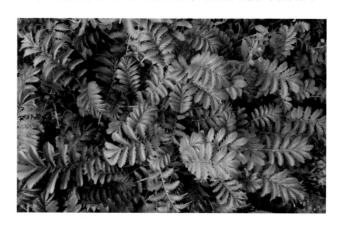

【习性与分布】生于河岸、路边、山坡草地及草甸，海拔500~4100m。分布于黑龙江、吉林、辽宁、内蒙古、河北、山西、陕西、甘肃、宁夏、青海、新疆、四川、云南、西藏。

【挥发油含量】水蒸气蒸馏的新鲜块根的得油率为0.04%。

【芳香成分】杨晰等（2012）用水蒸气蒸馏法提取的甘肃甘南产蕨麻新鲜块根挥发油的主要成分为：9-甲基芴（6.05%）、9,12-十八碳二烯酸乙酯（5.49%）、1,2-苯二羧酸二(2-甲基丙基)酯（4.90%）、正十六烷酸乙酯（3.17%）、正十五烷基环己烷（3.13%）、4-甲基-4-羟基-2-戊酮（3.02%）、正十九烷（2.97%）、正十七烷（2.95%）、2,4-二叔丁基苯酚（2.87%）、正二十烷（2.54%）、芴（2.25%）、正十八烷（2.04%）、反-2-氯-环戊醇（2.00%）、正二十一烷（1.98%）、2-吡咯甲基酮（1.73%）、(Z,Z)-9,12-十八碳二烯酸甲酯（1.61%）、14-甲基-十五烷酸甲酯（1.51%）、丁内酯（1.48%）、正二十八烷（1.42%）、11-(1-乙基丙基)-二十一烷（1.40%）、苯乙醇（1.38%）、正十六烷酸（1.32%）、二苯并呋喃（1.20%）、正二十四烷（1.13%）、乙酸十八烷基酯（1.06%）、正十六烷（1.03%）、2,6,10-三甲基-十四烷（1.02%）、3,5-二叔丁基-4-羟基苯甲醛（1.01%）等。

【性味与功效】味甘、苦，性寒。补气血，健脾胃，生津止渴，利湿。治病后贫血，营养不良，脾虚腹泻，风湿痹痛。

蚊子草 ▼

【基源】蔷薇科蚊子草属植物蚊子草 *Filipendula palmata* (Pall.) Maxim. 的全草。

【形态特征】多年生草本，高 60~150cm。叶为羽状复叶，有小叶 2 对，顶生小叶特别大，5~9 掌状深裂，边缘常有小裂片和尖锐重锯齿，侧生小叶较小，3~5 裂；托叶大，草质，半心形。顶生圆锥花序，花小而多，直径约 5~7mm；萼片卵形，外面无毛；花瓣白色，倒卵形，有长爪。瘦果半月形，直立，有短柄，沿背腹两边有柔毛。花果期 7~9 月。

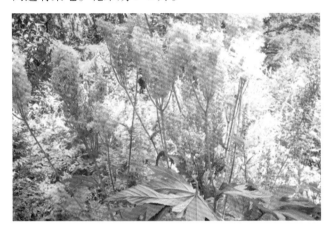

【习性与分布】生于山麓、沟谷、草地、河岸、林缘及林下，海拔 200~2000m。分布于黑龙江、吉林、辽宁、内蒙古、河北、山西。

【挥发油含量】水蒸气蒸馏的新鲜地上部分的得油率为 0.10%，干燥叶的得油率为 0.11%。

【芳香成分】孙允秀等（1992）用水蒸气蒸馏法提取的吉林抚松产蚊子草花前期新鲜地上部分挥发油的主要成分为：苯甲醇（6.79%）、正壬醛（5.23%）、2,6-二甲-苯酚（3.57%）、2-烯-己醛-1（2.42%）、反-3-烯-1-己醇(2.26%)、邻羟基苯甲酸甲酯(1.97%)、顺-3-烯-1-己醇（1.77%）、1-烯-3-戊醇（1.73%）、多为长链高级烷烃（1.68%）、4-烯-3-甲-1-戊醇（1.17%）等。杨锦竹等（2009）用水蒸气蒸馏法提取的吉林长白山产蚊子草干燥叶挥发油的主要成分为：3,7,11,15-四甲基-2-十六碳烯-1-醇(22.20%)、松香酸（12.58%）、6,10,14-三甲基-2-十五烷酮（7.83%）、4,8-二甲基-1-(1-甲基乙基)螺[4.5]癸-8-烯-7-醇（4.32%）、三环[3.3.1.1³˙⁷]十烷撑基乙酸乙酯（3.90%）、十氢-4a-甲基-1-甲叉基-7-(1-甲基乙烯基)萘（3.38%）、

库贝醇（3.32%）、十六基环氧乙烷（3.18%）、十五烷酸甲酯（2.61%）、1,2,3,5,6,7,8,8a-八氢-1,4-二甲基-7-(1-甲基乙烯基)薁（2.27%）、2,5,9-三甲基环十一-4,8-二烯酮（2.02%）、3,4-二氢-4,4,5,7,8-五甲基香豆素-6-醇（1.57%）、3-羟甲基-6-(1-甲基乙基)-2-环己烯-1-酮（1.28%）、4β-贝壳酸-16-烯-18-酸（1.04%）等。

【性味与功效】治各种出血，泄泻，小便不利，类风湿，风湿痹痛，刀伤出血，热病，冻疮，烧伤。

绣线菊根 ▼

【基源】蔷薇科绣线菊属植物粉花绣线菊 *Spiraea japonica* Linn. f. 的根。

【形态特征】直立灌木，高达 1.5m；冬芽卵形，有数个鳞片。叶片卵形至卵状椭圆形，长 2~8cm，宽 1~3cm，边缘有锯齿；复伞房花序生于当年生的直立新枝顶端，花朵密集；花直径 4~7mm；萼筒钟状；萼片三角形；花瓣卵形至圆形，长 2.5~3.5mm，宽 2~3mm，粉红色。蓇葖果半开张。花期 6~7 月，果期 8~9 月。

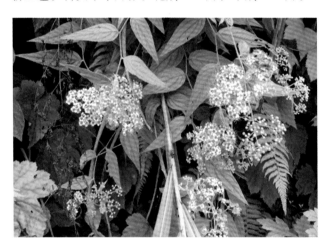

【习性与分布】耐旱，耐贫瘠。喜光，耐半阴。耐寒性强，不耐湿。全国各地有栽培。

【芳香成分】杨迺嘉等（2008）用水蒸气蒸馏法提取的贵州产粉花绣线菊干燥根挥发油的主要成分为：棕榈酸（20.41%）、肉豆蔻酸（10.78%）、亚麻酸（6.02%）、十五烷酸（5.11%）、9-十六碳烯酸（3.42%）、6,10,14-三甲基-2-十五烷酮（3.41%）、壬醛（2.99%）、亚油酸（2.98%）、正己醇（2.95%）、月桂酸（2.13%）、正二十三烷（2.00%）、壬烷（1.84%）、硬脂酸（1.68%）、

正二十二烷（1.61%）、正二十五烷（1.53%）、辛醛（1.46%）、正二十一烷（1.40%）、4-松油醇（1.38%）、正二十四烷（1.35%）、正二十烷（1.09%）、香叶基丙酮（1.07%）、2-乙烯基环己酮（1.07%）、庚醛（1.05%）、癸醛（1.00%）等。

【性味与功效】味苦、辛，性凉。祛风清热，明目退翳。治咳嗽，头痛，牙痛，目赤翳障。

三裂绣线菊

【基源】蔷薇科绣线菊属植物三裂绣线菊 *Spiraea trilobata* Linn. 的叶和果实。果实的芳香成分未见报道。

【形态特征】灌木，高 1~2m；冬芽小，宽卵形，外被数个鳞片。叶片近圆形，长 1.7~3cm，宽 1.5~3cm，常 3 裂，边缘有少数圆钝锯齿。伞形花序有花 15~30 朵；苞片线形；花直径 6~8mm；萼筒钟状；萼片三角形；花瓣宽倒卵形，长与宽各 2.5~4mm；花盘约有 10 个大小不等的裂片排列成圆环形。蓇葖果开张。花期 5~6 月，果期 7~8 月。

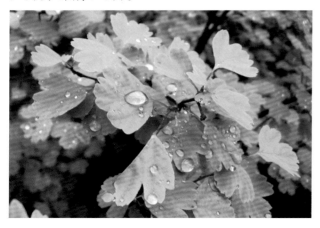

【习性与分布】生于多岩石向阳坡地或灌木丛中，海拔 450~2400m。稍耐阴，耐寒，耐旱，耐盐碱，不耐涝，耐瘠薄。分布于黑龙江、辽宁、内蒙古、山东、山西、河北、河南、安徽、陕西、甘肃。

【芳香成分】靳泽荣等（2017）用顶空固相微萃取法提取的山西太谷产三裂绣线菊新鲜叶挥发油的主要成分为：反-2-己烯酯（50.86%）、反-2-己烯-1-醇（35.14%）、罗勒烯（3.76%）等。

【性味与功效】活血祛瘀，消肿止痛。治跌打损伤，关节疼痛，咳嗽痰多，刀伤，小便不利等。

粉枝莓

【基源】蔷薇科悬钩子属植物粉枝莓 *Rubus biflorus* Buch.-Ham. ex Smith 的果实和根。果实的芳香成分未见报道。

【形态特征】攀援灌木，高 1~3m；枝褐色，疏生粗壮钩状皮刺。小叶常 3 枚，长 2.5~5cm，宽 1.5~5cm，顶生小叶近圆形，侧生小叶卵形，边缘具锯齿；托叶狭披针形。花 2~8 朵，侧生小枝顶端的花常 4~8 朵簇生，腋生者通常 2~3 朵簇生；苞片线形；花直径 1.5~2cm；萼片宽卵形或圆卵形；花瓣近圆形，白色。果实球形，黄色；核肾形。花期 5~6 月，果期 7~8 月。

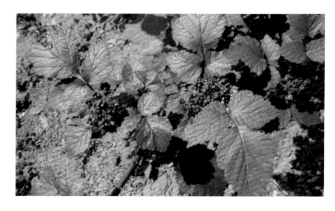

【习性与分布】生于山谷河边或山地杂木林内，海拔 1500~3500m。分布于陕西、甘肃、四川、云南、西藏。

【挥发油含量】水蒸气蒸馏的阴干根的得油率为 0.30%。

【芳香成分】康淑荷（2007）用水蒸气蒸馏法提取的粉枝莓阴干根挥发油的主要成分为：3-(4-苯甲氧基)-2-苯丙烯酸-2-乙基庚酯（23.76%）、碳酸二苯酯（21.52%）、2,6,10,15,19,23-六甲基-2,6,10,14,18,22-二十四碳六烯（6.01%）、十八烷酸（5.48%）、3-氮双环[3.3.1]壬烷-9-2-甲氧基-3-甲基（5.33%）、十八烷酸乙酯（4.15%）、左旋葡萄糖（3.92%）、2-丁基-甲基丙基 1,2-苯二羧酸（3.18%）、甲基棕榈酸（3.06%）、十八烷酸甲酯（2.93%）、甲基萘（2.43%）、菲（1.63%）、苯甲酸苄酯（1.51%）、3-苯氧基丙酸（1.50%）、2-甲基-丙烷-2,3-二氯（1.50%）、油酸（1.39%）、D-阿洛糖（1.19%）、壬基环丙烷（1.11%）、左旋葡聚糖酮（1.09%）等。

【性味与功效】味甜，性凉。益肾补肝，明目，兴阳。治滑精，遗尿，带下病，泄泻，阳痿。

树莓 ▼

【基源】蔷薇科悬钩子属植物树莓（覆盆子）*Rubus idaeus* Linn. 的果实。

【形态特征】灌木，高 1~2m；枝褐色，疏生皮刺。小叶 3~7 枚，椭圆形，顶生小叶常卵形，长 3~8cm，宽 1.5~4.5cm，边缘有锯齿；托叶线形。花生于侧枝顶端成短总状花序或少花腋生；苞片线形；花直径 1~1.5cm；萼片卵状披针形；花瓣匙形，白色。果实近球形，直径 1~1.4cm，红色或橙黄色，密被短绒毛。花期 5~6 月，果期 8~9 月。

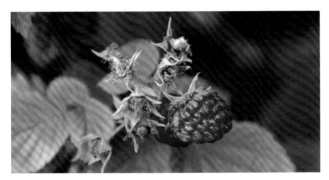

【习性与分布】生于山地杂木林边、灌丛或荒野，海拔 500~2000m。喜温暖湿润，要求光照良好的散射光。分布于黑龙江、吉林、山西、山东、河北、陕西、北京、辽宁、新疆。

【挥发油含量】同时蒸馏萃取的新鲜果实的得油率为 0.06%。

【芳香成分】宣景宏等（2006）用同时蒸馏萃取法提取的树莓新鲜果实挥发油的主要成分为：糠醛（60.28%）、苯并噻唑（4.50%）、4-甲基-2-乙醇（3.15%）、苯酚（3.08%）、α,α,4-三甲基苯甲醇（3.03%）、苯乙醇（2.41%）等。房玉林等（2007）用有机溶剂萃取法提取的树莓新鲜果实挥发油的主要成分为：9-十八烯酰胺（39.86%）、芥酸酰胺（18.66%）、邻苯二甲酸单-2-乙基己酯（12.42%）、邻苯二甲酸二丁酯（7.72%）、棕榈酸酰胺（3.27%）、邻苯二甲酸二异丁酯（2.96%）、硬脂酰胺（2.44%）、3-羟基丁酸乙酯（1.63%）、α,α-二甲基苯甲醇（1.28%）、苯乙醇（1.12%）、1,4-二甲苯（1.09%）等。

【性味与功效】味甘、酸。性平。补肝益肾，固精缩尿，明目。治阳痿早泄，遗精滑精，宫冷不孕，带下清稀，尿频遗溺，目昏暗，须发早白。

地梅子 ▼

【基源】蔷薇科悬钩子属植物黄果悬钩子*Rubus xanthocarpus* Bureau et Franch. 的根。

【形态特征】低矮半灌木，高 15~50cm；茎疏生针刺。下面叶脉、叶柄、花梗、花萼外均被针刺和柔毛。小叶 3~5 枚，长圆形或椭圆状披针形，边缘具不整齐锯齿。花 1~4 朵成伞房状，顶生或腋生；花直径 1~2.5cm；萼片长卵圆形至卵状披针形；花瓣倒卵圆形至匙形，白色。果实扁球形，直径 1~1.2cm，桔黄色；核具皱纹。花期 5~6 月，果期 8 月。

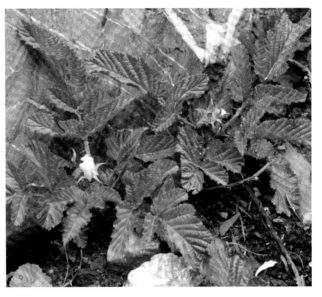

【习性与分布】生于山坡路旁、林缘、林中或山沟石砾滩地，海拔 600~3200m。分布于陕西、甘肃、安徽、四川、河南、青海。

【芳香成分】宋京都等（2006）用有机溶剂萃取法提取的甘肃漳县产黄果悬钩子根挥发油的主要成分为：4-甲基-2-乙基己烷（14.79%）、反式-1-甲氧基-1-丁烯（13.41%）、2,3,3-三甲基己烷（10.24%）、（1-甲氧基-1-戊基）环丙烷（10.22%）、N,N-二甲基叔丁基胺（9.23%）、环己烷（8.55%）、1,1-二甲氧基-2-丁炔（6.34%）、2-甲基-2-乙基-环氧乙烷（6.25%）、庚烷（4.38%）、正十一烷（3.60%）、1-碘正十四烷（2.60%）、癸烷（2.03%）、氯代甲酸丁酯（1.11%）、3-氯己烷（1.00%）等。

【性味与功效】味苦，性寒。清湿热，杀虫，止血。治湿热痢疾，鼻血不止，黄水疮，疥癣。

库页悬钩子 ▼

【基源】蔷薇科悬钩子属植物库页悬钩子 *Rubus sachalinensis* Lévl. 的茎叶。叶的芳香成分未见报道。

【形态特征】灌木或矮小灌木，高 0.6~2m；枝紫褐色，被较密直立针刺。小叶常 3 枚，卵形，长 3~7cm，宽 1.5~5cm，边缘有锯齿；托叶线形。花 5~9 朵成伞房状花序，顶生或腋生；苞片小，线形；花直径约 1cm；萼片三角披针形；花瓣舌状或匙形，白色。果实卵球形，直径约 1cm，红色。花期 6~7 月，果期 8~9 月。

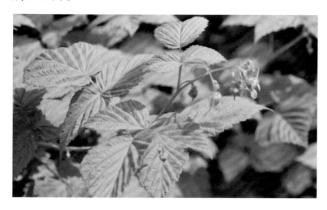

【习性与分布】生于山坡潮湿地密林下、稀疏杂木林内、林缘、林间草地或干沟石缝、谷底石堆中，海拔 1000~2500m。分布于黑龙江、吉林、内蒙古、河北、甘肃、青海、新疆。

【挥发油含量】同时蒸馏萃取的干燥茎的得油率为 0.34%。

【芳香成分】张洪权等（2019）同时蒸馏萃取法提取的吉林长白山产库页悬钩子干燥茎挥发油的主要成分为：氧化芳樟醇（7.25%）、棕榈酸（5.82%）、乙基苯（5.35%）、糠醛（5.33%）、己醛（4.07%）、间二甲苯（3.24%）、2-羟基苯甲醛（2.10%）、己酸（1.80%）、4-乙烯基-2-甲氧基苯酚（1.48%）、2-正戊基呋喃（1.40%）、5-戊基-2(5H)-呋喃酮（1.35%）、邻苯二甲醚（1.34%）、月桂酸（1.30%）、反式-2-壬烯醛（1.25%）、(E)-7,11-二甲基-3-亚甲基-1,6,10-十二碳三烯（1.11%）、对二甲苯（1.09%）、4-萜烯醇（1.04%）等。

【性味与功效】味苦、涩，性平。清肺止血，解毒止痢。治吐血，鼻衄，痢疾，泄泻。

茅莓 ▼

【基源】蔷薇科悬钩子属植物茅莓 *Rubus parvifolius* Linn. 的根或茎、叶。

【形态特征】灌木，高 1~2m；枝、叶柄、花梗、花萼均被柔毛和皮刺或针刺。小叶 3~5 枚，菱状圆形或倒卵形，长 2.5~6cm，宽 2~6cm，边缘有锯齿，常具浅裂片；托叶线形。伞房花序顶生或腋生，具花数朵至多朵；苞片线形；花直径约 1cm；萼片卵状披针形；花瓣卵圆形，粉红至紫红色，基部具爪。果实卵球形，直径 1~1.5cm，红色。花期 5~6 月，果期 7~8 月。

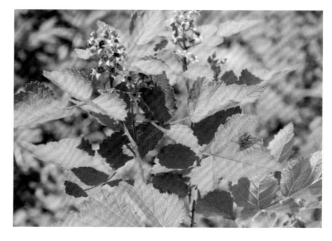

【习性与分布】生于山坡杂木林下、向阳山谷、路旁或荒野，海拔 400~2600m。喜温暖气候，耐热，耐寒。分布于黑龙江、吉林、辽宁、河北、山西、陕西、甘肃、湖北、湖南、江西、安徽、山东、江苏、浙江、福建、台湾、广东、广西、四川、贵州。

【挥发油含量】水蒸气蒸馏的叶的得油率为 0.10%~0.15%。

【芳香成分】谭明雄等（2003）用水蒸气蒸馏法提取的广西玉林产茅莓根挥发油的主要成分为：棕榈酸甲酯（18.33%）、棕榈酸乙酯（11.82%）、反式-9,12-二烯-硬脂酸甲酯（4.49%）、硬脂酸甲酯（4.22%）、顺式-9-烯十八酸甲酯（3.92%）、硬脂酸乙酯（2.07%）、正十七烷（1.36%）、正十六烷（1.10%）、正二十三烷（1.06%）等；叶挥发油的主要成分为：棕榈酸（32.67%）、反油酸（21.20%）、癸醛（7.58%）、壬醛（5.01%）、顺式-9-烯-十六酸（4.37%）、硬脂酸（3.81%）、

顺式 -3- 癸烯醇（2.18%）、6,10,14- 三甲基 -2-十五酮（1.26%）、十七醇（1.18%）、羊腊酸（1.09%）等。刘江亭等（2013）用顶空固相微萃取法提取的山东栖霞产茅莓干燥根茎挥发油的主要成分为：3-苯基 -2- 丙烯酸甲酯（20.81%）、乙酸（18.11%）、戊醛（15.13%）、1- 己醇（7.38%）、[Z]-4- 己烯 -1-醇（6.83%）、1,8- 二甲基 -8,9- 环氧 -4- 异丙基 -螺环 [4,5] 癸 --7- 酮（4.79%）、十三烷（4.78%）、[E,E]-2,4- 壬二烯醛（4.55%）、十四烷（3.34%）、1,5,5-三甲基 -6- 亚甲基 - 环己烯（2.79%）、β - 愈创木烯（2.62%）、柠檬烯 -6- 醇三甲基乙酸酯（2.22%）、[1S-(1α,3αβ,4α,7β,8αβ)]- 十 氢 -1,5,5,8a- 四甲基 -1,4- 桥亚甲基奠 -7- 醇（1.85%）、Z,Z,Z-1,4,6,9-十八碳三烯（1.62%）、库贝醇（1.40%）等。

【性味与功效】味苦、涩，性凉。清热凉血，散结，止痛，利尿消肿。治感冒发热，咽喉肿痛，咯血，吐血，痢疾，肠炎，肝炎，肝脾肿大，肾炎水肿，泌尿系感染，结石，月经不调，白带，风湿骨痛，跌打肿痛；外用治湿疹，皮炎。

山莓 ▼

【基源】蔷薇科悬钩子属植物山莓 *Rubus corchorifolius* Linn. f. 的根和叶。根的芳香成分未见报道。

【形态特征】直立灌木，高 1~3m；枝具皮刺。单叶，卵形，长 5~12cm，宽 2.5~5cm，沿中脉疏生小皮刺，

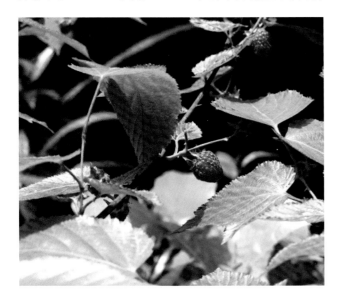

边缘不分裂或 3 裂，有锯齿；托叶线状披针形。花单生或少数生于短枝上；花直径可达 3cm；萼片卵形或三角状卵形；花瓣长圆形或椭圆形，白色，长9~12mm，宽 6~8mm。果实由很多小核果组成，近球形，直径 1~1.2cm，红色；核具皱纹。花期 2~3 月，果期 4~6 月。

【习性与分布】普遍生于向阳山坡、溪边、山谷、荒地和疏密灌丛中潮湿处，海拔 200~2200m。耐贫瘠，阳性植物。除东北、甘肃、青海、新疆、西藏外，全国均有分布。

【挥发油含量】水蒸气蒸馏的干燥叶的得油率为0.01%~0.20%，同时蒸馏萃取的得油率为0.21%，微波萃取的得油率为 0.28%。

【芳香成分】程恰等（2014）用水蒸气蒸馏法提取的湖南吉首产山莓干燥叶挥发油的主要成分为：二十一烷（15.70%）、植物醇（12.25%）、(+)- 香橙烯（7.98%）、1,2- 环氧十八烷（4.65%）、植烷（4.27%）、正十七烷（3.13%）、邻苯二甲酸二辛酯（2.96%）、三十六烷（2.90%）、十六烷（2.83%）、十二烷酸（2.79%）、蓝桉醇（2.64%）、L- 抗坏血酸 -2,6- 二棕榈酸酯（2.56%）、二十二烷（2.26%）、溴代十六烷（1.99%）、降植烷（1.52%）、异植物醇（1.44%）、十五烷（1.40%）、1,8- 二氧杂环十七烷 -9- 酮（1.14%）、十二烷基环己烷（1.05%）、2- 壬炔酸甲酯（1.00%）等。周双德等（2009）用水蒸气蒸馏法提取的湖南张家界产山莓阴干叶挥发油的主要成分为：1,2,4-三甲氧基丁烷（52.10%）、乙酸乙酯（6.84%）、1,6- 环二氧十二烷（4.53%）、乙酸（3.94%）、双环 [2,2,1]-2- 庚烷（3.24%）、2- 甲氧基 - 苯酚（2.21%）、1-(2- 羟基 -5- 甲基)- 苯乙酮（1.96%）、苯甲醇（1.54%）、2- 乙氧基戊烷（1.29%）等。张敏（2019）用水蒸气蒸馏法提取的湖南张家界产山莓阴干叶挥发油的主要成分为：2- 甲氧基 -4- 乙烯基苯酚（45.46%）、4- 甲基 -2,5- 二叔丁基苯酚（19.79%）、2,3- 二甲基戊烷（18.09%）、正辛烷（4.19%）、2,5- 十八碳二炔酸甲酯（2.54%）、紫苏醛（1.66%）、2- 乙基 -3- 乙烯基环氧乙烷（1.39%）、2,4- 二甲基己烷（1.22%）、3- 甲基己烷（1.14%）、水芹醛（1.03%）等。

【性味与功效】味苦，性凉。消肿解毒。外用治痈疖肿毒。

倒扎龙 ▼

【基源】蔷薇科悬钩子属植物秀丽莓 *Rubus amabilis* Focke 的根。

【形态特征】灌木，高 1~3m。枝、花枝、叶脉、叶柄、叶轴、花梗均疏生小皮刺。小叶 7~11 枚，卵形，长 1~5.5cm，宽 0.8~2.5cm，上部的小叶比下部的大，边缘具缺刻状重锯齿；托叶线状披针形。花单生于侧生小枝顶端；花直径 3~4cm；花萼绿带红色；萼片宽卵形；花瓣近圆形，白色。果实长圆形，红色；核肾形，稍有网纹。花期 4~5 月，果期 7~8 月。

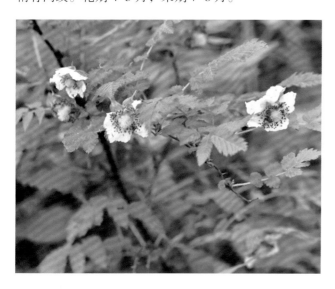

【习性与分布】生于山麓、沟边或山谷丛林中，海拔 1000~3700m。喜光，耐半阴，较耐寒。分布于陕西、甘肃、河南、山西、湖北、四川、青海。

【挥发油含量】超临界萃取的干燥根的得油率为 3.42%。

【芳香成分】刘慧等（2013）用超临界 CO_2 萃取法提取的青海互助产秀丽莓干燥根挥发油的主要成分为：桉叶油二烯 5,11(13)– 内酯 –8,12（49.09%）、榄香醇（8.67%）、β – 谷甾醇（6.77%）、喇叭烯氧化物（4.52%）、β – 桉叶醇（4.16%）、豆甾 –4– 烯 3– 酮（3.87%）、γ – 衣兰油烯（1.69%）、羽扇豆醇乙酸酯（1.65%）、1,5,9– 三甲基 –1,5,9– 环十二碳三烯（1.49%）、圆柚酮（1.40%）、荜澄茄油烯醇（1.07%）、维生素 A 醋酸酯（1.07%）等。

【性味与功效】味辛、微苦，性凉。清热解毒，活血止痛，止带，止汗。治腰痛，白带，瘰疬，黄水疮，盗汗。

山樱桃 ▼

【基源】蔷薇科樱属植物山樱桃（毛樱桃）*Cerasus tomentosa* (Thunb.) Wall. 的果实。

【形态特征】灌木，通常高 0.3~1m。小枝褐色。冬芽卵形。叶片卵状椭圆形，长 2~7cm，宽 1~3.5cm，边有急尖或粗锐锯齿；托叶线形。花单生或 2 朵簇生，花叶同开，近先叶开放或先叶开放；萼筒管状或杯状，萼片三角卵形，长 2~3mm；花瓣白色或粉红色，倒卵形。核果近球形，红色，直径 0.5~1.2cm。花期 4~5 月，果期 6~9 月。

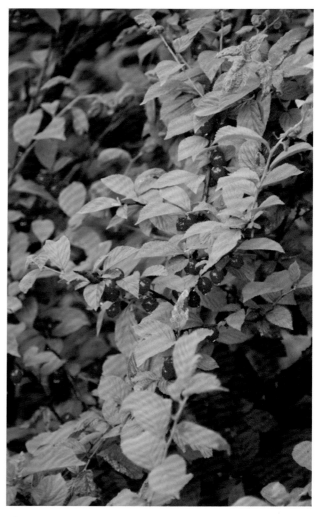

【习性与分布】生于山坡林中、林缘、灌丛中或草地，海拔 100~3200m。喜光、喜温、喜湿、喜肥，不抗旱，不耐涝。分布于黑龙江、吉林、辽宁、内蒙古、河北、山西、陕西、甘肃、宁夏、青海、山东、四川、云南、西藏。

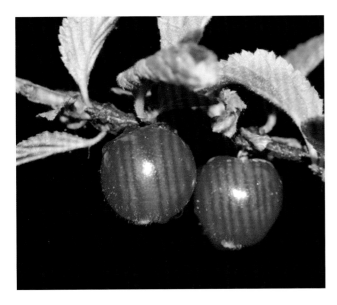

【芳香成分】杨新周等（2014）用索氏法提取的毛樱桃果实挥发油的主要成分为：2,3,4,5,6,7-六羟基庚醛（17.63%）、5-羟甲基-呋喃-2-甲醛（16.55%）、六氢-[3,2-b]呋喃-3,6-二醇（6.12%）、甲酰胺（5.82%）、苯甲醛（4.45%）、苯并吡喃-2-酮（3.49%）、2,3,4,5,6,7-六羟基庚醛（2.99%）、2-呋喃甲醛（2.82%）、2-羟基丁二酸（2.35%）、2,3,4,5-四羟基-6-甲氧甲基-四氢化吡喃（1.74%）、N-羟基-3-半酰亚胺硫代酸-3,4,5-三羟基-6-甲氧基-四氢吡喃-2-酯（1.14%）等。

【性味与功效】味辛、甘，性平。健脾，益气，固精。治食积泻痢，便秘，脚气，遗精滑泄。

山豆子 ▼

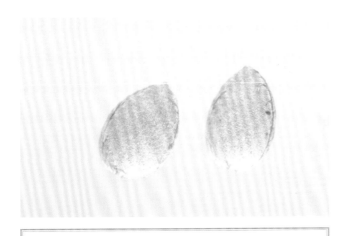

【基源】蔷薇科樱属植物山樱桃（毛樱桃）*Cerasus tomentosa* (Thunb.) Wall. 的种子。

【形态特征】同山樱桃。

【习性与分布】同山樱桃。

【芳香成分】孙晶波等（2013）用水蒸气蒸馏法提取的吉林长白山产毛樱桃干燥种子挥发油的主要成分为：苯甲醛（48.75%）、安息香乙醚（38.62%）、四氢异噁唑（3.59%）、乙酸乙酯（2.45%）、苯甲醇（1.68%）、苯甲酸乙酯（1.37%）等。

【性味与功效】味辛，性平。清热透疹。治麻疹不透。

樱桃 ▼

【基源】蔷薇科樱属植物樱桃 *Cerasus pseudocerasus* (Lindl.) G. Don 的果实。

【形态特征】乔木，高2~6m。冬芽卵形。叶片卵形，长5~12cm，宽3~5cm，边有尖锐重锯齿；叶柄先端有1或2个大腺体；托叶披针形。花序伞房状或近伞形，有花3~6朵，先叶开放；总苞倒卵状椭圆形，褐色；萼筒钟状，萼片三角卵圆形或卵状长圆形；花瓣白色，卵圆形。核果近球形，红色，直径0.9~1.3cm。花期3~4月，果期5~6月。

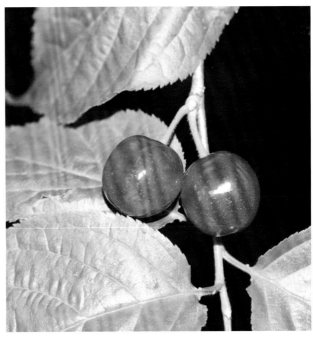

【习性与分布】生于山坡阳处或沟边，海拔300~600m。喜光、喜温、喜湿、喜肥。分布于辽宁、河北、陕西、甘肃、山东、河南、江苏、浙江、江西、四川。

【芳香成分】谢超等（2011）用固相微萃取技术提取

的重庆产'黑珍珠'樱桃新鲜成熟果实挥发油的主要成分为：苯甲醛（27.99%）、己醛（24.65%）、(E)-2-己烯酮（24.62%）、(Z)-2-己烯醇（11.45%）、乙醇（4.52%）、己醇（2.63%）、柠檬烯（1.11%）等。

【性味与功效】味甘，性温。补血益肾。治脾虚泄泻，肾虚遗精，腰腿疼痛，四肢不仁，瘫痪。

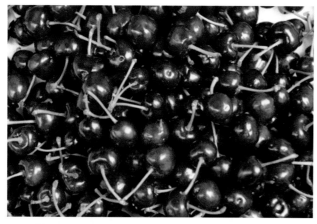

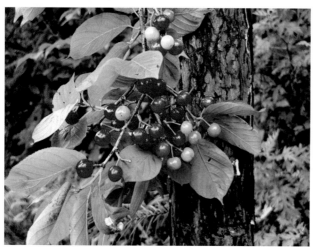

樱桃核 ▼

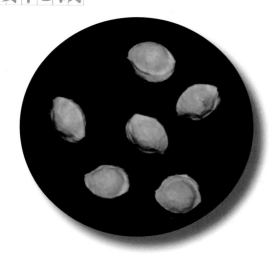

【基源】蔷薇科樱属植物樱桃 Cerasus pseudocerasus (Lindl.) G. Don 的果核(种子)。

【形态特征】同樱桃。

【习性与分布】同樱桃。

【芳香成分】钱琳琳等（2020）用水蒸气蒸馏法提取的山东烟台产樱桃核挥发油的主要成分为：棕榈酸（29.27%）、反-2-辛烯醛（13.31%）、反式-2,4-癸二烯醛（10.41%）、11-十八酸甲酯（6.07%）、顺式-13-十八酸甲酯（5.45%）、十甲基四硅氧烷（3.17%）、二十烷（1.63%）、6-十八酸（1.55%）、2,6-二叔丁基对甲酚（1.44%）等。

【性味与功效】味辛，性温。发表透疹，消瘤去瘢，行气止痛。治痘疹初期透发不畅，皮肤瘢痕，瘿瘤，疝气疼痛。

细齿樱桃 ▼

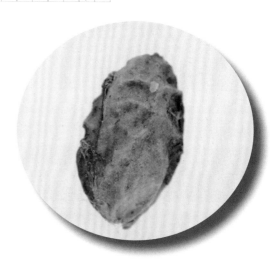

【基源】蔷薇科樱属植物细齿樱桃 Cerasus serrula (Franch.) Yu et Li 的种子。

【形态特征】乔木，高2~1.2m。冬芽尖卵形。叶片披针形，长3.5~7cm，宽1~2cm，边有锯齿；托叶线形。花单生或有2朵，花叶同开，花直径约1cm；总苞片褐色，狭长椭圆形；苞片褐色，卵状狭长圆形；萼筒管形钟状，萼片卵状三角形；花瓣白色，倒卵状椭圆形。核果成熟时紫红色，卵圆形；核表面有显著棱纹。花期5~6月，果期7~9月。

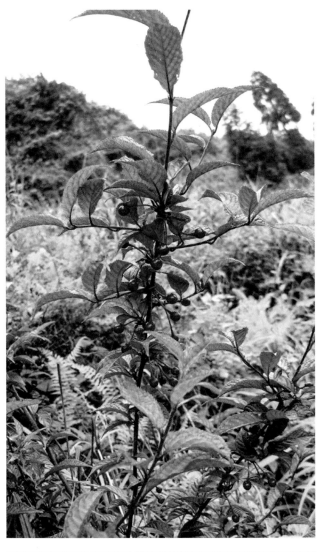

环己基壬烯（6.80%）、4-甲基-2-丙基-1,6-二氢嘧啶-6-酮（6.66%）、9-十八烯醇（4.53%）、10-十一烯醛（2.33%）、1,10-癸二醇（1.47%）、香草醛（1.19%）等。

【性味与功效】味辛，性平。解毒，利尿，透疹。治透发麻疹。

榅桲 ▼

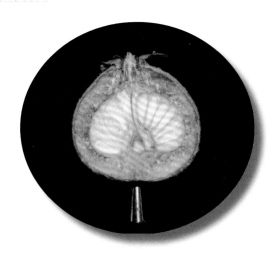

【基源】蔷薇科榅桲属植物榅桲 *Cydonia oblonga* Mill. 的果实。

【形态特征】灌木或小乔木，有时高达 8m；冬芽卵形，紫褐色。叶片卵形至长圆形，长 5~10cm，宽 3~5cm；托叶膜质，卵形。花单生；苞片膜质，卵形；花直径 4~5cm；萼筒钟状；萼片卵形至宽披针形；花瓣倒卵形，长约 1.8cm，白色。果实梨形，直径 3~5cm，密被短

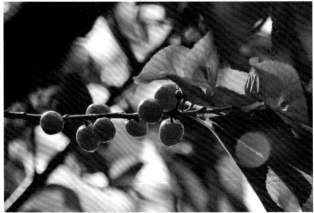

【习性与分布】生于山坡、山谷林中、林缘或山坡草地，海拔 2600~3900m。分布于四川、云南、西藏。

【挥发油含量】超临界萃取的干燥种子的得油率为0.56%。

【芳香成分】杨潇等（2016）用超临界 CO_2 萃取法提取的四川小金产细齿樱桃干燥种子挥发油的主要成分为：β-谷甾醇（60.30%）、扁桃酰胺（11.36%）、1-

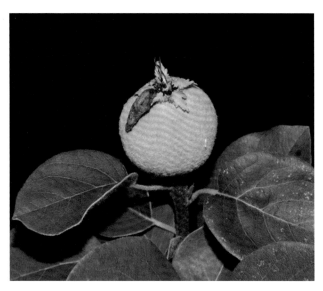

绒毛，黄色，有香味；萼片宿存反折；果梗短粗，长约 5mm，被绒毛。花期 4~5 月，果期 10 月。

【习性与分布】喜光能耐半阴，耐寒。新疆、陕西、江西、福建等地有栽培。

【芳香成分】榅桲果实挥发油的主成分多为 (E)-2-甲基 -2- 丁酸乙酯（22.33%~32.05%），也有主成分不同的报告。车玉红等（2017）用顶空固相微萃取法提取的新疆莎车产'苹果榅桲'新鲜成熟果实挥发油的主要成分为：(E)-2- 甲基 -2- 丁酸乙酯（22.65%）、α - 法尼烯（21.15%）、己醛（13.72%）、辛酸乙酯（9.67%）、1- 己醇（6.90%）、己酸乙酯（6.47%）、2- 甲基丁酸乙酯（1.87%）、月桂酸乙酯（1.70%）、3- 己烯 -1- 醇（1.48%）、庚酸乙酯（1.12%）、癸酸乙酯（1.10%）等；'绿榅桲'的主要成分为：α - 法尼烯（64.78%）、辛酸乙酯（6.20%）、(E)-2- 甲基 -2- 丁酸乙酯（5.49%）、癸酸乙酯（5.18%）、反式 -4- 癸烯酸乙酯（2.43%）、己酸乙酯（2.00%）、十一酸乙酯（1.27%）、2,4- 癸二烯酸乙酯（1.20%）、肉豆蔻油酸（1.17%）、广藿香烯（1.13%）、3,6- 十二碳二烯酸甲酯（1.11%）等。哈及尼沙等（2017）用顶空固相微萃取法提取的新疆阿图什产榅桲果实挥发油的主要成分为：α - 金合欢烯（38.92%）、辛酸乙酯（19.44%）、己酸乙酯（6.52%）、顺 -3- 乙酸叶醇酯（6.45%）、乙醇（4.42%）、茶螺烷 A（3.09%）、癸酸乙酯（2.97%）、茶螺烷 B（2.93%）、乙酸正己酯（2.09%）、己醇（1.92%）、庚酸乙酯（1.68%）、月桂酸乙酯（1.31%）、辛酸甲酯（1.05%）等。哈及尼沙等（2015）用水蒸气蒸馏法提取的新疆克州产榅桲干燥果实挥发油的主要成分为：1,2,3,4- 四氢化 -1,1,6- 三甲基 - 萘（16.61%）、4- 甲基 -5- 戊 -1,3- 四氢呋喃 -2- 酮（12.67%）、糠醛（11.14%）、紫苏醇（10.82%）、β - 紫罗兰酮（6.77%）、三甲基 - 四氢化萘（5.92%）、1-甲基 -1- 环戊烯（4.21%）、(E,E)- 金合欢醇丙酮（4.00%）、Vitispirane（3.59%）、2,6,10,10- 四甲基 -1- 氧杂 - 螺 [4.5] 癸 -6- 烯（2.92%）、六氢 -3- 亚甲基 -6- 甲基 - 苯基呋喃（2.64%）、十氢 -2- 甲基萘（2.36%）、9-十六碳烯酸乙酯（2.15%）、橙花基丙酮（1.68%）、金合欢烯（1.56%）、3-(2,6,6- 三甲基 -1- 环己烯基 -2- 丙醛（1.20%）等。

【性味与功效】味甘、酸，性温。祛湿解暑，舒筋活络。治伤暑，呕吐，腹泻，消化不良，关节疼痛，腓肠肌痉挛。

番茄 ▼

【基源】茄科番茄属植物番茄 *Lycopersicon esculentum* Mill. 的新鲜果实。

【形态特征】体高 0.6~2m，全体生粘质腺毛，有强烈气味。茎易倒伏。叶羽状复叶或羽状深裂，长 10~40cm，小叶极不规则，大小不等，常 5~9 枚，卵形或矩圆形，边缘有不规则锯齿或裂片。花序总梗长 2~5cm，常 3~7 朵花；花萼辐状，裂片披针形；花冠辐状，直径约 2cm，黄色。浆果扁球状或近球状，肉质而多汁液，桔黄色或鲜红色；种子黄色。花果期夏秋季。

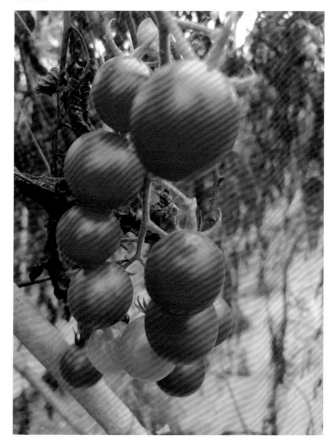

【习性与分布】喜温，不耐霜冻。喜光，喜水。全国各地均有栽培。

【芳香成分】杨玉芳等（2010）用石油醚回流萃取法提取的番茄新鲜果实挥发油的主要成分为：棕榈酸（20.92%）、亚油酸（17.62%）、油酸乙酯（14.62%）、苯甲酸（13.59%）、棕榈酸乙酯（7.00%）、苯乙醛（3.69%）、亚油酸乙酯（2.48%）、糠醛（1.29%）、亚麻酸甲酯（1.02%）等。吕洁

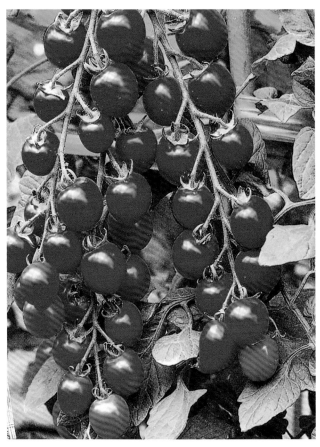

等（2016）用顶空固相微萃取法提取的陕西杨凌产'黑樱桃'番茄坚熟期果实挥发油的主要成分为：己醛（19.23%）、正己醇（13.27%）、顺-3-己烯醇（11.09%）、水杨酸甲酯（7.14%）、1-戊醇（6.08%）、反-2-己烯醛（5.48%）、6-甲基-5-庚烯-2-酮（5.36%）、愈创木酚（5.13%）、2-甲基丁醛（2.56%）、己酸（1.93%）、反-2-辛烯醛（1.78%）、二碳酸二叔丁酯（1.77%）、顺-2-戊烯-1-醇（1.60%）、2-羟基苯甲醛（1.60%）、苯甲醛（1.15%）、1-辛烯-3-酮（1.05%）、反-2-庚烯醛（1.02%）等。张静等（2017）用顶空固相微萃取法提取的'金鹏1号'番茄新鲜果实挥发油的主要成分为：顺-3-己烯醛（12.16%）、6-甲基-5-庚烯-2-酮（11.07%）、壬醛（9.13%）、2-甲基丁醛（5.77%）、己醇（5.70%）、顺-3-己烯醇（5.69%）、3-戊酮（4.97%）、1-戊烯-3-酮（4.36%）、反-2-辛烯醛（3.92%）、己醛（3.36%）、反-2-戊烯醛（2.61%）、2-甲基-2-丁烯醛（2.26%）、1-戊醇（1.55%）、（反,反)-2,4-己二烯醛（1.25%）、1-戊烯-3-醇（1.04%）等。

【性味与功效】味酸、甘，性微寒。生津止渴，健胃消食。治口渴，食欲不振。

番茄叶 ▼

【基源】茄科番茄属植物番茄 *Lycopersicon esculentum* Mill. 的叶。

【形态特征】同番茄。

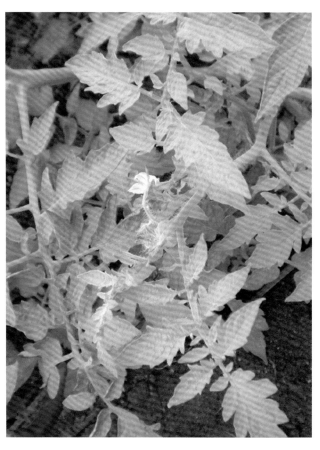

【习性与分布】同番茄。

【挥发油含量】水蒸气蒸馏的干燥叶的得油率为0.05%。

【芳香成分】何培青等（2005）用水蒸气蒸馏法提取的山东青岛产'青研1号'番茄叶挥发油的主要成分为：(E)-2-己烯醛（50.83%）、愈创木酚（10.91%）、丁子香酚（10.06%）、β-水芹烯（8.07%）、苯甲醇（5.16%）、水杨酸甲酯（4.64%）、2-己烯醛（2.14%）、苯乙醛（1.66%）、(+)-2-莰烯（1.36%）等；用有机溶剂萃取法提取的叶挥发油的主要成分为：β-水芹烯（23.31%）、(E)-2-己烯醛（15.56%）、丁子香酚（13.79%）、愈创木酚（12.42%）、水杨酸甲酯（11.13%）、β-石竹烯（5.00%）、(+)-2-莰烯（4.60%）、苯甲醇（3.79%）、石竹烯氧化物（2.10%）、苯乙醇（1.94%）、苯乙醛（1.85%）、α-石竹烯（1.77%）、2,6-叔丁基-

对羟基甲苯（1.29%）等。唐晓伟等（2004）用有机溶剂萃取法提取的野生番茄叶挥发油的主要成分为：十二酸（24.20%）、2-羟甲基-2-硝基-1,3-丙二醇（17.29%）、3-甲基戊酸（8.58%）、壬酸（7.93%）、十一酸（7.07%）、2-十一酮（4.83%）、邻苯二甲酸二丁酯（3.92%）、十一烷（3.26%）、戊酸癸基酯（3.14%）、烯丙基异戊酸酯（3.04%）、辛酸（2.68%）、异戊酸异丁酯（1.90%）、十二烷（1.75%）、庚基戊酸酯（1.70%）、2-十四烷醇（1.66%）、2,6-二叔丁基对甲酚（1.44%）、2-甲基丁酸酐（1.41%）、庚基己酸酯（1.13%）等。刘银燕等（2009）用水蒸气蒸馏法提取的吉林长春产樱桃番茄干燥叶挥发油的主要成分为：1,3,3-三甲基双环[2.2.1]庚-2-醇乙酸酯（20.72%）、(2E)-3,7,11,15-四甲基-2-十六碳烯-1-醇（8.48%）、6,10,14-三甲基十五烷酮（7.14%）、4,11,11-三甲基-8-亚甲基双环[7.2.0]-4-十一烷烯（5.82%）、4-(2,6,6-三甲基-1-环己烯-1-基)-2-丁酮（3.99%）、石竹烯氧化物（2.63%）、2,6,6,9-四甲基-1,4,8-环十一烷三烯（2.50%）、2-己基-1-癸醇（2.33%）、(E,E)-6,10,14-三甲基-5,9,13-十五碳三烯-2-酮（1.62%）、十五烷酸甲酯（1.46%）、1-(1,3-二甲基-3-环乙烯-1-基)-乙酮（1.43%）、2,2,4-三甲基-3-环乙烯-1-甲醇（1.20%）、(2)-14-甲酸二十三烷酯（1.13%）等。

【性味与功效】味甘，性微寒。清热解毒，消炎，助消化。治烂疮，下肢溃疡。

黑果枸杞 ▼

【基源】茄科枸杞属植物黑果枸杞 *Lycium ruthenicum* Murr. 的果实。

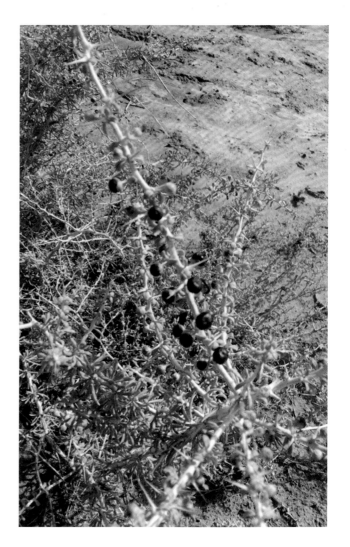

【形态特征】多棘刺灌木，高 20~150cm；小枝顶端渐尖成棘刺状，有长 0.3~1.5cm 的短棘刺；短枝位于棘刺两侧，在老枝上成瘤状，叶或花、叶同时簇生。叶 2~6 枚簇生于短枝上，肥厚肉质，条形，长 0.5~3cm，宽 2~7mm。花 1~2 朵生于短枝上。花萼狭钟状；花冠漏斗状，浅紫色，5 浅裂。浆果紫黑色，球状，直径 4~9mm。种子肾形，褐色。花果期 5~10 月。

【习性与分布】分布于高山沙林、盐化沙地、河湖沿岸、干河床、荒漠河岸林中。喜光。耐高温，耐寒，耐盐碱，耐干旱。分布于陕西、宁夏、甘肃、青海、新疆、西藏。

【芳香成分】赵秀玲等（2016）用水蒸气蒸馏法提取的青海格尔木产黑果枸杞果实挥发油的主要成分为：亚油酸（39.19%）、棕榈酸（22.55%）、反油酸（12.15%）、2,3-二氢苯并呋喃（4.24%）、亚油酸甲酯（3.82%）、2-甲氧基-4-乙烯基苯酚（3.27%）、(9Z)-9,17-十八碳二烯醇（2.37%）、9,12-十八碳二烯酸甲酯（1.56%）、油酸甲酯（1.11%）、加莫尼克酸（1.08%）、棕榈酸乙酯（1.02%）等。楼舒婷等（2016）用顶空固相微萃取法提取的新疆产黑果枸杞干燥果实挥发油的主要成分为：戊基环己烷（17.98%）、十六酸乙酯（13.29%）、十六碳烯酸乙酯（11.45%）、十四酸乙酯（5.04%）、丁基环己烷（4.74%）、油酸乙酯（3.26%）、(E)-1-丁氧基-2-己烯（2.92%）、香叶基丙酮（2.84%）、癸醛（2.39%）、2,2,4-三甲基戊二醇异丁酯（2.24%）、5-乙基-6-十一烷酮（2.23%）、反式石竹烯（2.19%）、乙酸环己酯（2.05%）、月桂酸乙酯（2.03%）、琥珀酸-3-

庚基异丁酯（1.85%）、右旋柠檬烯（1.81%）、金合欢基乙醛（1.80%）、壬醛（1.63%）、邻苯二甲酸-异丁反式-己-3-烯酯（1.56%）、苯甲醛（1.33%）、正己醛（1.28%）、戊醚（1.27%）、苯（1.25%）、2,6,10,10-四甲基-1-氧杂螺[4.5]癸-6-烯（1.19%）、癸酸乙酯（1.18%）、反式肉桂酸乙酯（1.14%）、肉豆蔻酸（1.11%）、十五酸乙酯（1.04%）等。

【性味与功效】味甘，性寒。清肺热，镇咳，消炎。治疗心脏病，月经不调，停经，降压等。

戊烯基-2(3H)-呋喃酮（2.90%）、棕榈酸（2.82%）、9-氧代-壬酸乙酯（2.76%）、二十二烷（2.49%）、正十四烷（2.29%）、正二十一烷（1.68%）、邻苯二甲酸二异丁酯（1.49%）、邻苯二甲酸二异辛酯（1.43%）、正二十九烷（1.32%）、正三十六烷（1.27%）、柏木脑（1.05%）等。

【性味与功效】味苦，性寒，有小毒。清热解毒，活血消肿。治疗疮，痈肿，丹毒，跌打扭伤，慢性气管炎，肾炎水肿。

龙葵 ▼

【基源】茄科龙葵属植物龙葵 *Solanum nigrum* Linn. 的全草。

【形态特征】一年生直立草本，高0.25~1m。叶卵形，长2.5~10cm，宽1.5~5.5cm，全缘或每边具不规则的波状粗齿。蝎尾状花序腋外生，由3~10花组成，萼小，浅杯状；花冠白色，筒部隐于萼内，长不及1mm，冠檐长约2.5mm，5深裂，裂片卵圆形，长约2mm；花丝短，花药黄色；子房卵形，柱头小，头状。浆果球形，直径约8mm，熟时黑色。种子多数，近卵形，直径约1.5~2mm，两侧压扁。

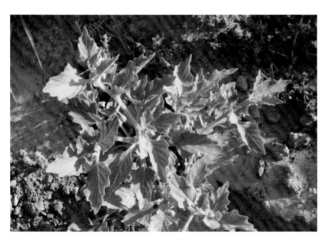

【习性与分布】喜生于田边，荒地及村庄附近。几乎全国均有分布。

【芳香成分】高思国等（2011）用石油醚萃取法提取的龙葵干燥全草挥发油的主要成分为：棕榈酸乙酯（14.89%）、辛酸（10.89%）、正辛醛（5.87%）、壬酸（5.61%）、植酮（5.34%）、正二十烷（4.77%）、二氢猕猴桃内酯（4.00%）、丹皮酚（3.03%）、二氢-5-

曼陀罗叶 ▼

【基源】茄科曼陀罗属植物曼陀罗 *Datura stramonium* Linn. 的叶。

【形态特征】草本或半灌木状，高0.5~1.5m。叶广卵形，边缘有不规则波状浅裂，长8~17cm，宽4~12cm。花单生于枝叉间或叶腋，直立；花萼筒状，5浅裂，裂片三角形；花冠漏斗状，下半部带绿色，上部白色或淡紫色。蒴果直立生，卵状，成熟后淡黄色，规则4瓣裂。种子卵圆形，稍扁，长约4mm，黑色。花期6~10月，果期7~11月。

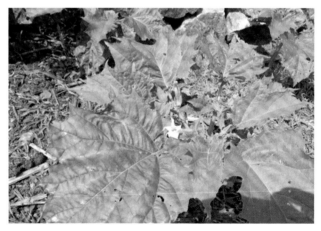

【习性与分布】多野生在田间、沟旁、道边、河岸、山坡等地方。喜温暖、向阳的环境。全国各地均有分布。

【挥发油含量】水蒸气蒸馏的新鲜全草的得油率为0.14%。

【芳香成分】郁浩翔等（2011）用水蒸气蒸馏法提取的贵州贵阳产曼陀罗新鲜叶挥发油的主要成分为：二十一烷（12.20%）、二十四烷（11.59%）、二十三烷（11.15%）、四十四烷（8.58%）、二十二烷（7.72%）、二十七烷（7.22%）、4- 甲基二十烷（5.53%）、3-甲基 -5- 氨基吡唑（5.29%）、二十烷（3.83%）、十九烷（3.61%）、十八烷（2.96%）、2,5- 己二酮（2.55%）、6- 戊基 -5,6- 二氢 -2H- 吡喃 -2- 酮（2.36%）、正十七烷（2.11%）、2,6,10- 三甲基 -十二烷（1.56%）、2,3- 二氢 -1,1,3- 三甲基 -3- 苯基 -1H- 茚（1.20%）、正十六烷（1.02%）等。龚敏等（2014）用水蒸气蒸馏法提取的海南海口产曼陀罗新鲜叶挥发油的主要成分为：邻苯二甲酸单 (2- 乙基己基) 酯（67.11%）、肉豆蔻醛（2.95%）、6,10,14-三甲基 -2- 十五烷酮（1.56%）、叶绿醇（1.31%）、三十四烷基七氟丁酸酯（1.10%）等。

【性味与功效】味辛、苦，性温，有毒。止痛，镇静，止咳，平喘。治关节骨痛，腰腿酸痛，咳喘不止，心烦意乱。

曼陀罗果 ▼

【基源】茄科曼陀罗属植物曼陀罗 *Datura stramonium* Linn. 的果实。

【形态特征】同曼陀罗叶。

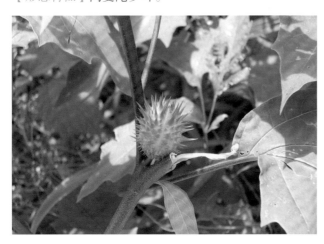

【习性与分布】同曼陀罗叶。

【芳香成分】金振国等（2007）用水蒸气蒸馏法提取的陕西商州产曼陀罗新鲜成熟果实挥发油的主要成分为：6- 戊基 -5,6- 二氢化吡喃 -2- 酮（9.13%）、3,7,11,15- 四甲基 -2- 十六碳烯 -1- 醇（6.71%）、二苯酮（6.16%）、1- 己醇（6.10%）、(E)-3- 己烯 -1- 醇（4.25%）、四十四烷（3.79%）、二十四烷（2.79%）、苯甲醇（2.69%）、胆甾烷（2.56%）、(E,E)-2,4- 癸二烯醛（2.40%）、苯乙醇（2.36%）、豆甾烷（2.34%）、

单 (2- 乙基己基)-1,2- 苯二羧酸酯（1.54%）、9- 甲基十九烷（1.35%）、菲（1.34%）、十六酸甲酯（1.31%）、2-(3- 溴 -5,5,5- 三氯 -2,2- 二甲基戊基)-1,3- 二氧戊环（1.19%）、长叶蒎葛缕醇（1.17%）、苯乙醛（1.17%）、2,6,10- 三甲基十四烷（1.17%）等。龚敏等（2014）用水蒸气蒸馏法提取的海南海口产曼陀罗新鲜果实挥发油的主要成分为：邻苯二甲酸单 (2- 乙基己基) 酯（27.83%）、棕榈酸（24.19%）、二十一烷（14.14%）、正二十三烷（5.56%）、亚油酸（4.31%）、肉豆蔻醛（3.39%）、棕榈酸甲酯（2.50%）、十七烷（2.45%）、硬脂酸（1.82%）、反式 -13- 十八烯酸甲酯（1.64%）、二十烷（1.44%）、亚油酸乙酯（1.20%）、(Z)-9- 十八烷醛（1.15%）等。

【性味与功效】味辛、苦，性温，有大毒。止痛，镇静，平喘止咳。治支气管哮喘，慢性喘息性支气管炎，胃痛，牙痛，风湿痛，损伤疼痛，手术麻醉。

白英 ▼

【基源】茄科茄属植物白英 *Solanum lyratum* Thunb. 的全草。

【形态特征】草质藤本，长 0.5~1m。叶互生，多数为琴形，长 3.5~5.5cm，宽 2.5~4.8cm，基部常 3~5 深裂，裂片全缘。聚伞花序顶生或腋外生，疏花；萼环状，萼齿 5 枚，圆形；花冠蓝紫色或白色，直径约 1.1cm，花冠筒隐于萼内，5 深裂，裂片椭圆状披针形。浆果球状，成熟时红黑色，直径约 8mm；种子近盘状，扁

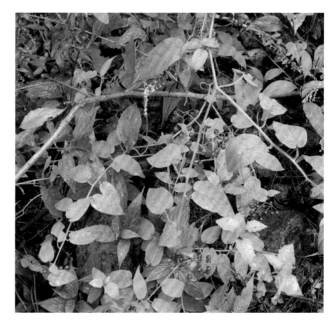

平，直径约 1.5mm。花期夏秋，果熟期秋末。

【习性与分布】喜生于山谷草地或路旁、田边，海拔
600~2800m。喜温暖气候和较湿润的环境，耐旱、耐寒、
怕水涝。分布于甘肃、陕西、山西、河南、江苏、安徽、
山东、福建、台湾、江西、广东、浙江、湖南、湖北、
四川、云南等省区。

【芳香成分】徐顺等（2006）用水蒸气蒸馏法提取
的浙江产白英全草挥发油的主要成分为：棕榈酸
（42.79%）、亚油酸（19.97%）、异植醇（3.18%）、
十五烷酸（2.53%）、6,10,14-三甲基-2-十五烷酮
（2.25%）、十四烷酸（2.17%）、二十一烷（1.23%）等。

【性味与功效】味苦，性微寒，有小毒。清热解毒，
利湿消肿，抗癌。治感冒发热，乳痈，恶疮，湿热黄疸，
腹水，白带，肾炎水肿；外用治痈疖肿毒。

野烟叶 ▼

【基源】茄科茄属植物假烟叶树 *Solanum verbascifolium* Linn. 的叶或全株。

【形态特征】小乔木，高 1.5~10m。叶大而厚，卵状
长圆形，长 10~29cm，宽 4~12cm，全缘或略作波状。

聚伞花序多花，形成近顶生圆锥状平顶花序。花白
色，直径约 1.5cm，萼钟形，5 半裂，萼齿卵形；花
冠筒隐于萼内，冠檐深 5 裂，裂片长圆形，外面被
星状簇绒毛。浆果球状，具宿存萼，直径约 1.2cm，
黄褐色。种子扁平，直径约 1~2mm。几全年开花
结果。

【习性与分布】常见于荒山荒地灌丛中，海拔
300~2100m。分布于四川、贵州、福建、台湾、广东、
海南、香港、广西、云南等省区。

【挥发油含量】水蒸气蒸馏的新鲜叶片的得油率为
0.06%。

【芳香成分】马瑞君等（2006）用水蒸气蒸馏、两
相溶剂萃取法提取的广东潮州产假烟叶树新鲜叶片
挥发油的主要成分为：大牻牛儿烯 D（37.07%）、
珀耙烯（26.29%）、1β-(1-甲基乙基)-4,7-二甲
基-1α,2,4aβ,5,8,8aα-六氢萘（13.63%）、石
竹烯（8.03%）、1β-乙烯基-1α-甲基-2β,4β-
双-(1-甲基乙烯基)-环己烷（5.81%）、γ-榄
香烯（2.16%）、α-荜澄茄油烯（2.06%）等。

【性味与功效】味辛、苦，性微温，有毒。行气血，
消肿毒，止痛。治胃痛，腹痛，痛风，骨折，跌打损伤，
痈疖肿毒，皮肤溃疡，外伤出血。

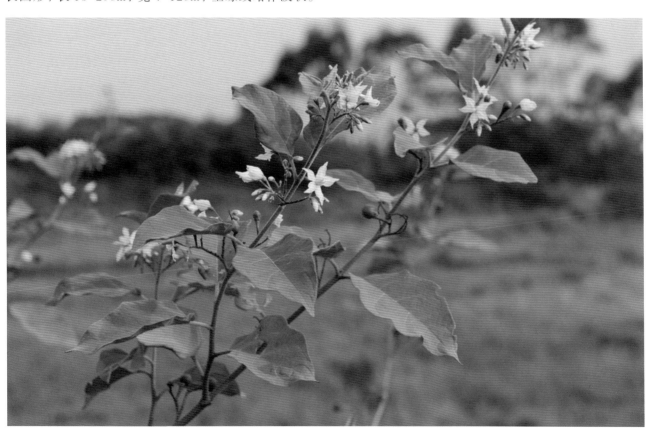

马铃薯 ▼

【基源】茄科茄属植物马铃薯 *Solanum tuberosum* Linn. 的块茎。

【形态特征】草本，高 30~80cm。地下茎块状，扁圆形或长圆形，直径约 3~10cm，外皮白色、淡红色或紫色。叶为奇数不相等的羽状复叶，小叶常大小相间，长 10~20cm；小叶 6~8 对，卵形至长圆形，全缘。伞房花序顶生，后侧生，花白色或蓝紫色；萼钟形；花冠辐状，直径约 2.5~3cm，花冠筒隐于萼内，长约 2mm，裂片 5，三角形。浆果圆球状。花期夏季。

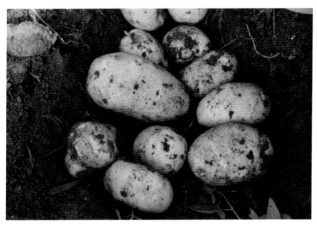

【习性与分布】耐寒、耐旱、耐瘠薄。喜冷凉。全国各地均有栽培。

【芳香成分】吴燕等（2016）用顶空固相微萃取法提取的浙江宁波产马铃薯新鲜块茎样品 1 的挥发油主要成分为：2-氯-2-硝基丙烷（17.15%）、2-戊烷基呋喃（4.29%）、苯乙醛（1.85%）、顺-2-辛烯-1-醇（1.72%）、4-乙基苯甲酸环戊基酯（1.54%）、4-甲基-2-乙基-1-戊醇（1.29%）等；样品 2 的主要成分为：5-氯-4,6-二苯基-2(1H)-嘧啶酮（8.26%）、油酸-3-(十八烷氧基)丙基酯（7.62%）、氯乙醇（6.83%）、3,5-二甲基-1-己烯（6.83%）、3-乙基5-(2-乙基丁基)-十八烷（5.89%）、12,13,20-三醋酸基-佛波醇（5.81%）、十四烷（5.02%）、邻二甲苯（4.56%）、甲苯（4.03%）、2-戊烷基呋喃（3.58%）、秋水仙碱（3.43%）、1-二十六烯（3.30%）、甘油三亚油酸酯（3.12%）、对二甲苯（2.94%）、苯醚（2.91%）、定碱（2.83%）、苯乙醛（2.48%）、番木鳖碱（2.29%）、1-戊醇（2.08%）、4'-羟基-双氯芬酸二甲酯（1.69%）、4-氯胆甾-4-烯-3-酮（1.41%）、异胆酸乙酯（2.31%）、9-

己基-十七烷（1.24%）、海葱次甙（1.05%）等；甘肃定西产马铃薯新鲜块茎样品 1 的挥发油主要成分为：甲苯（21.63%）、甲酸-2-乙基己酯（19.71%）、3-甲基醋酸-1-丁醇（16.78%）、2-甲基丁醛（16.04%）、碳酸-异丁基-2-乙基-己酯（15.81%）、2-戊烷基呋喃（12.97%）、甲氧基-苯基-肟（9.72%）、2-甲基-1-己醇（7.98%）、1-辛烯-3-醇（7.49%）、丁酸乙酯（5.95%）、2-甲基-1-甲氧基苯（5.92%）、2-甲基丙醛（5.59%）、3-甲基丁醛（4.37%）、乙酸异丁酯（3.15%）、对二甲苯（2.36%）、3-甲基丁醇（1.98%）、(Z)-6,10-二甲基-5,9-十一烷二烯-2-酮（1.94%）、海罂粟碱（1.92%）、乙苯（1.79%）、反-2-(2-戊烯基)呋喃（1.77%）、3,3-双-苯磺酰基-2-氟-丙烯腈（1.39%）、1,2,3-二十二烷甘油酯（1.36%）、2-甲基-3-(1,1-二甲基-2-丙炔基)-1-(1-萘基)-异硫脲（1.32%）、螺内酯（1.29%）、2-甲基丁醇（1.26%）、1,2-二甲氧基-苯（1.13%）、2-正丁基呋喃（1.04%）等；样品 2 的挥发油主要成分为：3-甲基醋酸-1-丁醇（44.46%）、碳酸-异丁基-2-乙基-己酯（14.63%）、水杨酸甲酯（13.39%）、2-戊烷基呋喃（8.34%）、1,2,4-苯三酸-三甲酯（5.73%）、2-乙基-1-己醇（5.31%）、甲氧基-苯基-肟（4.12%）、乙酸异丁酯（3.65%）、丁酸乙酯（3.38%）、甲苯（2.94%）、己酸乙酯（2.85%）、苯甲醇（2.82%）、2-甲氧基-苯酚（2.58%）、1-辛烯-3-醇（2.48%）、1,2,3-二十二烷甘油酯（2.26%）、乙基苯甲酰胺（1.99%）、反-5-(十六烷基)-2-十五烷基-1,3-二唑烷（1.84%）、苯乙醛（1.56%）、柠檬烯（1.55%）、乙酸己酯（1.32%）、9-己基-十七烷（1.08%）、环己烯醇（1.01%）等。曾著莉等（2019）用顶空固相微萃取法提取的甘肃产'陇薯3号'马铃薯新鲜块茎挥发油的主要成分为：甲基环戊烷（25.74%）、2-甲基丁醛（8.96%）、3-甲基苯酚甲酯（8.95%）、2-甲基-2-丁烯（7.07%）、戊烷（5.93%）、己烷（5.86%）、1-戊烯-3-醇（5.41%）、己醛（5.27%）、异戊醛（3.47%）、2-甲基丁醇（3.14%）、水杨酸甲酯（2.99%）、2-正戊基呋喃（2.50%）、1-辛烯-3-醇（2.42%）、1-戊烯-3-酮（2.29%）、反-2-辛烯醛（2.21%）、1-戊醇（1.92%）、反式-2-壬烯-1-醇（1.70%）等。

【性味与功效】味甘，性平。和胃健中，解毒消肿。治胃痛，痄腮，痈肿，湿疹，烫伤。

马铃薯叶 ▼

【基源】 茄科茄属植物马铃薯 Solanum tuberosum Linn. 的叶。

【形态特征】同马铃薯。

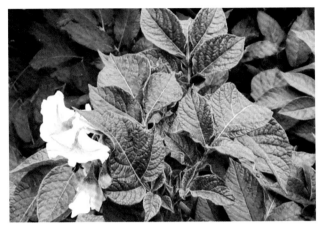

【习性与分布】同马铃薯。

【挥发油含量】水蒸气蒸馏的茎叶的得油率为 0.63%；同时蒸馏萃取的茎叶的得油率为 0.53%；超声波辅助 - 溶剂萃取的干燥茎叶的得油率为 0.52%。

【芳香成分】李伟等（2009）用水蒸气蒸馏法提取的黑龙江绥芬河产马铃薯成熟前期干燥茎叶挥发油的主要成分为：苯（27.81%）、n- 十六烷酸（7.65%）、癸烷（4.88%）、β- 蛇麻烯（2.71%）、芳樟醇（2.29%）、(+)- 喇叭茶醇（2.14%）、β- 杜松烯（1.93%）、β- 紫罗兰酮（1.74%）、甲苯（1.64%）、石竹烯（1.54%）、倍半萜（1.49%）、环氧石竹烯（1.43%）、α- 蛇麻烯（1.34%）、苯乙醛（1.27%）、α- 杜松醇（1.25%）、己醛（1.20%）、3- 甲基丁醇（1.05%）、β- 榄香烯（1.04%）等；用超声波辅助 - 溶剂萃取法提取的干燥茎叶挥发油的主要成分为：叶绿醇（16.62%）、十六烷酸（10.65%）、二十八烷 （8.64%）、亚油酸（7.98%）、6,10,14- 三甲基 -2- 十五烷酮（6.50%）、二十七烷（4.20%）、双环 [3,1,0] 己烷 -2- 十一烷酸甲基酯（2.23%）、二十二烯（2.06%）、氧化石竹烯（1.19%）、2,3- 二甲基 -2,3- 丁二醇（1.13%）、7- 十六碳烯醛（1.09%）、2- 甲基 -Z,Z-3,13- 十八碳二烯醇（1.00%）等。陆占国等（2007，2010）用水蒸气蒸馏 - 溶剂萃取法提取的黑龙江绥芬河 '885 号' 马铃薯成熟期干燥茎叶挥发油的主要成分为：2,5- 二甲基 -5- 己烯 -3- 醇（9.02%）、2,3- 二甲基 -2,3- 丁二醇（8.23%）、2- 甲基 -2- 乙氧基丁烷（5.75%）、

2- 甲基 -3- 戊酮（5.39%）、3- 甲基庚烷（4.78%）、四甲基环氧乙烷（4.30%）、2,5- 二甲基己烷（4.23%）、顺 -1,4- 二甲基环己烷（3.55%）、3- 乙基 -2,2- 二甲基环氧乙烷（3.54%）、3- 甲基 -2- 戊酮（3.15%）、3- 甲基 -1- 乙基环戊烷（2.88%）、2- 甲基 -2- 乙氧基丙烷（2.18%）、3,4- 二甲基 -3- 己烯醇（2.03%）、2,4- 二甲基 -3- 戊醇（1.94%）、2,3- 二甲基己烷（1.93%）、2,3,3- 三甲基丁烯（1.63%）、6,10,14- 三甲基 -2- 十五酮（1.74%）、3- 乙基 -2- 己烯（1.46%）、倍半萜（1.21%）、十六碳烯二酸（1.07%）等；用顶空固相微萃取法提取的马铃薯阴干茎叶挥发油的主要成分为：β- 石竹烯（14.68%）、2,6- 二叔丁基对羟基甲苯（13.39%）、乙苯（8.27%）、苯（7.34%）、2- 乙基 -1- 己醇（4.32%）、乙酸（3.53%）、萘（3.43%）、丁内酯（3.13%）、β- 榄香烯（2.76%）、甲苯（2.32%）、α- 石竹烯（2.02%）、β- 金合欢烯（1.98%）、β- 荜澄茄油烯（1.69%）、α- 古芸烯（1.63%）、十三烷（1.42%）、泽兰烯（1.38%）、十五烷（1.36%）、6- 甲基 -5- 庚烯 -2- 酮（1.33%）、十四烷（1.32%）、苯甲醛（1.23%）、十六烷（1.17%）、β- 紫罗兰酮（1.05%）、己醛（1.04%）等。

【性味与功效】消炎。鲜叶外洗治烂疮，下肢溃疡。

古钮菜 ▼

【基源】 茄科茄属植物少花龙葵 Solanum photeinocarpum Nakamura et Odashima 的全草。

【形态特征】纤弱草本，高约 1m。叶薄，卵形至卵状长圆形，长 4~8cm，宽 2~4cm，近全缘，波状或有不规则的粗齿。花序近伞形，腋外生，着生 1~6 朵花，

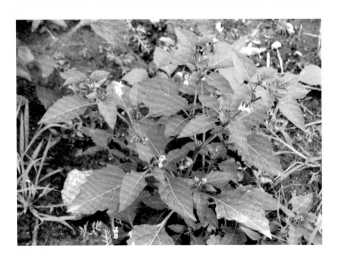

花小，直径约 7mm；萼绿色，5 裂达中部，裂片卵形；花冠白色，长不及 1mm，裂片卵状披针形。浆果球状，直径约 5mm，幼时绿色，成熟后黑色；种子近卵形，两侧压扁，直径约 1~1.5mm。几全年均开花结果。

【习性与分布】生于溪边、密林阴湿处或林边荒地。既耐热，又耐寒，同时又耐旱、耐湿。分布于云南、广西、江西、广东、湖南、台湾等省区。

【芳香成分】朱慧（2011）用水蒸气冷凝法提取的广东潮州产少花龙葵新鲜叶挥发油的主要成分为：(E)-2- 己烯醇 (45.24%)、(Z)-3- 己烯醇 (41.00%)、7- 甲氧基 -2,2- 二甲基 - 二氢 -1- 苯并吡喃（1.49%）、十四醛（1.09%）等。

【性味与功效】味微苦，性微寒，有小毒。清热解毒，利湿消肿。治高血压，痢疾，热淋，目赤，咽喉肿痛，疔疮疖肿。

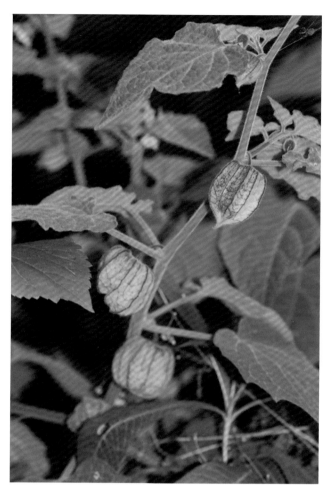

灯笼草 ▼

【基源】茄科酸浆属植物灯笼果 *Physalis peruviana* Linn. 的全草。

【形态特征】多年生草本，高 45~90cm。叶较厚，阔卵形或心脏形，长 6~15cm，宽 4~10cm，全缘或有少数不明显的尖牙齿。花单独腋生。花萼阔钟状，裂片披针形；花冠阔钟状，长 1.2~1.5cm，直径 1.5~2cm，黄色而喉部有紫色斑纹；花丝及花药蓝紫色。果萼卵球状，淡绿色或淡黄色；浆果直径约 1~1.5cm，成熟时黄色。种子黄色，圆盘状。夏季开花结果。

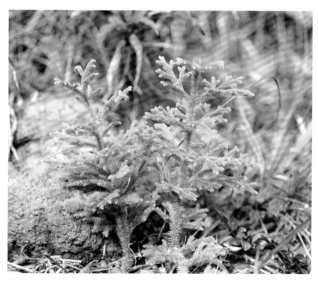

【习性与分布】生于海拔 1200~2100m 的路旁、河谷或山坡草丛中。 分布于广东、云南。

【挥发油含量】水蒸气蒸馏的干燥全草的得油率为 0.10%。

【芳香成分】冯毅凡等（2006）用水蒸气蒸馏法提取的广东连南产灯笼果干燥全草挥发油的主要成分为：十六烷酸（14.92%）、二十烷（8.49%）、1,2- 邻苯二甲酸二丁酯（7.81%）、6,10,14- 三甲基 -α- 十五烷酮（7.39%）、3,7,11,15- 四甲基 -2- 十六碳烯 -1- 醇（6.31%）、1,2- 邻苯二甲酸 -(2- 甲基) 丙基二酯（4.27%）、二十二烷（2.11%）、9,12- 十八碳二烯酸（2.10%）、二十四烷（2.01%）、α - 雪松醇（1.88%）、二十六烷（1.88%）、十八烷（1.87%）、9,12- 十八碳二烯 -1- 醇（1.82%）、硬脂酸（1.75%）、二十八烷（1.61%）、1,2- 邻苯二甲酸 -(2- 甲基) 丙基丁基二酯（1.53%）、新植二烯（1.23%）、三十烷（1.15%）、十六烷（1.14%）等。

【性味与功效】味苦，性凉。清热解毒，消炎利水。治感冒发热，腮腺炎，支气管炎，急性肾盂肾炎，睾丸炎，疱疹，疮疖，疝气痛。

挂金灯 ▼

【基源】茄科酸浆属植物酸浆 *Physalis alkekengi* Linn. 的带宿萼的果实。

【形态特征】多年生草本，茎高约40~80cm。叶长5~15cm，宽2~8cm，长卵形至阔卵形，全缘而波状或者有粗牙齿。花萼阔钟状，密生柔毛，萼齿三角形；花冠辐状，白色，直径15~20mm。果萼卵状，薄革质，橙色或火红色，顶端闭合，基部凹陷；浆果球状，橙红色，直径10~15mm，柔软多汁。种子肾脏形，淡黄色，长约2mm。花期5~9月，果期6~10月。

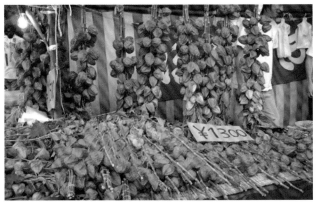

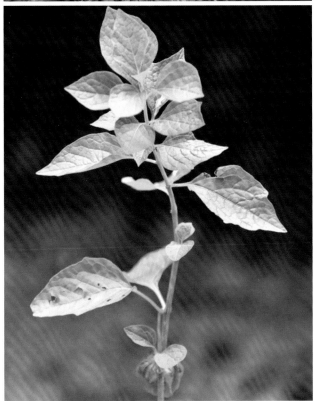

【习性与分布】常生长于空旷地或山坡。耐寒、耐热，喜凉爽、湿润气候。喜阳光。分布于甘肃、陕西、河南、湖北、四川、贵州、云南。

【芳香成分】许亮等（2007）用水蒸气蒸馏法提取的辽宁千山产酸浆干燥带果柄宿存萼挥发油的主要成分为：n-十六（碳）酸（41.97%）、3,7,11-三甲基-1,6,10-十二（碳）三烯-3-醇（17.86%）、9,12-十八（碳）二烯酸（6.26%）、杜松醇（6.06%）、辛酸（3.75%）、金合欢酮（2.42%）、肉豆蔻酸（2.37%）、1,5-二甲基-3-羟基-8-(1-甲烯基-2-羟基乙基)-二环[4.4.0]十（碳）-5-烯（1.71%）、(-)-匙叶桉油烯醇（1.64%）、六氢金合欢酮（1.12%）、邻苯二甲酸辛丁酯（1.09%）、9,12-十八（碳）二烯酸甲酯（1.05%）等。赵倩等（2005）用水蒸气蒸馏法提取的酸浆干燥宿萼挥发油的主要成分为：辛酸（42.08%）、十六酸（22.81%）、9-烯-十八酸（3.10%）、1,(E)-11,(Z)-13-十八三烯（2.68%）、6,10,14-三甲基-2-十五酮（2.50%）、6,10,14-三甲基-5,9,13-三烯-2-十五酮（2.33%）、3,7-二甲基-(E)-2,6-二烯-1-辛醇（1.34%）、(Z)-9-烯-十八醛（1.07%）等。

【性味与功效】味酸，性寒。清热，解毒，利尿。治骨蒸劳热，咳嗽，咽喉肿痛，黄疸，水肿，天疱湿疮。

烟草 ▼

【基源】茄科烟草属植物烟草 *Nicotiana tabacum* Linn. 的全草。

【形态特征】一年生或有限多年生草本，全体被腺毛。

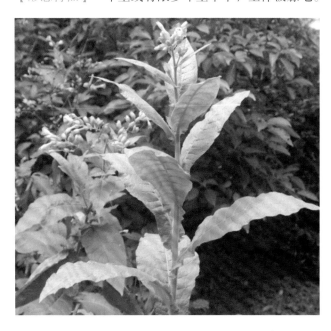

茎高 0.7~2m。叶矩圆状披针形、披针形、矩圆形或卵形，长 10~70cm，宽 8~30cm。花序顶生，圆锥状，多花。花萼筒状或筒状钟形，裂片三角状披针形；花冠漏斗状，淡红色，筒部色更淡。蒴果卵状或矩圆状。种子圆形或宽矩圆形，径约 0.5mm，褐色。夏秋季开花结果。

【习性与分布】宜肥厚、疏松、排水性好的土地。全国各地均有栽培。

【挥发油含量】水蒸气蒸馏的叶的得油率为 0.18%~0.96%，超临界萃取的叶的得油率为 2.86%，有机溶剂萃取的叶的得油率为 6.80%~7.56%。

【芳香成分】烟草叶挥发油的第一主成分多为新植二烯（22.29%~42.93%）或烟碱（27.30%~64.75%）。赵铭钦等（2005）用减压蒸馏和萃取法提取的烟草成熟叶挥发油的主要成分为：烟碱（40.24%）、新植二烯（12.57%）、茄酮（7.85%）、10-异丙基-3,7,13-三甲基-2,6,11,13-十四碳四烯-1-醇（5.04%）等。任永浩等（1994）用水蒸气蒸馏法提取的'NC89'烟草干燥叶挥发油的主要成分为：新植二烯（40.32%）、烟碱（14.34%）、10-异丙基-3,7,13-三甲基-2,6,11,13-十四碳四烯-1-醇（6.32%）、茄酮（5.43%）、2,6,11-五针松三烯-4,8-二醇（5.28%）、(1S,2E,4R,6E,8R,11S,12E)-8,11-氧撑-2,6,12-西柏烯-4-醇（3.28%）、十六碳酸（2.82%）、(1S,2E,4R,6R,7E,11E,11S)-2,7,12-西柏烯-4,6,11-三醇（2.38%）、(1S,2E,4R,6E,7E,11E)-2,7,11-西柏烯-4,6-二醇（1.94%）、3,7,11-三乙基-1,3,6,10-十四碳四烯（1.54%）等。

【性味与功效】味辛，性温，有毒。消肿解毒，杀虫。治疗疮肿毒，头癣，白癣，秃疮，毒蛇咬伤。灭钉螺、蚊、蝇、老鼠。

冷饭果叶 ▼

【基源】忍冬科荚蒾属植物臭荚蒾 *Viburnum foetidum* Wall. 的叶。

【形态特征】落叶灌木，高达 4m。叶纸质至厚纸质，卵形、椭圆形至矩圆状菱形，长 4~10cm，边缘有少数疏浅锯齿或近全缘。复伞形式聚伞花序生于侧生小枝之顶，直径 5~8cm，花常生于第二级辐射枝上；萼筒筒状，萼齿卵状三角形；花冠白色，辐状，直

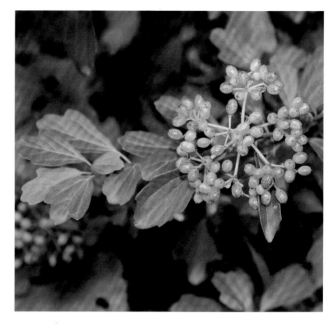

径约 5mm，裂片圆卵形。果实红色，圆形，扁，长 6~8mm；核椭圆形，扁。花期 7 月，果熟期 9 月。

【习性与分布】生于林缘灌丛中，海拔 1200~3100m。分布于西藏。

【挥发油含量】水蒸气蒸馏的干燥枝叶的得油率为 0.52%。

【芳香成分】蒋金和等（2014）用水蒸气蒸馏法提取的云南楚雄产臭荚蒾干燥枝叶挥发油的主要成分为：对丙烯酚（64.98%）、乙酰丁香油酚（12.52%）、丁香油酚（7.80%）、冬青油（5.10%）等。

【性味与功效】味涩，性平。解毒，续骨。治脓肿，骨折。

鸡树条果 ▼

【基源】忍冬科荚蒾属植物鸡树条 *Viburnum opulus* Linn. var. *calvescens* (Rehd.) Hara 及欧洲荚蒾 *Viburnum opulus* Linn. 的果实。

【形态特征】鸡树条：落叶灌木，高达 1.5~4m。冬芽卵圆形，有 1 对合生的外鳞片。叶轮廓圆卵形，长 6~12cm，常 3 裂，边缘具粗牙齿；小枝上部的叶常较狭长，椭圆形至矩圆状披针形，边缘疏生波状牙齿或浅 3 裂，基部有 2 钻形托叶。萼筒倒圆锥形；花冠白色，辐状。果实红色，近圆形，直径 8~12mm；核扁，近圆形，灰白色。花期 5~6 月，果熟期 9~10 月。

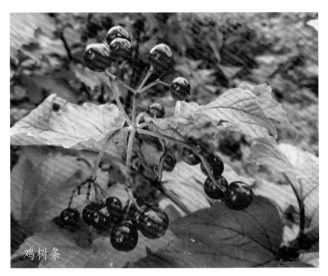

鸡树条

欧洲荚蒾：落叶灌木，高达 1.5~4m。冬芽卵圆形，有 1 对合生的外鳞片。叶轮廓圆卵形，长 6~12cm，常 3 裂，边缘具粗牙齿；小枝上部的叶常较狭长，椭圆形至矩圆状披针形，边缘疏生波状牙齿或浅 3 裂；有 2 钻形托叶。萼筒倒圆锥形；花冠白色，辐状；不孕花白色。果实红色，近圆形，直径 8~12mm；核扁，近圆形，灰白色。花期 5~6 月，果熟期 9~10 月。

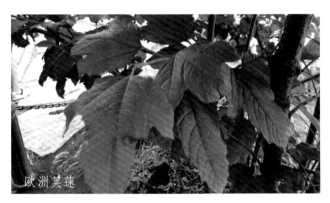

欧洲荚蒾

【习性与分布】鸡树条：生于溪谷边、疏林下或灌丛中，海拔 1000~1650m。耐寒。阳性树种，稍耐阴，喜湿润空气。分布于辽宁、吉林、黑龙江、内蒙古、山东、河北、山西、陕西、甘肃、河南、安徽、四川、浙江、江西、湖北。欧洲荚蒾：生于河谷云杉林下，海拔 1000~1600m。耐寒、耐阴。分布于新疆。

【挥发油含量】水蒸气蒸馏的鸡树条干燥果实的得油率为 1.76%。

【芳香成分】鸡树条：裴毅等（2006）用水蒸气蒸馏法提取的黑龙江尚志产鸡树条干燥果实挥发油的主要成分为：6,9- 十五碳二烯（27.22%）、棕榈酸（24.86%）、二十八烷（7.43%）、十八烷酸（5.67%）、四十四烷（3.16%）、十四烷酸（2.78%）、二十七烷（1.66%）、三十二烷（1.58%）、十八烷（1.56%）、2- 己基 -1- 辛醇（1.53%）、丙三

醇（1.23%）、2,6,10,15- 四甲基十七烷（1.14%）、十八烯酸（1.05%）、乙烯十八醚（1.02%）等。

欧洲荚蒾：代庆慧等（2018）用顶空固相微萃取法提取的欧洲荚蒾新鲜果实挥发油的主要成分为：N- 苯基甲亚胺（12.39%）、壬醛（10.29%）、3- 甲基 - 丁酸（3.78%）、1- 壬醇（2.01%）、十六烷（1.89%）、己二酸二 (2- 乙基己基) 酯（1.70%）、二叔丁基对甲酚（1.66%）、2- 乙基己醇（1.28%）、2- 甲氧基 -4- 乙烯基苯酚（1.14%）、癸烷（1.11%）、1- 癸醛（1.07%）、氨基甲酸甲酯（1.01%）等。

【性味与功效】味甘、苦，性平。止咳。治咳嗽。

鸡树条 ▼

【基源】忍冬科荚蒾属植物鸡树条 *Viburnum opulus* Linn. var. *calvescens* (Rehd.) Hara 的枝叶。

【形态特征】同鸡树条果。

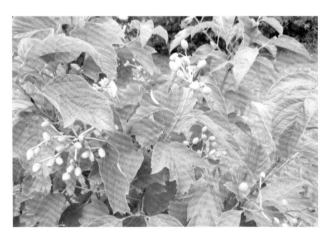

【习性与分布】同鸡树条果。

【芳香成分】张崇禧等（2010）用石油醚萃取法提取的吉林临江产鸡树条叶挥发油的主要成分为：3- 甲基丁酸 (40.50%)、2- 甲基丁酸 (14.49%)、邻苯二甲酸丁基异丁基酯 (10.28%)、棕榈酸 (6.02%)、α- 亚麻酸（4.58%）、β- 谷甾醇（3.02%）、2,5,5,8a- 四甲基 -3,4,4a,5,6,8a- 六氢 -2H- 色原烯（2.02%）、3- 甲基戊酸（1.89%）、叶绿醇（1.56%）、十四烷酸（1.28%）、6,10,14- 三甲基 -2- 十五烷酮（1.24%）等。

【性味与功效】味甘、苦，性平。通经活络，解毒止痒。治腰腿疼痛，闪腰岔气，疮疖，疥癣，皮肤瘙痒。

南方荚蒾 ▼

【基源】忍冬科荚蒾属植物南方荚蒾 *Viburnum fordiae* Hance 的根、茎、叶。茎、叶的芳香成分未见报道。

【形态特征】灌木或小乔木，高可达 5m；幼枝、芽、叶柄、花序、萼和花冠外面均被由暗黄色或黄褐色簇状毛组成的绒毛。叶纸质，宽卵形或菱状卵形，长 4~9cm；边缘常有小尖齿；壮枝上的叶带革质，常较大。复伞形式聚伞花序顶生或生于侧生小枝之顶，直径 3~8cm；萼筒倒圆锥形；花冠白色，辐状。果实红色，卵圆形；核扁。花期 4~5 月，果熟期 10~11 月。

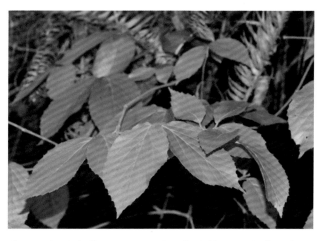

【习性与分布】生于山谷溪涧旁疏林、山坡灌丛中或平原旷野，海拔数十米至 1300m。分布于广东、广西、安徽、浙江、江西、福建、湖南、贵州、云南、台湾等省区。

【挥发油含量】水蒸气蒸馏的根的得油率为 0.40%；超临界萃取的根的得油率为 3.90%。

【芳香成分】朱小勇等（2011）用水蒸气蒸馏法提取的南方荚蒾根挥发油的主要成分为：对甲氧基桂皮酸乙酯（21.73%）、α-桉叶油醇（12.44%）、大茴香醚（9.89%）、(-)-异二环吉玛醛（8.38%）、枯茗醛（5.16%）、2-[2-吡啶基]-环己醇（4.43%）、γ-桉叶油醇（4.00%）、桂皮酸乙酯（2.98%）、(+)-匙叶桉油烯醇（2.85%）、邻苯二甲酸二异丁酯（2.80%）、3-甲基戊酸（1.85%）、戊酸（1.72%）、右旋樟脑（1.59%）、沉香螺醇（1.11%）、γ-古芸烯（1.03%）等；用超临界 CO_2 萃取法提取的南方荚蒾根挥发油的主要成分为：安息香酸（36.72%）、对甲氧基桂皮酸

甲酯（11.04%）、7-甲氧基-4-乙酰基香豆素（3.03%）、十五烷（2.71%）、枯茗醛（2.16%）、α-广藿香烯（2.13%）、卡达烯（1.93%）、异石竹烯（1.87%）、(-)-匙叶桉油烯醇（1.59%）、大茴香醚（1.55%）、二十一烷（1.37%）、去氢白菖蒲烯（1.35%）、十六烷（1.24%）、十七烷（1.16%）、α-石竹烯（1.11%）、石竹烯（1.01%）等。

【性味与功效】味苦、涩，性凉。疏风解表，活血散瘀，清热解毒。治感冒，发热，月经不调，风湿痹痛，跌打损伤，淋巴结炎，疮疖，湿疹。

陆英 ▼

【基源】忍冬科接骨木属植物陆英（接骨草）*Sambucus chinensis* Lindl. 的茎叶。

【形态特征】高大草本或半灌木，高 1~2m。羽状复叶的托叶叶状或有时退化成蓝色的腺体；小叶 2~3 对，狭卵形，长 6~13cm，宽 2~3cm，边缘具细锯齿；顶生小叶卵形。复伞形花序顶生；杯形不孕性花不脱落，可孕性花小；萼筒杯状；花冠白色。果实红色，近圆形，直径 3~4mm；核 2~3 粒，卵形，长 2.5mm，表面有小疣状突起。花期 4~5 月，果熟期 8~9 月。

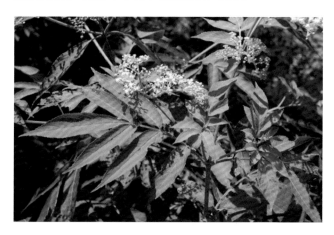

【习性与分布】生于海拔 300~2600m 的山坡、林下、沟边和草丛中。喜较凉爽和湿润的气候，耐寒。忌高温和连作。喜向阳，能稍耐阴。分布于华东、华北、华中、华南、西南及陕西、甘肃、宁夏等省区。

【挥发油含量】超临界萃取的干燥全草的得油率为 0.86%。

【芳香成分】蒋道松等（2003）用水蒸气蒸馏法提

取的接骨草风干全草挥发油的主要成分为：1-甲氧基-4-(2-烯丙基)苯（35.65%）、3-甲基-丁酸（30.51%）、3,7-二甲基-1,6-辛二烯-3-醇（13.61%）、n-十六烷酸（3.83%）、2-甲氧基-3-(烯丙基)-苯酚（3.40%）、2-甲氧基-4-乙烯基苯酚（1.66%）、植醇（1.22%）等。姜红宇等（2017）用超临界CO_2萃取法提取的湖南永州产接骨草干燥全草挥发油的主要成分为：3-甲基戊酸（29.37%）、3-甲基丁酸（13.83%）、E-4-己烯-1-醇（8.27%）、2-甲基-5-异丙基环己酮（6.50%）、3-乙硫基丁醛（6.46%）、柠檬烯（5.85%）、E-3-己烯-1-醇（5.26%）、苯并呋喃-2(3H)-酮（5.00%）、间甲基异丙基苯（3.63%）、正己醇（3.37%）、1-十三炔-4-醇（1.62%）、左旋-β-蒎烯（1.01%）等。

【性味与功效】味甘、微苦，性平。祛风、利湿、舒筋、活血。治风温痹痛，腰腿痛，水肿，黄疸，跌打损伤，产后恶露不行，风疹瘙痒，丹毒，疮肿。

接骨木 ▼

【基源】忍冬科接骨木属植物接骨木 *Sambucus williamsii* Hance 的全株。

【形态特征】落叶灌木或小乔木，高5~6m。羽状复叶有小叶1~5对，侧生小叶片卵圆形，长5~15cm，宽1.2~7cm，边缘具不整齐锯齿，顶生小叶卵形；托叶狭带形。花与叶同出，圆锥形聚伞花序顶生，长5~11cm，宽4~14cm；花小而密；萼筒杯状；花冠白色或淡黄色。果实红色，极少蓝紫黑色，近圆形；分核2~3枚，椭圆形。花期一般4~5月，果熟期9~10月。

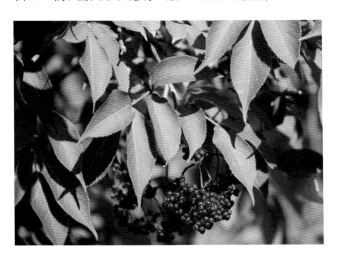

【习性与分布】生于海拔540~1600m的山坡、灌丛、沟边、路旁、宅边等地。喜光，稍耐阴蔽。耐寒、耐旱。忌水涝。分布于黑龙江、吉林、辽宁、河北、陕西、甘肃、山东、江苏、安徽、浙江、福建、河南、湖北、湖南、广东、广西、四川、云南等省区。

【芳香成分】付克等（2008）用水蒸气蒸馏法提取的内蒙古通辽产接骨木干燥茎枝挥发油的主要成分为：1-甲氧基-4-(2-丙烯基)苯（6.79%）、1-甲基-4-(1-丙烯基)-苯（6.29%）、2-庚酮（3.86%）、4-甲氧基-6-(2-丙烯基)-1,3-氧杂环戊二烯基苯（3.10%）、3-甲基-1-丁醇（2.11%）、辛醛（2.11%）、庚醛（1.53%）、1-庚烯-3-醇（1.33%）、癸醛（1.30%）、1,1-二氧化-1,2-二硫环戊烷（1.26%）等。赵杨等（2013）用顶空固相微萃取法提取的接骨木新鲜茎枝挥发油的主要成分为：水杨酸甲酯（22.89%）、3-甲基丁酸-顺-3-己烯酯（14.03%）、异戊酸己酯（4.02%）、3-甲基丁酸乙酯（3.68%）、己酸-顺-3-己烯酯（3.24%）、3-甲基丁酸-2-苯乙基酯（3.11%）、异戊酸苄酯（3.04%）、反式-异戊酸-2-己烯酯（2.23%）、顺-3-己烯醇（2.19%）、异戊酸（2.08%）、L-芳樟醇（2.04%）、己酸己酯（1.96%）、环十四烷（1.95%）、安息香醛（1.85%）、异戊酸异戊酯（1.52%）、己酸乙酯（1.34%）、3-甲基戊酸（1.10%）等。孙丹丹等（2020）用水蒸气蒸馏法提取的山东平阴产'耐盐碱'接骨木干燥叶挥发油的主要成分为：植酮（46.13%）、棕榈酸乙酯（10.98%）、DL-氨基丙醇（8.70%）、反式-2-己烯醛（6.93%）、苯甲醛（6.51%）、反式-3-己烯-1-醇（5.90%）、反式-2-己烯醇（3.48%）、环丁醇（2.45%）、氨基甲酸铵盐（1.47%）、氨基甲酸铵（1.14%）、肌氨酸（1.10%）等；山东平阴产'天然红1号'接骨木干燥叶挥发油的主要成分为：1-壬基环庚烷（26.93%）、邻苯二甲酸-环己基异己酯（16.33%）、正十六烷酸（6.42%）、油酸（4.97%）、苯甲酸苄酯（4.75%）、(Z)-3-己烯-1-醇丙酸酯（3.46%）、棕榈酸乙酯（2.73%）、1,6-脱水-β-D-吡喃葡萄糖（2.16%）、苯甲腈（1.91%）、2-(1,3-丁二烯基)均三甲苯（1.69%）、亚油酸乙酯（1.51%）、1-苯基-1-己酮（1.43%）、1-乙炔基-环己醇（1.21%）、叔丁基-苯（1.21%）、植酮（1.19%）、1-环己基-2-环己基二乙烷（1.19%）、(2α,4aα,8aα)-3,4,4a,5,6,8a-六氢-2,5,5,8a-四甲基-2H-1-苯并吡喃（1.16%）、1-

戊基 – 环己烯（1.12%）、大马士酮（1.11%）、双环[6.1.0]壬 –1– 烯（1.09%）、2-(1– 甲基丙基) 氧基 – 苯甲酸甲酯（1.06%）等；山东青州产'青州 15 号'接骨木干燥叶挥发油的主要成分为：棕榈酸乙酯（26.76%）、植酮（20.15%）、大马士酮（10.19%）、2– 十二碳烯醇（7.83%）、紫罗烯（6.87%）、水杨酸甲酯（6.39%）、己基过氧化氢（4.65%）、N– 己基甲胺（4.44%）、反式 –3– 己烯 –1– 醇（4.02%）、2– 甲基 -4– 戊烯醛（2.78%）、氰乙酰胺（2.60%）、正己基甲胺（1.89%）等。

【性味与功效】味甘、苦，性平。接骨续筋，活血止痛，祛风利湿。治骨折，跌打损伤，风湿性关节炎，痛风，大骨节病，急、慢性肾炎；外用治创伤出血。

血满草 ▼

【基源】忍冬科接骨木属植物血满草 *Sambucus adnata* Wall. ex DC. 的全草或根皮。根皮的芳香成分未见报道。

【形态特征】多年生高大草本或半灌木，高 1~2m；根和根茎红色，折断后流出红色汁液。羽状复叶具叶片状或条形的托叶；小叶 3~5 对，长椭圆形或披针形，长 4~15cm，宽 1.5~2.5cm，边缘有锯齿；小叶的托叶退化成瓶状突起的腺体。聚伞花序顶生，伞形式，长约 15cm；花小，有恶臭；萼被短柔毛；花冠白色。果实红色，圆形。花期 5~7 月，果熟期 9~10 月。

【习性与分布】生于林下、沟边、灌丛中、山谷斜坡湿地以及高山草地等处，海拔 1600~3600m。分布于陕西、宁夏、甘肃、青海、四川、贵州、云南和西藏等地。

【挥发油含量】水蒸气蒸馏的干燥全草的得油率为 0.25%。

【芳香成分】李巧月等（2019）用水蒸气蒸馏法提取的云南祥云产血满草阴干全草挥发油的主要成分为：棕榈酸（36.56%）、6,10,14– 三甲基 -2– 十五烷酮（8.39%）、肉豆蔻酸（6.84%）、亚麻酸（6.38%）、(E)-3,7,11,15– 四甲基 -2– 十六碳烯 –1– 醇（4.88%）、正十五酸（2.59%）、硬脂炔酸（2.56%）、二十烷醇（2.41%）、十九烷（1.96%）、月桂酸（1.86%）、十六醛（1.31%）等。

【性味与功效】味辛、甘，性温。祛风，利水，活血，通络。治急慢性肾炎，风湿疼痛，风疹瘙痒，小儿单板机痹后遗症，慢性腰腿痛，扭伤瘀痛，骨折。

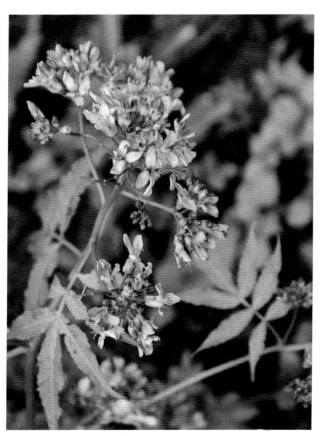

淡红忍冬 ▼

【基源】忍冬科忍冬属植物淡红忍冬 *Lonicera acuminata* Wall. 的花蕾。

【形态特征】落叶或半常绿藤本，幼枝、叶柄、叶和总花梗均被棕黄色糙毛或糙伏毛。叶革质，卵状矩圆

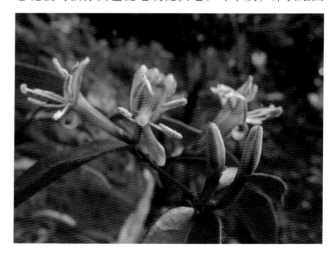

形至条状披针形，长4~14cm。双花在小枝顶集合成近伞房状花序或单生于小枝上部叶腋；苞片钻形；小苞片宽卵形；萼筒椭圆形或倒壶形；花冠黄白色而有红晕，漏斗状，唇形。果实蓝黑色，卵圆形；种子椭圆形至矩圆形。花期6月，果熟期10~11月。

【习性与分布】生于山坡和山谷的林中、林间空旷地或灌丛中，海拔500~3200m。分布于陕西、甘肃、安徽、浙江、江西、福建、台湾、湖北、湖南、广东、广西、四川、贵州、云南、西藏。

【挥发油含量】水蒸气蒸馏的干燥成熟花蕾的得油率为0.03%。

【芳香成分】苟占平等（2008）用水蒸气蒸馏法提取的四川沐川产淡红忍冬干燥成熟花蕾挥发油的主要成分为：棕榈酸（39.07%）、亚油酸（20.87%）、二十一烷（11.76%）、11,14,17-二十碳三烯酸甲酯（7.35%）、(Z,Z,Z)-9,12,15-十八碳三烯酸甲酯(3.07%)、(Z,Z)-9,12-十八碳二烯酸（2.07%）、十八烷（1.68%）、6,10,14-三甲基-2-十四酮（1.07%）、(Z,Z)-9,12-十八碳二烯酸甲酯（1.01%）等。

【性味与功效】味甘，性寒。清热解毒，疏散风热，凉血止痢。治痈肿疔疮，咽喉肿痛，乳痈肠痈，感冒，血痢。

金银忍冬 ▼

【基源】忍冬科忍冬属植物金银忍冬 *Lonicera maackii* (Rupr.) Maxim. 的花。

【形态特征】落叶灌木，高达6m；幼枝、叶脉、叶柄、苞片、小苞片及萼檐外面都被短柔毛和微腺毛。

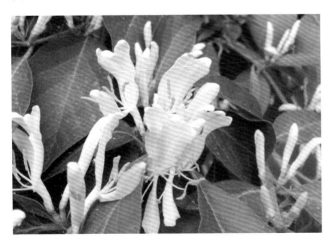

冬芽小，卵圆形，有5~6对或更多鳞片。叶纸质，通常卵状椭圆形至卵状披针形，长5~8cm。花芳香，生于幼枝叶腋；苞片条形；萼檐钟状；花冠先白色后变黄色，长1~2cm，唇形。果实暗红色，圆形，直径5~6mm。花期5~6月，果熟期8~10月。

【习性与分布】生于林中或林缘溪流附近的灌木丛中，海拔达1800~3000m。喜光，耐半阴。耐旱，耐瘠薄。喜温暖的环境，较耐寒。分布于黑龙江、吉林、辽宁、河北、山西、陕西、甘肃、山东、江苏、安徽、浙江、河南、湖北、湖南、四川、贵州、云南、西藏。

【挥发油含量】水蒸气蒸馏的干燥花蕾的得油率为0.20%；索氏法提取的新鲜花的得油率为0.83%。

【芳香成分】王广树等（2009）用水蒸气蒸馏法提取的吉林长春产金银忍冬干燥花蕾挥发油的主要成分为：二十九碳烷（6.12%）、二十四碳酸甲酯（5.72%）、二十二烷酸甲酯（5.31%）、二十二碳烷（4.65%）、二十一碳烷（4.44%）、2,6,10,14-四甲基十六烷（4.23%）、二十碳烷（4.23%）、十九碳烷（4.02%）、正十六烷酸（3.84%）、十八碳烷（3.81%）、十七碳烷（3.60%）、十六碳烷（3.39%）、十五碳烷（3.18%）、法尼烯（3.06%）、十四碳烷（2.97%）、1-(2,6,6-三甲基-1,3-环己二烯基)-2-丁烯-1-酮（2.85%）、1,1,6-三甲基-1,2,3,4-四氢萘（2.61%）、1-乙基-2,3-二甲基苯（2.01%）等。高欣妍等（2018）用索氏法提取的金银忍冬新鲜花挥发油的主要成分为：2,7,10-三甲基-十二烷（14.16%）、邻苯二甲酸二丁酯（9.60%）、二十四烷酸甲酯（6.08%）、(E)-乙基-3-己烯碳酸酯（5.39%）、十六烷酸（4.45%）、12,15-十八碳二烯酸甲酯（4.22%）、(1,1-二甲基乙基)-环己烷（3.23%）、二十二烷酸甲酯（3.14%）、2-叠氮-2,4,4,6,6-五甲基庚烷（2.92%）、3-(2-甲氧基乙氧基甲氧基)-2-甲基-1-戊醇（2.57%）、(Z)-13-十八烯醛（1.98%）、2,4-二(1,1-二甲基乙基)-苯酚（1.72%）、2,3-二氢-4,4-二甲基吲哚-4-醇-2-酮（1.61%）、十六烷酸甲酯（1.27%）、4-环己基-间苯二酚（1.17%）、对二甲苯（1.00%）等。

【性味与功效】味甘，性寒。清热解毒，疏散风热。治上呼吸道感染，流行性感冒，扁桃体炎。

细毡毛忍冬 ▼

【基源】忍冬科忍冬属植物细毡毛忍冬 *Lonicera similis* Hemsl. 的花蕾。

【形态特征】落叶藤本。叶纸质，卵形或披针形，长 3~13.5cm，下面被灰白色或灰黄色细毡毛。双花单生于叶腋或少数集生枝端成总状花序；苞片三角状披针形至条状披针形；小苞片极小，卵形至圆形；萼筒椭圆形至长圆形；花冠先白色后变淡黄色，长 4~6cm。果实蓝黑色，卵圆形；种子褐色，稍扁，卵圆形或矩圆形。花期 5~7 月，果熟期 9~10 月。

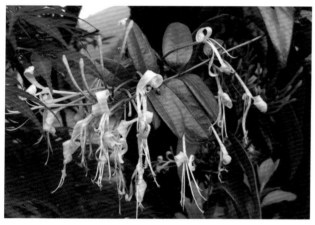

【习性与分布】生于山谷溪旁或向阳山坡灌丛或林中，海拔 550~2200m。分布于陕西、甘肃、浙江、福建、湖北、湖南、广西、四川、贵州、云南。

【挥发油含量】水蒸气蒸馏的干燥花蕾的得油率为 0.01%~2.52%。

【芳香成分】刘家欣等（1999）用水蒸气蒸馏法提取的湖南吉首产细毡毛忍冬阴干花蕾挥发油主要成分为：芳樟醇（19.82%）、环氧芳樟醇（5.76%）、α-松油醇（5.51%）、顺 -3- 己烯醇（5.25%）、顺式 -3- 己烯酯惕各酸（4.42%）、香叶醇（4.07%）、金合欢醇（3.37%）、对甲酰基苯甲酸甲酯（3.18%）、顺 - 茉莉酮（2.49%）、顺 - 氧化芳樟醇（2.14%）、2- 甲基丁烯酸（1.84%）、E,E-α- 金合欢烯（1.80%）、反 - 氧化芳樟醇（1.77%）、大牻牛儿烯 D（1.62%）、苯乙醛（1.61%）、橙花醇（1.49%）、δ- 杜松烯（1.42%）、苯甲醛（1.38%）、橙花叔醇（1.12%）、2- 甲基 -2- 丁烯酸（1.10%）、苯甲醇（1.06%）等。王天志等（1999）用水蒸气蒸馏法提取的细毡毛忍冬干燥花蕾挥发油的主要成分为：十六酸（29.27%）、6,10,14- 三甲基 -2-

十五烷酮（6.98%）、十六酸甲酯（4.55%）、十四酸（4.05%）、雪松醇（3.50%）、(Z,Z)-9,12- 十八碳二烯酸（3.27%）、丙酸（3.17%）、3,7- 二甲基 -1,6- 辛二烯 -3- 醇（2.81%）、丙酸芳樟酯（2.63%）、十二烷酸（2.62%）、二十三烷（1.53%）、十八烷酸（1.43%）、顺式 - 氧化芳樟醇（1.09%）、顺式 -5- 乙烯基 - 四氢 -α,α,5- 三甲基 -2- 呋喃甲醇（1.01%）等。侯冬岩等（2003）用蒸馏 - 萃取法提取的辽宁岫岩产细毡毛忍冬干燥花蕾挥发油的主要成分为：十二烷酸（24.82%）、十四酸（17.04%）、十六酸（9.63%）、4-(2,6,6- 三甲基 -1- 环己烯 -1- 基)-3- 丁烯 -2- 酮（5.13%）、3,7- 二甲基 -1,6- 辛二烯 -3- 醇（5.12%）、辛酸（3.78%）、5,6,7,7a- 四氢 - 4,4,7α - 三甲基苯并呋喃酮（2.96%）、2,6,10,14- 四甲基十六烷（2.15%）、癸酸（1.92%）、3- 甲基 -2-(2- 戊烯基)-2- 环戊烯 -1- 酮（1.77%）、6,10,14- 三甲基 -2- 十五烷酮（1.74%）、α- 松油醇（1.65%）、6,10- 二甲基 -5,9- 十一碳二烯 -2- 酮（1.59%）、正十六烷（1.30%）、苯甲醇（1.17%）、2,6,10,14- 四甲基十五烷（1.09%）、壬酸（1.03%）等。

【性味与功效】味甘，性寒。清热解毒，散瘀消肿，祛风除湿。治胀满下疾，温病发热，热毒痢疡，头昏头晕，口干作渴，多汗烦闷，肠炎，菌痢，麻疹，肺炎，急性乳腺炎，阑尾炎，痈疖疔疮，腮腺炎，化脓性扁桃体炎等。

峨眉忍冬 ▼

【基源】忍冬科忍冬属植物峨眉忍冬 *Lonicera similis* Hemsl. var. *omeiensis* Hsu et H. J. Wang 的花蕾。

【形态特征】与原变种的区别是：叶下面除密被由短

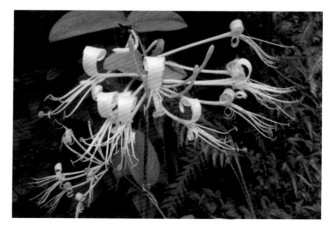

柔毛组成的细毡毛外，还夹杂长柔毛和腺毛。花冠较短，长 1.5~3cm，唇瓣与筒几等长。

【习性与分布】生于山沟或山坡灌丛中，海拔 400~1700m。分布于四川、重庆。

【挥发油含量】水蒸气蒸馏的干燥花蕾的得油率为 0.08%。

【芳香成分】苟占平等（2007）用水蒸气蒸馏法提取的四川旺苍产野生峨眉忍冬干燥成熟花蕾挥发油的主要成分为：棕榈酸（28.71%）、二十烷（10.61%）、二十二烷（10.15%）、十八烷（9.29%）、二十五烷（7.55%）、二十一烷（7.49%）、9,12,15-十八碳三烯酸甲酯（6.95%）、三十烷（3.99%）、10,13-十八碳二烯酸甲酯（3.08%）、十九烷（2.79%）、14-β-H-孕烷（1.61%）等。

【性味与功效】味苦，性凉。清热解毒，舒筋活络。治咽喉痛，流行感冒，乳痈，肠炎，痈疖脓肿。

结香 ▼

【基源】瑞香科结香属植物结香 *Edgeworthia chrysantha* Lindl. 的花蕾。

【形态特征】灌木，高约 0.7~1.5m。叶在花前凋落，长圆形至倒披针形，长 8~20cm，宽 2.5~5.5cm。头状花序顶生或侧生，具花 30~50 朵成绒球状，外围以 10 枚左右被长毛而早落的总苞；花芳香，花萼长约 1.3~2cm，宽约 4~5mm，黄色，顶端 4 裂，裂片卵形。果椭圆形，绿色，长约 8mm，直径约 3.5mm，顶端被毛。花期冬末春初，果期春夏间。

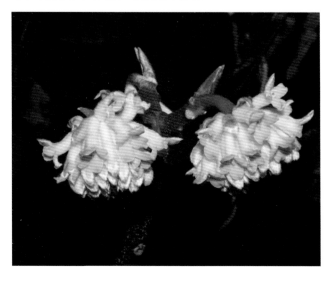

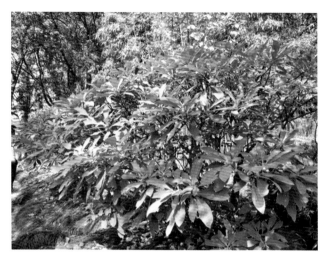

【习性与分布】喜生于阴湿肥沃地。喜半阴，也耐日晒。喜温暖，耐寒性略差。忌积水。分布于河南、陕西及长江流域以南各省区。

【芳香成分】曹姣仙等（2005）用乙醚萃取浓缩、水蒸气蒸馏法提取的浙江杭州产结香鲜花挥发油的主要成分为：2,2-二甲基-3-辛烯（10.41%）、2,5-二甲基-1-异丁基-顺环己烷（5.01%）、3,6-二甲基十一烷（4.73%）、2,2,3-三甲基-5-乙基庚烷（4.49%）、3-甲基-3-乙基庚烷（3.62%）、2,2-二甲基辛烷（2.84%）、4-甲基十二烷（2.77%）、2,2,4-三甲基庚烷（2.53%）、2,2,6,6-四甲基庚烷（1.95%）、石竹烯（1.46%）、二十二烷（1.38%）、2,2-二甲基癸烷（1.25%）、4,6,8-三甲基-1-壬烯（1.08%）等。姬志强等（2008）用顶空固相微萃取法提取的海南开封产结香阴干花蕾挥发油的主要成分为：十五烷（12.32%）、苯甲醇（9.57%）、苯乙醇（9.45%）、桉树脑（7.49%）、4-甲基-1-(1-甲基乙基)-二环[3.1.0]-2-己烯（5.69%）、二去氢-4-甲基-1-(1-甲基乙基)-二环[3.1.0]己烷（5.61%）、苯甲醛（4.03%）、1-甲基-4-(1-甲基乙基)-1,4-环己间二烯（3.82%）、2-羟基-苯甲酸甲酯（2.36%）、1-甲基-4-(1-亚异丙基)-环己烯（2.08%）、己酸（2.03%）、十四烷（2.02%）、(1R)-1,7,7-三甲基-二环[2.2.1]庚烷-2-酮（1.95%）、反-氧化芳樟醇（1.71%）、壬醛（1.58%）、(1α,2α,5α)-2,6,6-三甲基-二环[3.1.1]-3-庚酮（1.56%）、D-柠檬油精（1.50%）、十六烷（1.47%）、2,3,7-三甲基-癸烷（1.38%）、1-甲基-2-(1-甲基乙基)-苯（1.26%）、2,6,10-三甲基-十二烷（1.19%）、顺-α,α,5-三甲基-5-乙烯基四氢-2-呋喃甲醇（1.13%）、石竹烯（1.12%）、6-去氧-D-半乳糖（1.06%）等。李祖光等（2004）用固相微萃取法提取的浙江杭州产结香鲜花挥发油的主要成分为：γ-萜品烯（56.41%）、乙酸苄酯（10.77%）、β-苯乙基乙酸酯（9.58%）、3,7-二甲基-2,6-辛二烯-1-醇乙酯（5.61%）、水杨酸甲酯（3.91%）、苯甲酸甲酯（2.85%）、反式-罗勒烯（1.80%）、苯甲醛（1.75%）、3-甲基-3-癸烯-2-酮（1.40%）等。

【性味与功效】味淡，性平。养阴安神，明目，祛障翳。治青盲，翳障，多泪，梦遗，虚淋，失音。

狼毒 ▼

【基源】瑞香科狼毒属植物瑞香狼毒 *Stellera chamaejasme* Linn. 的根。

【形态特征】多年生草本。根肉质。茎单一不分枝，高15~45cm。叶互生，茎下部叶鳞片状，卵状长圆形，长1~2cm，宽4~6mm，向上渐大；茎生叶长圆形；总苞叶同茎生叶，常5枚；伞幅5，长4~6cm；次级总苞叶常3枚，卵形；苞叶2枚，三角状卵形。总苞钟状；淡褐色。雄花多枚；雌花1枚。蒴果卵球状。种子扁球状，灰褐色。花果期5~7月。

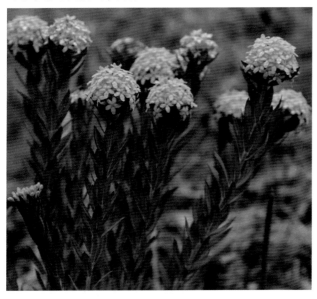

【习性与分布】生于海拔2600~4200 m的干燥而向阳的高山草坡、草坪或河滩台地。分布于东北、华北、西北、西南各省区。

【挥发油含量】超临界萃取的干燥根的得油率为3.57%~3.75%。

【芳香成分】杨伟文等（1985）用石油醚浸提后水蒸

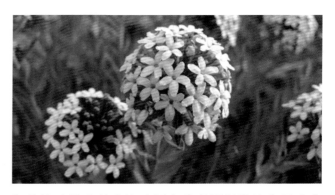

气蒸馏法提取的青海湟源产狼毒根挥发油主要成分为：3,7,11-三甲基十二碳-2-反-6-顺-10-三烯醇（22.07%）、7,10-十八二烯酸甲酯（17.89%）、正辛烷（6.18%）、正-十三烷（4.07%）、正十二烷（3.57%）、5-甲基癸烷（1.90%）、2,6-二甲基庚烷（1.56%）、肉桂醇（1.44%）、2,6-二甲基辛烷（1.12%）、1-苯基-1,2-丙二酮（1.04%）等。关永强等（2018）用索氏法（乙醚）提取的青海西宁产狼毒根挥发油的主要成分为：9,12-顺式十八碳二烯酸（31.88%）、角鲨烯（16.10%）、十六酸甲酯（13.31%）、14-十五碳烯酸（2.58%）、氧杂环十四烷-2,11-二酮（2.58%）、环十五酮（2.58%）等。

【性味与功效】味苦、辛，性平，有毒。泻水逐饮，破积杀虫。治水肿腹胀，痰食虫积，心腹疼痛，症瘕积聚，结核，疥癣。

了哥王 ▼

【基源】瑞香科荛花属植物南岭荛花（了哥王）*Wikstroemia indica* (Linn.) C. A. Mey 的茎叶。

【形态特征】灌木，高0.5~2m。叶对生，纸质至近革质，倒卵形或披针形，长2~5cm，宽0.5~1.5cm，干

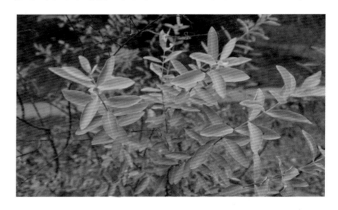

时棕红色。花黄绿色，数朵组成顶生头状总状花序，花萼长 7~12mm；雄蕊 8，2 列，着生于花萼管中部以上，子房倒卵形或椭圆形，花盘鳞片通常 2 或 4 枚。果椭圆形，长约 7~8mm，成熟时红色至暗紫色。花果期夏秋间。

【习性与分布】喜生于海拔 1500 m 以下地区的开旷林下或石山上。分布于广东、海南、广西、福建、台湾、湖南、四川、贵州、云南、浙江等省区。

【芳香成分】梁勇等（2005）用水蒸气蒸馏法提取的广东广州产了哥王全草挥发油的主要成分为：十六烷酸（60.44%）、9-十八碳烯酸（7.13%）、9,12-十八碳二烯酸（5.48%）、9,12,15-十八碳三烯酸甲酯（2.88%）、9-十六碳烯酸（2.42%）、5-十八碳烯（1.94%）、β-桉叶油醇（1.45%）、十五烷酸（1.21%）、3-甲基-3-乙烯基-2,6-二异丙撑环己酮（1.06%）、3,7,11,15-四甲基-2-十六碳烯-1-醇（1.02%）、6,10,14-三甲基-2-十五酮（1.00%）等。

【性味与功效】味苦、辛，性寒，有毒。消热解毒，化痰散结，消肿止痛。治痈肿疮毒，瘰疬，风湿痛，跌打损伤，蛇虫咬伤。

了哥王根 ▼

【基源】瑞香科荛花属植物南岭荛花（了哥王）*Wikstroemia indica* (Linn.) C. A. Mey 的根或根皮。

【形态特征】同了哥王。

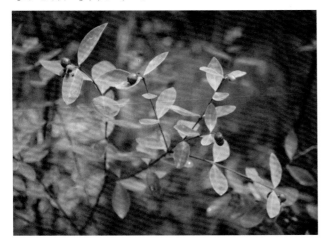

【习性与分布】同了哥王。

【芳香成分】吴鹏等（2010）用有机溶剂萃取法提取

的了哥王干燥根及根皮挥发油的主要成分为：棕榈酸甲酯（29.50%）、棕榈酸（22.05%）、油酸甲酯（13.31%）、硬脂酸甲酯（9.59%）、亚油酸甲酯（4.20%）、油酸（3.61%）、硬脂酸（2.02%）、花生酸甲酯（1.82%）、珍珠酸甲酯（1.72%）等。刘明等（2011）用95%乙醇冷浸后再石油醚萃取的方法提取的了哥王干燥根茎挥发油的主要成分为：棕榈酸（19.98%）、亚油酸（15.78%）、油酸（13.78%）、甲基亚油酸（6.04%）、4-豆甾烯醇（3.99%）、甲基十八烷酸（3.97%）、γ-谷甾醇（3.81%）、棕榈酸甲酯（3.48%）、硬脂酸（2.49%）、正十四烷（1.48%）、α-香附酮（1.20%）、十三烷（1.12%）、（5α）-豆甾烷-3,6-二酮（1.02%）等。

【性味与功效】味苦、辛，性寒，有毒。清热解毒，散结逐瘀，利水杀虫。治肺炎，支气管炎，腮腺炎，咽喉炎，淋巴结炎，乳腺炎，痈疽肿毒，风湿性关节炎，水肿臌胀，麻风，闭经，跌打损伤。

百部还魂 ▼

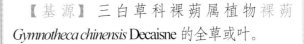

【基源】三白草科裸蒴属植物裸蒴 *Gymnotheca chinensis* Decaisne 的全草或叶。

【形态特征】无毛草本；茎纤细，匍匐，长通常 30~65cm。叶纸质，叶片肾状心形，长 3~6.5cm，宽 4~7.5cm，基部具 2 耳，边全缘或有不明显的细圆齿；托叶膜质，长 1.5~2cm，基部扩大抱茎。花序单生，长 3.5~6.5cm；苞片倒披针形；花药长圆形，纵裂，花丝与花药近等长或稍长，基部较宽；子房长倒卵形，花柱线形，外卷。果未见。花期 4~11 月。

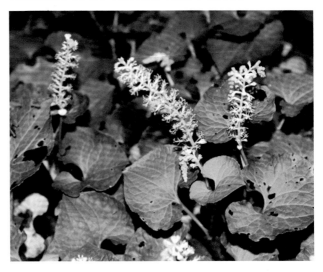

【习性与分布】生于水旁或林谷中。分布于湖北、湖南、广东、广西、云南、贵州、四川等省区。

【芳香成分】陈玉菡等（2017）用顶空固相微法提取的重庆产裸蒴新鲜叶挥发油的主要成分为：2,6- 二甲基 -6-(4- 甲基 -3- 戊烯基) 双环 [3.1.1]- 庚 -2- 烯（34.15%）、(E,E)-α - 金合欢烯（10.21%）、2- 甲氧基苯甲醛（8.42%）、3,6- 二乙基 -3,6- 二甲基环己酮 -1,4- 二烯（5.04%）、β - 倍半水芹烯（3.59%）等。

【性味与功效】味苦，性温。消食，利水，活血，解毒。治食积腹胀，痢疾，泄泻，水肿，小便不利，带下，跌打损伤，疮肠肿毒，蜈蚣咬伤。

三尖杉 ▼

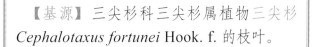

【基源】三尖杉科三尖杉属植物三尖杉 *Cephalotaxus fortunei* Hook. f. 的枝叶。

【形态特征】乔木，高达 20m，胸径达 40cm。叶排成两列，披针状条形，长 4~13cm，宽 3.5~4.5mm。雄球花 8~10 聚生成头状，径约 1cm，基部及总花梗上部有 18~24 枚苞片；雌球花的胚珠 3~8 枚发育成种子。种子近圆球形，长约 2.5cm，假种皮成熟时紫色或红紫色。花期 4 月，种子 8~10 月成熟。

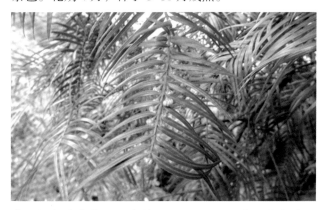

【习性与分布】生于海拔 200~3000m 地带。分布范围为半湿润的高原气候，干湿季节交替较为明显，气温的日变化及年变化较大。分布于浙江、安徽、福建、江西、湖北、湖南、河南、陕西、甘肃、四川、云南、贵州、广西、广东等省区。

【挥发油含量】水蒸气蒸馏的叶的得油率为 0.20%。

【芳香成分】苏应娟等（1995）用水蒸气蒸馏法提取的广东乳源产三尖杉叶挥发油的主要成分为：β - 石竹烯（9.34%）、(1 α ,4a α ,8a α)-1,2,4a,5,6,8a- 六 氢

化 -4,7- 二甲基 -1-(1- 甲基代乙基) 萘（7.69%）、α - 荜草烯（7.20%）、棕榈酸（7.14%）、δ - 荜澄茄烯（6.34%）、1,2- 苯二羧酸丁基 2- 甲基丙基二酯（6.21%）、1,2- 苯二羧酸二异辛酯（6.13%）、(1 α ,4a α ,8a α)-1,2,3,4,4a,5,6,8a- 八氢化 -7- 甲基 -4- 亚甲基 -1-(1- 甲基代乙基) 萘（5.48%）、8,11,15- 松香三烯（5.40%）、α - 玷㶸烯（4.11%）、β - 古芸烯（3.44%）、二十二烷（2.56%）、金合欢醇（2.14%）、二十四烷（2.04%）、(Z)-3- 己烯 -1- 苯甲酸酯（1.85%）、β - 波旁烯（1.60%）、3,7,11,15- 四甲基 -2- 十六碳烯 -1- 醇（1.55%）、α - 愈创烯（1.47%）、(1- 甲基代乙基) 环氧乙烷（1.32%）、二十三烷（1.32%）、依兰烯（1.08%）等。

【性味与功效】味苦、涩，性寒，有毒。抗癌。治恶性淋巴瘤，白血病，肺癌，胃癌，食道癌，直肠癌等。

血榧（粗榧子） ▼

【基源】三尖杉科三尖杉属植物三尖杉 *Cephalotaxus fortunei* Hook. f. 的种子。

【形态特征】同三尖杉。

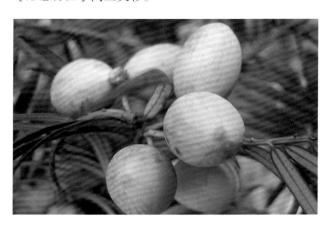

【习性与分布】同三尖杉。

【芳香成分】解修超等（2013）用索氏法提取的陕西汉台产三尖杉干燥种仁挥发油的主要成分为：油酸（34.53%）、棕榈酸（12.04%）、亚油酸丁酯（9.56%）、油酸乙酯（9.31%）、硬脂酸（5.29%）、壬酸（5.23%）、亚油酸（4.97%）、环丁基甲酸（3.28%）、α - 松油烯（3.06%）、月桂酸乙酯（2.74%）、罗汉柏烯（2.10%）、月桂酸（1.55%）等。

【性味与功效】味涩、苦，性平。驱虫消积，润肺止咳。治食积腹胀，小儿疳积，虫积，肺燥咳嗽。

香阿魏 ▼

【基源】伞形花科阿魏属植物多伞阿魏 *Ferula ferulaeoides* (Steud.) Korov. 的树脂和根。

【形态特征】多年生一次结果的草本，高 1~1.5m。根纺锤形。基生叶叶柄基部扩展成鞘；叶片轮廓为广卵形，三出四回羽状全裂，末回裂片卵形；茎生叶向上简化，变小，至上部仅有叶鞘，叶鞘卵状披针形。复伞形花序生于茎枝顶端；侧生枝上的花序为单伞形花序，3~8 轮生，形如串珠状；小伞形花序有花 10；花瓣黄色。分生果椭圆形。花期 5 月，果期 6 月。

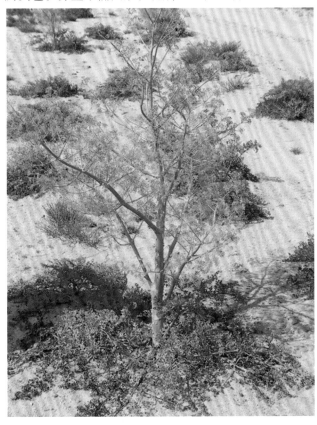

【习性与分布】生长于海拔 430~1040m 的地区，一般生于沙地、沙丘或砾石质的蒿属植物荒漠。分布于新疆。

【挥发油含量】水蒸气蒸馏的树脂的得油率为 7.77%~10.30%，根的得油率为 0.43%~2.77%；超临界萃取的根的得油率为 10.90%~12.69%；有机溶剂萃取的根的得油率为 15.00%~17.91%；超声波萃取的干燥根的得油率为 17.29%；微波萃取的干燥根的得油率为 11.70%，超声波协调微波萃取的得油率为 19.81%，渗漉法提取的得油率为 21.60%。

【芳香成分】树脂：多伞阿魏树脂挥发油的主成分多为愈创木醇（27.00%~43.55%），也有主成分不同的报告。罗茜等（2015）用水蒸气蒸馏法提取的新疆阿勒泰产多伞阿魏树脂挥发油的主要成分为：愈创木醇（43.55%）、(1S- 内型)-1,7,7- 三甲基 - 二环 [2.2.1] 庚 -2- 醇乙酸酯（6.79%）、(2R- 顺式)-2R-1,2,3,4,4a,5,6,7- 八氢 -π,π,4a,8- 四甲基 -2- 萘甲醇（5.05%）、反式 - 橙花叔醇（4.21%）、(Z)-3- 亚甲基 -7,11- 二甲基 -1,6,10- 十二碳三烯（2.86%）、γ - 桉叶醇（2.39%）、异长叶烯 -8- 醇（2.09%）、(1π,4aπ,8aπ)-1,2,3,4,4a,5,6,8a- 八氢 -7- 甲基 -4- 亚甲基 -1-(1- 甲基乙基) 萘（1.69%）、π - 金合欢烯（1.69%）、1S-1,2,3,4,5,6,7,8- 八氢 -1,4- 二甲基萘 -7-(1- 甲基乙烯基) 薁苷菊环（1.35%）、α - 法尼烯（1.21%）、1,6- 壬二烯 -3- 醇硅烷（1.21%）、佛术烯（1.17%）、[3S-(3π,3aπ,5π)-1,2,3,3a,4,5,6,7- 八氢 -π,π,3,8- 四甲基 -5- 余甲醇乙酸酯（1.13%）等。雷林洁等（2013）用水蒸气蒸馏法提取的新疆奇台产多伞阿魏树脂挥发油的主要成分为：2- 异丙基 -5- 甲基茴香醚（20.78%）、左旋樟脑（19.41%）、左旋乙酸冰片酯（17.78%）、1- 甲氧基 -4- 甲基 -1-(1- 甲基乙基)- 苯（15.18%）、愈创木醇（11.44%）、(E)-β - 金合欢烯（11.26%）、D- 柠檬烯（9.07%）、α - 法尼烯（7.48%）、反式 - 橙花叔醇（6.33%）、(3Z,6E)-3,7,11- 三甲基 -1,3,6,10- 十二烷四烯（4.74%）、莰烯（4.68%）、3- 蒈烯（4.15%）、(1R)-α - 蒎烯（3.64%）、(1S,2S,4R)- 醋酸 -1,3,3- 三甲基 - 双环[2.2.1]庚烯 -2- 醇（3.13%）、异松油烯（3.00%）、β - 蒎烯（2.28%）、石竹烯（1.51%）、可巴烯（1.08%）、(4αR)-2,4α,5,6,7,8- 六氢 -3,5,5,9- 四甲基 -1H- 酮（1.07%）等。倪慧等（1997）用水蒸气蒸馏法提取的新疆产多伞阿魏树脂挥发油的主要成分为：乙酸龙脑酯（20.83%）、β - 麝子油烯（12.94%）、α - 麝子油烯乙酸酯（11.45%）、愈创木醇（10.61%）、1- 甲基 -5- 异丙烯环乙烯（10.20%）、△3- 蒈烯（8.55%）、α - 蒎烯（8.18%）、α - 麝子油烯（4.45%）、△²- 蒈烯（2.38%）、β - 松油烯醇（2.37%）等；新疆奇台产多伞阿魏树脂挥发油的主要成分为：另丁基 - 顺 - 丙烯基二硫烷（57.86%）、另丁基 - 反 - 丁烯 -2- 基二硫烷（14.67%）、α - 蒎烯（7.51%）、甲基（另丁硫基 - 反 - 亚乙烯基）二硫烷（1.78%）、另丁基 - 顺 -

丁烯 -1- 基二硫烷（2.89%）、四氢金合欢醇乙酸酯
（2.22%）、另丁基 - 反 - 丁烯 -1- 基二硫烷（1.98%）、
香茅醇（1.53%）、另丁基 - 顺 - 丁烯 -2- 基二硫烷
（1.49%）、另丁基异丙基二硫烷（1.11%）等。

根：多伞阿魏根挥发油的主成分有：愈创木醇
（44.52%~79.20%）、D- 柠檬烯（25.16%~52.84%），
也有主成分不同的报告。盛萍等（2013）用水蒸气蒸
馏法提取的新疆富蕴产多伞阿魏干燥根挥发油的主要
成分为：愈创木醇（55.80%）、右旋柠檬烯（2.84%）、
乙酸龙脑酯（2.78%）、橙花叔醇（2.41%）、β - 金
合欢烯（1.83%）、异愈创木醇（1.72%）、人参新
萜醇（1.58%）、γ - 桉叶油醇（1.38%）、龙脑（1.31%）
等。杨明翰等（2020）用水蒸气蒸馏法提取的新疆沙
湾产多伞阿魏新鲜根挥发油的主要成分为：D- 柠檬
烯（52.84%）、莰烯（8.38%）、α - 蒎烯（6.76%）、
乙酸龙脑酯（5.24%）、3- 蒈烯（4.84%）、α - 月
桂烯（4.66%）、1- 甲氧基 -4- 甲基 -2-(1- 乙基)-
苯（3.02%）、α - 法尼烯（1.24%）、(E)-3,7,11- 三
甲基 -1,6,10- 十二碳三烯 -3- 醇（1.11%）等。宋东
伟等（2005）用索氏法提取的新疆木垒产多伞阿魏
根挥发油的主要成分为：(Z)-2,6,10- 三甲基 -1,5,9-
十一碳 - 三烯（45.90%）、愈创木醇（33.20%）、
1,2,3,4,4a,5,6,8a- 八氢化 -2- 甲醇萘（7.07%）、橙花
叔醇（5.72%）、1,7,7- 三甲基 - 双环 [2,2,1]-2- 庚醇
（3.48%）、β - 法呢烯（2.17%）等。

【性味与功效】味辛，性温。健胃消积，散寒止痛。
治食积，消化不良，腕胁冷痛，风湿关节痛。

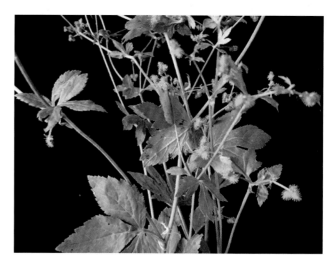

【习性与分布】生长在荫湿的山坡路旁、杂木林下、
竹园边、溪边等草丛中；海拔 200~2300m。分布于东北、
华东、中南、西北和西南各省区。

【芳香成分】周小江等（2007）用水蒸气蒸馏法提
取的四川产变豆菜干燥全草挥发油的主要成分为：
4α - 甲基 -1- 亚甲基 -7-(1- 甲基乙烯基)- 十氢萘
（17.55%）、α - 红没药醇（15.55%）、十六烷酸（7.24%）、
匙叶桉油烯醇（6.12%）、没药醇氧化物 A（3.51%）、
3- 甲基 -2-(2- 戊烯基)-2- 环戊烯 -1- 酮（1.96%）、
石竹烯氧化物（1.62%）、1- 甲基 -4-(5- 甲基 -l- 亚
甲基 - 4- 己烯基) 环己烯（1.30%）、7- 甲基 -3,4-
辛二烷（1.11%）、8- 乙烯基 -3,4,4a,5,6,7,8,8a- 八氢 -5
亚甲基 -2- 羧酸萘（1.07%）、八氢 -1,1,7- 三甲基 -4-
亚甲基 -1H- 环丙 [e] 薁（1.01%）等。

【性味与功效】味辛、微甘，性凉。解毒，止血。治
咽痛，咳嗽，月经过多，尿血，外伤出血，疮痈肿毒。

变豆菜 ▼

【基源】伞形花科变豆菜属植物变豆菜
Sanicula chinensis Bunge 的全草。

【形态特征】多年生草本，高达 1m。基生叶少数，
近圆形，通常 3 裂，中间裂片倒卵形，裂片边缘有重
锯齿；茎生叶逐渐变小，通常 3 裂。花序 2~3 回叉式
分枝，总苞片叶状，通常 3 深裂；伞形花序 2~3 出；
小总苞片 8~10，卵状披针形或线形；小伞形花序有花
6~10，雄花 3~7；萼齿窄线形；花瓣白色或绿白色，
倒卵形；两性花 3~4。果实圆卵形。花果期 4~10 月。

大肺筋草 ▼

【基源】伞形花科变豆菜属植物薄片变豆
菜 *Sanicula lamelligera* Hance 和 天蓝变豆菜
Sanicula coerulescens Franch. 的全草。

【形态特征】薄片变豆菜：多年生矮小草本，高
13~30cm。基生叶圆心形或近五角形，长 2~6cm，宽
3~9cm，掌状 3 裂；最上部的茎生叶小，3 裂至不分裂。
总苞片细小，线状披针形；小总苞片 4~5，线形；小
伞形花序有花 5~6；雄花 4~5；萼齿线形或呈刺毛状；
花瓣白色、粉红色或淡蓝紫色，倒卵形；两性花 1；

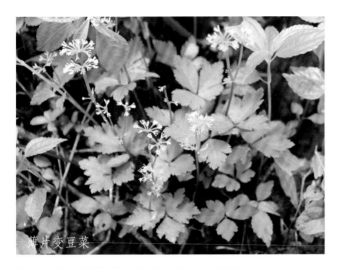

薄片变豆菜

萼齿和花瓣同雄花。果实卵形。花果期 4~11 月。

天蓝变豆菜：多年生草本，高 15~40cm。基生叶心状卵形，长 3~7cm，宽 4~10cm，掌状 3 裂或 3 小叶；茎生叶退化或呈鞘状。花序呈假总状花序，总片卵状披针形；小总苞片 5~8，线形；小伞形花序有花 5~7，雄花 4~6；萼齿线状披针形或刺毛状；花瓣白色至蓝紫色，倒卵或匙形，两性花 1 朵，萼齿和花瓣同雄花。果实球形。花果期 3~7 月。

【习性与分布】薄片变豆菜：生于海拔 510~2000m 的山坡林下、沟谷、溪边及湿润的沙质土壤。分布于安徽、浙江、台湾、江西、湖北、广东、广西、四川、贵州等省区。天蓝变豆菜：生长在溪边湿地，路旁竹林下或荫湿的杂木林下；海拔 820~1550m。分布于四川、云南。

【芳香成分】薄片变豆菜：周小江等（2007）用水蒸气蒸馏法提取的四川产薄片变豆菜干燥全草挥发油的主要成分为：4α- 甲基 -1- 亚甲基 -7-(1- 甲基乙烯基)- 十氢萘（6.45%）、匙叶桉油烯醇（5.75%）、十六烷酸（4.43%）、榄香烯（4.33%）、1- 甲基 -4-(5- 甲基 -1- 亚甲基 -4- 己烯基) 环己烯（2.89%）、蒽（2.41%）、6,10,14- 三 甲 基 -2- 十五烷酮（1.89%）、α- 石竹烯（1.82%）、1,2,3,4- 四甲基 - 苯（1.74%）、石竹烯（1.50%）、螺岩兰草酮（1.34%）、1a,2,3,5,6,7,7a- 八氢 -1,1,7,7a- 四甲基 -1H- 环丙 [a] 萘（1.20%）等。

天蓝变豆菜：周小江等（2007）用水蒸气蒸馏法提取的四川产天蓝变豆菜干燥全草挥发油的主要成分为：1- 甲基 -4-(1 甲基乙烯基) 环己烷（40.02%）、4α- 甲基 -1- 亚甲基 -7-(1- 甲基乙烯基)- 十氢萘（13.10%）、十六烷酸（11.59%）、α- 红没药醇（11.07%）、9,12- 十 八 二 烯 酸（6.25%）、1-

甲基 -4-(5- 甲基 -1- 亚甲基 - 4- 己烯基) 环己烯（4.53%）、石竹烯氧化物（3.59%）、6,10,14- 三甲基 -2- 十五烷酮（1.01%）等。

【性味与功效】味辛、甘，性微温。祛风发表，化痰止咳，活血调经。治感冒，咳嗽，哮喘，月经不调，经闭，痛经，疮肿，跌打肿痛，外伤出血。

野鹅脚板 ▼

【基源】伞形花科变豆菜属植物直刺变豆菜 *Sanicula orthacantha* S. Moore 的全草。

【形态特征】多年生草本，高 8~50cm。基生叶圆心形或心状五角形，长 2~7cm，宽 3.5~7cm，掌状 3 全裂，裂片边缘有锯齿；茎生叶略小，掌状 3 全裂。总苞片 3~5；伞形花序 3~8；小总苞片约 5，线形或钻形；小伞形花序有花 6~7，雄花 5~6；萼齿窄线形或刺毛状；花瓣白色、淡蓝色或紫红色，倒卵形；两性花 1；萼齿和花瓣形状同雄花。果实卵形。花果期 4~9 月。

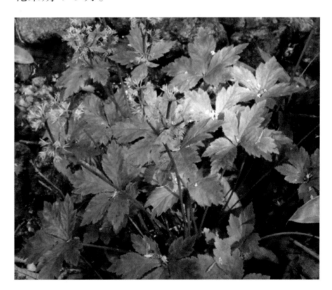

【习性与分布】生长在海拔 260~3200m 的山涧林下、路旁、沟谷及溪边等处。分布于安徽、浙江、江西、福建、湖南、广东、广西、陕西、甘肃、四川、贵州、云南等省区。

【芳香成分】周小江等（2007）用水蒸气蒸馏法提取的四川产直刺变豆菜干燥全草挥发油的主要成分为：匙叶桉油烯醇（7.62%）、榄香烯（6.45%）、4- 甲基 -1,4- 庚二烯（4.63%）、八氢 -7- 甲基 -3- 亚甲基 -4-(1-

甲基乙基)–1H– 环戊 [1.3] 环丙 [1.2] 苯（3.93%）、α–
石竹烯（2.55%）、石竹烯（2.06%）、4- 十三烯 –6-
炔（1.81%）、大根香叶烯 B（1.74%）、4,4 二甲基 –
三环 [6.3.2.0(2,5)] 十三碳 –8– 烯 –1– 醇（1.56%）、
八氢 –l,4,9,9– 四甲基 –1H–3a,7– 甲醇薁（1.42%）、
蓝桉醇（1.27%）、1,2,3,4,4a,5,6,8a– 八氢 –4a,8– 二
甲基 –2-(1– 甲基乙烯基)– 萘（1.19%）、1- 乙烯基 –l–
甲基 –2-(1– 甲基乙烯基)-4-(1– 甲基亚乙基) 环己烷
（1.03%）等。

【性味与功效】味苦，性温。清热，解毒。治麻疹后
热毒未尽，身热瘙痒，跌打损伤。

阿育魏实

【基源】伞形花科糙果芹属植物阿育魏
（阿米糙果芹）*Trachyspermum ammi* (Linn.)
Sprague 的果实。

【形态特征】直立草本。叶片羽状分裂或三出式 2~3
回羽状深裂，边缘疏生不规则的裂齿或缺刻，有时全
缘。复伞形花序疏生，通常无总苞片和小总苞片；伞
辐少数；萼齿退化；花瓣倒卵形；花柱基圆锥形，花
柱短；心皮柄 2 裂至基部。果实卵圆形或微心形，两
侧扁压，分生果主棱 5 条，表面有白色糙毛；胚乳腹
面平直，每棱槽内有油管 2~3。

【习性与分布】分布于新疆。

【挥发油含量】水蒸气蒸馏的果实的得油率为
5.20%~7.80%。

【芳香成分】刘力等（2004）用水蒸气蒸馏法提取的
新疆和田产阿米糙果芹果实挥发油的主要成分为：
γ– 萜品烯（41.67%）、p– 伞花烃（28.62%）、麝
香草酚（26.38%）等。李国玉等（2009）用水蒸气
蒸馏法提取的新疆产阿米糙果芹果实挥发油的主要
成分为：麝香草酚（57.45%）、2.6.6- 三甲基 – 二
环 [3.1.1] 庚 –2– 烯（23.69%）、1- 甲基 –2-(1– 甲
基乙基) 苯（16.72%）、反式 –1,2– 双 (1– 甲基乙烯基)
环丁烷（1.15%）等。

【性味与功效】味辛、苦，性温。散寒止痛，利湿解毒。
治脘腹冷痛，消化不良，呕恶，泄泻，寒疝，痛经，
尿路结石，疮疖肿毒。

黄花鸭跖柴胡 ▼

【基源】伞形花科柴胡属植物黄花鸭跖柴
胡 *Bupleurum commelynoideum* de Boiss. var.
flaviflorum Shan et Y. Li 的根。

【形态特征】多年生草本。高 38~48cm。基部叶线形，
长 8~18cm，宽 2.5~4mm，抱茎；茎中部叶卵状披针形，
抱茎，茎顶部叶狭卵形。伞形花序单生于枝顶，总苞
片 1~2，卵形或披针形；伞辐 3~7；小总苞片 7~9，卵形，
背面多带粉紫蓝色；小伞形花序有花 16~30；花瓣背
面紫色，边缘鲜黄，舌片深紫色。果实棕红色，短圆
柱形。花期 8~9 月，果期 9~10 月。

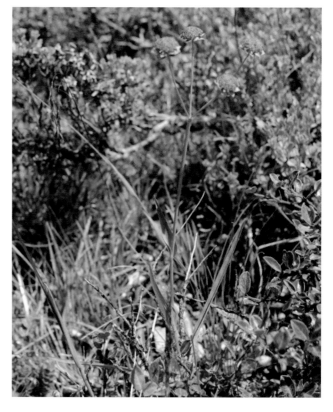

【习性与分布】生长于海拔 3000~4320m 的山顶或高
山草地、山坡草丛中。耐寒、耐旱，忌水浸。分布于
四川、云南、西藏。

【芳香成分】王燕萍（2005）用超临界 CO_2 萃取法提
取的甘肃岷县产野生黄花鸭跖柴胡根挥发油的主要成
分为：呋甾烷 –20(22)– 烯 –26– 醇（8.72%）、十六
烷酸（8.00%）、油酸（5.58%）、酞酸二丁酯（3.26%）、
N-(3,4- 二甲氧基苯基)- 四唑 –5– 胺（2.79%）、
顺 –9,12– 十八碳二烯酸（2.42%）、壬酮（1.72%）、

十五醛（1.64%）、3,4,5-三甲氧基-苯甲醛（1.53%）、硬脂酸（1.09%）等。

【性味与功效】味苦，性微寒。和解表里，疏肝，升阳。治感冒发热，胸肋胀痛，月经不调，子宫脱垂，疟疾，胃下垂等。

竹叶柴胡 ▼

【基源】伞形花科柴胡属植物竹叶柴胡 *Bupleurum marginatum* Wall. ex DC. 的根。

【形态特征】多年生高大草本。茎高 50~120cm，带紫棕色。叶革质，叶缘软骨质，较宽，白色，下部叶与中部叶同形，长披针形，长 10~16cm，宽 6~14mm，茎上部叶同形，逐渐缩小。复伞形花序很多；直径 1.5~4cm；伞辐 3~7；总苞片 2~5，小，披针形；小总苞片 5，披针形，小伞形花序有花 6~12；花瓣浅黄色。果长圆形，棕褐色。花期 6~9 月，果期 9~11 月。

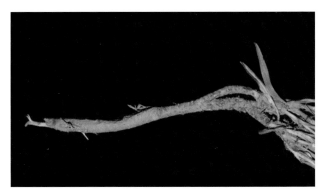

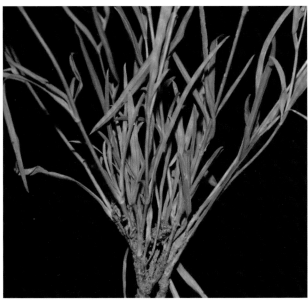

【习性与分布】生长在海拔 750~2300m 的山坡草地或林下。耐寒、耐旱，忌水浸。分布于西南、中部和南部各省区。

【芳香成分】王砚等（2014）用固相微萃取法提取的四川荣县产竹叶柴胡风干根挥发油的主要成分为：n-十六烷酸（19.13%）、油酸乙酯（13.09%）、亚油酸甲酯（11.59%）、十六酸乙酯（10.21%）、油酸（4.51%）、乙基-9-十六酸盐（4.10%）、9,12-十八碳二烯酸（3.18%）、顺式-9-十六烯酸（2.41%）、邻苯二酸二丁酯（1.42%）、2,4-二异氰氧基-1-甲基苯（1.15%）、十二烷酸邻苯甲二酸丁基酯（1.14%）、十五烷酸（1.09%）等。

【性味与功效】味苦、微辛，性凉。发表退热，疏肝解郁，升举中气。治感冒发热，胸满，肋痛，疟疾，头痛，肝炎，肝郁胁肋脐腹胀痛，中气下陷，脱肛，子宫下垂，月经不调。

川明参 ▼

【基源】伞形花科川明参属植物川明参 *Chuanminshen violaceum* Sheh et Shan 的根。

【形态特征】多年生草本，高 30~150cm。基生叶莲座状，叶鞘抱茎，带紫色；叶片轮廓阔三角状卵形，长

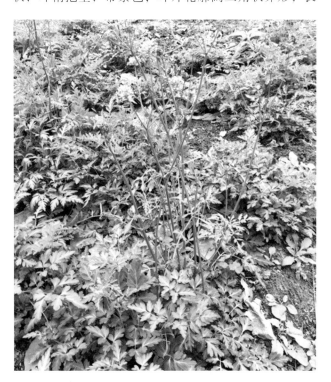

6~20cm，宽 4~14cm，三出式 2~3 回羽状分裂；茎上部叶二回羽状分裂，叶片小。复伞形花序多分枝，无总苞片或仅 1~2 片，伞辐 4~8；小总苞片无或有 1~3 片，线形；花瓣长椭圆形，暗紫红色、浅紫色或白色。分生果卵形，暗褐色。花期 4~5 月，果期 5~6 月。

【习性与分布】生长于山坡草丛中或沟边、林缘路旁。喜凉爽、湿润气候，较能耐寒，不耐高温。分布于四川、湖北等地。

【挥发油含量】超声波辅助水蒸气蒸馏的干燥根的得油率为 2.21%。

【芳香成分】董红敏等（2015）用超声波辅助水蒸气蒸馏法提取的四川产川明参干燥根挥发油的主要成分为：亚油酸（26.13%）、镰叶芹醇（18.88%）、棕榈酸（9.80%）、亚磷酸二（十二烷基）酯（6.40%）、3,4- 双氢 -8- 羟基 -6- 甲氧基 -3- 甲基 - 苯并吡喃酮（5.20%）、欧前胡素（3.87%）、亚油酸甲酯（2.76%）、1,2,3,4- 四甲苯（2.65%）、佛手苷内酯（2.58%）、棕榈酸乙酯（1.98%）、十六烷（1.19%）、1,7- 二甲基 -4-(1- 甲基乙基）螺环 [4,5] 葵 -6- 烯 -8- 酮（1.13%）、1,3- 二甲基 -2- 乙基苯（1.11%）、3,5- 苯二异丙酯（1.09%）等。

【性味与功效】味甘、微苦，性凉。养阴清肺，健脾助运。治热病伤阴，肺燥咳嗽，脾虚食少，病后体弱。

刺芫荽 ▼

【基源】伞形花科刺芹属植物刺芹 *Eryngium foetidum* Linn. 的全草。

【形态特征】二年生或多年生草本，高 11~40cm。基生叶披针形，革质，长 5~25cm，宽 1.2~4cm，边缘有锯齿；叶鞘可达 3cm；茎生叶对生，边缘有深锯齿，齿尖刺状。头状花序呈圆柱形；总苞片 4~7，叶状，披针形，边缘有 1~3 刺状锯齿；小总苞片阔线形至披针形；萼齿卵状披针形；花瓣倒披针形至倒卵形，白色、淡黄色或草绿色。果卵圆形。花果期 4~12 月。

【习性与分布】通常生长在海拔 100~1540m 的丘陵、山地林下、路旁、沟边等湿润处。喜温、喜肥、喜湿、喜阴、耐热。分布于广东、广西、云南、贵州等省区。

【挥发油含量】水蒸气蒸馏的新鲜全草的得油率为

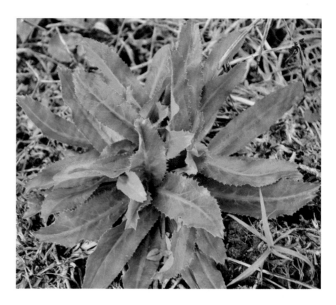

0.09%，新鲜叶的得油率为 0.10%；微波萃取的干燥全草的得油率为 0.61%。

【芳香成分】叶碧波等（1996）用水蒸气蒸馏法提取的广东陆河产刺芹新鲜全草挥发油的主要成分为：对乙基丙基苯（42.31%）、环己基辛酮（11.94%）、十四烷醛（3.76%）、2- 甲醇基 - 环己基己酮（2.76%）、2,4,6- 三甲基苯甲醛（2.75%）、胡萝卜醇（2.11%）、邻 - 甲酸乙酯 - 乙酸苯甲酯（1.75%）、1- 甲基 -3- 亚乙基 - 环戊烯（1.40%）、对甲基苯乙酸酯（1.38%）、癸醛（1.23%）等。翟锐锐等（2014）用水蒸气蒸馏法提取的海南海口产野生刺芹新鲜全草挥发油的主要成分为：2,4,5 三甲基苯甲醛（14.27%）、1,11- 十二二烯（11.15%）、2- 十二碳烯酸（8.95%）、十二烷酸（7.78%）、环癸烷（7.32%）、N- 棕榈酸（5.15%）、十六烷醛（2.84%）、十二烯醛（2.18%）、1H- 吲哚 -4- 羟基 -3- 羧酸（2.00%）、胡萝卜醇（1.76%）、2- 硝基 -2- 丙烯基环己烷（1.65%）、叶绿醇（1.50%）、9,12- 十八碳二烯酸（1.45%）、(2H)-1,3,4,5,6,7- 六氢 -1,1- 二甲基 -2- 氧 -4a(2H)- 萘甲酸乙酯（1.30%）、3,3,6- 三甲基 -1,5- 庚二烯 -4- 酮（1.05%）等。高燕等（2013）用同时蒸馏萃取法提取的云南西双版纳产野生刺芹干燥全草挥发油的主要成分为：2- 十二碳烯醛（45.24%）、2,4,5- 三甲基苯甲醛（6.12%）、(Z)-14- 甲基 -8- 十六碳烯醛（4.23%）、β - 瑟林烯（2.32%）、癸醛（1.72%）、1- 甲基 -8- 亚甲基 -4- 异丙基 - 三环 [4.3.0.0^{1,7}] 葵烷（1.33%）等。

【性味与功效】味辛、微苦，性温。疏风解热，健胃。治感冒，麻疹内陷，气管炎，肠炎，腹泻，急性传染性肝炎；外用治跌打肿痛。

朝鲜当归 ▼

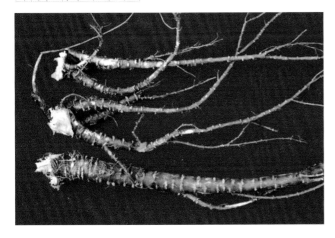

【基源】伞形花科当归属植物朝鲜当归 *Angelica gigas* Nakai 的根。

【形态特征】多年生高大草本，高1~2m。叶2~3回三出式羽状分裂，基生叶及茎下部叶的叶片轮廓近三角形，长20~40cm，宽20~30cm；上部的叶简化成囊状膨大的叶鞘。复伞形花序近球形，伞辐20~45；总苞片1至数片，深紫色；小伞形花序密集成小的球形；小总苞数片，卵状披针形，紫色；花瓣倒卵形，深紫色。果实卵圆形，黄褐色。花期7~9月，果期8~10月。

【习性与分布】常生于海拔1000m以上的高山坡，生长于沟旁、林缘和林下、喜富含沙石质的土壤。分布于东北各省。

【挥发油含量】水蒸气蒸馏的根的得油率为0.10%~0.30%。

【芳香成分】康廷国（1990）用水蒸气蒸馏法提取的辽宁宽甸产朝鲜当归根挥发油的主要成分为：壬烯（20.98%）、γ-松油烯（14.60%）、β-侧柏烯（12.56%）、α-檀香萜（5.32%）、δ-愈创木烯（3.61%）、月桂烯（3.30%）、β-甜没药烯（1.53%）、α-异松油烯（1.51%）、γ-荜澄茄烯（1.50%）、荜澄茄烯（1.19%）、橙花叔醇（1.10%）、花柏烯（1.10%）、2-甲基辛烷（1.03%）等。严仲铠等（1990）用水蒸气蒸馏法提取的朝鲜当归根挥发油的主要成分为：正-壬烷（21.97%）、α-蒎烯（20.75%）、柠檬烯（5.00%）、月桂烯（2.68%）、莰烯（2.30%）、γ-榄香烯（2.03%）、α-异松油烯（1.48%）、萘（1.25%）、β-蒎烯（1.14%）、榄香醇（1.08%）、对-聚伞花素（1.04%）等。

【性味与功效】味辛，性温。祛风通络，活血止痛。治风湿痹痛，跌打肿痛。

东当归 ▼

【基源】伞形花科当归属植物东当归 *Angelica acutiloba* (Sieb. et Zucc.) Kitagawa 的根。

【形态特征】多年生草本。茎高30~100cm。叶1~2回三出羽状分裂，长2~9cm，宽1~3cm，边缘有尖锐锯齿；叶柄基部膨大成管状的叶鞘；茎顶部的叶简化

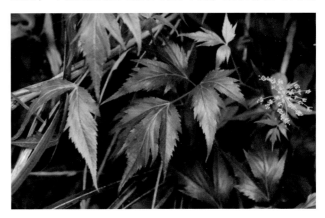

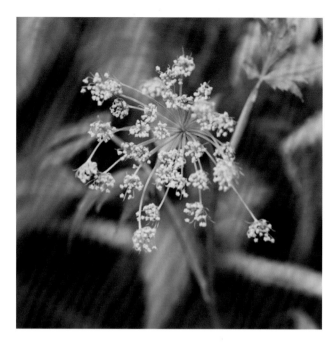

成长圆形的叶鞘。复伞形花序；总苞片 1 至数个或无，线形；小总苞片 5~8，线形；小伞花序有花约 30 朵；花白色；花瓣倒卵形。果实狭长圆形。花期 7~8 月，果期 8~9 月。

【习性与分布】适宜于栽培在排水良好且湿润的沙质土壤上。分布于吉林。

【挥发油含量】超临界萃取的根的得油率为 0.90%。

【芳香成分】杜蕾蕾等（2002）用水蒸气蒸馏法提取的四川彭县产东当归根挥发油的主要成分为：藁本内酯 (22.80%)、丁烯基酞内酯 (19.50%)、十六酸（17.80%）、十二烷基乙酸酯（7.50%）、9,12-十八碳二烯酸（6.20%）、丁基 -2- 甲基丙酯 -1,2- 苯二羧酸（3.80%）、10,13- 十八碳二烯酸甲酯（3.30%）、壬基 - 环丙烷（1.80%）、十六酸甲酯（1.80%）、环十六烷（1.60%）、十四酸（1.30%）、十二烷酸（1.30%）、丁基 (3-n) 苯酞（1.30%）、石竹烯（1.00%）、1- 十四醇乙酸酯（1.00%）等。孙仁文等（2007）用超临界 CO_2 萃取法提取的吉林延边产东当归根挥发油的主要成分为：亚油酸乙酯（18.64%）、5,5- 二甲基 - 双环 [6.3.0]-1,7- 十一二烯 -3- 酮（12.72%）、β - 甲基 - 苯丙醛（9.51%）、棕榈酸乙酯（9.13%）、(9Z,12Z,15Z)- 十八碳三烯醛酸 -2,3- 二羟基丙酯（2.22%）、二十二酸乙酯（1.79%）、2- 十四烷烯酞基甘氨酰胺（1.68%）、巨豆三烯酮（1.09%）等。

【性味与功效】味辛、甘，性温。活血，调经止痛，润燥滑肠。治血虚证，月经不调，痛经，经闭，产后腹痛，肠燥便秘。

拐芹 ▼

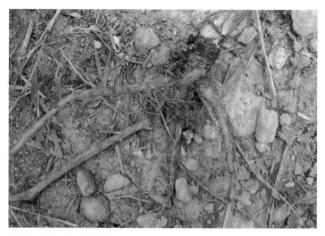

【基源】伞形花科当归属植物拐芹 *Angelica polymorpha* Maxim. 的根。

【形态特征】多年生草本，高 0.5~1.5m。叶 2~3 回三出式羽状分裂，叶片轮廓为卵形，长 15~30cm，宽 15~25cm；茎上部叶简化为略膨大的叶鞘，叶鞘常带紫色。边缘有锯齿或缺刻状深裂。复伞形花序直径 4~10cm；伞辐 11~20；总苞片 1~3 或无，狭披针形；小苞片 7~10，狭线形，紫色；花瓣匙形至倒卵形，白色。果实长圆形。花期 8~9 月，果期 9~10 月。

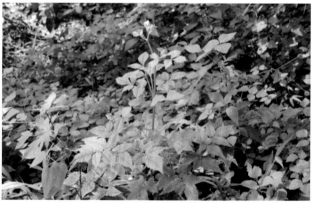

【习性与分布】生长于山沟溪流旁、杂木林下、灌丛间及阴湿草丛中。分布于东北各地及河北、山东、江苏等省。

【挥发油含量】水蒸气蒸馏的根的得油率为 0.05%~2.29%；有机溶剂萃取的根的得油率为 2.00%~3.27%；超声波萃取的干燥根的得油率为 4.13%；微波法萃取的干燥根的得油率为 3.78%。

【芳香成分】拐芹根挥发油的第一主成分有：β - 水芹烯（10.14%~23.91%）、蒿苯内酯（5.48%~13.66%），也有主成分不同的报告。汪鋆植等（2008）用水蒸气蒸馏法提取的湖北神农架产拐芹干燥根挥发油的主要成分为：β-水芹烯（23.91%）、α-水芹烯（13.35%）、α-蒎烯（11.86%）、2,5-二乙基噻吩（6.34%）、对-聚伞花素（3.48%）、3-甲基丁酸-3-甲基丁酯（2.72%）、异松油烯（2.60%）、4-甲基苯酚（2.60%）、月桂烯（1.97%）、4-羟基-3-甲基苯乙酮（1.87%）、3-蒈烯（1.72%）、α-红没药醇（1.67%）、1-甲基-4-异丙基-2-环己烯-1-醇（1.01%）等。但飞君等（2009）用超声波萃取法提取的湖北神农架产拐芹干燥根挥发油的主要成分为：蒿苯内酯（13.66%）、(Z,Z)-9,12-十八碳二烯酰甲酯（7.21%）、氧化玫瑰油（5.94%）、2,3-二甲基庚烯（5.90%）、2-甲氧基-4-乙烯苯酚（3.13%）、(S)-1-甲基-4-(5-甲基-1-亚甲基-4-己烯基)环己烯（2.54%）、辛醛（2.53%）、(-)-匙叶桉叶油醇（1.60%）、甲基环戊烷（1.34%）、邻苯二甲酸丁苄酯（1.20%）、反式-β-罗勒烯（1.12%）等。蒋庭玉等（2010）用水蒸气蒸馏法提取的山东昆嵛山产拐芹根挥发油的主要成分为：2,6,6-三甲基-二环[3.1.1]庚-2-烯（20.21%）、异石竹烯（10.57%）、(-)-乙酸龙脑酯（10.39%）、α-雪松烯（8.70%）、α-蒎烯（5.88%）、顺式-罗勒烯（4.94%）、二表雪松烯-1-氧化物（3.68%）、(Z)-α-金合欢烯（3.60%）、(+)-洒剔烯（3.09%）、2-亚甲基-6,8,8-三甲基-三环[5.2.2.0^{1,6}]十一烷-3-醇（3.07%）、乙酸小茴香酯（3.02%）、α-花柏烯（2.01%）、α-乙酸松油酯（1.88%）、(E)-长叶蒎烷（1.58%）、茨烯（1.34%）、正乙酸十二酯（1.33%）、喇叭烯氧化物-(1)（1.23%）等。

【性味与功效】味辛，性温。发表祛风，温中散寒，理气止痛。治风寒表证，风湿痹痛，脘腹胸胁疼痛，跌打损伤。

黑水当归 ▼

【基源】伞形花科当归属植物黑水当归 *Angelica amurensis* Schischk. 的根。

【形态特征】多年生草本。茎高 60~150cm。基生叶长 25~40cm，宽 25~30cm；茎生叶 2~3 回羽状分裂，叶片轮廓为宽三角状卵形；叶柄基部膨大成椭圆形的叶鞘，最上部的叶生于简化成管状膨大的阔椭圆形的叶

鞘上。伞辐 20~45；小总苞片 5~7，披针形；小伞形花序有花 30~45；花白色；花瓣阔卵形。果实卵形。花期 7~8 月，果期 8~9 月。

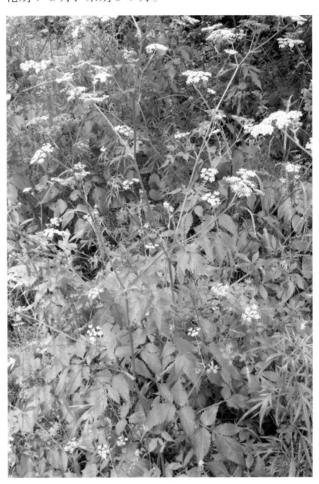

【习性与分布】生长于山坡、草地、杂木林下、林缘、灌丛及河岸溪流旁。分布于东北各省及内蒙古。

【挥发油含量】水蒸气蒸馏的根的得油率为 1.20%。

【芳香成分】严仲铠等（1990）用水蒸气蒸馏法提取的黑水当归根挥发油的主要成分为：α-蒎烯（63.61%）、柠檬烯（4.55%）、桧烯（4.11%）、月桂烯（3.66%）、茨烯（3.47%）、β-蒎烯（3.43%）、乙酸龙酯（2.57%）、对-聚伞花素（1.39%）、榄香醇（1.01%）等。

【性味与功效】味辛、微苦，性温。镇痛，消炎。治风湿性关节炎，腰腿疼痛，筋骨麻木等。

新疆羌活 ▼

【基源】伞形花科当归属植物灰叶当归 *Angelica glauca* Edgew. 的根。

【形态特征】多年生草本，高 0.8~2m。基生叶和茎下部叶具长卵状至囊状膨大的叶鞘；叶 2~3 回三出羽状分裂，边缘有较粗大锯齿；茎上部叶简化成仅具一阔兜状凸出的叶鞘，抱茎。复伞形花序顶生或侧生；伞辐 15~30；总苞片 2 或无，线形；小伞形花序花多数；小总苞片多数，线形；花瓣白色，倒卵形。果实长圆形。花期 7 月，果期 8~9 月。

【习性与分布】生于海拔 900~1100m 的河谷、林下、林缘、沼泽塘边和潮湿的杂草丛中。分布于新疆。

【挥发油含量】水蒸气蒸馏的根的得油率为 0.48%~1.00%。

【芳香成分】戴斌等（1996）用水蒸气蒸馏法提取的新疆尼勒克产灰绿叶当归干燥根及根茎挥发油的主要成分为：蛇床酞内酯（64.37%）、藁本内酯（17.33%）、正丁烯基酞内酯（2.91%）、川芎内酯（2.10%）、愈创木醇（1.11%）、辛醛（1.02%）等。张涵庆等（1992）用水蒸气蒸馏法提取的灰绿叶当归根挥发油的主要成分为：β-甜没药烯（32.07%）、6-丙基-二环 [3.2.0] 庚 -6- 烯 -2- 酮（24.29%）、去氢喇叭醇（5.33%）、十氢 -1,1,4- 三甲基 -7- 亚甲基（4.70%）、戊基苯（4.43%）、榄香醇类似物（2.58%）、愈创醇类似物（2.07%）、[1aR-(1aα,4α,7aβ,7bα)]-1,1,4,7- 四甲基 -4- 醇 - 十氢 -1H- 环丙 [e] 奠（1.35%）、β- 杜松烯（1.20%）等。

【性味与功效】味辛、苦，性温。祛风发表，胜湿止痛。治风寒湿感冒，头痛身疼，风湿痹痛。

疏叶当归 ▼

【基源】伞形花科当归属植物疏叶当归 *Angelica laxifoliata* Diels 的根。

【形态特征】多年生草本。茎高 30~150cm。基生叶及茎生叶均为二回三出式羽状分裂，叶片长 12~17cm，宽 10~12cm，有小叶片 3~4 对，叶鞘长 4~7cm，半抱茎；茎顶端叶简化成鞘；边缘有锯齿。复伞形花序伞辐 30~50，总苞片 3~9，披针形；小伞形花序有花 10~35，小总苞片 6~10；花瓣白色，倒心形。果实卵圆形，黄白色。花期 7~9 月。果期 8~10 月。

【习性与分布】生长于海拔 2300~3000m 的山坡草丛中。分布于陕西、湖北、四川、甘肃。

【芳香成分】顾新宇等（1999）用乙醚萃取法提取的

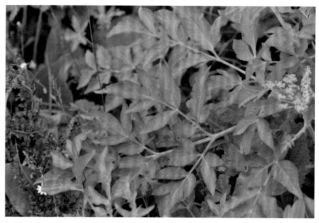

四川茂汶产疏叶当归根挥发油的主要成分为：当归内酯（65.62%）、十六碳酸（9.19%）、δ-(1- 甲基乙基乙烯基)- 当归内酯（3.94%）、2- 甲基 -2- 丁烯酸（2.63%）、9,12- 十八碳二烯酸（1.31%）、乙酸乙酯（1.31%）等。

【性味与功效】味辛、苦，性温。祛风胜湿，通络止痛。治风寒湿痹，腰膝酸痛，头痛，跌打伤痛，疮肿。

狭叶当归 ▼

【基源】伞形花科当归属植物狭叶当归 *Angelica anomala* Ave-Lall. 的根。

【形态特征】多年生草本。茎高 80~150cm。基生叶三回羽状全裂；茎生叶 2~3 回羽状全裂，叶片轮廓为卵状三角形，长 15~20cm，宽 8~15cm；叶柄基部膨大成鞘，抱茎，边缘具锯齿；茎上部叶全部成鞘，贴伏抱茎，

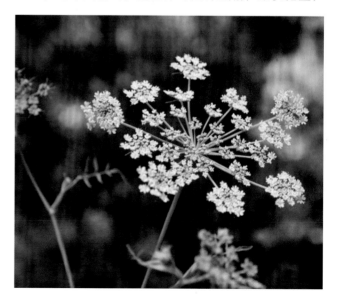

带紫色。伞辐20~45；小总苞片3~7，线状锥形；小伞形花序有花20~40；花白色，花瓣倒卵形。果实长圆形。花期7~8月，果期8~9月。

【习性与分布】生长于山坡、路旁、草地、林缘、水溪旁、阔叶林下和石砾质河滩上。分布于黑龙江、吉林、内蒙古。

【挥发油含量】水蒸气蒸馏的根的得油率为0.10%。

【芳香成分】严仲铠等（1990）用水蒸气蒸馏法提取的狭叶当归根挥发油的主要成分为：2,3-丁二醇（20.36%）、月桂烯（15.25%）、柠檬烯（3.01%）、乙酸龙酯（2.80%）、乙酸乙酯（2.00%）、橙花叔醇（1.64%）、松油醇-4（1.50%）、辛醇（1.47%）、β-罗勒烯（1.26%）、对-聚伞花素（1.20%）、葎草烯（1.09%）、β-榄香烯（1.08%）、反式-石竹烯（1.06%）等。

【性味与功效】味辛，性温。祛风除湿，消肿止痛。治风寒感冒，头痛鼻塞，鼻渊，牙龈肿痛，疮肿，带下。

黄藁本 ▼

【基源】伞形花科滇芹属植物滇芹 *Sinodielsia yunnanensis* Wolff 的根。

【形态特征】多年生草本，高40~70cm，基生叶柄基部有叶鞘；叶片2~3回羽状分裂，羽片4~6对，阔卵形，长5~15mm，宽4~12mm，边缘深裂或有锯齿；最上部的茎生叶小。复伞形花序总苞片无或少数；伞辐通常6~8；小伞形花序有多数小花；小总苞片7~9，狭线形；萼齿明钻形；花瓣近圆形。果实狭卵形。

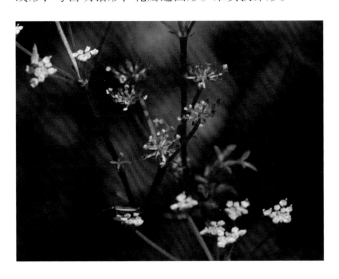

【习性与分布】生长在山坡草地，疏林或岩石缝中，海拔2000~2520m。分布于云南。

【挥发油含量】水蒸气蒸馏的根茎的得油率为0.08%。

【芳香成分】叶晓雯等（2000）用水蒸气蒸馏法提取的云南丽江产滇芹干燥根挥发油的主要成分为：乙酸龙脑酯(23.24%)、丁香烯氧化物(6.05%)、辛醛(5.62%)、匙叶桉油烯醇（4.98%）、丁香烯（3.36%）、庚醛（2.79%）、壬醛（2.41%）、γ-桉叶油醇（2.07%）、β-桉叶油醇（2.04%）、胡萝卜醇（1.90%）、香树烯（1.53%）、β-蒎烯（1.35%）、对聚伞花素（1.35%）、δ-杜松烯（1.34%）、α-愈创烯（1.30%）、棕榈酸（1.20%）、α-木罗烯（1.07%）、己醛（1.03%）、蛇麻烯（1.03%）等。江滨等（1997）用水蒸气蒸馏法提取的云南大理产滇芹根茎挥发油的主要成分为：β-石竹烯（18.94%）、氧化石竹烯（14.20%）、乙酸龙脑酯（6.95%）、α-愈创烯（6.51%）、α-香附酮（5.68%）、α-古芸烯（4.99%）、α-石竹烯（4.81%）、α-胡椒烯（4.46%）、苍术醇（4.21%）、愈创木醇（3.76%）、6,10,14-三甲基-2-十五烯酮（3.76%）、二辛基环丙烯（2.81%）、β-胡椒烯（1.30%）、反式-石竹烯（1.09%）、百里香甲醚（1.01%）等。

【性味与功效】味辛、苦，性温。发表，祛风，止痛，利尿。治感冒，咳嗽，头痛，风湿痹痛，风水浮肿。

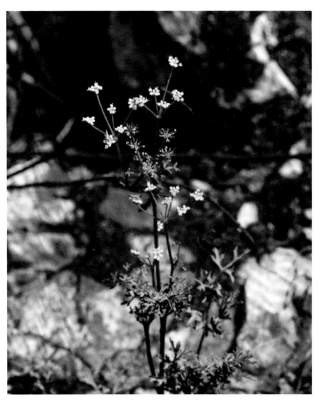

白独活 ▼

【基源】伞形花科独活属植物白亮独活 *Heracleum candicans* Wall. ex DC. 的根。

【形态特征】多年生草本，高达 1m。茎下部叶轮廓为宽卵形或长椭圆形，长 20~30cm，羽状分裂，背面密被灰白色软毛或绒毛；茎上部叶有叶鞘。复伞形花序顶生或侧生；总苞片 1~3，线形；伞辐 17~23cm；小总苞片少数，线形；每小伞形花序有花约 25 朵，花白色；萼齿线形细小。果实倒卵形。花期 5~6 月，果期 9~10 月。

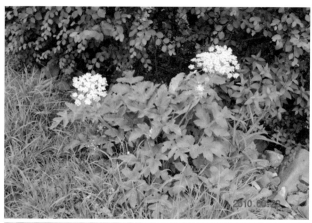

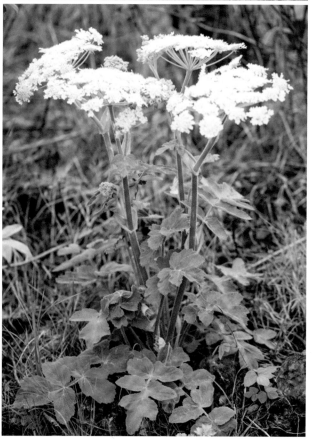

【习性与分布】生长于山坡林下及路旁，海拔 2000~4200m。分布于西藏、四川、青海、云南等省区。

【挥发油含量】水蒸气蒸馏的干燥根的得油率为 0.20%。

【芳香成分】高必兴等（2014）用水蒸气蒸馏法提取的四川炉霍产白亮独活干燥根挥发油的主要成分为：萜品油烯（13.36%）、环苜蓿烯（7.17%）、γ-榄香烯（5.71%）、石竹烯（5.18%）、(1R)-(+)-α-蒎烯（4.30%）、右旋萜二烯（4.27%）、β-蒎烯（3.65%）、吉马烯（3.59%）、甲基丁香酚（2.08%）、蛇床子素（2.05%）、g-桉叶烯（2.04%）、双环大牦牛儿烯（2.02%）、丁香烯（1.86%）、氧化石竹烯（1.67%）、芳樟醇（1.50%）、正辛醛（1.49%）、巴伦西亚橘烯（1.39%）等。

【性味与功效】味苦、辛，性温。散风止咳，除湿止痛。治感冒，咳嗽，头痛，牙痛，风湿痹痛，麻风，风湿疹。

牛尾独活 ▼

【基源】伞形花科独活属植物短毛独活 *Heracleum moellendorffii* Hance、独活 *Heracleum hemsleyanum* Diels 的根。

【形态特征】短毛独活：多年生草本，高 1~2m。叶长 10~30cm；叶片轮廓广卵形，三出式分裂，长 10~20cm，宽 7~18cm，裂片边缘具粗大的锯齿；茎上部叶有叶鞘。复伞形花序顶生和侧生；总苞片少数，线状披针形；伞辐 12~30；小总苞片 5~10，披针形；花瓣白色。分生果圆状倒卵形。花期 7 月，果期 8~10 月。

独活：多年生草本，高达 1~1.5m。茎下部叶 1~2 回羽状分裂，边缘有楔形锯齿和短凸尖；茎上部叶卵形，3 浅裂至 3 深裂，边缘有不整齐的锯齿。复伞形花序顶生和侧生。总苞少数，长披针形；伞辐 16~18；小总苞片 5~8，线披针形。每小伞形花序有花约 20 朵；花瓣白色。果实近圆形。花期 5~7 月，果期 8~9 月。

【习性与分布】短毛独活：生长于阴坡山沟旁、林缘、湿草甸子、山沟溪边、灌木丛、河旁沙土或石砾质土中。分布于黑龙江、吉林、辽宁、内蒙古、河北、山东、陕西、湖北、安徽、江苏、浙江、江西、湖南、云南等省区。

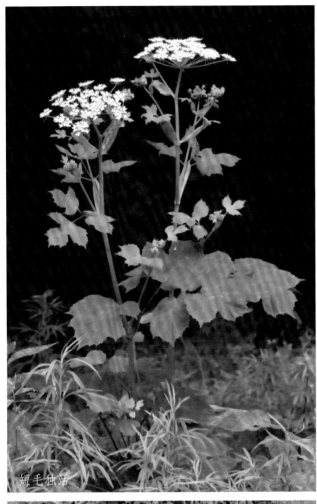

短毛独活

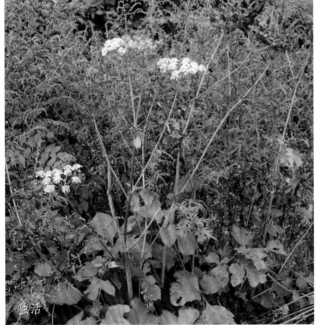

独活

独活：野生于山坡阴湿的灌丛林下。分布于四川、湖北。

【挥发油含量】短毛独活：水蒸气蒸馏的干燥根的得油率为0.10%~0.78%；超临界萃取的得油率为2.61%，有机溶剂萃取的得油率为2.67%，超声波萃取的得油率为2.73%。独活：水蒸气蒸馏的根的得油率为0.12%~0.13%；超临界萃取的得油率为0.65%，微波萃取的得油率为0.72%。

【芳香成分】短毛独活：马潇等（2005）用水蒸气蒸馏法提取的甘肃岷县产短毛独活干燥根挥发油的主要成分为：β-蒎烯（24.32%）、1-甲基-4-异丙烯基-环己烯（8.60%）、α-蒎烯（8.17%）、斯巴醇（6.21%）、3.4-二甲基-2,4,6-癸三烯（3.67%）、异-蒎烯（2.81%）、醋酸冰片酯（2.54%）、莰烯（2.34%）、2-甲基-辛烷（2.11%）、3-羰基-丁酸丁酯（1.41%）、异戊酸辛酯（1.08%）等。张知侠等（2009）用水蒸气蒸馏法提取的陕西秦岭产短毛独活干燥根挥发油的主要成分为：虎耳草素（8.12%）、Z,E-2,13-十八二烯醇（6.43%）、斯巴醇（5.85%）、2,6,10-三甲基十四烷（4.03%）、正二十一碳烷（3.86%）、正十八烷（3.21%）、2,6,10-三甲基十二烷（2.89%）、视黄醇（2.84%）、9-辛基十七碳烷（2.69%）、二十七碳烷（2.63%）、维生素E（2.56%）、香叶基异戊酸（2.16%）、石竹烯（2.04%）、谷甾醇（1.92%）、香柑内酯（1.90%）、2-甲基十六醇（1.85%）、3-乙基-5-(2-乙基丁基)-十八烷（1.57%）、花椒毒素（1.54%）、叶斯特拉-1,3,5(10)-三烯醇（1.37%）、正十四碳烷（1.14%）、芬维A胺（1.14%）、(E,E)-1-苯基-1,4,9-癸三烯（1.10%）、补骨脂素（1.03%）等。张知侠等（2006）用水蒸气蒸馏法提取的陕西秦岭产短毛独活干燥根挥发油的主要成分为：十五烷（12.16%）、吉玛烯（9.41%）、十四烷（6.94%）、苊（6.76%）、10-甲基-十九烷（6.52%）、十六烷（5.16%）、8-己基-十五烷（3.52%）、十七烷（3.47%）、3-十二碳烯基-2,5-呋喃二酮（2.82%）、石竹烯（2.76%）、辛醛（2.20%）、β-顺式-罗勒烯（1.74%）、2-溴-十二烷（1.72%）、D-柠檬烯（1.44%）、1-氯-十八烷（1.40%）、α-芘茄醇（1.38%）、补骨脂素（1.27%）、β-蒎烯（1.16%）、2-己基-辛醇（1.14%）、2-己基-癸醇（1.13%）、1-氯-二十二烷（1.12%）等。

独活：张才煜等（2005）用水蒸气蒸馏法提取的重庆武隆产独活根挥发油主要成分为：(1S)-6,6-二甲基-2-亚甲基-双环[3.1.1]庚烷（12.60%）、8-异丙烯基-1,5-二甲基-环十碳-1,5-二烯（10.42%）、匙叶桉油烯醇（7.63%）、正辛醇（7.35%）、3-甲基壬烷（4.28%）、α,α,4-三甲基-3-环己烯-1-甲醇

（2.52%）、(R)-2,4a,5,6,7,8-六氢-3,5,5,9-四甲基-1H-苯并环庚烯（2.38%）、(S)-1-甲基-4-(5-甲基-1-亚甲基-4-己烯基)-环己烷（2.29%）、(E)-2-癸烯醛（2.11%）、(E)-3,7二甲基-1,3,6-辛三烯（1.69%）、(-)-匙叶桉叶油醇（1.60%）、1R-(1α,3aβ,4α,7β)-1,2,3,3a,4,5,6,7-八氢-1,4-二甲基-7-(1-甲基乙烯基)-萘（1.47%）、己醛（1.43%）、壬醛（1.40%）、2-壬酮（1.23%）、正十六烷酸（1.21%）、1-(1,5-二甲基-4-己烯基)-4-甲基苯（1.07%）、6,6-二甲基-2-甲烯基-双环[2.2.1]庚烷-3-酮（1.05%）、2,6-二甲基-6-(4-甲基-3-戊烯基)-双环[3.1.1]庚-2-烯（1.05%）等。

【性味与功效】味辛、苦，性微温。祛风散寒，胜湿止痛。治感冒，头痛，牙痛，风寒湿痹，腰膝疼痛，鹤膝风，痈疡温肿

千叶独活

【基源】伞形花科独活属植物裂叶独活 *Heracleum millefolium* Diels 的全草。

【形态特征】多年生草本，高5~30cm。茎直立，分枝；叶片轮廓为披针形，长2.5~16cm，宽达2.5cm，3~4回羽状分裂；茎生叶逐渐短缩。复伞形花序顶生和侧生；总苞片4~5，披针形；伞辐7~8；小总苞片线形；花白色；萼齿细小。果实椭圆形，背部极扁，长5~6mm，宽约4mm，背棱较细。花期6~8月，果期9~10月。

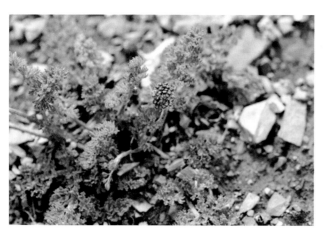

【习性与分布】生长于海拔3800~5000米的山坡草地。山顶或沙砾沟谷草甸。分布于西藏、青海、甘肃、四川、云南。

【芳香成分】顿珠次仁等（2017）用顶空固相微萃取法提取的西藏贡嘎产裂叶独活干燥叶挥发油的主要成分为：异松油烯（15.34%）、邻-异丙基苯（11.45%）、γ-松油烯（9.61%）、(R)-(+)-柠檬烯（9.56%）、三甲基苯甲醇（7.48%）、(E)-(3,3-二甲基环己亚基)-乙醛（4.94%）、2,3-去氢-1,8-桉叶素（3.99%）、溴化香叶酯（2.62%）、桧烯（2.38%）、2-甲基丁酸（2.32%）、(+)-α-蒎烯（2.02%）、松油烯（2.01%）、正己醛（1.99%）、β-环柠檬醛（1.99%）、辛醛（1.93%）、罗勒烯（1.59%）、反式-β-罗勒烯（1.46%）、苯甲醛（1.37%）、苯乙醛（1.35%）、2-甲基-1,5-(1-甲基乙基)-双环[3.1.0]-2-己烯（1.34%）、庚醛（1.21%）、4-萜烯醇（1.11%）、己酸（1.02%）、2-甲基-辛-2-烯二醇（1.01%）等。

【性味与功效】味辛、微甘，性寒。凉血止血，祛风解毒。治外伤出血，鼻衄，齿龈出血，皮肤瘀斑，尿血，麻风。

千叶独活根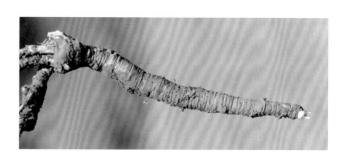

【基源】伞形花科独活属植物裂叶独活 *Heracleum millefolium* Diels 的根。

【形态特征】同千叶独活。

【习性与分布】同千叶独活。

【芳香成分】顿珠次仁等（2017）用顶空固相微萃取法提取的西藏贡嘎产裂叶独活干燥根挥发油的主要成分为：辛醛（17.18%）、己醛（15.98%）、庚醛（11.12%）、邻异丙基甲苯（8.48%）、2-戊基呋喃（7.33%）、1-甲基-4-(1-甲基乙基)-1,4-环己二烯（5.56%）、异松油烯（5.39%）、己酸（4.06%）、三甲基苯甲醇（3.25%）、己酸-1-环戊基酯（2.82%）、壬醛（2.64%）、左旋-β-蒎烯（1.44%）、β-环柠檬醛（1.08%）、2-壬酮（1.00%）等。

【性味与功效】味辛、苦，性平。祛风湿，通经络。治风湿痹痛，筋脉拘挛，跌打肿痛。

毒芹 ▼

【基源】伞形花科毒芹属植物毒芹 *Cicuta virosa* Linn. 的根和根茎。

【形态特征】多年生粗壮草本，高 70~100cm。基生叶叶鞘抱茎；叶片轮廓呈三角形，长 12~20cm，2~3 回羽状分裂，边缘疏生锯齿；较上部的茎生叶的分裂形状同基生叶；最上部的茎生叶 1~2 回羽状分裂。复伞形花序总苞片无或有 1 线形苞片；伞辐 6~25；小总苞片多数，线状披针形。小伞形花序有花 15~35；花瓣白色，近圆形。分生果近卵圆形。花果期 7~8 月。

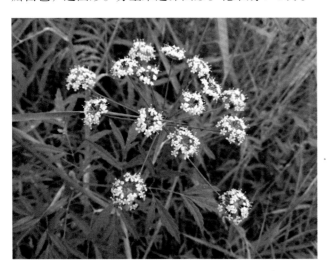

【习性与分布】生于海拔 400~2900m 的杂木林下、湿地或水沟边。分布于黑龙江、吉林、辽宁、内蒙古、河北、陕西、甘肃、四川、新疆等省区。

【芳香成分】王鸿梅等（2000）用水蒸气蒸馏法提取的毒芹根挥发油的主要成分为：二十二碳烷（16.76%）、对－聚伞花素（8.93%）、毒芹素（7.56%）、二十四碳烷（6.24%）、十八碳醇（5.75%）、L-柠檬烯（5.51%）、γ－松油烯（5.14%）、十八碳醛（5.03%）、二十一碳烷（3.88%）、L-α－蒎烯（3.06%）、二十三碳烷（2.67%）、十八碳酸乙酯（2.62%）、3,7-二甲基-1,3,6-辛三烯（2.57%）、侧柏酮（2.32%）、2-甲基-己二烯（2.08%）、香木兰烯（1.85%）、2-甲基-庚烷（1.84%）、苯甲醇（1.80%）、2-α－呋喃乙醇（1.71%）、苯乙醇（1.59%）、戊醇（1.47%）、3-甲基丁醇（1.35%）、莰烯（1.22%）、糠醛（1.10%）等。

【性味与功效】味辛、微甘，性温，有大毒。拔毒，祛瘀，止痛。治急；慢性骨髓炎，痛风，风湿痛。

川防风（中药大辞典）▼

【基源】伞形花科藁本属植物短裂藁本（短片藁本）*Ligusticum brachylobum* Franch. 的根。

【形态特征】多年生草本，高 1m。基生叶基部成叶鞘；叶片轮廓三角状卵形，长 10~20cm，宽 8~18cm，3~4 回羽状全裂；茎生叶向上渐小。复伞形花序总苞片 2~4，叶状；伞辐 15~33；小总苞片 10~12，线形；萼齿 5，近钻形，花瓣白色，心形。分生果长圆形。花期 7~8 月，果期 9~10 月。

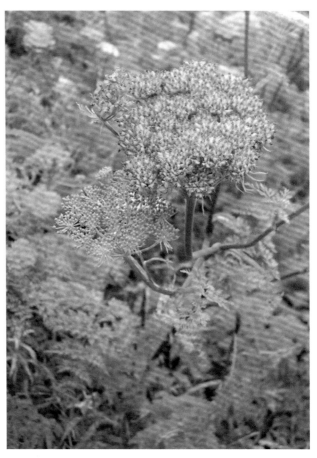

【习性与分布】生于海拔 1600~3300m 的林下、荒坡草地。旱生、阳性。分布于四川、贵州、云南。

【挥发油含量】水蒸气蒸馏的根的得油率为 0.35%。

【芳香成分】吉力等（1993）用水蒸气蒸馏法提取的四川南川产短片藁本根挥发油的主要成分为：α－蒎烯（77.83%）、β－蒎烯（2.89%）等。

【性味与功效】味甘、辛，性温。发表镇痛，祛风胜湿。治外感表症，头痛昏眩，关节疼痛，四肢拘挛，目赤疮疡及破伤风。

水藁本 ▼

【基源】 伞形花科藁本属植物尖叶藁本 *Ligusticum acuminatum* Franch. 的根和根茎。

【形态特征】多年生草本，高可达2m。茎上部叶部略扩大呈鞘状；叶片纸质，轮廓宽三角状卵形，长约15cm，宽约17cm，3回羽状全裂。顶生伞形花序直径4cm，侧生的略小；总苞片6，线形；伞辐12~23；小总苞片6~10，线形。分生果背腹扁压，卵形。花期7~8月，果期9~10月。

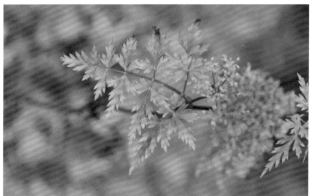

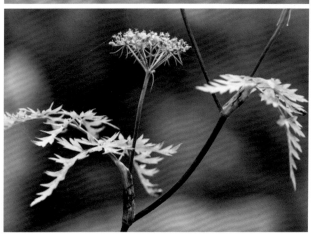

【习性与分布】生于海拔1500~3500m的林下、草地及石崖上。分布于云南、四川、湖北、河南、陕西。

【芳香成分】冷天平等（2008）用水蒸气蒸馏法提取的四川阿坝产尖叶藁本根及根茎挥发油的主要成分为：间异丙基甲苯（39.83%）、肉豆蔻醚（19.07%）、1-(2-羟基-5-甲基苯基)-乙酮（10.16%）、4-乙烯基-2甲氧基苯酚（4.87%）、对甲苯酚（4.25%）、棕榈酸（3.03%）、D-柠檬烯（1.95%）、4-甲基-1-(1-异丙基)-3环己烯-1-醇（1.69%）、邻甲

基苯酚（1.24%）等。

【性味与功效】味辛、苦，性温。发散风寒，祛湿止痛。治风寒感冒，头痛，风寒湿痹，脘腹痛，疝气。

黑藁本 ▼

【基源】 伞形花科藁本属植物蕨叶藁本 *Ligusticum pteridophyllum* Franch. 的根。

【形态特征】多年生草本，高30~80cm。基生叶及茎下部叶基部扩大成鞘；叶片轮廓卵形，长15~20cm，宽10~15cm，2~3回羽状全裂；茎上部叶渐简化。复伞形花序顶生或侧生，直径5~7cm；总苞片8~10，线形；伞辐13~20；小总苞片6~10，线形；花瓣白色，倒卵形，先端具内折小舌片。分生果背腹扁压，椭圆形。花期8~9月，果期10月。

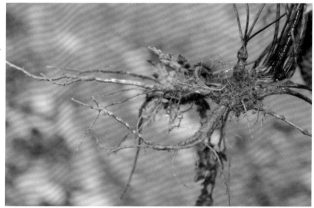

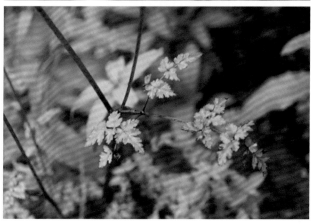

【习性与分布】生于海拔2400~3300m的林下、草坡、水沟边。分布于云南、四川。

【芳香成分】蕨叶藁本根及根茎挥发油的主成分为肉豆蔻醚（68.44%~83.95%）。冷天平等（2008）用水蒸

气蒸馏法提取的云南大理产蕨叶藁本根及根茎挥发油的主要成分为：肉豆蔻醚(68.44%)、β–水芹烯(8.16%)、邻甲基苯酚（5.32%）、α,α,4–三甲基–3–环己烯–1–甲醇（3.18%）、6–正丁基–1,4环庚二烯（1.60%）、榄香素（1.11%）等。

【性味与功效】味辛、苦，性温。疏风发表，散寒止痛。治感冒，头痛，风湿痹痛，腰痛，胃痛，跌打肿痛。

藏茴香 ▼

【基源】伞形花科葛缕子属植物葛缕子 *Carum carvi* Linn. 的果实、根、全草。根的芳香成分未见报道。

【形态特征】多年生草本，高 30~70cm。基生叶及茎下部叶轮廓长圆状披针形，长 5~10cm，宽 2~3cm，

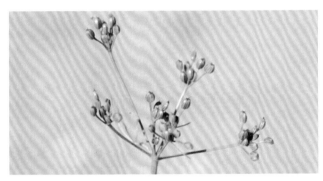

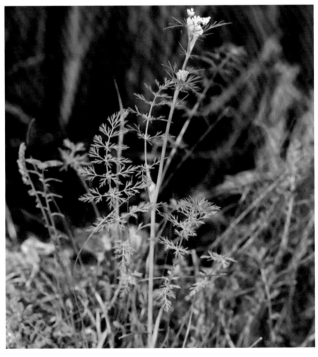

2~3 回羽状分裂，茎中、上部叶与基生叶同形，较小。无总苞片，稀 1~3，线形；伞辐 5~10，无小总苞或偶有 1~3 片，线形；小伞形花序有花 5~15，花杂性，无萼齿，花瓣白色，或带淡红色。果实长卵形，成熟后黄褐色。花果期 5~8 月。

【习性与分布】生于河滩草丛中、林下或高山草甸。耐寒。分布于东北、华北、西北、西藏、四川。

【挥发油含量】水蒸气蒸馏的干燥果实的得油率为 4.18%，超声波辅助水蒸气蒸馏的得油率为 5.42%，微波辅助水蒸气蒸馏的得油率为 4.20%。

【芳香成分】果实：谭睿等（2003）用水蒸气蒸馏法提取的西藏产葛缕子干燥果实挥发油的主要成分为：香芹酮（51.62%）、柠檬烯（38.26%）等。

全草：白雪等（2016）用超临界 CO_2 萃取法提取的青海贵德产葛缕子干燥全草挥发油的主要成分为：右旋香芹酮（43.10%）、双戊烯（8.50%）、右旋萜二烯（6.88%）、(R)–氧化柠檬烯（2.49%）等。戚欢阳等（2018）用水蒸气蒸馏法提取的甘肃裕固产葛缕子干燥全草挥发油的主要成分为：D–柠檬烯（36.27%）、1–甲基–5–亚甲基–8–(1–甲基乙基)–1,6–环癸二烯（35.07%）、石竹烯（4.27%）、侧柏酮（1.50%）、牻牛儿烯（1.47%）、1–乙烯基–1–甲基–2,4–双 (1–甲基乙烯基) 环己烷（1.35%）、甲基–1,2,3,4,4a,5,6,8a–八氢–7–甲基–4–亚甲基–1–(1–甲基乙基)– 萘（1.21%）、左旋香芹酮（1.11%）等。

【性味与功效】果实：味辛、甘，性温。理所开胃，散寒止痛。治脘腹冷痛，呕逆，消化不良，疝气痛，寒滞腰痛。全草：味微辛，性温。芳香健胃，驱风理气。治胃痛，腹痛，小肠疝气。

胡萝卜 ▼

【基源】伞形花科胡萝卜属植物胡萝卜 *Daucus carota* Linn.var. *sativa* DC. 的根。

【形态特征】二年生草本植物。高 60~90cm。肉质根形状有圆、扁圆、圆锥、圆筒形等。根色有紫红、桔红、粉红、黄、白青绿。叶丛生于短缩茎上，为三回羽状复叶，叶面密生茸毛，肉质根贮藏越冬后抽薹开花，每一花枝都由许多小的伞形花序组成一个大的复伞形

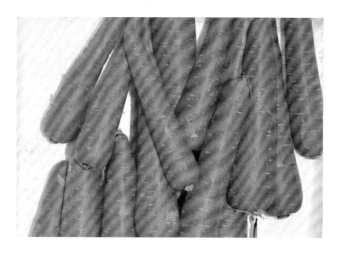

花序。一株上常有千朵以上完全小花，白色或淡黄色。双悬果，椭圆形。花期 4~5 月，果期 5~6 月。

【习性与分布】为半耐寒性蔬菜，喜冷凉多湿的环境。喜光、长日照植物。全国各地均有栽培。

【挥发油含量】冷磨法提取的新鲜直根的得油率为 0.20%~0.40%。

【芳香成分】胡萝卜直根挥发油的主成分多为石竹烯（16.78%~32.22%），也有主成分不同的报告。陈瑞娟等（2013）用固相微萃取法提取的胡萝卜新鲜直根挥发油的主要成分为：石竹烯（16.78%）、1- 甲基 -4-(1- 亚甲基 -5- 甲基 -4- 己烯基) 环己烯（10.27%）、γ - 松油烯（9.24%）、4- 蒈烯（4.43%）、1- 甲基 -2-(1- 甲基乙基) 苯（3.41%）、α - 姜黄烯（2.72%）、(E)-7,11- 二甲基 -3- 亚甲基 -1,6,10- 十二碳三烯（2.59%）、苯酚（2.16%）、4-(1,5- 二甲基 -1,4- 己二烯基)-1- 甲基环己烯（1.91%）、β - 蒎烯（1.31%）、β - 月桂烯（1.23%）、邻苯二甲酸二正丁酯（1.18%）、香叶基丙酮（1.12%）、环氧石竹烯（1.05%）等。李丛民等（2000）用冷磨法提取的来凤产胡萝卜新鲜直根挥发油的主要成分为：胡萝卜次醇（20.05%）、α - 蒎烯（10.31%）、β - 蒎烯（7.79%）、β - 石竹烯（4.38%）、氧化石竹烯（3.91%）、柠檬烯（3.53%）、丙酸香叶酯（3.17%）、α - 雪松烯（3.10%）、乙酸橙花醇酯（2.71%）、雪松醇（2.58%）、罗汉柏烯（1.87%）、胡萝卜脑（1.74%）、β - 古芸烯（1.67%）、橙花醇（1.42%）、对 - 伞花烃（1.21%）、莰烯（1.04%）等。李瑜（2009）用顶空固相微萃取法提取的胡萝卜新鲜直根挥发油的主要成分为：反 - γ - 红没药烯（9.98%）、反石竹烯（9.62%）、对伞花烃（7.35%）、AR- 姜黄烯（7.31%）、γ - 萜品烯（6.79%）、

V1- 葎草烯（5.13%）、α - 萜品油烯（3.60%）、二甲基苯乙烯（3.37%）、反 - α - 红没药烯（3.32%）、1R,3Z,9S-4,8,11,11- 四甲基二环 [7.2.0]- 十一 -3,7- 二烯（3.24%）、香橙烯（3.14%）、异石竹烯（2.09%）、α - 葎草烯（2.05%）、长叶蒎烯（1.87%）、4,5,9,10- 脱氢异长叶烯（1.65%）、1,4- 二甲基 -7- 异丙基甘菊蓝（1.63%）、乙酸冰片酯（1.62%）、β - 月桂烯（1.45%）、β - 红没药烯（1.32%）、大根香叶烯（1.26%）、DL- 苧烯（1.04%）等。

【性味与功效】味甘、辛，性平。健脾和中，滋肝明目，化痰止咳，清热解毒。治脾虚食少，体虚乏力，脘腹痛，泄痢，视物昏花，雀目，咳喘，百日咳，咽喉肿痛，麻疹，水痘，疖肿，汤火伤，痔漏。

胡萝卜子

【基源】伞形花科胡萝卜属植物胡萝卜 *Daucus carota* Linn.var. *sativa* DC. 的果实。

【形态特征】同胡萝卜。

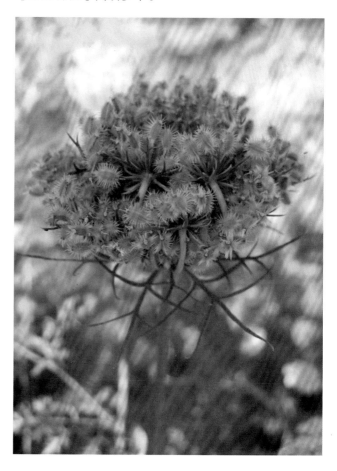

【习性与分布】同胡萝卜。

【挥发油含量】水蒸气蒸馏的干燥果实的得油率为0.60%~2.50%。

【芳香成分】胡萝卜果实挥发油的主成分为胡萝卜醇（21.61%~50.27%）。曾琼瑶等（2016）用水蒸气蒸馏法提取的云南江川产胡萝卜干燥果实挥发油的主要成分为：胡萝卜醇（21.61%）、β-蒎烯（11.07%）、α-蒎烯（8.97%）、(Z)-α-红没药烯（4.18%）、柠檬烯（3.76%）、β-石竹烯（3.34%）、β-没药烯（3.31%）、α-松油醇（3.10%）、α-柏木烯（3.09%）、石竹烯氧化物（2.68%）、(E)-α-香柠檬烯（2.56%）、香叶醇（1.42%）、罗汉柏烯（2.40%）、β-芹子烯（1.58%）、(Z)-α-香柠檬烯（1.19%）、(E)-β-金合欢烯（1.06%）等。

【性味与功效】味苦、辛，性温。燥湿散寒，利水杀虫。治久痢，久泻，虫积，水肿，宫冷腹痛。

胡萝卜叶

【基源】伞形花科胡萝卜属植物胡萝卜 *Daucus carota* Linn.var. *sativa* DC. 的基生叶。

【形态特征】同胡萝卜。

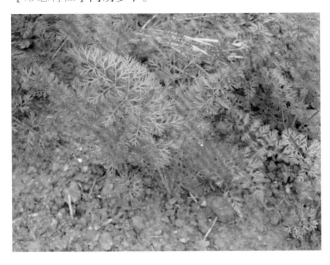

【习性与分布】同胡萝卜。

【芳香成分】祁增等（2017）用顶空固相微萃取法提取的吉林抚松产胡萝卜新鲜叶挥发油的主要成分为：β-蒎烯（28.98%）、α-蒎烯（22.66%）、石竹烯（15.63%）、(+)-柠檬烯（8.00%）、罗勒烯（6.95%）、荜澄茄油烯（3.60%）、δ-榄香烯（2.05%）、γ-松油烯（1.54%）、π-石竹烯（1.38%）、莰烯（1.24%）等。

【性味与功效】味辛、甘，性平。理气止痛，利水。治脘腹痛，浮肿，小便不通，淋痛。

杏叶防风 ▼

【基源】伞形花科茴芹属植物杏叶茴芹 *Pimpinella candolleana* Wight et Arn. 的根或全草。根的芳香成分未见报道。

【形态特征】多年生草本，高10~100cm。基生叶4~10，含叶鞘长2~20cm；叶片心形，长2~8cm，宽2~7cm，近革质；中、下部茎生叶单叶或三出分裂；上部叶较小，叶片3裂或1~2回羽状分裂，边缘有齿。复伞形花序少；常无总苞片；伞辐6~25；小总苞片1~6，线形；小伞形花序有花10~20；花瓣白色，间或微带红色，倒心形。果实卵球形。花果期6~10月。

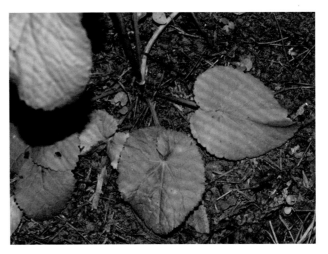

【习性与分布】生于海拔1350~3500m的灌丛中、草坡上、沟边、路旁或林下。分布于云南、四川、广西。

【挥发油含量】水蒸气蒸馏的全草的得油率为0.10%。

【芳香成分】杏叶茴芹全草挥发油的主成分多为姜烯（14.47%~24.82%），也有主成分不同的报告。危英等（2005）用水蒸气蒸馏法提取的贵州贵阳产杏叶茴芹全草挥发油的主要成分为：姜烯（14.47%）、古马烯D（11.17%）、反-β-法内散（10.24%）、十六烷酸（6.09%）、β－石竹烯（4.47%）、α－香柠檬烯（3.97%）、法内散（3.70%）、δ－杜松烯（2.73%）、亚油酸（1.87%）、吉玛烯 B（1.71%）、β－蛇床烯（1.56%）、α－石竹烯（1.56%）、α－杜松醇（1.30%）、α－可巴烯（1.21%）、β－荜澄茄烯（1.19%）、辛植二烯（1.04%）等。

邢煜君等（2011）用顶空固相微萃取法提取的贵州产杏叶茴芹阴干全草挥发油的主要成分为：(S)-1-甲基-4-(5-甲基-1-亚甲基-4-己烯基)环己烯（48.83%）、1-(1,5-二甲基-4-己烯基)-4-甲基苯（6.15%）、(1α,4aα,8aα)-(1α,4aα,8aα)-1,2,3,4,4a,5,6,8a-八氢-7-甲基-4-亚甲基-1-(1-甲基乙烯基)-萘（3.97%）、α－香柠檬烯（3.21%）、[4R-(4aα,7α,8aβ)]-十氢-4a-甲基-1-亚甲基-7-(1-甲基乙烯基)-萘（2.76%）、(R)-2,4a,5,6,7,8-六氢-3,5,5,9-四甲基-1H-苯并环庚烯（2.49%）、石竹烯（2.36%）、芹菜脑（2.29%）、1,2,3-三甲氧基-5-(2-丙烯基)苯（2.26%）、棕榈酸（2.19%）、6,10,14-三甲基-2-十五烷酮（1.87%）、[1aR-(1aα,4aα,7β,7aβ,7bα)]-1a,2,3,4,4a,5,6,7b-十八氢-1,1,4,7-四甲基-4-亚甲基-1H-环丙烷 [e] 苷菊环（1.82%）、δ－荜澄茄烯（1.03%）等。

【性味与功效】味辛、微苦，性温。温中散寒，行气止痛，祛风活血，解毒消肿。治脘腹寒痛，消化不良，痢疾，感冒，咳嗽，惊风，白带，疝气，睾丸偏坠，瘰疬，跌打肿痛，痈肿疮毒，毒蛇咬伤。

羊红膻

【基源】伞形花科茴芹属植物缺刻叶茴芹（羊红膻）*Pimpinella thellungiana* Wolff 的根或全草。全草的芳香成分未见报道。

【形态特征】多年生草本，高 30~80cm。基生叶和茎下部叶轮廓卵状长圆形，长 4~17cm，宽 2~6cm，1 回羽状分裂，小羽片 3~5 对，边缘缺刻状齿或近于羽状条裂；茎中部叶较小，与基生叶同形或为 2 回羽状分裂；茎上部叶较小，叶片羽状分裂，羽片 2~3 对。伞辐 10~20；小伞形花序有花 10~25；花瓣卵形，白色。果实长卵形。花果期 6~9 月。

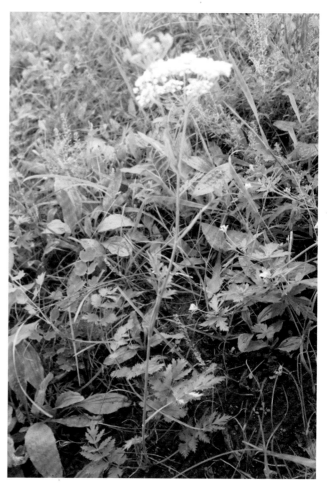

【习性与分布】生于海拔 600~1700m 的河边、林下、草坡和灌丛中。分布于山西、陕西、山东、河北、内蒙古及东北各省区。

【挥发油含量】水蒸气蒸馏的根的得油率为 0.36%。

【芳香成分】王长岱等（1988）用水蒸气蒸馏法提取的羊红膻根挥发油的主要成分为：2,6-二甲基-6-烯丙基苯酚（58.84%）、2-甲基丁酸（16.82%）、2,6-二甲基十一烷（1.40%）、β－甜没药烯（1.05%）等。

【性味与功效】味甘、辛，性温。健脾益气，养心安神，止咳祛痰。治克山病，心悸，气短，咳喘。

鹅脚板 ▼

【基源】伞形花科茴芹属植物异叶茴芹 *Pimpinella diversifolia* DC. 的全草及根。

【形态特征】多年生草本，高 0.3~2m。叶异形，基生叶包括叶鞘长 2~13cm；叶片三出分裂，纸质；茎中、下部叶片三出分裂或羽状分裂；茎上部叶较小，具叶

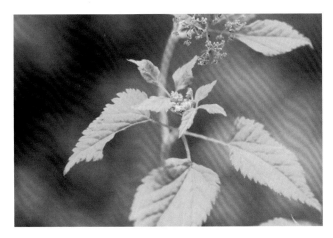

鞘，叶片羽状分裂或3裂，全部裂片边缘有锯齿。通常无总苞片，稀1~5，披针形；伞辐6~30；小总苞片1~8；小伞形花序有花6~20；花瓣倒卵形，白色。果实卵球形。花果期5~10月。

【习性与分布】生于海拔160~3300m的山坡草丛中、沟边或林下。分布于西藏、云南、贵州、四川、陕西、甘肃、河南、江苏、浙江、江西、湖南、湖北、广西、广东、安徽、福建、台湾。

【挥发油含量】水蒸气蒸馏的新鲜全草的得油率为1.70%。

【芳香成分】根：林崇良等（2010）用水蒸气蒸馏法提取的浙江温州产异叶茴芹新鲜根挥发油的主要成分为：4-羟基-3-甲氧基苯丙酮（23.13%）、n-棕榈酸（17.66%）、亚油酸（13.08%）、荜草烯-(v1)（10.90%）、3-羟基苯并呋喃苯酚（6.37%）、5-甲酰水杨酸（5.22%）、5-溴-2-甲基-2-戊烯（3.93%）、3-环己烯-1-甲醇（3.50%）、3,6-二甲基氧唑(5,4-c)哒嗪-4-胺（3.29%）、(1-乙酰氧基-7-甲基-1,4a,5,6,7,7a-六氢环戊二烯并[c]吡喃-4-基)乙酸甲酯（2.87%）、双环己基丙烷二腈（2.33%）、倍半水芹烯（2.12%）、丁香油酚（1.57%）、5,6-二乙烯基-1-甲基-环己烯（1.36%）、2-氯-1,4-二(环己烷氧基)苯（1.31%）、细辛脑（1.31%）等。

全草：危英等（2004）用水蒸气蒸馏法提取的贵州贵阳产异叶茴芹新鲜全草挥发油的主要成分为：棕榈酸（13.99%）、亚油酸（7.00%）、吉马烯D(5.70%)、反-β-法内散（5.48%）、姜烯（4.48%）、β-红没药烯（4.43%）、[Z,E]-α-法内散（4.02%）、α-香柠檬烯（2.39%）、β-石竹烯（1.87%）、植醇（1.79%）、辛植二烯（1.55%）、4-甲基-2,6-二叔丁基苯酚（1.36%）、β-荜澄茄烯（1.23%）、α-可巴烯（1.14%）、α-愈创木烯（1.09%）、绿花白干层醇（1.03%）、硬脂酸（1.01%）等。徐晓

卫等（2012）用水蒸气蒸馏法提取的浙江温州产异叶茴芹叶挥发油的主要成分为：苯并环庚烯（22.70%）、水芹烯（17.77%）、β-花柏烯（15.94%）、石竹烯（4.40%）、香树烯（3.96%）、β-榄香烯（2.99%）、石竹烯氧化物（2.36%）、荜草烯（2.30%）、δ-杜松烯（2.13%）、β-红没药烯（2.03%）、β-法尼烯（1.75%）、反-β-法内散（1.40%）、三环[5.2.1.0$^{2.7}$]癸-3,8-二烯（1.37%）、2,6-二叔丁基苯酚（1.34%）、β-荜澄茄烯（1.23%）、芳樟醇（1.16%）、α-愈创木烯（1.08%）、愈创酚（1.02%）等。

【性味与功效】味辛、微苦，性温。祛风活血，解毒消肿。治感冒。咽喉肿痛，痢疾，黄疸型肝炎；外用治毒蛇咬伤，跌打损伤，皮肤瘙痒。

哉果 ▼

【基源】伞形花科棱子芹属植物西藏棱子芹 *Pleurospermum hookeri* C. B. Clarke var. *thomsonii* C. B. Clarke in Hook. 的根或全草。全草的芳香成分未见报道。

【形态特征】多年生草本，高20~40cm。基生叶连柄长10~20cm，基部扩展呈鞘状抱茎；叶片轮廓三角形，

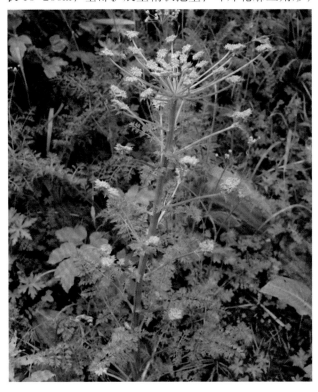

2~3回羽状分裂，羽片7~9对；茎上部的叶少数，简化。复伞形花序顶生，直径5~7cm；总苞片5~7，披针形或线状披针形；伞辐6~12，有条棱，小总苞片7~9，与总苞片同形；花多数，白色，花瓣近圆形；萼齿狭三角形。果实卵圆形，果期9~10月。

【习性与分布】生长于海拔3500~4500m的山梁草坡上。分布于西藏、云南、四川、青海、甘肃等省区。

【挥发油含量】水蒸气蒸馏的干燥根及根茎的得油率为0.18%。

【芳香成分】西藏棱子芹根及根茎挥发油的主成分为棕榈酸（22.29%~24.80%），也有主成分不同的报告。李涛等（2001）用水蒸气蒸馏法提取的西藏拉萨产西藏棱子芹根及根茎挥发油的主要成分为：棕榈酸（24.80%）、亚油酸（9.20%）、(Z,E)-2,9-十七碳二烯-4,6-二炔-8-醇（8.20%）、4,7-二甲氧基-5-(2-丙烯基)-1,3-苯并间二氧杂环戊烯（5.60%）、2,4,5-三甲基-苯甲醛（5.00%）、(Z)-2-癸烯醛（4.40%）、癸酸（3.70%）、薄荷二烯醛（3.00%）、辛醛（2.90%）、正丁烯基内酯（2.50%）、辛酸（2.50%）、3,7,11-三甲基-1,3,6,10-十二四烯（1.90%）、藁本内酯（1.80%）、(3,3-二甲基戊烷基)-环己烷（1.30%）、壬酸（1.30%）、二十三烷（1.30%）、二十四烷（1.30%）、壬醛（1.10%）、二十二烷（1.10%）、十八烷酸（1.10%）、肉豆蔻酸（1.00%）等。张海英等（2007）用超临界 CO_2 萃取法提取的西藏山南产西藏棱子芹根茎挥发油的主要成分为：十八酸（18.29%）、异土木香内酯（13.80%）、Z-川芎内酯（12.52%）、9,12-十八碳二烯酸（10.66%）、(Z)6,(Z)9-十五碳二烯-1-醇（10.25%）、棕榈酸（9.65%）、肉豆蔻酸（7.44%）、反式油酸（3.90%）、二十四碳烷（2.00%）、9,12-十八碳烯酸，甲酯（1.89%）、γ-谷甾醇（1.23%）、二十二烷（1.20%）等。

【性味与功效】味甘、辛，性温。理气健胃，活血利湿。治消化不良，腹痛，肾炎，腰痛，月经不调，黄水病。

滇羌活 ▼

【基源】伞形花科棱子芹属植物心叶棱子芹 Pleurospermum rivulorum (Diels) K. T. Fu et Y. C. Ho 的根。

【形态特征】多年生草本，高70~150cm。基生叶长可达30cm，叶柄大部扩展呈鞘状抱茎，叶片通常为三出式1~2回羽状复叶，边缘有带小尖头的圆锯齿；茎上部的叶逐渐简化成3小叶。顶生复伞形花序；总苞片数个，线状披针形，伞辐16~18，有细条棱；小总苞片6~8；小伞形花序有花约20；花瓣绿白色，倒心形。果实长圆形，暗褐色。花期8月，果期8~9月。

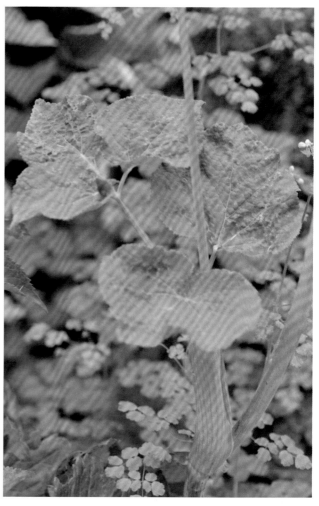

【习性与分布】生海拔3500~4000m的山坡草地或溪边阴湿处。分布于云南。

【挥发油含量】水蒸气蒸馏的干燥根茎及根的得油率为0.34%~0.52%。

【芳香成分】车明凤等（1993）用水蒸气蒸馏法提取的云南丽江产心叶棱子芹干燥根茎及根挥发油的主要成分为：β-蛇床烯（9.92%）、β-榄香烯（3.49%）、十一烯-5（1.99%）、癸醛（1.70%）等。

【性味与功效】味辛、苦，性温。祛风除湿，通络止痛。治风寒感冒，风寒湿痹，筋脉拘挛，头痛，脘腹痛。

欧当归 ▼

【基源】伞形花科欧当归属植物欧当归 *Levisticum officinale* Koch 的根。

【形态特征】多年生草本，高 1~2.5m。基生叶和茎下部叶 2~3 回羽状分裂，基部膨大成长圆形带紫红色的叶鞘；茎上部叶一回羽状分裂；叶片轮廓为宽倒卵形至宽三角形。复伞形花序直径约 12cm，伞辐 12~20，总苞片 7~11，小总苞片 8~12；小伞形花序近圆球形，花黄绿色，花瓣椭圆形。分生果椭圆形，黄褐色。花期 6~8 月，果期 8~9 月。

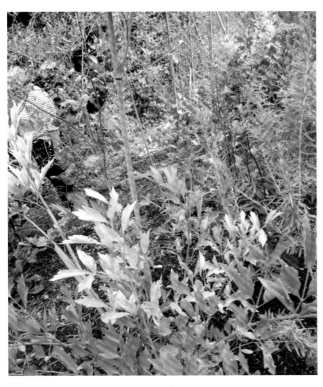

【习性与分布】喜向阳温和凉爽环境，忌积水。分布于河北、山东、河南、内蒙古、辽宁、陕西、山西、江苏。

【挥发油含量】水蒸气蒸馏的根的得油率为 0.22%~0.48%；己烷萃取的干燥根的得油率为 3.20%。

【芳香成分】欧当归根挥发油的主成分为藁本内酯（20.94%~35.81%）。方洪钜等（1979）用水蒸气蒸馏法提取的欧当归干燥根挥发油的主要成分为：藁本内酯（35.81%）、丁烯基苯酞（8.15%）等。

【性味与功效】味辛、微甘，性微温。活血调经，利尿。治经闭，痛经，头晕，头痛，肢麻，水肿。

滨海前胡 ▼

【基源】伞形花科前胡属植物滨海前胡 *Peucedanum japonicum* Thunb. 的根。

【形态特征】多年生粗壮草本，高 1m 左右。基生叶具宽阔叶鞘抱茎；叶片宽大质厚，轮廓为阔卵状三角形，1~2 回三出式分裂，具 3~5 粗大齿，粉绿色。总苞片 2~3，有时无，卵状披针形至线状披针形，中央伞形花序约 10cm；伞辐 15~30；小伞形花序有花 20 余；小总苞片 8~10 余；花瓣紫色，少为白色。分生果长圆状卵形至椭圆形。花期 6~7 月，果期 8~9 月。

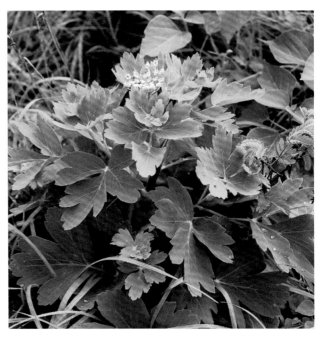

【习性与分布】生长于滨海滩地或近海山地。分布于山东、江苏、浙江、福建、台湾。

【挥发油含量】水蒸气蒸馏的新鲜根的得油率为 0.15%。

【芳香成分】李烈辉等（2015）用水蒸气蒸馏法提取的福建莆田产滨海前胡新鲜根挥发油的主要成分为：侧柏烯（27.78%）、罗勒烯（19.03%）、β-蒎烯（18.50%）、α-蒎烯（12.14%）、邻-异丙基苯（4.26%）、4-萜烯醇（3.35%）、γ-松油烯（2.17%）、β-月桂烯（1.52%）等。

【性味与功效】味辛，性寒，有小毒。清热止咳，利尿解毒。治肺热咳嗽，湿热淋痛，疮痈红肿。

光头前胡 ▼

【基源】伞形花科前胡属植物华中前胡 *Peucedanum medicum* Dunn 的根及根茎。

【形态特征】多年生草本，高 0.5~2m。叶基部有宽阔叶鞘；叶片轮廓广三角状卵形，长 14~40cm，宽 7~20cm，2~3 回三出式分裂或二回羽状分裂，边缘具粗大锯齿。伞形花序直径 7~20cm；伞辐 15~30 或更多；小总苞片多数，线状披针形；小伞形花序有花 10~30；花瓣白色。果实椭圆形，褐色或灰褐色。花期 7~9 月，果期 10~11 月。

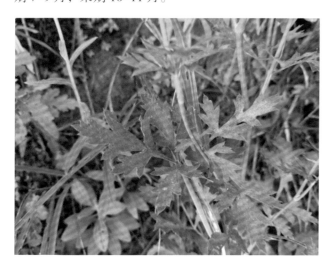

【习性与分布】生长于海拔 700~2000m 的山坡草丛中和湿润的岩石上。分布于四川、贵州、湖北、湖南、江西、广西、广东等地。

【芳香成分】雷华平等（2016）用水蒸气蒸馏法提取的湖南宜章产华中前胡阴干根挥发油的主要成分为：2-甲氧基-4-乙烯基苯酚（10.66%）、p-薄荷脑-1-醇（6.90%）、顺-α-甜没药烯（5.34%）、α-衣兰烯（3.93%）、α-姜黄烯（3.65%）、(-)-油烯醇（3.62%）、à-没药醇（3.62%）、甲基-环己烷（3.61%）、壬烷（2.73%）、桉酮（2.72%）、2-丁烯酸-3-甲基-3-甲丁酯（2.67%）、α-蒎烯（2.54%）、蛇麻烯氧化物Ⅱ（2.23%）、马鞭草烯酮（2.20%）、(Z)-7-十六烯酸甲酯（2.12%）、4-(1-甲乙基)-环己醇（2.09%）、顺-马鞭烯醇（2.06%）、2,6,6-三甲基-双环[3.1.1]庚-3-酮（1.59%）、乙酸龙脑酯（1.59%）、2,4-癸二烯醛（1.55%）、9,12-十八碳二烯酸甲酯（1.50%）、麝香草酚甲醚（1.38%）、甲基异棕榈酸（1.30%）、(R)-熏衣草乙酸酯（1.25%）、4-萜烯醇（1.22%）、β-侧柏烯（1.05%）等。

【性味与功效】味辛、苦，性平。宣肺祛痰，降气止咳，定惊。治感冒，咳嗽，痰喘，胸闷，风湿痛，小儿惊风。

川防风（中华本草）▼

【基源】伞形花科前胡属植物竹节前胡 *Peucedanum dielsianum* Fedde ex Wolff 的根。

【形态特征】多年生草本，高 60~90cm。基生叶有卵状叶鞘；叶片轮廓为广三角状卵形，三回羽状分裂或全裂，长 10~30cm，宽 9~26cm，边缘具 1~3 锯齿或浅裂或深裂状；茎生叶与基生叶同形，分裂向上渐少。伞形花序无总苞片或偶有 1~2 片；伞辐 12~26，四棱形；小伞形花序有花 10~20 余；小总苞片 2~4；花瓣白色。分生果长椭圆形。花期 7~8 月，果期 9~10 月。

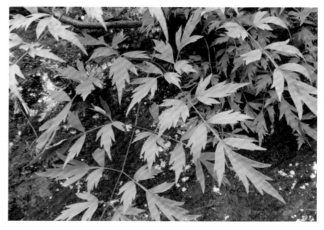

【习性与分布】生长于海拔 600~1500m 的山坡湿润岩石上。分布于四川、湖北。

【挥发油含量】水蒸气蒸馏的根的得油率为 0.70%。

【芳香成分】吉力等（1999）用水蒸气蒸馏法提取的四川成都产竹节前胡根挥发油的主要成分为：9,12-十八碳二烯酸+9-十八烯酸（20.52%）、十六酸（15.86%）、9,12-十八碳二烯酸甲酯（5.11%）、邻苯二甲酸二丁酯（4.08%）等。

【性味与功效】味辛、微甘，性微温。发表，祛风，胜湿，止痛。治风寒感冒，感冒夹湿，头痛，昏眩，寒湿腹痛，泄泻，风湿痹痛，四肢拘挛，破伤风，目赤，疮疡，疝瘕，疥癣，风疹。

旱芹 ▼

【基源】伞形花科芹属植物旱芹 *Apium graveolens* Linn. 的带根全草。根的芳香成分未见报道。

【形态特征】二年生或多年生草本，高 15~150cm。茎有棱角和直槽。叶片轮廓为长圆形至倒卵形，长 7~18cm，宽 3.5~8cm，通常 3 裂达中部或 3 全裂，边缘有锯齿；较上部的茎生叶轮廓为阔三角形，常分裂为 3 小叶，边缘疏生钝锯齿以至缺刻。伞辐 3~16；小伞形花序有花 7~29；花瓣白色或黄绿色。分生果圆形或长椭圆形。花期 4~7 月。

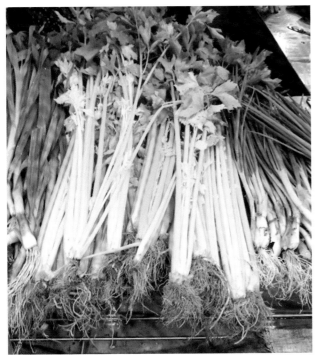

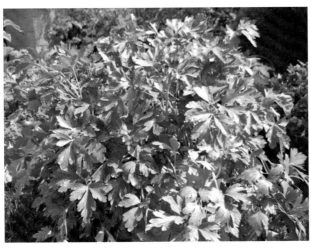

【习性与分布】喜冷凉和湿润气候，较耐阴湿，耐寒。全国各地均有栽培。

【挥发油含量】水蒸气蒸馏的新鲜茎的得油率为 0.40%，新鲜叶的得油率为 1.00%，干燥叶的得油率为 1.23%~1.27%。

【芳香成分】曹树明等（2008）用水蒸气蒸馏法提取的云南昆明产旱芹新鲜茎叶挥发油的主要成分为：1,1-二氮乙烷（30.38%）、对聚伞花素（20.60%）、1,1-二乙氧基乙烷（12.54%）、乙酸乙酯（10.02%）、C-β-罗勤烯（5.77%）、邻苯二甲酸二丁酯（5.39%）、月桂烯（3.22%）、柠檬烯（2.13%）、别芬萜烯（1.38%）、1,2-二乙氧基乙烷（1.32%）、1,1-二乙氧基丁烷（1.32%）、莰烯（1.03%）、丁香烯（1.02%）等。

【性味与功效】味甘、辛、微苦，性凉。平肝，清热，祛风，利水，止血，解毒。治肝阳眩晕，风热头痛，咳嗽，黄疸，小便淋痛，尿血，崩漏，带下，疮疡肿肿毒。

山水芹菜 ▼

【基源】伞形花科山芹属植物大齿山芹 *Ostericum grosseserratum* (Maxim.) Kitag. 的根。

【形态特征】多年草本，高达 1m。叶有狭长而膨大的鞘，边缘白色；叶片轮廓为广三角形，2~3 回三出式分裂，边缘有粗大缺刻状锯齿；上部叶 3 裂。复伞形花序直径 2~10cm，伞辐 6~14；总苞片 4~6，线状披针形；小总苞片 5~10，钻形；花白色；花瓣倒卵形。分生果广椭圆形。花期 7~9 月，果期 8~10 月。

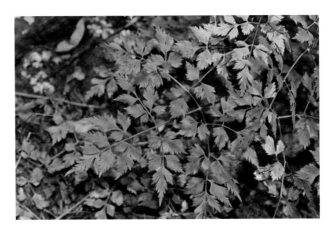

【习性与分布】生于山坡、草地、溪沟旁、林缘灌丛中。分布于辽宁、吉林、河北、山西、陕西、河南、江苏、

安徽、浙江、福建等省。

【芳香成分】薛怡琛等（1995）用水蒸气蒸馏法提取的江苏宜兴产大齿山芹新鲜根挥发油的主要成分为：3,7,11-甲基-2,6,10-十二碳三烯-1-醇（6.24%）、辛醛（5.93%）、β-蒎烯（5.62%）、4-甲基-1-(1-甲基乙基)-双环[3,1,0]己烷-3-醇（4.55%）、八氢-1,9,9-三甲基-4-亚甲基-1H-7-甲烷并薁（3.89%）、对-伞花烃（3.50%）、α-蒎烯（3.39%）、庚醛（3.17%）、3,7-二甲基-1-辛烯（2.95%）、(1aS,6aR)-1,1aα,2,3,3a,3bβ,4,6bα-八氢-1,1,3aα-2,6-四甲基环戊二烯并[2,3]环丙[1,2-a]环丙并[c]苯（2.95%）、1,3-二甲基-8-(1-甲基乙基)-三环十二碳-3-烯（2.84%）、2-癸烯醛（2.69%）、1,2,3,4,6,8-六氢-4,7-二甲基-1-(1-甲基乙基)萘（2.63%）、十一烷（2.48%）、1-乙基-3-(1-甲基乙基)苯（2.45%）、间-2-叔丁基甲酚（2.33%）、4,5,6,7,8,8-六氢-7-异丙基-4,8-二甲基-2(1H)萘（2.25%）、壬醛（2.23%）、β-金合欢烯（2.11%）、β-水芹烯（2.09%）、α-红没药烯（1.99%）、2-壬酮（1.93%）、6,10,10-三甲基-2-亚甲基-三环十一烷（1.89%）、十氢-4-甲基-1-亚甲基-7-(1-甲基乙烯基)萘（1.79%）、己醛（1.68%）、八氢-7-甲基-4-甲基-1-(1-甲基乙基)萘（1.67%）、2-壬醛（1.59%）、6-甲基-3-(1-甲基乙基)-2-环己烯-1-酮（1.47%）、1-十二烯（1.32%）、可巴烯（1.20%）、榄香烯（1.13%）等。

【性味与功效】味辛、微甘，性温。祉中健脾，湿肺止咳。治脾虚泄露泻，虚寒咳嗽。

隔山香 ▼

【基源】伞形花科山芹属植物隔山香 *Ostericum citriodorum* (Hance) Yuan et Shan 的根或全草。

【形态特征】多年生草本，高 0.5~1.3m。基生叶及茎生叶均为 2~3 回羽状分裂；叶片长圆状卵形至阔三角形，长 15~22cm，宽 13~20cm。复伞形花序；总苞片 6~8，披针形；伞辐 5~12；小伞花序有花十余朵；小总苞片 5~8，狭线形，反折。花白色，萼齿明显，三角状卵形；花瓣倒卵形，顶端内折。果实椭圆形至广卵圆形，金

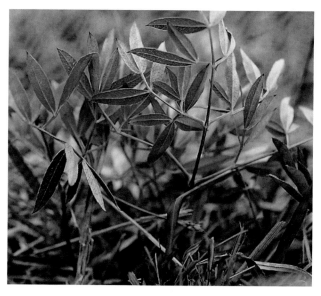

黄色。花期 6~8 月，果期 8~10 月。

【习性与分布】生于山坡灌木林下或林缘、草丛中。分布于广东、广西、福建、浙江、江西、湖南等省区。

【芳香成分】张军等（2009）用水蒸气蒸馏法提取的广西产隔山香干燥根挥发油的主要成分为：异芹菜脑（49.29%）、人参炔醇（7.18%）、肉豆蔻醚（3.36%）、异榄香脂素（2.55%）、十六烷酸（1.95%）、丁香烯（1.83%）、亚油酸（1.32%）等。苏孝共等（2011）用水蒸气蒸馏法提取的浙江温州产隔山香新鲜根挥发油的主要成分为：左旋-α-蒎烯（42.17%）、洋芹脑（35.26%）、D-柠檬烯（4.14%）、榄香素（3.91%）、α-蒎烯（3.67%）、β-蒎烯（2.59%）、γ-萜品烯（1.39%）等；新鲜叶挥发油的主要成分为：α-石竹烯（24.85%）、葎草烯氧化物（13.67%）、石竹素（11.94%）、β-石竹烯（8.45%）、δ-荜澄茄烯（6.42%）、α-荜澄茄醇（5.89%）、β-桉叶醇（4.85%）、蒎烷（4.41%）、顺式橙花叔醇（3.80%）、萜品油烯（3.19%）、4,4,6-三甲基-环己-2-烯-1-醇（2.20%）、植酮（1.95%）等。

【性味与功效】味辛、微苦，性平。疏风清热，祛痰止咳，消肿止痛。治感冒、咳嗽、头痛、腹痛、痢疾、肝炎、风湿痹痛、疝气、月经不调、跌打伤肿、疮痈、毒蛇咬伤。

新疆藁本 ▼

【基源】伞形花科山芎属植物鞘山芎 *Conioselinum vaginatum* (Spreng.) Thell. 的根茎。

【形态特征】多年生草本，高60~120cm。根多分叉，根茎较粗厚。基生叶早枯；茎中部叶基部扩大成鞘，叶片轮廓三角状卵形，长16~25cm，宽15~23cm，2~3回三出式羽状全裂，边缘羽状深裂；茎上部叶渐简化。复伞形花序顶生和侧生，直径5~10cm；总苞片无，伞辐10~14；小总苞片5~8，线形；花白色；花瓣倒卵形。分生果（未成熟）背腹略扁，主棱突起。

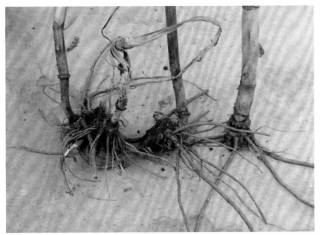

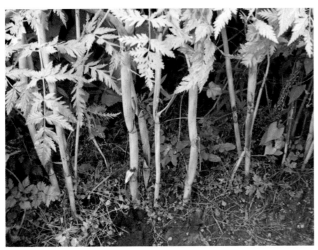

【习性与分布】生于山坡草地或灌丛中。分布于新疆。

【挥发油含量】水蒸气蒸馏的干燥根茎的得油率为0.20%~2.41%，回流阀提取的得油率为6.75%，有机溶剂萃取的得油率为9.73%，超声波萃取的得油率为6.43%。

【芳香成分】鞘山芎根茎挥发油的主成分有：肉豆蔻醚（18.91%~94.33%）、β–水芹烯（19.31%~25.40%）。张迎春等（2011）用水蒸气蒸馏法提取的新疆产鞘山芎根茎挥发油的主要成分为：肉豆蔻醚（71.09%）、4–N–庚基苯酚（7.53%）、藁本内酯（4.08%）、乙酸松油酯（3.87%）、β–水芹烯（2.99%）、榄香素（1.41%）、间甲氧基苯乙酮（1.13%）等。戴斌

（1988）用水蒸气蒸馏法提取的新疆察布查尔县产的鞘山芎干燥根茎挥发油的主要成分为：β–水芹烯（25.40%）、蛇床酞内酯（14.57%）、藁本内酯（10.95%）、α–醋酸松油酯（9.87%）、δ–3–蒈烯（2.77%）、α–蒎烯（2.52%）、δ–杜松烯（2.25%）、正丁烯基酞内酯（2.01%）、胡椒烯酮（1.94%）、萜品油烯（1.76%）、4,10–二甲基–7–异丙基二环[4.4.0]–1,4–癸二烯（1.65%）、1–苯基–1–戊酮（1.14%）、肉豆蔻醚（1.13%）等。

【性味与功效】味辛，性温。祛风除湿，散寒止痛。治风寒感冒，头痛，风寒湿痹，寒湿腹痛，泄泻，疥癣，痤疮。

莳萝子 ▼

【基源】伞形花科莳萝属植物莳萝 *Anethum graveolens* Linn. 的果实。

【形态特征】一年生草本，稀为二年生，高60~120cm。基生叶基部有宽阔叶鞘；叶片轮廓宽卵形，3~4回羽状全裂；茎上部叶较小，分裂次数少，有叶鞘。伞形花序直径5~15cm；伞辐10~25；小伞形花序有花

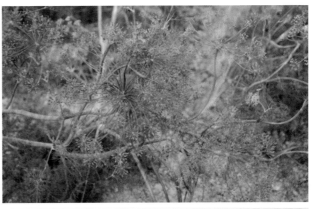

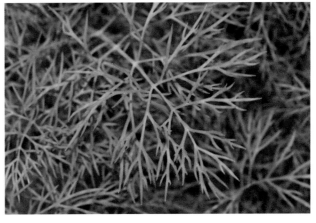

15~25；花瓣黄色，长圆形或近方形。分生果卵状椭圆形，成熟时褐色。花期5~8月，果期7~9月。

【习性与分布】喜阳光充足、通风良好的环境。东北、甘肃、四川、广西、广东有栽培。

【挥发油含量】水蒸气蒸馏的果实的得油率为1.20%~4.80%；超临界萃取的果实的得油率为4.60%。

【芳香成分】莳萝果实挥发油的主成分为香芹酮（32.31%~73.61%），也有主成分不同的报告。戚欢阳等（2018）用水蒸气蒸馏法提取的甘肃裕固产莳萝干燥果实挥发油的主要成分为：左旋香芹酮（49.15%）、D-柠檬烯（21.12%）、芹菜脑（17.05%）、反-2-甲基-5-(1-甲基乙烯基)-环己酮（5.30%）、α-水芹烯（1.69%）等。Yili等（2006）用水蒸气蒸馏法提取的新疆产莳萝果实挥发油的主要成分为：正二十五烷（27.96%）、二辛基-1,2-二-苯基羧酸酯（25.10%）、二十八烷（13.81%）、二十三烷（9.41%）、柠檬烯（2.12%）、香芹酮（1.68%）等。

【性味与功效】味辛，性温。温脾开胃，散寒暖肝，理气止痛。治腹中冷痛，胁肋胀满，呕逆食少，寒疝。

水芹 ▼

【基源】伞形花科水芹属植物水芹 *Oenanthe javanica* (Blume) DC. 的根及全草。

【形态特征】多年生草本，高15~80cm。基生叶有叶鞘；叶片轮廓三角形，1~2回羽状分裂，边缘有牙齿或圆齿状锯齿；茎上部叶裂片和基生叶的裂片相似，较小。复伞形花序顶生；伞辐6~16；小总苞片2~8，线形；小伞形花序有花20余朵；萼齿线状披针形；花瓣白色，

倒卵形。果实近于四角状椭圆形或筒状长圆形。花期6~7月，果期8~9月。

【习性与分布】多生于浅水低洼地方或池沼、水沟旁，农舍附近常见栽培。耐寒性强，喜冷凉湿润的气候，怕干旱。全国各地均有栽培。

【挥发油含量】水蒸气蒸馏的干燥全草的得油率为0.53%，干燥根的得油率为0.85%。

【芳香成分】根：刘朝晖等（2014）用水蒸气蒸馏法提取的湖南长沙产水芹干燥根挥发油的主要成分为：β-水芹烯（24.78%）、β-蒎烯（14.50%）、β-罗勒烯（9.89%）、γ-萜品烯（7.85%）、4,11,11-三甲基-8-亚甲基双环[7.2.0]十一碳-4-烯（7.14%）、间-聚伞花素（5.24%）、β-月桂烯（4.60%）、桧萜（4.06%）、α-蒎烯（3.94%）、大根香叶烯B（1.72%）、右旋大根香叶烯（1.61%）、反式-α-香柑油烯（1.59%）等。

全草：水芹全草挥发油的主成分多为α-芹子烯（12.01%~27.74%），也有主成分不同的报告。王虹等（2019）用水蒸气蒸馏法提取的湖南长沙产野生水芹干燥全草挥发油的主要成分为：新植二烯（25.80%）、6,10-二甲基-2-十一烷酮（7.48%）、叶绿醇（6.82%）、2,2-二甲基丙酸（6.58%）、α-芹子烯（6.01%）、大根香叶烯D（4.35%）、香橙烯（4.22%）、广藿香烷（3.43%）、正十三醇（2.76%）、正辛醛（2.16%）、10,12-二十五烷二炔酸甲酯（1.83%）、7,11-二甲基-3-亚甲基-1,6,10-十二碳三烯（1.80%）、δ-杜松烯（1.72%）、邻苯二甲酸二正辛酯（1.70%）、(Z,Z)-α-金合欢烯（1.47%）、乙酸正丙酯（1.44%）、β-古芸烯（1.44%）、柠檬烯（1.05%）等；湖南邵阳产野生水芹干燥全草挥发油的主成分为：2,4,5-三甲基-1,3-二氧戊环（29.63%）、羟基丁酮（19.27%）、甲基丙烯酸甲酯（10.31%）、α-芹子烯（8.37%）、6,10-二甲基-2-十一烷酮（6.65%）、大根香叶烯D（3.88%）、叶绿醇（3.17%）、香橙烯（2.02%）、4-甲基-1,3-二氧六环（1.76%）、3-甲基-戊烯（1.63%）、2-乙氧基丙烷（1.62%）、柠檬烯（1.17%）等；湖南永州产野生水芹干燥全草挥发油的主要成分为：邻苯二甲酸二辛酯（20.04%）、丙酸乙酯（13.72%）、6,10-二甲基-2-十一烷酮（10.36%）、叶绿醇（9.66%）、α-芹子烯（7.57%）、1-十八炔（6.79%）、乙酸正丙酯（4.40%）、香橙烯（2.93%）、正辛醛（2.92%）、广藿香烷（2.44%）、十七烷醇（1.96%）、柠檬烯（1.85%）、10,12-二十五烷二炔酸甲酯（1.58%）、

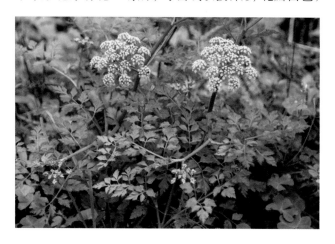

2- 壬酮（1.30%）、大根香叶烯 D（1.06%）等；湖南张家界产野生水芹干燥全草挥发油的主要成分为：丙醚（12.57%）、乙酸正丙酯（9.68%）、正辛醛（8.89%）、紫罗兰酮（5.83%）、6,10- 二甲基 -2- 十一烷酮（4.86%）、香橙烯（4.78%）、1- 十八炔（4.21%）、广藿香烷（4.19%）、正十三醇（3.72%）、邻苯二甲酸二正辛酯（3.51%）、大根香叶烯 D（3.29%）、正庚醛（3.19%）、α - 芹子烯（2.82%）、2- 壬酮（2.69%）、5- 甲基 -1,2- 己二烯（2.47%）、柠檬烯（2.45%）、1,11- 十二二炔（2.32%）、叶绿醇（2.31%）、10,12- 二十五烷二炔酸甲酯（2.21%）、香树烯（1.42%）、十七烷醇（1.22%）、7,11- 二甲基 -3- 亚甲基 -1,6,10- 十二碳三烯（1.15%）等；湖南郴州产野生水芹干燥全草挥发油的主要成分为：α - 芹子烯（17.99%）、6,10- 二甲基 -2- 十一烷酮（15.17%）、叔戊酸（11.52%）、叶绿醇（4.86%）、1- 十八炔（4.83%）、异戊醛（3.42%）、棕榈酸（3.15%）、正辛醛（2.99%）、柠檬烯（2.24%）、顺,顺,反 -3,3,6,6,9,9- 六甲基 - 四环 [6.1.0.0(2,4).0(5,7)] 壬烷（1.83%）、广藿香烷（1.83%）、γ - 榄香烯（1.74%）、7,11- 二甲基 -3- 亚甲基 -1,6,10- 十二碳三烯（1.71%）、2- 庚酮（1.62%）、乙酸正丙酯（1.57%）、正十三醇（1.57%）、5- 甲基 -1,2- 己二烯（1.48%）、十九醇（1.46%）、十九烷醇（1.21%）、大根香叶烯 D（1.13%）、香橙烯（1.08%）、正庚醛（1.03%）等。张兰胜等（2009）用水蒸气蒸馏法提取的云南大理产水芹干燥全草挥发油的主要成分为：苯氧乙酸烯丙酯（80.17%）、桉叶 -4(14),11- 二烯（6.83%）、2,3- 二氢 -3- 甲基 -3- 苯并呋喃甲醇（2.94%）、柠檬烯（1.63%）等。章宏慧等（2014）用顶空固相微萃取法提取的水芹干燥地上部分挥发油的主要成分为：β - 金合欢烯（23.66%）、2,6- 二甲基 -6-(4- 甲基 -3- 戊烯基) 二环 [3.1.1] 庚 -2- 烯（18.45%）、蒎烷（10.64%）、1-(1,5- 二甲基 -4- 乙烯基)-4- 甲基苯（7.86%）、苯甲醇（7.45%）、十五烷（5.74%）、β - 甜没药烯（4.32%）、α - 蒎烯（2.87%）、8,9- 脱氢 - 新异长叶烯（2.48%）、β - 姜黄烯（2.34%）、4- 十八烷基吗啉（1.45%）、3-(1,5- 二甲基 -4- 己烯)-6- 亚甲基 - 环己烯（1.27%）、2,3,5,6- 四甲基吡嗪（1.24%）、黏蒿三烯（1.24%）、十四烯（1.20%）等。裴刚等（2001）用水蒸气蒸馏法提取的水芹全草挥发油的主要成分为：芹菜脑（15.30%）、大根香叶烯 D（8.81%）、4- 甲氧基 -6-(2- 丙烯基)-1,3- 苯并二茂（8.17%）、α - 蒎烯（6.86%）、1- 甲基 -4-

(1- 甲乙基)-1,4- 环己二烯（6.19%）、(E)-3,7- 二甲基 -1,3,6- 辛三烯（5.25%）、月桂烯（5.13%）、3,7,11- 三甲基 -1,6,10- 十二碳三烯（4.66%）、4- 甲基 -1-(1- 甲乙基)- 二环 [3.1.0] 庚 -2- 烯（4.27%）、γ - 榄香烯（4.00%）、1- 甲氧基 -4-(2- 丙烯基) 苯（2.80%）、4,11,11- 三甲基 -8- 亚甲基 - 二环 [7.2.0] 十一碳 -4- 烯（2.72%）、(E,Z)-2,6- 二甲基 -2,4,6- 辛三烯（2.64%）、1- 乙烯基 -1- 甲基 -2-(1- 甲基乙烯基)-4-(1- 甲基亚乙基)- 环己烷（1.74%）、α - 金合欢烯（1.30%）等。

【性味与功效】味甘，性平。清热利湿，止血，降血压。治感冒发热，呕吐腹泻，尿路感染，崩漏，白带，高血压。

毛叶天胡荽

【基源】伞形花科天胡荽属植物肾叶天胡荽 *Hydrocotyle wilfordi* Maxim. 的全草。

【形态特征】多年生草本。茎直立或匍匐，高 15~45cm。叶片圆形或肾圆形，长 1.5~3.5cm，宽 2~7cm，边缘不明显 7 裂，裂片通常有 3 钝圆齿；托叶圆形。花序单生于枝条上部；常有 2~3 个花序簇生节上，小伞形花序有多数花；密集成头状；小总苞片细小，具紫色斑点；花瓣卵形，白色至淡黄色。果实成熟时紫褐色或黄褐色，有紫色斑点。花果期 5~9 月。

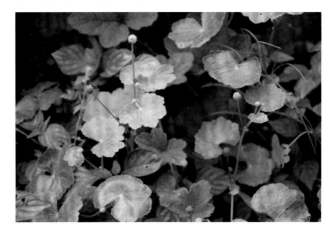

【习性与分布】生长在阴湿的山谷、田野、沟边、溪旁等处，海拔 350-1400m。分布于浙江、江西、福建、广东、广西、四川、云南等省区。

【挥发油含量】水蒸气蒸馏的干燥全草的得油率为 0.51%；超临界萃取的干燥全草的得油率为 5.32%。

【芳香成分】胡艳莲等（2008）用水蒸气蒸馏法提取的江西井冈山产肾叶天胡荽开花前期干燥全草挥发油的主要成分为：雪松醇（45.67%）、(1S)-3,7,7-三聚体-二甲基-[1S]环[4.1.0]庚-3-烯（19.34%）、石竹烯氧化物（10.51%）、2,4,5-三甲基-噻唑（4.82%）、[1aR-(1aα,4aα,7β,7aβ,7bα)]-十氢化-1,1,7-三甲基-4-亚甲基-1H-环丙烯并[e]薁-7-醇（4.11%）、α-荜澄茄油萜（2.37%）、石竹烯（1.41%）、3,5-二甲基环己烯-4-醛基-1-烯（1.22%）、(Z,Z,Z)-1,5,9,9-四甲基-1,4,7-环十一碳三烯（1.10%）、3,7,7-三甲基-1,3,5-环庚三烯（1.04%）等；超临界CO₂萃取法提取的肾叶天胡荽干燥全草挥发油的主要成分为：邻苯二甲酸二辛酯（64.30%）、2,2'-亚甲基双[6-(1,1-二甲基乙基)-4-甲基]-苯酚（7.78%）、2,3,4-三甲基-2-戊烯（2.30%）、三十六烷（2.28%）、2,4-双(1,1-二甲基乙基)-苯酚（2.07%）、2-十八烷氧基-乙醇（1.94%）、三十五烷（1.03%）、珀珀烯（1.01%）等。

【性味与功效】味苦，性微寒。清热解毒，利湿。治红、白痢疾，黄疸，小便淋痛，疮肿，鼻炎，耳痛，口疮。

天胡荽 ▼

【基源】伞形花科天胡荽属植物天胡荽 *Hydrocotyle sibthorpioides* Lam. 的全草。

【形态特征】多年生草本，有气味。茎细长而匍匐。叶片圆形或肾圆形，长0.5~1.5cm，宽0.8~2.5cm，不分裂或5~7裂，边缘有钝齿；托叶略呈半圆形。伞形花序与叶对生，单生于节上；小总苞片卵形至卵状披针形，有黄色透明腺点；小伞形花序有花5~18，花瓣卵形，绿白色。果实略呈心形。花果期4~9月。

【习性与分布】通常生长在湿润的草地、河沟边、林下，海拔475~3000m。喜荫湿、多肥，惧强光、干旱。分布于陕西、江苏、安徽、浙江、江西、福建、台湾、湖南、湖北、广东、广西、四川、贵州、云南等省区。

【挥发油含量】水蒸气蒸馏的全草的得油率为0.20%~0.59%。

【芳香成分】天胡荽全草挥发油的主成分多为镰叶芹醇（21.58%~27.28%），也有主成分不同的报告。吴林冬等（2012）用水蒸气蒸馏法提取的贵州榕江产天胡荽新鲜全草挥发油的主要成分为：镰叶芹醇（27.28%）、三甲基-9-亚甲基-5-氧杂三环[8.2.0.0⁴,⁶]十二烷（21.45%）、β-榄香烯（7.38%）、棕榈酸（3.76%）、2,4,4-三甲基-1-己烯（2.83%）、β-瑟林烯（2.17%）、异亚丙基-4-亚甲基-7-甲基-1,2,3,4,4a,5,6,8a-八氢萘（2.14%）、α-衣兰油烯（2.13%）、四十四烷（1.81%）、2,6-二甲基-6-(4-甲基-3-戊烯基)-醇二环[3.1.1]-2-烯（1.40%）、环戊并[1,2]苯（1.39%）、角鲨烯（1.36%）、3-羟基丁醛（1.31%）、6-甲基-2-(4-甲基-3-环己烯-1-基)-5-庚烯-2-醇（1.21%）、α-二氢萜酮（1.20%）、[[(2,6,6-三甲基-1-环己烯基)-甲基]-磺酰基]苯（1.01%）等；用微波辅助萃取法提取的全草挥发油的主要成分为：3-甲氧基-1,2-丙二醇（32.26%）、镰叶芹醇（24.15%）、石竹烯（5.08%）、β-榄香烯（4.26%）、α-丁子香烯（3.49%）、2,4,4-三甲基-1-己烯（1.65%）、异亚丙基-4-亚甲基-7-甲基-1,2,3,4,4a,5,6,8a-八氢萘（1.41%）、3,7,11-三甲基-1,3,6,10-十二碳-四烯（1.31%）、环戊并[1,2]苯（1.29%）、棕榈酸（1.26%）、α-衣兰油烯（1.16%）、β-瑟林烯（1.12%）、β-人参烯（1.12%）、叶绿醇（1.01%）等。秦伟瀚等（2011）用水蒸气蒸馏法提取的重庆产天胡荽新鲜全草挥发油的主要成分为：β-没药烯（21.38%）、氧化石竹烯（6.43%）、叶绿醇（6.22%）、(-)-镰叶芹醇（3.76%）、顺式-橙花叔醇（3.68%）、(Z)-2,6,10-三甲基-1,5,9-十一碳-三烯（2.55%）、庚醛（2.54%）、反式-石竹烯（2.16%）、α-蒎烯（1.51%）、3-甲基-2-庚酮（1.24%）、樟脑（1.14%）、α-甜没药萜醇（1.15%）、反式-β-金合欢醇（1.02%）、β-波旁烯（1.00%）等。张兰等（2008）用水蒸气蒸馏法提取的江西上栗产天胡荽阴干全草挥发油的主要

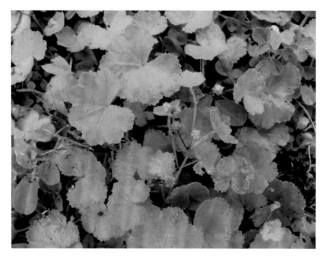

成分为：人参醇（19.15%）、(-)-匙叶桉油烯醇（7.66%）、α-甜没药萜醇（6.27%）、十六烷酸（4.25%）、α-蛇麻烯（1.70%）、1,7-二甲基-7-(4-甲基-3-戊烯基)-三环丙基[2.2.1.0^{2,6}]庚烷（1.23%）、1-甲基-4-(1-甲乙烯基)-环己烯（1.08%）、3,7,11,15-四甲基-2-十六碳烯-1-醇（1.03%）等。康文艺等（2003）用水蒸气蒸馏法提取的江西井冈山产天胡荽全草挥发油的主要成分为：苯丙腈（57.28%）、植醇（13.06%）、六氢化法尼基丙酮（4.41%）、n-软脂酸（3.43%）等。

【性味与功效】味甘、淡、微辛，性凉。清热利湿，祛痰止痛。治传染性黄疸性肝炎，肝硬化腹水，胆结石，泌尿系感染，泌尿系结石，伤风感冒，咳嗽，百日咳，咽喉炎，扁桃体炎，目翳；外用治湿疹，带状疱疹，衄血。

云防风 ▼

【基源】伞形花科西风芹属植物松叶西风芹 *Seseli yunnanense* Franch. 的根。

【形态特征】多年生草本，高30~80cm。基生叶有叶鞘；叶片2~4回三出全裂；茎生叶1~2，1~2回三出全裂，基部有叶鞘。复伞形花序常呈二歧式分枝；托叶线形；伞形花序直径2~4cm；总苞片无或有1片，线状披针形或钻形；伞辐6~10；小总苞片8~10，披针形；小伞形花序有花15~20；花瓣圆形，浅黄色。分生果卵形。花期8~9月，果期9~10月。

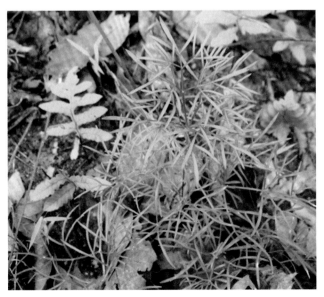

【习性与分布】生于海拔600~3100m的山坡、林下、灌木和草丛中，也有生长于疏林山沟阴湿处和干旱草坡的。分布于云南、四川。

【挥发油含量】水蒸气蒸馏的干燥根的得油率为0.81%。

【芳香成分】古力等（1999）用水蒸气蒸馏法提取的云南鹤庆产松叶西风芹干燥根挥发油的主要成分为：人参醇（62.81%）、辛酸（5.88%）、十六酸（3.30%）、辛醛（2.64%）、β-花柏烯（1.23%）等。

【性味与功效】味辛、微甘，性微温。祛风胜湿，止痛止痉。治感冒，头痛，牙痛，胃脘胀痛，泄泻，风湿痹痛，瘫痪，破伤风，惊风，风疹，湿疹，疮肿。

鸭儿芹 ▼

【基源】伞形花科鸭儿芹属植物鸭儿芹 *Cryptotaenia japonica* Hassk. 的茎叶。

【形态特征】多年生草本，高20~100cm。基生叶或上部叶轮廓三角形至广卵形，长2~14cm，宽3~17cm，通常为3小叶，边缘有重锯齿，最上部的茎生叶卵状披针形至窄披针形，边缘有锯齿。复伞形花序呈圆锥状，总苞片1，呈线形或钻形；伞辐2~3；小总苞片1~3。小伞形花序有花2~4；花瓣白色，倒卵形。分生果线状长圆形。花期4~5月，果期6~10月。

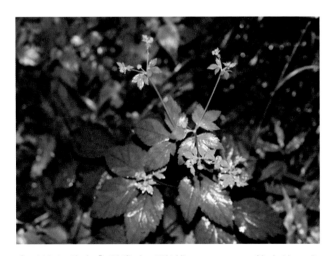

【习性与分布】通常生于海拔200~2400m的山地、山沟及林下较阴湿的地区。喜冷凉气候。分布于河北、安徽、江苏、浙江、福建、江西、广东、广西、湖北、湖南、山西、陕西、甘肃、四川、贵州、云南。

【挥发油含量】水蒸气蒸馏的干燥全草的得油率为 0.06%~0.75%。

【芳香成分】瞿万云等（2003）用水蒸气蒸馏法提取的湖北恩施产野生鸭儿芹带根全草挥发油的主要成分为：β-水芹烯（27.72%）、(Z)-β-金合欢烯（21.72%）、β-芹子烯（14.77%）、γ-松油烯（10.96%）、对伞花烃（6.95%）、1-甲基-8-异丙基-5-亚甲基-1,6-环癸二烯（5.28%）、枞油烯（4.29%）、[2R-(2α,4aα,8aβ)]-1,2,3,4,4a,5,6,8a-八氢-4a,8-二甲基-2-(1-甲基乙烯基)萘（3.77%）、α-蒎烯（1.07%）等。陆俊等（2017）用水蒸气蒸馏法提取的湖南株洲产鸭儿芹阴干全草挥发油的主要成分为：α-芹子烯（42.01%）、β-芹子烯（19.86%）、(Z)-β-金合欢烯（12.76%）、镰叶芹醇（4.16%）、α-没药醇（3.93%）、α-雪松烯（2.83%）、β-榄香烯（2.16%）、β-石竹烯（1.73%）、β-荜澄茄烯（1.32%）、1-氧化双环外雪松烯（1.01%）等。

【性味与功效】味辛、苦，性平。祛风止咳，利湿解毒，化瘀止痛。治感冒咳嗽，肺痈，淋痛，疝气，月经不调，风火牙痛，目赤翳障，痈疽疮肿，皮肤瘙痒，跌打肿痛，蛇虫咬伤。

鸭儿芹果 ▼

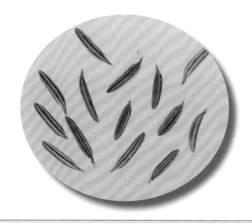

【基源】伞形花科鸭儿芹属植物鸭儿芹 *Cryptotaenia japonica* Hassk. 的果实。

【形态特征】同鸭儿芹。
【习性与分布】同鸭儿芹。
【挥发油含量】超临界萃取的种子的得油率为1.17%。
【芳香成分】胡思一等（2015）用水蒸气蒸馏提取

的浙江文成产鸭儿芹新鲜果实挥发油的主要成分为：[1R-(1α,3aβ,4α,7β)]-1,2,3,3a,4,5,6,7-八氢-1,4-二甲基-7-(1-甲基乙烯基)-薁（40.99%）、[4aR-(4aα,7α,8aβ)]-十氢-4a-甲基-1-亚甲基-7-(1-甲基乙烯基)-萘（17.75%）、石竹烯（6.46%）、松油烯（3.19%）、间-伞花烃（2.89%）、δ-杜松烯（2.02%）、α-细辛脑（1.82%）、红没药醇（1.59%）、石竹素（1.50%）、β-榄香烯（1.47%）等。

【性味与功效】味辛，性温。消积顺气。治食积腹胀。

鸭儿芹根 ▼

【基源】伞形花科鸭儿芹属植物鸭儿芹 *Cryptotaenia japonica* Hassk. 的根。

【形态特征】同鸭儿芹。

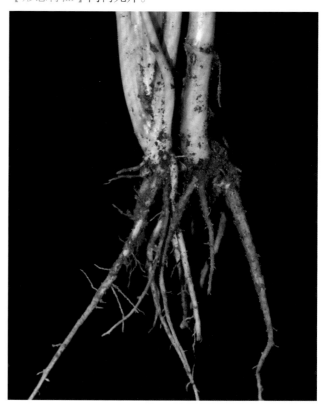

【习性与分布】同鸭儿芹。
【芳香成分】李娟等（2011）用水蒸气蒸馏法提取的广西桂林产鸭儿芹阴干根挥发油的主要成分为：γ-芹子烯（42.65%）、α-芹子烯（22.50%）、石竹烯（7.57%）、对伞花烃（6.04%）、β-环氧石竹烯（4.15%）、甜没药烯（4.15%）、乙酸乙酯（3.62%）、

长叶蒎烯（2.37%）、β-蒎烯（2.09%）、α-荜草烯（1.82%）、β-榄香烯（1.65%）等。胡思一等（2015）用水蒸气蒸馏法提取的浙江文成产鸭儿芹新鲜根挥发油的主要成分为：[2R-(2α,4aα,8aβ)]-1,2,3,4,4a,5,6,8a-八氢-4a,8-二甲基-2-(1-甲基乙烯基)-萘（43.03%）、[4aR-(4aα,7α,8aβ)]-十氢-4a-甲基-1-亚甲基-7-(1-甲基乙烯基)-萘（17.79%）、石竹烯（6.53%）、石竹素（2.02%）、α-细辛脑（1.73%）、[1S-(1α,7α,8aα)]-1,2,3,5,6,7,8,8a-八氢-1,8a-二甲基-7-(1-甲基乙烯基)-萘（1.38%）、δ-杜松烯（1.35%）、α-石竹烯（1.07%）等。

【性味与功效】味辛，性温。发表散寒，止咳化痰，活血止痛。治风寒感冒，咳嗽，跌打肿痛。

邪蒿 ▼

【基源】伞形花科岩风属植物邪蒿（香芹）*Libanotis seseloides* (Fisch. et Mey.) Hurcz. 的全草。

【形态特征】多年生草本，高 30~120cm。基生叶有叶鞘；叶片轮廓椭圆形，长 5~18cm，宽 4~10cm，3 回羽状全裂，边缘反卷；茎生叶与基生叶相似，2 回羽状全裂，逐渐变短小。复伞形花序直径 2~7cm；无

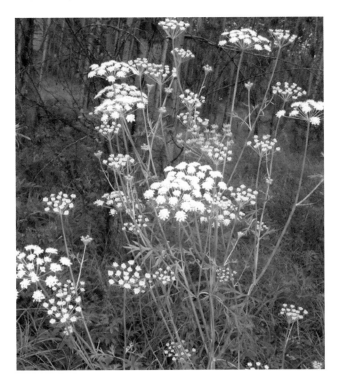

总苞片，偶有 1~5，线形或锥形；伞辐 8~20；小伞形花序有花 15~30；小总苞片 8~14，线形；花瓣白色，宽椭圆形。分生果卵形。花期 7~9 月，果期 8~10 月。

【习性与分布】生于草甸、开阔的山坡草地、林缘灌丛间。要求冷凉的气候和湿润的环境。不耐热，不耐干旱，也不耐涝。分布于东北、内蒙古、河南、山东、江苏等省区。

【挥发油含量】水蒸气蒸馏的阴干茎叶的得油率为 1.33%。

【芳香成分】潘素娟等（2011）用水蒸气蒸馏法提取的甘肃天水产香芹阴干茎叶挥发油的主要成分为：肉豆蔻醚（64.05%）、芹菜脑（8.98%）、3-甲基-5-(2,2-二甲基-6-氧代亚环己基)乙酸-3-戊烯酯（4.49%）、2-甲氧基丁烷（2.02%）、香豆酮（1.87%）、7,7-二甲基-5-异丙基-2-异丙烯基双环[4.1.0]-3-己烯（1.76%）、α-愈创木烯（1.37%）、香树烯（1.35%）、氧化别香树烯（1.28%）、苊酮（1.23%）等。

【性味与功效】味辛，性温。利肠胃，通血脉。治痢疾。

长春七 ▼

【基源】伞形花科岩风属植物岩风 *Libanotis buchtormensis* (Fisch.) DC. 的根。

【形态特征】多年生亚灌木状草本，高 0.2~1m。基生叶多数丛生，三角状扁平，基部为宽阔叶鞘；叶片轮廓长圆形，长 7~25cm，宽 5~12cm，2 回羽状全裂或 3 回羽状深裂；上部茎生叶仅有狭长披针形叶鞘。总苞片少数或无，线形；伞辐 30~50；小伞形花序有花 25~40；小总苞片 10~15，线形；花瓣白色，近圆形。分生果椭圆形。花期 7~8 月，果期 8~9 月。

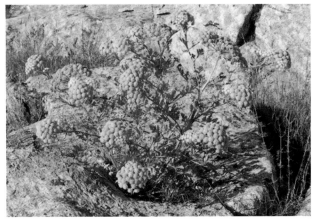

【习性与分布】生于海拔 1000~3000m 的向阳石质山坡、石隙、路旁以及河滩草地。分布于新疆、宁夏、甘肃、陕西、四川等省区。

【挥发油含量】水蒸气蒸馏的干燥根茎的得油率为 0.20%，索氏法提取的得油率为 1.13%~1.78%。

【芳香成分】葛晓晓等（2015）用水蒸气蒸馏法提取的陕西太白产岩风干燥根茎挥发油的主要成分为：二十六烷（5.97%）、二十二烷（5.71%）、百秋李醇（4.08%）、I-卡拉烯（3.73%）、[1S,4R,8R]-1,4,10,10-四甲基-2,3,4,5,6,7,8,9-八氢-1H-甲桥环戊基[8]轮烯（3.64%）、长叶烯（3.08%）、3-甲基戊酸（2.73%）、二十四烷（2.28%）、1-石竹烯（2.27%）、塞舌尔烯（1.91%）、2,2-二甲氧基丁烷（1.34%）、4,8a-二甲基-6-(1-甲基乙烯基)-1,2,3,5,6,7,8,8a-八氢-2-萘醇（1.33%）、(6R,7E,9R)-9-羟基-4,7-巨豆二烯-3-酮（1.15%）等；索氏（乙醚）萃取法提取的干燥根茎挥发油的主要成分为：2,2-二甲氧基丁烷（35.68%）、3,3-二甲氧基-2-丁酮（11.01%）、芥酸酰胺（9.62%）、正十一烷（7.83%）、异丁醛二乙缩醛（6.67%）、3-戊酮（5.54%）、异戊酸（5.46%）等；索氏（正己烷）萃取法提取的干燥根茎挥发油的主要成分为：亚油酸乙酯（32.60%）、亚麻酸（15.61%）、异戊酸烯丙酯（8.73%）、十六烷酸（8.54%）、4,8a-二甲基-6-(1-甲基乙烯基)-八氢萘-1(2H)-酮（4.89%）、异戊酸（3.54%）、2,4-二叔丁基苯酚（2.14%）、硬脂酸（1.73%）、2,4,6-三甲基癸烷（1.46%）、(Z)-7-甲基-8-十四烯-1-乙酸酯（1.44%）、二十酸甲酯（1.37%）、十六烷（1.27%）、戊曲酯（1.26%）、3-乙基-5-(2-乙基丁基)十八烷（1.07%）等。

【性味与功效】味辛、甘，性温。发表散寒，祛风除湿，消肿止痛。治风寒感冒，头痛，牙痛，风湿痹痛，筋骨麻木，跌打伤肿。

胡荽 ▼

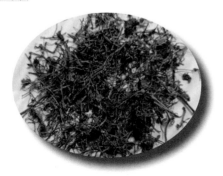

【基源】伞形花科芫荽属植物芫荽 *Coriandrum sativum* Linn. 的带根全草。

【形态特征】一年生或二年生草本，高 20~100cm。根生叶 1 或 2 回羽状全裂，边缘有钝锯齿、缺刻或深裂，上部的茎生叶 3 回以至多回羽状分裂，全缘。伞形花序顶生或与叶对生；伞辐 3~7；小总苞片 2~5，线形；小伞形花序有孕花 3~9，花白色或带淡紫色；花瓣倒卵形，顶端有内凹的小舌片。果实圆球形。花果期 4~11 月。

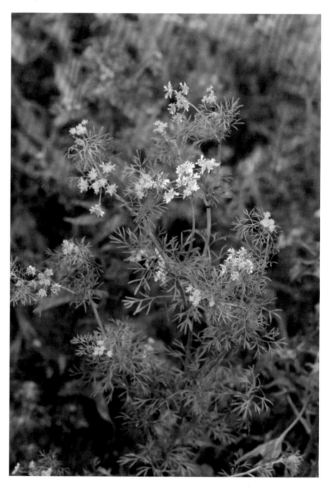

【习性与分布】喜冷凉，具有一定的耐寒力，但不耐热。全国各地均有分布。

【挥发油含量】水蒸气蒸馏的新鲜茎叶的得油率为 0.02%~0.95%，超声波萃取的得油率为 0.28%，有机溶剂萃取的得油率为 0.25%。

【芳香成分】芫荽茎叶挥发油的主成分多为 2-环己烯-1-醇（7.60%~14.61%），也有主成分不同的报告。陆占国等（2006，2007）用水蒸气蒸馏法提取的黑龙江哈尔滨产芫荽新鲜茎叶挥发油的主要成分为：2-环己

烯 -1- 醇（14.61%）、2- 十二烯醛（11.81%）、(E)-2- 癸烯 -1- 醇（10.42%）、十三醛（7.43%）、2- 十三烯 -1- 醇（5.62%）、壬烷（4.20%）、1- 乙烯基 – 环十二醇（4.08%）、十八醛（3.84%）、癸醛（2.52%）、丁酸乙酯（2.08%）、十四醛（1.95%）、己酸乙酯（1.86%）、2,6,10,14- 四甲基十五烯（1.61%）、3- 己烯 -1- 醇（1.60%）、壬醛（1.45%）、1- 十一醇（1.45%）等；用超临界 CO_2 萃取法提取的芫荽茎叶挥发油的主要成分为：1,2- 苯二甲酸二异辛基酯（28.91%）、α, α – 二甲基苯甲醇（7.84%）、1- 乙烯基 -1- 环己醇（7.55%）、2- 壬烯醛（6.42%）、2- 十二烯醛（3.36%）、9,12- 十八碳二烯酸（3.20%）、亚油酸乙酯（2.96%）、2- 辛烯醛（2.75%）、2- 十三烯醛（2.67%）、十四醛（2.65%）、癸醛（2.58%）、己酸乙酯（1.40%）、三十六烷（1.40%）、油酸乙酯（1.23%）、十一醛（1.02%）等；用超声波萃取法提取的黑龙江哈尔滨产芫荽新鲜茎叶挥发油的主要成分为：己酸乙酯（44.35%）、壬烷（9.96%）、3,5- 二叔丁基 -4- 羟基苯甲醛（7.67%）、2- 环己烯 -1- 醇（7.15%）、2- 十二烯醛（3.69%）、1- 乙烯基环十二醇（2.52%）、对二甲苯（1.86%）、丁酸乙酯（1.47%）、9- 十二烯醛（1.31%）、十一烷（1.22%）、苯乙烷（1.10%）等。陆占国等（2007）用水蒸气蒸馏法提取的黑龙江哈尔滨产芫荽新鲜根挥发油的主要成分为：糠醛（23.05%）、2- 亚甲基环戊醇（14.39%）、2- 十二烯醛（12.95%）、亚油酸甲酯（6.35%）、苯乙醛（5.41%）、1R- α – 蒎烯（4.23%）、环癸烷（2.81%）、壬烷（2.21%）、(E.E)-2,4- 壬二烯醛（2.15%）、癸醛（1.65%）、4- 甲基 -2,3- 二氢吲哚（1.57%）、十四醛（1.36%）、4- 乙烯基愈创木酚（1.32%）、(E)-2- 十一碳烯 -1- 醇（1.25%）等。孙小媛等（2002）用水蒸气蒸馏法提取的辽宁鞍山产芫荽新鲜根挥发油的主要成分为：十五醛（15.48%）、E-2- 十四烯 -1- 醇（11.61%）、十二醛（8.26%）、癸醛（1.40%）、壬烷（1.22%）等。张京娜等（2009）用水蒸气蒸馏法提取的云南玉溪产芫荽新鲜茎叶挥发油的主要成分为：月桂醛（14.69%）、9- 烯 – 十四醛（13.49%）、癸醛（13.04%）、2- 烯 – 十二醛（9.46%）、1,2,3- 三甲基环戊烷（6.80%）、2- 烯 – 十二醇（6.64%）、十四醛（4.62%）、反 -2-- 烯 – 十四醇（4.38%）、壬烷（3.28%）、2- 烯 – 十五醛（3.17%）、十一醛（2.51%）、十三醛（2.30%）、2- 烯 – 十三醛（1.58%）、2- 烯 – 十八醛（1.32%）、2- 环己烯醇（1.26%）、棕榈醛（1.05%）、芳樟醇（1.00%）等。刘信平等（2008）用水蒸气蒸馏法提取的湖北恩施产芫

荽茎叶挥发油的主要成分为：环己酮（20.89%）、(E)-2- 十三烯醛（8.98%）、月桂醛（6.76%）、芫荽醇（5.10%）、薄荷呋喃（4.94%）、1,5- 二苯基 -3-(2- 乙苯)-2- 戊烯（4.26%）、肉豆蔻醛（3.76%）、肉珊瑚甙元酮（3.35%）、3- 苯基 -2- 丁醇（3.28%）、2- 十二烯醛醇（2.99%）、(Z)- 乙酸叶醇酯（2.95%）、羊腊醛（2.91%）、2- 十二烯醛醇（2.78%）、肉桂 - $\acute{a}$ - 苯丙酸甲酯（2.72%）、二环 [2.2.1] 庚 -5- 烯 -2- 基 -1,1- 二苯 -2- 戊炔 -1,4- 二醇（2.19%）、棕榈酸（1.87%）、(Z)- 甲酸叶醇酯（1.86%）、乙苯（1.82%）、乳酸顺 -3- 己烯酯（1.56%）、苯并扁桃腈（1.26%）、甲酸 -3- 己烯酯（1.22%）等。李美萍等（2019）用顶空固相微法提取的芫荽烘干全草挥发油的主要成分为：癸醛（18.43%）、2- 十四烯醛（14.62%）、2- 十二烯醛（10.69%）、癸醇（10.28%）、(E)-2- 癸烯醛（6.75%）、十二醛（6.34%）、(E)-2- 癸烯醇（5.03%）、反式 -2- 十二烯醇（4.68%）、十四醛（4.06%）、顺式 – 蒎烷（3.87%）、壬烷（3.07%）、二甲基硫醚（1.35%）、十一醛（1.19%）、2- 十一烯醛（1.03%）等。阮鸣等（2017）用同时蒸馏萃取法提取的芫荽新鲜全草挥发油的主要成分为：环氧乙烷（29.10%）、苯类（24.65%）、十二烷基二苯醚二磺酸钠（8.29%）、十六甲基 -1,15- 二羟基八硅氧烷（6.54%）、二甲基乙缩醛（5.54%）、十八甲基环壬硅氧烷（5.06%）、角鲨烯（4.02%）、二叔丁甲酚（2.87%）、姜烯（2.65%）、反 -2- 十一烯醇（2.07%）、环己烯（2.03%）、二甲基乙缩醛（1.93%）、环氧丙烯酸酯（1.85%）、邻苯二甲酸二丁酯（1.35%）、月桂醛（1.24%）等。颜小林等（1997）用水蒸气蒸馏法提取的芫荽新鲜全草挥发油的主要成分为：1- 辛醛（31.99%）、(E)-2- 壬烯 -1- 醇（18.43%）、(E)-2- 癸烯 -1- 醇（12.99%）、癸醛（5.97%）、反式 -2- 十一碳烯 -1- 醇（5.02%）、2- 十三烯 -1- 醇（4.68%）、2- 十二烯醛（3.39%）、2- 癸醛（2.93%）、油酸（1.57%）等。邵霞等（2016）用水蒸气蒸馏法提取的江苏南京产芫荽新鲜全草挥发油的主要成分为：叶绿醇（12.00%）、十二醛（11.73%）、9- 烯 – 十四醛（8.70%）、2- 十二烯醛（7.18%）、环癸烷（6.59%）、11- 十二碳烯醇（5.38%）、癸醛（4.20%）、十一醛（3.16%）、十四醛（2.81%）、环辛四烯（2.49%）、癸烯醇（2.24%）、2- 十三烯醇（2.08%）、2- 十一醛（1.60%）、1- 十一碳烯（1.58%）、十三醛（1.20%）等。

【性味与功效】味辛，性温。发表透疹，消食开胃，止痛解毒。治风寒感冒，麻疹，痘疹透发不畅，食积，脘腹胀痛，呕恶，头痛，牙痛，脱肛，丹毒，疮肿初起，蛇伤。

胡荽子 ▼

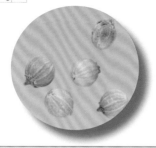

【基源】伞形花科芫荽属植物芫荽 *Coriandrum sativum* Linn. 的果实。

【形态特征】同胡荽。

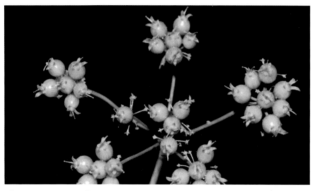

【习性与分布】同胡荽。

【挥发油含量】水蒸气蒸馏的果实的得油率为 0.40%~1.90%；超临界萃取的果实的得油率为 4.74%~12.00%。

【芳香成分】芫荽果实挥发油的主成分为芳樟醇（32.58%~91.86%）。陆占国等（2007）用水蒸气蒸馏法提取的黑龙江产芫荽果实挥发油的主要成分为：芳樟醇（73.61%）、樟脑（5.73%）、β-松油烯（5.47%）、乙酸橙花醇酯（2.85%）、p-伞花烃（2.36%）、枯茗醛（1.34%）、D-柠檬烯（1.15%）等。

【性味与功效】味辛、酸，性平。健胃消积，理气止痛，透疹解毒。治食积，食欲不振，胸膈满闷，脘腹胀痛，呕恶反胃，泻痢，肠风便血，脱肛，疝气，麻疹，辣疹不透，秃疮，头痛，牙痛，耳痛。

孜然 ▼

【基源】伞形花科孜然芹属植物孜然芹 *Cuminum cyminum* Linn. 的果实。

【形态特征】一年生或二年生草本，高 20~40cm。叶片三出式 2 回羽状全裂，长 1.5~5cm，宽 0.3~0.5mm。复伞形花序多数，多呈二歧式分枝，伞形花序直径 2~3cm；总苞片 3~6，线形或线状披针形，白色；伞辐 3~5；小伞形花序通常有 7 花，小总苞片 3~5，与总苞片相似；花瓣粉红或白色，长圆形；萼齿钻形。分生果长圆形，两端狭窄。花期 4 月，果期 5 月。

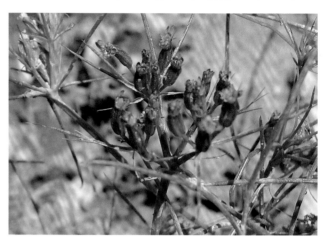

【习性与分布】耐旱怕涝，不耐盐碱。分布于新疆、甘肃、内蒙古。

【挥发油含量】水蒸气蒸馏的孜然的得油率为 1.10%~4.50，超临界萃取的得油率为 3.46%~15.69%，有机溶剂萃取的得油率为 7.82%~18.56%，微波萃取的得油率为 2.46%~4.87%。

【芳香成分】孜然芹果实挥发油的第一主成分有：枯茗醛（21.12%~39.51%）、3-蒈烯-10-醛（31.90%~44.34%），也有主成分不同的报告。李伟等（2008）用水蒸气蒸馏法提取的孜然芹果实挥发油的主要成分为：枯茗醛（39.51%）、2-蒈烯-10-醛（17.71%）、3-蒈烯-10-醛（17.54%）、γ-松油烯（7.10%）、α-7-松油烯醇（5.32%）、β-蒎烯（5.24%）、p-伞花烃（3.00%）等；用顶空固相微萃取法提取的果实挥发油的主要成分为：3-蒈烯-10-醛（31.90%）、γ-松油烯（17.86%）、枯茗醛（17.28%）、β-蒎烯（13.94%）、p-伞花烃（6.54%）、β-月桂烯（2.34%）、1R-α-蒎烯（2.11%）、D-柠檬烯（1.98%）、2-蒈烯-10-醛（1.28%）等。卢帅等（2015）用水蒸气蒸馏法提取的新疆吐鲁番产孜然芹 4 月份采收的晾干果实挥发油的主要成分为：萜品烯（54.09%）、β-水芹烯（14.06%）、β-蒎烯（14.06%）、邻异丙基甲苯（9.23%）、枯茗醛（5.35%）等；6 月份采收的晾干果实挥发油的主要成分为：1-苯基-1,2-乙二醇（28.17%）、枯茗醛

（15.18%）、β-水芹烯（14.62%）、β-蒎烯（14.62%）、萜品烯（12.72%）、2-蒈烯-10-醛（6.26%）、邻异丙基甲苯（4.81%）等。刘玉梅（2000）用超临界 CO_2 萃取法提取的新疆产孜然芹果实挥发油的主要成分为：藏花醛（27.70%）、枯茗醛（23.17%）、γ-松油烯（17.41%）、β-蒎烯（14.17%）、对伞花烃（7.21%）、2,3-二氢枯茗醛（5.25%）、β-月桂烯（1.07%）等。

【性味与功效】味辛，性温。散寒止痛，理气调中。治脘腹冷痛，消化不良，寒疝坠痛，月经不调。

桑寄生 ▼

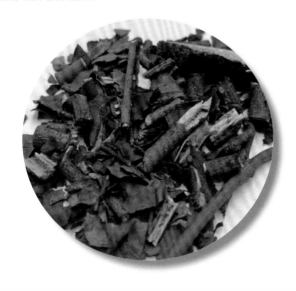

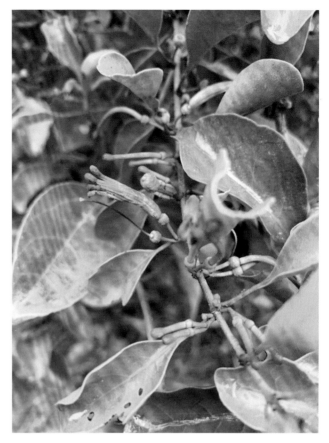

江西、浙江、福建、台湾。

【基源】桑寄生科钝果寄生属植物四川寄生（桑寄生）*Taxillus sutchuenensis* (Lecomte) Danser、的枝叶。桑寄生 *Taxillus chinensis*（DC.）Danser 的枝叶以同药名《药典》入药。

【形态特征】灌木，高 0.5~1m；嫩枝、叶密被褐色或红褐色星状毛。叶近对生或互生，革质，卵形、长卵形，长 5~8cm，宽 3~4.5cm。总状花序，具花 2~5 朵，密集呈伞形；苞片卵状三角形；花红色，花托椭圆状；副萼环状；花冠花蕾时管状，顶部椭圆状，裂片 4 枚，披针形。果椭圆状，黄绿色，果皮具颗粒状体。花期 6~8 月。

【习性与分布】生于海拔 500~1900m 山地阔叶林中，寄生于桑树、梨树等植物上。分布于云南、四川、甘肃、陕西、山西、河南、贵州、湖北、湖南、广西、广东、

【芳香成分】桑寄生带叶茎枝挥发油的第一主成分有：(Z)-3-己烯-1-醇（24.49%~38.11%）、3,7-二甲基-1,6-辛二烯-3-醇（27.69%~30.97%）。王誉霖等（2015）用水蒸气蒸馏法提取的贵州贵阳产寄生于厚朴的桑寄生干燥带叶茎枝挥发油的主要成分为：(Z)-3-己烯-1-醇（36.14%）、壬醛（14.74%）、3,7-二甲基-1,6-辛二烯-3-醇（9.07%）、十九烷（5.09%）、二十一烷（5.09%）、二十五烷（5.06%）、(E)-2-己烯醛（4.12%）、甲酸己酯（4.09%）、1-己醇（4.09%）、己醛（4.06%）、二十七烷（2.66%）、二十九烷（2.36%）、二十二烷（2.19%）、辛烷（1.78%）、2,4-二甲基-庚烷（1.78%）、1-溴二十烷（1.27%）、9-乙基-9-庚基-十八烷（1.27%）、四十四烷（1.21%）、二十烷（1.21%）、1,2-二甲基-环戊烷（1.13%）、十七烷（1.05%）等；寄生于广玉兰的桑寄生干燥带叶茎枝挥发油的主要成分为：3,7-二甲基-1,6-辛二烯-3-醇（27.69%）、(Z)-3-己烯-1-醇（23.48%）、壬醛（9.58%）、庚烷（7.87%）、α,α,4-三甲基-3-环己烯-1-甲醇（6.82%）、(Z)-3-己烯-1-醇,乙酸酯（5.21%）、己醛（3.41%）、辛烷（2.73%）、异植物醇（2.38%）、植醇（2.38%）、4-甲基-1-戊醇（1.77%）、顺式氧化芳樟醇（1.57%）、三十四烷

（1.46%）、3- 蒈烯（1.42%）、1- 氯 - 二十七烷（1.27%）等；寄生于玉兰的桑寄生干燥带叶茎枝挥发油的主要成分为：β- 水芹烯（12.94%）、(Z)-3- 己烯 -1- 醇（9.86%）、二十八烷（7.53%）、庚烷（6.71%）、二十五烷（6.64%）、二十七烷（6.64%）、1- 溴二十二烷（4.00%）、3,7- 二甲基 -2,6- 辛二烯 -1- 醇（3.77%）、石竹烯（3.74%）、二十一烷（3.09%）、三十烷（3.09%）、1- 甲基 -4-(1- 甲基乙基)-1,4- 环己二烯（3.04%）、(1S- 顺式)-1,2,3,5,6,8a- 六氢化 - 甲基 -4,7- 二甲基 -1-(1- 甲基乙基)- 萘（2.88%）、己醛（2.69%）、1- 甲基 -4-(1- 甲基乙基)- 苯（2.68%）、甲酸己酯（2.33%）、1- 己醇（2.33%）、石竹烯氧化物（2.31%）、十氢 -1,1,7- 三甲基 -4- 亚甲基 -1H- 环丙 [e] 薁 -7- 醇（2.19%）、(-)- 蓝桉醇（2.11%）、5- 甲基 - 己醛（1.80%）、辛基 - 环氧乙烷（1.80%）、十氢 -1,1,7- 三甲基 -4- 亚甲基 -1H- 环丙 [e] 薁（1.77%）、3,7- 二甲基 -1,3,6- 辛三烯（1.74%）、桉叶醇（1.61%）、α- 香柠檬（1.39%）、1,2,3,4,4α,5,6,8α- 八氢 -4α,8- 二甲基 -2-(1- 异丙烯基)- 萘（1.10%）等；寄生于朴树的桑寄生干燥带叶茎枝挥发油的主要成分为：1- 己醇（19.39%）、(Z)-3- 己烯 -1- 醇（16.46%）、3,7- 二甲基 -1,6- 辛二烯 -3- 醇（15.50%）、己醛（11.51%）、壬醛（9.88%）、庚烷（6.21%）、橙花叔醇（3.58%）、(S)-α,α,4- 三甲基 -3- 环己烯 -1- 甲醇（3.54%）、(E)-2- 己烯醛（3.08%）、2- 戊酮（2.16%）、2- 乙烯基 -2,5- 二甲基 -4- 己烯 -1- 醇（1.40%）、3,7- 二甲基 -2,6- 辛二烯 -1- 醇（1.40%）等；寄生于榆树的桑寄生干燥带叶茎枝挥发油的主要成分为：壬醛（25.31%）、3,7- 二甲基 -1,6- 辛二烯 -3- 醇（15.33%）、庚烷（7.57%）、己醛（4.76%）、1- 氯 - 二十七烷（4.76%）、2,4- 二甲基 - 庚烷（4.28%）、(Z)-3- 己烯 -1- 醇（4.20%）、四十四烷（3.72%）、橙花叔醇（3.44%）、邻苯二甲酸异丁酯（3.40%）、顺 -α,α,5- 三甲基 -5- 乙烯基四氢化呋喃 -2- 甲醇（2.95%）、3,7- 二甲基 -2,6- 辛二烯 -1- 醇（1.84%）、二十一烷（1.56%）、3,7- 二甲基 -1,3,6- 辛三烯（1.26%）、异植物醇（1.26%）、植醇（1.26%）、β- 月桂烯（1.12%）、顺式氧化芳樟醇（1.06%）等；寄生于皂荚的桑寄生干燥带叶茎枝挥发油的主要成分为：二十九烷（12.21%）、壬醛（10.82%）、(Z)-3- 己烯 -1- 醇（10.56%）、二十八烷（10.33%）、(4- 甲基 -3- 戊烯基)呋喃（10.33%）、(E)-2- 己烯醛（9.40%）、1- 溴 - 十四烷（6.43%）、3,7-

二甲基 -1,6- 辛二烯 -3- 醇（5.69%）、2- 丙基十四烷基酯亚硫酸（5.18%）、庚烷（4.32%）、顺 -α,α,5- 三甲基 -5- 乙烯基四氢化呋喃 -2- 甲醇（2.36%）、1- 溴 -3- 甲基 -2- 丁烯（2.33%）、丁香酚（2.31%）、(Z)-3- 己烯醇乙酸酯（2.10%）、己醛（2.05%）等。

刘晓龙等（2013）用水蒸气蒸馏法提取的贵州贵阳产寄生于玉兰的桑寄生干燥带叶茎枝挥发油的主要成分为：辛醇（14.08%）、己醛（8.35%）、金合欢醇（7.55%）、芳樟醇（7.19%）、对伞花烃（6.45%）、(Z)-3- 己烯醇（6.15%）、(E,E)-α- 金合欢烯（3.54%）、1,8- 桉树脑（3.14%）、(E)-2- 己烯醛（3.12%）、香叶醇（2.67%）、α- 萜品醇（2.44%）、壬醛（2.36%）、氧化石竹烯（1.93%）、斯巴醇（1.58%）、丁香酚（1.37%）、β- 蒎烯（1.27%）、4- 萜品醇（1.17%）等；寄生于油茶的桑寄生干燥带叶茎枝挥发油的主要成分为：α- 蒎烯（26.07%）、辛醇（19.28%）、刺柏烯（8.95%）、己醛（7.42%）、(E)-2- 己烯醛（6.79%）、芳樟醇（5.12%）、(Z)-3- 己烯醇（4.22%）、壬醛（4.03%）、β- 石竹烯（1.25%）、α- 萜品醇（1.24%）、β- 蒎稀（1.13%）、氧化石竹烯（1.01%）等。

【性味与功效】味苦、甘，性平。补肝肾，强筋骨，祛风湿，安胎。治腰膝酸痛，筋骨痿弱，肢体偏枯，风湿痹痛，头昏目眩，胎动不安，崩漏下血。

枫树寄生

【基源】桑寄生科槲寄生属植物枫香槲寄生 *Viscum liquidambaricolum* Hayata 的带叶茎枝

【形态特征】灌木，高 0.5~0.7m。叶退化呈鳞片状。聚伞花序，1~3 个腋生，总苞舟形，长 1.5~2mm，具花 3~1 朵，通常仅具一朵雌花或雄花，或中央一朵为雌花，侧生的为雄花；雄花：花蕾时近球形，萼片 4 枚；雌花：花蕾时椭圆状，花托长卵球形；萼片 4 枚，三角形。果椭圆状，有时卵球形，成熟时橙红色或黄色，果皮平滑。花果期 4~12 月。

【习性与分布】生于海拔 200~2500m 的山地阔叶林中或常绿阔叶林中，寄生于枫香、油桐等多种植物上。分布于西藏、云南、四川、甘肃、陕西、湖北、贵州、广西、广东、湖南、江西、福建、浙江、台湾。

【挥发油含量】水蒸气蒸馏的枝叶的得油率为 0.28%。

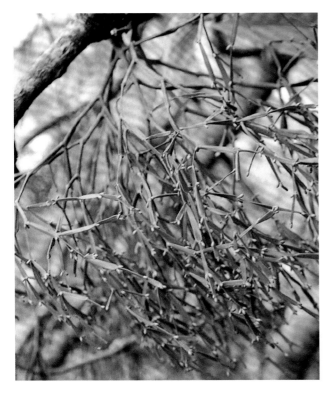

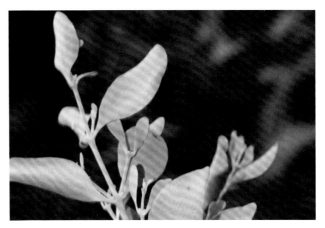

【芳香成分】沈娟等（2007）用水蒸气蒸馏法提取的广西产枫香槲寄生枝叶挥发油的主要成分为：2-甲氧基-4-乙烯苯酚（29.13%）、丁基羟甲苯（15.05%）、苯甲醇（7.43%）、2,3-二氢香豆酮（6.60%）、苯酚（4.43%）、糠醇（3.57%）、乙酰丁香酚（3.44%）、甲基儿茶酚（2.69%）、苯乙酮（2.35%）、芍药酮（2.14%）、苯甲醛（2.03%）、豆蔻酸（1.70%）、芳樟醇（1.44%）、葛缕醇（1.02%）等。

【性味与功效】味辛、苦，性平。祛风除湿，舒筋活血，止咳化痰，止血。治风湿痹痛，腰膝酸软，跌打疼痛，劳伤咳嗽，崩漏带下，产后血气虚。

柚树寄生 ▼

【基源】桑寄生科槲寄生属植物瘤果槲寄生 *Viscum ovalifolium* DC. 的带叶茎枝。

【形态特征】灌木，高约 0.5cm。叶对生，革质，卵形，长 3~8.5cm，宽 1.5~3.5cm。聚伞花序，一个或多个簇生于叶腋；总苞舟形，具花 3 朵；中央 1 朵为雌花，侧生的 2 朵为雄花，或雄花不发育，仅具一朵雌花；雄花：花蕾时卵球形，萼片 4 枚，三角形；雌花：花蕾时椭圆状，花托卵球形；萼片 4 枚，三角形。果近

球形，成熟时淡黄色。花果期几全年。

【习性与分布】生于海拔 5~1100m 的沿海红树林中或平原、盆地、山地亚热带季雨林中，寄生于柚树、黄皮等多种植物上。分布于云南、广西、广东。

【芳香成分】廖彭莹等（2013）用水蒸气蒸馏法提取的寄生于柚树的瘤果槲寄生干燥带叶茎枝挥发油的主要成分为：樟脑（5.14%）、植酮（4.80%）、植醇（4.60%）、石竹烯氧化物（4.50%）、2,6-二叔丁基对甲酚（4.37%）、丁香酚甲醚（3.04%）、愈创木酚（2.75%）、对丙烯基茴香醚（2.31%）、(-)-斯巴醇（1.99%）、(1R)-4-萜烯醇（1.98%）、2-甲氧基-4-乙烯基苯酚（1.86%）、β-紫罗酮（1.81%）、石竹烯（1.75%）、红没药烯（1.73%）、2-异丙基-5-甲基-3-环己烯-1-酮（1.47%）、胡薄荷酮（1.37%）、棕榈酸甲酯（1.30%）、杜松烯（1.24%）、柏木脑（1.24%）、苯甲醛（1.17%）、4-乙基愈创木酚（1.12%）、α-松油醇（1.09%）、1,2,4a,5,6,8a-六氢-4,7-二甲基-1-(1-甲基乙基)-萘（1.08%）、α-石竹烯（1.07%）等；超临界 CO_2 萃取法提取的挥发油主要成分为：甲氧基肉桂酸乙酯（13.37%）、棕榈酸（8.81%）、亚油酸乙酯（5.66%）、油酸乙酯（4.44%）、棕榈酸乙酯（3.78%）、香豆素（3.30%）、十五烷（2.95%）、早熟素 II（2.74%）、亚油酸（2.72%）、反油酸（2.39%）、植醇（2.33%）、(-)-茨醇（2.12%）、1-石竹烯（1.82%）、马苄烯酮（1.79%）、己烯酸乙酯（1.38%）、4,11,11-三甲基-8-亚甲基-二环[7.2.0]十一-4-烯（1.17%）、樟脑（1.15%）、α-松油醇（1.14%）、左旋乙酸冰片酯（1.13%）、2,6-二叔丁基对甲酚（1.06%）、(-)-1,7-二甲基-7-(4-甲基-3-戊烯基)-三环 [2.2.1.0(2,6)] 己烷（1.05%）等。

【性味与功效】味苦、辛，性凉。祛风除湿，活血止痛，化痰止咳，解毒。治风湿痹痛，脚肿，跌打损伤，疝气痛，牙痛，疳积，痢疾，咳嗽，麻伤，风湿痹痛。

双花鞘花 ▼

【基源】桑寄生科鞘花属植物双花鞘花 Macrosolen bibracteolatus (Hance) Danser 的带叶茎枝。

【形态特征】灌木，高 0.3~1m。叶革质，卵形、卵状长圆形或披针形，长 8~12cm，宽 2~5cm。伞形花序，1~4 个腋生或生于小枝已落叶腋部，具花 2 朵；苞片半圆形；小苞片 2 枚，合生，近圆形；花托圆柱状；副萼杯状；花冠红色，裂片 6 枚，披针形。果长椭圆状，红色，果皮平滑，宿存花柱基喙状。花期 11~12 月，果期 12 月至翌年 4 月。

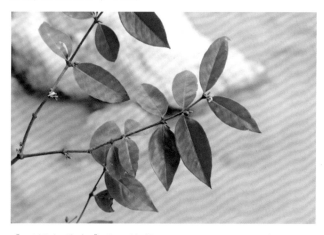

【习性与分布】生于海拔 300~1800m 的山地常绿阔叶林中，寄生于樟属、山茶属等植物上。分布于云南、贵州、广西、广东。

【芳香成分】廖彭莹等（2016）用水蒸气蒸馏法提取的双花鞘花晾干带叶茎枝挥发油的主要成分为：α–芹子烯（23.30%）、(4αR–反式)–十氢–4α–甲基–1–亚甲基–7-(1–甲基亚乙基)–萘（21.07%）、2–异丙烯基–4α,8–二甲基–1,2,3,4,4α,5,6,7–八氢萘（3.69%）、(+/−)−5–表–十氢二甲基甲乙烯基萘酚（3.33%）、β–桉叶醇（3.09%）、β–榄香烯（2.74%）、蛇床烯醇（2.66%）、1–石竹烯（2.59%）、红没药烯（2.01%）、苯甲醛（1.39%）、松油醇（1.38%）、杜松烯（1.26%）、α–荜澄茄油烯（1.25%）、Z,Z,Z–1,5,9,9–四甲基–1,4,7–环十一烷三烯（1.21%）、巴伦西亚橘烯（1.14%）、大根香叶烯 D（1.07%）、塞瑟尔烯（1.04%）等。

【性味与功效】味辛，性温。补肝肾，祛风湿。治风湿痹痛。

桐树桑寄生 ▼

【基源】桑寄生科桑寄生属植物桐树桑寄生 Loranthus delavayi Van Tiegh. 的带叶茎枝。

【形态特征】灌木，高 0.5~1m。叶纸质或革质，卵形至长椭圆形，长 5~10cm，宽 2.5~3.5cm。雌雄异株；穗状花序，1~3 个腋生或生于小枝已落叶腋叶，长 1~4cm，具花 8~16 朵，花单性，黄绿色；苞片杓状；花托杯状，副萼环状；花瓣 6 枚；雄花：花蕾时棒状，花瓣匙状披针形；雌花：花蕾时柱状，花瓣披针形。果椭圆状或卵球形，淡黄色。花期 1~3 月，果期 9~10 月。

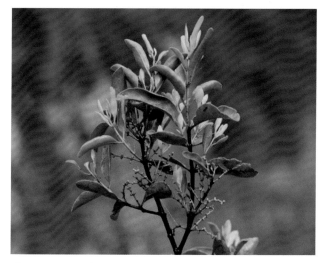

【习性与分布】生于海拔 200~3000m 的山谷、山地常绿阔叶林中，常寄生于壳斗科植物上，稀寄生于云南油杉、梨树等。分布于西藏、云南、四川、甘肃、陕西、湖北、湖南、贵州、广西、广东、江西、福建、浙江、台湾。

【芳香成分】廖彭莹等（2013）用水蒸气蒸馏法提取的寄生于香椿树的桐树桑寄生阴干带叶茎枝挥发油的主要成分为：桉叶醇（22.88%）、4(14),11–桉叶二烯（10.84%）、β–芹子烯（8.50%）、红没药烯（7.64%）、叶绿醇（3.77%）、芳樟醇（3.52%）、石竹烯（2.09%）、2–异丙基–4a,8–二甲基–1,2,3,4,4a,5,6,7–八氢萘（1.91%）、松油醇（1.80%）、d–杜松烯（1.51%）、珀玛烯（1.36%）、反式–橙花叔醇（1.12%）、1–乙基–1–甲基–2,4–二(1–甲基乙烯基)–环己烷（1.11%）、Z,Z,Z–1,5,9,9–四甲基–1,4,7–环十一碳三烯（1.08%）、苯甲醛（1.07%）等。

【性味与功效】味甘、苦，性微温。补肝肾，祛风湿，续筋骨。治风湿痹痛，腰膝疼痛，骨折。

波罗蜜 ▼

【基源】桑科波罗蜜属植物波罗蜜 *Artocarpus heterophyllus* Lam. 的果实。

【形态特征】常绿乔木，高 10~20m，胸径达 30~50cm；托叶抱茎环状。叶革质，螺旋状排列，椭圆形或倒卵形，长 7~15cm 或更长，宽 3~7cm，全缘；托叶抱茎，卵形。花雌雄同株，花序圆柱形，长 2~7cm，花多数；花被管状。聚花果椭圆形至球形，或不规则形状，长 30~100cm，直径 25~50cm，成熟时黄褐色；核果长椭圆形，长约 3cm，直径 1.5~2cm。花期 2~3 月。

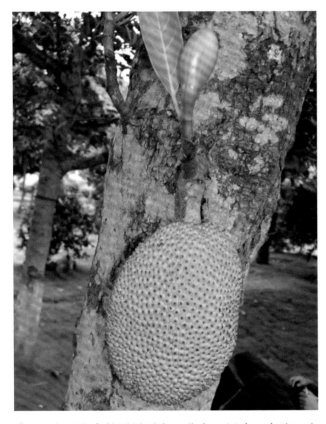

【习性与分布】较耐旱耐寒。分布于福建、台湾、广东、广西、海南、云南。

【芳香成分】郭飞燕等（2010）用水蒸气蒸馏法提取的海南万宁产波罗蜜新鲜果肉挥发油的主要成分为：9,12- 十八碳二烯酸（24.59%）、3- 甲基 - 丁酸丁酯（8.44%）、n- 十六碳酸（5.79%）、α - 羟基丙酸甲酯（4.45%）、乙酸丁酯（3.73%）、丁酸丁酯（3.56%）、己酸丁酯（3.50%）、9- 十八碳烯酸（3.49%）、9,12,15- 十八碳三烯 -1- 醇（3.06%）、2-(甲氧基)丙酸（2.80%）、

异戊酸正戊酯（2.07%）等。张玲等（2018）用浸提（乙醇）蒸馏法提取的波罗蜜干燥果肉浸膏挥发油的主要成分为：1,6- 二甲基十氢化萘（15.06%）、5-[N(2)-(异亚丙基丙酮)] 咪唑（14.58%）、4-(1- 甲基乙基) 苯甲醇（6.22%）、2- 乙基 -5- 甲基呋喃（4.97%）、石竹烯氧化物（4.79%）、二十烷（4.57%）、2- 乙基咪唑（4.06%）、石竹烯（3.89%）、(E)-1-(2,4- 二羟基苯基)-3-(4- 羟基苯基)-2- 丙烯 -1- 酮（3.85%）、β - 谷甾醇（3.31%）、4- 氨基哒嗪（3.24%）、1,21- 二十二烷二烯（3.20%）、十六基环氧乙烷（2.77%）、6,10,14- 三甲基 -2- 十五烷酮(2.19%)、匙桉醇（1.87%）、十二甲基五硅氧烷（1.71%）、2- 二乙氧基丙烷（1.66%）、1- 萘甲醛 -2- 呋喃甲酸（1.63%）、毛果芸香碱盐酸盐（1.20%）、1,2- 苯二甲酸癸基辛基酯（1.18%）、13- 三十二烷（1.14%）、3,7- 二甲基辛二烯 -[1,6]-3- 醇（1.13%）、二十一烷（1.12%）、2- 溴 -5- 氟乙酰 -2- 糠酸（1.10%）、亚硫酸 -2- 十一烷基酯（1.01%）等。

【性味与功效】味甘、微酸，性平。生津除烦，解酒醒脾。用于止渴解烦，醒酒，助消化。

波罗蜜叶 ▼

【基源】桑科波罗蜜属植物波罗蜜 *Artocarpus heterophyllus* Lam. 的叶。

【形态特征】同波罗蜜。
【习性与分布】同波罗蜜。
【芳香成分】汪洪武等（2007）用水蒸气蒸馏法提取的广东肇庆产波罗蜜阴干叶挥发油的主要成分为：正十六酸 (30.63%)、7,10,13- 十六三烯醛（8.45%）、长叶烯 -5- 酮（5.78%）、植醇（2.41%）、乙酸肉桂酯

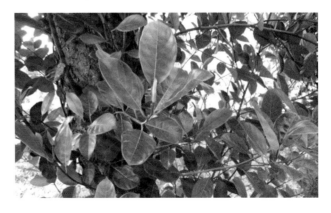

（1.91%）、大牻牛儿烯 B（1.90%）、朱栾倍半萜（1.89%）、丁香烯（1.79%）、喇叭烯（1.60%）、α-桉醇（1.51%）、α-愈创木烯（1.37%）、9,12-十八碳二烯酸（1.35%）、匙叶桉油烯醇（1.24%）、芳樟醇（1.06%）、异愈创木醇（1.03%）、橙花叔醇（1.03%）等。

【性味与功效】气微，味淡。活血消肿，解毒敛疮。治跌打损伤，疮疡疖肿，湿疹。

波罗蜜核中仁 ▼

【基源】桑科波罗蜜属植物波罗蜜 *Artocarpus heterophyllus* Lam. 的种仁。

【形态特征】同波罗蜜。

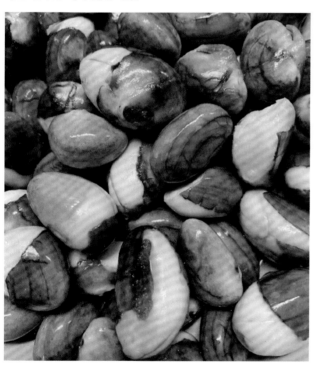

【习性与分布】同波罗蜜。

【芳香成分】林丽静等（2013）用顶空固相微萃取法提取的波罗蜜新鲜种子挥发油的主要成分为：氨基脲（33.38%）、甲醇（22.32%）、乙酸（4.36%）、氨基甲酸甲酯（3.40%）、乙酸甲酯（3.25%）、2-乙烯氧基乙醇（2.81%）、甲基乙酰甲醇（1.63%）、戊醛（1.52%）、DL-丙氨酰-L-丙氨酸（1.21%）、邻苯二甲酸二乙酯（1.09%）等。

【性味与功效】味甘、微酸，性平。益气，通乳。治产后脾虚气弱，乳少或乳汁不行。

楮叶 ▼

【基源】桑科构属植物构树 *Broussonetia papyrifera* (Linn.) L'Heritier ex Ventenat 的叶。

【形态特征】乔木，高 10~20m。叶螺旋状排列，广卵形至长椭圆状卵形，长 6~18cm，宽 5~9cm，边缘具粗锯齿，不分裂或 3~5 裂；托叶大，卵形。花雌雄异株；雄花序为柔荑花序，长 3~8cm，苞片披针形，花被 4 裂，裂片三角状卵形；雌花序球形头状，苞片棍棒状，花被管状。聚花果直径 1.5~3cm，成熟时橙红色，肉质；瘦果表面有小瘤。花期 4~5 月，果期 6~7 月。

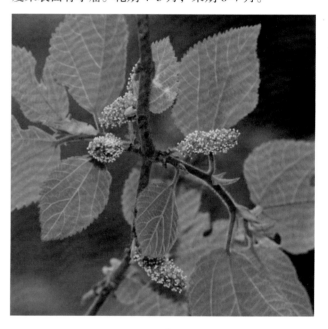

【习性与分布】野生或栽培。全国各地均有分布。

【挥发油含量】水蒸气蒸馏的干燥叶的得油率为 0.64%。

【芳香成分】王博佳等（2009）用水蒸气蒸馏法提取的构树干燥叶挥发油的主要成分为：十八碳酸（25.67%）、十六碳酸（14.55%）、二十碳酸（11.31%）、6,10-二甲基-2-十一酮（10.96%）、6,9-二烯-1-十五醇（9.28%）、3-二十碳酸（2.39%）、叶绿醇（2.05%）、1,4-二烯-二十烯（1.86%）、3,7,11,15-四甲基-2-烯-1-十六醇（1.61%）、十五碳醛（1.27%）、2-(2-羟基-乙氧基)-二十碳酸乙酯（1.02%）等。

【性味与功效】味甘，性凉。凉血止血，利尿解毒。治吐血，衄血，崩血，金疮出血，水肿，疝气，痢疾，毒疮。

葎草

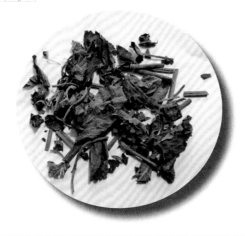

【基源】桑科葎草属植物葎草 *Humulus scandens* (Lour.) Merr. 的全草。

【形态特征】缠绕草本，茎、枝、叶柄均具倒钩刺。叶纸质，肾状五角形，掌状 5~7 深裂稀为 3 裂，长宽约 7~10cm，边缘具锯齿。雄花小，黄绿色，圆锥花序，长约 15~25cm；雌花序球果状，径约 5mm，苞片纸质，三角形，顶端渐尖，具白色绒毛；子房为苞片包围，柱头 2，伸出苞片外。瘦果成熟时露出苞片外。花期春夏，果期秋季。

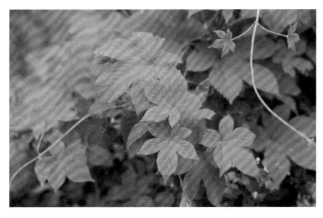

【习性与分布】常生于沟边、荒地、废墟、林缘边。喜阴、耐寒、耐旱。分布于除新疆、青海外，全国各地。

【挥发油含量】水蒸气蒸馏的干燥全草的得油率为 0.05%；有机溶剂（石油醚）萃取的新鲜全草的得油率为 1.42%。

【芳香成分】殷献华等（2010）用水蒸气蒸馏法提取的葎草干燥全草挥发油的主要成分为：二丁基羟基甲苯（11.60%）、十六酸甲酯（5.13%）、十七烷（4.80%）、棕榈酸（4.43%）、十六酸乙酯（3.63%）、十五烷（3.01%）、石竹烯氧化物（2.97%）、十六烷（2.63%）、β-石竹烯（2.14%）、二十烷（2.08%）、十五烷（1.69%）、六氢法尼基丙酮（1.66%）、植烷（1.50%）、十九烷（1.34%）、三十烷（1.23%）、二十四碳烷（1.22%）、叔丁基环己烷（1.14%）、α-蛇麻烯（1.06%）、2,5-二叔丁基苯酚（1.04%）、三十烷（1.03%）等。刘欣等（2011）用石油醚浸提法提取的安徽芜湖产葎草阴干茎叶挥发油的主要成分为：β-谷甾醇（23.55%）、亚麻酸（12.54%）、亚油酸（9.85%）、木栓酮（8.45%）、羽扇 -20(29) 烯 -3- 酮（4.16%）、豆甾 -4- 烯 -3 酮（3.92%）、豆甾烷 -3,6- 二酮（3.78%）、植醇（3.47%）、α-香树酯醇（3.13%）、十六烷酸（3.06%）、豆甾醇（3.05%）、菜籽甾醇（2.93%）、甲基 -18 氢 -2H-picen-3 酮（5.23%）、木栓醇（3.27%）、β-葎草烯（1.76%）、α-芹子烯（1.33%）、石竹烯（1.07%）、角鲨烯（1.04%）、邻苯二甲酸二异丁酯（1.00%）等。张勇等（2014）用有机溶剂萃取法提取的河南郑州产葎草干燥全草挥发油的主要成分为：葎草烯（14.85%）、α-石竹烯（16.12%）、丙二醇（7.42%）、葎草酮（3.56%）、2,5-降冰片二烯（3.08%）、2- 丁醇（2.94%）、3- 甲基 -2- 丁醇（2.77%）、α-金合欢烯（1.62%）、3- 乙烯基 -3- 甲基 - 环己酮（1.56%）、穿心莲内酯（1.56%）、二叔丁基对甲酚（1.25%）、二十烷（1.16%）、邻苯甲酸二丁酯（1.06%）等。王鸿梅等（2003）用水蒸气蒸馏法提取的 草干燥全草挥发油的主要成分为：红没药醇氧化物（5.32%）、十六烷酸（2.91%）、十四碳酸（2.10%）、α-芹子烯（2.10%）、石竹烯（1.76%）、β-芹子烯（1.30%）、β-月桂烯（1.21%）、亚油酸乙酯（1.10%）等。

【性味与功效】味甘、苦，性寒。清热解毒，利尿通淋。治肺热咳嗽，肺痈，虚热烦渴，热淋，水肿，小便不利，湿热泻痢，热毒疮疡，皮肤瘙痒。

葎草花

【基源】桑科葎草属植物葎草 *Humulus scandens* (Lour.) Merr. 的花。

【形态特征】同葎草。

【习性与分布】同葎草。

【芳香成分】彭小冰等（2014）用顶空固相微萃取法

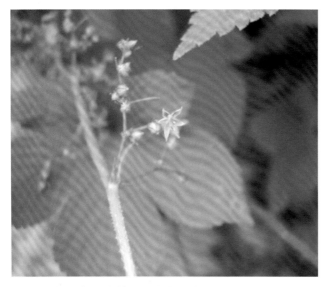

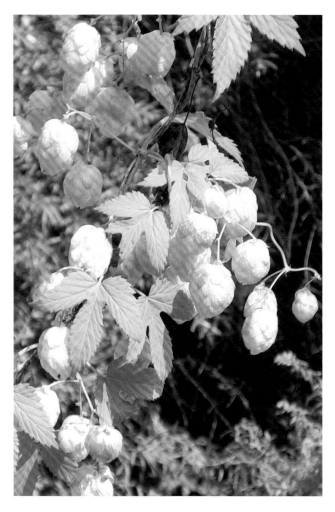

提取的贵州贵阳产葎草新鲜雄花挥发油的主要成分为：β-石竹烯（22.70%）、香树烯（12.47%）、β-月桂烯（10.30%）、β-榄香烯（8.25%）、β-瑟林烯（6.89%）、(E)-β-金合欢烯（6.81%）、α-石竹烯（3.78%）、3-蒈烯（3.74%）、(+)-γ-古芸烯（3.74%）、β-蒎烯（2.58%）、环氧石竹烯（2.40%）、可巴烯（2.07%）、反式-罗勒烯（1.95%）、δ-杜松烯（1.82%）、α-荜澄茄烯（1.33%）等；新鲜雌花挥发油的主要成分为：β-石竹烯（26.67%）、可巴烯（13.59%）、δ-杜松烯（6.77%）、(E)-β-金合欢烯（6.50%）、(+)-γ-古芸烯（6.10%）、α-石竹烯（5.79%）、β-月桂烯（4.80%）、环氧石竹烯（2.84%）、香树烯（2.68%）、吉马烯D（2.28%）、β-蒎烯（2.23%）、白菖烯（1.96%）、1,6-二甲基萘（1.95%）、α-蒎烯（1.82%）、β-榄香烯（1.60%）、丙酮醛缩二甲醇（1.60%）、β-瑟林烯（1.24%）、反式-罗勒烯（1.17%）。

【性味与功效】治肺结核，肺病咳嗽，大叶肺炎。

啤酒花 ▼

【基源】桑科葎草属植物啤酒花 *Humulus lupulus* Linn. 的未成熟带花果穗。

【形态特征】多年生攀援草本，茎、枝和叶柄密生绒毛和倒钩刺。叶卵形或宽卵形，长约4~11cm，宽4~8cm，边缘具粗锯齿，表面密生小刺毛。雄花排列为圆锥花序，花被片与雄蕊均为5；雌花每两朵生于一苞片腋间；苞片呈覆瓦状排列为一近球形的穗状花序。

果穗球果状，直径3~4cm。瘦果扁平，每苞腋1~2个，内藏。花期秋季。

【习性与分布】喜冷凉干燥气候，耐寒不耐热，喜光。稍耐干旱，但不耐积水。全国各地均有栽培。

【挥发油含量】水蒸气蒸馏的花的得油率为0.31%~1.66%；超临界萃取的干燥花的得油率为5.30%；超声波辅助水酶法提取的干燥花的得油率为5.27%。

【芳香成分】啤酒花挥发油的第一主成分有：α-石竹烯（9.12%~36.88%）、β-月桂烯（15.64%~30.26%）、合蛇麻酮（30.57%~50.76%）等，也有主成分不同的报告。李玉晶等（2017）用水蒸气蒸馏法提取的新疆产‘齐洛克’啤酒花新鲜花挥发油的主要成分为：α-葎草烯（19.79%）、反式-石竹烯（12.11%）、δ-杜松烯（6.72%）、β-月桂烯（5.36%）、γ-依兰油烯（4.81%）、3,7(11)-桉叶二烯（3.87%）、(E,E)-3,7,11-三甲基-2,6,10-十二烷三烯-1-醇（3.46%）、α-蛇床烯（3.10%）、β-蛇床烯（2.37%）、γ-杜松烯（2.31%）、τ-杜松醇（1.94%）、β-杜松醇（1.66%）、葎草烯杂氧化物（1.54%）、4-癸烯酸乙酯（1.52%）、1S,顺-

去氢白菖烯（1.42%）、反式－α－珀珇烯（1.32%）、4-癸烯酸甲酯（1.26%）、香叶醇（1.20%）等；顶空固相微萃取法提取的新疆产'齐洛克'啤酒花新鲜花挥发油的主要成分为：β－月桂烯（24.57%）、α－葎草烯（14.71%）、反式－石竹烯（9.13%）、丁酸－3－甲基丁酯（3.49%）、γ－依兰油烯（2.70%）、α－蛇床烯（2.59%）、δ－杜松烯（2.42%）、反式－α－珀珇烯（1.94%）、间异丙基甲苯（1.84%）、6-甲基庚酸甲酯（1.79%）、3,7(11)-桉叶二烯（1.78%）、4-癸烯酸乙酯（1.64%）、丙酮（1.61%）、3,5-二甲基庚酸甲酯（1.61%）、1S,顺－去氢白菖烯（1.49%）、芳樟醇乙酯（1.23%）、β－蛇床烯（1.22%）、对－薄－1,4(8)-二烯（1.20%）等。胡武等（2017）用乙醇回流法提取的新疆产的'青岛大花'啤酒花净油的主要成分为：合蛇麻酮（43.46%）、加蛇麻酮（15.10%）、2-甲基-2-戊烯酸（10.43%）、α－石竹烯（4.44%）、4-甲基-2-戊烯酸（3.08%）、蛇麻酮（3.06%）、α－亚麻酸（2.88%）、棕榈酸（2.40%）、2,7-二甲基-1,6-环辛二烯（2.07%）、β－石竹烯（1.98%）、亚油酸（1.53%）、2,5-二甲基-2-己醇（1.30%）等；'纳盖特'的主要成分为：2-甲基-2-戊烯酸（18.53%）、合蛇麻酮（18.11%）、加蛇麻酮（13.45%）、α－石竹烯（8.01%）、4-甲基-2-戊烯酸（5.47%）、β－石竹烯（4.30%）、2,5-二甲基-2-己醇（3.77%）、蛇麻酮（2.71%）、α－亚麻酸（2.24%）、异戊酸（1.99%）、棕榈酸（1.87%）、β－荜澄茄烯（1.81%）、2,7-二甲基-1,6-环辛二烯（1.67%）、1,5,5,8-四甲基-12-含氧双环[9.1.0]十二烷（1.63%）、亚油酸（1.45%）、季戊四醇二硬脂酸酯（1.40%）、杜松烯（1.37%）、丁酸香叶酯（1.19%）等。夏娜等（2013）用顶空固相微萃取法提取的新疆产'青岛大花'新鲜啤酒花挥发油的主要成分为：4-环己二烯（30.50%）、α－蒎烯（20.63%）、2-莕烯（7.41%）、乙酸-2-甲基丁酯（7.02%）、丙酸叶醇酯（5.48%）、视黄醛（4.83%）、2-癸酮（3.81%）、醋酸乙烯酯（3.17%）、环戊醇（2.81%）、2,2-二甲基己酮（1.94%）、2-丙基-1-戊醇（1.24%）、辛醇（1.18%）、癸酸甲酯（1.15%）等。赵娜娜等（2020）用水蒸气蒸馏法提取的新疆产啤酒花干燥花挥发油的主要成分为：1a,2,5,5-四甲基－反式-1a,4a,5,6,7,8-六氢－γ－铬烯（17.15%）、(S.E)-3,7,11-三甲基-6,10-十二碳二烯酸甲酯（8.26%）、石竹烯氧化物（7.99%）、蛇麻烯氧化物Ⅱ（4.90%）、1,8-二甲基-8,9-环氧-4-异丙基－螺[4.5]癸烷-7-酮（4.25%）、反式-Z-α-

赤藓烯环氧化物（3.00%）、(Z)-5,11,14,17-二十碳四烯酸甲酯（2.96%）、2-十三烷酮（2.93%）、反式-3-癸烯酸（2.62%）、3-脱氧雌二醇（2.38%）、癸酸（2.17%）、2-甲基-Z.Z-3,13-十八碳烯醇（2.08%）、2-十一烷酮（1.75%）、2-[4-甲基-6-(2,6,6-三甲基环己-1-烯基)六-1,3,5-三烯基]环己-1-烯-1-甲醛（1.65%）、8-甲基-1,8-壬二醇（1.53%）、3,7,11-三甲基-1,6,10-十二碳三烯-3-基酯甲酸（1.51%）、硬尾醛（1.50%）、9,12,15-十八碳三烯酸-2-(乙酰氧基)-1-[(乙酰氧基)甲基]乙酯（1.48%）、苯烯醇（1.43%）、Z.E-2,13-十八碳二烯-1-醇（1.30%）、2-丁基-5-甲基-3-(2-甲基丙-2-烯基)环己酮（1.28%）、2-甲基丙酸-2-甲基丁酯（1.21%）、2-(7-羟甲基-3,11-二甲基-十二碳-2,6,10-三烯基)-[1.4]苯醌（1.20%）、二戊烯二氧化物（1.19%）、3,3,6-三甲基庚醇-4,5-二烯-2-酮（1.17%）、5,5-二甲基呋喃-2-酮（1.14%）、2'-己基-1,1'-二环丙烷-2-辛酸甲酯（1.11%）等。

【性味与功效】味苦，性微凉。健胃消食，利尿消肿，抗痨消炎。治消化不良，腹胀，浮肿，膀胱炎，肺结核，咳嗽，失眠，麻风病。

五爪龙 ▼

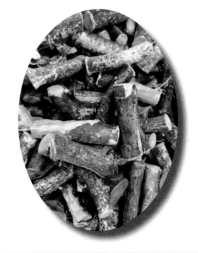

【基源】桑科榕属植物粗叶榕 *Ficus hirta* Vahl 的根或枝条。枝条的芳香成分未见报道。

【形态特征】灌木或小乔木，小枝，叶和果被金黄色长硬毛。叶纸质，多型，长椭圆状披针形，长10~25cm，边缘具细锯齿，有时全缘或3~5深裂；托叶卵状披针形，红色。榕果成对腋生或生于已落叶枝上，

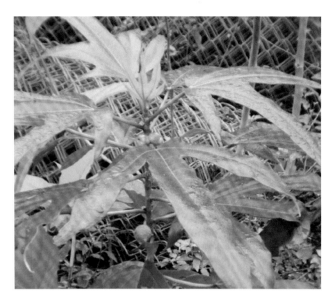

球形，基生苞片卵状披针形，红色；雌花果球形，雄花及瘿花果卵球形，基生苞片卵状披针形；雄花生于榕果内壁近口部，花被片4，红色。瘦果椭圆球形。

【习性与分布】常见于村寨附近旷地、山坡林边、沟谷、路旁或灌丛中。分布于福建、广东、广西、海南、湖南、江西、贵州、云南等省区。

【挥发油含量】水蒸气蒸馏的干燥根皮的得油率为0.30%，干燥根木质部的得油率为0.25%。

【芳香成分】粗叶榕根挥发油的主成分多为十六酸（34.05%~45.20%），也有主成分不同的报告。林励等（2000）用水蒸气蒸馏法提取的广东广州产粗叶榕干燥根挥发油的主要成分为：十六酸（34.05%）、亚油酸（10.84%）、油酸（8.76%）、乙酸乙酯（7.52%）、2,3-二丁醇（6.11%）、1,1-二乙氧基乙烷（4.34%）、1,3-二丁醇（4.16%）、2-丁醇（4.07%）、3-羟基-2-丁酮（2.39%）、2-乙氧基丙烷（1.92%）、苯（1.43%）等；用乙醇浸提法提取的干燥根挥发油的主要成分为：2,3-二丁醇（15.70%）、乙酸乙酯（15.20%）、1,3-二丁醇（10.42%）、1,1-二乙氧基乙烷（9.72%）、2-丁醇（7.93%）、苯（6.19%）、3-羟基-2-丁酮（6.03%）、2-乙氧基丙烷（4.94%）、异补骨内酯（1.69%）、2-丁酮（1.41%）等。李京雄等（2010）用水蒸气蒸馏法提取的广东河源产粗叶榕干燥根挥发油的主要成分为：壬酸（6.80%）、辛酸（5.34%）、十四酸（4.55%）、癸酸（4.28%）、6,10,14-三甲基-2-十五酮（3.64%）、十三酮-2（3.48%）、正壬醛（3.05%）、八氢萘酚（2.88%）、戊酸（2.73%）、十五酸（2.67%）、E-2-壬烯醛（2.44%）、正己醛（2.25%）、5-羟基正十一酸内酯（2.06%）、正庚醛（2.02%）、正辛醛（1.99%）、十二烷酸（1.80%）、2-戊基呋喃（1.52%）、

2-辛烯酸（1.41%）、6,10-二甲基-5,9-二烯-2-十一酮（1.26%）、2,4-癸二烯醛（1.20%）、1-癸醛（1.16%）、正十八烷（1.05%）、E-2-辛烯醛（1.00%）等。

【性味与功效】味甘、微苦，性平。祛风除湿，祛瘀消肿。治风湿痿痹，腰腿痛，痢疾，水肿，带下，瘰疬，跌打损伤，经闭，乳少。

地瓜果 ▼

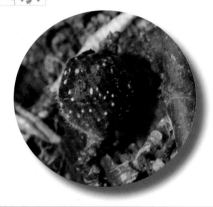

【基源】桑科榕属植物地瓜榕（地果）*Ficus tikoua* Bur. 的果实。

【形态特征】匍匐木质藤本，高达30~40cm。叶坚纸质，倒卵状椭圆形，长2~8cm，宽1.5~4cm，边缘具波状疏浅圆锯齿；托叶披针形。榕果成对或簇生于匍匐茎上，常埋于土中，球形至卵球形，直径1~2cm，成熟时深红色，基生苞片3，细小；雄花生榕果内壁孔口部，花被片2~6；雌花生另一植株榕果内壁。无花被。瘦果卵球形。花期5~6月，果期7月。

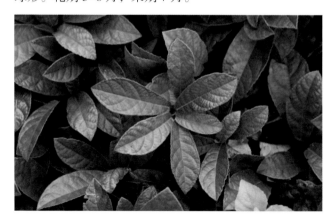

【习性与分布】常生于荒地、草坡或岩石缝中。分布于湖南、湖北、广西、贵州、云南、西藏、四川、甘肃、陕西等省区。

【芳香成分】杨秀群等（2016）用顶空固相微萃取法提取的地果冰冻后的新鲜果实挥发油的主要成分为：

愈创木酚(14.71%)、环丁烷羧酸十二烷基酯(13.54%)、正十三烷(6.05%)、2-十三烷酮(4.72%)、环己硅氧烷(4.44%)、环丁烷羧酸癸酯(4.18%)、甲基壬基甲酮(3.62%)、乙酸(2.98%)、环戊烷羧酸十三酯(2.48%)、2-十四烷醇(2.31%)、苯酚(2.21%)、甲肼(2.11%)、甲醇(1.75%)、(Z)-5-甲基-6-二十二烯-11酮(1.51%)、氧气(1.41%)、丙酮醇(1.32%)、3-羟基丁酸乙酯(1.07%)、乙醇(1.03%)等。

【性味与功效】味甘,性微寒。清热解毒,涩精止遗。治咽喉肿痛,遗精滑精。

对叶榕 ▼

【基源】桑科榕属植物对叶榕 *Ficus hispida* Linn. 的根、叶、果实、树皮。根、果实、树皮的芳香成分未见报道。

【形态特征】灌木或小乔木。叶通常对生,厚纸质,卵状长椭圆形或倒卵状矩圆形,长10~25cm,宽5~10cm,全缘或有钝齿;托叶2,卵状披针形。榕果腋生或生于落叶枝上,陀螺形,成熟黄色,直径1.5~2.5cm,散生侧生苞片和粗毛,雄花生于其内壁口部,多数,花被片3;瘿花无花被;雌花无花被,柱头侧生。花果期6~7月。

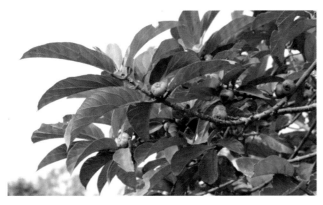

【习性与分布】海拔120~1600m,喜生于沟谷潮湿地带。分布于广东、广西、云南、海南、贵州。

【芳香成分】夏尚文等(2007)用顶空收集法提取的对叶榕叶挥发物的主要成分为:1.1-二甲基-3-亚甲基-2-乙烯基环己胺(59.23%)、反-β-罗勒烯(16.81%)、顺-3-乙酸己烯酯(8.37%)、甲基水杨酸(8.06%)、反-3-己烯丁酸酯(4.79%)等。

【性味与功效】味淡,性凉。清热祛湿,消积化痰。治感冒,气管炎,消化不良,痢疾,风湿性关节炎。

榕树叶 ▼

【基源】桑科榕属植物榕树 *Ficus microcarpa* Linn. 的叶。

【形态特征】大乔木,高达15~25m,胸径达50cm;老树常有锈褐色气根。叶薄革质,狭椭圆形,长4~8cm,宽3~4cm,全缘;托叶小,披针形。榕果成对腋生或生于已落叶枝叶腋,成熟时黄或微红色,扁球形,直径6~8mm,基生苞片3,广卵形;雄花、雌花、瘿花同生于一榕果内;雌花与瘿花相似,花被片3,广卵形。瘦果卵圆形。花期5~6月。

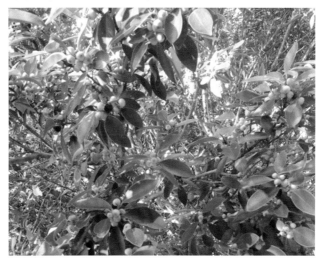

【习性与分布】生于174~1900m。不耐旱,较耐水湿。喜阳光充足、温暖湿润气候,不耐寒。怕烈日曝晒。分布于福建、广东、广西、湖北、贵州、云南、海南、台湾、浙江。

【挥发油含量】水蒸气蒸馏的干燥叶的得油率为0.10%。

【芳香成分】李彦文等(2008)用水蒸气蒸馏法提取的贵州兴义产榕树干燥叶挥发油的主要成分为:叶绿醇(32.74%)、醋酸乙酯(14.67%)、6,10,14-三甲基-2-十五烷酮(13.18%)、(E,E)-6,10,14-三甲基-5,9,13-十五碳三烯基-2-酮(5.80%)、广藿香醇(4.05%)、3,5,3',5'-四甲基-1,1'-联二苯(2.16%)、异植(1.83%)、十七烷(1.47%)、4-(2,6,6-三甲基-1-环己烯-1-基)-3-丁烯-2-酮(1.32%)、6,10-二甲基-5,9-十一碳二烯-2-酮(1.30%)、石竹烯氧化物(1.25%)等。

【性味与功效】味淡,性凉。清热发表,解毒消肿,祛湿止痛。治流感,慢生气管炎,百日咳,扁桃体炎,目赤,牙痛,菌痢,肠炎,乳痈,烫伤,跌打损伤。

无花果 ▼

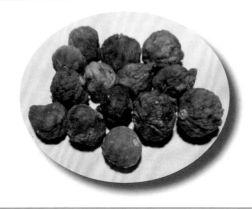

【基源】桑科榕属植物无花果 *Ficus carica* Linn. 的果实。

【形态特征】落叶灌木，高 3~10m，多分枝。叶互生，厚纸质，广卵圆形，长宽近相等，10~20cm，通常 3~5 裂，边缘具不规则钝齿；托叶卵状披针形，红色。雌雄异株，雄花和瘿花同生于一榕果内壁，雄花生内壁口部，花被片 4~5；雌花花被与雄花同。榕果单生叶腋，大而梨形，直径 3~5cm，成熟时紫红色或黄色，基生苞片 3，卵形；瘦果透镜状。花果期 5~7 月。

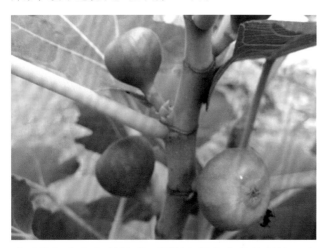

【习性与分布】喜温暖、湿润和阳光充足的环境。全国各地均有分布。

【挥发油含量】超临界萃取的干燥果实的得油率为 3.36%~4.35%。

【芳香成分】无花果果实挥发油的第一主成分有：十六酸（31.24%~36.87%）、苯甲醛（27.90%~38.90%）等；也有主成分不同的报告。张峻松等（2003）用超临界 CO_2 萃取法提取的河南登封产无花果干燥果实挥发油的主要成分为：十六酸（31.24%）、亚油酸（15.79%）、亚麻酸（7.86%）、糠醛（7.51%）、植醇（3.99%）、二十五烷（2.64%）、2-乙酰基吡咯（2.56%）、邻苯二甲酸二辛酯（2.47%）、苯乙醛（2.40%）、邻苯二甲酸二异丁酯（2.36%）、5-甲基糠醛（1.96%）、亚油酸乙酯（1.46%）、亚麻酸甲酯（1.39%）、β-大马酮（1.33%）、十八烷（1.04%）、十六酸甲酯（1.01%）等。康明等（2020）用顶空固相微萃取法提取的上海产无花果热风干燥果实挥发油的主要成分为：苯甲醛（38.90%）、苯甲醇（15.60%）、2,2,6-三甲基-6-乙烯基四氢-2H-吡喃-3-醇（5.78%）、正己醛（4.56%）、戊醛（4.30%）、2-甲基丁醛（3.99%）、异戊醛（3.54%）、N-苄氧羰基-L-苯丙氨酸（3.41%）、烯丙基苄基醚（3.02%）、2-(氮杂环丙烷-1-基)乙胺（2.40%）、2,3-丁二酮（1.69%）、壬醛（1.60%）、正戊醇（1.54%）、2-甲基-2-丁烯醛（1.30%）、羟基脲（1.06%）、芳樟醇（1.03%）、O-甲基异脲（1.03%）等。蔡君龙等（2014）用水蒸气蒸馏法提取的无花果干燥果实挥发油的主要成分为：亚麻酸（49.23%）、棕榈酸（42.35%）、Z-11-十六烯酸（3.45%）、亚麻酸甲酯（2.11%）等；用顶空固相微萃取法提取的无花果果实挥发油的主要成分为：茴香脑（17.81%）、氧化芳樟醇（7.01%）、2,3-丁二醇（6.67%）、苯甲醛（6.22%）、乙酸（4.23%）、酞酸二乙酯（2.88%）、双环[3.3.1]壬烷（2.45%）、α-柠檬醛（2.41%）、丁香酚（2.03%）、壬醛（1.89%）、丁香醛（1.68%）、α-甲基-α-(4-甲基-3-戊烯基)环氧乙烷甲醇（1.65%）、4-苯基环己基甲醇（1.64%）、顺式柠檬醛（1.45%）、香叶醇（1.44%）、4-烯丙基苯甲醚（1.35%）、α-蒎烯（1.25%）、长叶烯（1.24%）、三丙二醇甲醚（1.19%）、棕榈酸（1.17%）、芳樟醇（1.17%）、苯乙醛（1.16%）等。

【性味与功效】味甘，性凉。清热生津，健脾开胃，解毒消肿。治咽喉肿痛，燥咳声嘶，乳汁稀少，肠热便秘，食欲不振，消化不良，泄泻痢疾，痈肿，癣疾。

无花果叶 ▼

【基源】桑科榕属植物无花果 *Ficus carica* Linn. 的叶。

【形态特征】同无花果。

【习性与分布】同无花果。

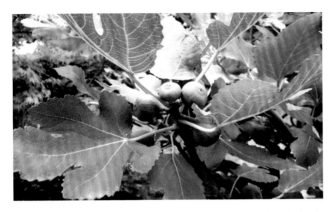

【挥发油含量】水蒸气蒸馏的新鲜叶的得油率为0.56%，干燥叶的得油率为1.30%；乙醇萃取的干燥叶的得油率为5.97%。

【芳香成分】无花果叶挥发油的主成分多为6,7-呋喃香豆素（56.32%~81.32%），也有主成分不同的报告。田景奎等（2005）用水蒸气蒸馏法提取的山东牟平产无花果干燥叶挥发油的主要成分为：6,7-呋喃香豆素（81.32%）、邻苯二甲酸异丁酯（5.92%）等。赵萍等（2004）用水蒸气蒸馏法提取的河南洛阳产无花果新鲜叶挥发油的主要成分为：补骨脂素（44.83%）、植醇（7.05%）、檀香醇（6.20%）、佛手内酯（5.62%）、二十五烷（4.67%）、异植醇（2.58%）、顺-β-檀香醇（2.56%）、顺-α-檀香萜醇（2.29%）、棕榈酸异丙酯（2.03%）、三十烷（1.41%）、β-檀香醇（1.09%）、α-反-佛手柑（1.04%）等。

【性味与功效】味甘、微辛，性平，有小毒。清湿热，解疮毒，消肿止痛。治湿热泄泻，带下，痔疮，痈肿疼痛，瘰疬。

穿破石 ▼

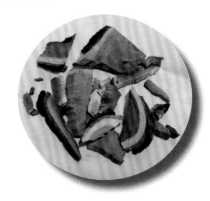

【基源】桑科柘属植物构棘 Cudrania cochinchinensis (Lour.) Kudo et Masam. 的根。

【形态特征】直立或攀援状灌木。叶革质，椭圆状披针形或长圆形，长3~8cm，宽2~2.5cm，全缘。花雌雄异株，雌雄花序均为具苞片的球形头状花序，每花具2~4个苞片，苞片锥形，苞片常附着于花被片上；雄花序直径约6~10mm，花被片4；雌花序花被片顶部厚。聚合果肉质，直径2~5cm，成熟时橙红色，核果卵圆形，成熟时褐色。花期4~5月，果期6~7月。

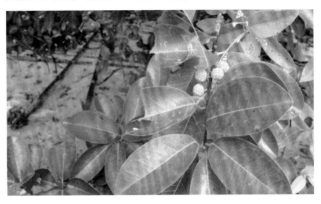

【习性与分布】多生于村庄附近或荒野。分布于东南部至西南部的亚热带地区。

【挥发油含量】水蒸气蒸馏的干燥根茎的得油率为0.004%，根的得油率为0.006%。

【芳香成分】梁云贞等（2011）用水蒸气蒸馏法提取的广西龙州产构棘根挥发油的主要成分为：正十六烷酸（28.41%）、1,2-苯二羧基丁基-2-乙基己基酯（14.06%）、9-十六烯酸（3.31%）、蒿脑（2.56%）、胡椒基胺（2.46%）、二十六烷（2.30%）、枯茗醛（1.58%）、二丁基邻苯二甲酸酯（1.18%）等。刘建华等（2003）用水蒸气蒸馏法提取的构棘干燥根茎挥发油的主要成分为：L-芳樟醇（9.85%）、石竹烯氧化物（6.32%）、α-荜草烯（5.50%）、1-辛醇（5.06%）、荜草烯环氧化物（4.23%）、橙花醇乙酸酯（3.69%）、β-石竹烯（3.68%）、α-萜品醇（2.87%）、δ-荜澄茄烯（2.78%）、2,4,4-三甲基-4-乙烯基-3-环戊烯-1-酮（2.33%）、枯茗醛（2.33%）、癸醇（2.33%）、乙酸辛酯（2.19%）、β-榄香烯（2.09%）、2,6-二甲基-1,3,5,7-辛四烯（2.05%）、β-水芹烯（2.10%）、牻牛儿醇（1.89%）、α-蛇床烯（1.72%）、α-杜松醇（1.70%）、β-蛇床烯（1.52%）、T-紫穗槐醇（1.40%）、萜品烯-4-醇（1.35%）、(E)-2,6-二甲基-3,5,7-庚三烯-2-醇（1.05%）、斯巴醇（1.02%）等。

【性味与功效】味淡、微苦，性凉。祛风通络，清热除湿，解毒消肿。治风湿痹痛，跌打损伤，黄疸，腮腺炎，肺结核，胃和十二指肠溃疡，淋浊，蛊胀，闭经，劳伤咳血，疔疮痈肿。

茶叶 ▼

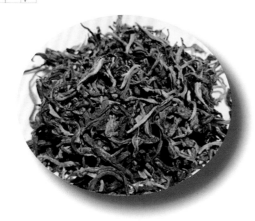

【基源】山茶科山茶属植物茶 *Camellia sinensis* (Linn.) O. Ktze. 的嫩叶或嫩芽。

【形态特征】灌木或小乔木。叶革质，长圆形或椭圆形，长 4~12cm，宽 2~5cm，边缘有锯齿。花 1~3 朵腋生，白色；苞片 2 片，早落；萼片 5 片，阔卵形至圆形；花瓣 5~6 片，阔卵形，雄蕊长 8~13mm，基部连生 1~2mm；子房密生白毛；花柱先端 3 裂。蒴果 3 球形或 1~2 球形，高 1.1~1.5cm，每球有种子 1~2 粒。花期 10 月至翌年 2 月。

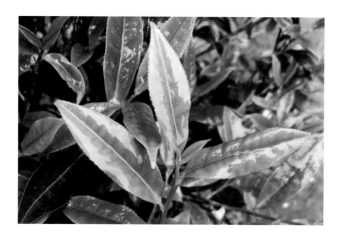

【习性与分布】喜温暖湿润气候，喜湿，喜酸性土壤，喜光耐阴，适于在漫射光下生育。分布于长江以南各省区。

【挥发油含量】水蒸气蒸馏的叶的得油率为 1.98%~2.40%；超临界萃取的得油率为 2.60%。

【芳香成分】茶叶挥发油的第一主成分有：香叶醇（25.46%~41.14%）、芳樟醇（6.35%~42.03%）、氧化石竹烯（9.75%~11.33%）、植醇（13.24%~30.27%）等；也有主成分不同的报告。林正奎等（1982）用低温减

压蒸馏法提取的四川春季采收的茶新鲜叶挥发油的主要成分为：香叶醇（25.46%）、芳樟醇（19.84%）、α-萜品醇（7.46%）、反-芳樟醇氧化物（呋喃型）（4.23%）、反-2-己烯醛（3.52%）、橙花醇（2.21%）、顺-3-己烯醇（2.15%）、异丙醇（1.81%）、反-芳樟醇氧化物（吡喃型）（1.73%）、乙酸（1.39%）、苯甲醇（1.23%）、异丁醛（1.19%）、邻苯二甲酸二丁酯（1.13%）、正十六酸甲酯（1.00%）等；夏季采收的茶新鲜叶挥发油的主要成分为：反-2-己烯醛（25.48%）、乙醛（11.63%）、芳樟醇（8.20%）、正十六酸甲酯（7.11%）、反-芳樟醇氧化物（呋喃型）（4.11%）、香叶醇（3.93%）、α-萜品醇（3.74%）、顺-3-己烯醇（3.13%）、异丙醇（1.96%）、苯甲醇（1.60%）、乙酸（1.48%）、辛醇（1.40%）、异丁醛（1.28%）、反-芳樟醇氧化物（吡喃型）（1.28%）、苯乙酮（1.25%）等；秋季采收的茶新鲜叶挥发油的主要成分为：正十六酸甲酯（22.27%）、顺-3-己烯醇（15.00%）、芳樟醇（11.91%）、乙醛（5.10%）、α-萜品醇（4.11%）、反-芳樟醇氧化物（呋喃型）（3.18%）、香叶醇（3.16%）、乙酸（2.78%）、异丁醛（2.44%）、辛醇（1.71%）、异丙醇（1.27%）、橙花醇（1.27%）、反-2-己烯醛（1.13%）、苯甲醇（1.01%）等。陈丹生等（2016）用同时蒸馏萃取法提取的'凤凰乌叶'茶新鲜叶挥发油的主要成分为：芳樟醇（42.03%）、叶醇（21.00%）、（S）-氧化芳樟醇（呋喃型）（10.01%）、E-氧化芳樟醇（呋喃型）（6.67%）、β-2-己烯-1-醇（5.78%）、香叶醇（3.62%）、水杨酸甲酯（2.78%）、乙酸叶醇酯（2.66%）、脱氢芳樟醇（1.52%）、顺式-丁酸-3-己烯酯（1.13%）、橙花叔醇（1.03%）等。田光辉等（2007）用水蒸气蒸馏法提取的陕西南郑产茶干燥叶挥发油的主要成分为：氧化石竹烯（9.75%）、3-己烯-1-醇（6.95%）、α-里哪醇（6.71%）、石竹烯（6.43%）、β-紫罗兰酮（5.67%）、β-环柠檬醛（4.58%）、3-戊烯-2-酮（2.97%）、反-橙花叔醇（2.28%）、4Z-辛烯（2.24%）、雪松烯（2.08%）、苯酚（2.01%）、萜品醇（2.00%）、邻苯二甲酸二丁酯（1.93%）、2,6-二叔丁基-4-甲基苯酚（1.90%）、呋喃甲醇（1.85%）、β-杜松烯（1.81%）、1-乙氧基戊烷（1.80%）、5,6-环氧-紫罗兰酮（1.75%）、3,3-二甲基-2-己酮（1.35%）、乙酸乙酯（1.28%）、正己醇（1.24%）、3-辛烯-3-醇（1.17%）、顺-茉莉

酮（1.15%）、2,2-二甲基戊醛（1.13%）、4-(1,1-二甲基苄基）苯酚（1.09%）、2Z-辛烯（1.08%）、2,5-二甲基-1,3-己二烯（1.03%）、香叶醇（1.03%）、2-戊基-呋喃（1.01%）等。戴素贤等（1998）用同时蒸馏萃取法提取的广东潮州产'黄枝香茶'新鲜叶挥发油的主要成分为：植醇（13.24%）、苯基-萘胺（3.45%）、芳樟醇（3.13%）、橙花叔醇（2.42%）、1,2-苯二甲酸-3-硝基（2.37%）、磷酸三丁酯（2.36%）、十六酸（2.16%）、癸二酸双-2-乙基己酯（2.05%）、丙酸芳樟酯（1.84%）、香叶醇（1.65%）、法呢醇（1.51%）、法呢烯（1.43%）、糠醇（1.32%）、芳樟醇氧化物Ⅱ（1.19%）、2,6-双(1,1甲基乙基)-4-甲基酚（1.04%）、癸酸乙酯（1.00%）等。

【性味与功效】味苦、甘，性凉。清头目，除烦渴，消食，化痰，利尿，解毒。治头痛，目昏，目赤，多睡善寐，感冒，心烦口渴，食积，口臭，痰喘，癫痫，小便不利，泻痢，喉肿，疮疡疖肿，水火烫伤。

茶花 ▼

【基源】山茶科山茶属植物茶 *Camellia sinensis* (Linn.) O. Ktze. 的花。

【形态特征】同茶叶。

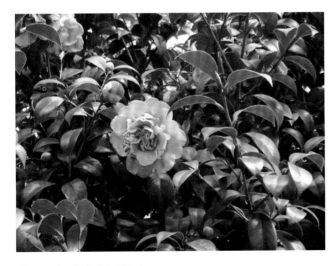

【习性与分布】同茶叶。
【挥发油含量】超临界萃取的干燥花的得油率为1.36%~2.79%；亚临界萃取的得油率为1.39%，超高压法提取的得油率为2.61%，超声波法提取的得油率为1.88%，微波萃取的得油率为1.85%。

【芳香成分】茶花挥发油的第一主成分有：苯乙酮（28.60%~54.79%）、芳樟醇（29.94%~46.02%）等，也有主成分不同的报告。曾亮等（2015）用固相微萃取法提取的重庆产'四川小叶种'茶干燥花挥发油的主要成分为：芳樟醇（46.02%）、苯乙酮（15.75%）、反式芳樟醇氧化物（4.50%）、2-庚醇（3.54%）、棕榈酸（2.14%）、柠檬腈（2.09%）、己醛（1.96%）、(E)-2-壬烯醛（1.96%）、苯乙醇（1.83%）、油酸（1.71%）、(E)-4-壬烯醛（1.50%）、亚油酸（1.48%）、4-甲基-5-己烯-2-醇（1.25%）、冬绿苷（1.15%）等；'福选9号'茶干燥花挥发油的主要成分为：苯乙酮（33.74%）、2-庚醇（17.02%）、棕榈酸（6.72%）、亚油酸（5.10%）、己醛（5.06%）、4-甲基-5-己烯-2-醇（4.99%）、油酸（4.31%）、亚麻酸（3.82%）、芳樟醇（2.87%）、硬脂酸（2.00%）、二十三烷（1.93%）、植酮（1.45%）、壬醛（1.22%）等。余锐等（2012）用超临界 CO_2 萃取法提取的茶干燥花挥发油的主要成分为：棕榈酸（17.81%）、丙二醇（5.60%）、2,6,10,14-四甲基-十六烷（4.03%）、邻苯二甲酸丙基辛基酯（3.50%）、α-苯乙醇（2.76%）、3-甲基十七烷（2.46%）、苯乙醇（2.28%）、苯乙酮（2.19%）、二十三烷（2.08%）、1,2-二氢-4-苯基-萘（1.97%）、叶绿醇（1.90%）、2,3-二氢-3,5-二羟基-6-甲基-4H-吡喃-4-酮（1.78%）、1-环十二烷基乙酮（1.78%）、二十四烷（1.55%）、叶绿酮（1.47%）、2-十九酮（1.35%）、二十一烷（1.34%）、苯甲醇（1.31%）、α-蒎烯（1.27%）、棕榈酸乙酯（1.25%）、十八醛（1.22%）、二十二烷（1.21%）、氧化芳樟醇（1.06%）等。

【性味与功效】味微苦，性凉。清肺平肝。治鼻衄，高血压。

金花茶叶 ▼

【基源】山茶科山茶属植物金花茶 *Camellia nitidissima* Chi 的叶。

【形态特征】灌木，高2~3m。叶革质，长圆形或披针形，或倒披针形，长11~16cm，宽2.5~4.5cm，边缘有细锯齿。花黄色，腋生；苞片5片，阔卵形；萼片5片，卵圆形至圆形；花瓣8~12片，近圆形。蒴果扁三角球

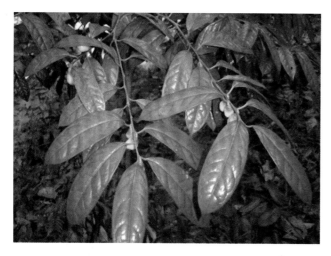

形；有宿存苞片及萼片；种子6~8粒，长约2cm。花期11~12月。

【习性与分布】是一种分布极其狭窄的植物，生长于海拔700m以下。喜温暖湿润气候。分布于广西。

【挥发油含量】水蒸气蒸馏的新鲜叶的得油率为0.36%。

【芳香成分】黄永林等（2009）用水蒸气蒸馏法提取的广西桂林产金花茶新鲜叶挥发油的主要成分为：安息香酸-2-羟基-甲酯(26.91%)、苯甲醇(5.92%)、顺-八氢戊搭烯(5.56%)、芳樟醇氧化物（4.17%）、苯乙醇（4.01%）、2,6-二甲基-3,7-辛二烯-2,6-二醇(3.52%)、1,2-苯二甲酸-2-甲基丙基丁酯(3.41%)、癸基异丁基邻苯二甲酸酯(3.32%)、1,2-苯二甲酸-2-乙基己基酯（2.97%）、顺-4-(2,6,6-三甲基-2-环己烯)-3-丁烯-2-酮(2.86%)、2,3-二氢-苯并呋喃(2.73%)、顺-a,a,5-三甲基-5-己烯四氢-2-呋喃甲醇(2.29%)、2,6-二甲基-1,7-辛二烯-2,6-二醇（1.96%）、顺-安息香酸-3-己烯酯(1.95%)、2-乙烯基-环己烷（1.81%）、2-甲氧基-4-乙烯基苯酚(1.71%)、2,6-二甲基-3,7-辛二烯-2,6-二醇(1.54%)、1-甲基-萘(1.41%)、6,10,14-三甲基-2-癸酮(1.31%)、八氢-1-亚硝基-1H-偶氮宁（1.16%）、(E,E)-2,4-庚二烯醛(1.13%)、6-乙烯基四氢-2,2,6-三甲基-2H-吡喃-3-醇（1.11%）等。魏青等（2013）用同时蒸馏萃取法提取的金花茶干燥叶挥发油的主要成分为：反油酸（15.77%）、棕榈酸（10.10%）、硬脂酸（4.88%）、反式-2,4-癸二烯醛（3.40%）、二十三烷（2.69%）、香叶基丙酮（1.90%）、反式-2,4-庚二烯醛（1.81%）、二十五烷（1.50%）等。

【性味与功效】味微苦、涩，性平。清热解毒，止痢。治痢疾，疮疡。

山茶 ▼

【基源】山茶科山茶属植物山茶 Camellia japonica Linn. 的花。

【形态特征】灌木或小乔木，高9m。叶革质，椭圆形，长5~10cm，宽2.5~5cm，边缘有相隔2~3.5cm的细锯齿。花顶生，红色；苞片及萼片约10片，组成长约2.5~3cm的杯状苞被，半圆形至圆形；花瓣6~7片，外侧2片近圆形，几离生，内侧5片基部连生，倒卵圆形。蒴果圆球形。花期1~4月。品种繁多，花大多数为红色或淡红色，亦有白色，多为重瓣。

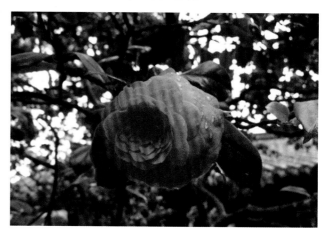

【习性与分布】喜温暖、湿润和半阴环境。怕高温，适宜水分充足、空气湿润环境，忌干燥。属半阴性植物，宜于散射光下生长，怕直射光暴晒。四川、台湾、山东、江西等地有野生，长江以南广泛栽培。

【芳香成分】范正琪等（2005，2006）用水蒸气蒸馏法提取的'克瑞墨大牡丹'山茶新鲜花挥发油的主要成分为：芳樟醇（39.97%）、顺-芳樟醇氧化物Ⅱ（11.72%）、水杨酸甲酯（6.81%）、二十四烷（6.78%）、芳樟醇旋光异构体（6.74%）、α-松油醇（5.10%）、壬醛（4.62%）、苯甲酸苯乙酯（3.22%）、芳樟醇环氧化物（2.44%）、2,4-二异丁基-苯甲醇（1.37%）、顺-芳樟醇氧化物Ⅰ（1.28%）、邻苯二甲酸双丁酯（1.26%）、橙花醇（1.23%）、辛烷（1.16%）等；'香神'新鲜花挥发油的主要成分为：壬醛（19.11%）、芳樟醇（18.14%）、2-羟基-苯甲酸苯甲酯（10.09%）、顺-芳樟醇氧化物Ⅱ（7.27%）、苯甲酸苯乙酯（5.70%）、二十一烷（5.23%）、辛烷（3.97%）、α-松油醇（2.25%）、芳樟醇旋光异构体（1.74%）、芳樟醇环氧化物（1.17%）等。

【性味与功效】味甘、苦、辛、涩，性凉。凉血止血，散瘀，消瘰肿。治吐血，衄血，咳血，便血，痔血，赤血痢，血淋，血崩，带下，烫伤，跌打损伤。

油茶花 ▼

【基源】山茶科山茶属植物油茶 *Camellia oleifera* Abel 的花。

【形态特征】灌木或中乔木。叶革质，椭圆形，长圆形或倒卵形，长 5~7cm，宽 2~4cm，有时较长，边缘有细锯齿。花顶生，苞片与萼片约 10 片，阔卵形，花瓣白色，5~7 片，倒卵形。蒴果球形或卵圆形，直径 2~4cm，3 室或 1 室，每室有种子 1 粒或 2 粒。花期冬春间。变化较多，花大小不一，蒴果 3 室或 5 室，花丝亦出现连生的现象。

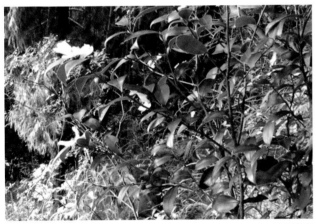

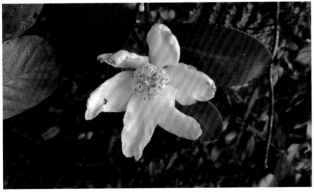

【习性与分布】喜温暖，怕寒冷，要求有较充足的阳光。长江以南广泛栽培。

【芳香成分】甘秀海等（2013）用固相微萃取法提取的贵州产油茶新鲜花挥发油的主要成分为：去氢土臭

素（31.87%）、3- 甲基 - 二氢 -2(3H) 呋喃酮（11.05%）、吉马烯 D（8.14%）、月桂烯（6.47%）、苯乙酮（5.69%）、邻二甲苯（5.14%）、十三烷（4.17%）、(顺)- 罗勒烯（3.21%）、柠檬烯（3.16%）、芳樟醇（2.59%）、(E)-7- 甲基 -1,6- 二氧螺 [4.5] 癸烷（2.15%）、 1- 甲氧基 -2,3-(反) 二甲基 - 氮丙啶（1.61%）等。

【性味与功效】味苦，性微寒。凉血止血。治吐血，咳血，衄血，便血，子宫出血，烫伤。

山矾花 ▼

【基源】山矾科山矾属植物山矾 *Symplocos sumuntia* Buch.-Ham. ex D. Don 的花。

【形态特征】乔木，嫩枝褐色。叶薄革质，卵形，长 3.5~8cm，宽 1.5~3cm，边缘具浅锯齿或波状齿，有时近全缘。总状花序长 2.5~4cm；苞片早落，阔卵形至倒卵形，小苞片与苞片同形；花萼长 2~2.5mm，萼筒倒圆锥形；花冠白色，5 深裂几达基部。核果卵状坛形，长 7~10mm，外果皮薄而脆，顶端宿萼裂片直立，有时脱落。花期 2~3 月，果期 6~7 月。

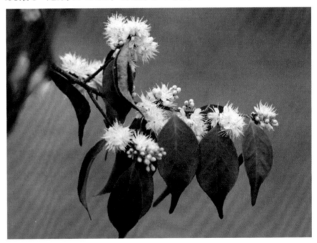

【习性与分布】生于海拔 200~1500m 的山林间。喜光，耐阴，喜湿润、凉爽的气候，较耐热也较耐寒。分布于江苏、台湾、广西、江西、浙江、湖北、湖南、四川、贵州、云南、福建、广东。

【挥发油含量】石油醚萃取的新鲜花的得膏率为 0.19%。

【芳香成分】山矾花挥发油的主成分多为芳樟醇（9.00%~18.35%），也有主成分不同的报告。罗心毅等（1994）用石油醚浸提贵州贵阳产山矾鲜花浸膏再用水蒸气蒸馏法提取的挥发油主要成分为：芳樟醇（18.35%）、3,4- 二甲氧基苯甲酸（10.83%）、二十一烷（7.62%）、反式 - 氧化芳樟醇（吡喃型）（4.56%）、二十三烷（3.17%）、香桧烯（3.15%）、水杨酸甲酯（2.43%）、棕榈酸（2.23%）、棕榈酸乙酯（1.69%）、对聚伞花素（1.47%）、顺式 - 氧化芳樟醇（1.40%）、萜烯 -4（1.29%）、十九碳二烯酸甲酯（1.29%）、β - 紫罗兰酮（1.22%）、棕榈酸甲酯（1.12%）等。余爱农等（2003）用 60H 型硅胶吸收湖北恩施产山矾刚采摘的新鲜花头香的主要成分为：双花醇（25.01%）、L- 芳樟醇（18.98%）、2,6- 二甲基 -3,7- 辛二烯 -2,6- 二醇（10.17%）、3,4,5- 三甲氧基甲苯（7.35%）、反式 - 氧化芳樟醇（6.24%）、氧化橙花醇（3.09%）、十七烷（2.89%）、2,6- 二叔丁基对甲苯酚（2.61%）、十五烷（2.55%）、紫丁香醇（2.37%）、乙苯（2.00%）、十六烷（1.38%）、4- 甲基 -2,6- 二叔丁基 -4- 羟基 -2,5- 环己二烯 -1- 酮（1.09%）、顺式 - 氧化芳樟醇（1.08%）等。

【性味与功效】味苦、辛，性平。化痰解郁，生津止渴。治咳嗽胸闷，小儿消渴。

白花菜 ▼

【基源】山柑科白花菜属植物白花菜 *Cleome gynandra* Linn. 的全草。

【形态特征】一年生直立分枝草本，高 1m 内外。叶为 3~7 小叶的掌状复叶，小叶倒卵状椭圆形或菱形，边缘有细锯齿，中央小叶最大，侧生小叶依次变小。总状花序长 15~30cm；苞片由 3 枚小叶组成；萼片分离，披针形或卵形；花瓣白色，少有淡黄色或淡紫色，瓣

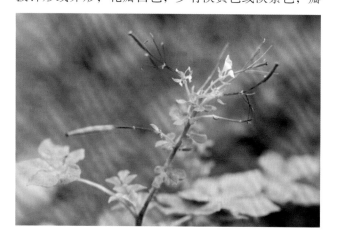

片近圆形或阔倒卵形。果圆柱形。种子近扁球形，黑褐色。花期与果期约在 7~10 月。

【习性与分布】低海拔村边、道旁、荒地或田野间常见。广域分布种，我国自海南岛到北京，云南到台湾均有分布。

【挥发油含量】水蒸气蒸馏的干燥全草的得油率为 0.07%。

【芳香成分】邹传宗（2020）用水蒸气蒸馏法提取的湖北孝感产白花菜干燥地上部分挥发油的主要成分为：叶绿醇（34.32%）、植酮（23.77%）、N- 甲基 -N- 羟基甲胺（5.41%）、N- 甲氧基 - 甲胺（4.27%）、六氢假紫罗酮（4.05%）、1- 二十二烯（3.13%）、1- 十八烯（2.97%）、9-(3- 环戊基丙基) 十七烷（2.66%）、2- 甲基 -1- 壬烯 -3- 酮（2.50%）、2- 氧 -1-[4- 溴 - 正丁基] 哌啶（2.49%）、(+)- 薄荷醇（2.40%）、1- 丁基 -2-[8- 甲基壬基] 邻苯二甲酸二异丁酯（1.89%）、二十一烷基甲酸酯（1.82%）、叶绿醇三甲基硅醚（1.80%）、正十八烷（1.45%）、异植物醇（1.40%）、邻苯二甲酸二异丁酯（1.33%）、顺 -11- 十四碳烯 -1- 醇（1.21%）、δ - 十一内酯（1.13%）等。

【性味与功效】味辛、甘，性平。祛风除湿，清热解毒。治风湿痹痛，跌打损伤，淋浊，白带，疟疾，痢疾，痔疮，蛇虫咬伤。

白花菜子 ▼

【基源】山柑科白花菜属植物白花菜 *Cleome gynandra* Linn. 的种子。

【形态特征】同白花菜。

【习性与分布】同白花菜。

【挥发油含量】水蒸气蒸馏的种子的得油率为 3.20%。

【芳香成分】耿红梅等（2014）用水蒸气蒸馏法提取的白花菜成熟种子挥发油的主要成分为：反 -9- 十八碳烯酸（17.14%）、n- 十六酸（9.91%）、n- 癸酸（8.62%）、1,13- 十四碳二烯（7.89%）、亚油酸（5.32%）、庚酸（4.21%）、11- 碳二十六炔（4.19%）、10- 二十一烷烯（3.92%）、(反)-11- 十六碳烯醇（2.37%）、1- 碳二十二烯（1.52%）、辛酸（1.42%）、9- 甲基 - 二环 [3.3.1] 壬烷（1.39%）、1- 十九烷基烯（1.38%）、2-

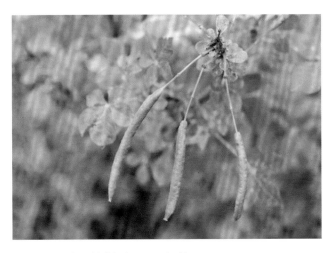

甲基 –1– 十五烷烯（1.06%）等。

【性味与功效】味苦、辛，性温，有小毒。祛风散寒，活血止痛。治风寒筋骨麻木，肩背酸痛，腰痛，腿寒，外伤瘀肿疼痛，骨结核，痔疮漏管。

黄花菜 ▼

【基源】山柑科白花菜属植物黄花草 *Arivela viscosa* (Linn.) Raf.（*Cleome viscosa* Linn.）的全草。

【形态特征】一年生直立草本，高0.3~1m，有恶臭气味。叶为具3~7小叶的掌状复叶；小叶倒披针状椭圆形，中央小叶最大，侧生小叶依次减小，全缘但边缘有腺纤毛。花单生于茎上部逐渐变小与简化的叶腋内；萼片分离，狭椭圆形；花瓣淡黄色或橘黄色，倒卵形或匙形。果直立，圆柱形。种子黑褐色。无明显的花果期，通常7月果熟。

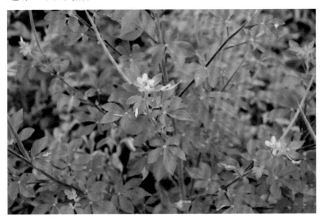

【习性与分布】多见于干燥气候条件下的荒地、路旁

及田野间。分布于安徽、浙江、江西、福建、台湾、湖南、广东、广西、海南、云南等省区。

【芳香成分】李斌等（2018）用水蒸气蒸馏法提取的广西南宁产黄花草阴干全株挥发油的主要成分为：γ-榄香烯（15.76%）、杜松醇（15.62%）、杜松烯（3.06%）、叶绿醇（2.22%）、α-荜澄茄醇（1.72%）、芳樟醇（1.69%）、双环庚醇（1.21%）、聚苯乙烯纤维（1.08%）、萘磺酸盐（1.06%）、β-紫罗酮（1.02%）等。

【性味与功效】味甘、辛，性温，有毒。散瘀消肿，祛风止痛，生肌疗疮。治跌打肿痛，劳伤腰痛，病气疼痛，头痛，痢疾，疮疡溃烂，耳尖流脓，眼红痒痛，白带淋浊。

老鼠瓜 ▼

【基源】山柑科山柑属植物刺山柑 *Capparis spinosa* Linn. 的根皮、叶、果实。

【形态特征】多年生藤本小半灌木，倒圆锥形。株高可达50cm，茎多分枝，平铺地面或向上斜生。叶片近革质，圆形、倒卵形、椭圆形，单叶互生，托叶变态为刺状。花腋生，较大，有雄花和两性花，花冠白色或淡红色，果实为椭球形，表面光泽、绿色，成熟的果实自然开裂，果肉红色。种子肾形，黑褐色，4~5月上旬始花，花期长达6个月，30天果成熟。

【习性与分布】生于荒漠地带的戈壁、沙地、石质山坡及山麓，耐干旱、耐风沙、耐高温、耐贫瘠。分布于新疆、甘肃、西藏等地。

【芳香成分】刺山柑根皮、叶、果实挥发油的主成分均为异硫氰酸甲酯（50.28%~96.06%），果实的主成分还有Z,Z-9,12-十八碳二烯酸（26.40%~47.20%）；果实、叶有主成分不同的报告。何江等（2018）用顶空固相微萃取法提取的新疆吐鲁番地区产刺山柑阴干根皮挥发油的主要成分为：异硫氰酸甲酯（87.68%）、异硫氰酸异丁酯（2.67%）、2-甲氧基-3-仲丁基吡嗪（2.13%）、苯甲醛（1.26%）等；阴干果实挥发油的主要成分为：异硫氰酸甲酯（55.41%）、异硫氰酸异丙酯（17.57%）、异硫氰酸仲丁酯（12.22%）、异硫氰酸异丁酯（5.69%）、2,3-二甲基-5-乙基吡嗪（2.40%）、苯甲醛（1.55%）等。史银基等（2020）

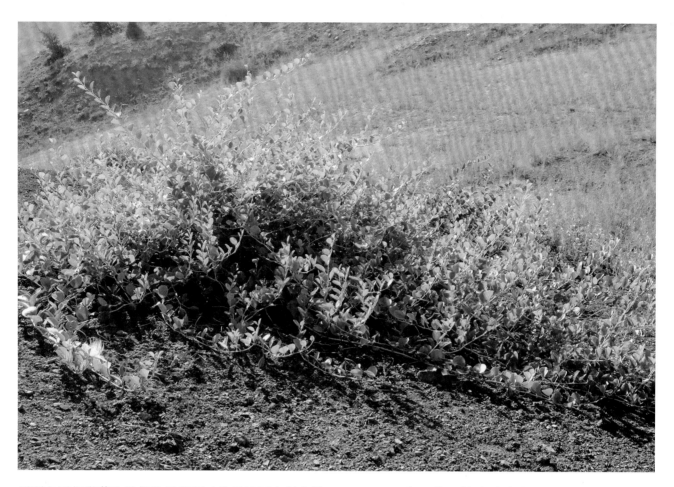

用顶空固相微萃取法提取的新疆吐鲁番地区产刺山柑阴干叶挥发油的主要成分为：异硫氰酸甲酯（77.89%）、2-己烯醛（1.25%）、苯甲醛（1.12%）、(E,E)-2,4-庚二烯醛（1.00%）等。李国庆等（2009）用水蒸气蒸馏法提取的新疆吐鲁番地区产刺山柑阴干叶挥发油的主要成分为：丙基硫氰酸盐（22.98%）、5-甲基-1,2,4-三氮杂茂-3-硫醇（20.40%）、异丁基硫氰酸盐（15.65%）、丁基硫氰酸盐（11.95%）、甲基硫氰酸盐（9.74%）、六氢法尼基丙酮（2.91%）、(E)-香叶基丙酮（2.31%）、法尼基丙酮（2.18%）等。谢丽琼等（2007）用水蒸气蒸馏法提取的新疆托克逊地区产刺山柑干燥果实挥发油的主要成分为：硫氰酸甲酯（63.06%）、异硫氰酸异丙酯（11.61%）、1-丁基异硫氰酸（6.00%）、邻苯二甲酸二丁酯（3.21%）、异丁基异硫氰酸（2.47%）、δ-维生素E（1.64%）等。

任远等（2009）用超临界CO_2萃取法提取的刺山柑干燥成熟果实挥发油的主要成分为：Z,Z-9,12-十八碳二烯酸（47.20%）、油酸（12.42%）、3,4-二氢-2,8-二甲基-2-(4,8,12-三甲基十三烷基)-[2R-[2R(4R.8R)]]-2H-1-苯并吡喃-6-醇（11.34%）、Z,Z-6,13-十八碳二烯-1-醇乙酯（9.30%）、β-维生素E（5.19%）、

Z,Z-9,12-十八碳二烯酸甲酯（4.40%）、1,2-二硫戊环（2.85%）、11-十八碳烯酸甲酯（2.77%）、角鲨烯（2.25%）等。刘士军等（2009）用超临界CO_2萃取法提取的刺山柑干燥果实挥发油的主要成分为：1-甲基-4-(1,5-二甲基-4-己烯基)-苯（9.95%）、9,12-二烯-正十八碳烷酸（9.49%）、甘油三亚油酸酯（8.10%）、2-亚甲基环己醇（7.69%）、γ-生育酚（5.50%）、2-甲基-5-(1,5-二甲基-4-己烯基)-1,3-环己二烯（4.81%）、2-环庚醇（4.47%）、麦角甾-7-烯-3β-醇（3.95%）、1-甲基萘烷（3.57%）、1,1a-二甲基-[7,7a]-环丙基萘-4-烯（3.56%）、十氢-3,8,8-三甲基-6-次甲基-[3a,7]亚甲基-薁（3.40%）、十氢-3,5,5-三甲基-9-次甲基-苯并庚烷-3-烯（2.72%）、4,5-环氧蒈（2.64%）、豆甾烯醇（2.57%）、7-脱氢薯蓣皂苷（1.76%）、3,4-二氢-2,8-二甲基-2-(4,8,12-三甲基)-十三烷基苯丙吡喃-6-酚（1.73%）、正十六烷酸（1.37%）、2-甲基-3-(2-丙烯基)环己醇（1.05%）等。

【性味与功效】味辛、苦，性温。祛风止痛，除湿散寒。外用治急、慢性风湿性关节炎，布氏杆菌病。叶治痛风病。

马槟榔 ▼

【基源】山柑科山柑属植物马槟榔 Capparis masaikai Levl. 的种子。

【形态特征】灌木或攀援植物，高达 7.5m。叶椭圆形，长 7~20cm，宽 3.5~9cm，近革质，干后常呈暗红褐色。亚伞形花序腋生或在枝端再组成 10~20cm 长的圆锥花序，有花 3~8 朵；花中等大小，白色或粉红色。果球形至近椭圆形，长 4~6cm，直径 4~5cm，成熟及干后紫红褐色。种子数至 10 余粒，种皮紫红褐色。花期 5~6 月，果期 11~12 月。

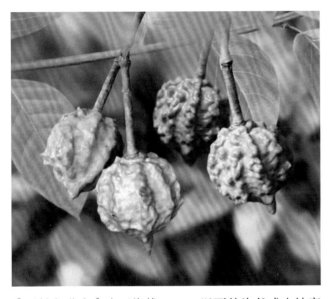

【习性与分布】生于海拔 1600m 以下的沟谷或山坡密林中，也常见于山坡道旁及石灰岩山上。分布于广西、贵州、云南。

【芳香成分】李春等（2018）用丙酮萃取法提取的云南西畴产马槟榔干燥种子挥发油的主要成分为：五甲基乙醇（21.86%）、反 -2- 辛烯醛（12.30%）、反式 -2,4- 癸二烯醛（10.30%）、棕榈酸（10.00%）、对二甲苯（8.64%）、棕榈油酸（7.05%）、乙苯（3.24%）、间二甲苯（2.33%）、三十一烷（2.12%）、（顺）-11- 十六碳醛（2.10%）、14- 甲基 -8- 十六醇（1.81%）、异植物醇（1.60%）、正辛基环己烷（1.08%）、1- 乙基环己烯（1.03%）、(2E,4E)-2,4- 庚二烯醛（1.01%）等。

【性味与功效】味甘，性寒。清热解毒，生津止渴，催生断片。治伤寒热病，暑热口渴，喉炎喉痛，食滞胀满，麻疹肿毒。

神秘果 ▼

【基源】山榄科神秘果属植物神秘果 Synsepalum dulcificum Daniell 的种子。

【形态特征】乔木或灌木，有时具乳汁。单叶互生，近对生或对生，有时密聚于枝顶，通常革质，全缘，羽状脉。花单生或通常数朵簇生叶腋或老枝上，有时排列成聚伞花序，两性，辐射对称，具小苞片；花萼裂片通常 4~6，覆瓦状排列，或成 2 轮，基部联合；花冠合瓣，具短管，覆瓦状排列。果为浆果，有时为核果状。种子 1 至数枚，种皮褐色。全年开花。

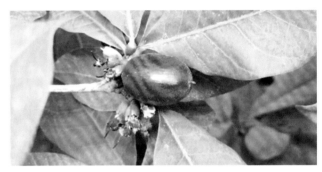

【习性与分布】宜在高温、高湿的亚热带、热带地区种植。分布于海南、云南、广西、广东等省区。

【芳香成分】齐赛男等（2012）用超声波辅助法提取的海南海口产神秘果干燥种子挥发油的主要成分为：棕榈酸（47.80%）、油酸（29.44%）、(3α)- 烷基 - 齐墩果烯（1.22%）、乙酸酯 14- 甲基十五烷酸甲酯（1.21%）等。简华君等（2018）用顶空固相微萃取法提取的广东深圳产神秘果新鲜种子挥发油的主要成分为：2,2,4,6,6- 五甲基庚烷（37.34%）、十二烷（8.24%）、十六烷（5.27%）、3,7- 二甲基癸烷（3.53%）、壬醛（3.07%）、癸烷（3.02%）、十六酸乙酯（2.66%）、2,6- 二甲基辛烷（2.25%）、十一烷（2.17%）、δ- 卡迪烯（2.09%）、2- 碘 -2- 甲基丁烷（1.99%）、2,2,4,4- 四甲基辛烷（1.73%）、2,5- 二甲基十二烷（1.71%）、十四烷（1.33%）、3- 甲基十一烷（1.32%）、2,2,3- 三甲基癸烷（1.31%）、2- 丁基 -1- 辛醇（1.23%）、β- 蒎烯（1.15%）、2,8- 二甲基十一烷（1.06%）、2- 乙基 -1- 己醇（1.02%）等。

【性味与功效】味酸，性凉。消炎止痛，排毒通便，控制尿酸，解酒降压。治心绞痛，喉咙痛，痔疮，便秘、高血糖、高血压、高血脂、痛风、头痛、酒精中毒等；外用治蚊虫叮咬。

澳洲坚果 ▼

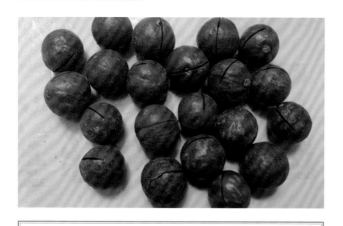

【基源】山龙眼科澳洲坚果属植物澳洲坚果 *Macadamia ternifolia* F. Muell. 的果仁。

【形态特征】乔木，高 5~15m。叶革质，通常 3 枚轮生或近对生，长圆形，长 5~15cm，宽 2~4.5cm；每侧边缘具疏生牙齿约 10 个，成龄树的叶近全缘。总状花序，腋生或近顶生，长 8~20cm；花淡黄色或白色；苞片近卵形，小；花被管长 8~11mm。果球形，直径约 2.5cm；种子通常球形，种皮骨质，光滑，厚 2~5mm。花期 4~5 月（广州），果期 7~8 月。

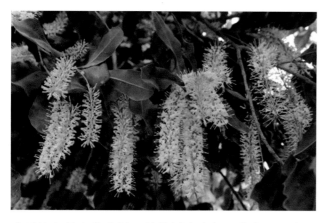

【习性与分布】多见于植物园或农场。分布于云南、广东、台湾、广西、福建、四川、贵州、重庆。

【芳香成分】帅希祥等（2017）用压榨法提取的澳洲坚果干燥果仁挥发油的主要成分为：芳樟醇（37.78%）、桉油精（18.12%）、β-水芹烯（8.29%）、β-月桂烯（3.23%）、D-柠檬烯（3.19%）、葑酮（3.18%）、α-蒎烯（2.87%）、β-蒎烯（1.44%）、2,4-二甲基己烷（1.22%）、顺式-β-罗勒烯（1.07%）等。

【性味与功效】调节血脂，益智。降低血压，平衡血脂、血糖。

调羹树 ▼

【基源】山龙眼科假山龙眼属植物调羹树 *Heliciopsis lobata* (Merr.) Sleum. 的根皮或叶。根皮的芳香成分未见报道。

【形态特征】乔木，高 15~20m；幼枝、叶被紧贴锈色绒毛。叶二形，革质，全缘叶长圆形，长 10~25cm，宽 5~7cm，分裂叶轮廓近椭圆形，长 20~60cm，宽 20~40cm，通常具 2~8 对羽状深裂片。花序生于小枝已落叶腋部，雄花序长 7~12cm；雄花苞片披针形，淡黄色；雌花序长 2~5cm；雌花花被管长约 10mm。果椭圆状或卵状椭圆形，黄绿色。花期 5~7 月，果期 11~12 月。

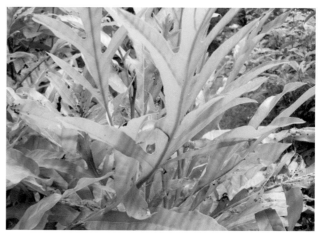

【习性与分布】生于海拔 50~750m 山地、山谷、溪畔热带湿润阔叶林中。分布于海南、广东。

【挥发油含量】超临界萃取的干燥叶的得油率为 2.4%~2.8%。

【芳香成分】靳德军等（2009）用超临界 CO_2 萃取法提取的海南乐东产调羹树干燥叶挥发油的主要成分为：邻苯二甲酸二 (2-乙基己基) 酯（15.42%）、百秋里醇（13.86%）、二十九碳烷（11.37%）、1-脱氢睾酮（7.83%）、3,5-二烯豆甾烷（6.79%）、3-甲基二环 [4.1.0] 庚烷（5.18%）、(1α,2β,5α)-2,6,6-三甲基二环 [3.1.1] 庚烷（5.09%）、邻苯二甲酸二丁酯（3.38%）、维生素 E（3.03%）、十六酸乙酯（2.89%）、植醇（2.34%）、11,14,17-二十碳三烯酸甲酯（2.04%）、(1α,3aα,7α,8aβ)-2,3,6,7,8,8a-六氢-1,4,9,9-四甲基-1H-3a,7-亚甲基薁（1.84%）、[2R-[2R*(4R*,8R*)]]-3,4-二氢-2,8-二甲基-2-(4,8,12-三甲基十三烷基)-2H-1-苯并吡喃-6-醇（1.69%）、[3aR-(3aα,7α,9aβ)]-1,4,5,6,7,8,9,9a-

八氢 -1,1,7- 三甲基 -3a,7- 亚甲基 -3aH- 环戊二烯并环辛四烯（1.63%）、[1aR-(1aα,7α,7aα,7bα)]-1a,2,3,5,6,7,7a,7b- 八氢 -1,1,7,7a 四甲基 -1H- 环丙烷萘（1.39%）、6- 甲氧基 -3- 乙酰胺基 -2- 甲基吡啶（1.33%）、二十八烷（1.17%）等。

【性味与功效】味淡、涩，性凉，有小毒。清热解毒。治腮腺炎，皮炎。

四照花 ▼

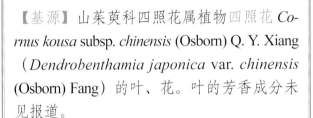

【基源】山茱萸科四照花属植物四照花 *Cornus kousa* subsp. *chinensis* (Osborn) Q. Y. Xiang（*Dendrobenthamia japonica* var. *chinensis* (Osborn) Fang）的叶、花。叶的芳香成分未见报道。

【形态特征】落叶小乔木。叶对生，纸质或厚纸质，卵形或卵状椭圆形，长 5.5~12cm，宽 3.5~7cm，边缘全缘或有明显的细齿。头状花序球形，约由 40~50 朵花聚集而成；总苞片 4，白色，卵形或卵状披针形，先端渐尖；花小，花萼管状，上部 4 裂，裂片钝圆形或钝尖形，内侧有一圈褐色短柔；花盘垫状；子房下位。果序球形，成熟时红色，微被白色细毛。

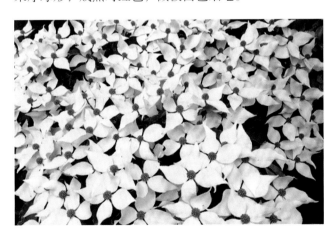

【习性与分布】生于海拔 600~2200m 的森林中。分布于内蒙古、山西、陕西、甘肃、江苏、安徽、浙江、江西、福建、台湾、河南、湖北、湖南、四川、贵州、云南等省区。

【芳香成分】白艳荣等（2019）用顶空固相微萃取法提取的云南昆明产四照花新鲜花挥发油的主要成分为：4- 甲基庚烷（13.22%）、紫丁香醇（11.98%）、2- 羟基 -2-

环丁 -1- 酮（10.27%）、4- 羟基丁酸乙酰酯（9.25%）、N- 甲基 -1,3- 丙二胺（6.84%）、2- 羟基 - 丁酸酮（6.46%）、1- 辛烯 -3- 醇（4.78%）、叶绿醇（4.23%）、氟草烟 -1- 甲基庚基酯（4.12%）、十二甲基环六硅氧烷（3.66%）、棕榈酸甲酯（3.31%）、1-(3- 乙基 -2- 氧氰酰)- 乙酮（2.41%）、亚麻酸甲酯（2.27%）、2,3- 二氢苯并呋喃（2.04%）、8- 七烯（1.99%）、4- 羟基 -2,5- 二甲基 -3(2H) 呋喃酮（1.74%）、4- 羟基 -3- 甲基苯乙酮（1.70%）、3- 甲基环戊烷 -1,2- 二酮（1.61%）、十甲基环五硅氧烷（1.37%）等。

【性味与功效】味苦、涩，性凉。清热解毒，收敛止血。治痢疾，肝炎，水火烫伤，外伤出血。

鸡嗉子叶 ▼

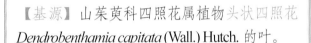

【基源】山茱萸科四照花属植物头状四照花 *Dendrobenthamia capitata* (Wall.) Hutch. 的叶。

【形态特征】常绿乔木，高 3~20m。冬芽小，圆锥形。叶对生、薄革质或革质，长圆椭圆形或长圆披针形，长 5.5~11cm，宽 2~4cm，下面灰绿色，密被白色较粗的贴生短柔毛。头状花序球形，约为 100 余朵绿色花聚集而成，直径 1.2cm；总苞片 4，白色，倒卵形或阔倒卵形；花萼管状；花瓣 4，长圆形。果序扁球形，成熟时紫红色。花期 5~6 月；果期 9~10 月。

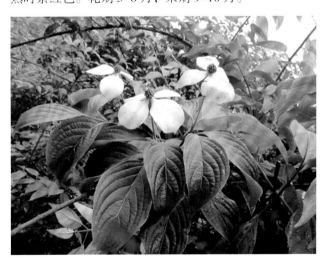

【习性与分布】生于海拔 1300~3150m 的混交林中。分布于浙江、湖北、广西、四川、贵州、云南、西藏等省区。

【芳香成分】孙晶等（2015）用水蒸气蒸馏法提取的云南寻甸产头状四照花叶挥发油的主要成分为：

5,6,7,8,9,10- 六 氢 -6,7,8,9- 四 氧 合 -2- 吩 嗪 甲 酸 （17.36%）、十八醛（11.04%）、2- 氟代 -N-[2-(2- 糠 基氨基) 乙氧羰基] 苯甲酰胺（9.37%）、二十烷（6.97%）、1- 甲基 -5- 硝基吡唑(4.59%)、10- 甲基二十烷(3.46%)、β - 紫罗兰酮（2.44%）、顺 -5- 三甲基 -5- 乙烯基四氢化 呋喃 -2- 甲醇（2.09%）、乙酸橙花叔醇酯（2.06%）、 (Z,E)-3,7,11- 三甲基 -1,3,6,10- 十二碳四烯（2.05%）、 1 α -(环己基甲基)-4 β - 乙基环己烷（1.99%）、6,10,14- 三甲基 -2- 十五烷酮（1.74%）、(2E,6E,10E)-3,7,11,15- 四甲基 -2,6,10,14- 十六碳四烯 -1- 醇乙酸酯（1.65%）、 2,6,10,14- 四甲基十七烷（1.63%）、1- 溴二十四烷 （1.61%）、(9Z,12Z,15Z)-9,12,15- 十八碳三烯 -1- 醇 （1.55%）、3-(2- 戊烯)-1,2,4- 环戊三酮（1.48%）、 十五醛（1.41%）、亚麻酸（1.38%）、4,7- 二甲基 -5- 癸炔 -4,7- 二醇（1.37%）、珀珀烯（1.08%）等。

【性味与功效】味苦、涩，性平。消积杀虫，清热解毒，利水消肿。治食积，小儿疳积，虫积腹痛，肝炎，腹水，水火烫伤，外伤出血，疮疡。

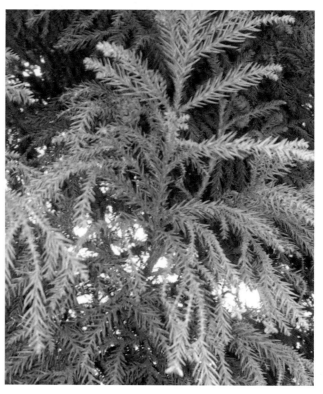

【性味与功效】味苦、辛，性寒。清热解毒，杀虫，止痒。治痈疽疮毒，癣疮，鹅掌风，烫伤。

柳杉叶 ▼

【基源】杉科柳杉属植物柳杉 *Cryptomeria fortunei* Hooibrenk ex Otto et Dietr. 的枝叶。

【形态特征】乔木，高达 40m，胸径可达 2m 多。叶钻形略向内弯曲，四边有气孔线，长 1~1.5cm，果枝的叶通常较短，有时长不及 1cm，幼树及萌芽枝的叶长达 2.4cm。雄球花单生叶腋，长椭圆形，成短穗状花序状；雌球花顶生于短枝上。球果圆球形，径 1~2cm；种鳞 20 左右，能育的种鳞有 2 粒种子；种子褐色，近椭圆形，扁平。花期 4 月，球果 10 月成熟。

【习性与分布】生于东部海拔 1000~1400m 以下，本部海拔 2000~2400m 的地带。分布于长江流域以南至广东、广西、云南、贵州、四川等地，江苏、安徽、山东、河南等地有栽培。

【挥发油含量】水蒸气蒸馏的枝叶的得油率为 0.62%。

【芳香成分】朱亮锋等（1993）用水蒸气蒸馏法提取的江西井冈山产柳杉枝叶挥发油的主要成分为：罗汉松烯(39.50%)、松油醇 -4(7.60%)、β - 松叶醇（3.99%）、乙酸龙脑酯（2.53%）、γ - 松油烯（1.04%）等。

杉叶 ▼

【基源】杉科杉木属植物杉木 *Cunninghamia lanceolata* (Lamb.) Hook. 的叶。

【形态特征】乔木，高达 30m。主枝上的叶辐射伸展，侧枝上叶基部扭转成二列状，披针形，革质、竖硬，长 2~6cm，宽 3~5mm，边缘有细缺齿；老树上叶较窄短、厚。雄球花圆锥状，通常 40 余个簇生枝顶；雌球花单生或 2~4 个集生，绿色。球果卵圆形；苞鳞棕黄色，三角状卵形；种鳞很小，种子 3 粒；扁平、长卵形，暗褐色。花期 4 月，球果 10 月下旬成熟。

【习性与分布】生于海拔 2500m 以下。阳性树种，喜温暖湿润气候。北自秦岭淮河以南，南至雷州半岛，东自浙江、福建，西至青藏高原均有分布。

【挥发油含量】水蒸气蒸馏的叶的得油率为 0.05%~0.11%，超临界萃取的叶的得油率为 0.30%~0.52%。

【芳香成分】高雪芹等（2006）用醇提取 - 石油醚溶解法提取的安徽九华山产杉木叶挥发油的主要成分

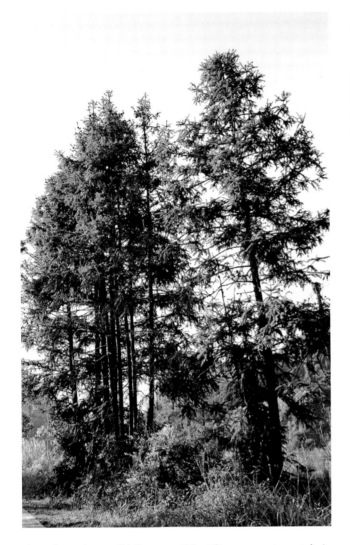

杉木根 ▼

【基源】杉科杉木属植物杉木 *Cunninghamia lanceolata* (Lamb.) Hook. 的根和根皮。

【形态特征】同杉叶。

【习性与分布】同杉叶。

【挥发油含量】水蒸气蒸馏的根的得油率在1.95%~2.29%之间，隔氧干馏的根的得油率为6.08%。

【芳香成分】孙凌峰等（2000）用水蒸气蒸馏法提取的江西遂川产杉木根挥发油的主要成分为：柏木醇（39.48%）、γ-松油烯（9.87%）、δ-榄香烯（7.89%）、β-石竹烯（6.16%）、α-蒎烯（3.67%）、异龙脑（3.59%）、β-红没药烯（2.72%）、d-柠檬烯（1.74%）、α-白菖烯（1.69%）、β-榄香烯（1.69%）、β-杜松烯（1.66%）、樟脑（1.42%）、泪杉醇（1.19%）、愈创木醇（1.13%）等。

【性味与功效】味辛，性微温。祛风利湿，行气止痛，理伤接骨。治风湿痹痛，胃痛，疝气痛，淋病，白带，血瘀崩漏，痔疮，骨折，脱臼，刀伤。

杉材 ▼

【基源】杉科杉木属植物杉木 *Cunninghamia lanceolata* (Lamb.) Hook. 的心材及树枝。

【形态特征】同杉叶。

【习性与分布】同杉叶。

【挥发油含量】水蒸气蒸馏的木材的得油率为0.10%~3.11%，隔氧干馏的木材的得油率为5.86%；超临界萃取的心材的得油率为0.99%。

【芳香成分】杉木木材挥发油的第一主成分为柏木醇（27.20%~76.27%）。叶舟等（2005）用水蒸气蒸馏法提取的福建产杉木新鲜心材挥发油的主要成分为：柏木脑（76.27%）、对-薄荷-1-烯-8-醇（5.03%）、1,3,3-三甲基-2-(1-甲基-1-丁烯-1-基)-1-环己烯（4.29%）、[3R-(3α,3aβ,7β,8aα)]-2,3,4,7,8,8a-六氢-3,6,8,8-四甲基-1H-3a,7-甲醇薁（2.42%）、罗汉柏烯-13（1.77%）、表雪松醇（1.45%）、

为：十八酸-2-羟基-1,3-丙二酯（16.93%）、二十七烷（15.18%）、棕榈酸-2-(十八烷氧基)乙酯（11.04%）、三十七醇（6.88%）、油酸（6.53%）、棕榈酸乙酯（4.59%）、2,3-二甲基-2-戊烯（4.43%）、2,6,11,15-四甲基十六烷（3.97%）、2,6,11-三甲基十二烷（3.51%）、棕榈酸-1-羟甲基-1,2-二乙醇二酯（2.42%）、(顺)-9-十八烯酸-(2-苯基-1,3-二氧戊烷-4-基)甲酯（2.39%）、(Z,Z,Z)-9,12,15-十八三烯酸-2,3-二羟基丙酯（2.38%）、(Z)-7-十六碳烯醛（2.33%）、十九烷（2.23%）、1-己炔-3-醇（1.73%）、(3β,22E)-麦角甾-5,22-二烯-3-醇-乙酸酯（1.70%）、2,4-双(1,1-二甲基乙基)苯酚（1.50%）、2-甲基二十烷（1.39%）、2,3,3-三甲基-1-己烯（1.17%）、2-异丙基-5-甲基-1-庚醇（1.10%）、对二甲苯（1.04%）、2,4-二甲基庚烯（1.01%）等。

【性味与功效】味辛，性微温。祛风，化痰，活血，解毒。治半身不遂初起，风疹，咳嗽，牙痛，天疱疮，脓疱疮，鹅掌风，跌打损伤，毒虫咬伤。

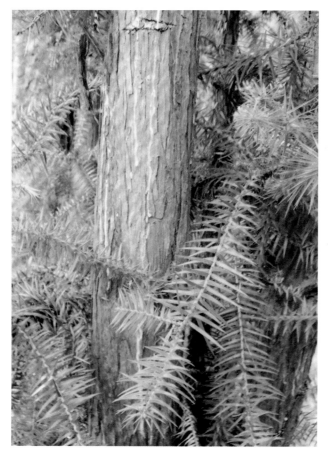

[1R-(1α,3aβ,4α,7β)]-1,2,3,3a,4,5,6,7- 八 氢 -1,4- 二甲基 -7-(1- 甲基乙烯基)- 薁（1.36%）等。

【性味与功效】味辛，性微温。辟恶除秽，除湿散毒，降逆气，活血止痛。治脚气肿满，霍乱，心腹胀痛，风湿毒疮，跌打肿痛，创伤出血，烧烫伤。

杉皮 ▼

【基源】杉科杉木属植物杉木 *Cunninghamia lanceolata* (Lamb.) Hook. 的树皮。

【形态特征】同杉叶。

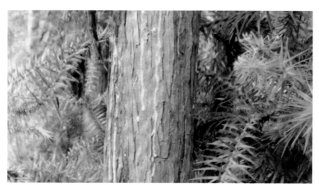

【习性与分布】同杉叶。

【挥发油含量】水蒸气蒸馏的树皮的得油率为 1.28%。

【芳香成分】曹福祥等（1996）用水蒸气蒸馏法提取的湖南宁远产杉木树皮挥发油的主要成分为：柏木脑（22.40%）、α - 蒎烯（18.90%）、α - 柏木烯（11.70%）、γ - 荜澄茄烯（7.60%）、1,8- 桉叶油素（5.00%）、柠檬烯（3.90%）、榄香烯（3.00%）、十氢 -2,2,4a- 三甲基 -8- 亚甲基 -2- 萘亚甲醇（2.60%）、依兰烯（1.60%）、龙脑（1.50%）、大根香叶烯 B（1.50%）、β - 蒎烯（1.40%）、β - 月桂烯（1.00%）等。

【性味与功效】味辛，性微温。利湿，消肿解毒。治水肿，脚气，漆疮，流火，烫伤，金疮出血，毒虫咬伤。

水杉 ▼

【基源】杉科水杉属植物水杉 *Metasequoia glyptostroboides* Hu et Cheng 的枝叶。

【形态特征】乔木，高达 35m，胸径达 2.5m；侧生小枝排成羽状；冬芽卵圆形，芽鳞宽卵形。叶条形，长 0.8~3.5cm，宽 1~2.5mm，叶在侧生小枝上列成二列，羽状。球果下垂，近四棱状球形，熟时深褐色，梗上有交对生的条形叶；种鳞木质，盾形，通常 11~12 对，鳞顶扁菱形，能育种鳞有 5~9 粒种子；种子扁平，倒卵形。花期 2 月下旬，球果 11 月成熟。

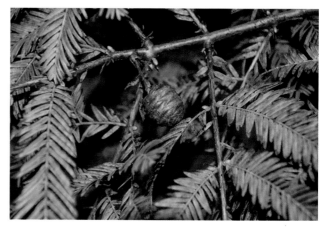

【习性与分布】生于海拔 750~1500m、气候温和、夏秋多雨、酸性黄壤土地区。喜光，耐寒。各地普遍引种，北至辽宁，南至广东，东至江苏、浙江，西至云南、四川、陕西、湖北、江苏、安徽、江西、湖南等。

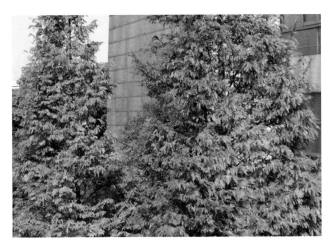

【挥发油含量】水蒸气蒸馏的干燥叶的得油率为0.29%。

【芳香成分】宋二颖等（1997）用水蒸气蒸馏法提取的水杉干燥叶挥发油的主要成分为：α-蒎烯(70.63%)、反式-丁香烯（10.38%）、δ-3-蒈烯（2.09%）、氧化丁烯（1.68%）、月桂烯（1.46%）、樟烯（1.42%）、β-蒎烯（1.32%）、葎草烯（1.30%）等。

【性味与功效】味辛，性温。解毒杀虫，透表，疏风。治风疹，疮疡，疥癣，赤游丹，接触性皮炎，过敏性皮炎。

商陆叶 ▼

【基源】商陆科商陆属植物商陆 *Phytolacca acinosa* Roxb. 的叶。

【形态特征】多年生草本，高 0.5~1.5m。叶片薄纸质，椭圆形或披针状椭圆形，长 10~30cm，宽 4.5~15cm，两面散生细小白色斑点。总状花序顶生或与叶对生，

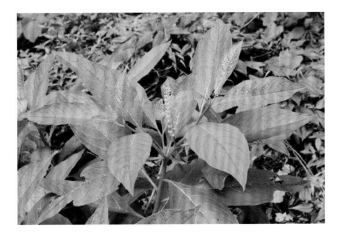

圆柱状，密生多花；苞片线形；花两性，直径约8mm；花被片 5，白色、黄绿色，椭圆形、卵形或长圆形。果序直立；浆果扁球形，熟时黑色；种子肾形，黑色。花期 5~8 月，果期 6~10 月。

【习性与分布】野生于海拔 500~3400m 的沟谷、山坡林下、林缘路旁，多生于湿润肥沃地，喜生垃圾堆上。喜温暖，阴湿的气候和富含腐殖质的深厚砂壤土。除东北、内蒙古、青海、新疆外，全国各省区。

【挥发油含量】水蒸气蒸馏的阴干全草的得油率为0.05%。

【芳香成分】刘瑞娟等（2010）用水蒸气蒸馏法提取的山东日照产商陆阴干全草挥发油的主要成分为：棕榈酸（52.49%）、(Z,Z)-亚油酸（21.60%）、7-甲氧基-2,2,4,8-四甲基三环十一烷（4.64%）、正十五酸（3.51%）、7,10-十八碳二烯酸甲酯（3.18%）、3,4-二甲基-1-苯基-3-吡唑啉（2.66%）、十六酸甲酯（1.94%）、甲基1-哌啶酮（1.54%）、十八烷,3-乙基-5-(2-乙基丁酯)（1.43%）、邻苯二甲酸丁基十四烷基酯（1.16%）等。

【性味与功效】清热解毒。治痈肿疮毒

肾蕨 ▼

【基源】肾蕨科肾蕨属植物肾蕨 *Nephrolepis auriculata* (Linn.) Trimen 的全草或块茎。全草的芳香成分未见报道。

【形态特征】附生或土生。根状茎被淡棕色长钻形鳞片，匍匐茎棕褐色，疏被鳞片；匍匐茎上的块茎密被鳞片。叶簇生，暗褐色，密被淡棕色线形鳞片；叶片

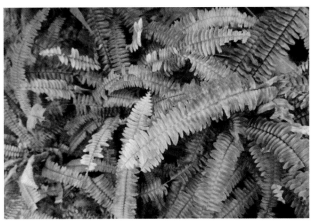

线状披针形，长 30~70cm，宽 3~5cm，一回羽状，羽状多数，约 45~120 对，常密集而呈覆瓦状排列，披针形，叶缘有疏浅的钝锯齿。叶草质，干后棕绿色或褐棕色。孢子囊群肾形，囊群盖肾形，褐棕色。

【习性与分布】生溪边林下，海拔 30~1 500m。喜温暖潮湿的环境，不耐寒，喜半阴，忌强光直射。分布于浙江、福建、台湾、湖南、广东、广西、海南、贵州、云南、西藏。

【芳香成分】王恒山等（2004）用有机溶剂萃取后水蒸气蒸馏的方法提取的肾蕨块茎挥发油的主要成分为：十六酸乙酯（9.54%）、十六酸正丁酯（8.96%）、月桂酸乙酯（5.02%）、亚油酸乙酯（4.76%）、顺式 - 油酸乙酯（3.99%）、9,12- 二烯 - 十八酸丁酯（3.67%）、顺 -9- 烯 - 硬脂酸丁酯（3.32%）、十二酸乙酯（2.76%）、雪松醇（2.36%）、2,3,4,7,8,8a- 六氢化 1H-3a,7- 亚甲基薁（2.18%）、3,5- 二叔丁基 -4- 羟基苯甲醛（2.07%）、硬脂酸乙酯（1.96%）、硬脂酸正丁酯（1.86%）、2,6 二叔丁基 -4- 甲基苯酚（1.85%）、十六酸甲酯（1.46%）、6,10,14- 三甲基 -2- 十五酮（1.44%）、3,7,11,15- 四甲基 -2- 十六烯 -1- 醇（1.27%）等。

【性味与功效】味甘、淡、微涩，性凉。清热利湿，宁肺止咳，软坚消积。治感冒发热，咳嗽，肺结核咯血，痢疾，急性肠炎，小儿疳积，中毒性消化不良，泌尿系感染；外用治乳腺炎，淋巴结炎。

垂果大蒜芥 ▼

【基源】十字花科大蒜芥属植物垂果大蒜芥 *Sisymbrium heteromallum* C. A. Mey. 的全草和种子。种子的芳香成分未见报道。

【形态特征】一年或二年生草本，高 30~90cm。基生叶为羽状深裂或全裂，叶片长 5~15cm，顶端裂片大，全缘或具齿，侧裂片 2~6 对；上部的叶羽状浅裂，裂片披针形或宽条形。总状花序密集成伞房状；萼片淡黄色，长圆形；花瓣黄色，长圆形。长角果线形，纤细；果瓣略隆起；果梗长 1~1.5cm。种子长圆形，长约 1mm，黄棕色。花期 4~5 月。

【习性与分布】生于林下、阴坡、河边，海拔 900~3500m。分布于山西、陕西、青海、甘肃、新疆、西藏、

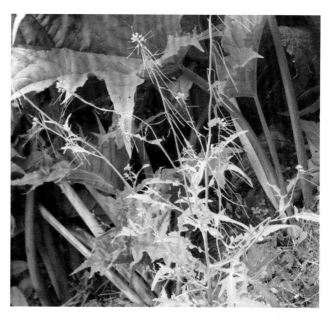

四川、云南。

【挥发油含量】水蒸气蒸馏的阴干全草的得油率为 0.40%。

【芳香成分】格日杰等（2007）用水蒸气蒸馏法提取的青海兴海产垂果大蒜芥阴干全草挥发油的主要成分为：异硫氰酸丁酯(22.37%)、N,N' - 二异丁基硫脲(22.24%)、1- 甲基异氰基苯(15.07%)、丁二酸二异丁酯(4.00%)、异硫氰酸异丙酯(3.45%)、十六烷(2.75%)、十六酸(2.16%)、6,10,14- 三甲基 -2- 十五烷酮(1.82%)、桉油精(1.26%)、十七烷(1.05%)、3,5- 二甲基 -1,2,4- 三硫烷（1.04%）等。

【性味与功效】味甘，性凉。止咳化痰，清热解毒。治急、慢性气管炎，百日咳，淋巴结核；外敷可治肉瘤。

单花荠 ▼

【基源】十字花科单花荠属植物单花荠 *Pegaeophyton scapiflorum* (J. D. Hooker et Thomson) C. Marquand et Airy Shaw 的根或全草。根的芳香成分未见报道。

【形态特征】多年生草本，茎短缩，高 3~15cm。叶多数，旋叠状着生于基部，叶片线状披针形或长匙形，长 2~10cm，宽 3~20mm，全缘或具稀疏浅齿。花大，单生，白色至淡蓝色；萼片长卵形；花瓣宽倒卵形。短角果宽卵形，扁平，肉质，具狭翅状边缘。种子每

室 2 行，圆形而扁，长 1.8~2mm，宽约 1.5mm，褐色。花、果期 6~9 月。

【习性与分布】生于山坡潮湿地、高山草地、林内水沟边及流水滩，海拔 3500~5400m。分布于青海、四川、云南、西藏。

【芳香成分】张洪权等（2018）用同时蒸馏萃取法提取的单花荠干燥全草挥发油的主要成分为：丁基异硫氰酸酯（12.63%）、异硫氰酸异丁酯（10.71%）、2-呋喃甲醛（10.10%）、1H- 吡咯并 [2,3-b] 吡啶 -2,3-二酮 -3- 腙（9.88%）、二甲基三硫（8.90%）、二甲基二硫（5.13%）、棕榈油酸（3.32%）、3- 丁烯基异硫氰酸酯（2.87%）、1- 戊烯腈（2.28%）、二甲基四硫醚（2.16%）、2- 甲氧基 -4- 乙烯苯酚（1.64%）、亚油酸（1.26%）、棕榈酸（1.11%）等。

【性味与功效】味辛，性寒。清热解毒，止血，消肿。治温热病发热，咳嗽，咯血，四肢浮肿，食物中毒，创伤出血。

西洋菜干 ▼

【基源】十字花科豆瓣菜属植物豆瓣菜 *Nasturtium officinale* R. Br. 的全草。

【形态特征】多年生水生草本，高 20~40cm。单数羽状复叶，小叶片 3~9 枚，近圆形，顶端 1 片较大，长

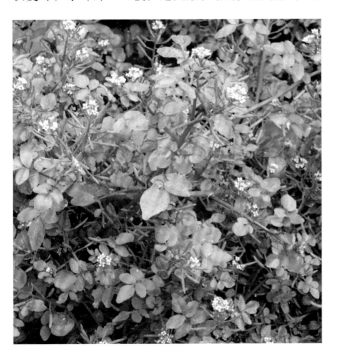

2~3cm，宽 1.5~2.5cm，近全缘或呈浅波状。总状花序顶生，花多数；萼片长卵形，边缘膜质；花瓣白色，倒卵形或宽匙形。长角果圆柱形而扁，长 15~20mm，宽 1.5~2mm。种子每室 2 行。卵形，直径约 1mm，红褐色。花期 4~5 月，果期 6~7 月。

【习性与分布】喜生水中，水沟边、山涧河边、沼泽地或水田中，海拔 850~3700m。喜冷凉，较耐寒，不耐热。分布于黑龙江、河北、山西、陕西、山东、江苏、安徽、河南、广东、广西、四川、贵州、云南、西藏。

【挥发油含量】水蒸气蒸馏的全草的得油率为 0.51%。

【芳香成分】康文艺等（2002）用水蒸气蒸馏法提取的贵州贵阳产豆瓣菜全草挥发油的主要成分为：软脂酸（9.77%）、石竹烯氧化物（7.26%）、β- 榄香烯（4.82%）、α- 檀香萜（3.16%）、δ-3-蒈烯（2.38%）、α- 红没药醇（2.13%）、5- 表 - 马兜铃烯（1.74%）、β- 蛇床烯（1.61%）、反 -α- 香柠檬烯（1.50%）、T- 紫穗槐醇（1.45%）、γ- 紫穗槐烯（1.39%）、α- 葎草烯（1.35%）、叶绿醇（1.34%）、α- 蛇床烯（1.17%）、亚油酸（1.01%）等。

【性味与功效】味甘、淡，性凉。清肺，凉血，利尿，解毒。治肺热燥咳，坏血病，泌尿系炎症，疔毒痈肿，皮肤瘙痒。

家独行菜 ▼

【基源】十字花科独行菜属植物家独行菜 *Lepidium sativum* Linn. 的全草和种子。

【形态特征】一年生草本，高 20~40cm。基生叶倒卵状椭圆形，一回或二回羽状全裂或浅裂，少数仅有锯齿；茎生叶线形，羽状多裂，长 2~3cm，上部叶全缘。总状花序果期伸长；萼片椭圆形；花瓣白色或蔷薇色，长圆状匙形。短角果圆卵形或椭圆形。种子卵形，长约 2.5mm，红棕色，近光滑，无边；子叶 3 裂。花期 6~7 月，果期 8~9 月。

【习性与分布】栽培或逸为野生。分布于黑龙江、吉林、山东、新疆、西藏。

【挥发油含量】水蒸气蒸馏的干燥种子的得油率为 0.15%。

【芳香成分】郭子钰等（2019）用气液微萃取法提

取的吉林延边地区产家独行菜全草挥发油的主要成分为：新植二烯（15.39%）、异硫氰酸苄酯（14.03%）、2-甲氧基-4-乙烯基苯酚（9.01%）、1,2-环氧十八烷（6.24%）、苯甲醛（5.60%）、木焦醇（3.43%）、十八醛（2.37%）、苄腈（2.12%）、2,3-二氢苯并呋喃（1.96%）、二十四醇乙酸酯（1.69%）、十六碳-7-炔-1-醇（1.62%）、二十二烷醇（1.50%）、1-苄基-1H-吡咯（1.49%）、乙酸辛酯（1.33%）、4-苯基-辛烷（1.12%）、6,6-二甲基富烯（1.05%）、植醇（1.04%）、乙酸苯酯（1.03%）、1,1,6-三甲基-1,2-二氢萘（1.02%）等；种子挥发油的主要成分为：苄腈（49.60%）、异硫氰酸苄酯（10.51%）、(3,4-二甲基苯氧基) 乙酸（9.73%）、苯甲酸二甲基氨基乙酯（4.66%）、苯甲醛（3.63%）、苯乙酰胺（3.18%）、糠醛（1.73%）、苯乙酸（1.26%）等。

【性味与功效】味辛，性温。祛痰止咳，温中，利尿。治咳嗽，喘息，痰多而稠，呃逆，腹泻，痢疾，腹胀，水肿，小便不利，疥癣。

宽叶独行菜 ▼

【基源】十字花科独行菜属植物宽叶独行菜 *Lepidium latifolium* Linn. 的全草。

【形态特征】多年生草本，高 30~150cm；茎直立，上部多分枝。基生叶及茎下部叶革质，长圆披针形或卵形，长 3~6cm，宽 3~5cm，全缘或有牙齿；茎上部叶披针形或长圆状椭圆形，长 2~5cm，宽 5~15mm。总状花序圆锥状；萼片脱落，卵状长圆形或近圆形；花瓣白色，倒卵形。短角果宽卵形或近圆形。种子宽椭圆形，压扁，浅棕色。花期 5~7 月，果期 7~9 月。

【习性与分布】生在村旁、田边、山坡及盐化草甸，海拔 1800~4250m。分布于内蒙古、西藏。

【芳香成分】于瑞涛等（2010）用石油醚萃取法提取的青海海西产宽叶独行菜地上部分非极性主要成分为：正二十七烷（35.21%）、正二十九烷（19.77%）、正二十五烷（10.45%）、异构二十九烷（7.85%）、异构二十七烷（5.89%）、正二十八烷（2.51%）、正三十一烷（1.84%）、正

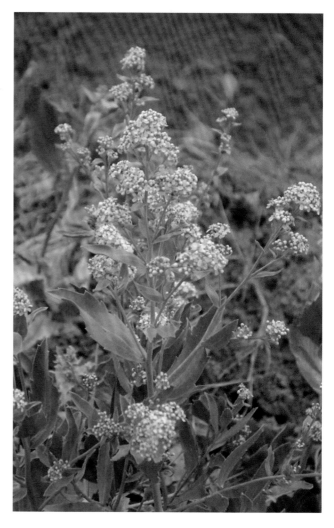

二十三烷（1.76%）、正二十六烷（1.72%）、异构二十八烷（1.63%）、反异构二十八烷（1.37%）、正二十四烷（1.29%）、异构三十一烷（1.16%）、反异构三十烷（1.10%）等。

【性味与功效】味微苦、涩，性凉。清热燥湿。治菌痢、肠炎。

辣根 ▼

【基源】十字花科辣根属植物辣根 *Armoracia rusticana* (Lam.) Gaertn., B. Mey. et Sherb. 的根。

【形态特征】多年生草本，高达 1m 上下。根肉质纺锤形。基生叶长圆形，长 15~35cm，宽 7.5~15cm，边缘具圆齿；茎下部的叶长圆形，边缘通常羽状浅裂，中部的叶广披针形，上部的叶渐小，披针形，

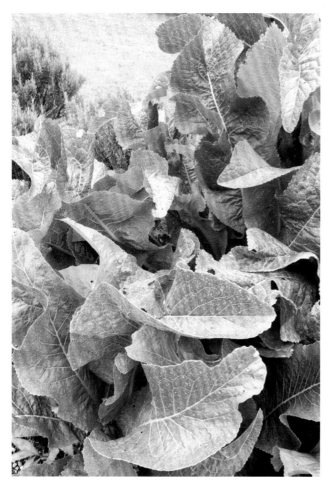

荠菜 ▼

【基源】十字花科荠属植物荠 *Capsella bursa-pastoris* (Linn.) Medic. 的全草。

【形态特征】一年或二年生草本，高 7~50cm。基生叶丛生呈莲座状，大头羽状分裂，长可达 12cm，宽可达 2.5cm，侧裂片 3~8 对，浅裂、或有粗锯齿或近全缘；茎生叶披针形，基部箭形，抱茎。总状花序顶生及腋生，果期延长达 20cm；萼片长圆形；花瓣白色，卵形。短角果倒三角形或倒心状三角形，扁平。种子 2 行，长椭圆形，浅褐色。花果期 4~6 月。

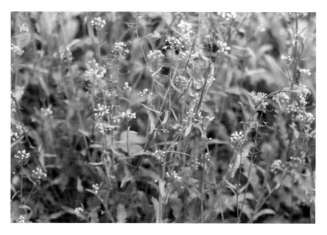

【习性与分布】生于山坡、田边及路旁。喜冷凉湿润和晴朗的气候条件，耐寒力较强。全国各地均有分布。

【挥发油含量】水蒸气蒸馏的新鲜全草的得油率为 0.11%，干燥全草的得油率为 0.01%。

【芳香成分】刘宇等（2009）用水蒸气蒸馏法提取的吉林长白山产野生荠干燥全草挥发油的主要成分为：棕榈酸（28.32%）、植物蛋白胨（10.15%）、油酸（8.63%）、二十八烷（4.73%）、十四烷酸（2.71%）、棕榈酸甲酯（1.85%）、二十七烷（1.51%）、二十五烷（1.39%）、亚油酸甲酯（1.38%）、硬脂酸（1.07%）等。郭华等（2008）用同时蒸馏－萃取法提取的辽宁鞍山产野生荠新鲜全草挥发油主要成分为：叶醇 (43.12%)、乙酸叶醇酯 (14.36%)、二甲三硫化物 (9.77%)、乙酸异丙酯 (7.08%)、1-己醇（2.57%）、十五烷（2.37%）、异丙醇（2.21%）、乙酸 -3- 甲基庚酯（1.98%）、二甲砜（1.85%）、4,4- 二甲基己醛（1.48%）、BHT（1.42%）、2-乙氧基 - 丙烷（1.32%）、4-(2,6,6- 三甲基 -1- 环己烯 -1-基)-3- 丁烯 -2- 酮（1.28%）、(E)-1-(1- 乙氧乙氧基)-3-

边缘具齿或全缘。花序排列成圆锥状；花多数；萼片条形；花瓣白色，倒卵形。短角果卵圆形至椭圆形。种子细小，扁圆形，淡褐色。花期 4~5 月，果期 5~6 月。

【习性与分布】喜冷凉气候，较耐干旱，不耐雨涝。黑龙江、吉林、辽宁、北京有栽培。

【挥发油含量】水蒸气蒸馏的水解后的干燥根的得油率为 0.85%，超临界萃取的得油率为 1.91%。

【芳香成分】林旭辉等（2001）用水蒸气蒸馏法提取的辣根干燥根挥发油的主要成分为：异硫氰酸烯丙酯（31.83%）、4- 戊烯基异硫氰酸酯（26.24%）、β-苯乙基异硫氰酸酯（5.75%）、5- 己烯基异硫氰酸酯（4.26%）、异硫氰酸甲酯（3.75%）、己基异硫氰酸酯（3.29%）、3- 丁烯基异硫氰酸酯（3.10%）、异硫氰酸异丁基酯（2.81%）、3- 甲基硫氰酸酯（2.66%）、硫氰酸烯丙酯（2.29%）、异硫氰酸异丙基酯（2.11%）、异硫氰酸丁基酯（1.94%）、苯基异硫氰酸酯（1.87%）、苯甲基异硫氰酸酯（1.65%）、6- 庚烯基异硫氰酸酯（1.41%）等。

【性味与功效】味辛，性温。消食和中，利胆，利尿。治消化不良，小便不利，胆囊炎，关节炎。

己烯（1.23%）、1-(1-甲乙氧基)-丙烷（1.13%）等。张丽等（2015）用顶空固相微萃取法提取的江苏南京产荠新鲜全草挥发油主要成分为：2,6-二甲基环己醇（8.42%）、叶醇（6.84%）、二甲三砜（6.26%）、苯甲醛（5.64%）、正己醛（5.28%）、反式-2-己烯-1-醇（4.91%）、二甲基四硫（4.25%）、二甲基二硫（4.09%）、2-己烯醛（3.89%）、2-甲基-4-戊烯酸（2.17%）、顺-4-庚烯醛（1.99%）、柠檬醛（1.93%）、2,2,6-三甲基环庚烷（1.88%）、2-甲氧基-3-仲丁基吡嗪（1.86%）、(E)-2-戊烯醛（1.76%）、β-紫罗兰酮（1.52%）、乙酸叶醇酯（1.47%）、环十二烷（1.19%）、3-氨基-2,3-二氢苯甲酸（1.18%）、烯丙基甲基二硫醚（1.10%）、(E,E)-2,4-己二烯醛（1.06%）、苯乙醇（1.05%）、2-乙基己醇（1.04%）、对二氯苯（1.01%）等；480W微波干燥的荠干燥全草挥发油的主要成分为：二甲基二硫（27.47%）、二甲三砜（6.48%）、2,6-二甲基环己醇（4.44%）、二甲基四硫（3.51%）、2-甲基正丁醛（3.22%）、叶醇（3.09%）、二甲硫醚（3.08%）、正己醛（3.06%）、苯甲醛（2.57%）、(E)-2-戊烯醛（2.56%）、正戊醛（2.40%）、3-甲基丁酸（2.20%）、2-甲氧基-3-仲丁基吡嗪（2.08%）、反式-2-己烯-1-醇（1.95%）、2,2,6-三甲基环庚烷（1.78%）、2-己烯醛（1.74%）、苯乙醛（1.67%）、2-乙基-3,5-二甲基吡嗪（1.65%）、2-甲基丁酸（1.41%）、β-紫罗兰酮（1.28%）、(E,E)-2,4-己二烯醛（1.03%）等。

【性味与功效】味甘、淡，系列。凉肝止血，平肝明目，清热利湿。治吐血，衄血，咯血，尿血，崩漏，目赤疼痛，眼底出血，高血压病，赤白痢疾，肾炎水肿，乳糜尿。

半边菜 ▼

【基源】十字花科碎米荠属植物华中碎米荠 Cardamine urbaniana O. E. Schulz 的根状茎。

【形态特征】多年生草本，高 35~65cm。根状茎粗壮，通常匍匐。茎生叶有小叶 3~6 对，顶生小叶与侧生小叶相似，卵状披针形或狭披针形，长 5~10cm，宽 1~3cm，边缘有齿。总状花序多花；萼片绿色或淡紫色，长卵形；花瓣紫色、淡紫色或紫红色，长椭圆状楔形或倒卵楔形。长角果条形而微扁，果瓣有时带紫色。种子椭圆形，褐色。花期 4~7 月，果期 6~8 月。

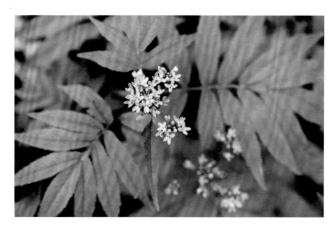

【习性与分布】生于山谷阴湿地及山坡林下，海拔 500~3500m。分布于浙江、湖北、湖南、江西、陕西、甘肃南、四川。

【芳香成分】华中碎米荠根茎挥发油的主成分为 4-异硫代氰酰基-1-丁烯（14.02%~65.71%）。卢金清等（2013）用水蒸气蒸馏法提取的湖北神农架产华中碎米荠根茎挥发油的主要成分为：4-异硫代氰酰基-1-丁烯（65.71%）、4-异硫代氰酸甲基戊酯（5.01%）、棕榈酸（3.98%）、2-甲基烯丙基氰（1.35%）、1-异硫代氰酰基-3-甲基-丁烷（1.13%）等。

【性味与功效】味微苦、辛，性平。止咳化痰，活血消肿。治百日咳，慢性支气管炎，跌打损伤。

黄芽白菜 ▼

【基源】十字花科芸苔属植物白菜 Brassica pekinensis Rupr. 的叶和根。根的芳香成分未见报道。

【形态特征】二年生草本，高 40~60cm。基生叶多数，大形，倒卵状长圆形至宽倒卵形，长 30~60cm，边

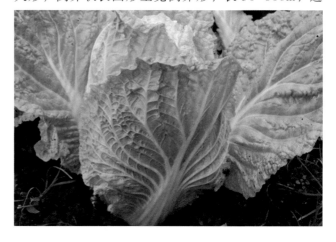

缘皱缩，波状，中脉白色，很宽；叶柄白色，扁平；上部茎生叶长圆状卵形、长圆披针形至长披针形，长 2.5~7cm，全缘或有裂齿，有柄或抱茎。花鲜黄色；萼片长圆形，淡绿色至黄色；花瓣倒卵形。长角果较粗短。种子球形，棕色。花期 5 月，果期 6 月。

【习性与分布】喜冷凉气候。全国各地均有栽培。

【芳香成分】白菜叶挥发油的第一主成分有：异硫氰酸苯乙酯（28.85%~35.74%）、2-己烯醛（22.23%~29.70%）等，也有主成分不同的报告。夏广清等（2005）用顶空固相微萃取法提取的白菜'B-17'自交系新鲜地上部分挥发油的主要成分为：异硫氰酸苯乙酯（28.85%）、苯丙烷腈（16.98%）、2-烯丙基硫代-1-硝基丁烷（7.43%）、2-丁烯-4-溴-3-苯基-乙酯（7.17%）、戊二腈（5.91%）、甲基麦芽酚（5.41%）等。吴春燕等（2012）用顶空固相微萃取法提取的'五月慢'白菜挥发油的主要成分为：2-己烯醛（29.70%）、1-丁烯基-4-异硫氰酸酯（5.19%）、(E,E)-2,4-庚二烯醛（5.15%）、3-己烯-1-醇（4.63%）、(Z)-3-己烯醛（2.07%）、己醛（1.95%）、苯丙腈（1.87%）、2-乙基呋喃（1.83%）、2-戊烯-1-醇（1.30%）、四氢吡喃-2-甲醇（1.07%）等。何洪巨等（2006）用顶空固相微萃取法提取的北京产白菜新鲜地上部分挥发油的主要成分为：硫酸亚丁基环戊酯（18.74%）、4-甲硫基丁腈（13.72%）、苯乙基异硫氰酸酯（12.90%）、异硫氰酸环戊酯（11.83%）、苯丙腈（6.81%）、E-1,5-庚二酸（4.95%）、1,2-环硫基辛烷（4.60%）、硫酸二甲酯（4.29%）、3-甲硫基丙醛（3.73%）、3-己烯-1-醇（3.23%）、4-异硫氰酸根-1-丁烯（1.63%）、1-二十烷醇（1.61%）、肉豆蔻酸异丙酯（1.23%）、1-甲硫基己烷（1.08%）、5-乙基-2-甲基辛烷（1.04%）、N-乙基苯胺（1.00%）等。袁华伟等（2019）用顶空固相微萃取法提取的四川产白菜新鲜叶挥发油的主要成分为：异硫氰酸烯丙酯（75.97%）、异硫氰酸丁酯（8.42%）、异硫氰酸环丙酯（5.21%）、3-丁烯基异硫氰酸酯（2.86%）、硫氰酸甲酯（2.18%）、3-(甲基硫代)丙基硫代异氰酸酯（1.50%）、异硫氰酸苯乙酯（1.42%）、异硫氰酸异丁酯（1.12%）等。

【性味与功效】味甘，性平。通利肠胃，养胃和中，利小便。治水肿，胃炎。

甘蓝 ▼

【基源】十字花科芸苔属植物甘蓝 *Brassica oleracea* Linn. var. *capitata* Linn 的叶。

【形态特征】二年生草本，被粉霜。基生叶多数，质厚，层层包裹成球状体，直径 10~30cm 或更大。基生叶及下部茎生叶长圆状倒卵形至圆形，长和宽达 30cm。边缘有波状不显明锯齿；上部茎生叶卵形，基部抱茎；最上部叶长圆形，抱茎。总状花序顶生及腋生；花淡黄色；萼片线状长圆形；花瓣近圆形。长角果圆柱形。种子球形，棕色。花期 4 月，果期 5 月。

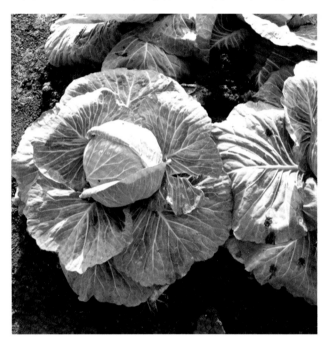

【习性与分布】喜温和气候，比较耐寒。有一定的耐涝和抗旱能力。全国各地栽培。

【芳香成分】戴建青等（2011）用顶空固相微萃取法提取的'夏宝'甘蓝叶挥发油的主要成分为：顺-3-己烯醇乙酸酯（3.49%）、顺-3-己烯醇（3.17%）、1-己烯-3-醇（2.26%）、顺-3-己烯醇异戊酸酯（1.51%）、苯甲酸（1.18%）、异硫氰酸烯丙酯（1.02%）等。曹凤勤等（2008）用吸附法提取的'京丰 1 号'甘蓝叶挥发油的主要成分为：正十四烷（5.52%）、壬醛（3.08%）、(Z)-3-己烯基己酸酯（1.08%）等。

【性味与功效】味甘，性平。清利湿热，散结止痛，益肾补虚。治湿热黄疸，消化道溃疡疼痛，关节不利，虚损。

芥蓝 ▼

【基源】十字花科芸苔属植物芥蓝 *Brassica alboglabra* Linn. H. Bailey 的根、茎、叶。根的芳香成分未见报道。

【形态特征】一年生草本，高 0.5~1m，常 30~40cm，具粉霜。基生叶卵形，长达 10cm，边缘有微小不整齐裂齿，不裂或基部有小裂片；茎生叶卵形或圆卵形，长 6~9cm，边缘波状或有不整齐尖锐齿，基部耳状；茎上部叶长圆形，边缘有粗齿。总状花序长；花白色或淡黄色；萼片披针形；花瓣长圆形。长角果线形。种子凸球形，红棕色。花期 3~4 月，果期 5~6 月。

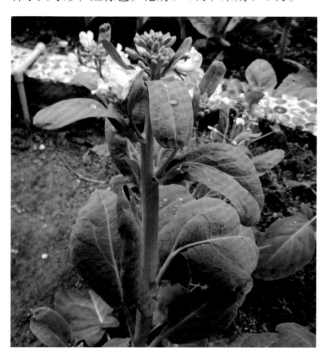

【习性与分布】适于较低温度和长日照，喜较大的昼夜温差。全国各地均有栽培。

【芳香成分】何洪巨等（2005）用吹扫捕集法提取的芥蓝新鲜地上部分挥发油的主要成分为：异硫氰酸丁烯腈（13000.0μg·g⁻¹）、甲基丙烯（427.0μg·g⁻¹）、甲基环戊烷（2490μg·g⁻¹）、己烷（228.0μg·g⁻¹）、甲基戊烷异构体（147.0μg·g⁻¹）、乙基苯（116.0μg·g⁻¹）、己烯醇（111.0μg·g⁻¹）等。

【性味与功效】味甘、辛，性凉。解毒利咽，顺气化痰，平喘。治风热感冒，咽喉痛，气喘；并能预防白喉。

擘蓝 ▼

【基源】十字花科芸苔属植物球茎甘蓝 *Brassica caulorapa* Pasq 的球茎、叶片和种子。叶片和种子的芳香成分未见报道。

【形态特征】二年生草本，高 30~60cm，带粉霜；茎短，在离地面 2~4cm 处膨大成 1 个实心长圆球体或扁球体，绿色，其上生叶。叶略厚，宽卵形至长圆形，长 13.5~20cm，基部在两侧各有 1 裂片，或仅在一侧有 1 裂片，边缘有不规则裂齿；茎生叶长圆形至线状长圆形。总状花序顶生；花直径 1.5~2.5cm。花及长角果和甘蓝的相似。花期 4 月，果期 6 月。

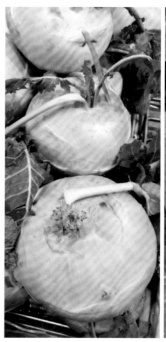
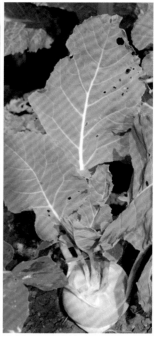

【习性与分布】喜温和湿润、充足的光照。较耐寒，也有适应高温的能力。全国大多数省区均有栽培。

【芳香成分】杨琴等（2016）用水蒸气蒸馏法提取的宁夏银川产擘蓝新鲜球茎挥发油的主要成分为：3-侧柏烯（6.41%）、D-柠檬烯（5.47%）、(+)-4-蒈烯（5.24%）、α-水芹烯（4.72%）、β-芳樟醇（4.06%）、环己醇（3.77%）、α-蒎烯（3.32%）、六氢萘（2.56%）、茴香脑（1.93%）、反-香叶基丙酮（1.55%）、十三烷（1.49%）、苯乙醛（1.46%）等。

【性味与功效】味甘、辛，性凉。健脾利湿，解毒。治脾虚水肿，小便淋浊，大肠下血，湿热疮毒。

芜菁 ▼

【基源】十字花科芸苔属植物芜菁 *Brassica rapa* Linn. 的根及叶。叶的芳香成分未见报道。

【形态特征】二年生草本，高达 100cm；块根肉质，球形、扁圆形或长圆形，外皮白色、黄色或红色，根肉质白色或黄色，无辣味。基生叶大头羽裂或为复叶，长 20~34cm，边缘波状或浅裂，向下渐变小；中部及上部茎生叶长圆披针形，至少半抱茎。总状花序顶生；花直径 4~5mm；萼片长圆形；花瓣鲜黄色。长角果线形。种子球形。花期 3~4 月，果期 5~6 月。

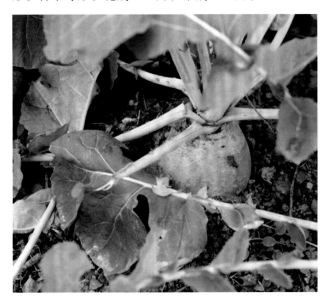

【习性与分布】喜冷凉，不耐暑热。全国各地均有栽培。

【芳香成分】古娜娜等（2013）用水蒸气蒸馏法提取的新疆阿克苏柯坪县产芜菁干燥块根挥发油的主要成分为：二甲基四硫醚（22.28%）、苯代丙腈（13.35%）、邻苯二甲酸二甲氧乙酯（7.04%）、3-甲基-3-己醇（5.90%）、2-甲基-2-己醇（5.72%）、1-甲氧基-1H-茚（5.41%）、甲基 [1-（甲硫基）] 乙基（5.12%）、5-甲硫基戊腈（5.00%）、异硫腈酸苯乙基酯（4.01%）、邻苯二甲酸二丁酯（2.85%）、9-十八碳-烯酸（2.37%）、9,12-十八碳二烯酸（2.31%）、9-亚甲基-9H-（2.02%）、甲基硫代磺酸甲酯（1.86%）等。周严严等（2017）用正己烷超声萃取法提取的河北产芜菁干燥块根挥发油的主要成分为：香茅醇（29.69%）、正十一烷（10.76%）、

E-苯乙酸香叶酯（6.16%）、乙酸-3,7-二甲基-6-辛烯酯（3.85%）、亚麻酸乙酯（3.76%）、二丙酮醇（3.32%）、棕榈酸乙酯（3.04%）、亚油酸乙酯（2.49%）、1,2-二甲氧基-4-烯丙基苯（2.19%）、环己醇（2.17%）、邻苯二甲酸二乙酯（2.10%）、3,3,5,6,8,8-六甲基-顺式-三环 [5.1.0.0(2,4)] 辛-5-烯（1.88%）、Z-苯乙酸香叶酯（1.81%）、环己酮（1.57%）、3,7-二甲基-1,6-辛二烯-3-醇丙酸酯（1.34%）、1-甲基-2-吡咯烷酮（1.26%）、E-橙花醇乙酸酯（1.04%）等。袁华伟等（2019）用顶空固相微萃取法提取的四川产芜菁新鲜块根挥发油的主要成分为：异硫氰酸苯乙酯（56.45%）、异硫氰酸烯丙酯（39.46%）、硫氰酸甲酯（2.56%）等。彭彤等（2009）用同时蒸馏萃取法提取的西藏产芜菁阴干块根挥发油的主要成分为：丙酸异丙酯（30.04%）、辛烷（9.95%）、2-甲基庚烷（5.49%）、正壬烷（4.73%）、二甲基三硫醚（2.84%）、3-甲基庚烷（2.55%）、二甲基二硫醚（2.36%）、1-辛烯（2.36%）、乙酸异丁酯（2.20%）、油酸己酯（1.87%）、甲基环己烷（1.82%）、1,4-二甲基-4-烯醇乙酸酯（1.46%）、1-乙基-2-甲基环戊烷（1.36%）、棕榈酸（1.36%）、2,4,4-三甲基-3-戊烯（1.29%）、3-甲基辛烷（1.22%）、1,2,4-三甲基环己烷（1.21%）、反-1,4-二甲基环己烷（1.17%）、反-1-乙基-3-甲基环戊烷（1.08%）、1,1-二甲基环己烷（1.07%）、邻苯二甲酸二异辛酯（1.07%）、1,3,5-三甲基环己烷（1.01%）、正癸烷（1.01%）等。

【性味与功效】味苦、辛、甘，性温。消食下气，解毒消肿。治宿食不化，心腹冷痛，咳嗽，疔疮痈肿。

芜菁花 ▼

【基源】十字花科芸苔属植物芜菁 *Brassica rapa* Linn. 的花。

【形态特征】同芜菁。

【习性与分布】同芜菁。

【芳香成分】马国财等（2017）用顶空固相微萃取法提取的新疆塔里木产'杂交品种 W1'芜菁新鲜花挥发油的主要成分为：2-己烯醛（19.44%）、苯丙腈（11.85%）、3-丁烯基异硫氰酸酯（8.29%）、4-乙

基 -5- 甲基噻唑（7.94%）、3- 戊烯腈（7.71%）、甲丙基乙酰胺（7.26%）、二甲基三硫醚（6.49%）、壬二腈（5.08%）、2- 丙烯硫代乙腈（3.70%）、苯乙腈（2.80%）、n- 己酸乙烯酯（2.63%）、3- 己烯醇乙酸酯（1.79%）、1- 环己基 -2 硝基丙基 -1,3-二醇（1.45%）、异丙隆（1.39%）、甲氧基苯基肟（1.24%）、庚腈（1.22%）、苯甲醛（1.13%）、十八烯酸（1.06%）等；'杂交品种 W2'芜菁新鲜花挥发油的主要成分为：3- 丁烯基异硫氰酸酯（16.62%）、2- 己烯醛（13.80%）、2- 丙烯硫代乙腈（11.98%）、甲丙基乙酰胺（11.66%）、3- 戊烯腈（10.58%）、4-乙基 -5- 甲基噻唑（8.84%）、苯丙腈（5.66%）、壬二腈（2.97%）、2- 甲基 -4- 戊烯醛（2.49%）、甲氧基苯基肟（1.84%）、二甲基三硫醚（1.74%）、苯乙腈（1.49%）、1- 环己基 -2 硝基丙基 -1,3 二醇（1.47%）、十八烯酸（1.21%）、异丙隆（1.14%）、3- 己烯醇乙酸酯（1.13%）等；'小孢子培养 W4'芜菁新鲜花挥发油的主要成分为：5- 甲硫基戊腈（20.36%）、苯丙腈（17.86%）、2- 己烯醛（12.28%）、3- 丁烯基异硫氰酸酯（8.80%）、2- 甲基烯丙腈（5.11%）、2- 乙基呋喃（4.97%）、2- 丙烯硫代乙腈（3.37%）、苯乙腈（3.26%）、3- 硫环己醇（3.15%）、己醛（2.91%）、n- 己酸乙烯酯（2.36%）、2,4- 己二烯醛（2.31%）、壬二腈（1.93%）、苯甲醛（1.46%）、5- 甲基己腈（1.44%）、1- 硫氰酸根乙苯（1.32%）、二甲基三硫醚（1.12%）、庚腈（1.08%）等。

【性味与功效】味辛，性平。补肝明目，敛疮。治虚劳目暗，久疮不愈。

芜菁子 ▼

【基源】十字花科芸苔属植物芜菁 *Brassica rapa* Linn. 的种子。

【形态特征】同芜菁。
【习性与分布】同芜菁。
【挥发油含量】水蒸气蒸馏的干燥种子的得油率为 0.40%。
【芳香成分】孙莲等（2007）用水蒸气蒸馏法提取的新疆产芜菁干燥种子挥发油的主要成分为：异硫氰

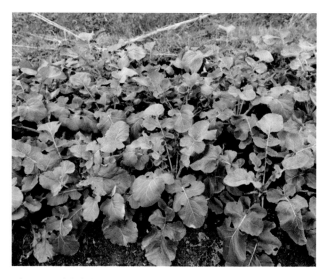

酸 -3- 丁烯酯（22.98%）、3- 甲基 -3- 丁烯腈（21.29%）、5- 甲硫基戊腈（10.07%）、2,3- 二甲基 -2- 丁烯二酸（9.82%）、异硫氰酸丁酯（9.39%）、异硫氰酸烯丙酯（8.19%）、2- 甲基 -5- 己烯腈（4.82%）、2,4- 二戊烯腈（2.68%）、苯丙腈（1.85%）、乙酸丁酯（1.80%）、异硫氰酸苯乙基酯（1.73%）、4,5- 环硫戊腈（1.52%）等。王建玲等（2020）用水蒸气蒸馏法提取的新疆产芜菁干燥成熟种子挥发油的主要成分为：异硫氰酸乙酯（22.34%）、甲基异氰酸酯（15.83%）、2- 甲基丁腈（15.37%）、甲硫基乙腈（12.89%）、4- 叠氮苯甲腈（3.87%）、2- 异氰酸酯丁烷（3.76%）、丁腈（3.63%）、乙腈（3.16%）、草酸（2.94%）、2- 甲基苯甲腈（2.75%）、草酸二烯丙酯（2.73%）、异硫氰酸苯乙基酯（2.64%）、2- 甲基 -2- 丙烯丙酸酯（2.62%）、4- 异硫氰酸基 -1-甲硫基 -1- 丁烯（1.38%）、4- 甲硫基丁腈（1.33%）、2- 巯基乙醇（1.17%）等；用有机溶剂萃取法提取的种子挥发油的主要成分为：异丁腈（45.16%）、二氯甲烷（32.63%）、异胆酸乙酯（9.27%）、2- 甲基苯甲腈（9.14%）、亚油酸甘油三酯（1.43%）、2- 吡咯烷酮酸（1.31%）、呋喃甲醛（1.04%）等；用同时蒸馏萃取法提取的种子挥发油的主要成分为：1- 吡啶乙腈（24.12%）、异硫氰酸乙酯（14.27%）、乙腈（13.67%）、2- 巯基乙醇（8.18%）、2- 甲基苯甲腈（7.64%）、异硫氰酸苯乙基酯（7.64%）、对乙烯基苯基异硫氰酸酯（7.43%）、1,2- 二甲酰基苯（6.83%）、3- 甲基戊醛（3.08%）、邻苯二甲酰亚胺（2.68%）、异硫氰酸丁酯（2.01%）、4-(4- 甲基 -1-哌嗪基)-1,5- 二氢咪唑 -2- 酮（1.34%）等。

【性味与功效】味辛、苦，性寒。养肝明目，行气利水，清热解毒。治青盲，目暗，黄疸便结，小便不利，症积，疮疽。

菘菜 ▼

【基源】十字花科芸苔属植物青菜（小白菜）*Brassica chinensis* Linn. 的叶。

【形态特征】一年或二年生草本，高 25~70cm，带粉霜。基生叶倒卵形，长 20~30cm，全缘或有不显明圆齿或波状齿。中脉白色，宽达 1.5cm；下部茎生叶和基生叶相似；上部茎生叶倒卵形或椭圆形，基部抱茎，两侧有垂耳，全缘。总状花序顶生，呈圆锥状；花浅黄色；萼片长圆形，白色或黄色；花瓣长圆形。长角果线形。种子球形。花期 4 月，果期 5 月。

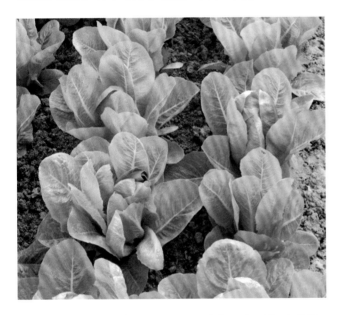

【习性与分布】适应性强，较耐暑热。全国各地栽培。
【挥发油含量】超声波辅助回流萃取的干燥地上部分的得油率为 2.46%。
【芳香成分】王桃云等（2017）用超声波辅助回流萃取法提取的江苏苏州产'黄种香青菜'干燥地上部分挥发油的主要成分为：亚麻酸甲酯（14.76%）、3-苯基丙腈（12.18%）、邻苯二甲酸二丁酯（10.34%）、邻苯二甲酸二乙酯（9.74%）、棕榈酸（7.12%）、3-戊烯腈（4.18%）、二甲基三硫（3.97%）、α-亚麻酸甲酯（3.85%）、异硫氰酸-3-丁烯-1-基酯（3.15%）、2,3,5,6-四甲基吡嗪（2.64%）、4,11,11-三甲基-8-亚甲基-双环[7.2.0]十一碳-4-烯（2.18%）、二甲基二硫（2.04%）、酞酸二乙酯（1.98%）、异硫氰酸-2-苯基乙酯（1.82%）、顺式-11,14-二十碳二烯酸甲酯（1.73%）、(6Z),(9Z)-十五碳二烯-1-醇（1.53%）、

邻苯二甲酸二异丁酯（1.28%）、4-乙烯基-2-甲氧基苯酚（1.20%）、2-萘甲酸甲酯（1.17%）、环己酮（1.02%）等。

【性味与功效】味甘、性凉。解毒除烦，生津止渴，清肺消痰，通利肠胃。治肺热咳嗽，消渴，便秘，食积，丹毒，漆疮。

芸薹 ▼

【基源】十字花科芸苔属植物芸苔（油菜）*Brassica campestris* Linn. 的根、茎和叶。根的芳香成分未见报道。

【形态特征】二年生草本，高 30~90cm。基生叶大头羽裂，边缘有不整齐弯缺牙齿，侧裂片 1 至数对，卵形；叶柄宽，长 2~6cm，基部抱茎；下部茎生叶羽状半裂，长 6~10cm，基部扩展且抱茎；上部茎生叶长圆形或长圆状披针形，抱茎，两侧有垂耳，全缘或有波状细齿。花鲜黄色；萼片长圆形；花瓣倒卵形。长角果线形。种子球形。花期 3~4 月，果期 5 月。

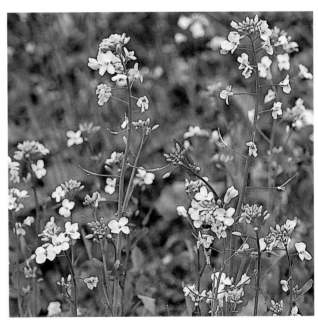

【习性与分布】喜冷凉，抗寒力较强。全国各地均有栽培。
【芳香成分】杨广等（2004）用活体捕集系统收集的福建福州产'矮脚大头清江'油菜叶挥发油的主要成分为：癸烷（26.14%）、十一烷（12.72%）、壬烷（5.22%）、

1- 乙基 -2 甲基苯（4.15%）、1,2,4- 三甲基 - 苯（4.08%）、丁基苯（3.28%）、1- 甲基 -2- 丙基苯（2.47%）、1,3,5- 三甲基苯（2.21%）、1,3,5- 三甲基苯（1.86%）、1- 乙基 -2,3- 二甲基苯（1.85%）、1- 乙基 -2,4- 二甲基苯（1.80%）、2- 甲基癸烷（1.80%）、1,3- 二甲基苯（1.75%）、4- 甲基壬烷（1.45%）、2,6- 二甲基 - 壬烷（1.42%）、1- 乙基 -3,5- 二甲基苯（1.41%）、7- 甲基 -(Z)-2- 癸烯（1.18%）、1,2,4- 三甲基 - 环己烷（1.13%）、丙基苯（1.02%）、3- 甲基癸烷（1.00%）等。

【性味与功效】味辛、甘，性平。凉血散血，解毒消肿。治血痢，丹毒，热毒疮肿，乳痈，风疹，吐血。

芸薹子 ▼

【基源】十字花科芸苔属植物芸苔（油菜）*Brassica campestris* Linn. 的种子。

【形态特征】同芸薹。

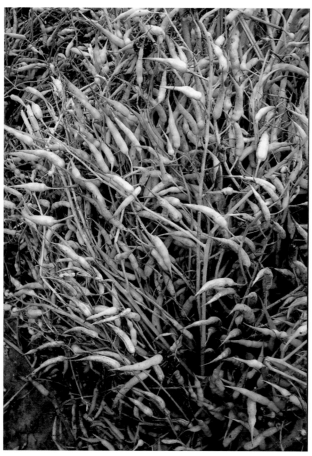

【习性与分布】同芸薹。

【芳香成分】唐莹莹等（2014）用顶空固相微萃取法

提取的江苏南京产'秦油十号'油菜种子挥发油的主要成分为：壬醛（5.63%）、十六烷（3.78%）、2,6- 二叔丁基对甲苯酚（3.75%）、壬酸（2.97%）、十五烷（2.03%）、十七烷（1.67%）、2,6,10,14- 四甲基 - 十五烷（1.14%）、4- 甲基 - 十五烷（1.12%）、十四烷（1.11%）、2- 甲基 - 十六烷（1.04%）、3- 甲基 - 十四烷（1.02%）等。赵方方等（2012）用无溶剂微波萃取法提取的油菜种子挥发油的主要成分为：吡啶（4.32%）、3- 戊烯腈（4.29%）、2- 呋喃甲醇（4.20%）、乙酸基丙酮（3.84%）、吡咯（3.14%）、2- 甲基丙醛（3.05%）、2- 甲基丁醛（2.92%）、2- 乙酰基呋喃（2.80%）、5- 甲基呋喃醛（2.72%）、2- 甲基吡嗪（2.68%）、甲苯（2.66%）、呋喃甲醛（2.66%）、苯基丙腈（2.52%）、4- 甲基戊腈（2.30%）、丙腈（1.80%）、吲哚（1.73%）、2- 丙烯 -1- 醇（1.64%）、3- 甲基丁腈（1.57%）、2,4- 戊二烯腈（1.50%）、2- 乙酰基环氧乙烷（1.44%）、2,5- 二甲基吡嗪（1.35%）、2- 甲基丁腈（1.28%）、2- 丁酮（1.27%）、苯酚（1.25%）、5- 甲硫基戊腈（1.22%）、3- 甲基丁醛（1.20%）、对二甲苯（1.10%）等。

【性味与功效】味辛、甘，性平。活血化瘀，消肿散结，润肠通便。治产后恶露不尽，瘀血腹痛，痛经，肠风下血，血痢，风湿关节肿痛，痈肿丹毒，乳痈，便秘，粘连性肠梗阻。

马尾千金草 ▼

【基源】石杉科马尾杉属植物金丝条马尾杉 *Phlegmariurus fargesii* (Hert.) Ching 的全草。

【形态特征】中型附生蕨类。茎簇生，成熟枝下垂，1 至多回二叉分枝，长 30~52cm，枝细瘦，枝连叶绳索状，第三回分枝连叶直径约 2.0mm。叶螺旋状排列，但扭曲呈二列状。营养叶密生，中上部的叶披针形，紧贴枝上，强度内弯，坚硬，全缘。孢子囊穗顶生。孢子叶卵形和披针形，全缘。孢子囊生于孢子叶腋，露出孢子叶外，肾形，2 瓣开裂，黄色。

【习性与分布】附生于海拔 100~1900m 的林下树干上。分布于台湾、广西、重庆、云南。

【芳香成分】张海等（2016）用超临界 CO_2 萃取法提取的贵州遵义产金丝条马尾杉干燥全草挥发油的主要成分为：棕榈酸（13.99%）、癸酸（11.78%）、二氯乙酸十四烷基酯（9.58%）、己内酰胺（7.90%）、1,8-二氮杂环十四烷-2,9-二酮（6.92%）、3-羟基-7-异亚硝基胆烷酸（4.93%）、1,2-环氧十六烷（3.66%）、4-羟基苯甲醛（3.57%）、香兰素（3.26%）、新植二烯（3.01%）、植酮（2.66%）、棕榈酸乙酯（2.35%）、肉豆蔻酸（2.21%）、贝壳杉-16-烯（1.93%）、二十烷醛（1.66%）、月桂酸（1.62%）、反油酸乙酯（1.52%）、2,6-二叔丁基对甲酚（1.33%）、反式-13-十八碳烯酸（1.30%）、(E)-3-癸烯酸（1.29%）、十九烷（1.24%）等。

【性味与功效】味淡，性平，有毒。舒筋活血，祛风除湿。治跌打损伤，肌肉痉挛，筋骨疼痛，风湿关节痛，肥大性脊柱炎，类风湿性关节炎。

千层塔 ▼

【基源】石杉科石杉属植物蛇足石杉 *Huperzia serrata* (Thunb.) Trevis. 的全草。

【形态特征】多年生土生植物。茎直立或斜生，高 10~30cm，枝连叶宽 1.5~4.0cm，2~4 回二叉分枝，枝上部常有芽胞。叶螺旋状排列，疏生，狭椭圆形，向

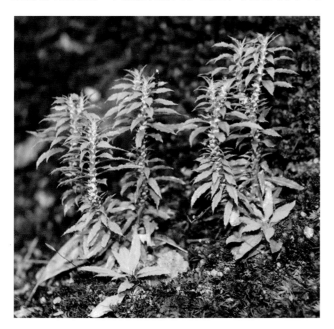

基部明显变狭，长 1~3cm，宽 1~8mm，边缘平直不皱曲，有尖齿，两面光滑，有光泽，中脉突出明显，薄革质。孢子叶与不育叶同形；孢子囊生于孢子叶的叶腋，两端露出，肾形，黄色。

【习性与分布】生于海拔 300~2700m 的林荫下湿地、灌丛下、路旁或沟谷石上。喜湿润、阴蔽环境。全国除西北地区部分省区、华北地区外均有分布。

【挥发油含量】水蒸气蒸馏的干燥全草的得油率为 0.33%。

【芳香成分】王婷婷等（2012）用水蒸气蒸馏法提取的蛇足石杉干燥全草挥发油的主要成分为：3-羟基-2-甲基戊二酸二甲酯（23.91%）、苹果酸二甲酯（12.24%）、3-羟基-正丁酸甲酯（9.10%）、3-(4-羟苯基)-2-丙烯酸甲酯（8.00%）、地支普内酯（6.74%）、4-羟基-3,5-二甲氧基-苯甲醛（2.53%）、L-葡萄糖酸-N-乙酰-二甲酯（2.49%）、甲基麦芽酚（2.40%）、2-丙氧基-琥珀酸二甲酯（1.70%）、1,1,2,2-四氯乙烷（1.60%）、丙二酸二甲酯（1.59%）、α-郁金酮（1.40%）、丁二酸二甲酯（1.35%）、3-羟基-己酸甲酯（1.16%）、柠檬酸三甲酯（1.12%）等。

【性味与功效】味苦、微甘，性平，有小毒。散瘀消肿，解毒，止痛。治跌打损伤，瘀血肿痛，内伤吐血；外用治痈疖肿毒，毒蛇咬伤，烧、烫伤。

玉帘 ▼

【基源】石蒜科葱莲属植物玉帘（葱莲）*Zephyranthes candida* (Lindl.) Herb. 的全草。

【形态特征】多年生草本。鳞茎卵形，直径约 2.5cm。叶狭线形，长 20~30cm，宽 2~4mm。花茎中空；花单生于花茎顶端，下有带褐红色的佛焰苞状总苞，总苞片顶端 2 裂；花白色，外面常带淡红色；几无花被管，花被片 6，近喉部常有很小的鳞片。蒴果近球形，直径约 1.2cm，3 瓣开裂；种子黑色，扁平。

【习性与分布】花期秋季。生于林下、边缘或半阴处。喜阳光充足，耐半阴与低湿，较耐寒。我国引种广泛栽培。

【芳香成分】卫强等（2016）用同时蒸馏萃取法提

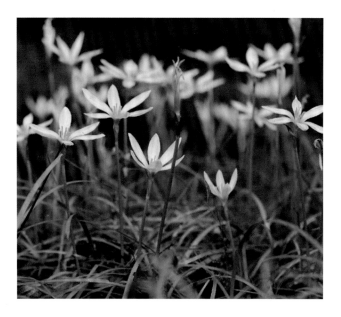

水仙花 ▼

【基源】石蒜科水仙属植物水仙 *Narcissus tazetta* Linn. var. *chinensis* Roem. 的花。

【形态特征】鳞茎卵球形。叶宽线形，扁平，长 20~40cm，宽 8~15mm，全缘，粉绿色。花茎几与叶等长；伞形花序有花 4~8 朵；佛焰苞状总苞膜质；花被管细，灰绿色，近三棱形，长约 2cm，花被裂片 6，卵圆形至阔椭圆形，白色，芳香；副花冠浅杯状，淡黄色，不皱缩，长不及花被的一半。蒴果室背开裂。花期春季。

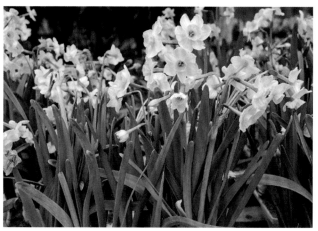

【习性与分布】喜温暖湿润气候，尤适宜冬无严寒，夏无酷暑，春秋多雨的地方。喜水，但亦适当耐干旱和贫瘠土壤。喜阳光充足，亦能耐半阴。全国各地有栽培。

【挥发油含量】水蒸气蒸馏的鲜花的得油率为 0.20%~0.45%。

取的安徽合肥产葱莲干燥叶挥发油的主要成分为：甲基环己烷（15.96%）、二十八烷（5.34%）、间二甲苯（5.25%）、邻苯二甲酸二丁酯（5.10%）、邻苯二甲酸二异辛酯（4.74%）、4-乙烯基-2-甲氧基苯酚（3.66%）、4,6-二羟基-2,3-二甲基苯甲醛（3.48%）、二十一烷（3.45%）、乙苯（2.64%）、叶绿醇（2.40%）、丁基邻苯二甲酸十四酯（2.04%）、2,4-二叔丁基苯酚（1.83%）、醋酸正丁酯（1.68%）、对二甲苯（1.65%）、2-羟基-4,6-二甲氧基苯乙酮（1.44%）、二十七烷（1.32%）、2,6,10,15-四甲基十七烷（1.17%）、十七烷（1.14%）、乙酸（6-庚烯-1-基）酯（1.02%）等；用超临界 CO_2 萃取法提取的干燥叶挥发油的主要成分为：4-(4-乙基环己基)-1-戊基-环己烯（8.73%）、甲苯（8.25%）、邻苯二甲酸二异辛酯（7.17%）、1-乙氧基戊烷（6.36%）、4-乙烯基-2-甲氧基苯酚（5.97%）、2,4-二叔丁基苯酚（5.58%）、邻苯二甲酸-丁基-8-甲基壬酯（4.89%）、乙苯（4.65%）、3-己烯-1-醇（3.63%）、邻苯二甲酸二丁酯（3.21%）、十六烷（2.94%）、2,6,10,15-四甲基十七烷（2.94%）、十五烷（2.88%）、4,6-二羟基-2,3-二甲基苯甲醛（2.73%）、二十七烷（2.58%）、对二甲苯（2.58%）、十四烷（2.52%）、醋酸正丁酯（1.98%）、叶绿醇（1.74%）、3-乙基-5-(2-乙基丁基)-十八烷（1.71%）、2-羟基-4,6-二甲氧基苯乙酮（1.62%）、2-甲基环戊酮（1.50%）、十三烷（1.29%）等。

【性味与功效】味甘，性平。平肝熄风。治小儿惊风，癫痫。

【芳香成分】水仙花挥发油的第一主成分有：乙酸苄酯（12.07%~84.80%）、(E)-β-罗勒烯（16.85%~68.04%）等，也有主成分不同的报告。戴亮等（1990）用水蒸气蒸馏溶剂萃取法提取的福建漳州产水仙鲜花挥发油的主要成分为：乙酸苄酯（12.07%）、3,7-二甲基-1,6-辛二烯-3-醇（9.15%）、1H-吲哚（9.14%）、苯甲醇（8.83%）、1,8-对盖二烯-4-乙酸酯（7.83%）、2,6-双(l,1-二甲基乙基)-4-甲基酚（7.60%）、2,2,4-三甲基-3-环己烯-1-甲醇（5.79%）、3-(1,1-二甲基乙基)酚（2.77%）、二十一烷（2.11%）、乙酸邻-甲氧基苄酯（1.98%）、苄酸苄酯（1.81%）、苯胺（1.71%）、4,5-二甲基-1,3-苯二酚（1.38%）、乙酸-2-苯乙酯（1.25%）、N-苯基-1-萘胺（1.11%）、

2,6,10,14－四甲基－十六烷（1.10%）、3－甲氧基苯乙醇（1.01%）、二十五烷（1.01%）等。朱亮锋等（1993）用树脂吸附法收集的广东广州产'金水仙'新鲜花头香的主要成分为：(E)-β-罗勒烯（68.04%）、乙酸苯甲酯（17.95%）、柠檬烯（3.71%）、1,8-桉叶油素（2.57%）、庚醛（1.71%）、(Z)-β-罗勒烯（1.46%）等。彭爱铭等（2011）用顶空固相微萃取法提取的福建漳州产水仙盛开期鲜花挥发油的主要成分为：(Z)-罗勒烯（36.98%）、乙酸苯甲酯（35.86%）、乙酸苯乙酯（9.87%）、(E,Z)-2,6-二甲基-2,4,6-辛三烯（2.85%）、乙酸苯丙酯（2.75%）、1,3,5,5-四甲基-1,3-环己二烯（2.60%）、1,2-二甲基-1,5-环辛二烯（1.25%）、芳樟醇（1.25%）等。

【性味与功效】味辛，性凉。清心悦神，理气调经，解毒辟秽。性神疲头昏，月经不调，痢疾，疮肿。

罗裙带 ▼

【基源】石蒜科文殊兰属植物文殊兰 *Crinum asiaticum* Linn. var. *sinicum* (Roxb. ex Herb.) Baker 的叶。

【形态特征】多年生粗壮草本。鳞茎长柱形。叶20~30枚，多列，带状披针形，长可达1m，宽7~12cm或更宽，边缘波状。花茎直立，几与叶等长，伞形花序有花10~24朵，佛焰苞状总苞片披针形，长6~10cm，膜质，小苞片狭线形；花高脚碟状，芳香；花被管纤细，绿白色，花被裂片线形，白色。蒴果近球形，直径3~5cm；通常种子1枚。花期夏季。

【习性与分布】常生于海滨地区或河旁沙地。喜温暖，不耐寒，稍耐阴，喜潮湿，忌涝，耐盐碱。分布于福建、台湾、广东、广西等省区。

【挥发油含量】水蒸气蒸馏的干燥叶的得油率为0.55%~0.95%。

【芳香成分】于文静等（2019）用水蒸气蒸馏法提取的文殊兰干燥叶挥发油的主要成分为：亚油酸（9.38%）、叶绿醇（5.21%）、十九烷（4.53%）、反式-13-十八碳二烯酸（3.64%）、硬脂酸甲酯（3.29%）、十八烷（1.87%）、邻氨基苯甲酸肉桂酯（1.82%）、八甲基三硅氧烷（1.56%）、硬脂酸乙酯（1.48%）、异植物醇（1.05%）等。

【性味与功效】味辛、苦，性凉，有小毒。清热解毒，祛瘀止痛。治热疮肿毒，淋巴结炎，咽喉炎，头痛，痹痛麻木，跌打瘀肿，骨折，毒蛇咬伤。

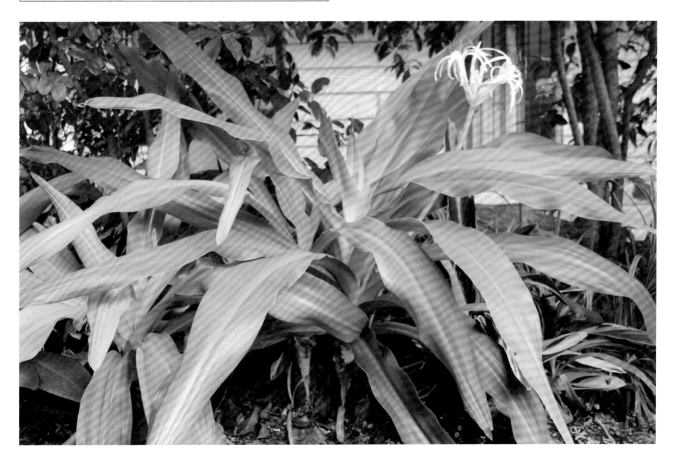

繁缕 ▼

【基源】石竹科繁缕属植物繁缕 *Stellaria media* (Linn.) Cyr. 的全草。

【形态特征】一年生或二年生草本，高 10~30cm。叶片宽卵形或卵形，长 1.5~2.5cm，宽 1~1.5cm，全缘。疏聚伞花序顶生；萼片 5，卵状披针形；花瓣白色，长椭圆形，比萼片短，深 2 裂达基部。蒴果卵形，稍长于宿存萼，顶端 6 裂，具多数种子；种子卵圆形至近圆形，稍扁，红褐色，直径 1~1.2mm，表面具半球形瘤状凸起，脊较显著。花期 6~7 月，果期 7~8 月。

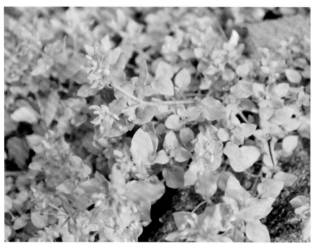

【习性与分布】为常见田间杂草，生于农田、路边、溪边、草地。喜温暖潮湿环境。全国各地均有分布。

【挥发油含量】水蒸气蒸馏的全草的得油率为 0.13%。

【芳香成分】黄元等（2009）用水蒸气蒸馏法提取的贵州贵阳产野生繁缕全草挥发油的主要成分为：十八 -9- 烯醇（10.20%）、2,6- 双 (1,1- 二甲基乙基)-2,5- 环己二烯 -1,4- 二酮（6.13%）、十七烷（5.98%）、二十碳烯（5.52%）、十七 -9- 烯醇（5.37%）、十九 -8- 烯醇（4.43%）、2- 甲基 -5-(1- 甲基乙基)苯酚（3.88%）、异三十烷（2.70%）、7- 羟基 - 庚醇（2.57%）、二十二烷醇（1.60%）、十八烷（1.54%）、硬脂酸（1.42%）、蒽（1.07%）、2- 十一烷酮（1.05%）、吲哚（1.04%）等。

【性味与功效】味微苦、甘、酸，性凉。清热解毒，凉血消痈，活血止痛，下乳。治痢疾，肠痈，肺痈，乳痈，疔疮肿毒，痔疮肿痛，出血，跌打伤痛，产后瘀滞腹痛，乳汁不下。

千针万线草 ▼

【基源】石竹科繁缕属植物千针万线草 *Stellaria yunnanensis* Franch. 的根。

【形态特征】多年生草本，高 30~80cm。根簇生，黑褐色，粗壮。叶片披针形或条状披针形，长 3~7cm，宽 5~15mm，下面微粉绿色。二歧聚伞花序，疏散；苞片披针形，边缘膜质，透明；萼片披针形；花瓣 5，白色，2 深裂几达基部。蒴果卵圆形，稍短于宿存萼，顶端 6 齿裂，具 2~6 种子；种子褐色，肾脏形，略扁，具稀疏瘤状凸起。花期 7~8 月，果期 9~10 月。

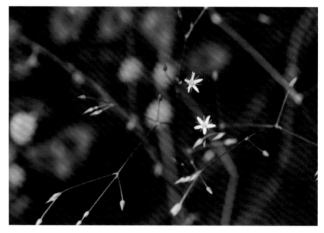

【习性与分布】生于海拔 1800~3250m 的丛林或林缘岩石间。分布于云南、四川、西藏。

【挥发油含量】水蒸气蒸馏的干燥根的得油率为 0.10%。

【芳香成分】李贵军等（2014）用水蒸气蒸馏法提取的云南会泽产千针万线草干燥根挥发油的主要成分为：香草醛（21.73%）、香草乙酮（8.86%）、十四碳酰胺（6.97%）、三苯基氧膦（4.58%）、4-羟乙酰基 -2- 甲氧基苯酚（3.01%）、溴代十八烷（2.74%）、邻苯二甲酸二异辛酯（1.70%）、3,3,5,5-四甲基 -1,2- 环戊二酮（1.58%）、十四碳烯醇乙酸酯（1.57%）、丁香醛（1.28%）、十三酸（1.23%）、异香草醛（1.13%）、天竺葵酸（1.08%）、(Z)-2-甲氧基 -4-(1- 丙烯基)苯酚（1.08%）、二氢麦角胺（1.03%）、氯代十八烷（1.03%）等。

【性味与功效】味甘，性温。健脾补肾。治病后体虚，贫血，头晕，耳鸣，腰酸，遗精，月经不调，白带，小儿疳积。

漆姑草 ▼

【基源】石竹科漆姑草属植物漆姑草 *Sagina japonica* (Sw.) Ohwi 的全草。

【形态特征】一年生小草本，高 5~20cm。茎丛生，稍铺散。叶片线形，长 5~20mm，宽 0.8~1.5mm。花小形，单生枝端；萼片 5，卵状椭圆形；花瓣 5，狭卵形，稍短于萼片，白色，顶端圆钝，全缘；雄蕊 5，短于花瓣；子房卵圆形，花柱 5，线形。蒴果卵圆形，微长于宿存萼，5 瓣裂；种子细，圆肾形，微扁，褐色，表面具尖瘤状凸起。花期 3~5 月，果期 5~6 月。

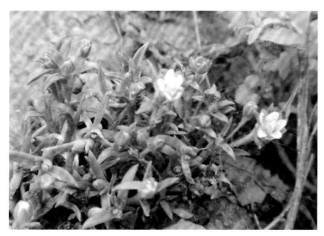

【习性与分布】生于海拔 600~4000m 的间河岸沙质地、摺荒地或路旁草地。分布于东北、华北、西北（陕西、甘肃）、华东、华中、西南。

【挥发油含量】水蒸气蒸馏的全草的得油率为 0.08%。

【芳香成分】黄筑艳等（2006）用水蒸气蒸馏法提取的漆姑草全草挥发油的主要成分为：二苯胺（10.00%）、正十六烷酸（8.67%）、6,10,14- 三甲基 -2- 十五烷酮（4.62%）、植醇（4.48%）、十九烷（4.21%）、十八烷（3.80%）、二十烷（3.48%）、二十五烷（3.18%）、N- 苯基 -2- 萘胺（2.86%）、十七烷（2.48%）、二十六烷（2.35%）、二十一烷（2.08%）、二十四烷（2.08%）、2,6,10,14- 四甲基 - 十六烷（1.95%）、二十三烷（1.94%）、二十七烷（1.86%）、二十二烷（1.52%）、二十八烷（1.35%）、2,6,10,14- 四甲基 - 十五烷（1.05%）、十六烷（1.01%）等。张素英等（2010）用有机溶剂（石油醚）萃取法提取的漆姑草全草挥发油的主要成分为：亚油酸（49.32%）、棕榈酸（17.19%）、油酸（4.51%）、硬脂酸（4.51%）、十七烷酸（4.13%）、棕榈酸乙酯（3.17%）、植醇（1.98%）、新植乙烯（1.39%）、十七烷酸乙酯（1.21%）等。

【性味与功效】味苦、辛，性凉。凉血解毒，杀虫止痒。治漆疮，秃疮，湿疹，丹毒，瘰疬，无名肿毒，毒蛇咬伤，鼻渊，龋齿痛，跌打内伤。

山银柴胡 ▼

【基源】石竹科石头花属植物长蕊石头花 *Gypsophila oldhamiana* Miq. 的根。

【形态特征】多年生草本，高 60~100cm。叶片近革质，稍厚，长圆形，长 4~8cm，宽 5~15mm，两叶基相连成短鞘状，微抱茎。伞房状聚伞花序较密集，顶生或腋生；苞片卵状披针形；花萼钟形或漏斗状，萼齿卵状三角形，边缘白色；花瓣粉红色，倒卵状长圆形。蒴果卵球形；种子近肾形，灰褐色，两侧压扁。花期 6~9 月，果期 8~10 月。

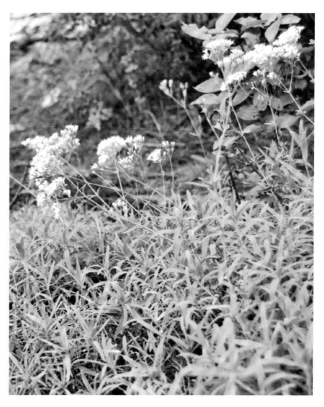

【习性与分布】生于海拔 2000m 以下山坡草地、灌丛、沙滩乱石间或海滨沙地。喜温暖湿润和阳光充足环境，较耐阴，耐旱性较强，但极不耐涝渍。不耐碱性土壤。分布于辽宁、河北、山西、山东、江苏、河南、陕西、甘肃。

【芳香成分】危晴等（2012）用水蒸气蒸馏法提取的长蕊石头花干燥根挥发油的主要成分为：2-乙氧基丙烷（14.91%）、茴香脑（3.34%）、2,3-二氢-4-甲基-1-氢茚（3.14%）、棕榈酸甲酯（3.11%）、2-乙氧基丁烷（2.76%）、2,3-二氢-4,7-二甲基-1-氢茚（2.29%）、9-十八碳烯酸甲酯（1.88%）等。

【性味与功效】味甘，性微寒。凉血，清虚热。治阴虚肺劳，骨蒸潮热，盗汗，小儿疳热，久疟不止。

缅枣 ▼

【基源】鼠李科枣属植物缅枣（滇刺枣）*Ziziphus mauritiana* Lam. 的树皮及果实。树皮的芳香成分未见报道。

【形态特征】常绿乔木或灌木，高达15m；老枝紫红色，有2个托叶刺。叶纸质至厚纸质，卵形、矩圆状椭圆形，长2.5~6cm，宽1.5~4.5cm，边缘具细锯齿。花绿黄色，两性，5基数，数个或10余个密集成腋生二歧聚伞花序；萼片卵状三角形；花瓣矩圆状匙形。核果矩圆形或球形，橙色或红色，成熟时变黑色；种子宽扁，红褐色。花期8~11月，果期9~12月。

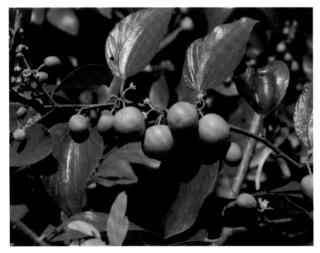

【习性与分布】生于海拔1800m以下的山坡、丘陵、河边湿润林中或灌丛中。分布于云南、四川、广东、广西、福建、台湾。

【芳香成分】邓国宾等（2004）用同时蒸馏萃取法提取的云南澜沧产滇刺枣果实挥发油的主要成分为：邻苯二甲酸二(2-乙基)己酯（18.00%）、邻苯二甲酸二丁酯（12.33%）、5-己基二氢-2(3H)-呋喃酮（4.60%）、2-十二烯-4-酮（2.75%）、2-十三烷酮（2.25%）、十四烷（2.15%）、2-十四烷酮（2.14%）、(E)-2-癸烯醛（2.07%）、2-壬烯-4-酮（2.00%）、己酸己酯（1.93%）、壬醛（1.87%）、丙基丙二酸（1.73%）、5-甲基糠醛（1.70%）、二十九烷（1.52%）、十三酸乙酯（1.52%）、己酸乙酯（1.46%）、二十烷（1.44%）、6-甲基-2-十三烷酮（1.30%）、4-羟基-6-甲基-2H吡喃-2-酮（1.09%）、十四酸乙酯（1.09%）、丁基化羟基甲苯（1.02%）等。

【性味与功效】味涩、微苦，性凉。消热止痛，收敛止泻。治烧烫伤，咽喉痛，腹泻，痢疾。

薯莨 ▼

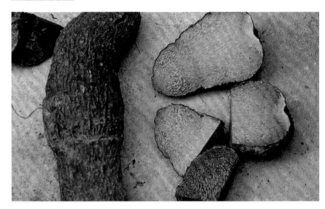

【基源】薯蓣科薯蓣属植物薯莨 *Dioscorea cirrhosa* Lour. 的块茎。

【形态特征】藤本，粗壮，长可达20m。块茎卵形或葫芦状。茎右旋，下部有刺。叶片革质，长椭圆状卵

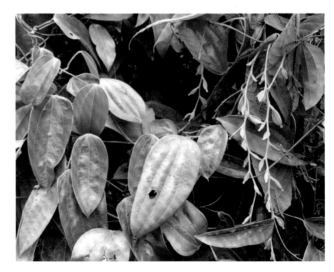

形至卵圆形，长 5~20cm，宽 1~14cm，全缘。雌雄异株。穗状雄花序长 2~10cm；雄花的外轮花被片为卵圆形，内轮倒卵形。穗状雌花序长达 12cm；雌花的外轮花被片为卵形。蒴果近三棱状扁圆形。花期 4~6 月，果期 7 月至翌年 1 月仍不脱落。

【习性与分布】生于海拔 350~1500m 的山坡、路旁、河谷边的杂木林中、阔叶林中、灌丛中或林边。分布于浙江、江西、福建、台湾、湖南、广东、广西、贵州、四川、云南、西藏。

【挥发油含量】水蒸气蒸馏的阴干块茎的得油率为 0.53%。

【芳香成分】李晓菲等（2012）用水蒸气蒸馏法提取的广东顺德产薯蓣干燥块茎挥发油的主要成分为：间甲基苯酚（26.92%）、苯酚（18.95%）、2-甲基苯酚（12.12%）、2,3-二甲基苯酚（6.89%）、2,5-二甲基苯酚（6.47%）、3,5-二甲基苯酚（5.02%）、邻甲氧基苯酚（3.80%）、5-甲基糠醛（3.46%）、2,3-二甲基-2-环戊烯酮（2.52%）、2-乙酰基呋喃（2.16%）、丙酸乙烯酯（1.50%）、2-乙酰基-5-甲基呋喃（1.24%）等。

【性味与功效】味苦，性凉，有小毒。活血止血，理气止痛，清热解毒。治咳血，咯血，呕血，衄血，尿血，便血，崩漏，月经不调，痛经，经闭，产后腹痛，脘腹胀痛，痧胀腹痛，热毒血痢，水泻，关节痛，跌打肿痛，疮疖，带状疱疹，外伤出血。

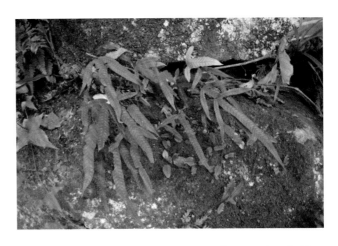

坎上，成片生长。分布于云南、西藏、四川、贵州、广西、广东、湖南、湖北、江西、福建、浙江、江苏、安徽、山东、辽宁、河南、陕西、甘肃、台湾。

【芳香成分】张文婷等（2015）用有机溶剂萃取法提取的福建厦门产金鸡脚假瘤蕨干燥全草挥发油的主要成分为：香豆素（24.89%）、棕榈酸乙酯（20.72%）、邻苯二甲酸二异丁基酯（9.11%）、亚麻油酸乙酯（8.00%）、十六烷酸甲酯（5.66%）、油酸乙酯（4.67%）、3,4-二氢香豆素（1.62%）、8E,11E-十八烷二烯酸甲酯（1.54%）、2-甲基丁二酸二异丁酯（1.27%）、硬脂酸乙酯（1.16%）等。

【性味与功效】味甘、微苦、微辛，性凉。清热解毒，驱风镇惊，利水通淋。治外感热病，肺热咳嗽，咽喉肿痛，小儿惊风，痈肿疮毒，蛇虫咬伤，水火烫伤，痢疾、泄泻，小便淋浊。

金鸡脚 ▼

【基源】水龙骨科假瘤蕨属植物金鸡脚假瘤蕨（金鸡脚）*Phymatopteris hastata* (Thunb.) Pic. Serm. 的全草。

【形态特征】土生植物。鳞片披针形，长约 5mm，棕色。叶远生。叶片形态变化极大，单叶不分裂，或戟状二至三分裂；不分裂叶从卵圆形至长条形，长约 2~20cm，宽 1~2cm；分裂的叶片裂片或长或短，或较宽，或较狭。叶片（或裂片）的边缘具缺刻和加厚的软骨质边，通直或呈波状。叶纸质或草质，背面通常灰白色。孢子囊群大，圆形；孢子表面具刺状突起。

【习性与分布】常着生长于较潮湿的岩壁上、林缘土

金钱松叶 ▼

【基源】松科金钱松属植物金钱松 *Pseudolarix amabilis* (Nelson) Rehd. 的枝叶。

【形态特征】乔木，高达 40m，胸径达 1.5m。叶条形，镰状或直，上部稍宽，长 2~7cm，宽 1.5~5m，每边有 5~14 条气孔线；秋后叶呈金黄色。雄球花黄色，圆柱状，下垂；雌球花紫红色，直立，椭圆形。球果卵圆形或倒卵圆形，长 6~7.5cm，径 4~5cm，熟时淡红褐色；中部的种鳞卵状披针形；苞鳞卵状披针形；种子卵圆形，白色。花期 4 月，球果 10 月成熟。

【习性与分布】喜生于温暖、多雨、土层深厚、肥沃、排水良好的酸性土山区，海拔 100~1500m。分布于江

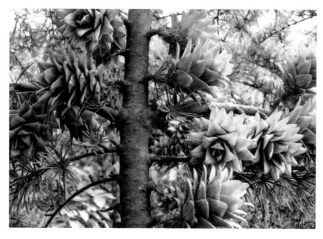

苏、浙江、安徽、福建、江西、湖南、湖北、四川。

【挥发油含量】水蒸气蒸馏的新鲜叶的得油率为0.04%。

【芳香成分】胡文杰等（2014）用水蒸气蒸馏法提取的江西南昌产金钱松新鲜叶挥发油的主要成分为：(+)-α-蒎烯（31.72%）、石竹烯（18.57%）、β-瑟林烯（6.16%）、α-衣兰油烯（5.71%）、β-榄香烯（5.64%）、α-愈创木烯（5.28%）、β-桉叶烯（3.36%）、α-萜品醇（2.25%）、δ-杜松烯（1.79%）、石竹烯氧化物（1.27%）、莰烯（1.17%）等。

【性味与功效】味苦，性微温。祛风，利湿，止痒。治风湿痹痛，湿疹瘙痒。

臭冷杉 ▼

【基源】松科冷杉属植物臭冷杉 *Abies nephrolepis* Maxim. 的叶、树皮。

【形态特征】乔木，高达30m，胸径50cm；冬芽圆球形。叶列成两列，条形，长1~3cm，宽约1.5mm，下面有2

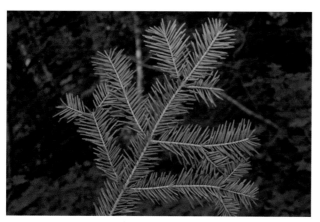

条白色气孔带；营养枝上的叶先端有凹缺或两裂。球果卵状圆柱形或圆柱形，长4.5~9.5cm，径2~13cm，熟时紫褐色或紫黑色；中部种鳞肾形或扇状肾形；苞鳞倒卵形，边缘细缺齿；种子倒卵状三角形。花期4~5月，球果9~10月成熟。

【习性与分布】多生于冷湿环境排水较好的山坡，海拔300~2100m。为耐阴树种，喜冷湿的环境。分布于东北、华北各省区。

【挥发油含量】水蒸气蒸馏的枝叶的得油率为0.04%~1.86%，叶的得油率为1.66%~2.40%，新鲜枝皮的得油率为1.80%。

【芳香成分】叶：臭冷杉叶挥发油的第一主成分有：乙酸龙脑酯（19.16%~47.44%）、柠檬烯（21.40%~29.71%）。方洪壮等（2010）用水蒸气蒸馏法提取的黑龙江小兴安岭产臭冷杉叶挥发油的主要成分为：D-柠檬烯（21.40%）、莰烯（15.00%）、α-蒎烯（14.80%）、龙脑（11.70%）、乙酸龙脑酯（9.32%）、β-蒎烯（7.34%）、β-石竹烯（1.83%）、α-石竹烯（1.06%）等。姚会婷等（2020）用水蒸气蒸馏法提取的吉林长白山产臭冷杉干燥叶挥发油的主要成分为：左旋乙酸龙脑酯（47.44%）、莰烯（20.40%）、(1R)-(+)-α-蒎烯（12.78%）、2,5-二甲基-2,4-己二烯（3.64%）、2-莰醇（3.07%）、石竹烯氧化物（2.99%）、右旋柠檬烯（2.33%）、(1S)-(+)-3-蒈烯（2.21%）、3-硝基-丁醇（2.03%）、3,4-二甲基-2-环戊烯-1-酮（1.77%）、三环萜（1.33%）等。

枝皮：姜子涛等（1988）用水蒸气蒸馏法提取的吉林长春产臭冷杉枝皮挥发油的主要成分为：柠檬烯（40.12%）、α-蒎烯（14.55%）、乙酸龙脑酯（9.73%）、莰烯（9.31%）、环葑烯（7.73%）、β-蒎烯（4.62%）、檀烯（1.66%）、乙酸松油酯（1.42%）、芳樟醇（1.29%）、α-荜草烯（1.21%）、β-月桂烯（1.06%）等。

【性味与功效】味辛、涩，性温。祛风除湿。治腰腿痛。

杉松 ▼

【基源】松科冷杉属植物杉松 *Abies holophylla* Maxim. 的叶、树皮。树皮的芳香成分未见报道。

【形态特征】乔木，高达30m，胸径达1m；冬芽卵圆形。叶在果枝下面列成两列，在营养枝上排成两列；条形，长2~4cm，宽1.5~2.5mm，下面沿中脉两侧各有 1 条白色气孔带。球果圆柱形，熟时淡黄褐色或淡褐色；中部种鳞近扇状四边形或倒三角状扇形；苞鳞短，楔状倒卵形或倒卵形；种子倒三角状，淡褐色。花期 4~5 月，球果 10 月成熟。

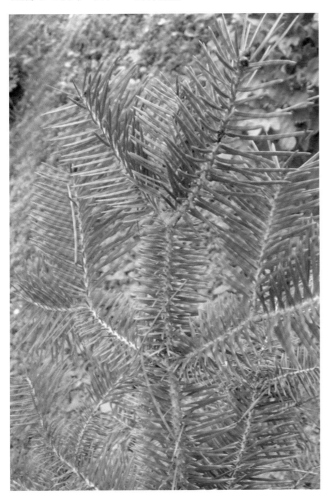

【习性与分布】在海拔 500~1200m，气候寒冷湿润，土层肥厚弱灰化棕色森林土地带。萌性树，抗寒能力较强。分布于东北。

【挥发油含量】水蒸气蒸馏的叶的得油率为 1.10%。

【芳香成分】严仲铠等（1988）用水蒸气蒸馏法提取的吉林长白山产杉松叶挥发油的主要成分为：乙酸龙脑酯（25.80%）、α-蒎烯（19.40%）、莰烯（16.00%）、莰烯-3（5.00%）、对伞花-α-醇（4.10%）、柠檬烯（2.80%）、月桂烯（2.70%）、三环烯（1.10%）、龙脑（1.10%）等。阎吉昌等（1988）用水蒸气蒸馏法提取的吉林长白山产杉松叶挥发油的主要成分为：环化小茴香烯（28.95%）、乙酸龙脑酯（19.07%）、月桂烯（9.74%）、α-蒎烯（9.16%）、香草醇（6.22%）、丁香烯（4.57%）、菠烯（2.44%）、β-蒎烯（2.14%）等。李淑秀等（1982）用水蒸气蒸馏法提取的杉松叶

挥发油的主要成分为：萜二烯-(1,8)（40.08%）、莰烯（17.80%）、α-蒎烯（14.81%）、醋酸冰片酯（11.80%）、β-蒎烯（3.51%）、△3-蒈烯（2.44%）、三环烯（2.41%）、α-萜品醇（2.06%）、香叶烯（1.86%）、檀烯（1.68%）等。

【性味与功效】味微苦、淡，气微。祛风湿。治风湿痹痛。

水松枝叶 ▼

【基源】松科水松属植物水松 *Glyptostrobus pensilis*（Staunt.）Koch 的枝叶。

【形态特征】乔木，高 8~25m，树干基部膨大成柱槽状，有伸出的吸收根，柱槽高达 70 余 cm。叶多型：鳞形叶较厚，螺旋状着生于主枝上，长约 2mm，有白色气孔点；条形叶两侧扁平，常列成二列，长 1~3cm，宽 1.5~4mm；条状钻形叶两侧扁，辐射伸展或列成三列状。球果倒卵圆形；种鳞木质，扁平；种子椭圆形，褐色。花期 1~2 月，球果秋后成熟。

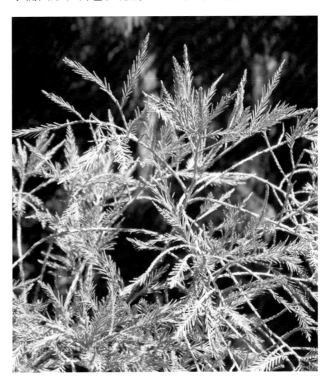

【习性与分布】主要分布在海拔 1000m 以下地区。分布于广东、福建、广西、江西、四川、云南等省区。

【挥发油含量】水蒸气蒸馏的枝叶的得油率为

0.40%~0.60%。

【芳香成分】朱亮锋等（1993）用水蒸气蒸馏法提取的广东广州产水松枝叶挥发油的主要成分为：α-蒎烯（40.21%）、柠檬烯（38.67%）、乙酸龙脑酯（4.93%）、β-月桂烯（4.27%）、莰烯（1.70%）、β-石竹烯（1.18%）、β-蒎烯（1.17%）等。

【性味与功效】味苦，性温。祛风湿，通络止痛，杀虫止痒。治风湿骨痛，高血压，腰痛，皮炎。

松叶（松针）▼

【基源】松科松属植物华山松 *Pinus armandii* Franch.、黄山松 *Pinus taiwanensis* Hayata、马尾松 *Pinus massoniana* Lamb.、黑松 *Pinus thunbergii* Parl.、油松 *Pinus tabuliformis* Carr.、云南松 *Pinus yunnanensis* Franch.、红松 *Pinus koraiensis* Sieb. et Zucc.、西伯利亚红松（新疆五针松 *Pinus sibirica* (Loud.) Mayr）、思茅松 *Pinus kesiya* Royle ex Gord. var. *langbianensis* (A. Chev.) Gaussen 等的针叶。

【形态特征】华山松：乔木，高达 35m，胸径 1m；冬芽近圆柱形，褐色。针叶 5 针一束，稀 6~7 针一束，长 8~15cm，径 1~1.5mm，边缘具细锯齿，腹面两侧各具 4~8 条白色气孔线。雄球花黄色，卵状圆柱形，基部有近 10 枚卵状匙形的鳞片。球果圆锥状长卵圆形，熟时黄色或褐黄色，种鳞近斜方状倒卵形；种子倒卵圆形。花期 4~5 月，球果第二年 9~10 月成熟。

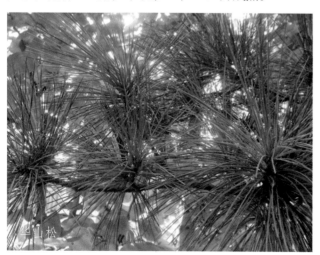
华山松

黄山松：乔木，高达 30m，胸径 80cm；冬芽深褐色，卵圆形。针叶 2 针一束，稍硬直，长 5~13cm，多为 7~10cm，边缘有细锯齿，两面有气孔线。雄球花圆柱形，淡红褐色。球果卵圆形，熟时褐色；中部种鳞近矩圆形；种子倒卵状椭圆形。花期 4~5 月，球果第二年 10 月成熟。

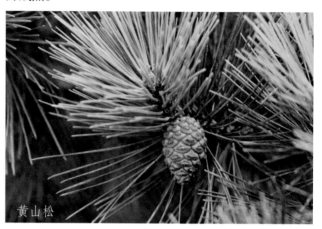
黄山松

马尾松：乔木，高达 45m，胸径 1.5m；冬芽卵状圆柱形或圆柱形，褐色。针叶常 2 针一束，长 12~20cm，边缘有细锯齿。雄球花淡红褐色，圆柱形，长 1~1.5cm，聚生于新枝下部苞腋；雌球花单生或 2~4 个聚生于新枝近顶端，淡紫红色。球果卵圆形，熟时栗褐色；中部种鳞近矩圆状倒卵形；鳞盾菱形；种子长卵圆形。花期 4~5 月，球果第二年 10~12 月成熟。

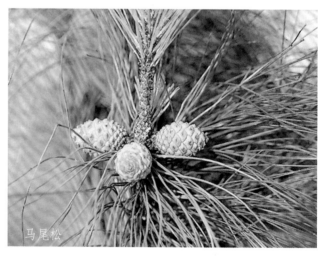
马尾松

黑松：乔木，高达 30m，胸径可达 2m；冬芽银白色，圆柱形，芽鳞披针形。针叶 2 针一束，粗硬，长 6~12cm，径 1.5~2mm，边缘有细锯齿，背腹面均有气孔线。雄球花淡红褐色，圆柱形；雌球花卵圆形，淡紫红色或淡褐红色。球果熟时褐色，圆锥状卵圆形或卵圆形；中部种鳞卵状椭圆形；种子倒卵状椭圆形。花期 4~5 月，种子第二年 10 月成熟。

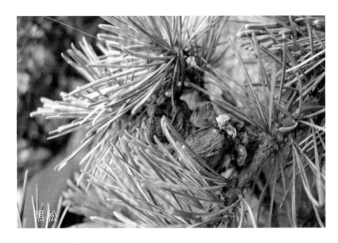

黑松

油松：同卷一油松节。

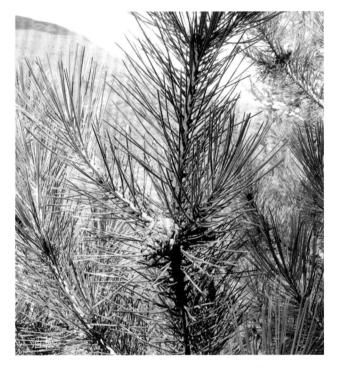

油松

云南松：乔木，高达 30m，胸径 1m；冬芽圆锥状卵圆形，红褐色，芽鳞披针形。针叶通常 3 针一束，长

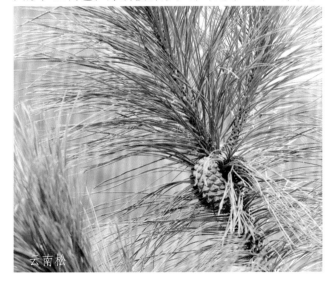

云南松

10~30cm，径约 1.2mm，背腹面均有气孔线，边缘有细锯齿；叶鞘宿存。雄球花圆柱状，生于新枝下部的苞腋内，聚集成穗状。球果熟时褐色或栗褐色，圆锥状卵圆形；中部种鳞矩圆状椭圆形；种子褐色，近卵圆形。花期 4~5 月，球果第二年 10 月成熟。

红松：乔木，高达 50m，胸径 1m；冬芽淡红褐色，矩圆状卵圆形。针叶 5 针一束，长 6~12cm，粗硬，边缘具细锯齿，腹面每侧具 6~8 条淡蓝灰色的气孔线。雄球花椭圆状圆柱形，红黄色，多数密集于新枝下部成穗状；雌球花绿褐色，圆柱状卵圆形。球果圆锥状卵圆形；种鳞菱形；种子大，暗紫褐色或褐色，倒卵状三角形。花期 6 月，球果第二年 9~10 月成熟。

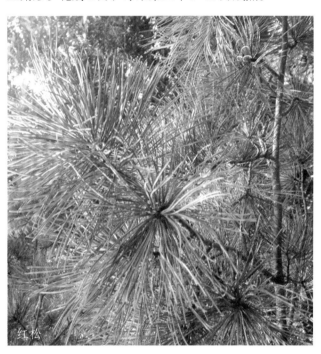

红松

新疆五针松：乔木，高达 35m，胸径 1.8m；冬芽红褐色，圆锥形。针叶 5 针一束，较粗硬，长 6-11cm，径

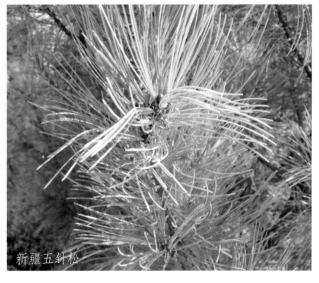

新疆五针松

1.5~1.7mm，边缘具细锯齿，腹面每侧有 3~5 条灰白色气孔线。球果圆锥状卵圆形；种鳞宽楔形，鳞盾紫褐色；种子生于种鳞腹面下部的凹槽中，黄褐色，倒卵圆形。花期 5 月，球果第二年 9~10 月成熟。

思茅松：乔木，高达 30m，胸径 60cm；芽红褐色，圆锥状，芽鳞披针形。针叶 3 针一束，细长柔软，长 10~22cm，径 0.7~1mm，叶鞘长 1~2cm。雄球花矩圆筒形，在新枝基部聚生成短丛状。球果卵圆形，常单生或 2 个聚生；中部种鳞近窄矩圆形；种子椭圆形，黑褐色，稍扁。

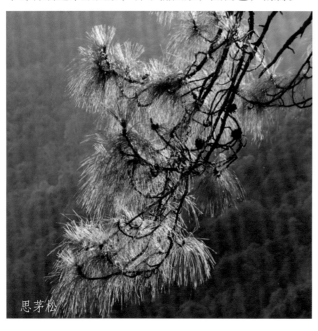
思茅松

【习性与分布】华山松：喜温和凉爽、湿润气候，耐寒力强，不耐炎热。分布于山西、河南、陕西、甘肃、湖北、四川、贵州、云南、西藏等省区。黄山松：喜光，喜凉润，空中相对湿度较大的高山气候。分布于福建、安徽、浙江、台湾、江西、湖南、湖北、河南。马尾松：生于海拔 1500m 以下。分布于江苏、安徽、河南、陕西、长江中下游各省区，南达福建、广东、台湾，西至四川，西南至贵州、云南。黑松：喜温暖湿润的海洋性气候。耐瘠薄，耐盐碱土。辽宁、山东、江苏、浙江、湖北、上海、福建、台湾有栽培。油松：同卷一油松节。云南松：生于海拔 600~3100m 地带。喜光，耐干旱。分布于云南、四川、西藏、贵州、广西。红松：产于海拔 150~1800m，气候温寒、湿润、棕色森林土地带。喜光性强，不宜过干、过湿的土壤及严寒气候。分布于黑龙江、吉林。新疆五针松：产于海拔 1600~2350m，气候冷湿、山地生草灰化土地带。分布于新疆、黑龙江、吉林、辽宁、内蒙古。思茅松：在海拔 700~1200 米地带组成大面积单纯林。极喜光，

喜高温湿润环境，不耐寒冷，不耐干旱。分布于云南。

【挥发油含量】水蒸气蒸馏的华山松叶的得油率为 0.60%，黄山松干燥针叶的得油率为 0.48%，马尾松叶的得油率为 0.20%~1.58%，黑松叶的得油率为 1.00%，油松叶的得油率为 0.21%~1.82%，云南松新鲜针叶的得油率为 1.47%，红松针叶的得油率为 0.32%~1.50%，新疆五针松针叶的得油率为 1.14%~1.19%；超临界萃取的华山松干燥叶的得油率为 1.55%。

【芳香成分】华山松：朱亮锋等（1993）用水蒸气蒸馏法提取的华山松叶挥发油的主要成分为：α-蒎烯（37.68%）、β-蒎烯（26.29%）、β-水芹烯（11.10%）、乙酸龙脑酯（4.18%）、莰烯（3.29%）、β-石竹烯（2.77%）、β-月桂烯（2.68%）、蒈烯-2（2.50%）、α-松油醇（2.25%）等。

黄山松：黄山松针叶挥发油的主成分为 β-石竹烯（14.18%~15.65%）。徐丽珊等（2016）用水蒸气蒸馏法提取的安徽黄山产黄山松干燥针叶挥发油的主要成分为：1-石竹烯（14.18%）、乙酸冰片酯（7.31%）、β-蒎烯（6.89%）、3-亚甲基-6-(1-甲基乙基)环己烯（5.10%）、α-蒎烯（4.97%）、大根香叶烯 D（4.37%）、丁香烯（3.98%）、4-蒈烯（3.20%）、D-杜松烯（3.09%）、泪柏烯（2.72%）、甘香烯（2.22%）、桑柏醇（2.21%）、β-榄香烯（1.76%）、α-松油醇（1.64%）、4α,14-甲基-9β,19-环-5α-麦角-24(28)-烯-3β-醇醋酸盐（1.53%）、α-荜澄茄醇（1.50%）、莰烯（1.47%）、月桂烯（1.33%）、2-茨醇（1.28%）、α-布藜烯（1.12%）、顺-3-己烯基肉桂酸酯（1.00%）等。

马尾松：马尾松新针叶挥发油的第一主成分有：α-蒎烯（15.34%~47.04%）、β-蒎烯（10.14%~41.95%）、β-石竹烯（9.52%~24.88%）等，也有主成分不同的报告。薄采颖等（2010）用水蒸气蒸馏法提取的广东韶关产马尾松新鲜叶挥发油的主要成分为：α-蒎烯（16.30%）、β-石竹烯（14.65%）、β-蒎烯（9.38%）、γ-榄香烯（5.01%）、α-柠檬烯（4.91%）、β-荜澄茄烯（4.37%）、β-杜松烯（4.34%）、α-杜松醇（4.01%）、异松油烯（3.85%）、β-榄香烯（3.68%）、α-石竹烯（3.51%）、τ-杜松醇（3.15%）、莰烯（2.94%）、乙酸龙脑酯（1.80%）、γ-杜松烯（1.45%）、异海松酸甲酯（1.37%）、斯巴醇（1.29%）、α-松油醇（1.07%）等。扶巧梅等（2013）用水蒸气蒸馏法提取的马尾松新鲜叶挥发油的主要成分为：β-蒎烯（41.95%）、α-蒎烯（22.78%）、β-水芹烯（5.03%）、大香叶烯（4.81%）、

月桂烯（4.64%）、β－丁香烯（4.37%）、α－松油醇（2.43%）、Δ－杜松烯（2.21%）、α－胡椒烯（1.77%）、γ－杜松烯（1.35%）等。郝强等（2000）用水蒸气蒸馏法提取的马尾松新鲜针叶挥发油的主要成分为：β－石竹烯(15.23%)、α－蒎烯(10.56%)、β－蒎烯(6.60%)、α－石竹烯（5.91%）、4a-甲基-1-亚甲基-7-(1-甲基亚乙基)-十氢化萘（4.94%）、乙酸冰片酯（3.63%）、1-甲基-5-(1-甲基乙烯基)-环己烯（3.48%）、1,6-杜松二烯（3.30%）、γ－依兰油烯（3.02%）、7-甲基-3-亚甲基-4-(1-甲基乙基)-八氢化-1H-环丙烷[1,2]-苯（2.87%）、1-乙烯基-1-甲基-2,4-二(1-甲基乙烯基)环己烷（2.86%）、莰烯（2.78%）、橙花叔醇（2.13%）、环氧化-β－石竹烯（1.89%）、4a-亚甲基-7-(1-甲基乙烯基)十氢化萘（1.55%）、γ－杜松烯（1.50%）、(S)-β－防风根烯（1.21%）、α－金合欢烯（1.14%）、新枞酸甲酯（1.04%）等。李萍等（2003）用超临界 CO_2 萃取法提取的四川夹江产马尾松针叶挥发油的主要成分为：10-十九烷醇（29.63%）、亚油酸（12.12%）、油酸（7.22%）、棕榈酸（7.12%）、氧化丁香烯（4.47%）、二十二烷酸（3.98%）、十八烯酸（3.45%）、异－长松叶烯（2.78%）、叶绿醇（2.61%）、β－丁香烯（2.50%）、二十烷酸（1.41%）、反式－马鞭草烯醇（1.10%）、匙叶桉油烯醇（1.09%）、泪柏醚（1.08%）等。朱亮锋等（1993）用水蒸气蒸馏法提取的马尾松叶挥发油的主要成分为：α－松油醇（18.70%）、乙酸龙脑酯（12.58%）、β－石竹烯（11.47%）、α－蒎烯（9.65%）、β－蒎烯（7.14%）、γ－榄香烯（3.82%）、γ－杜松烯（2.86%）、α－石竹烯（2.82%）、柠檬烯（2.33%）、莰烯（1.51%）、β－荜澄烯（1.49%）、莰烯-4（1.37%）等。李萍等（2002）用水蒸气蒸馏法提取的从美国引种到四川甘孜种植的马尾松阴干针叶挥发油的主要成分为：D-杜鹃烯（14.57%）、α－蒎烯（12.86%）、β－蒎烯（12.20%）、β－丁香烯（7.02%）、柠檬烯（5.11%）、δ－荜澄茄烯（4.06%）、(-)-乙酸冰片酯（3.72%）、T-荜澄茄醇（3.70%）、α－萜品醇（3.67%）、氧化丁香烯（2.14%）、莰烯（1.79%）、双环杜鹃烯（1.68%）、α－紫穗槐烯（1.66%）、α－荜草烯（1.62%）、桃金娘烯醇（1.20%）、匙叶桉油烯醇（1.19%）、α－依兰油烯（1.12%）等。李洪玉等（2011）用水蒸气蒸馏法提取的云南保山产5年树龄的马尾松针叶挥发油的主要成分为：(+)-表双环倍半水芹烯（31.63%）、石竹烯(11.40%)、β－荜澄茄烯（5.70%）、γ－古芸烯（3.05%）、L-乙酸龙脑

酯（3.00%）、法尼醇（2.42%）、β－蒎烯（2.34%）、α－荜澄茄醇（2.21%）、(Z,Z,Z)-1,5,9,9四－甲基-1,4,7-环-十一碳三烯（2.18%）、莰烯（1.98%）、α－依兰油醇（1.98%）、E,E-法尼醇乙酸酯（1.05%）等；安徽休宁产3年树龄的马尾松叶挥发油的主要成分为：2-氧代泪柏醚（16.96%）、石竹烯（9.01%）、泪柏醚（7.63%）、α－荜澄茄醇（7.25%）、β－荜澄茄烯（5.80%）、匙叶桉油烯醇（5.53%）、(+)-表双环倍半水芹烯（5.30%）、α－依兰油醇（5.05%）、新枞酸甲酯（4.22%）、海松酸甲酯（3.77%）、香紫苏醇（3.43%）、松香酸甲酯（2.61%）、表泪柏醚（2.56%）、脱氢枞酸甲酯（2.34%）、(Z,Z,Z)-1,5,9,9四－甲基-1,4,7-环-十一碳三烯（1.95%）、分散黄（1.69%）等。

黑松：朱东方等（2009）用水蒸气蒸馏法提取的山东蒙山产黑松针叶挥发油的主要成分为：α－蒎烯(25.02%)、β－蒎烯（12.14%）、α－松油醇(8.22%)、莰烯(6.20%)、异松油烯（5.87%）、3-蒈烯（4.89%）、β－石竹烯醇（3.78%）、β－石竹烯（2.51%）、杜松-3,9-二烯（2.02%）、杜松-1,3,5-三烯（2.00%）、乙酸萜品酯(1.88%)、β－侧柏烯（1.83%）、γ－杜松烯（1.79%）、α－杜松醇（1.55%）、δ－杜松烯（1.54%）、异长叶烯（1.51%）、β－丁香烯（1.04%）、α－荜草烯（1.01%）等。朱亮锋等（1993）用水蒸气蒸馏法提取的北京产黑松叶挥发油的主要成分为：β－蒎烯（44.56%）、α－蒎烯（14.82%）、β－水芹烯（14.81%）、β－荜澄茄烯（9.52%）、蒈烯-2(2.45%)、乙酸龙脑脂（2.17%）、β－石竹烯（2.16%）、α－松油醇（2.05%）、β－月桂烯（1.79%）、莰烯（1.24%）等。

油松：油松叶挥发油的第一主成分有：α－蒎烯（16.40%~45.74%）、β－蒎烯（15.74%~39.35%）、β－石竹烯（26.09%~30.64%）、侧柏酮（21.86%~28.14%）等，也有主成分不同的报告。方洪壮等（2010）用水蒸气蒸馏法提取的黑龙江小兴安岭产油松叶挥发油的主要成分为：α－蒎烯（16.40%）、β－石竹烯（12.50%）、乙酸龙脑酯（12.30%）、1-甲基-4-(1-甲基乙烯基)-环己烯（6.34%）、莰烯（4.57%）、1,2,3,5,6,8a-六氢-4,7-二甲基-1-(1-甲基乙基)-萘（4.32%）、D-柠檬烯（4.11%）、1-甲基-5-亚甲基-8-(1-甲基乙基)-1,6-环癸二烯（3.58%）、β－月桂烯（2.64%）、β－蒎烯（2.62%）、α－石竹烯（2.35%）、α－杜松醇（1.56%）、γ－杜松醇（1.53%）等。潘宁等（1992）用水蒸气蒸馏法提取的吉林长春产油松叶挥发油的主要成分为：β－蒎

烯（21.55%）、α−蒎烯（18.79%）、乙酸龙脑酯（10.77%）、顺−石竹烯（7.14%）、柠檬烯（6.22%）、莰烯（4.63%）、δ−荜澄茄烯（4.27%）、α−松油醇（4.11%）、月桂烯（2.46%）、α−异松油烯（2.09%）、γ−荜澄茄烯（1.61%）、γ−榄香烯（1.57%）、葎草烯（1.29%）、三环烯（1.02%）等。陈霞等（2005）用水蒸气蒸馏法提取的陕西杨凌产油松针叶挥发油的主要成分为：β−石竹烯（28.62%）、杜松二烯（11.33%）、4,7−二甲基−1−异丙基杜松二烯（10.98%）、1−甲基1−5−亚甲基−8−异丙基−1.6−环癸二烯（10.01%）、乙酸−龙脑酯（8.69%）、β−蒎烯（6.09%）、α−石竹烯（5.97%）、α−蒎烯（5.92%）、异杜松醇（3.44%）、γ−榄香烯（3.37%）、α−杜松醇（3.27%）、萜烯醇（2.25%）、3,7,11−三甲基−4−异丙基−1,3,6,10−西柏四烯（1.78%）、1−乙基−1−2.4−二（1−甲基乙烯基）环己烷（1.63%）、β−菲兰烯（1.06%）等。侯冬岩等（1999）用水蒸气蒸馏−溶剂萃取装置提取的辽宁鞍山产油松针叶挥发油的主要成分为：侧柏醇（28.14%）、反−石竹烯（21.10%）、α−葎草烯（7.02%）、δ−荜澄茄烯（3.87%）、柠檬烯（3.50%）、蒈烯−3（3.31%）、γ−松油烯（2.84%）、反−罗勒烯（2.78%）、γ−荜澄茄烯（1.93%）、3,7−二甲基,1,3,6−辛三烯（1.68%）、α−蒎烯（1.54%）、α−莳烯（1.31%）、α−松油烯（1.15%）等；辽宁沈阳产油松针叶挥发油的主要成分为：桃金娘醇（25.77%）、侧柏醇（24.22%）、α−葎草烯（13.02%）、反−石竹烯（7.55%）、金合欢烯（2.22%）、α−金合欢烯（2.07%）、α−玷把烯（1.75%）、β−榄香烯（1.48%）、马兜铃烯（1.39%）、金合欢醇（1.24%）、反−罗勒烯（1.08%）等。滕坤等（2012）用水蒸气蒸馏法提取的吉林长春产油松阴干叶挥发油的主要成分为：龙脑（45.13%）、醋酸冰片酯（11.21%）、1R−α−蒎烯（11.17%）、β−石竹烯（10.30%）、杜松烯（7.08%）、松油烯−4−醇（4.23%）、玷把烯（3.37%）、3−亚甲基−1,7−辛二烯（1.99%）、β−蒎烯（1.93%）、8−亚甲基−(1α,2α,4α,5α)三环[3.2.1.8]辛烷（1.79%）、莰烯（1.33%）等。刘敏莉等（2011）用石油醚萃取法提取的吉林长春产油松阴干叶挥发油的主要成分为：双环[2.2.1]庚醇−2（17.19%）、氧化丁香烯（12.45%）、1,2−二硫代−3−十五碳烯酸（12.20%）、丁香烯（10.26%）、1H−环丙基[e]甘菊蓝（6.73%）、1,3−二羟基−1,3−二甲基−6−异丙基−十四碳−4,8,13−三烯（4.10%）、氧化异香树素烯（3.75%）、3,3−二甲基−环己烷−1−甲醇（2.59%）、

α−蒎烯（2.28%）、(-)−斯巴醇（1.96%）、十八碳−9−烯酸（1.90%）、1,1,4−三甲基−4,7,10−环十一烷（1.76%）、邻苯二甲酸二丁酯（1.39%）、1,1,3−三甲基−环戊烷（1.38%）、环氧化长松针烯（1.37%）、2,10−二甲基−9−十一烯醛（1.09%）等。周维书等（1989）用水蒸气蒸馏法提取的油松新鲜叶挥发油的主要成分为：正寅醇（17.30%）、软脂酸（16.30%）、β−丁香烯（13.78%）、乙酸冰片酯（9.23%）、α−蒎烯（5.80%）、月桂烯（3.26%）、β−蒎烯（1.91%）、γ−榄香烯（1.85%）、葎草烯（1.85%）、δ−杜松烯（1.83%）、2,6,11−三甲基十二烷（1.78%）、正十三烷羧酸（1.50%）等。

云南松：云南松针叶挥发油的主成分多为 α−蒎烯（14.74%~74.64%），也有主成分不同的报告。田玉红等（2012）用水蒸气蒸馏法提取的广西产云南松新鲜针叶挥发油的主要成分为：α−蒎烯（22.54%）、β−石竹烯（16.64%）、1,2,4a,5,8,8a−六氢化−4,7−二甲基−1−(1−甲基乙基)−萘（5.09%）、β−荜澄茄烯（4.78%）、甘香烯（4.44%）、α−杜松醇（3.53%）、α−石竹烯（3.46%）、柠檬烯（3.43%）、tau.−依兰油醇（2.84%）、β−蒎烯（2.51%）、斯巴醇（2.12%）、β−榄香烯（2.11%）、γ−杜松烯（2.09%）、氧化石竹烯（1.19%）、异松油烯（1.13%）等。丁靖凯等（1987）用水蒸气蒸馏法提取的云南无量山区产云南松叶挥发油的主要成分为：β−蒎烯（36.15%）、α−蒎烯（28.63%）、β−水芹烯（14.60%）、月桂烯（7.79%）、β−橙椒烯（4.73%）、石竹烯（2.38%）等。杨燕等（2009）用水蒸气蒸馏法提取的贵州威宁产云南松新鲜针叶挥发油的主要成分为：十六酰胺（16.58%）、大根香叶烯 D（15.05%）、油酸（9.37%）、棕榈酸（5.84%）、亚油酸（5.74%）、β−石竹烯（4.47%）、α−蒎烯（4.14%）、十五碳−三烯醛（3.83%）、十八酰胺（3.66%）、7,10,13−十六碳三烯酸甲酯（2.60%）、硬脂酸（2.29%）、δ−荜澄茄烯（2.21%）、9−十六碳烯酸（1.48%）、金合欢醇（1.38%）、T−杜松子油醇（1.23%）、香桧烯（1.22%）、β−榄香烯（1.22%）、双环大根香叶烯（1.15%）等。

红松：红松叶挥发油的主成分多为 α−蒎烯（16.40%~64.04%），也有主成分不同的报告。方洪壮等（2010）用水蒸气蒸馏法提取的黑龙江小兴安岭产红松叶挥发油的主要成分为：α−蒎烯（16.40%）、乙酸龙脑酯（7.68%）、β−石竹烯（7.16%）、D−柠檬烯（7.00%）、1−甲基−5−亚甲基−8−(1−甲基乙基)−1,6−环癸二烯（6.59%）、1−甲基−4−(1−甲基乙烯基)−环

己烯（6.32%）、莰烯（6.26%）、1,2,3,5,6,8a–六氢-4,7-二甲基-1-(1-甲基乙基)-萘（5.22%）等。朴相勇等（2005）用水蒸气蒸馏法提取的内蒙古小兴安岭产红松叶挥发油的主要成分为：β–荜澄茄烯（22.41%）、δ–杜松烯（12.71%）、(-)–乙酸龙脑酯（8.41%）、石竹烯（6.81%）、1,2,3,5,6,8a–六氢-4,7-二甲基-1-(1-甲基乙基)-(1S-顺式)-萘（4.70%）、大牻牛儿烯B（4.57%）、α–紫穗槐烯（4.23%）、T–杜松醇（3.97%）、α–蒎烯（3.78%）、柠檬烯（3.66%）、α–荜草烯（2.49%）、月桂烯（1.83%）、[1S-(1α,4αβ)]-1,2,4a,5,6,8a–六氢-4,7-二甲基-1-(1-甲基乙基)-萘（1.61%）、莰烯（1.54%）、β–水芹烯（1.27%）等。赵学丽等（2019）用水蒸气蒸馏法提取的黑龙江产红松阴干叶挥发油的主要成分为：大根香叶烯D（14.38%）、1,3,3–三甲基三环[2.2.1.0²·⁶]庚烷（13.96%）、4–莰烯（8.53%）、D–柠檬烯（8.46%）、1–石竹烯（7.55%）、3–莰烯（7.36%）、乙酸冰片酯（5.33%）、莰烯（4.78%）、δ–杜松烯（4.15%）、β–月桂烯（3.40%）、大根香叶烯B（2.59%）、β–蒎烯（2.41%）、α–荜澄茄醇（2.31%）、γ–杜松烯（1.59%）、γ–杜松烯（1.40%）、α–石竹烯（1.39%）、3–亚甲基-6-(1-甲基乙基)环己烯（1.05%）等。阎吉昌等（1988）用水蒸气蒸馏法提取的吉林长白山产红松针叶挥发油的主要成分为：环化小茴香烯（18.67%）、α–蒎烯（16.17%）、乙酸龙脑酯（11.09%）、α–松油烯（8.48%）、丁香烯（6.83%）、香草醇（5.99%）、月桂烯（5.08%）、菠烯（5.07%）、β–蒎烯（4.82%）、乙酸香叶酯（4.26%）、柠檬烯（3.18%）、荜澄茄烯（3.05%）、檀香脑（1.07%）等。邢有权等（1990）用水蒸气蒸馏法提取的黑龙江产红松新鲜叶挥发油的主要成分为：龙脑乙酯（65.71%）、1,2-环氧-2-甲基-5-异丙基-环己烷（5.03%）、2,6-二甲基-1,5,7-三辛烯-3-醇（2.69%）、异龙脑（2.86%）、2-甲基-5-异丙基-2-甲环己酮（1.70%）、β–石竹烯（1.62%）、β–金合欢烯（1.48%）、β–芹子烯（1.06%）等。

新疆五针松：金琦等（1998）用水蒸气蒸馏法提取的内蒙古大兴安岭产新疆五针松叶挥发油的主要成分为：α–蒎烯（33.97%）、γ–依兰油烯（18.64%）、杜松烯（7.62%）、柠檬烯（7.21%）、γ–杜松烯（4.98%）、大牻牛儿烯（3.83%）、β–水芹烯（2.91%）、δ–杜松醇（1.73%）、β–蒎烯（1.67%）、α–依兰油烯（1.38%）、反式石竹烯（1.19%）等。

思茅松：伍苏然等（2009）用水蒸气蒸馏法提取的云南产思茅松叶挥发油的主要成分为：α–蒎烯（41.07%）、β–蒎烯（38.19%）、3-莰烯（10.85%）、β–水芹烯（4.95%）、异松油烯（1.24%）、月桂烯（1.04%）等。

此外，同属植物针叶挥发油有报道的还有：

巴山松：曲式曾等（1990）用水蒸气蒸馏法提取的湖北兴山产巴山松针叶挥发油的主要成分为：α–蒎烯（29.09%）、β–蒎烯（23.23%）、反–石竹烯（9.28%）、γ–杜松烯（8.14%）、乙酸龙脑酯（5.12%）、△3-莰烯（2.99%）、荜草烯（2.21%）、γ–榄香烯（2.15%）、δ–杜松烯（1.87%）、莰烯（1.25%）、β–松油烯（1.10%）、珀杷烯（1.07%）等。

白皮松：水蒸气蒸馏的叶的得油率为0.90%。段佳等（2005）用水蒸气蒸馏法提取的上海产白皮松新鲜叶挥发油的主要成分为：环莳烯（47.23%）、大根香叶烯D（12.58%）、莰烯（8.52%）、石竹烯（8.41%）、β–蒎烯（6.67%）等。朱亮锋等（1993）用水蒸气蒸馏法提取的北京产白皮松叶挥发油的主要成分为：α–蒎烯（51.51%）、柠檬烯（14.31%）、β–蒎烯（8.92%）、莰烯（8.74%）、β–月桂烯（3.59%）、β–石竹烯（3.40%）、三环烯（1.84%）、β–荜澄茄烯（1.44%）等。

长白松：水蒸气蒸馏的叶的得油率为0.78%。滕坤等（2011）用水蒸气蒸馏法提取的吉林通化产长白松阴干叶挥发油的主要成分为：1-R-α–蒎烯（17.59%）、石竹烯（15.40%）、β–水芹烯（14.81%）、[S-(E.E)]-1-甲基-5-亚甲基-8-异丙基-1,6-环癸二烯（7.57%）、β–蒎烯（5.93%）、异松油烯（4.66%）、1,2,3,5,6,8a-六氢-4,7-二甲基-1-(1-甲基乙基)-萘（3.81%）、α–荜澄茄醇（3.76%）、[(E,E)]-1,5-二甲基-8-甲基乙二基-1,5-环癸二烯（3.53%）、T–依兰油醇（3.29%）、α–丁香烯（2.95%）、β–月桂烯（2.52%）、莰烯（2.48%）、乙酸冰片酯（2.24%）、1,2,4a,5,6,8a-六氢-4,7-二甲基-1-(1-甲基乙基)-萘（1.26%）、冰片（1.09%）等。

赤松：滕坤等（2011）用水蒸气蒸馏法提取的吉林通化产赤松阴干叶挥发油的主要成分为：β–水芹烯（20.96%）、檀香三烯（16.47%）、α–蒎烯（16.08%）、3-莰烯（11.74%）、2,5,5-三甲基-1,3,6-庚三烯（5.99%）、异松油烯（4.96%）、β–蒎烯（4.60%）、莰烯（3.70%）、7,7-二甲基-2-亚甲基-二环[2.2.1]-庚烷（3.61%）、4-甲基-1-(1-甲基乙基)-1,4-环己二烯（3.43%）、β–月桂烯（2.89%）等。潘宁等（1992）用水蒸气蒸馏法提取的吉林安图产赤松叶挥发油的主要成分为：α–蒎烯（31.75%）、乙酸龙脑酯（13.30%）、β–蒎烯（8.23%）、莰烯（7.93%）、柠檬烯（6.00%）、β－月桂烯（5.31%）、三环烯（1.98%）、龙脑（1.92%）、顺－石竹烯（1.44%）、α－松油醇（1.00%）等。

火炬松：郝德君等（2008）用固相微萃取法提取的江苏南京产火炬松叶挥发油的主要成分为：α－蒎烯（43.81%）、β－蒎烯（28.49%）、β－水芹烯（6.72%）、反式－石竹烯（6.65%）、β－月桂烯（4.17%）、α－葎草烯（1.30%）、大根香叶烯 D（1.20%）、双环吉马烯（1.05%）、双环榄香烯（1.01%）等。

加勒比松：水蒸气蒸馏的叶的得油率为 0.23%。陈光英等（2001）用水蒸气蒸馏法提取的海南海口产加勒比松叶挥发油的主要成分为：荜澄茄烯（21.95%）、β－水芹烯(21.34%)、1,2,3,5,6,8a－六氢萘(7.96%)、石竹烯(7.15%)、α－蒎烯（5.22%）、乙酸龙脑酯（4.37%）、1-萘丙醇（4.35%）、α－松油醇（2.40%）、α－水芹烯（2.32%）、(Z,Z)－9,12-十八碳二烯酸（3.28%）、α－杜松烯（2.18%）、5-甲基-9-亚甲基-2-异丙基二环 [4.4.0] 癸-1-烯（2.11%）、β－香叶烯（1.91%）、4-异丙基-2-环己烯-1-酮（1.60%）、α－石竹烯（1.55%）、9,12－十八碳二烯酸二甲酯（1.06%）等。

南亚松：陈新华等（2015）用水蒸气蒸馏法提取的广西南宁产南亚松新鲜叶挥发油的主要成分为：β－石竹烯(44.07%)、Δ－吉马烯(16.87%)、α－石竹烯（8.12%）、3-蒈烯（8.04%）、α－蒎烯（4.14%）、γ－石竹烯（1.94%）、氧化石竹烯（1.76%）、异松油烯（1.64%）、α－木络烯（1.22%）、香桧烯（1.12%）、(+)-γ－木络烯（1.11%）、(+)-δ－杜松烯（1.03%）等。龙虎等（1987）用水蒸气蒸馏法提取的南亚松叶挥发油的主要成分为：α－蒎烯（84.10%）、β－蒎烯（8.81%）、莰烯（1.73%）、柠檬烯（1.43%）、月桂烯（1.19%）等。

乔松：水蒸气蒸馏法提取的叶的得油率为 0.70%~0.80%。朱亮锋等（1993）用水蒸气蒸馏法提取的北京产乔松叶挥发油的主要成分为：α－蒎烯（54.87%）、柠檬烯（20.49%）、β－蒎烯（7.25%）、莰烯（5.16%）、β－月桂烯（3.35%）、α－水芹烯（1.50%）、β－石竹烯（1.38%）、β－荜澄茄烯（1.02%）等。

湿地松：水蒸气蒸馏的叶的得油率为 0.19%~0.46%。粟本超等（2008）用水蒸气蒸馏法提取的广西柳州产湿地松新鲜叶挥发油的主要成分为：β－蒎烯（15.08%）、大根香叶烯 D（14.31%）、β－石竹烯（9.82%）、α－蒎烯（8.67%）、3-蒈烯（5.49%）、γ－依兰油醇（5.33%）、杜松烯（4.98%）、α－杜松醇（3.77%）、γ－榄香烯（3.47%）、α－石竹烯（2.13%）、α－松油醇（1.98%）、

7-甲基-4-甲烯基-1-异丙基-1,2,3,4,4a,5,6,8a－八氢萘（1.90%）、异香橙烯环氧化物（1.18%）、乙酸龙脑酯（1.14%）、β－榄香烯（1.07%）等。徐丽珊等（2016）用水蒸气蒸馏法提取的安徽黄山产湿地松干燥叶挥发油的主要成分为：(-)-β－蒎烯（7.79%）、大根香叶烯 D（6.87%）、α－松油醇（6.68%）、[1R-(1R*,4Z,9S*)]-4,11,11-三甲基-8-亚甲基-二环 [7.2.0]-4-十一烯（5.75%）、p-伞花烃（5.54%）、α－蒎烯（4.64%）、二环 [3.1.0] 己-3-烯-2-醇（3.54%）、α－荜澄茄醇（3.46%）、D4-蒈烯（2.72%）、枞油烯（2.19%）、L-松香芹醇（1.96%）、异龙脑（1.78%）、2-茨醇(1.66%)、甲基庚烯酮（1.61%)、p-薄荷-1-烯-9-醇（1.53%）、4-蒈烯（1.48%）、穿心莲内酯（1.48%）、α－衣兰油烯（1.43%）、(-)-乙酸冰片酯（1.36%）、丁香烯（1.22%）、1-异丙基-7-甲基-4-亚甲基桥-1,2,3,4,4a,5,6,8a－八氢萘（1.18%）、小茴香醇（1.13%）、2,2,6-三甲基-6-乙烯基四氢-2H-呋喃-3-醇（1.10%）、月桂醛（1.09%）、匙桉醇（1.08%）、植酮（1.02%）、莰烯（1.00%）等。

兴凯赤松：水蒸气蒸馏的叶的得油率为 0.39%。潘宁等（1992）用水蒸气蒸馏法提取的黑龙江哈尔滨产兴凯赤松叶挥发油的主要成分为：α－侧柏烯（20.55%）、α－蒎烯（15.33%）、β－蒎烯（6.33%）、δ－荜澄茄烯（4.27%）、反式－石竹烯（3.88%）、乙酸龙脑酯（3.23%）、月桂烯（3.14%）、γ－榄香烯（2.20%）、β－荜澄茄烯（2.01%）、莰烯（1.83%）、γ－荜澄茄烯（1.61%）、β－榄香烯（1.43%）、α－松油醇（1.39%）、蛇麻烯（1.30%）、α－松油烯（1.27%）、α－依兰油烯（1.02%）等。

偃松：水蒸气蒸馏的叶的得油率为 1.00%~1.16%。金琦等（1998）用水蒸气蒸馏法提取的内蒙古大兴安岭产偃松叶挥发油的主要成分为：α－蒎烯（24.69%）、β－水芹烯（12.62%）、γ－依兰油烯（10.72%）、柠檬烯（6.99%）、乙酸松油酯（5.16%）、杜松烯（5.13%）、β－蒎烯（4.34%）、γ－杜松烯（4.01%）、异松油烯（3.86%）、大牻牛儿烯（2.43%）、β－月桂烯（1.90%）、莰烯（1.62%）、δ－杜松醇（1.47%）、反式石竹烯（1.21%）、α－依兰油烯（1.13%）等。严仲铠等（1988）用水蒸气蒸馏法提取的吉林长白山产偃松叶挥发油的主要成分为：蒈烯-3（20.92%）、对伞花烃（12.40%）、桧烯（10.82%）、α－蒎烯（8.67%）、柠檬烯（8.05%）、对-伞花-α-醇（7.00%）、松油醇-4（5.01%）等。

黑皮油松：水蒸气蒸馏的阴干叶的得油率为 0.29%。王得道等（2013）用水蒸气蒸馏法提取的黑皮油松阴

干叶挥发油的主要成分为：石竹烯（15.87%）、(1S-内型)-1,7,7-三甲基-二环[2.2.1]庚烷-2-醇乙酸酯（9.54%）、[3aS-(3α,3β,4β,7α,7aS*)]-八氢-7-甲基-3-甲叉-4-(1-甲基乙基)-1H-环戊醇[1,3]环丙烷[1,2]苯（7.18%）、α-石竹烯（4.10%）、三氯甲烷（3.06%）、石竹烯氧化物（2.54%）、[S-(E,Z,E,E)]-3,7,11-三甲基-14-(1-甲基乙基)-1,3,6,10-十二烷四烯（2.12%）、n-棕榈酸（2.12%）、单(2-乙基己基)-1,2-苯二羧酸（1.95%）、(1S-顺)-1,2,3,5,6,8a-六氢化-4,7-二甲基-1-(1-甲基乙基)-萘（1.89%）、α-杜松醇（1.35%）等。

扫帚油松：酶解加水蒸气蒸馏的针叶的得油率为1.05%。张福维（2000）用水蒸气蒸馏法提取的扫帚油松叶挥发油的主要成分为：乙酸冰片酯（24.00%）、反-罗勒烯（1.08%）等；酶解加水蒸气蒸馏法提取的叶挥发油的主要成分为：反-石竹烯(31.64%)、莰烯（20.00%）、乙酸冰片酯（19.00%）、α-荜草烯（11.62%）、γ-杜松烯（8.10%）、δ-杜松烯(4.78%)、α-香橙烯(2.60%)、冰片烯（1.31%）等。

樟子松：水蒸气蒸馏法提取的叶的得油率为0.43%~0.67%。方洪壮等（2010）用水蒸气蒸馏法提取的黑龙江小兴安岭产樟子松叶挥发油的主要成分为：β-石竹烯（18.40%）、β-水芹烯（11.00%）、乙酸龙脑酯（5.23%）、α-石竹烯（4.05%）、α-蒎烯（3.77%）、1-甲基-4-(1-甲基乙烯基)-环己烯（3.23%）、1,2,3,5,6,8a-六氢-4,7-二甲基-1-(1-甲基乙基)-萘（2.64%）、1-甲基-5-亚甲基-8-(1-甲基乙基)-1,6-环癸二烯（2.63%）、β-月桂烯（1.50%）、β-蒎烯（1.49%）、γ-杜松醇（1.03%）等。薄采颖等（2010）用水蒸气蒸馏法提取的黑龙江伊春产樟子松新鲜叶挥发油的主要成分为：δ-杜松烯(18.55%)、α-杜松醇(10.23%)、τ-依兰醇(9.84%)、γ-杜松烯（8.60%）、γ-依兰油烯(7.48%)、α-蒎烯(7.33%)、γ-榄香烯（5.06%）、β-石竹烯（4.83%）、α-依兰油烯（3.92%）、吉马烯D-4-醇（2.21%）、β-桉叶烯（1.81%）、β-榄香烯（1.74%）、α-石竹烯（1.54%）、δ-杜松醇（1.52%）、库贝醇（1.41%）、莰烯（1.21%）、顺-β-罗勒烯（1.18%）等。潘宁等（1992）用水蒸气蒸馏法提取的黑龙江哈尔滨产樟子松叶挥发油的主要成分为：α-蒎烯（44.63%）、β-蒎烯（6.70%）、莰烯（4.00%）、蒈烯-3（2.73%）、γ-杜松烯（2.62%）、乙酸龙脑酯（1.40%）、柠檬烯（1.10%）、喇叭茶醇（1.10%）、α-依兰油烯（1.07%）等。刘敏莉等（2011）用石油醚萃

取法提取的吉林长春产樟子松阴干叶挥发油的主要成分为：1,2,3,5,6,8a-六氢化萘（23.64%）、1,2,3,4,4a,5,6,8a-八氢化萘（15.01%）、1H-环丙基[a]萘（8.92%）、1-羟基-1,7-二甲基-4-异丙基-3,8-环癸二烯（6.53%）、双环[6.4.0]十二烯-1（6.02%）、1R-α-蒎烯（5.24%）、双环[3.2.0]庚醇-3（4.33%）、氧化喇叭茶烯（4.03%）、1,5-二乙基-3-甲基-环己烷（3.68%）、1H-环丙基[e]甘菊蓝（3.52%）、1,2,3,4,4a,5,6,8a-八氢化萘（3.42%）、顺-2-α-环氧化甜没药烯（1.39%）、α-荜澄茄烯（1.09%）、乙酸异龙脑酯（1.08%）、1H-环丙基[a]萘（1.00%）等。张云奕等（2018）用水蒸气蒸馏法提取的黑龙江哈尔滨产樟子松晾干叶挥发油的主要成分为：γ-衣兰油烯（11.82%）、α-蒎烯（9.34%）、(-)-g-杜松烯(7.68%)、石竹烯(7.59%)、左旋乙酸冰片酯（7.12%）、α-荜澄茄醇（5.75%）、[3aS-(3aα,3bβ,4β,7α,7aS*)]-八氢-7-甲基-3-亚甲基-4-(1-甲基乙基)-1H-环戊烷-[1.3]罗汉柏烯-[1.2]苯（4.85%）、莰烯（3.46%）、T-杜松醇（3.39%）、α-杜松醇（3.35%）、右旋萜二烯（3.06%）、(-)-桉油烯醇（2.67%）、α-衣兰油烯（2.25%）、β-衣兰油烯（2.03%）、(Z)-3,7-二甲基-1,3,6-十八烷三烯（2.02%）、(1R)-2,6,6-三甲基二环[3.3.1]庚-2-烯（1.96%）、左旋-β-蒎烯（1.89%）、蛇麻烯（1.73%）、β-蒎烯（1.71%）、[4aR-(4aα,7α,8aβ)]-4a-甲基-1-亚甲基-7-(1-甲基乙基)-十氢萘(1.57%)、[1S-(1α,2β,4β)]-1-乙烯基-1-甲基-2,4-二(1-甲基乙烯基)-环己烯（1.21%）、樟脑（1.14%）等。

【性味与功效】味苦，性温。祛风燥湿，杀虫止痒，活血安神。治风湿痿痹，脚气，湿疮，癣，风疹瘙痒，跌打损伤，神经衰弱，慢性肾炎，高血压病。预防乙脑、流感。

松木皮 ▼

【基源】松科松属植物马尾松 *Pinus massoniana* Lamb. 或同属植物的树皮。同属植物树皮挥发油有报道的还有：红松 *Pinus koraiensis* Sieb. et Zucc.、华山松 *Pinus armandii* Franch.、湿地松 *Pinus elliottii* Engelm.、油松 *Pinus tabuliformis* Carr.、扫帚油松 *Pinus tabulaeformis* Carr. var. *umbraculifera* Liou et Wang、云南松 *Pinus yunnanensis* Franch. 等。

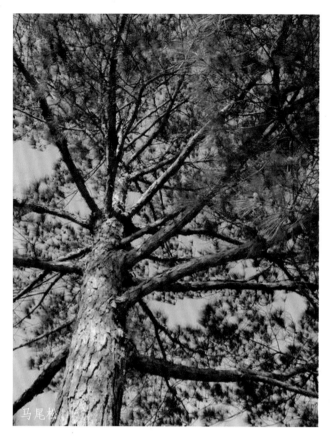

马尾松

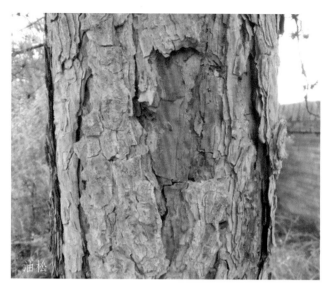

油松

油松：喜光，稍耐半阴。不耐涝渍，栽培地势应高燥。耐寒性强。分布于辽宁。其他：同松叶。

【挥发油含量】水蒸气蒸馏的马尾松树皮的得油率为0.30%，华山松树皮的得油率为0.42%~7.50%，湿地松树皮的得油率为0.25%，扫帚油松树皮的得油率为3.50%。

【芳香成分】马尾松：何永辉等（2007）用水蒸气蒸馏法提取的湖南汨罗产马尾松树皮挥发油的主要成分为：长叶烯（22.17%）、油酸（8.11%）、庚烷（6.36%）、油酸乙酯（4.49%）、1-甲基-环己烷（3.64%）、n-十六酸（3.35%）、樟脑（3.32%）、丁香烯（2.25%）、11,16-二癸基二十六烷（2.04%）等。

红松：红松树皮挥发油的主成分为α-蒎烯（21.73%~79.05%）。严仲铠等（1989）用水蒸气蒸馏法提取的红松树皮挥发油的主要成分为：α-蒎烯（21.73%）、α-松油醇（9.17%）、桃金娘烯醇（9.17%）、β-蒎烯（7.95%）、柠檬烯（5.92%）、对伞花烃（5.92%）、蒈烯-3（5.43%）、龙烯（5.43%）、月桂烯（2.36%）、莰烯（2.34%）、长叶烯（2.17%）、乙酸龙脑酯（2.02%）、α-异松油烯（2.01%）、樟脑（1.96%）、龙脑（1.70%）、顺式-石竹烯（1.69%）、松油醇-4（1.45%）等。

华山松：杨发忠等（2009）用水蒸气蒸馏法提取的云南昆明产华山松树皮挥发油的主要成分为：柠檬烯（27.04%）、苯（16.45%）、1R-β-蒎烯（14.85%）、3-甲基己烷（6.60%）、1S-β-蒎烯（5.24%）、庚烷（5.13%）、石竹烯（3.02%）、β-月桂烯（2.87%）、3-乙基戊烷（1.94%）、3-甲基庚烷（1.23%）、2-甲基庚烷（1.17%）、α-蒎烯（1.04%）、4,4,4-三甲基-1-羟甲基-3-环己烯（1.04%）等。何美军等

【形态特征】湿地松：乔木，在原产地高达30m，胸径90cm；鳞叶上部披针形，淡褐色；冬芽圆柱形，芽鳞淡灰色。针叶2~3针一束并存，长18~25cm，径约2mm，刚硬，深绿色，有气孔线，边缘有锯齿；叶鞘长约1.2cm。球果圆锥形或窄卵圆形；种鳞的鳞盾近斜方形；种子卵圆形，微具3棱，黑色，有灰色斑点，种翅长0.8~3.3cm，易脱落。

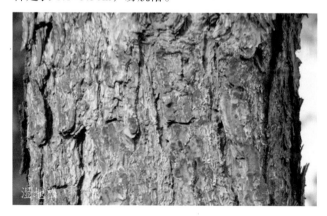

湿地松

扫帚油松：常绿小乔木，株高8~15m，大枝向上斜伸，形成扫帚形树冠。新生小枝直立，颜色比老枝叶淡。其他：同松叶。

【习性与分布】湿地松：适生于低山丘陵地带，耐水湿。较耐旱，喜光，极不耐阴。分布于湖北、江西、浙江、江苏、安徽、福建、广东、广西、台湾。扫帚

（2009）用水蒸气蒸馏法提取的湖北恩施产华山松树皮挥发油的主要成分为：3- 蒈烯（24.02%）、β - 蒎烯（18.69%）、α - 蒎烯（14.74%）、柠檬烯（4.55%）、(+)-4- 蒈烯(2.54%)、1- 甲基 -3- 甲乙基苯（2.30%）、4- 甲乙基 - 环己 -3- 烯 -1- 醇（2.02%）、对 - 三级丁基苯酚（1.98%）、苯（1.82%）、1S- β - 蒎烯（1.54%）、1- 甲基 -3- 甲乙基苯（1.38%）、β - 月桂烯（1.28%）、石竹烯（1.24%）、3- 甲基己烷（1.16%）、莰烯（1.00%）等。

湿地松：马聪等（2007）用水蒸气蒸馏法提取的湿地松树皮挥发油主要成分为：石竹烯醇（20.82%）、α - 松油醇(8.36%)、n- 杜松醇(7.22%)、氧化石竹烯(6.74%)、龙脑(5.13%)、α - 蒎烯（3.65%）、α - 杜松醇(2.79%)、蓝桉醇(2.76%)、α - 石竹烯(2.65%)、桃金娘醇（2.35%）、莰烯（2.07%）、α - 苧烯（2.06%）、樟脑（1.72%）、长叶烯（1.64%）、α - 菥醇（1.40%）、L- 反式松香芹醇（1.19%）、三环烯（1.06%）、β - 杜松烯（1.01%）等。

油松：曾明等（2005）用水蒸气蒸馏法提取的甘肃兰州产油松树皮挥发油的主要成分为：D- 柠檬烯（51.70%）、丁子香烯（21.91%）、庚烷6.6- 二甲基 -2- 亚甲基 - 二环 [3.1.1]（7.04%）、1R- α - 蒎烯（6.62%）、甲酸 3,7- 二甲基 -2,6- 辛二烯 -1- 酯（3.99%）、3- 甲基 -6-(1- 甲基亚乙基)- 环己烯（1.20%）、(1S)-6,6- 二甲基 -2- 亚甲基 - 二环 [3.1.1] 庚烷（1.14%）、2- 甲基 -5-(1- 甲基乙烯基) 醋酸 - 环己酯（1.09%）等。

扫帚油松：侯冬岩等（2001）用水蒸气蒸馏法提取的辽宁千山产扫帚油松树皮挥发油的主要成分为：苧烯（39.81%）、β - 月桂烯（17.68%）、1R- α - 蒎烯（16.93%）、石竹烯（9.12%）、β - 蒎烯（6.88%）、α - 石竹烯（1.97%）等。

云南松：张晓龙等（2008）用同时蒸馏萃取法提取的云南嵩明产云南松树皮挥发油的主要成分为: (+)- α - 松油醇（15.23%）、α - 蒎烯（12.02%）、3- 蒈烯（9.33%）、(-)-4- 萜品醇（3.62%）、1- 异丙基 -4- 甲苯（2.94%）、樟脑（2.30%）、龙脑（2.06%）、对叔丁基苯酚（1.82%）、莰烯（1.68%）、1- 甲基 -3- 异丙烯基苯（1.58%）、脱氢枞酸甲酯（1.50%）、茉莉酮（1.20%）等。

【性味与功效】味苦，性温。祛风除湿，活血止血，敛疮生肌。治风湿骨痛，跌打损伤，金刃伤，肠风下血，久痢，湿疹，烧烫伤，痈疽久不收口。

松树梢 ▼

【基源】松科松属植物 云南松 *Pinus yunnanensis* Franch. 等的嫩枝，云南松嫩枝的芳香成分未见报道，同属植物嫩枝挥发油有报道的有: 油松 *Pinus tabuliformis* Carr.、马尾松 *Pinus massoniana* Lamb.、黑松 *Pinus thunbergii* Parl.、火炬松 *Pinus taeda* Linn. 等。

【形态特征】同松叶。
【习性与分布】同松叶。
【挥发油含量】水蒸气蒸馏的油松幼枝的得油率为 2.10%，马尾松枝的得油率为 0.16%~0.43%。
【芳香成分】油松：李铁纯等（2000）用水蒸气蒸馏法提取的辽宁千山产油松幼枝挥发油的主要成分为：柠檬烯（39.49%）、β - 月桂烯（19.00%）、α - 蒎烯（15.59%）、β - 蒎烯（4.88%）、3,7- 二甲基 -2,6- 辛二烯 -2- 甲基丙酸酯（3.79%）、石竹烯（2.97%）、(+)- α - 松油醇（1.32%）、(+)-4- 蒈烯（1.16%）、大牻牛儿烯 D（1.05%）等。

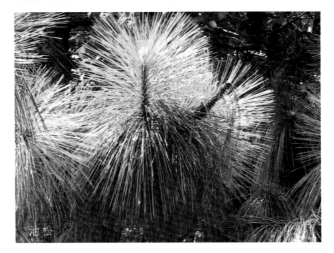

马尾松：王焱等（2007）用水蒸气蒸馏法提取的江苏南京产马尾松新鲜枝条挥发油的主要成分为：α - 蒎烯（34.84%）、β - 蒎烯（16.64%）、β - 水芹烯（15.52%）、反式 - 石竹烯（10.97%）、异长叶烯（6.32%）、α - 葎草烯（2.47%）、莰烯（2.19%）、β - 月桂烯（1.37%）等。
黑松：朱东方等（2009）用水蒸气蒸馏法提取的山东蒙山产黑松枝条挥发油的主要成分为：α - 蒎烯（35.67%）、β - 蒎烯（19.50%）、D- 柠檬烯（14.33%）、

异松油烯（4.31%）、莰烯（3.55%）、α-松油醇（3.21%）、异长叶烯（2.35%）、β-石竹烯醇（2.30%）、δ-卡蒂烯（1.72%）、α-杜松醇（1.71%）、α-紫穗槐烯（1.25%）、β-石竹烯（1.22%）、γ-杜松烯（1.22%）、长叶龙脑（1.05%）、β-水芹烯（1.03%）等。

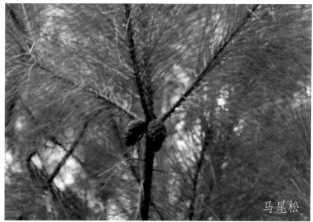
马尾松

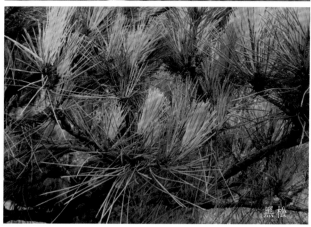
黑松

火炬松：郝德君等（2008）用固相微萃取法提取的江苏南京产火炬松枝条挥发油的主要成分为：α-蒎烯（52.05%）、β-蒎烯（21.82%）、β-月蒎烯（15.76%）、反式石竹烯（2.94%）、β-松油烯（2.69%）、大根香叶烯D（1.76%）等。

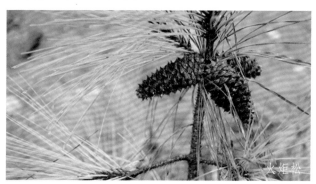
火炬松

【性味与功效】味苦、涩，性温。解毒。治木薯、钩吻中毒。

松球 ▼

【基源】松科松属植物云南松 *Pinus yunnanensis* Franch.、油松 *Pinus tabuliformis* Carr. 等的球果。同属植物球果挥发油有报道的有：黑松 *Pinus thunbergii* Parl.、红松 *Pinus koraiensis* Sieb. et Zucc.、华山松 *Pinus armandii* Franch.、樟子松 *Pinus sylvestris* Linn. var. *mongolica* Litvin.

【形态特征】同松叶。

【习性与分布】同松叶。

【挥发油含量】水蒸气蒸馏的黑松干燥松塔的得油率为0.25%，红松松塔的得油率为1.28%，华山松果实的得油率为0.80%，樟子松果实的得油率为0.20%~0.37%；超临界萃取的黑松干燥松塔的得油率为0.15%。

【芳香成分】云南松：李寅珊等（2012）用水蒸气蒸馏法提取的云南漾濞产云南松新鲜松塔挥发油的主要成分为：异长叶烯（29.06%）、石竹烯氧化物（8.15%）、α-蒎烯（7.39%）、长莰烯酮（4.89%）、石竹-3,8(13)-二烯-5β醇异构体（3.26%）、(+)-十氢-1,5,5,8a-四甲基-1,4-甲亚甲基二氢薁-9-醇（2.60%）、反-松香芹醇（2.51%）、石竹-3,8(13)-二烯-5β-醇（2.19%）、环长叶烯（2.11%）、桃金娘烯醛（2.09%）、2,6,6,9-四甲基三环[5.4.0.0^{2,8}]十一碳-9-烯（1.98%）、马鞭草烯酮（1.65%）、姜黄酮（1.49%）、β-石竹烯（1.25%）、α-龙脑烯醛（1.07%）、4-异丙烯基甲苯（1.05%）等。

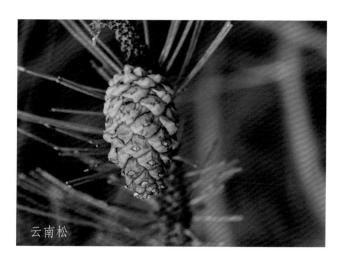
云南松

油松：李新岗等（2006）用二氯乙烷浸提法提取的陕西陇南产油松球果挥发油的主要成分为：石竹烯（13.58%）、α-蒎烯（11.29%）、β-香叶烯（9.13%）、D-柠檬烯（3.94%）、α-石竹烯（2.32%）、β-菲兰烯/4-侧柏烯（1.94%）、异松油烯（1.61%）、杜松-1(10),4-二烯（1.47%）等；XAD2吸附法提取的陕西陇南产油松不同家系球果挥发油的主要成分为：β-香叶烯（73.70%）、α-蒎烯（13.72%）、D-柠檬烯（8.58%）、β-蒎烯（2.06%）、β-菲兰烯（1.38%）等。

甲基乙基)-1,2,3,5,6,8a-六氢骈苯（1.48%）、α-石竹烯（1.35%）等。

红松：红松松塔挥发油的主成分为α-蒎烯（36.16%~44.26%）。苏晓雨等（2006）用水蒸气蒸馏法提取的黑龙江伊春产红松松塔挥发油的主要成分为：α-蒎烯（44.26%）、D-柠檬烯（23.43%）、β-蒎烯（8.67%）、石竹烯（3.46%）、β-月桂烯（3.02%）、(1S)-3,7,7-三甲基二环[4.1.0]-3-庚烯（2.39%）、珀珊烯（1.38%）、对盖烯醇（1.17%）、龙脑（1.16%）、[1S-(1α,3aβ,4α,8aβ)]-乙酸十氢-4,8,8-三甲基-9-次甲基-1,4-亚甲基甘菊环（1.11%）、醋酸冰片酯（1.08%）等。

华山松：李新岗等（2005）用水蒸气蒸馏法提取的陕西陇县7月份采收的华山松球果挥发油的主要成分为：α-蒎烯（12.90%）、2-侧柏烯（8.27%）、D-柠檬烯（7.39%）、β-蒎烯（6.83%）、大香叶烯D（5.94%）、β-菲兰烯/4-侧柏烯（4.97%）、萜品油烯（3.95%）、乙酸龙脑酯（3.28%）、4-松

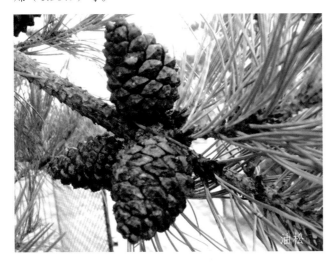

油松

黑松：梁洁等（2013）用水蒸气蒸馏法提取的山东威海产黑松干燥松塔挥发油的主要成分为：α-蒎烯（16.16%）、β-水芹烯（15.46%）、β-蒎烯（7.97%）、(+)-α-长叶蒎烯（7.28%）、石竹烯（7.02%）、1,7,7-三甲基-双环[2.2.1]庚-2-乙酯（3.68%）、石竹烯氧化物（3.47%）、2-异丙基-5-甲基茴香醚（3.02%）、1-甲基-5-亚甲基-8-(1-甲基乙基)-1,6-二烯环十烷（2.76%）、α-荜澄茄烯（2.07%）、樟脑萜（1.82%）、异龙脑（1.80%）、4,7-二甲基-1-(1-

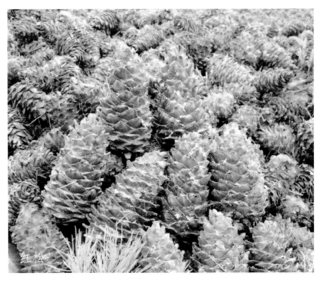

红松

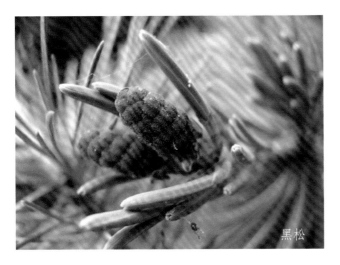

黑松

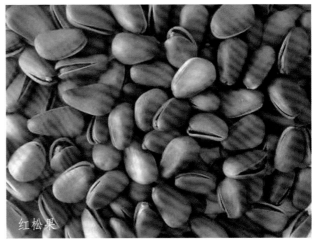

红松果

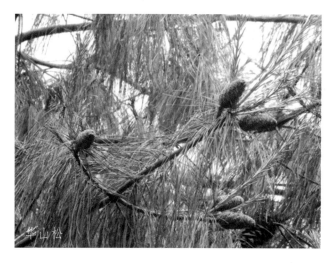

华山松

油醇（3.09%）、石竹烯（2.15%）、3-蒈烯（2.08%）、α-松油醇（1.02%）等。

樟子松：杨鑫等（2008）用水蒸气蒸馏法提取的黑龙江伊春产樟子松球果挥发油的主要成分为：4b,5,6,7,8a,9,10-八氢-4b,8-二甲基-2-异丙基菲（13.61%）、[1S-(1a,3aβ,4a,8aβ,9R*)-乙酸十氢-1,5,5,8a-四甲基-1,2,4-亚甲基甘菊环（6.21%）、α-松油醇（5.52%）、[1S-(1a,3a,5a)-6,6-二甲基-2-次甲基二环[3.1.1]庚-3-醇（4.77%）、石竹烯氧化物（3.64%）、D-柠檬烯（3.34%）、1,2,3,4,4a,9,10,10a-八氢-1,1,4a-三甲基-7-(1-甲基乙基)-菲（3.07%）、冰片（3.03%）、(1S)-4,6,6-三甲基二环-[3.1.1]庚-3-烯-2-酮（2.97%）、1-甲基-4-(1-甲基乙烯基)-苯（2.90%）、6,6-二甲基-2-次甲基二环-[2.2.1]-

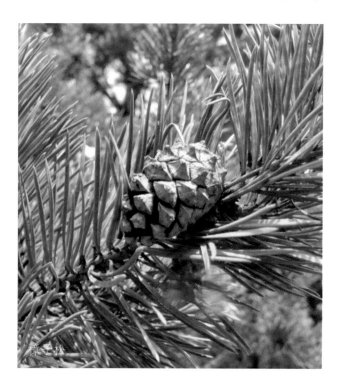

樟子松

庚-3-酮（2.11%）、石竹烯（1.76%）、1-(2-甲苯基)-乙酮（1.54%）、α-蒎烯（1.53%）、1-甲基-2-(1-甲基乙基)-苯（1.49%）、(S)-2-甲基-5-(1-甲基乙烯基)-2-环己烯-1-酮（1.45%）、2,7-丁二酮基-3,6-二甲基-1,8-萘二酚（1.44%）、樟脑（1.42%）、1,3,3-三甲基二环-[2.2.1]庚-2-醇（1.35%）、乙酸-1,7,7-三甲基二环-[2.2.1]-庚-2-甲酯（1.23%）、(1S-顺式)-1,2,3,5,6,8a-六氢-4,7-二甲基-1-(1-甲基乙基)-萘（1.15%）等。邢有权等（1992）用水蒸气蒸馏法提取的黑龙江桦南产樟子松球果挥发油的主要成分为：香橙烯（25.53%）、长叶烯（11.74%）、洒剔烯（10.29%）、α-蒎烯（6.10%）、反式-3-十三烯-1-炔（3.07%）、紫苏醛（3.06%）、柠檬烯（2.97%）、对-伞花烃-α-醇（2.83%）、4-表-去氢松香醛（2.79%）、4-蒈烯（2.35%）、β-蒎烯-3-醇（1.86%）、反式-香芹醇（1.53%）、β-蒎烯（1.38%）、邻-甲基异丙基苯（1.06%）、长叶环烯（1.01%）等。

【性味与功效】味甘、苦，性温。祛风除痹，化痰止咳平喘，利尿，通便。治治风寒湿痹，白癜风，慢性气管炎，淋浊，便秘，痔疮。

松油 ▼

【基源】松科松属植物马尾松 *Pinus massoniana* Lamb.、油松 *Pinus tabuliformis* Carr. 或其同属植物木材中的油树脂。

【形态特征】同松叶。

【习性与分布】同松叶。

【挥发油含量】水蒸气蒸馏的马尾松树脂的得油率为19.00%～25.00%，高山松松脂的得油率为19.8%～21.5%，火炬松松脂的得油率为10.00%～12.00%，湿地松松脂的得油率为17.80%～26.55%。

【芳香成分】马尾松：宋湛谦等（1993）用水蒸气蒸馏法提取的浙江富阳产马尾松松脂挥发油的主要成分为：长叶松酸+左旋海松酸（32.30%）、α-蒎烯（28.30%）、长叶烯（8.00%）、新枞酸（6.40%）、湿地松酸（4.20%）、枞酸（4.10%）、去氢枞酸（3.50%）、石竹烯（2.30%）、山达海松酸（1.40%）、β-蒎烯（1.30%）等。

油松：高宏等（2009）用水蒸气蒸馏法提取的油松松

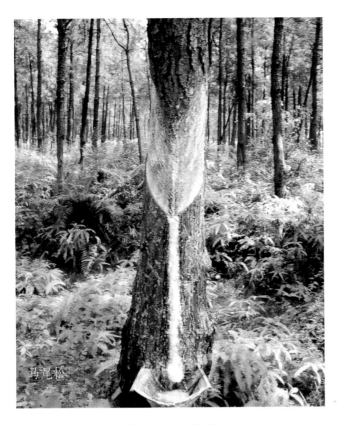

马尾松

脂挥发油的主要成分为：α–蒎烯（42.50%）、长叶松酸/左旋海松酸（20.30%）、新枞酸（8.80%）、枞酸（8.60%）、海松酸（3.40%）、去氢枞酸（1.60%）、β–蒎烯（1.20%）、莰烯（1.10%）等。

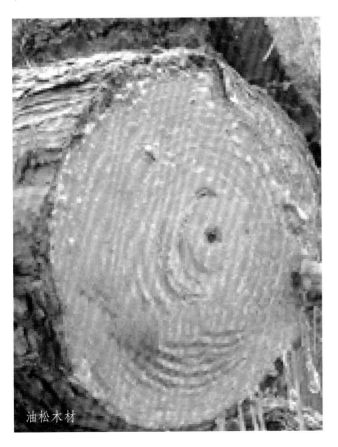

油松木材

此外，同属植物松脂挥发油有报道的植物比较多，树脂挥发油的主成分有：α–蒎烯（19.10%~97.40%），如北美短叶松松脂、大别山五针松树脂、黑松松脂、华南五针松松脂、华山松树脂、火炬松松脂、加勒比松松脂、雅加松松脂、毛枝五针松树脂、南亚松树脂、思茅松树脂、云南松树脂等；长叶松酸/左旋海松酸（26.70%~41.40%），如矮松松脂、长白松松脂、长叶松松脂、刚松松脂、晚松松脂、高山松树脂、卵果松松脂、萌芽松松脂、湿地松松脂、樟子松松脂等；枞酸（15.90%~35.80%），如赤松树脂、海南五针松树脂、红松树脂、新疆五针松树脂等；还有：β–蒎烯（24.80%），如白皮松松脂；糖松酸（25.00%），如华南五针松树脂；去氢枞酸（29.70%），如黄山松树脂；双戊烯（19.40%），如乔松树脂等。

【性味与功效】味苦，性温。祛风，杀虫。治疥疮，皮癣。

香柏 ▼

【基源】松科雪松属植物雪松 *Cedrus deodara* (Roxb.) G. Don 的叶、木材。木材的芳香成分未见报道。

【形态特征】乔木，高达50m，胸径达3m。叶在长枝上辐射伸展，短枝之叶成簇生状，针形，坚硬，长2.5~5cm，宽1~1.5mm，腹面两侧各有2~3条气孔线，背面4~6条。雄球花长卵圆形或椭圆状卵圆形；雌球花卵圆形。球果熟时红褐色，卵圆形或宽椭圆形，长7~12cm，径5~9cm；中部种鳞扇状倒三角形；苞鳞短小；种子近三角状，种翅宽大。

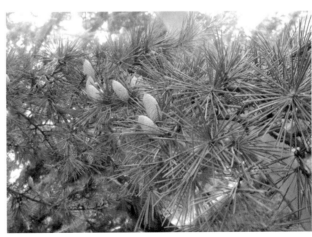

【习性与分布】喜温暖，湿润的气候条件，喜光照，抗寒能力强。西藏及北京以南各大城市有栽培。

【挥发油含量】水蒸气蒸馏的枝叶的得油率为0.34%~0.75%。

【芳香成分】雪松针叶挥发油的主成分多为α-蒎烯（24.72%~31.67%），也有主成分不同的报告。李晓凤等（2015）用水蒸气蒸馏法提取的安徽合肥产雪松阴干枝叶挥发油的主要成分为：α-蒎烯（24.72%）、β-蒎烯（21.04%）、1-石竹烯（12.42%）、柠檬烯（9.91%）、α-松油醇（4.82%）、α-石竹烯（2.64%）、大根香叶烯（2.28%）、异松油烯（1.15%）等。扶巧梅等（2013）用水蒸气蒸馏法提取的雪松新鲜叶挥发油的主要成分为：月桂烯（30.45%）、α-蒎烯（29.04%）、β-蒎烯（16.49%）、α-松油醇（9.29%）、石竹烯（4.09%）、β-水芹烯（2.49%）、β-罗勒烯X（1.15%）等。段佳等（2005）用水蒸气蒸馏法提取的上海产雪松新鲜叶挥发油的主要成分为：环苜烯（19.77%）、β-蒎烯（18.86%）、月桂烯（17.54%）、D-柠檬烯（13.85%）、对-薄荷-1-烯-8-醇（4.17%）、石竹烯（9.04%）等。陈菲等（2014）用水蒸气蒸馏法提取的浙江金华产雪松新鲜叶挥发油的主要成分为：油酸（21.67%）、乙酸乙酯（11.25%）、β-石竹烯（5.82%）、棕榈酸（3.80%）、β-蒎烯（3.52%）、3-甲基-2-丁醇（3.41%）、叶醇（2.75%）、α-松油醇（2.62%）、α-石竹烯（2.12%）、β-月桂烯（2.10%）、柠檬烯（1.71%）、丙酰胺（1.71%）、大根香叶烯D（1.68%）、α-蒎烯（1.59%）、珛杷烯（1.57%）、(Z)-顺-6-十八烯酸（1.21%）等。

【性味与功效】味苦。清热利湿，散瘀止血。治痢疾，肠风便血，水肿，风湿痹痛，麻风病。

红皮云杉 ▼

【基源】松科云杉属植物红皮云杉 *Picea koraiensis* Nakai. 的叶、枝、树皮。枝和树皮的芳香成分未见报道。

【形态特征】乔木，高达30m以上，胸径60~80cm；冬芽圆锥形，淡褐黄色或淡红褐色。叶四棱状条形，主枝之叶近辐射排列，侧生小枝上面之叶直上伸展，长1.2~2.2cm，宽约1.5mm。球果卵状圆柱形或长卵

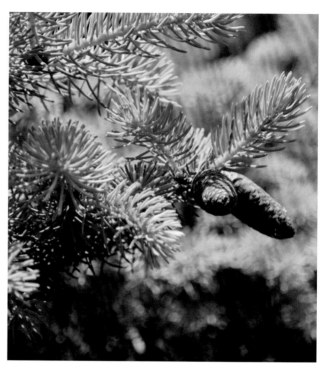

状圆柱形，熟时绿黄褐色至褐色；中部种鳞倒卵形或三角状倒卵形；苞鳞条状；种子灰黑褐色，倒卵圆形。花期5~6月，球果9~10月成熟。

【习性与分布】分布于海拔400~1800m地带。较耐阴。喜生于山的中下部与谷地。分布于吉林、辽宁、内蒙古。

【芳香成分】红皮云杉叶挥发油的主成分多为乙酸龙脑酯（23.00%~26.67%），也有主成分不同的报告。赵宏博等（2017）用水蒸气蒸馏法提取的黑龙江萝北产红皮云杉阴干叶挥发油的主要成分为：乙酸龙脑酯（26.67%）、龙脑（11.68%）、樟脑（11.10%）、γ-依兰油醇（5.41%）、γ-荜澄茄醇（3.32%）、莰烯（2.18%）、反式水合桧烯（2.13%）、β-荜澄茄油萜（1.82%）、苯甲酸苯酯（1.78%）、檀萜烯（1.72%）、(R)-香茅醇（1.68%）、β-朱栾（1.33%）、斯巴醇（1.25%）、柠檬烯（1.19%）、香茅醇乙酸酯（1.17%）、α-衣兰油烯（1.12%）、α-松油醇（1.07%）等。方洪壮等（2010）用水蒸气蒸馏法提取的黑龙江小兴安岭产红皮云杉叶挥发油的主要成分为：D-柠檬烯（18.20%）、乙酸龙脑酯（15.00%）、樟脑（11.00%）、莰烯（10.70%）、α-蒎烯（6.96%）、龙脑（5.95%）、1,2,3,5,6,8a-六氢-4,7-二甲基-1-(1-甲基乙基)-萘（3.95%）、α-杜松醇（3.89%）、β-月桂烯（2.81%）、γ-杜松醇（2.63%）等。

【性味与功效】祛风除湿。治风湿痹痛。

荸荠 ▼

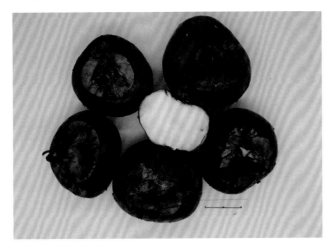

【基源】莎草科荸荠属植物荸荠 *Eleocharis dulcis* (Burm. f.) Trin. 的球茎。

【形态特征】细长的匍匐根状茎的顶端生块茎。 多数，丛生，高 15~60cm。叶缺如，只在 的基部有 2~3 个叶鞘；鞘近膜质，绿黄色，紫红色或褐色，高 2~20cm。小穗顶生，圆柱状，有多数花；花松散地复瓦状排列，宽长圆形或卵状长圆形，背部灰绿色，近革质。小坚果宽倒卵形，双凸状，成熟时棕色，光滑，稍黄微绿色。花果期 5~10 月。

【习性与分布】喜生于池沼中或栽培在水田里，喜温爱湿怕冻。适宜在浅水中生长，要求有充足的光照。全国各地均有分布。

【芳香成分】胡西洲等（2017）用水蒸气蒸馏法提取的湖北孝昌产荸荠干燥球茎挥发油的主要成分为：亚油酸（32.52%）、棕榈酸（21.53%）、油酸（5.62%）、

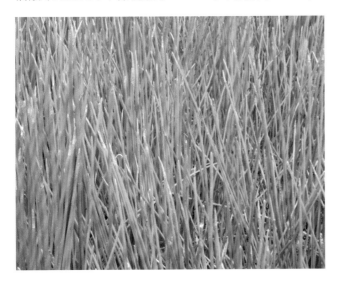

油酸酰胺（5.42%）、正二十四烷（2.61%）、正二十一烷（1.76%）、二十八烷（1.55%）、十六碳酰胺（1.21%）、(Z)-9,17-十八二烯醛（1.03%）、正二十三烷（1.00%）等。

【性味与功效】味甘，性寒。清热生津，化痰，消积。治温病口渴，咽喉肿痛，痰热咳嗽，目赤，消渴，痢疾，黄疸，热淋，食积，赘疣。

水蜈蚣 ▼

【基源】莎草科水蜈蚣属植物短叶水蜈蚣 *Kyllinga brevifolia* Rottb. 的全草。

【形态特征】根状茎长而匍匐，外被褐色的鳞片。成列地散生，高 7~20cm，具 4~5 个圆筒状叶鞘，最下面 2 个叶鞘常为干膜质，棕色，上面 2~3 个叶鞘顶端具叶片。叶柔弱，宽 2~4mm，边缘具细刺。叶状苞片 3 枚；穗状花序单个，球形，具极多数密生的小穗。小穗长圆状披针形，具 1 朵花；鳞片膜质，白色。小坚果倒卵状长圆形，扁双凸状。花果期 5~9 月。

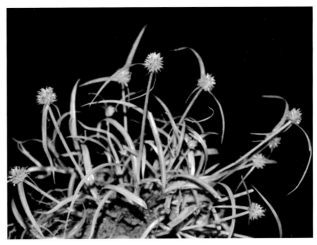

【习性与分布】生长于山坡荒地、路旁草丛中、田边草地、溪边、海边沙滩上，海拔在 600m 以下。喜潮湿环境。分布于华东、华中、华南、西南各省区。

【芳香成分】何斌等（2005）用水蒸气蒸馏法提取的湖南长沙产短叶水蜈蚣阴干全草挥发油的主要成分为：β-榄烯（18.30%）、β-蒎烯（12.70%）、石竹烯（7.98%）、3H-3-α,7-甲桥-2,4,5,6,7,8-六氢-1,4,9,9-四甲基-3αR-(3α-α,4β,7α)-甘菊环（6.79%）、(1S)-1,8α-二甲基-7α-异丙

基 -4,8- 甲桥 -1,2,3,5,6,7,8,8 α- 八氢萘（5.87%）、巴伦西亚桔烯（5.13%）、6,6- 二甲基 -2- 亚甲基 - 二环 [3,1,1]- 庚 -2- 烯（4.02%）、α- 石竹烯（3.84%）、4- 甲基 -1- 异丙基 -3- 环己烯 -1- 醇（2.86%）、雪松醇（2.50%）、α- 蒎烯（2.43%）、反式 -5- 甲基 -3- 异丙基 - 环己烯（2.21%）、4 α,8,8- 三甲基 -9- 甲叉基 -1,4- 甲桥 - 甘菊环（2.14%）、4-(1,1- 二甲基乙基)-2- 甲基 - 酚（2.03%）、对 - 聚伞花素（1.66%）、D- 柠檬烯（1.17%）等。宁振兴等（2012）用水蒸气蒸馏法提取的江苏产短叶水蜈蚣风干全草挥发油的主要成分为：3,7,11,15- 四甲基 -2,6,10,14- 十六烷四烯 -1- 醇（14.23%）、α- 石竹烯（13.53%）、1,5,5,8- 四甲基 -12- 氧杂双环 [9.1.0] 十二烷 -3,7- 二烯（11.24%）、氧化石竹烯（8.20%）、十六酸（6.23%）、六氢金合欢基丙酮（5.90%）、β- 石竹烯（4.70%）、植醇（4.47%）、7(11)- 桉叶烯 -4- 醇（2.68%）、菖蒲烯（1.65%）、α- 金合欢烯（1.64%）、金合欢基丙酮（1.61%）、β- 榄香烯（1.45%）、7- 异丙烯基 -1,4a- 二甲基 -4,4a,5,6,7,8- 六氢化 -2(3)- 萘酮（1.27%）、α- 芹子烯（1.08%）、β- 芹子烯（1.02%）等。

【性味与功效】味辛，性平。疏风解表，清热利湿，止咳化痰，祛瘀消肿。治伤风感冒，支气管炎，百日咳，疟疾，痢疾，肝炎，乳糜尿，跌打损伤，风湿性关节炎；外用治蛇咬伤，皮肤搔痒，疮肿。

山苏木 ▼

【基源】檀香科沙针属植物沙针 *Osyris quadripartita* Salzm. ex Decne. 的根、叶。叶的芳香成分未见报道。

【形态特征】灌木或小乔木，高 2~5m。叶薄革质，灰绿色，椭圆状披针形或椭圆状倒卵形，长 2.5~6cm，宽 0.6~2cm。花小；雄花：2~4 朵集成小聚伞花序；花被直径约 4mm，裂片 3；花盘肉质；雌花：单生偶 4 或 3 朵聚生；苞片 2 枚；花盘同雄花；两性花：外形似雌花，但具发育的雄蕊。核果近球形，成熟时橙黄色至红色。花期 4~6 月，果期 10 月。

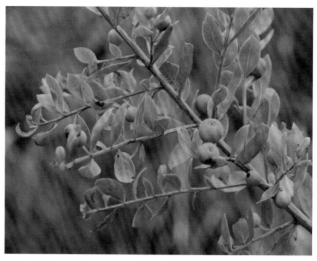

【习性与分布】生长于海拔 600~2700m 的灌丛中或溪边。分布于西藏、四川、云南、广西。

【挥发油含量】乙醇冷浸、石油醚萃取的新鲜根的得油率为 1.65%~1.77%。

【芳香成分】温远影等（1991）用乙醇冷浸、石油醚萃取法提取的四川西昌产沙针新鲜根挥发油的主要成分为：蒿素（17.98%）、6,9- 十八碳二烯酸甲酯（12.46%）、9- 十八烯醛（10.56%）、棕榈酸乙酯（4.38%）、2,5- 十八碳二烯酸甲酯（3.71%）、1- 乙基丙基苯（2.85%）、α- 甜橙醛（2.09%）、β- 香柠檬烯（1.62%）、对异丁基甲苯（1.52%）、枞油烯（1.33%）、β- 檀香醇（1.33%）、1,4- 二丙基苯（1.14%）、α- 檀香醇（1.05%）等。

【性味与功效】味苦、辛，性平。调经止痛，疏风解表。治月经不调，痛经，感冒，心腹痛。

大叶桉叶 ▼

【基源】桃金娘科桉属植物桉 *Eucalyptus robusta* Smith 的叶。

【形态特征】密荫大乔木，高 20m。幼态叶对生，叶片厚革质，卵形；成熟叶卵状披针形，厚革质，长 8~17cm，宽 3~7cm，两面均有腺点。伞形花序粗大，有花 4~8 朵；花蕾长 1.4 ~2cm，宽 7~10mm；萼管半球形或倒圆锥形，长 7~9mm，宽 6~8mm；帽状体约与萼管同长，先端收缩成喙。蒴果卵状壶形，长 1~1.5cm，果瓣 3~4，深藏于萼管内。花期 4~9 月。

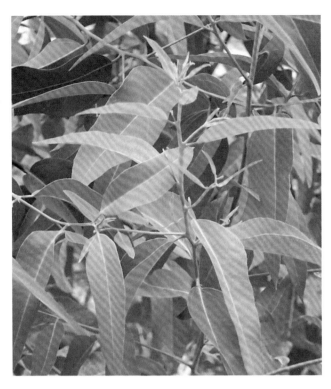

【习性与分布】生于阳光充足的平原、山坡和路旁。适生于温暖湿润环境，耐寒和耐旱性较差，也不抗风。广西、广东、海南、云南、四川、福建、台湾有栽培。

【挥发油含量】水蒸气蒸馏的叶的得油率为0.27%~3.17%。

【芳香成分】桉叶挥发油的第一主成分有：α-蒎烯（18.95%~64.84%）、1,8-桉叶油素（16.12%~89.64%）、3-蒈烯（25.45%~31.93%）等，也有主成分不同的报告。陈月圆等（2010）用水蒸气蒸馏法提取的广西钦州产桉新鲜叶挥发油的主要成分为：(1S)-α-蒎烯（64.84%）、4-松油烯醇（5.73%）、桉叶油素（5.28%）、松香芹醇（4.49%）、邻甲基异丙苯（2.70%）、2-莰醇（1.96%）、广藿香烯（1.75%）、(+)-蒈醇（1.18%）、β-香叶烯（1.09%）等。张淑宏等（1991）用水蒸气蒸馏法提取的云南产桉叶挥发油的主要成分为：1,8-桉叶油素（89.64%）、α-蒎烯（2.19%）、香芹酮（1.12%）、樟脑（1.00%）等。张闻扬等（2015）用水蒸气蒸馏法提取的广西南宁产桉春季采收的新鲜叶挥发油的主要成分为：3-蒈烯（31.93%）、α-松油醇（10.46%）、(-)-蓝桉醇（8.07%）、D-柠二烯（7.30%）、1-松香芹醇（7.30%）、邻异丙基甲苯（6.00%）、2-莰醇（4.87%）、(-)-香树烯酸（3.16%）、蒈醇（2.41%）、表蓝桉醇（1.96%）、莰烯（1.89%）、3-诺蒎烯酮（1.54%）、(1S)-(1)-β-蒎烯（1.21%）、异戊醛（1.12%）、(-)-4-萜品醇（1.00%）等。王真辉等（2007）用水

蒸气蒸馏法提取的海南儋州产'刚果12号'桉新鲜叶挥发油的主要成分为：对-伞花烃（19.88%）、β-桉叶油醇（19.28%）、α-桉叶油醇（9.92%）、β-蒎烯（8.99%）、β-水芹烯（5.87%）、蓝桉醇（5.84%）、β-蒈醇（3.92%）、5-异丙烯基-2-甲基-7-氧杂二环[4.1.0]庚烷-2-醇（3.32%）、4-萜品醇（2.43%）、反-石竹烯（2.26%）、匙叶桉油烯醇（1.91%）、6-樟脑醇（1.77%）、别香树烯（1.16%）等。吴青业等（2010）用超临界CO_2萃取法提取的桉干燥叶挥发油的主要成分为：4-羟基-1-(3,4,5-三甲氧基苯基)-2-丁炔-1-酮（15.69%）、二十九（碳）烷（10.78%）、生育酚（10.36%）、4-(4-丁基环己基)环己烷羧酸酯（8.07%）、2,4,6-三异丙基苯乙醚（6.45%）、桉树脑（6.29%）、（角）鲨烯（4.26%）、1-N-苯基-3H-1,4-苯并二氮杂-2,5-(1H,4H)-二酮（3.24%）、二十七碳烷（3.18%）、(Z,Z)-3,6-顺式-9,10-环氧-十九烷二烯（2.84%）、十六酸（2.06%）、十四酸（1.86%）、二十六碳醛（1.75%）、二氢别吴茱萸脑（1.57%）、柠檬油精（1.54%）、植醇（1.46%）、α-松油醋酸酯（1.43%）、4-丙基环己基-二十六烷（1.23%）、3,5-二-叔丁基-4-羟基苯乙酮（1.06%）等。

【性味与功效】味辛、苦，性凉。疏风发表，祛痰止咳，清热解毒，杀虫止痒。治感冒，高热关痛，肺热喘咳，泻痢腹痛，疟疾，风湿痹痛，丝虫病，钩端螺旋体病，咽喉肿痛，目赤，翳障，耳痛，丹毒，痈疽，乳痈，麻疹，风疹，湿疹，疥癣，烫伤。

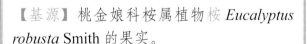

大叶桉果 ▼

【基源】桃金娘科桉属植物桉 *Eucalyptus robusta* Smith 的果实。

【形态特征】同大叶桉叶。

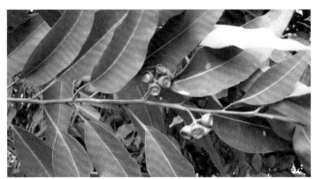

【习性与分布】同大叶桉叶。

【挥发油含量】水蒸气蒸馏的果实的得油率为0.80%~1.00%。

【芳香成分】钟伏生等（2006）用水蒸气蒸馏法提取的江西井冈山产桉干燥果实挥发油的主要成分为：香橙烯（26.42%）、兰桉醇（11.42%）、喇叭茶烯（9.52%）、α－古芸烯（7.00%）、别香橙烯（4.88%）、表蓝桉醇（4.41%）、对－蓋－1－烯－4－醇（2.93%）、α－乙酰松油醇（2.73%）、莳萝艾菊酮（2.60%）、喇叭茶醇（2.37%）、对－蓋－1(7)烯－2－酮（2.13%）、香芹酚（1.83%）、β－桉油醇（1.43%）、τ－杜松烯（1.41%）、α－愈创木烯（1.36%）、5-蓎醇（1.35%）、异松油烯（1.24%）、胡椒烯（1.22%）、桉烷－5－烯－11－醇（1.17%）、乙酰马鞭草醇（1.07%）等。刘玉明等（2004）用水蒸气蒸馏法提取的广西雷州产桉果实挥发油的主要成分为：1,8-桉叶油素（32.08%）、蓝桉醇（12.33%）、石竹烯（8.46%）、聚伞花素（6.75%）、水芹烯（5.42%）、香芹酚（4.67%）、α－松油醇（3.68%）、伞柳醇（3.62%）、α－桉叶油醇（3.15%）、α－蒎烯（2.44%）、杜松醇（2.23%）、γ－桉叶油醇（2.04%）、胡薄荷醇（1.23%）、植香醇（1.12%）、勒力醇（1.03%）、γ－松油烯（1.00%）等。

【性味与功效】味苦，性温，有小毒。截疟。治疟疾。

桉叶 ▼

【基源】桃金娘科桉属植物蓝桉 *Eucalyptus globulus* Labill. 的叶。

【形态特征】大乔木；幼态叶对生，叶片卵形，有白粉；成长叶片革质，披针形，镰状，长15~30cm，宽1~2cm，两面有腺点。花大，宽4mm，单生或2~3朵聚生于叶腋内；萼管倒圆锥形，长1cm，宽1.3cm，表面有4条突起棱角和小瘤状突，被白粉；帽状体稍扁平，中部为圆锥状突起。蒴果半球形，有4棱，宽2~2.5cm，果缘平而宽，果瓣不突出。

【习性与分布】不适于低海拔及高温地区，能耐零下低温。喜光，喜湿，耐旱，耐热，畏寒，对低温很敏感。广东、广西、福建、浙江、江西、云南、四

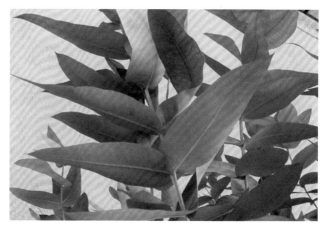

川有栽培。

【挥发油含量】水蒸气蒸馏的叶的得油率为0.50%~5.00%。

【芳香成分】蓝桉叶挥发油的主成分为1,8-桉叶油素（53.62%~72.71%）。宋爱华等（2009）用水蒸气蒸馏法提取的云南大理产蓝桉干燥叶挥发油的主要成分为：1,8-桉叶油素（72.71%）、α－蒎烯（9.22%）、α－松油醇醋酸酯（3.11%）、(-)－蓝桉醇（2.77%）、α－松油醇（2.54%）、别香橙烯（2.47%）等。

【性味与功效】味辛、苦，性寒。疏风解表，清热解毒，化痰理气，杀虫止痒。治感冒，高热喘咳，百日咳，脘腹胀痛，腹泻，痢疾，钩、丝虫病，疟疾，风湿痛，湿疹，疥癣，烧、烫伤，外伤出血。

桉树果 ▼

【基源】桃金娘科桉属植物蓝桉 *Eucalyptus globulus* Labill. 的果实。

【形态特征】同桉叶。

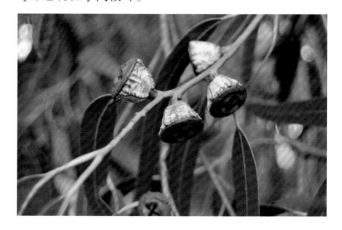

【习性与分布】同桉叶。

【挥发油含量】水蒸气蒸馏的果实的得油率为 1.50%~2.82%。

【芳香成分】蓝桉果实挥发油的第一主成分有：1,8-桉叶素（26.41%~34.86%）、别香橙烯（23.37%~26.94%）。郭庆梅等（2005）用水蒸气蒸馏法提取的江西井冈山产蓝桉干燥成熟果实挥发油的主要成分为：别香橙烯（26.94%）、蓝桉醇（25.02%）、1a,2,3,5,6,7,7a,7b-八氢-1,1,4,7-四甲基[1H]环丙基薁（6.91%）、表蓝桉醇（5.87%）、十氢-1,1,7-三甲基-4-亚甲基[1H]环丙基薁（4.49%）、1,8-桉叶素（3.83%）、1,4-二甲基-3-(2-甲基-1-丙烯基)-4-乙烯基-1-环庚烯（3.69%）、1a,2,3,4,4a,5,6,7b-八氢-1,1,4,7-四甲基-[1H]环丙基薁（3.44%）、2,3,4,4a,5,6,7,8-八氢-α,α,4a-8四甲基-2-甲醇基萘（3.15%）、α-水芹烯（1.64%）、τ-衣兰油醇（1.42%）、愈创木醇（1.37%）、莰烯（1.10%）等。王颖等（2015）用水蒸气蒸馏法提取的贵州产蓝桉干燥果实挥发油的主要成分为：1,8-桉叶素（34.86%）、(+)-香橙烯（15.77%）、α-水芹烯（12.25%）、α-蒎烯（9.13%）、(-)-蓝桉醇（5.76%）、喇叭烯（3.39%）、α-萜品烯（2.43%）、蓝桉醇（2.34%）、别香橙烯（1.87%）、α-乙酸松油酯（1.82%）、α-古云烯（1.79%）、白千层醇（1.49%）等。

【性味与功效】味辛、苦，性微温，有小毒。理气，健胃，栽疟，止痒。治食积，腹胀，疟疾，皮炎，癣疮。

【注】由蓝桉枝叶水蒸气蒸馏提取的挥发油《药典》以桉油入药，味辛，性凉。祛风止痛。用于皮肤瘙痒，神经痛。

窿缘桉叶 ▼

【基源】桃金娘科桉属植物窿缘桉 *Eucalyptus exserta* F. v. Muell. 的叶。

【形态特征】常绿乔木，高达 20~25m，胸径 35~40 cm。叶狭披针形，长 8~20cm，宽 5~10mm，下部的常卵形。花序柄腋生或侧生，圆柱状，长 6~10mm，有花 3~8 朵；萼筒半球形，帽状体半球形或圆锥状；雄蕊长约 6mm 或更长，花药卵形，药室平排，纵裂。蒴果近球形，直径 6~10 mm，果缘阔而高凸起成圆锥状，果瓣突出。

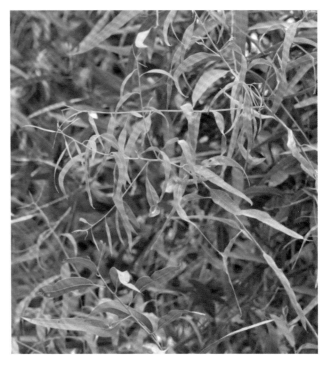

【习性与分布】耐寒。抗风力稍差，不耐台风袭击。华南地区广泛栽培。

【挥发油含量】水蒸气蒸馏的叶的得油率为 0.56%~1.20%。

【芳香成分】窿缘桉叶挥发油的主成分多为桉叶油素（20.58%~58.80%），也有主成分不同的报告。陈月圆等（2010）用水蒸气蒸馏法提取的广西钦州产窿缘桉新鲜叶挥发油的主要成分为：桉叶油素（35.42%）、(1S)-α-蒎烯（23.02%）、β-蒎烯（12.25%）、4-松油烯醇（4.41%）、β-石竹烯（3.21%）、广藿香烯（2.01%）、双环大牻牛儿烯（1.84%）、β-新丁香三环烯（1.80%）、α-水芹烯（1.70%）、2-莰醇（1.42%）、(+)-葑醇（1.13%）、松香芹醇（1.08%）等。马丽等（2015）用水蒸气蒸馏法提取的广西南宁 3 月份采收的窿缘桉新鲜叶挥发油的主要成分为：白千层醇（27.80%）、β-蒎烯（14.07%）、石竹烯（12.78%）、甘香烯（12.36%）、α-水芹烯（4.91%）、α-蒎烯（4.51%）、α-松油醇（3.72%）、柠檬烯（2.10%）、桉树脑（1.35%）、β-伞花烯（1.32%）等；6月份采收的窿缘桉新鲜叶挥发油的主要成分为：β-蒎烯（20.52%）、榄香醇（18.57%）、石竹烯（9.31%）、α-松油醇（7.75%）、α-蒎烯（5.85%）、乙酸松油酯（4.82%）、α-水芹烯（1.52%）等。

【性味与功效】味辛、苦，性温。祛风止痒，燥湿杀虫。治风湿疹痒，脚气湿痒，风湿痹痛。

柠檬桉叶 ▼

【基源】桃金娘科桉属植物柠檬桉 Eucalyptus citriodora Hook. f. 的叶。

【形态特征】大乔木，高 28m，树干挺直；树皮灰白色，大片状脱落。幼态叶片披针形；成熟叶片狭披针形，宽约 1cm，长 10~15cm，两面有黑腺点，揉之有浓厚的柠檬气味；过渡性叶阔披针形，宽 3~4cm，长 15~18cm。圆锥花序腋生；花蕾长倒卵形；萼管长 5mm；雄蕊长 6~7mm，排成 2 列，花药椭圆形。蒴果壶形，长 1~1.2cm，宽 8~10mm。花期 4~9 月。

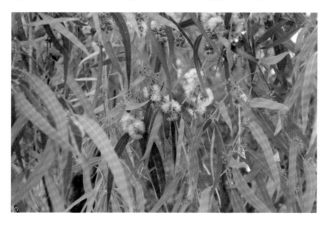

【习性与分布】喜湿热和肥沃土壤，能耐轻霜。喜光，喜湿润。广西、广东、云南、福建、湖南、湖北、四川、浙江、江苏有栽培。

【挥发油含量】水蒸气蒸馏的叶的得油率为 0.50%~3.03%。

【芳香成分】柠檬桉叶挥发油的第一主成分有：异胡薄荷醇（41.14%~47.48%）、香茅醛（57.00%~86.22%）等，也有主成分不同的报告。张闻扬等（2015）用水蒸气蒸馏法提取的广西南宁产柠檬桉春季采收的新鲜叶挥发油的主要成分为：香茅醛（63.91%）、β-香茅醇（18.07%）、2-(2-羟基-2-丙基)-5-甲基-环己醇（5.17%）、异胡薄荷醇（4.12%）、桉叶油醇（2.09%）、芳樟醇（2.10%）、1-石竹烯（1.11%）等；秋季采收的新鲜叶挥发油的主要成分为：异胡薄荷醇（41.14%）、β-香茅醇（19.87%）、乙酸香茅酯（14.90%）、香茅醛（12.13%）、2-(2-羟基-2-丙基)-5-甲基-环己醇（2.74%）、芳樟醇（2.08%）、桉叶油醇（2.05%）、香茅酸（1.26%）等。陈婷婷等

（2012）用水蒸气蒸馏法提取的广东樟木头产柠檬桉叶挥发油的主要成分为：薄荷醇（34.33%）、新薄荷醇（16.11%）、右旋香茅醇（13.93%）、香茅醛（12.42%）、蓋二醇（5.16%）、石竹烯（2.76%）、异胡薄荷醇（2.68%）、二氢月桂烯（2.31%）等。陈佳龄等（2013）用顶空固相微萃取法提取的广东广州产柠檬桉新鲜叶挥发油的主要成分为：香茅醇（27.93%）、乙酸香茅酯（13.30%）、β-石竹烯（7.77%）、(Z)-β-罗勒烯（6.42%）、玫瑰醚（6.20%）、β-蒎烯（6.12%）、γ-萜品烯（3.75%）、(R)-柠檬烯（3.55%）、α-蒎烯（3.32%）、香茅醛（2.85%）、月桂烯（2.52%）、异蒲勒醇（2.36%）、反式-罗勒烯（1.68%）等。

【性味与功效】味辛、苦，性微温。散风除湿，健胃止痛，解毒止痒。治风寒感冒，风湿骨痛，胃气痛，食积，痧胀吐泻，痢疾，哮喘，疟疾，疮疖，风疹，湿疹，顽癣，水火烫伤，炮弹伤。

柠檬桉果 ▼

【基源】桃金娘科桉属植物柠檬桉 Eucalyptus citriodora Hook. f. 的果实。

【形态特征】同柠檬桉叶。

【习性与分布】同柠檬桉叶。

【芳香成分】屈恋等（2016）用水蒸气蒸馏法提取的广西南宁产柠檬桉新鲜果实挥发油的主要成分为：

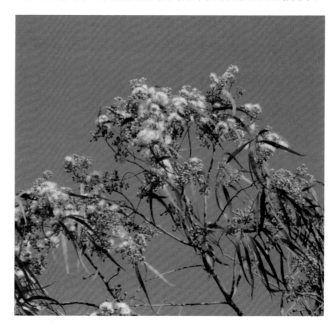

1R-α-蒎烯（44.48%）、γ-松油烯（22.02%）、1-异丙基-2-甲基苯（7.27%）、石竹烯（3.16%）、β-蒎烯（2.38%）、香茅醇（2.21%）、α-松油醇（2.11%）、(R)-(+)-柠檬烯（1.73%）、愈创木醇（1.69%）、胡薄荷醇(1.35%)、桉树脑(1.23%)、(+)-4-蒈烯（1.13%）、α-桉叶醇（1.05%）、β-半反式罗勒烯（1.00%）等。

【性味与功效】味辛、苦，性温。祛风解表，散寒止痛。治风寒感冒，胃气痛，痧胀腹痛，消化不良。

细叶桉叶

【基源】桃金娘科桉属植物细叶桉 *Eucalyptus tereticornis* Smith 的叶。

【形态特征】大乔木，高 25m；树皮平滑，灰白色。幼态叶片卵形至阔披针形，宽达 10cm；过渡型叶阔披针形；成熟叶片狭披针形，长 10~25cm，宽 1.5~2cm，两面有细腺点。伞形花序腋生，有花 5~8 朵；花蕾长卵形，长 1~1.3mm 或更长；萼管长 2.5~3mm；帽状体长 7~10mm；花药长倒卵形，纵裂。蒴果近球形，宽 6~8mm，果缘突出萼管 2~2.5mm，果瓣 4。

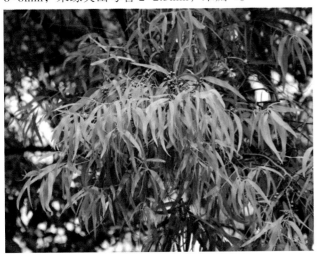

【习性与分布】冬季耐轻霜，不适于酸性土。适于温带中湿夏凉冬季降雨林地。海拔从近海平面至 1100 m。广东、广西、贵州、福建、云南有栽培。

【挥发油含量】水蒸气蒸馏的叶的得油率为 0.58%~4.85%，超临界萃取的叶的得油率为 0.58%。

【芳香成分】细叶桉叶挥发油的第一主成分有：α-蒎烯（17.59%~26.24%）、1,8-桉叶油素（27.93%~59.06%）等，也有主成分不同的报告。张

照远等（2017）用水蒸气蒸馏法提取的广西南宁产'无性系 Et09'细叶桉新鲜叶挥发油的主要成分为：1,8-桉叶油素（31.77%）、α-蒎烯（18.62%）、D-苧烯（15.67%）、γ-松油烯（8.84%）、α-水芹烯（6.77%）、对伞花烃（4.08%）、β-蒎烯（3.66%）、乙酸-α-松油酯（2.35%）、异松油烯（2.28%）、α-松油醇（1.64%）、白千层醇（1.29%）、4-松油醇（1.21%）等；'无性系 Et12'细叶桉新鲜叶挥发油的主要成分为：γ-松油烯（16.60%）、α-蒎烯（15.11%）、β-蒎烯（14.19%）、1,8-桉叶素（13.68%）、D-苧烯（13.45%）、对伞花烃（6.94%）、α-桉叶油（2.40%）、α-松油醇（2.36%）、4-松油醇（2.00%）、α-愈创木烯（1.40%）、异松油烯（1.36%）、乙酸-α-松油酯（1.00%）等。罗世琼等（2009）用水蒸气蒸馏法提取的贵州六盘水产细叶桉干燥叶挥发油的主要成分为：α-松油醇（18.28%）、α-蒎烯（13.40%）、柠檬烯（10.53%）、L-松香芹醇（10.50%）、蓝桉醇（7.93%）、樟脑萜（6.21%）、龙脑（5.25%）、1,7,7-三甲基二环[2.2.1]庚-5-烯-2-醇（4.57%）、百里香素（2.54%）、松油酮（2.29%）、1,1,7-三甲基-4-亚甲基十氢-1H-环丙[a]甘菊环（2.07%）、表蓝桉醇（1.29%）、橙花醇（1.28%）、桉叶-4(14)-烯-11-醇（1.09%）、(-)-斯巴醇（1.04%）、α-水芹烯（1.01%）等；贵州江县产细叶桉鲜叶挥发油的主要成分为：α-蒎烯（26.24%）、α-松油醇（13.34%）、柠檬烯（8.23%）、松香芹醇（7.72%）、龙脑（6.25%）、蓝桉醇（5.47%）、β-百里香素（4.54%）、1,7,7-三甲基二环[2.2.1]庚-5-烯-2-醇（3.43%）、樟脑萜（2.16%）、1,1,7-三甲基-4-亚甲基十氢-1H-环丙[a]甘菊环（1.67%）、松油酮（1.63%）、(-)-斯巴醇（1.35%）、5-异丙烯基-2-亚甲基环己醇（1.32%）、β-蒎烯（1.09%）等。

【性味与功效】味辛、微苦，性平。宣肺发表，理气活血，解毒杀虫。治感冒发热，咳嗽痰喘，脘腹胀痛，泄痢，钩端螺旋体病，跌打损伤，疮疡，丹毒，乳痈，疥疮，癣痒。

细叶桉果

【基源】桃金娘科桉属植物细叶桉 *Eucalyptus tereticornis* Smith 的果实。

【形态特征】同细叶桉叶。

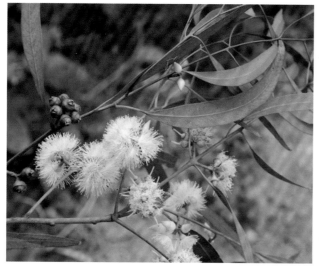

【习性与分布】同细叶桉叶。

【挥发油含量】水蒸气蒸馏的果实的得油率为0.48%，超临界萃取的阴干果实的得油率为0.47%。

【芳香成分】周燕园等（2009）用水蒸气蒸馏法提取的广西南宁产细叶桉果实挥发油的主要成分为：1R-α-蒎烯（32.88%）、桉油精（13.64%）、D-柠檬烯（8.31%）、对-薄荷-1-烯-8-醇（5.32%）、[1R-(1α,3aβ,4α,7β)]-1,2,3,3a,4,5,6,7-八氢-1,4-二甲基-7-(1-异丙烯基)-薁（4.30%）、冰片（3.97%）、(+)-(1aR,4aR,7R,7aR,7bS)-(+)-十氢化-1,1,7-三甲基-4-甲烯基-1H-环丙基[e]薁（3.63%）、莰烯（2.45%）、β-蒎烯（2.36%）、1-甲基-2-(1-异丙基)-苯（2.14%）、1,3,3-三甲基二环[2.2.1]庚烷-2-醇（2.02%）、莳基乙酸酯（1.81%）、(+)-斯巴醇（1.15%）等。周燕园等（2011）用超临界CO$_2$萃取法提取的广西南宁产细叶桉阴干果实挥发油的主要成分为：二十九烷（10.36%）、1,1'-(1,2-乙基)二十氢萘（8.20%）、二十七烷（5.04%）、3-(1-甲酰基-3,4-亚甲二氧基苯基)苯甲酸甲酯（5.04%）、十五烷（4.84%）、甲氧基肉桂酸乙酯（4.33%）、9-甲基十九烷（4.24%）、阿魏酸乙酯（3.99%）、α-水芹烯（3.64%）、邻苯二甲酸二辛酯（2.86%）、(-)-冰片（2.27%）、α-荜澄茄油烯（2.12%）、邻苯二甲酸二异丁酯（2.12%）、2,4-二叔丁基苯酚（1.93%）、十八烷（1.89%）、二十五烷（1.63%）、肉桂酸乙酯（1.46%）、(1S)-左旋樟脑（1.20%）、茴香脑（1.13%）、香树烯（1.13%）等。

【性味与功效】味苦、辛，性微温。祛痰截疟。治疟疾。

直杆蓝桉叶

【基源】桃金娘科桉属植物直杆蓝桉 *Eucalyptus maideni* F. v. Muell. 的叶。

【形态特征】大乔木；树皮光滑，灰蓝色。幼态叶多对，对生，叶片卵形至圆形，长4~12cm，宽4~12cm，无柄或抱茎，灰色；成熟叶片披针形，长20cm，宽2.5cm，革质，侧脉两面多黑腺点。伞形花序有花3~7朵；花蕾椭圆形，长1.2cm，宽8mm；萼管倒圆锥形；帽状体三角锥状。蒴果钟形或倒圆锥形，长8~10mm，宽10~12mm。花果期通常在春秋二季。

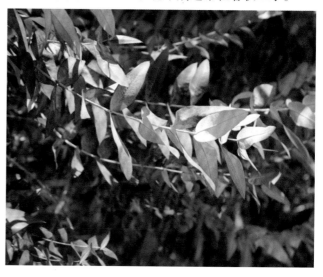

【习性与分布】分布在海拔1200~2400m地带。喜温暖气候，但不耐湿热；耐寒性不强，喜光。云南、四川等地有栽培。

【挥发油含量】水蒸气蒸馏的叶的得油率为0.80%~4.14%。

【芳香成分】直杆蓝桉叶挥发油的主成分为1,8-桉叶油素（68.02%~71.10%）。罗嘉梁等（1991）用水蒸气蒸馏法提取的云南弥勒产直杆蓝桉叶挥发油的主要成分为：1,8-桉叶油素（68.02%）、α-蒎烯（8.44%）、α-萜品醇（4.87%）、γ-萜品烯（4.45%）、β-桉叶油醇（1.74%）、对-伞花烃（1.63%）、萜品-4-醇（1.17%）、α-石竹烯（1.09%）、别香树烯（1.05%）等。

【性味与功效】味辛、苦，性凉。疏风解表，清热止痒。治感冒，流感，咽喉炎，烫伤，乳痈，风疹，湿疹。

白千层叶 ▼

【基源】桃金娘科白千层属植物白千层 *Melaleuca leucadendron* Linn. 的叶。

【形态特征】小乔木或乔木，高 18m。叶互生，叶片革质，形似偏斜镰刀，披针形，长 4~10cm，宽 1~2cm，香气浓郁。花白色，密集于枝顶成穗状花序，长达 15cm，花序轴被白色柔毛；萼管卵形，被白色柔毛，萼齿 5，圆形；花瓣 5，卵圆形，长 2~3mm，宽 3mm；雄蕊常 5~8 枚成束；柱头盘状，花柱线形。蒴果近球形，直径 5~7mm。种子近三角形。花期每年多次。

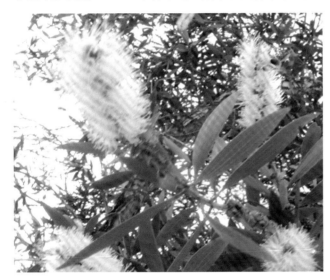

【习性与分布】喜温暖潮湿环境，要求阳光充足，能耐干旱高温及瘠瘦土壤，不耐低温，可耐轻霜及短期0℃左右低温。具有很强的耐淹能力。广西、广东、福建、台湾有栽培。

【挥发油含量】水蒸气蒸馏的枝叶的得油率为 0.40%~1.50%，新鲜叶的得油率为 1.45%，干燥叶的得油率为 1.70%。

【芳香成分】白千层叶挥发油的主成分多为 1,8- 桉叶油素（38.52%~48.37%），也有主成分不同的报告。汪燕等（2016）用水蒸气蒸馏法提取的广东广州产白千层新鲜叶挥发油的主要成分为：桉树脑（48.37%）、凤蝶醇（13.64%）、α - 松油醇（10.00%）、蒎烯（6.41%）、柠檬烯（4.88%）、油酸（2.43%）、亚油酸（1.30%）、喇叭茶醇（1.16%）等。陈佳龄等（2013）用顶空固相微萃取法提取的广东广州产白千层新鲜叶挥发油的主要成分为：α - 蒎烯（31.94%）、β -

石竹烯（18.81%）、β - 蒎烯（7.68%）、愈创醇（6.93%）、月桂烯（5.90%）、α - 松油醇（5.41%）、别香橙烯（2.59%）、绿花白千层烯（2.37%）、α - 石竹烯（2.06%）、α - 古芸烯（2.00%）、γ - 萜品烯（1.87%）、萜品油烯（1.68%）、β - 毕澄茄烯（1.63%）、α - 瑟林烯（1.44%）、γ - 荜澄茄烯（1.00%）等。刘布鸣等（1999）用水蒸气蒸馏法提取的广西钦州产白千层枝叶挥发油的主要成分为：松油醇 -4（33.58%）、γ - 松油烯（18.05%）、α - 松油烯（10.12%）、1,8- 桉叶油素（6.08%）、α - 异松油烯（3.35%）、α - 松油醇（2.36%）、罗勒烯（2.21%）、刺柏烯（1.76%）、β - 花柏烯（1.74%）、β - 古芸烯（1.56%）、3- 蒈烯（1.47%）、柠檬烯（1.42%）、γ - 杜松烯（1.40%）、β - 水芹烯（1.25%）、β - 月桂烯（1.05%）、α - 水芹烯（1.03%）等。

【性味与功效】味辛，性凉。祛风止痛，利湿止痒。治感冒发热，风湿骨痛，腹痛泄泻，风疹，湿疹。

【注】由白千层的叶或枝蒸取的挥发油以'白千层油'入药，味辛，性平。祛风通络，理气止痛，杀虫。治风湿痹痛，拘挛麻木，脘腹胀痛，牙痛，头痛，疝气痛，跌打肿痛，疥疮。

番石榴叶 ▼

【基源】桃金娘科番石榴属植物番石榴 *Psidium guajava* Linn. 的叶。

【形态特征】乔木，高达 13m；树皮平滑，灰色。叶片革质，长圆形至椭圆形，长 6~12cm，宽 3.5~6cm。花单生或 2~3 朵排成聚伞花序；萼管钟形，长 5mm，有毛，萼帽近圆形，长 7~8mm，不规则裂开；花瓣

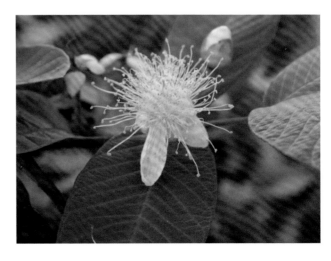

长 1~1.4cm，白色。浆果球形、卵圆形或梨形，长 3~8cm，顶端有宿存萼片，果肉白色及黄色，胎座肥大，肉质，淡红色；种子多数。

【习性与分布】生于荒地或低丘陵上。适宜热带气候，怕霜冻。华南、云南有栽培。

【挥发油含量】水蒸气蒸馏的叶的得油率为 0.15%~1.01%；超临界萃取的干燥叶的得油率为 3.50%。

【芳香成分】番石榴叶挥发油的主成分多为石竹烯（18.81%~24.43%），也有主成分不同的报告。李吉来等（1999）用水蒸气蒸馏法提取的番石榴干燥叶挥发油的主要成分为：石竹烯（18.81%）、珀耙烯（11.80%）、[1aR-(1a,4a,7,7a,7b)]- 十氢 -1,1,7- 三甲基 -4- 亚甲基 -1H- 环丙薁（10.27%）、桉叶油素（7.36%）、[1S-(1,4a,8a)]-1,2,4a,5,8,8a- 六氢 -4,7- 二甲基 -1-(1- 甲基乙基)- 萘（4.70%）、3- 蒈烯（4.65%）、α- 石竹烯（3.48%）、(S)-,,4- 三甲基 -3- 环己烯 -1- 甲醇（3.04%）、1,2,3,4,4a,7- 六氢 -1,6- 二甲基 -4-(1- 甲基乙基)- 萘（2.56%）、(1S- 顺式)-1,2,3,4- 四氢 -1,6- 二甲基 -4-(1- 甲基乙基)- 萘（2.48%）、(-)- 蓝桉醇（2.34%）、(1S- 顺式)-1,2,3,5,6,8- 六氢 -4,7- 二甲基 -1-(1- 甲基乙基)- 萘（2.22%）、氧化石竹烯（2.08%）、(1,4a,8b)-1,2,3,4,4a,5,6,8a- 八氢 -7- 甲基 -4- 亚甲基 -1-(1- 甲基乙基)- 萘（1.60%）、(1,4a,8a)-1,2,4a,5,6,8a- 六氢 -4,7- 二甲基 -1-(1- 甲基乙基)- 萘（1.13%）、苯甲醛（1.12%）等。郭莹等（2015）用水蒸气蒸馏法提取的福建漳州产番石榴阴干叶挥发油的主要成分为：广藿香烯（54.97%）、(1S- 顺)- 1,2,3,5,6,8a- 六氢 -4,7- 二甲基 -1-(1- 甲基乙基)- 萘（6.51%）、τ- 杜松醇（5.10%）、[1S-(1,4a,8a)]-1,2,4a,5,8,8a- 六氢 -4,7- 二甲基 -1-(1- 甲基乙基)- 萘（4.52%）、(-)- 蓝桉醇（4.50%）、[1aR-(1a,4a,7,7a,7b)]- 十氢 -1,1,7- 三甲基 -4- 亚甲基 -1H- 环丙 [e] 薁（4.06%）、α- 葎草烯（3.96%）、[1R-(1,3a,4,7)]-1,2,3,3a,4,5,6,7- 八氢 -1,4- 二甲基 -7-(1- 甲基乙烯基)- 薁（2.44%）、1,2,3,4,4a,7- 六氢 -1,6- 二甲基 -4-(1- 甲基乙基)- 萘（2.05%）、(1S- 顺)-1,2,3,4- 四氢 -1,6- 二甲基 -4-(1- 甲基乙基)- 萘（1.70%）、[1aR-(1a,4a.beta.,7,7a,7b)]- 十氢 -1,1,7- 三甲基 -4- 亚甲基 -1H- 环丙 [e] 薁（1.65%）、1,2,3,4,4a,7- 六氢 -1,6- 二甲基 -4-(1- 甲基乙基)-

萘（1.45%）、[1aR-(1a,7,7a,7b)]-1a,2,3,5,6,7,7a,7b- 八氢 -1,1,7,7a- 四甲基 -1H- 环丙 [a] 萘（1.24%）、香橙烯（1.17%）等。

【性味与功效】味苦、涩，性平。燥湿健脾，清热解毒。治泻痢腹痛，食积腹胀，齿龈肿痛，风湿痹痛，湿疹臁疮，疔疮肿毒，跌打肿痛，外伤出血，蛇虫咬伤。

番石榴干

【基源】桃金娘科番石榴属植物番石榴 *Psidium guajava* Linn. 的干燥幼果。

【形态特征】同番石榴叶。

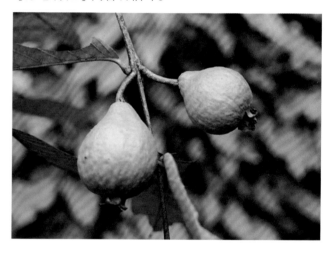

【习性与分布】同番石榴叶。

【挥发油含量】超临界萃取的干燥果实的得油率为 3.10%。

【芳香成分】马锞等（2011）用顶空固相微萃取法提取的广东东莞产番石榴未成熟果实挥发油的主要成分为：β- 石竹烯（45.93%）、α- 珀耙烯（8.20%）、顺 -3- 己烯 -1- 醇酯（7.04%）、顺式 - 罗勒烯（5.49%）、顺 -3- 己烯 -1- 醇（5.19%）、己醛（5.09%）、乙酸己酯（3.93%）、正己醇（3.32%）、α- 葎草烯（3.29%）、反 -2- 己烯醛（2.53%）、β- 杜松烯（1.62%）、β-3- 蒈烯（1.44%）、N-(二乙基氨基) 甲基 -N- 甲基乙酰胺（1.40%）、2- 乙基呋喃（1.25%）、1,2,3,4,4a,7- 六氢 -1,6- 二甲基 -4-(1- 甲基乙基) 萘（1.06%）等。

【性味与功效】味涩，性平。收敛止泻，止血。治泻痢无度，崩漏。

扁樱桃 ▼

【基源】桃金娘科番樱桃属植物红果仔 *Eugenia uniflora* Linn. 的叶或果实。果实的芳香成分未见报道

【形态特征】灌木或小乔木,高可达 5m,全株无毛。叶片纸质,卵形至卵状披针形,长 3.2~4.2cm,宽 2.3~3cm,有无数透明腺点。花白色,稍芳香,单生或数朵聚生于叶腋,短于叶;萼片 4,长椭圆形,外反。浆果球形,直径 1~2cm,有 8 棱,熟时深红色,有种子 1~2 颗。花期春季。

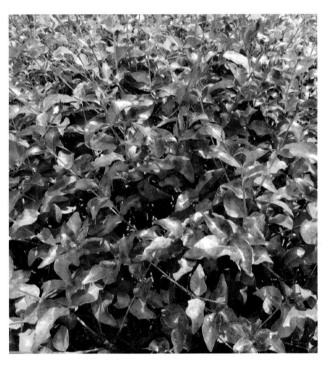

【习性与分布】喜温暖湿润的环境,不耐干旱,也不耐寒。我国南部有少量栽培。

【芳香成分】陈佳龄等(2013)用顶空固相微萃取法提取的广东广州产红果仔新鲜叶片挥发油的主要成分为:(Z)-β-罗勒烯(26.64%)、β-石竹烯(12.48%)、(Z)-3-己烯丁酸酯(11.59%)、反式-罗勒烯(9.44%)、双环大香叶烯(4.60%)、月桂烯(3.58%)、β-榄香烯(3.42%)、吉玛烯 D(1.99%)、E,Z-别罗勒烯(1.87%)、β-水芹烯(1.42%)、绿花白千层烯(1.31%)、丁酸己酯(1.17%)等。

【性味与功效】味苦、微辛,性平。和胃,敛疮。治腹痛吐泻,口角炎,跌打肿痛。

岗松 ▼

【基源】桃金娘科岗松属植物岗松 *Baeckea frutescens* Linn. 的枝叶。

【形态特征】灌木,有时为小乔木。叶小,叶片狭线形或线形,长 5~10mm,宽 1mm,有透明油腺点,干后褐色。花小,白色,单生于叶腋内;苞片早落;萼管钟状,萼齿 5,细小三角形;花瓣圆形,分离,长约 1.5mm,基部狭窄成短柄;雄蕊 10 枚或稍少,成对与萼齿对生;子房下位,3 室,花柱短,宿存。蒴果小,长约 2mm;种子扁平,有角。花期夏秋。

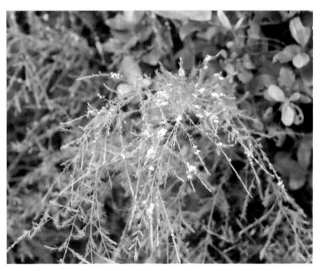

【习性与分布】喜生于低丘及荒山草坡与灌丛中,是酸性土的指示植物。喜温暖的环境,稍耐旱、耐寒。分布于江西、福建、广东、广西、浙江。

【挥发油含量】水蒸气蒸馏的枝叶的得油率为 0.37%~1.40%。

【芳香成分】岗松枝叶挥发油的第一主成分有:1,8-桉叶油素(10.80%~19.70%)、α-侧柏烯(14.49%~39.77%)、芳樟醇(10.16%~16.40%)等;也有主成分不同的报告。朱亮锋等(1993)用水蒸气蒸馏法提取的广东广州产岗松枝叶挥发油的主要成分为:1,8-桉叶油素(19.70%)、松油醇-4(11.76%)、α-石竹烯(11.60%)、芳樟醇(11.08%)、β-石竹烯(7.59%)、α-松油醇(4.45%)、γ-松油烯(1.21%)等。刘布鸣等(2004)用水蒸气蒸馏法提取的广西玉林产岗松枝叶挥发油的主要成分为:α-侧柏烯(24.50%)、1,8-桉叶油素(12.29%)、α-

蒎烯（9.36%）、莰烯（8.51%）、β-蒎烯（7.48%）、石竹烯（7.20%）、聚伞花素（6.39%）、荜草烯（5.94%）、芳樟醇（5.86%）、松油醇-4（5.66%）、α-松油醇（4.33%）等；广西陆川产岗松枝叶挥发油的主要成分为：β-蒎烯（16.73%）、α-侧柏烯（15.30%）、1,8-桉叶油素（13.16%）、α-蒎烯（11.70%）、芳樟醇（7.96%）、莰烯（6.40%）、聚伞花素（6.01%）、松油醇-4（5.90%）、石竹烯（5.58%）、荜草烯（3.97%）、α-松油醇（3.51%）、α-松油烯（1.08%）等。周丽珠等（2010）用水蒸气蒸馏法提取的广西钦州春季产采收的岗松枝叶挥发油的主要成分为：α-松油烯（14.79%）、芳樟醇（10.24%）、对伞花烃（10.11%）、莰烯（9.57%）、1,8-桉叶油素（8.31%）、4-松油醇（7.41%）、α-松油醇（5.64%）、α-蒎烯（4.43%）、石竹烯（2.08%）等；广西合浦产岗松枝叶挥发油的主要成分为：芳樟醇（16.40%）、4-松油醇（14.51%）、1,8-桉叶油素（10.97%）、石竹烯（10.90%）、α-松油醇（5.53%）、α-松油烯（4.86%）、α-蒎烯（4.33%）、对伞花烃（3.67%）、莰烯（1.42%）等。李军集等（2010）用水蒸气蒸馏法提取的广西防城港产岗松自然风干叶挥发油的主要成分为：4-松油醇（11.74%）、β-芳樟醇（11.65%）、1,8-桉叶素（10.09%）、对伞花烃（8.01%）、β-蒎烯（7.45%）、α-蒎烯（6.48%）、α-侧柏烯（6.33%）、α-松油醇（6.28%）、氧化石竹烯（4.05%）、氧化荜草烯（3.76%）、荜草烯（3.49%）、石竹烯（3.16%）、γ-松油烯（1.48%）等。

【性味与功效】味苦、辛，性凉。化瘀止痛，清热解毒，利尿通淋，杀虫止痒。治跌打损伤，肝硬化，热泻，热淋，小便不利，阴痒，脚气，湿疹，皮肤瘙痒，疥癣，水火烫伤，虫蛇咬伤。

红千层 ▼

【基源】桃金娘科红千层属植物红千层 *Callistemon rigidus* R. Br. 的枝叶。

【形态特征】小乔木；树皮坚硬，灰褐色。叶片坚革质，线形，长 5~9cm，宽 3~6mm，油腺点明显；叶柄极短。穗状花序生于枝顶；萼管略被毛，萼齿半圆形，近膜质；花瓣绿色，卵形，长 6mm，宽 4.5mm，有油腺点。蒴果半球形，长 5mm，宽 7mm，先端平截，萼

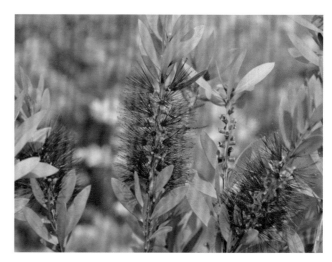

管口圆，果瓣稍下陷，3 片裂开，果片脱落；种子条状，长 1mm。花期 6~8 月。

【习性与分布】阳性树种，喜温暖湿润气候，耐烈日酷暑，不很耐寒，不耐阴，耐旱、耐涝、耐瘠薄。台湾、广东、海南、广西、云南、四川有栽培。

【挥发油含量】水蒸气蒸馏的枝叶的得油率为 0.20%，新鲜叶的得油率为 0.10%。

【芳香成分】刘布鸣等（2010）用水蒸气蒸馏法提取的广西南宁产红千层枝叶挥发油的主要成分为：1,8-桉叶油素（53.46%）、α-松油醇（12.72%）、α-蒎烯（12.07%）、罗勒烯（3.45%）、松油醇-4（2.66%）、β-蒎烯（2.25%）、γ-松油烯（1.39%）、香叶醇（1.18%）等。

【性味与功效】味辛，性平。祛风，化痰，消肿。治感冒，咳喘，风湿痹痛，湿疹，跌打肿痛。

赤楠蒲桃叶

【基源】桃金娘科蒲桃属植物赤楠 *Syzygium buxifolium* Hook. et Arn. 的叶。

【形态特征】灌木或小乔木。叶片革质，阔椭圆形至椭圆形，有时阔倒卵形，长 1.5~3cm，宽 1~2cm，上面干后暗褐色，下面稍浅色，有腺点，侧脉多而密；叶柄长 2mm。聚伞花序顶生，长约 1cm，有花数朵；花梗长 1~2mm；花蕾长 3mm；萼管倒圆锥形，长约 2mm，萼齿浅波状；花瓣 4，分离，长 2mm。果实球形，直径 5~7mm。花期 6~8 月。

【习性与分布】多生于低山疏林或灌丛。喜光，稍耐

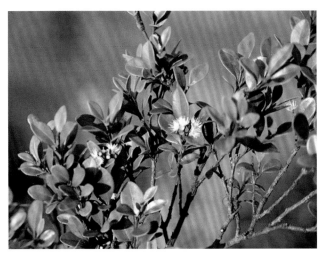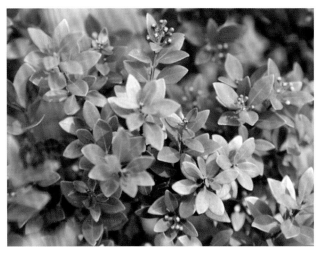

阴，耐湿，适宜温暖湿润的气候环境，耐高温，不耐严寒，忌干冻。分布于广西、广东、贵州、湖南、台湾、江西、浙江、安徽、福建。

【挥发油含量】水蒸气蒸馏的叶的得油率为0.51%。

【芳香成分】黄晓冬等（2004）用水蒸气蒸馏法提取的赤楠叶挥发油的主要成分为：β-石竹烯（37.62%）、α-芹子烯（8.91%）、β-芹子烯（8.82%）、缬草烯醇（7.05%）、δ-杜松烯（5.58%）、α-可巴烯（5.36%）、α-紫穗槐烯+γ-杜松烯（4.70%）、α-紫穗槐烯（2.77%）、α-愈创木烯（2.72%）、α-葎草烯（2.51%）、α-古芸烯（2.05%）、反式-异柠檬烯（1.19%）、胆甾醇烯（1.07%）、脱氢香树烯（1.04%）、α-荜澄茄烯（1.02%）等。

【性味与功效】味苦，性寒。清热解毒。治痈疽疔疮，漆疮，烧、烫伤。

山乌珠叶 ▼

【基源】桃金娘科蒲桃属植物轮叶蒲桃 *Syzygium grijsii* Merr. et Perry 的叶或枝。

【形态特征】灌木，高不及1.5m；嫩枝纤细，有4棱，干后黑褐色。叶片革质，细小，常3叶轮生，狭窄长圆形或狭披针形，长1.5~2cm，宽5~7mm，上面干后暗褐色，下面稍浅色，多腺点，侧脉密；叶柄长1~2mm。聚伞花序顶生，长1~1.5cm，少花；花白色；萼管长2mm，萼齿极短；花瓣4，分离，近圆形。果实球形，直径4~5mm。花期5~6月。

【习性与分布】生长于海拔20~1500m的地区，常生长在山坡灌丛、溪边、林中、山谷中。喜阳亦耐阴，耐干旱瘠薄。分布于广东、广西、福建、湖南、江西、浙江。

【挥发油含量】水蒸气蒸馏的干燥叶片的得油率为0.40%~0.52%。

【芳香成分】刘小芬等（2006）用水蒸气蒸馏法提取的福建闽侯产轮叶蒲桃干燥叶片挥发油的主要成分为：β-荜澄茄烯（16.31%）、β-杜松烯（10.78%）、甘香烯（8.36%）、τ-杜松烯（5.23%）、葎草烯（4.99%）、τ-依兰油烯（4.87%）、β-石竹烯（2.74%）、β-榄香烯（2.73%）、α-荜澄茄烯（2.59%）、可巴烯（2.40%）、β-波旁烯（2.10%）、匙叶桉油烯醇（1.96%）、τ-榄香烯（1.83%）、β-芹子烯（1.71%）、去氢白菖蒲烯（1.60%）、α-杜松醇（1.60%）、α-古芸烯（1.44%）、α-依兰油烯（1.20%）、香树烯（1.10%）、1,2,4α,5,6,8α-六氢-4,7-二甲基-1-(1-甲基乙基)萘（1.04%）、依兰油烯醇（1.04%）、蓝桉醇（1.01%）等；福建长汀产轮叶蒲桃干燥叶片挥发油的主要成分为：匙叶桉油烯醇（11.29%）、β-芹子烯（8.72%）、τ-杜松烯（8.23%）、τ-依兰油烯（6.68%）、香树烯（6.24%）、α-古芸烯（5.58%）、β-榄香烯（3.58%）、葎草烯（2.14%）、甘香烯（2.01%）、去氢白菖蒲烯（1.81%）、蓝桉醇（1.62%）、依兰油烯醇（1.41%）、卡达烯（1.39%）、α-荜澄茄烯（1.34%）、β-石竹烯（1.25%）、可巴烯（1.13%）、别香橙烯（1.01%）等。

【性味与功效】味苦、微涩，性平。解毒敛疮，止汗。治烫伤，盗汗。

蒲桃叶 ▼

【基源】桃金娘科蒲桃属植物蒲桃 *Syzygium jambos* (Linn.) Alston 的叶。

【形态特征】乔木，高 10m，主干极短，广分枝。叶片革质，披针形或长圆形，长 12~25cm，宽 3~4.5cm，叶面多透明细小腺点。聚伞花序顶生，有花数朵；花白色，直径 3~4cm；萼管倒圆锥形，萼齿 4，半圆形；花瓣分离，阔卵形，长约 14mm。果实球形，果皮肉质，直径 3~5cm，成熟时黄色，有油腺点；种子 1~2 颗，多胚。花期 3~4 月，果实 5~6 月成熟。

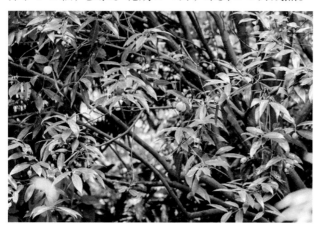

【习性与分布】喜生河边及河谷湿地。阳性树种，喜温暖湿润气候，幼苗不耐寒。分布于云南、广东、广西、福建、台湾、贵州、四川等省区。

【挥发油含量】水蒸气蒸馏的新鲜叶的得油率为 0.18%，干燥叶的得油率为 0.53%。

【芳香成分】刘艳清（2008）用水蒸气蒸馏法提取的广东肇庆产蒲桃新鲜叶挥发油的主要成分为：丁香烯 -5- 醇（14.66%）、植醇（11.09%）、丁香烯醇（9.64%）、莨草 -5,8- 二烯 -3- 醇（7.63%）、喇叭茶醇（6.52%）、α - 丁香烯（5.73%）、α - 芹子烯（3.12%）、β - 芹子烯（3.02%）、10- 表 -γ- 桉醇（2.50%）、愈创萜醇（2.17%）、β - 岩兰酮（2.08%）、异植醇（1.95%）、丁香烯环氧化物（1.86%）、8- 雪松烯 -13- 醇（1.60%）、十六酸（1.31%）、反式 - 异长叶烯（1.08%）、2- 氧代桉叶 -4,11- 二烯（1.07%）等。时二敏等（2014）用水蒸气蒸馏法提取的贵州赤水产蒲桃干燥叶挥发油的主要成分为：香叶基丙酮（8.90%）、2- 乙基 -3- 乙烯基环氧乙烷（7.33%）、

正己醛（5.77%）、绿花白千层醇（4.80%）、6- 甲基 -5- 庚烯 -2- 酮（4.26%）、顺 -10- 甲基萘烷酮（2.60%）、3-(1,5- 二甲基 -4- 己烯基)-2,2- 二甲基 -3- 环戊烯（2.58%）、1-(1,5- 二甲基 -4- 己烯基)-4- 甲基苯（2.43%）、6- 甲基 -3,5- 庚二烯 -2- 酮（2.16%）、柏木脑（1.94%）、壬醛（1.55%）、1,7,7- 三甲基双环 [2.2.1] 庚烷 -2- 醇（1.39%）、反 -2,4- 庚二烯醛（1.25%）、2,10,10- 三甲基 -6- 亚甲基 -1- 氧杂螺 [4.5] 葵 -7- 烯（1.09%）、2- 正戊基呋喃（1.04%）、(+)- 香橙烯（1.01%）等。

【性味与功效】味苦，性寒。清热解毒。治口舌生疮，疮疡，痘疮。

蒲桃壳 ▼

【基源】桃金娘科蒲桃属植物蒲桃 *Syzygium jambos* (Linn.) Alston 的干燥果皮。

【形态特征】同蒲桃叶。

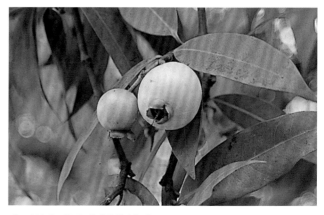

【习性与分布】同蒲桃叶。

【芳香成分】位宁等（2011）用水蒸气蒸馏法提取的贵州赤水产蒲桃果壳挥发油的主要成分为：正十六烷酸（31.89%）、1- 环己烯 -1- 醇（28.41%）、十四烷酸（6.04%）、β - 谷甾醇（5.93%）、1,2- 苯二甲酸（3.80%）、α - 异松香烯（3.31%）、β - 香树素（3.04%）、十八烷酸（2.99%）、壬醛（2.80%）、E-1,9- 十四双烯（2.41%）、9,17- 十八碳二烯醛（2.34%）、己醛（1.65%）等。

【性味与功效】味甘、微酸，性温。暖胃健脾，温肺止咳，破血消肿。治胃寒呃逆，脾虚泄泻，久痢，肺虚寒嗽，疝瘤。

蒲桃种子 ▼

【基源】桃金娘科蒲桃属植物蒲桃 *Syzygium jambos* (Linn.) Alston 的种子。

【形态特征】同蒲桃叶。

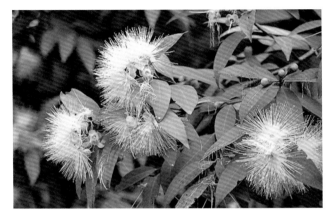

【习性与分布】同蒲桃叶。

【芳香成分】安立群等（2010）用有机溶剂萃取 – 水蒸气蒸馏法提取的贵州赤水产蒲桃种肉挥发油的主要成分为：β – 石竹烯（18.62%）、δ – 杜松烯（14.21%）、β – 杜松烯（11.82%）、α – 丁子香烯（10.63%）、α – 玷耙烯（5.58%）、1,4- 杜松二烯（3.98%）、外幽线藻烯（2.63%）、紫穗槐烯（1.69%）、β – 红没药烯（1.50%）、1,2- 苯二甲酸（1.39%）、(+)- 香树烯（1.38%）、桂烯（1.25%）、γ – 杜松烯（1.17%）、β – 绿叶烯（1.08%）等。

【性味与功效】味甘、微酸，性凉。健脾，止泻。治脾虚泄泻，久痢，糖尿病。

乌墨 ▼

【基源】桃金娘科蒲桃属植物乌墨 *Syzygium cumini* (Linn.) Skeels 的叶。

【形态特征】乔木，高 15m；嫩枝圆形，干后灰白色。叶片革质，阔椭圆形至狭椭圆形，长 6~12cm，宽 3.5~7cm，上面干后褐绿色或为黑褐色，下面稍浅色，两面多细小腺点。圆锥花序腋生或生于花枝上，偶有顶生，长可达 11cm；花白色，3~5 朵簇生；萼管倒圆

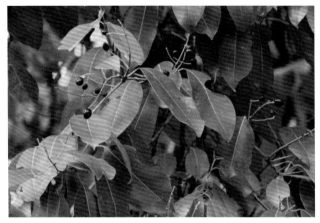

锥形，萼齿很不明显；花瓣 4，卵形略圆。果实卵圆形或壶形，长 1~2cm；种子 1 颗。花期 2~3 月。

【习性与分布】常见于平地次生林及荒地上。分布于海南、台湾、福建、广东、广西、云南等省区。

【挥发油含量】水蒸气蒸馏的干燥叶的得油率为 0.12%；超声波辅助萃取的干燥叶的得油率为 0.13%。

【芳香成分】刘艳清等（2014）用水蒸气蒸馏法提取的广东肇庆产乌墨干燥叶挥发油的主要成分为：丁香烯（11.24%）、α – 蛇麻烯（10.36%）、1,4a- 二甲基 -7- 异丙烯基 -4,4a,5,6,7,8- 六氢 – 萘 -2- 酮（8.01%）、异长叶烯 -5- 酮（6.91%）、α – 蒎烯（6.40%）、α – 松油醇（3.91%）、β – 香叶烯（3.50%）、α – 古芸烯（3.41%）、喇叭茶醇（3.36%）、橙花叔醇（3.16%）、β – 蒎烯（2.87%）、(-)- 蓝桉醇（2.73%）、马兜铃酮（2.21%）、β – 杜松烯（2.09%）、β – 柠檬烯（2.05%）、石竹烯氧化物（2.02%）、顺 – 罗勒烯（1.97%）、异佛尔酮（1.92%）、二氢香芹酮（1.79%）、β – 没药醇（1.61%）、异松油烯（1.50%）、β – 桉叶油醇（1.49%）、反 – 罗勒烯（1.48%）、β – 芹子烯（1.45%）、α – 松油乙酸酯（1.19%）、乙酸龙脑酯（1.14%）、4- 松油醇（1.09%）、桃金娘醇（1.04%）等；用超声辅助萃取法提取的干燥叶挥发油的主要成分为：α – 古芸烯（8.05%）、1,4a- 二甲基 -7- 异丙烯基 -4,4a,5,6,7,8- 六氢 – 萘 -2- 酮（7.81%）、异长叶烯 -5- 酮（7.23%）、β – 杜松烯（6.41%）、韦得醇（5.66%）、β – 芹子烯（4.36%）、反 – 罗勒烯（3.83%）、β – 没药醇（3.72%）、α – 松油醇（3.38%）、(-)- 蓝桉醇（3.31%）、反 –α – 甜没药烯氧化物（3.02%）、β – 桉叶烯（2.92%）、δ – 杜松烯（2.48%）、二氢香芹酮（2.35%）、桃金娘醇（2.35%）、马兜铃酮（2.35%）、α – 蒎烯（2.18%）、丁香烯（1.98%）、(E)- 桧萜醇（1.84%）、α – 蛇麻烯（1.79%）、正十九烷（1.79%）、β – 蒎烯（1.69%）、α –

丁香烯（1.69％）、榧烯醇（1.62％）、石竹烯氧化物（1.61％）、异佛尔酮（1.53％）、异喇叭烯（1.29％）、β-桉叶油醇（1.26％）、喇叭茶醇（1.25％）、α-荜澄茄烯（1.17％）、蓝桉醇（1.17％）、β-香叶烯（1.16％）、橙花叔醇（1.05％）等。

【性味与功效】味苦、涩，性平。润肺定喘。治肺结核，哮喘。

莲雾

【基源】桃金娘科蒲桃属植物洋蒲桃（莲雾）*Syzygium samarangense* (Blume.) Merr. et Perry 的叶或树皮。树皮的芳香成分未见报道。

【形态特征】乔木，高 12m；嫩枝压扁。叶片薄革质，椭圆形至长圆形，长 10~22cm，宽 5~8cm，上面干后变黄褐色，下面多细小腺点。聚伞花序顶生或腋生，长 5~6cm，有花数朵；花白色；萼管倒圆锥形，萼齿 4，半圆形；雄蕊极多。果实梨形或圆锥形，肉质，洋红色，长 4~5cm，有宿存的肉质萼片；种子 1 颗。花期 3~4 月，果实 5~6 月成熟。

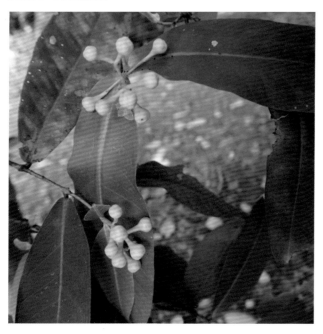

【习性与分布】喜温暖，怕寒冷。分布于广东、台湾、广西。

【芳香成分】李海泉等（2015）用超临界 CO$_2$ 萃取法提取的云南景洪产洋蒲桃干燥叶挥发油的主要成分

为：β-石竹烯（14.32％）、δ-杜松烯（11.78％）、Tau-杜松醇（8.85％）、γ-杜松烯（5.87％）、植醇（5.87％）、α-杜松醇（5.27％）、石竹烯氧化物（5.12％）、十六烷酸（4.47％）、表姜烯（2.88％）、十八碳烯酸（2.04％）、库贝醇（1.69％）、α-芹子烯（1.49％）、库贝醇异构体（1.39％）、松油-4-醇（1.34％）、α-胡椒烯（1.34％）、γ-木罗烯（1.29％）、5,6,7,8-四氢-2,5-二甲基-8-异丙基-1-萘醇（1.29％）、α-石竹烯（1.14％）等。

【性味与功效】味苦，性寒。泻火解毒，燥湿止痒。性口舌生疮，鹅口疮，疮疡湿烂，阴痒。

水翁叶

【基源】桃金娘科水翁属植物水翁 *Cleistocalyx operculatus* (Roxb.) Merr. et Perry 的叶。

【形态特征】乔木，高 15m；树皮灰褐色，颇厚，树干多分枝。叶片薄革质，长圆形至椭圆形，长 11~17cm，宽 4.5~7cm，两面多透明腺点。圆锥花序生于无叶的老枝上，长 6~12cm；2~3 朵簇生；花蕾卵形，长 5mm，宽 3.5mm；萼管半球形，帽状体长 2~3mm。浆果阔卵圆形，长 10~12mm，直径 10~14mm，成熟时紫黑色。花期 5~6 月。

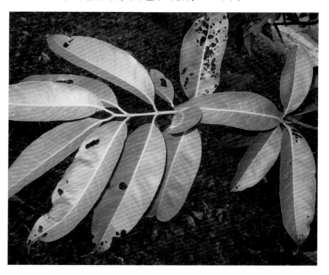

【习性与分布】喜肥，耐湿性强，喜生于水边。分布于广东、广西、云南等省区。

【挥发油含量】水蒸气蒸馏的叶的得油率为 0.08％~0.13％。

【芳香成分】水翁叶挥发油的主成分为 (Z)-β-罗勒烯（51.44%~75.17%）。陆碧瑶等 (1987) 用水蒸气蒸馏法提取的广东广州产水翁新鲜叶挥发油的主要成分为：(Z)-β-罗勒烯（53.18%）、α-蒎烯（6.85%）、(E)-β-罗勒烯（4.50%）、3,6,8,8-四甲基八氢-7-亚甲基薁（4.19%）、顺式-石竹烯（3.62%）、橙花叔醇（2.16%）、月桂烯（1.84%）、β-蒎烯（1.80%）、乙酸葛缕酯（1.28%）、3,4-二甲基-2,4,6-辛三烯（1.27%）、蛇麻烯（1.05%）、香叶醇（1.03%）等。

【性味与功效】味苦，性寒，有小毒。清热消滞，解毒杀虫。治湿热泻痢，食积腹胀，乳痈，湿疮，疥癞，皮肤瘙痒，刀、枪伤。

水翁花 ▼

【基源】桃金娘科水翁属植物水翁 *Cleistocalyx operculatus* (Roxb.) Merr. et Perry 的花蕾。

【形态特征】同水翁叶。

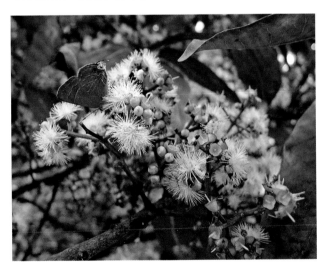

【习性与分布】同水翁叶。

【挥发油含量】水蒸气蒸馏的花蕾或花的得油率为 0.18%~0.31%，超临界萃取的花的得油率为 2.61%。

【芳香成分】陆碧瑶等（1987）用水蒸气蒸馏法提取的广东广州产水翁新鲜花蕾挥发油的主要成分为：(Z)-β-罗勒烯（36.39%）、(E)-β-罗勒烯（8.35%）、3,6,8,8-四甲基-八氢-7-甲撑薁（7.25%）、月桂烯（7.25%）、顺式-丁香烯（4.74%）、α-蒎烯（4.70%）、蛇麻烯（2.47%）、香叶醇（2.28%）、γ-依兰油烯

（2.10%）、别-香树烯（2.06%）、δ-杜松烯（2.01%）、2,7-二甲基-1,6-辛二烯（1.48%）、4,10-二甲基-7-异丙基二环 [4.4.0]-1,4-癸二烯（1.47%）、3,4-二甲基-2,4,6-辛三烯（1.40%）、1,2,3,4,4a,7,8,8a-八氢-1,6-二甲基-4-(1-甲基乙基)萘醇（1.38%）、癸烯-4（1.10%）、α-愈创木烯（1.01%）等。

【性味与功效】味苦、微甘，性凉。清热解毒，祛暑生津，消滞利湿。治外感发热头痛，感冒恶寒发热。

山稔叶 ▼

【基源】桃金娘科桃金娘属植物桃金娘 *Rhodomyrtus tomentosa* (Ait.) Hassk. 的叶。

【形态特征】灌木，高 1~2m。叶对生，革质，叶片椭圆形或倒卵形，长 3~8cm，宽 1~4cm，发亮，下面有灰色茸毛。花有长梗，常单生，紫红色，直径 2~4cm；萼管倒卵形，长 6mm，有灰茸毛，萼裂片 5，近圆形，长 4~5mm，宿存；花瓣 5，倒卵，形，长 1.3~2cm，浆果卵状壶形，长 1.5~2cm，宽 1~1.5cm，熟时紫黑色；种子每室 2 列。花期 4~5 月。

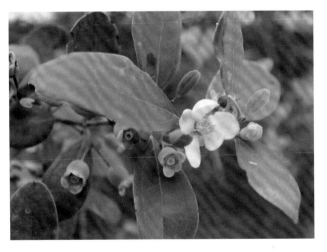

【习性与分布】生于丘陵坡地，为酸性土指示植物。喜欢高温环境，不耐低温。喜湿润，耐贫瘠。分布于广东、广西、福建、台湾、云南、贵州、湖南。

【芳香成分】沈玫周等（2015）用水蒸气蒸馏法提取的广西桂林产桃金娘阴干叶挥发油的主要成分为：(1R)-(+)-α-蒎烯（43.03%）、β-石竹烯（17.06%）、α-松油醇（3.90%）、(-)-杜松烯（2.62%）、(+)-

柠檬烯（2.61%）、α-石竹烯（2.39%）、β-蒎烯（1.97%）、氧化石竹烯（1.18%）等。陈丽珍等（2014）用水蒸气蒸馏法提取的海南万宁产桃金娘干燥叶挥发油的主要成分为：石竹烯（13.96%）、石竹烯氧化物（13.15%）、2,4,5-三甲基苯甲醛（9.15%）、2-十二烯醛醇（8.55%）、1,1,4,8-四甲基-4,7,10-环十一三烯（5.05%）、反式-1,4-二甲基-β-亚甲基-环己醇（4.22%）、2,6-二甲基喹啉（3.87%）、[1S-(1α,7α,8aβ)]-1,2,3,5,6,7,8,8a-八氢-1,4-二甲基-7-(甲基乙烯基)-奥（3.48%）、月桂酸（3.12%）、棕榈酸（2.81%）、1H-环丙烷[e]甘菊环烯-7-醇（2.48%）、环癸烷（2.30%）、杜松烯（1.98%）、[1S-(1α,4aβ,8aα)]-1,2,4a,5,8,8a-六氢-4,7-二甲基-(1-甲乙基)-萘（1.59%）、葎草烯环氧化物（1.59%）、香橙烯（1.36%）、斯巴醇（1.28%）、植物醇（1.28%）、卡达-1(10),3,8-三烯（1.26%）、十六醛（1.22%）、1-苯基-二环[3.3.1]壬烷（1.21%）、喇叭烯（1.11%）等。

【性味与功效】味甘，性平。利湿止泻，生肌止血。治泄泻，痢疾，黄疸，胃痛，疳积，崩漏，乳痈，疮肿，痔疮疥癣，烫伤，外伤出血，毒蛇咬伤。

山稔根 ▼

【基源】桃金娘科桃金娘属植物桃金娘 *Rhodomyrtus tomentosa* (Ait.) Hassk. 的根。

【形态特征】同山稔叶。

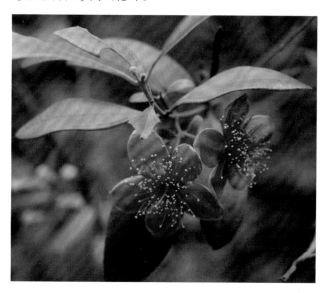

【习性与分布】同山稔叶。

【挥发油含量】水蒸气蒸馏的根的得油率为0.30%。

【芳香成分】高桂花（2015）用水蒸气蒸馏法提取的广西产桃金娘干燥根挥发油的主要成分为：(9E,12Z)-9,12-十四碳二烯-1-醇（46.76%）、棕榈酸（41.67%）、邻苯二甲酸二丁酯（1.84%）、2H-1,4-苯并二氮杂-2-酮（1.15%）等。沈玫周等（2015）用水蒸气蒸馏法提取的广西桂林产桃金娘阴干根挥发油的主要成分为：(1R)-(+)-α-蒎烯（21.90%）、壬醛（11.63%）、β-石竹烯（7.17%）、甲基庚烯酮（2.42%）、癸醛（2.36%）、邻苯二甲酸二丁酯（2.03%）、匙叶桉油烯醇（1.69%）、萘（1.38%）、α-松油醇（1.27%）、(-)-杜松烯（1.25%）、雪松醇（1.19%）、对二甲苯（1.12%）、蒽（1.05%）、苯乙醛（1.00%）等。

【性味与功效】味辛、甘，性平。理气止痛，利湿止泻，化瘀止血，益肾养血。治脘腹疼痛，消化不良，呕吐泻痢，痞块，崩漏，劳伤出血，跌打伤痛，风湿痹痛，血虚体弱，肾虚腰痛，膝软，尿频，白浊，浮肿，疝气，痈肿瘰疬，痔疮，汤火伤。

桃金娘 ▼

【基源】桃金娘科桃金娘属植物桃金娘 *Rhodomyrtus tomentosa* (Ait.) Hassk. 的果实。

【形态特征】同山稔叶。

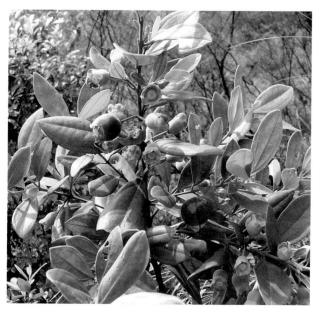

【习性与分布】同山稔叶。

【挥发油含量】水蒸气蒸馏的干燥果实的得油率为 0.55%；乙醚超声波萃取的果实的得油率为 2.30%；有机溶剂回流萃取的干燥果实的得油率为 2.47%。

【芳香成分】桃金娘果实挥发油的主成分多为 α- 蒎烯（23.29%~52.17%），也有主成分不同的报告。吴萍萍等（2015）用水蒸气蒸馏法提取的广东韶关产桃金娘干燥果实挥发油的主要成分为：α- 蒎烯（52.17%）、石竹素（7.55%）、反式石竹烯（4.28%）、马鞭烯醇（4.08%）、广藿香烷（3.26%）、(+)- 香橙烯（2.60%）、α- 松油醇（2.12%）、戊酸苄酯（1.97%）、去氢白菖烯（1.83%）、愈创蓝油烃（1.81%）、马芐烯酮（1.78%）、(±)- 荸烯（1.21%）、维甲酰酚胺（1.21%）等。陈涛等（2007）用乙醚超声波萃取法提取的广东产桃金娘果实挥发油的主要成分为：3- 甲基 -α- 蒎烯（64.21%）、反 - 石竹烯（22.93%）、(+)- 香树烯（2.16%）、十六烷酸乙酯（1.88%）、δ- 杜松烯（1.42%）、蛇麻烯（1.20%）等。

【性味与功效】味甘、涩，性平。养血止血，涩肠固精。治血虚体弱，吐血，鼻衄，劳伤咳血，便血，崩漏，遗精，带下，痢疾，脱肛，烫伤，外伤出血。

土茶 ▼

【基源】藤黄科黄牛木属植物红芽木 *Cratoxylum formosum* (Jack) Dyer subsp. *pruniflorum* (Kurz) Gogelin 的嫩叶。

【形态特征】落叶灌木或乔木，高 3~6m，幼枝、叶、花梗及萼片外面密被柔毛。树干下部有长枝刺。叶片椭圆形或长圆形，长 4~10cm，宽 2~4cm，有透明的腺点。花序为花 5~8 朵聚集而成的团伞花序。花直径 1.3cm。萼片椭圆形或长圆状披针形。花瓣倒卵形或倒卵状长圆形。蒴果椭圆形，黑褐色。种子每室 6~8 颗，倒卵形。花期 3~4 月，果期 5 月以后。

【习性与分布】生于山地次生疏林或灌丛中，海拔 1400m 以下。分布于广西、云南。

【挥发油含量】水蒸气蒸馏的新鲜嫩叶的得油率为 0.18%。

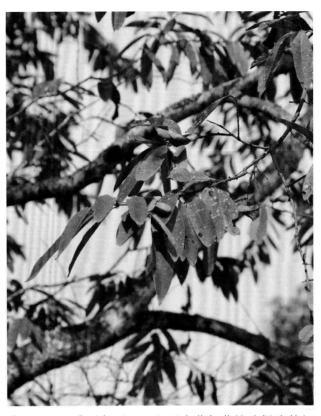

【芳香成分】纳智（2007）用水蒸气蒸馏法提取的红芽木新鲜嫩叶挥发油的主要成分为：石竹烯（23.99%）、α- 雪松烯（10.57%）、姜黄烯（8.75%）、α- 石竹烯（8.57%）、胡椒烯（4.96%）、β- 顺式 - 罗勒烯（3.67%）、杜松烯（3.63%）、β- 红没药烯（3.52%）、氧化石竹烯（2.46%）、α- 杜松醇（2.34%）、α- 香柠檬烯（1.94%）、(±)- 反式 - 橙花叔醇（1.83%）、β- 雪松烯（1.62%）、β- 榄香烯（1.55%）、β- 蒎烯（1.33%）、α- 蒎烯（1.12%）、tau- 杜松醇（1.01%）等。

【性味与功效】味甘、淡、微苦，性凉。解暑清热，化湿消滞。治感冒，中暑发热，黄疸，急性胃肠炎，阿米巴痢疾，疮疖。

黄牛茶 ▼

【基源】藤黄科黄牛木属植物黄牛木 *Cratoxylum cochinchinense* (Lour.) Blume 的茎叶、根或树皮。树皮的芳香成分未见报道。

【形态特征】落叶灌木或乔木，高 1.5~25m，树干下部有簇生的长枝刺。叶片椭圆形至披针形，长

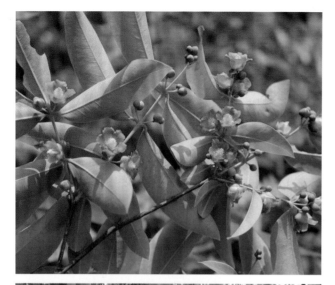

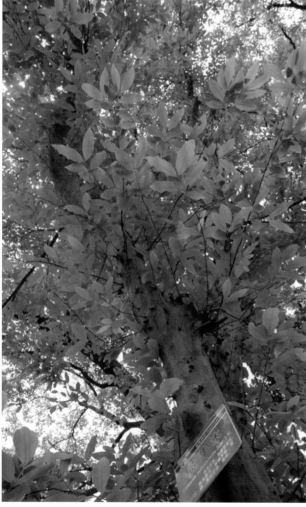

林或灌丛中，海拔1240m以下。耐干旱。分布于广东、广西、海南、云南。

【挥发油含量】水蒸气蒸馏的枝叶的得油率为0.20%。

【芳香成分】李晓霞等（2010）用乙醇提取石油醚萃取法提取的海南儋州产黄牛木风干根挥发油的主要成分为：汉地醇（30.69%）、油酸（2.60%）、棕榈酸（2.48%）、β-豆甾醇（2.34%）、棕榈酸乙酯（2.20%）、角鲨烯（1.73%）、维生素E（1.71%）、油酸乙酯（1.49%）、亚油酸（1.47%）、亚油酸乙酯（1.42%）、豆甾醇（1.21%）、β-丁香烯（1.03%）等；茎挥发油的主要成分为：乙基-α-D-葡萄糖苷（50.95%）、5-甲氧基糠醛（14.94%）、2,3-二氢-3,5-乙基-6-甲基-4H-吡喃-4-酮（4.81%）、对羟基苯甲酸（4.17%）、2-糠醛（1.75%）、香草酸（1.33%）等；用石油醚萃取的茎挥发油的主要成分为：棕榈酸（8.85%）、油酸（8.15%）、亚油酸（6.27%）、穿贝海绵甾醇（6.14%）、软木三萜酮（4.44%）、棕榈酸乙酯（4.26%）、豆甾醇（3.19%）、亚油酸乙酯（3.15%）、油酸乙酯（2.49%）、（顺）-7,11-二甲基-3-亚甲基-1,6,10-十二碳三烯（1.76%）、角鲨烯（1.26%）、硬脂酸乙酯（1.19%）、硬脂酸（1.15%）、豆甾-4-烯-3-酮（1.09%）、β-石竹烯（1.08%）等。朱亮锋等（1993）用水蒸气蒸馏法提取的广东阳山产黄牛木枝叶挥发油的主要成分为：β-石竹烯（26.78%）、β-荜澄茄烯（10.17%）、α-石竹烯（7.98%）、松油醇-4（7.13%）、γ-榄香烯（5.94%）、α-罗勒烯（3.82%）、姜烯（3.39%）、β-金合欢烯（3.06%）、δ-杜松烯（2.23%）、δ-杜松醇（1.44%）、喇叭茶醇（1.11%）等。王建荣等（2009）用有机溶剂萃取法提取的海南儋州产黄牛木风干叶挥发油的主要成分为：α-D-乙基葡萄糖苷（18.93%）、2-羟基-2-环戊烯-1-酮（16.77%）、棕榈酸（9.27%）、棕榈酸乙酯（5.18%）、儿茶酚（4.27%）、软木三萜酮（3.11%）、穿贝海绵甾醇（2.18%）、油酸（2.08%）、戊二酸酐（1.89%）、硬脂酸乙酯（1.81%）、6,10,14-三甲基-2-十五烷酮（1.73%）、维他命E（1.43%）、硬脂酸（1.27%）、油酸乙酯（1.09%）、肉豆蔻酸（1.01%）等。

【性味与功效】味甘、淡、微苦，性凉。清热解毒，化湿消滞，祛瘀消肿。治感冒，中暑发热，泄泻，黄疸，跌打损伤，痈肿疮疖，嫩叶作清凉饮料能解暑热烦渴。

3~10.5cm，宽1~4cm，坚纸质，有透明腺点及黑点。聚伞花序腋生或腋外生及顶生，有花1~3朵。花直径1~1.5cm。萼片椭圆形。花瓣粉红、深红至红黄色，倒卵形。蒴果椭圆形，长8~12mm，宽4~5mm，棕色。种子倒卵形。花期4~5月，果期6月以后。

【习性与分布】生于丘陵或山地的干燥阳坡上的次生

遍地金 ▼

【基源】藤黄科金丝桃属植物遍地金 *Hypericum wightianum* Wall. ex Wight et Arn. 的全草。

【形态特征】一年生草本，高 13~35cm。茎披散或直立。叶片卵形或宽椭圆形，长 1~2.5cm，宽 0.5~1.5cm，抱茎，全缘，散布透明的腺点。花序顶生，为二岐状聚伞花序，具 3 至多花；苞片和小苞片披针形。花小，直径约 6mm。萼片长圆形或椭圆形。花瓣黄色，椭圆状卵形，长 3~5mm。蒴果近圆球形，红褐色。种子褐色，圆柱形。花期 5~7 月，果期 8~9 月。

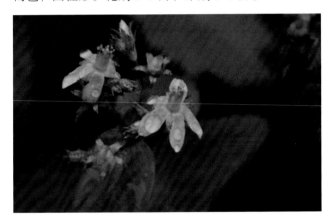

【习性与分布】生于田地或路旁草丛中，海拔 800~2750m。分布于广西、四川、贵州、云南。

【芳香成分】万德光等（2001）用水蒸气蒸馏法提取的四川峨眉山产遍地金全草挥发油的主要成分为：十一烷（29.07%）、石竹烯（11.94%）、正十六酸（8.36%）、4a- 甲基 -1- 亚甲基 -7-(1- 甲基乙烯基)-1aR-(4aα,7α,8aβ)- 十氢萘（7.10%）、十三烷酸（7.00%）、十二酸（5.44%）、4- 甲基 -1-(1- 异丙基)-R-3- 环己烯 -1- 醇（4.52%）、5- 四氢化乙烯基 -α,α,5- 三甲基 - 顺式 -2- 甲醇呋喃（3.62%）、十四酸（3.15%）、(E)-3,7,11- 三甲基 -1,6,10- 十二丙烯 -3- 醇（3.10%）、石竹烯氧化物（2.60%）、α- 石竹烯（2.35%）、顺式 - 里哪醇氧化物（2.14%）、3- 丁基 -1-(3H)- 异苯并呋喃（1.62%）、4,7- 二甲基 -1-(1- 甲基)-1S- 顺 -1,2,3,5,6,8a- 六氢萘（1.23%）、1,4- 二甲基 -7-(1- 甲基乙烯基)-1R-(1α,3aα,4a,7β) 八氢萘（1.20%）等。

【性味与功效】味苦，性平。清热解毒，通经活血。主治口腔炎，小儿白口疮，小儿肺炎，小儿消化不良，乳腺炎，腹泻久痢，痛经。外用治黄水疮，毒蛇咬伤。

糙枝金丝桃 ▼

【基源】藤黄科金丝桃属植物糙枝金丝桃 *Hypericum scabrum* Linn. 的全草。

【形态特征】多年生草本或半灌木，高 20~40cm。茎上叶卵状长圆形或长圆形，长 1.3~1.7cm，宽 0.3~0.5cm，分枝上的叶变小，全缘，坚纸质。顶生聚伞状伞房花序，极多花密集，直径达 6cm；苞片及小苞片狭卵形至长圆形。花直径约 5mm。萼片 5，卵状长圆形。花瓣 5，黄色，倒卵状长圆形。蒴果卵珠形，红褐色。种子淡褐色，圆柱形。花期 7 月，果期 8~9 月。

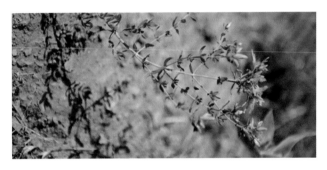

【习性与分布】生于干旱多石山坡或砾质坡地上，海拔 1100m。分布于新疆。

【挥发油含量】水蒸气蒸馏的干燥全草的得油率为 0.80%。

【芳香成分】熊元君等（2006）用水蒸气蒸馏 - 乙酸乙酯萃取法提取的新疆巩留产糙枝金丝桃干燥全草挥发油的主要成分为：β- 萜品烯（21.66%）、β- 柠烯（12.29%）、反 -3.7- 二甲基 -1,3,6- 辛三烯（9.95%）、γ- 杜松帖烯（4.67%）、1- 甲氧基 -2- 丙烯基 - 苯（4.67%）、长叶薄荷酮（4.12%）、δ- 杜松萜烯（4.12%）、顺 -3.7- 二甲基 -1,3,6- 辛三烯（4.00%）、1-β- 蒎烯（3.79%）、十三烷（2.76%）、γ- 萜品烯（2.33%）、反 - 石竹烯（2.02%）、2- 甲基 -4- 壬烯（1.72%）、α- 荜澄茄油烯（1.67%）、β- 香叶烯（1.41%）、(反)-5- 十八碳烯（1.08%）等。

【性味与功效】味辛，性凉。清热解毒，消肿散瘀，收敛止血。治风湿性腰痛，疮肿，肝炎，蛇咬伤等。

地耳草 ▼

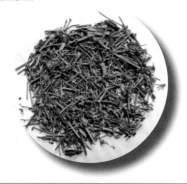

【基源】藤黄科金丝桃属植物地耳草 *Hypericum japonicum* Thunb. ex Murray 的全草。

【形态特征】一年生或多年生草本，高 2~45cm。叶片常卵形，长 0.2~1.8cm，宽 0.1~1cm，全缘，坚纸质，全面散布透明腺点。花序具 1~30 花，两岐状或多少呈单岐状；苞片及小苞片线形至叶状。花直径4~8mm。萼片狭长圆形或披针形至椭圆形。花瓣白色、淡黄至橙黄色，椭圆形或长圆形。蒴果短圆柱形至圆球形。种子淡黄色，圆柱形。花期 3~ 月，果期 6~10月。

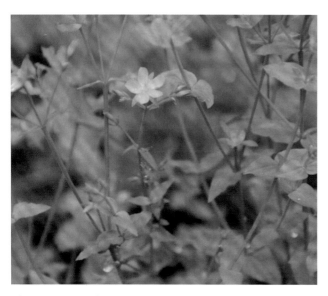

【习性与分布】生田边、沟边、草地以及撩荒地上较潮湿的地方，海拔 2800m 以下。分布于辽宁、山东至长江以南各省区。

【挥发油含量】水蒸气蒸馏的干燥茎的得油率为0.15%，花叶的得油率为 0.24%。

【芳香成分】地耳草全草挥发油的主成分多为十一烷（17.06%~75.76%），也有主成分不同的报告。韩乐等（2010）用顶空萃取法提取的安徽产地耳草干燥全草挥发油的主要成分为：十一碳烷（51.85%）、壬烷（24.74%）、(+)-α-蒎烯(2.02%）、2-甲基丁醛（1.03%）等。李雪峰等（2013）用水蒸气蒸馏法提取的湖南吉首产地耳草干燥全草挥发油的主要成分为：乙酸十二烷基酯（16.86%）、(E)-β-金合欢烯（10.84%）、β-姜黄素（10.32%）、十四醇（6.54%）、双环 [3.1.1]-2-烯 -2,6-二甲基 -6-(4-甲基 -3-戊烯基) 庚烯（6.15%）、2R-(2α,4aα,8aβ)-4a,8-二甲基 -2-(1-甲基乙烯基)-1,2,3,4,4a,5,6,8a-八氢萘（4.51%）、壬烷（3.30%）、3R-(3a,3aβ,7β,8a)-3,6,8,8-四甲基 -2,3,4,7,8,8a-六氢 -1H-3a,7-亚甲基薁（3.16%）、双环 [7.2.0]4,11,11-三甲基 -8-亚甲基十一烯（3.08%）、二氯乙酸癸酯（2.10%）、十二醛（1.55%）、十三酸（1.24%）、甘氨酰 -苯丙氨酸（1.21%）、癸醛（1.17%）等。

【性味与功效】味甘、微苦，性凉。清热利湿，解毒消肿，散瘀止痛。治肝炎，早期肝硬化，阑尾炎，眼结膜炎，扁桃体炎；外用治痈疖肿毒，带状疱疹，毒蛇咬伤，跌打损伤。

赶山鞭 ▼

【基源】藤黄科金丝桃属植物赶山鞭 *Hypericum attenuatum* Choisy 的全草。

【形态特征】多年生草本，高 15~74cm。茎数个丛生，全面散生黑色腺点。叶片卵状披针形至长圆状倒卵形，长 0.8~3.8cm，宽 0.3~1.2cm，全缘。花序顶生，为近伞房状或圆锥花序；苞片长圆形。萼片卵状披针形。

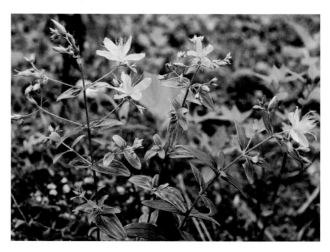

花瓣淡黄色，长圆状倒卵形。蒴果卵珠形。种子黄绿、浅灰黄或浅棕色，圆柱形，表面有细蜂窝纹。花期7~8月，果期8~9月。

【习性与分布】生于田野、半湿草地、草原、山坡草地、石砾地、草丛、林内及林缘等处，海拔在1100m以下。分布于黑龙江、吉林、辽宁、内蒙古、河北、山西、陕西、甘肃、山东、江苏、安徽、浙江、江西、河南、广东、广西。

【挥发油含量】水蒸气蒸馏的干燥地上部分的得油率为0.075%。

【芳香成分】董建勇（2004）用水蒸气蒸馏法提取的甘肃陇南地区产赶山鞭干燥地上部分挥发油的主要成分为：1-十六烷醇（8.44%）、α-荜澄茄醇（7.89%）、4,7-二甲基-1-异丙基-1,2,4a,5,6,8a-六氢萘（7.01%）、杜松烯（7.00%）、癸醇（6.90%）、(-)-斯巴醇（6.12%）、氧化石竹烯（6.12%）、7-甲基-4-甲烯基-1-异丙基-1,2,3,4,4a,5,6,8-八氢萘（4.89%）、十六烷酸（4.20%）、3,7,11-三甲基-3-亚甲基-1,3,6-十二烷三烯（3.70%）、2-十三烷酮（3.70%）、6,10,14-三甲基-2-十五烷酮（3.08%）、十一烷酸（2.77%）、2-十五烷酮（2.31%）、7,11-二甲基-3-亚甲基-(6Z)-1,6,10-十二碳三烯（2.04%）、3,7,11-三甲基-6E-1,6,10-十二碳三烯-3-醇（2.02%）、月桂酸酐（2.02%）、1-十二烷醇（1.61%）、环癸烷（1.61%）、喇巴茶醇（1.57%）、α-杜松醇（1.55%）、反式-9-十六碳烯-1-醇（1.54%）、9-(1-甲基亚乙基)-1,5-环十一碳二烯（1.51%）、1,6-二甲基-4-(1-甲基乙基)-萘（1.41%）、十四烷酸（1.29%）、2,6,10,14-四甲基十五烷（1.28%）、α-衣兰油烯（1.23%）、十九烷（1.20%）、5,7,8-三甲基二氢香豆素（1.07%）、β-雪松烯（1.03%）等。

【性味与功效】味苦，性平。凉血止血，活血止痛，解毒消肿。治吐血，咯血，崩漏，外伤出血，风湿痹痛，跌打损伤，痈肿疔疮，乳痈肿痛，乳汁不下，烫伤，蛇虫咬伤。

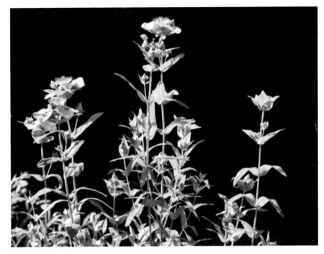

【形态特征】多年生草本，高0.5~1.3m。叶片披针形至椭圆形，长2~10cm，宽0.4~3.5cm，全缘，坚纸质。花序具1~35花，顶生，近伞房状至狭圆锥状。花直径2.5~8cm。萼片卵形或披针形至椭圆形。花瓣金黄色，倒披针形。蒴果为卵珠形或卵珠状三角形，棕褐色。种子棕色或黄褐色，圆柱形。花期7~8月，果期8~9月。

【习性与分布】生于山坡林下、林缘、灌丛间、草丛或草甸中、溪旁及河岸湿地等处，海拔2800m以下。喜光，不耐阴，耐寒，耐旱，忌水涝。分布于除新疆、青海外，全国各地。

【挥发油含量】水蒸气蒸馏的全草的得油率为0.32%~0.38%。

【芳香成分】朱亮锋等（1993）用水蒸气蒸馏法提取的广东阳山产黄海棠全草挥发油的主要成分为：乙酸-1-乙氧基乙酯（19.12%）、β-石竹烯（17.66%）、3-己烯醇（17.08%）、(Z,E)-α-金合欢烯（4.61%）、2-己烯醛（3.80%）、3-己烯酸（3.03%）、α-金合欢烯（1.11%）等。

【性味与功效】味苦，性寒。凉血止血，活血调经，清热解毒。治血热所致吐血，咳血，尿血，便血，崩漏，跌打损伤，外伤出血，月经不调，痛经，乳汁不下，风热感冒，疟疾，肝炎，痢疾，腹泻，毒蛇咬伤，烫伤，湿疹，黄水疮。

红旱莲 ▼

【基源】藤黄科金丝桃属植物黄海棠 *Hypericum ascyron* Linn. 的全草。

金丝梅 ▼

【基源】藤黄科金丝桃属植物金丝梅 *Hypericum patulum* Thunb. ex Murray 的全株。

【形态特征】灌木，高0.3~3m，丛状。茎淡红至橙色。叶片披针形至长圆状卵形，长1.5~6cm，宽0.5~3cm，坚纸质。花序具1~15花，伞房状；苞片狭椭圆形。花直径2.5~4cm，多少呈 状。萼片离生，近圆形，膜质，常带淡红色。花瓣金黄色，长圆状倒卵形。蒴果宽卵珠形。种子深褐色，多少呈圆柱形，长1~1.2mm。花期6~7月，果期8~10月。

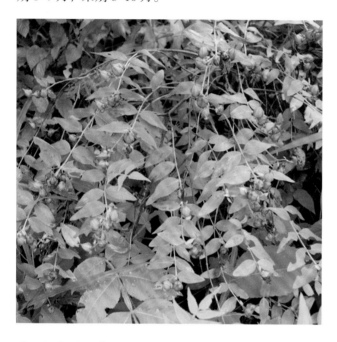

【习性与分布】生于山坡或山谷的疏林下、路旁或灌丛中，海拔300~2400m。分布于陕西、江苏、安徽、浙江、江西、福建、台湾、湖北、湖南、广西、四川、贵州。

【挥发油含量】水蒸气蒸馏的干燥全草的得油率为0.91%。

【芳香成分】张兰胜等（2009）用水蒸气蒸馏法提取的云南大理产金丝梅干燥全草挥发油的主要成分为：α-蒎烯（18.14%）、(R)-2,4α,5,6,7,8-六氢化-3,5,5,9-四甲基-1H-苯并环庚烯（13.64%）、β-石竹烯（9.41%）、长叶烯（6.23%）、榄香烯（4.98%）、α-葎草烯（4.70%）、α-金合欢烯（4.22%）、β-金合欢烯（4.00%）、杜松烯（2.12%）、[2R-(2α,4aα,8aβ)]-1,2,3,4,4α,5,6,8α-八氢-4α,8-二甲基-2-(1-甲基乙烯基)-萘（2.01%）、8,14-雪松烯环氧化物（1.71%）、马兜铃烯（1.43%）、α-榄香烯（1.09%）等。万德光等（2001）用水蒸气蒸馏法提取的四川峨眉山产金丝梅全草挥发油的主要成分为：α-石竹烯（10.58%）、α-金合欢烯（10.33%）、4,7-二甲基-1-(1-甲基)-1S-顺-1,2,3,5,6,8a-六氢萘（9.12%）、石竹烯（5.99%）、4a,8-二甲基-2-(1-甲基乙烯基)-2R-(2α,4aα,8aβ)-1,2,3,4,4a,5,6,8a-八

氢萘（5.69%）、2,6,10-三甲基-2,6,9,11-十二丁烯（4.13%）、7-甲基-4-亚甲基-1-(1-异丙基)-1-(1α,4aβ,8aα)-八氢萘（3.98%）、十一烷（3.30%）、吉玛烷B（3.20%）、1S-α-蒎烯（2.56%）、吉玛烷D（2.52%）、β-月桂烯（2.19%）、正十六酸（1.83%）、1,8a-二甲基-7-(1-甲基乙烯基)-四基-1R-(1α,7β,8α)-1,2,3,5,6,7,8,8a-八氢萘（1.49%）、α-荜澄茄醇（1.47%）、1,4-二甲基-7-(1-甲基乙烯基)-1S-(1α,4α,7α)-八氢奥（1.41%）、1,4-二甲基-7-(1-甲基乙烯基)-1R-(1α,3aα,4a,7β)-八氢奥（1.25%）、4a-甲基-1-亚甲基-7-(1-甲基乙烯基)-1aR-(4aα,7α,8aβ)-十氢萘（1.15%）、1,8α-二甲基-7-(1-甲基乙烯基)-1R-(1α,7β,8aα)-八氢萘（1.01%）等。

【性味与功效】味苦，性寒。清热利湿解毒，疏肝通络，祛瘀止痛。治湿热淋病，肝炎，感冒，扁桃体炎，疝气偏坠，筋骨疼痛，跌打损伤。

金丝桃 ▼

【基源】藤黄科金丝桃属植物金丝桃 *Hypericum monogynum* Linn. 的全株。

【形态特征】灌木，高0.5~1.3m，丛状。茎红色。叶对生，倒披针形或椭圆形至长圆形，长2~11.2cm，宽1~4.1cm，边缘平坦，坚纸质。花序具1~30花，疏松的近伞房状；苞片小，线状披针形。花直径

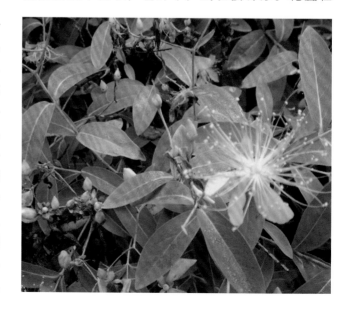

3~6.5cm，星状。萼片宽或狭椭圆形至倒披针形。花瓣金黄色至柠檬黄色，三角状倒卵形。蒴果宽卵珠形。种子深红褐色，圆柱形。花期5~8月，果期8~9月。

【习性与分布】生于山坡、路旁或灌丛中，沿海地区海拔150m以下，山地上升至1500m。分布于河北、山东、河南、陕西、江苏、安徽、浙江、台湾、福建、江西、湖北、湖南、四川、广东、广西、贵州等省。

【挥发油含量】水蒸气蒸馏的枝叶的得油率为0.26%~0.30%。

【芳香成分】朱亮锋等（1993）用水蒸气蒸馏法提取的广东阳山产金丝桃枝叶挥发油的主要成分为：α-罗勒烯（93.48%）、β-罗勒烯（1.12%）等。

【性味与功效】味苦，性凉。清热解毒，散瘀止痛，祛风湿。治肝炎，肝脾肿大，急性咽喉炎，结膜炎，疮疖肿毒，蛇咬及蜂螫伤，跌打损伤，风寒性腰痛。

元宝草 ▼

【基源】藤黄科金丝桃属植物元宝草 *Hypericum sampsonii* Hance. 的全草。

【形态特征】多年生草本，高0.2~0.8m。叶对生，披针形至长圆形，长2~8cm，宽0.7~3.5cm，全缘，坚纸质，边缘密生黑色腺点。花序顶生，多花，伞房状；苞片及小苞片线状披针形或线形。花直径6~15mm，基部为状。萼片长圆形。花瓣淡黄色，椭圆状长圆形，

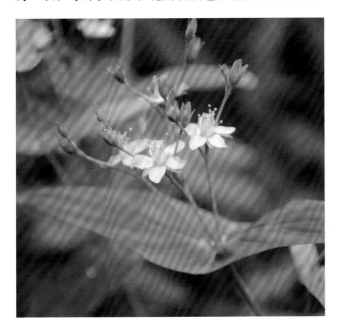

边缘有黑腺体。蒴果宽卵珠形至卵珠状圆锥形。种子黄褐色，长卵柱形。花期5~6月，果期7~8月。

【习性与分布】生于路旁、山坡、草地、灌丛、田边、沟边等处，海拔1200m以下。分布于陕西至江南各省。

【挥发油含量】水蒸气蒸馏的叶的得油率为0.28%，干燥全草的得油率为2.20%。

【芳香成分】肖炳坤等（2016）用水蒸气蒸馏法提取的河北保定产元宝草干燥全草挥发油的主要成分为：棕榈酸乙酯（7.49%）、苯甲醛（6.32%）、萘（5.17%）、壬烷（4.70%）、十一烷（4.63%）、苯乙酮（4.56%）、壬醛（3.66%）、蘑菇醇（3.34%）、2-己烯醛（3.20%）、壬酸（3.08%）、六氢合金欢丙酮（3.05%）、苯乙醛（2.56%）、正己酸（2.44%）、(-)-斯帕苏烯醇（2.30%）、芳樟醇氧化物（2.17%）、2-正戊基呋喃（2.14%）、2-甲基萘（2.02%）、β-丁香烯氧化物（1.98%）、乙基环己烷（1.95%）、2-庚酮（1.90%）、α-杜松醇（1.78%）、辛酸（1.72%）、癸醛（1.67%）、正庚醇（1.66%）、正辛醇（1.64%）、(E)-2-壬烯醛（1.54%）、2-乙基己醇（1.50%）、6-甲基-5-庚烯-2-酮（1.49%）、(E)-2-辛烯醛（1.27%）、糠醛（1.26%）、1-壬醇（1.22%）、广藿香烷（1.14%）、己酸乙酯（1.06%）、(E)-2-庚烯醛（1.03%）等。曾虹燕等（2001）用同时蒸馏萃取法提取的湖南长沙产元宝草叶挥发油的主要成分为：罗勒烯（14.49%）、十一烷（12.42%）、7-甲基-4-亚甲基-1-(1-异丙基)-(1α,4aβ,8aα)-八氢萘（9.15%）、7,11-二甲基-3-亚甲基-Z-4,6,10-十二烷三烯（5.54%）、4,7-二甲基-1-(12异丙基)-1S-顺2六氢萘（5.27%）、十六酸（5.08%）、壬烷（3.98%）、苯乙酮（2.68%）、6-乙烯基-6-甲基-1-(1-异丙基)-3-(1-甲基亚乙基)-S-环己烯（2.60%）、α-没药醇（2.17%）、十四酸（2.03%）、2,6-二甲基-6-(4-甲基-3-戊烯基)-双环[3.1.1]庚-2-烯（1.91%）、1,2-甲氧基-4-(2-丙烯基)-苯（1.71%）、6,10,14-三甲基-十五酮（1.62%）、十二酸（1.58%）、1-甲基-4-(5-甲基-1-亚甲基-4-己烯基)-S-环己烯（1.35%）、2-乙酸异丁酯（1.18%）、珀珀烯（1.07%）等。

【性味与功效】味辛、苦，性寒。凉血止血，清热解毒，活血调经。治吐血，咯血，衄血，血淋，月经不调，痛经，白带，跌打损伤，风湿痹痛，腰腿痛；外用还可治头癣，口疮，目翳。

木竹子皮 ▼

【基源】藤黄科藤黄属植物岭南山竹子 *Garcinia oblongifolia* Champ. ex Benth. 的树皮。

【形态特征】乔木或灌木，高 5~15m，胸径可达 30cm。叶片近革质，长圆形至倒披针形，长5~10cm，宽 2~3.5cm，干时边缘反卷。花小，直径约 3mm，单性，异株，单生或成伞形状聚伞花序。雄花萼片等大，近圆形；花瓣橙黄色或淡黄色，倒卵状长圆形。浆果卵球形或圆球形，长 2~4cm，直径2~3.5cm。花期 4~5 月，果期 10~12 月。

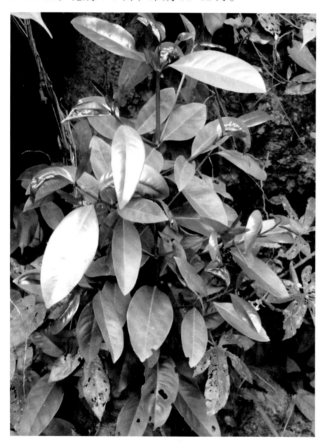

【习性与分布】生于平地、丘陵、沟谷密林或疏林中，海拔 200~1200m。分布于广东、广西、海南。

【芳香成分】余辅松等（2013）用石油醚渗漉法提取的海南琼海产岭南山竹子干燥茎皮挥发油的主要成分为：反 -9- 十八碳烯酸（36.61%）、棕榈酸（31.48%）、邻苯二甲酸二 (2- 乙基己基) 酯（8.89%）、十八酸（5.25%）、顺，顺 -9,12- 十八碳二烯酸（4.91%）、蒽（2.11%）、三十六烷（2.08%）、三十二烷（1.38%）、三十五烷（1.25%）、二十八烷（1.07%）等。

【性味与功效】味苦、酸，性凉。清热解毒，收敛生肌。治消化性溃疡，肠炎，口腔炎，牙周炎，下肢溃疡，湿疹，烫伤。

金钱蒲 ▼

【基源】天南星科菖蒲属植物金钱蒲 *Acorus gramineus* Soland. 的根状茎。

【形态特征】多年生草本，高 20~30cm。根茎较短，长 5~10cm，芳香，外皮淡黄色；根肉质，多数，长可达 15cm。叶基对折，两侧膜质叶鞘棕色。叶片质地较厚，线形，长 20~30cm，极狭。叶状佛焰苞短，长 3~14cm，为肉穗花序长的 1~2 倍。肉穗花序黄绿色，圆柱形，长 3~9.5cm，粗 3~5mm，果序粗达 1cm，果黄绿色。花期 5~6 月，果 7~8 月成熟。

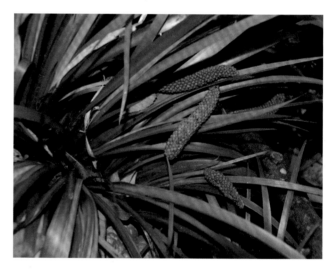

【习性与分布】生于海拔 1800m 以下的水旁湿地或石上。能适应湿润。分布于浙江、江西、湖北、湖南、广东、广西、陕西、甘肃、四川、贵州、云南。

【挥发油含量】水蒸气蒸馏的根的根茎的得油率为0.20%~2.10%，超临界萃取的得油率为 3.32%~3.38%，微波法提取的得油率为 1.43%。

【芳香成分】金钱蒲根茎挥发油的第一主成分有：β-细辛醚（27.45%~90.75%）、草蒿脑（35.35%~69.64%）等，也有主成分不同的报告。李晶等（2010）用水蒸气蒸馏法提取的四川产金钱蒲根茎挥发油的主要成分为：β－细辛醚（85.15%）、γ－细辛醚（4.47%）、甲基丁香酚（3.35%）、α－细辛醚（3.20%）、菖蒲酮（1.11%）、异菖蒲酮（1.10%）等。赵超等（2008）用水蒸气蒸馏法提取的贵州水城产金钱蒲根茎挥发油的主要成分为：草蒿脑（35.35%）、吉莉酮（23.93%）、β－蛇床烯（13.37%）、旱麦草烯（5.02%）、长叶松萜烯（4.35%）、β－榄香烯（1.77%）等。黄远征等（1993）用水蒸气蒸馏法提取的金钱蒲根茎挥发油的主要成分为：顺式－甲基异丁香酚（20.03%）、甲基丁香酚（19.46%）、γ－细辛醚（18.10%）、β－细辛醚（17.22%）、β－丁香烯（4.87%）、顺式－异榄香素（3.60%）、菖蒲烯酮（1.66%）、菖蒲烯酮异构体（1.16%）等。黄远征等（1993）用水蒸气蒸馏法提取的四川峨眉产金钱蒲新鲜根茎挥发油的主要成分为：异茴香脑（86.20%）、柠檬烯（1.59%）、菖蒲烯酮异构体（1.19%）、芳樟醇（1.17%）等。朱亮锋等（1993）用水蒸气蒸馏法提取的广东鼎湖山产金钱蒲根茎挥发油的主要成分为：2,10,11-三甲基-2,4,11-十二碳三烯-6-酮（60.30%）、异丁香酚甲醚（9.45%）、β－石竹烯（1.62%）、愈创木烯（1.53%）等。王蜀秀等（1994）用水蒸气蒸馏法提取的云南保山产金钱蒲阴干根茎挥发油的主要成分为：α－细辛酮（33.09%）、β－细辛酮（11.20%）、异丁香酚甲醚（7.10%）、β－法尼烯（4.98%）、γ－绿叶烯（3.94%）、d-γ-杜松烯（3.52%）、喇叭醇（3.22%）、香木兰烯（2.90%）、β－芹子烯（2.80%）、丁香酚甲醚（2.23%）、石竹烯（2.07%）、菖蒲二烯（1.87%）、法尼醇（1.60%）等。

【性味与功效】味辛，性温。理气止痛，祛风消肿。治慢性胃炎，胃溃疡，消化不良，胸腹胀闷；外用治关节扭伤。

随手香 ▼

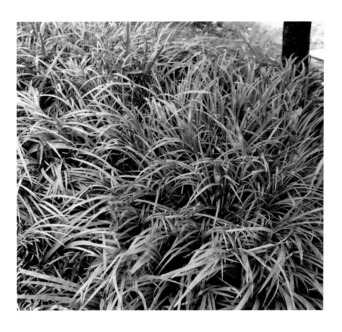

> 【基源】天南星科菖蒲属植物金钱蒲 *Acorus gramineus* Soland.（*Acorus gramineus* Soland. var. *pusillus* Engl.）的全草。

【形态特征】同金钱蒲。

【习性与分布】同金钱蒲。

【挥发油含量】水蒸气蒸馏的全草得油率为1.60%~2.92%，超声波提取的干燥全草的得油率为1.90%。

【芳香成分】金钱蒲全草挥发油的主成分多为草蒿脑（42.99%~68.79%），也有主成分不同的报告。陈佳妮等（2012）用水蒸气蒸馏法提取的四川崇州产金钱蒲干燥全草挥发油的主要成分为：草蒿脑（42.99%）、α－杜松醇（6.20%）、1,1'-联环戊基-2,2'-二醇（4.86%）、β－榄香烯（3.81%）、δ－杜松烯（3.70%）、2,4,6,7,8,8a-六氢化-3,8-二甲基-4-(1-甲基亚乙基),(8S-顺)-5(1H)-黄酮（3.12%）、朱栾倍半萜（2.26%）、α－松油烯（2.12%）、1,7,7-三甲基-2-乙烯基双环[2.2.1]庚-2-烯（2.09%）、芳樟醇（2.07%）、右旋龙脑（1.56%）、大根香叶烯（1.48%）、δ－榄香烯（1.24%）、反式-β-罗勒烯（1.21%）、β－石竹烯（1.13%）等。魏鑫等（2014）用超声萃取法提取的金钱蒲全草挥发油的主要成分为：三十一烷（40.80%）、草蒿脑（19.93%）、二十九烷（6.68%）、香树烯（2.59%）、β－榄香烯（1.91%）、三十三烷（1.79%）、三十烷（1.69%）、邻苯二甲酸异丁酯（1.43%）、1,6-大根香叶烷二烯-5-醇（1.31%）、δ－榄香烯（1.24%）、雅榄蓝烯（1.23%）等。

【性味与功效】味辛，性温。行气止痛，祛风逐寒，解毒利水，豁痰开窍。治痰迷心窍，神志昏迷，牙关紧闭，胸闷腹痛，湿浊中阻，风湿关节痛，疝痛，水肿；外用治无名肿毒。

大藻 ▼

【基源】天南星科大藻属植物大藻 *Pistia stratiotes* Linn. 的叶。

【形态特征】水生飘浮草本。叶簇生成莲座状，叶片常因发育阶段不同而形异：倒三角形、倒卵形、扇形，以至倒卵状长楔形，长 1.3~10cm，宽 1.5~6cm，先端截头状或浑圆，基部厚，二面被毛，基部尤为浓密；叶脉扇状伸展，背面明显隆起成折皱状。佛焰苞白色，长约 0.5~1.2cm，外被茸毛。花期 5~11 月。

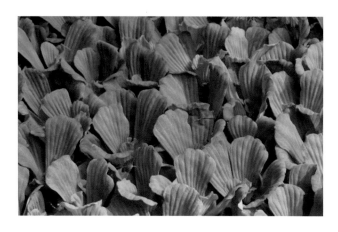

【习性与分布】喜欢高温多雨的环境，适宜于在平静的淡水池塘、沟渠中生长。在温暖的南方是水田中常见的杂草。分布于福建、台湾、广东、广西、云南、湖南、湖北、江苏、浙江、安徽、山东、四川。

【挥发油含量】水蒸气蒸馏的干燥叶的得油率为 0.30%。

【芳香成分】范润珍等（2006）用水蒸气蒸馏法提取的广东湛江产大藻干燥叶挥发油的主要成分为：2.6-二叔丁基 -4- 甲基苯酚（24.57%）、植醇（12.30%）、硬脂酸（10.70%）、十六烷基环戊烷（8.20%）、十六酸（8.10%）、十五烷基环己烷（7.13%）、十八烷（2.24%）、二十一烷（1.89%）、二十三烷（1.86%）、二十四酸（1.83%）、十六烷基环己烷（1.71%）、亚油酸（1.56%）、十四酸（1.53%）、二十烷（1.44%）、十六烷（1.26%）、十九烷（1.20%）、十七烷（1.20%）、十三烷基环己烷（1.02%）等。

【性味与功效】味辛，性凉。祛风发汗，利尿解毒。治感冒，水肿，小便不利，风湿痛，皮肤瘙痒，荨麻疹，麻疹不透；外用治汗斑，湿疹。

雷公连 ▼

【基源】天南星科雷公连属植物雷公连 *Amydrium sinense* (Engl.) H. Li 的全株。

【形态特征】附生藤本，茎较细弱，借肉质气生根紧贴于树干上。叶柄上面具槽，长 8~15cm，叶柄鞘达关节，撕裂状脱落；叶片革质，镰状披针形，全缘，长 13~23cm，宽 5~8cm。佛焰苞肉质，盛花

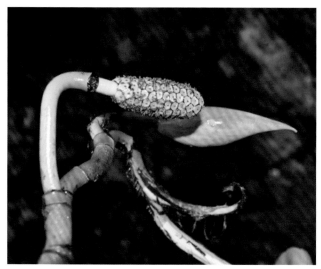

时短舟状，近卵圆形，黄绿色至黄色。肉穗花序倒卵形。花两性。浆果绿色，成熟黄色、红色，味臭，种子 1~2 枚，棕褐色，倒卵状肾形。花期 6~7 月，果期 7~11 月。

【习性与分布】海拔 550~1100m，附生于常绿阔叶林中树干上或石崖上。分布于湖南、湖北、广西、四川、贵州、云南。

【芳香成分】王祥培等（2009）用水蒸气蒸馏法提取的雷公连干燥藤茎挥发油的主要成分为：亚麻酸甲酯（14.58%）、芳樟醇（12.20%）、榄香素（7.21%）、肉豆蔻醚（7.12%）、8,11 十八碳二烯酸甲酯（6.67%）、棕榈酸甲酯（4.21%）、α- 松油醇（2.46%）、壬醛（2.37%）、邻苯二甲酸异丁酯（2.21%）、香芹酚（2.17%）、β- 石竹烯（2.09%）、植物醇（1.99%）、棕榈醛（1.77%）、反 - 香天竺葵醇（1.67%）、(Z)-6-壬烯醛（1.64%）、吉马烯 B（1.60%）、β- 榄烯（1.37%）、吉马烯 D（1.00%）等。

【性味与功效】味辛、微苦，性凉。舒筋活络，祛瘀止痛。治风湿麻木，心绞痛，骨折，跌打损伤。

水半夏 ▼

【基源】天南星科犁头尖属植物鞭檐犁头尖 *Typhonium flagelliforme* (Lodd.) Blume 的块茎。

【形态特征】块茎近圆形，直径 1~2cm，上部周围密生长 2~4cm 的肉质根。叶和花序同时抽出。

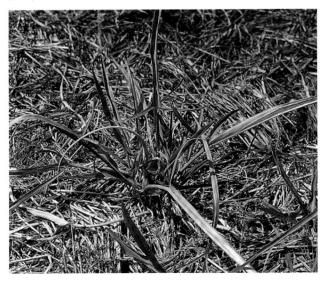

圆形或长圆形；檐部绿色至绿白色，披针形，常伸长卷曲为长鞭状或较短而渐尖。雌花序卵形，长 1.5~1.8cm；中性花序长 1.7cm；雄花序长 5~6mm，黄色；附属器淡黄绿色。浆果卵圆形，绿色。花期 4~5 月。

【习性与分布】海拔 350m 以下，生于山溪水中、水田或田边以及其它湿地。分布于广东、广西。

【芳香成分】刘布鸣等（2004）用乙醚加热回流法提取的广西贵港产鞭檐犁头尖干燥块茎挥发油的主要成分为：9,12-十八碳二烯酸-2-羟基-1-(羟甲基)-乙酯（8.41%）、9,12,15-十八碳三烯酸（7.18%）、9-十八碳烯酸-2-羟基-1-羟甲基-乙酯（5.75%）、4-羟基-4-甲基-2-戊酮（5.70%）、2-羟基-1-羟甲基-十六酸乙酯（5.31%）、十六碳酸（4.04%）、亚麻酸乙酯（4.04%）、8,11-十八碳二烯酸（3.90%）、柠檬菌素酸（2.77%）、9-十八碳烯酸乙酯（2.04%）、9-十八碳烯酸（1.92%）、9,17-十八碳二烯醛（1.66%）、7,10,13-十六碳三烯酸（1.60%）、8,11-二十碳二烯酸（1.46%）、9,12-十八碳二烯酸乙酯（1.45%）、二十七烷（1.44%）、二十三烷（1.37%）、十九碳酸（1.31%）、二十碳酸（1.24%）、4-羟基-3-戊烯-2-酮（1.12%）、9,12-十八碳二烯酸（1.12%）、3-甲氧基-1-异丙烯基苯（1.08%）、十七碳酸（1.07%）、十八碳烯酸（1.07%）、11-十八碳烯酸（1.05%）、十八碳酸（1.04%）等。

【性味与功效】味辛，性温，有毒。燥湿化痰，解毒消肿，止血。治咳嗽痰多，痈疮疔肿，无名肿毒，毒虫咬伤，外伤出血。

魔芋 ▼

【基源】天南星科磨芋属植物魔芋 *Amorphophallus rivieri* Durieu 的块茎。

【形态特征】块茎扁球形，直径 7.5~25cm。基部膜质鳞叶 2~3，披针形，长 7.5~20cm。叶片 3 裂，小裂片互生，外侧下延成翅状。佛焰苞漏斗形，长 20~30cm，苍绿色，边缘紫红色；檐部心状圆形。肉穗花序比佛焰苞长 1 倍，雌花序圆柱形，长约 6cm，紫色；雄花序长 8cm；附属器伸长的圆锥形。浆果球形或扁球形，成熟时黄绿色。花期 4~6 月，果 8~9 月成熟。

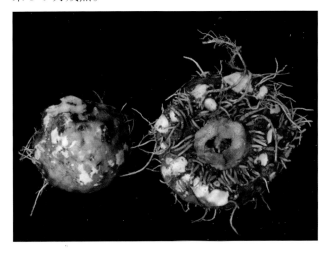

【习性与分布】生于疏林下、林椽或溪谷两旁湿润地。分布于陕西、甘肃、宁夏至江南各省区。

【挥发油含量】超临界萃取的新鲜块茎的得油率为 1.09%；乙醇浸提法提取的块茎的得油率为 1.98%。

【芳香成分】李海池等（2017）用乙醇浸提法提取的魔芋块茎挥发油的主要成分为：邻苯二甲酸二异丁酯

（11.34%）、穿贝海绵甾醇（9.35%）、豆甾醇（7.66%）、2,6-二甲基-1,6-二醇-2,7-辛二烯（4.34%）、E,E-1,9,17-二十二碳三烯（3.28%）、2-乙酰基-1,3-二甲基-1H-吲哚（2.30%）、芳姜黄酮（2.07%）、角鲨烯（1.84%）、2-氯辛烷（1.41%）、2-甲基-环戊酮（1.37%）、甘油脱氧胆酸（1.20%）等；用超临界CO_2萃取法提取的魔芋块茎挥发油的主要成分为：亚油酸乙酯（41.73%）、棕榈酸乙酯（15.51%）、豆甾-4-烯-3-酮（8.75%）、亚麻酸（7.27%）、反油酸乙酯（4.50%）、1-三十七醇（2.81%）、豆固酮（2.56%）、角鲨烯（1.71%）、2-甲基-十九烷（1.39%）、4-胆甾烯-3-酮（1.20%）等。

【性味与功效】味辛、苦，性寒，有毒。化痰消积，解毒散结，行瘀止痛。治痰嗽、积滞、疟疾、瘰疬、症瘕、跌打损伤、痈肿、疔疮、丹毒、烫火伤、蛇咬伤。

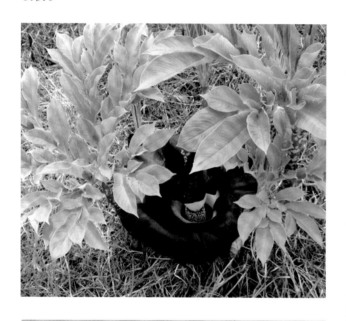

麒麟尾 ▼

【基源】天南星科麒麟叶属植物麒麟叶 *Epipremnum pinnatum* (Linn.) Schott 的茎叶或根。根的芳香成分未见报道。

【形态特征】藤本植物，攀援极高。茎多分枝。叶鞘膜质，逐渐撕裂；叶片薄革质，幼叶狭披针形，成熟叶宽的长圆形，沿中肋有2行小穿孔，叶片长40~60cm，宽30~40cm，两侧不等地羽状深裂。花

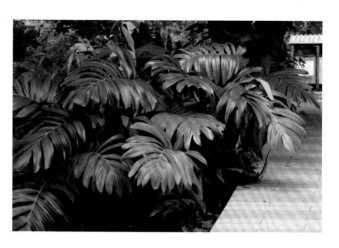

序柄圆柱形，基部有鞘状鳞叶包围。佛焰苞外面绿色，内面黄色，长10~12cm。肉穗花序圆柱形，钝，长约10cm，粗3cm。种子肾形，稍光滑。花期4~5月。

【习性与分布】附生于热带雨林的大树上或岩壁上。喜温暖湿润和阴蔽环境，耐阴性强。不耐寒，较耐旱。忌阳光直晒。分布于台湾、广东、广西、云南、福建。

【芳香成分】孟雪等（2010）用顶空萃取法提取的麒麟叶地上部分挥发油的主要成分为：α-蒎烯（30.67%）、莰烯（14.92%）、(Z)-2-丁烯（7.96%）、β-蒎烯（6.18%）、4-(2-氨乙基)四氢吡喃（2.09%）、2,2,4-三甲基戊烷（1.70%）、月桂烯（1.63%）等。

【性味与功效】味苦、微辛，性平。清热凉血，活血散瘀，解毒消肿。治感冒发热，鼻衄，目赤肿痛，百日咳，跌打损伤，骨折，风湿痹痛，痰火瘰疬，痈疖，毒蛇咬伤。

石柑子 ▼

【基源】天南星科石柑属植物石柑子 *Pothos chinensis* (Raf.) Merr. 的全草。

【形态特征】附生藤本，长0.4~6m。茎节上常束生长1~3cm的气生根；枝下部常具鳞叶1枚；鳞叶线形。叶片纸质，椭圆形、披针状卵形，长6~13cm，宽1.55~5.6cm，先端常有芒状尖头。花序腋生，基部具苞片4~6枚；苞片卵形；佛焰苞卵状，绿色；肉穗花序短，椭圆形至近圆球形，淡绿色、淡黄色。浆果黄绿色至红色，卵形或长圆形，长约1cm。花果期四季。

【习性与分布】生于海拔2400m以下的阴湿密林中，常匍匐于岩石上或附生于树干上。分布于台湾、

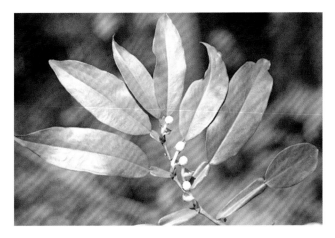

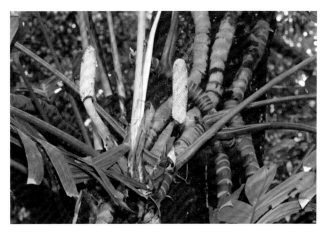

湖北、广西、广东、云南、四川、贵州。

【芳香成分】覃振林等（2012）用水蒸气蒸馏法提取的广西平乐产石柑子干燥全草挥发油的主要成分为：植酮（20.91%）、叶绿醇（20.01%）、法尼基丙酮（15.32%）、棕榈酸（5.85%）、(Z)-氧代环十七碳-8-烯-2-酮（3.13%）、油酸酰胺（2.58%）、香叶基丙酮（2.18%）、柏木脑（1.85%）、2-莰酮（1.84%）、正十五醛（1.74%）、硬脂酰胺（1.46%）、香芹酚（1.34%）、松油烯（1.21%）等。

【性味与功效】味辛、苦，性平，有小毒。行气止痛，消积，祛风湿，散瘀解毒。治心、胃气痛，疝气，小儿疳积，食积胀满，血吸虫晚期肝脾肿大，风湿痹痛，脚气，跌打损伤，骨折，中耳炎，耳疮，鼻窦炎。

大过山龙 ▼

【基源】天南星科崖角藤属植物裂叶崖角藤（爬树龙）*Rhaphidophora decursiva* (Roxb.) Schott 的根或茎。

【形态特征】附生藤本。茎生多数肉质气生根。幼枝上叶片圆形，长 16cm，宽 13cm，全缘。成熟枝叶片轮廓卵状长圆形、卵形，长 60~70cm，宽 40~50cm；不等侧羽状深裂达中肋，裂片 6~15 对。花序腋生。佛焰苞肉质，二面黄色，边缘稍淡，卵状长圆形。肉穗花序灰绿色，圆柱形。果序粗棒状；浆果锥状楔形，绿白色。花期 5~8 月，果翌年夏秋成熟。

【习性与分布】生于海拔 2200 米以下，常见于季雨林和亚热带沟谷常绿阔叶林内，匍匐于地面、石上，或攀附于树干上。分布于福建、台湾、广东、广西、贵州、云南、西藏。

【芳香成分】廖彭莹等（2012）用水蒸气蒸馏法提取的广西靖西产爬树龙晾干全株挥发油的主要成分为：榄香素（20.20%）、2,6-二叔丁基对甲酚（10.70%）、植酮（9.52%）、植醇（6.11%）、苯乙烯（3.33%）、正十五碳醛（3.29%）、3,4-二氢-8-羟基-3-甲基-1H-2-苯并吡喃-1-酮（2.96%）、8-十七碳烯（2.62%）、法尼基丙酮（1.65%）、1,4-二甲苯（1.62%）、正十七烷（1.14%）、乙基苯（1.00%）等。

【性味与功效】味苦、辛，性寒。活血舒筋，解表镇咳，消肿解毒。治跌打骨折，风湿痹痛，流脑，感冒，咳嗽，百日咳，咽喉肿痛，痈疮疖肿，外伤出血，蛇咬伤。

腥藤 ▼

【基源】铁青树科赤苍藤属植物赤苍藤 *Erythropalum scandens* Bl. 的全株。

【形态特征】常绿藤本，长 5~10m，具腋生卷须。叶纸质至厚纸质或近革质，卵形、长卵形或三角状卵形，长 8~20cm，宽 4~15cm，叶上面绿色，背面粉绿色。花排成腋生的二歧聚伞花序；花萼筒长 0.5~0.8mm，具 4~5 裂片；花冠白色，直径 2~2.5mm，裂齿小，卵状三角形；核果卵状椭圆形或椭圆状，成熟时淡红褐色；种子蓝紫色。花期 4~5 月，果期 5~7 月。

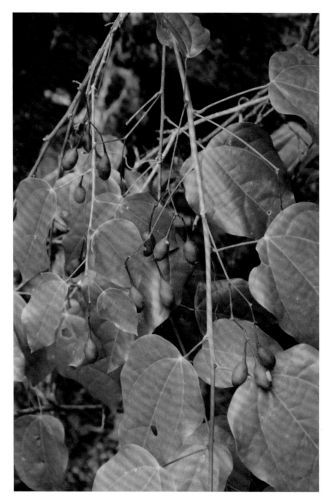

猪毛参 ▼

【基源】铁线蕨科铁线蕨属植物普通铁线蕨 *Adiantum edgeworthii* Hook. 的全草。

【形态特征】植株高 10~30cm。根状茎被黑褐色披针形鳞片。叶簇生；栗色，基部被鳞片；叶片线状披针形，长 6~23cm，宽 2~3cm，一回羽状；羽片 10~30 对，全缘或稍呈波状；基部羽片与中部羽片同形而略小，顶部羽片与中部的同形渐小，顶生羽片近扇形，上缘深裂。孢子囊群每羽片 2~5 枚；囊群盖圆形或长圆形，膜质，棕色，全缘。

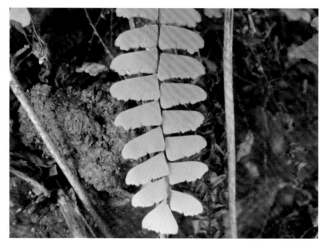

【习性与分布】多见于低山及丘陵地区或山区溪边、山谷、密林或疏林的林缘或灌丛中。喜光，耐半阴，喜欢凉爽环境，极耐寒，耐旱。分布于云南、贵州、西藏、广西、广东、海南。

【芳香成分】冯旭等（2014）用水蒸气蒸馏法提取的赤苍藤叶挥发油的主要成分为：二十七烷 (10.54%)、1-辛烯-3-醇 (10.20%)、叶绿醇 (7.02%)、二十五烷 (7.41%)、环己二烯 (6.29%)、二十八烷 (5.16%)、十九烷 (3.74%)、3,4,4-三甲基-1-戊炔-3-醇（2.43%）、二十四烷醇（2.40%）、十七烷（2.38%）、二十四烷（1.63%）、二十二烯（1.52%）、亚油酸乙酯（1.43%）、诱虫烯（1.39%）、金合欢基丙酮（1.33%）、芳樟醇（1.32%）、二十一烷（1.18%）、棕榈酸乙酯（1.14%）、β-桉叶醇（1.08%）、二十二烷（1.02%）等。

【性味与功效】味微苦，性平。清热利湿，祛风活血。治水肿，小便不利，黄疸，半身不遂，风湿骨痛，跌打损伤。

【习性与分布】生林下阴湿地方或岩石上，海拔 700~2500m。喜湿。分布于北京、河南、辽宁、河北、陕西、甘肃、山东、台湾、四川、云南、西藏。

【芳香成分】姬志强等（2008）用顶空固相微萃取法提取的云南西双版纳产普通铁线蕨干燥叶挥发油的主要成分为：十六烷 (10.64%)、十五烷 (9.27%)、6,10,14-三甲基-2-十五烷酮 (8.34%)、十七烷 (6.94%)、壬醛 (5.67%)、5-丙基-十三烷 (5.42%)、2,6,10,14-四甲基-十五烷 (4.80%)、2,3,7-三甲基-癸烷 (4.48%)、庚醛 (3.88%)、邻苯二甲酸二异丁酯 (3.48%)、十四烷 (2.55%)、8-十七烯 (2.31%)、十八烷 (1.97%)、2-甲基-十五烷 (1.92%)、5,6,7,7a-四氢-4,4,7a-三甲基-2(4H)-苯并呋喃酮（1.88%）、2,6,10,14-四甲基-十六烷 (1.75%)、正十六酸 (1.75%)、3-甲基十五烷 (1.33%)、癸醇 (1.32%)、2,6,10-三甲基-十四烷 (1.19%)、4-(2,6,6-三甲基-1-环己-1-烯基)-3-丁烯-2-

酮（1.16%）、2-甲基-十六烷（1.04%）、1-十八烯（1.04%）、3-甲基-十六烷（1.03%）等。

【性味与功效】味苦，性凉。利尿通淋，止血。治热淋，血淋，刀伤出血。

昆明山海棠 ▼

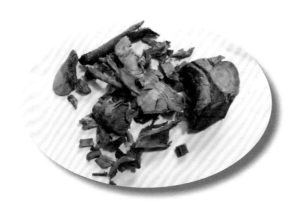

【基源】卫矛科雷公藤属植物昆明山海棠 *Tripterygium hypoglaucum* (Levl.) Hutch. 的根。

【形态特征】藤本灌木，高1~4m。叶薄革质，长方卵形或窄卵形，长6~11cm，宽3~7cm，边缘具极浅疏锯齿，叶背常被白粉呈灰白色。圆锥聚伞花序生于小枝上部，呈蝎尾状多次分枝，有花50朵以上，花序梗、分枝及小花梗密被锈色毛；苞片及小苞片细小；花绿色；萼片近卵圆形；花瓣长圆形或窄卵形。翅果多为长方形或近圆形，果翅宽大，果体直径3~4mm。

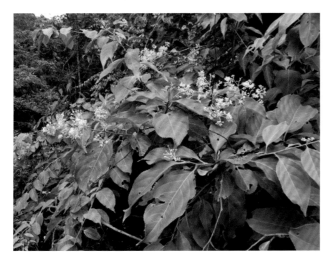

【习性与分布】生于山野向阳的灌木丛中或疏林下。分布于安徽、浙江、湖南、广西、贵州、云南、四川。

【挥发油含量】水蒸气蒸馏的干燥去皮根的得油率为0.04%。

【芳香成分】张亮等（1992）用水蒸气蒸馏法提取的云南弥渡产昆明山海棠干燥去皮根挥发油的主要成分为：棕榈酸（50.89%）、8,9-十八碳二烯酸（18.25%）、9-十八碳烯酸（7.38%）、9,12,15-十八碳三烯酸（6.24%）、十四酸（2.21%）、9-十六碳烯酸（1.86%）、十五酸（1.59%）、十二烷酸（2.55%）、桃柘酚（1.43%）、十八酸（1.27%）等。

【性味与功效】味苦、辛，性微温，有大毒。祛风除湿，活血止血，舒筋接骨，解毒杀虫。治风湿痹痛，半身不遂，疝气痛，痛经，月经过多，产后腹痛，出血不止，急性传染性肝炎，慢性肾炎，红斑狼疮，癌肿，跌打骨折，骨髓炎，骨结核，副睾结核，疮毒，银屑病，神经性皮炎。

雷公藤 ▼

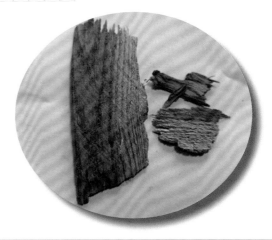

【基源】卫矛科雷公藤属植物雷公藤 *Tripterygium wilfordii* Hook. f. 的木质部。皮部毒性太大，常刮去之。亦有带皮入药者。叶、花、果也可入药。

【形态特征】藤本灌木，高1~3m，小枝棕红色，具4细棱。叶椭圆形或卵形，长4~7.5cm，宽3~4cm，边缘有细锯齿。圆锥聚伞花序较窄小，长5~7cm，宽3~4cm，通常有3~5分枝，花序、分枝及小花梗被锈色毛；花白色，直径4~5mm；花瓣长方卵形；花盘略5裂。翅果长圆状，中央果体较大；种子细柱状，长达10mm。

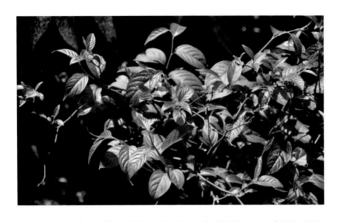

【习性与分布】生长于山地林内阴湿处。喜温暖避风、湿润、雨量充沛的环境。抗寒能力较强，但怕霜。分布于台湾、福建、江苏、浙江、安徽、湖北、湖南、广西。

【挥发油含量】水蒸气蒸馏的干燥根的得油率为0.01%~0.05%。

【芳香成分】根：雷公藤根挥发油的主成分为棕榈酸（40.75%~80.35%）。张亮等（1992）用水蒸气蒸馏法提取的福建产雷公藤干燥根挥发油的主要成分为：棕榈酸（41.48%）、8,9-十八碳二烯酸（29.13%）、9,12,15-十八碳三烯酸（13.62%）、9-十八碳烯酸（5.74%）、9-十六碳烯酸（2.47%）、十五酸（1.13%）等。

叶：张亮等（1992）用水蒸气蒸馏法提取的江西景德镇产雷公藤干燥叶挥发油的主要成分为：棕榈酸（44.09%）、9,12,15-十八碳三烯酸（41.23%）、十八酸（4.58%）、十四酸（1.92%）等。李汉保等（1994）用水蒸气蒸馏法提取的浙江永康产雷公藤干燥叶挥发油的主要成分为：1,7,7-三甲基-双环[2.2.1]-2-庚醇（16.00%）、6-甲基-5-庚烯-2-酮（10.00%）、6-甲基庚醇（9.80%）、α,α,5-三甲基-5-乙烯基-2-四氢呋喃甲醇（9.40%）、戊己醚（5.00%）、苯甲醛（5.00%）、2-羟基苯甲酸甲酯（4.40%）、甲苯（3.40%）、2,6-二甲基-5-庚烯醛（3.40%）、6-甲基-5-庚烯-2-醇（2.90%）、6-甲基-3,5-庚二烯-2-酮（2.90%）、1-氯癸烷（2.50%）、4,5-二甲基八氢-2-萘酮（1.60%）、α,α,4-三甲基-3-环己烯-1-甲醇（1.30%）、1,1,2-三甲基-3,5-双（1-甲基-乙烯基）环己烷（1.30%）、4,4,7-三甲基-5,6,7,7a-四氢呋喃-2-酮（1.30%）等。

【性味与功效】味辛、苦，性凉，有大毒。祛风，解毒，杀虫。外用治风湿性关节炎，皮肤发痒，杀蛔虫，孑孓，灭钉螺，毒鼠。

刺苞南蛇藤

【基源】卫矛科南蛇藤属植物刺苞南蛇藤 *Celastrus flagellaris* Rupr. 的根、茎。根的芳香成分未见报道。

【形态特征】藤本灌木；冬芽小，钝三角状，最外一对芽鳞特化成坚硬钩刺。叶阔椭圆形或卵状阔椭圆形，长3~6cm，宽2~4.5cm，边缘具纤毛状细锯齿或锯齿；托叶丝状深裂。聚伞花序腋生，1~5花或更多；雄花萼片长方形；花瓣长方窄倒卵形，花盘浅杯状。蒴果球状，直径2~8mm；种子近椭圆状，棕色。花期4~5月，果期8~9月。

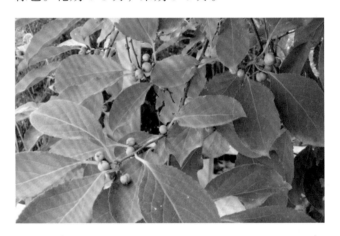

【习性与分布】生长于山谷、河岸低湿地的林缘或灌丛中。分布于黑龙江、吉林、辽宁、河北。

【芳香成分】杨娜等（2019）用顶空固相微萃取法提取的吉林长春产刺苞南蛇藤干燥藤茎挥发油的主要成分为：乙基己醇（12.26%）、正壬醛（5.68%）、己酸（5.05%）、正十四烷（3.64%）、正癸醛（3.09%）、辛醇（3.02%）、正十五烷（2.94%）、苯甲醛（2.43%）、香叶基丙酮（2.18%）、十六烷（1.83%）、8-甲基-乙基四氢化-2-呋喃戊醇（1.53%）、正十七烷（1.46%）、4-苯基-1,3-噻唑-2-基胺（1.41%）、2-辛烯（1.34%）、苄醇（1.31%）、4,6-二甲基正十二烷（1.11%）、降姥鲛烷（1.10%）、姥鲛烷（1.09%）、正十三烷（1.08%）、3,5-辛二烯-2-酮（1.02%）、十四基三氟醋酸盐（1.01%）等。

【性味与功效】味辛、苦，性平。祛风除湿，活血止痛，解毒消肿。治风湿痹痛，四肢麻木，跌打损伤，闭经，痢疾，痈疽，毒蛇咬伤。

短梗南蛇藤茎叶 ▼

【基源】卫矛科南蛇藤属植物短梗南蛇藤 *Celastrus rosthornianus* Loes. 的茎叶。

【形态特征】小枝具较稀皮孔，腋芽圆锥状或卵状，长约3mm。叶纸质，果期常稍革质，叶片长方椭圆形，长3.5~9cm，宽1.5~4.5cm，边缘具疏浅锯齿或全缘。花序顶生及腋生，顶生者为总状聚伞花序，长2~4cm，腋生者短小，具1至数花；萼片长圆形；花瓣近长方形。蒴果近球状，直径5.5~8mm；种子阔椭圆状。花期4~5月，果期8~10月。

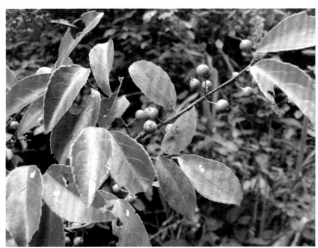

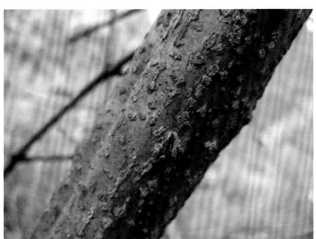

【习性与分布】生长于海拔500~1800m山坡林缘和丛林下，有时高达3100m处。分布于甘肃、陕西、河南、安徽、浙江、江西、湖北、湖南、贵州、福建、广东、广西、四川、云南。

【芳香成分】霍昕等（2009）用有机溶剂－水蒸气蒸馏法提取的贵州镇远产短梗南蛇藤干燥藤茎挥发油的主要成分为：油酸（56.71%）、13-十八碳烯（28.26%）、棕榈酸（9.11%）、异丁基邻苯二甲酸酯（1.08%）等。高玉琼等（2009）用有机溶剂－水蒸气蒸馏法提取的短梗南蛇藤干燥叶挥发油的主要成分为：油酸（31.59%）、13-十八碳烯（29.75%）、棕榈酸（4.41%）、反-2-己烯醛（3.36%）、异丁基邻苯二甲酸酯（3.26%）、香叶基丙酮（2.30%）、6,10,14-三甲基-2-十五烷酮（1.57%）、正己醛（1.40%）、萜品烯-4-醇（1.12%）、邻苯二甲酸丁酯（1.01%）、壬醛（1.00%）等。

【性味与功效】味辛、苦，性平，有小毒。祛风除湿，活血止血，解毒消肿。治风湿痹痛，跌打损伤，脘腹痛，牙痛，疝气痛，月经不调，经闭，血崩，肌衄，疮肿，带状疱疹，湿疹。

青江藤 ▼

【基源】卫矛科南蛇藤属植物青江藤 *Celastrus hindsii* Benth 的根。

【形态特征】常绿藤本；小枝紫色。叶纸质或革质，干后常灰绿色，长方窄椭圆形至椭圆倒披针形，长7~14cm，宽3~6cm，边缘具疏锯齿。顶生聚伞圆锥花序，长5~14cm，腋生花序近具1~3花。花淡绿色；花萼裂片近半圆形，覆瓦状排列；花瓣长方形。果实近球状或稍窄；种子1粒，阔椭圆状到近球状，假种皮橙红色。花期5~7月，果期7~10月。

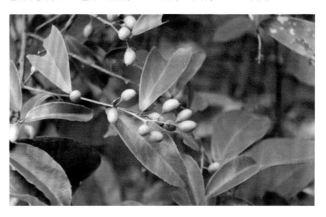

【习性与分布】生长于海拔300~2500m的灌丛或山地林中。分布于江西、湖北、湖南、贵州、四川、台湾、福建、广东、海南、广西、云南、西藏。

【芳香成分】张昆等（1998）用超临界CO$_2$萃取

法提取的海南乐东产青江藤干燥根皮挥发油的主要成分为：十六烷酸乙基酯（31.61%）、亚油酸乙酯（14.79%）、十八烷酸乙基酯（11.40%）、9-十八碳烯酸乙基酯（10.56%）、十六烷酸甲基酯（8.45%）、9,12,15-十八碳三酸甲基酯（7.53%）、1,2-苯二羧酸-双(2-甲基丙基)酯（6.32%）、9,19-环羊毛甾-24-烯-3-醇(3β)（4.67%）、9,12-十八碳二烯酸甲基酯（4.66%）等。

【性味与功效】味辛、苦，性平。通经，利尿。治经闭，小便不利。

丝绵木

【基源】卫矛科卫矛属植物白杜 *Euonymus maackii* Rupr. 的根、树皮、果实或枝叶。根、树皮、枝叶的芳香成分未见报道。

【形态特征】小乔木，高达6m。叶卵状椭圆形、卵圆形或窄椭圆形，长4~8cm，宽2~5cm，边缘具细锯齿。聚伞花序3至多花，花序梗略扁，长1~2cm；花4数，淡白绿色或黄绿色，直径约8mm。蒴果倒圆心状，4浅裂，成熟后果皮粉红色；种子长椭圆状，种皮棕黄色，假种皮橙红色，全包种子，成熟后顶端常有小口。花期5~6月，果期9月。

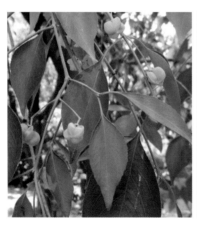
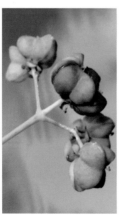

【习性与分布】喜光，稍耐阴，耐寒，耐旱，也耐水湿。北起黑龙江包括华北、内蒙古各省区，南到长江南岸各省区，西至甘肃，除陕西、西南和两广未见野生外，其他各省区均有，长江以南常以栽培为主。

【芳香成分】刘新胜等（2016）用水蒸气蒸馏法提取的宁夏银川产白杜成熟期带壳干燥果实挥发油的主要成分为：3-(1-甲基丁氧基)-2-丁醇（6.49%）、棕榈酸（6.22%）、2-甲基戊酸（6.10%）、4-仲丁氧基-2-丁酮（5.94%）、2,2,4-三甲基-1,3-戊二醇（5.87%）、异戊氧基甲酸丙酯（5.50%）、1,3-丁二醇（4.21%）、甘油缩甲醛（3.98%）、亚油酸（3.55%）、1-氯-3,5-二甲基己烯（3.19%）、丙氧基乙酸-1-甲基-2-羰基丙酯（3.16%）、2-羟基-1,3-二氧环戊烷（2.81%）、1-(1-乙氧基乙基)-丁烷（2.48%）、3-(1,3-二氧戊环-2-基)乙酸丙酯（2.14%）、2-(1-乙氧基乙基)-3-甲基-1,4-丁二醇（1.94%）、2,4-二甲基-3-戊醇（1.84%）、2,2'-联(1,3-二氧戊环)（1.74%）、西松烯（1.74%）、2,3-丁烷二醇二醋酸（1.72%）、2-羟基戊酸乙酯（1.58%）、9-十六碳烯酸乙酯（1.55%）、2-甲基-1,3-二氧戊环（1.54%）、2-丙基-1,3-二氧戊环（1.37%）、L-苏丁醇（1.30%）、棕榈酸乙酯（1.29%）、2-己基-1,3-二氧戊环（1.28%）、亚油酸甲酯（1.24%）、乙烯二乙酯（1.23%）、2-(1-乙氧基乙基)丙酸乙酯（1.23%）、2-(1-乙氧基乙基)丙酸乙酯（1.23%）、1,3-甲氧基-3-甲基丁烷（1.04%）、十八烷基乙烯醚（1.02%）、1,3-丁二醇二乙酸酯（1.01%）、2-(2-甲氧基-1-甲氧乙氧基)-1-丙醇（1.00%）、2-甲基-2-醇-丁酸甲酯（1.00%）、3-(1-甲基丁氧基)-2-甲基丁醇（1.00%）、植酮（1.00%）等。

【性味与功效】味苦、涩，性寒，有小毒。祛风湿，活血，止血。治风湿性关节炎，腰痛，血栓闭塞性脉管炎，衄血，漆疮，痔疮。

大叶黄杨叶 ▼

【基源】卫矛科卫矛属植物冬青卫矛 *Euonymus japonicus* Thunb. 的叶。

【形态特征】灌木，高可达3m。叶革质，有光泽，倒卵形或椭圆形，长3~5cm，宽2~3cm，边缘具有浅细钝齿。聚伞花序5~12花，2~3次分枝，分枝及花序梗均扁壮，第三次分枝常与小花梗等长或较短；小花梗长3~5mm；花白绿色，直径5~7mm；花瓣近卵圆形。蒴果近球状，淡红色；种子每室1，顶生，

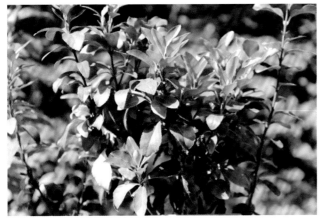

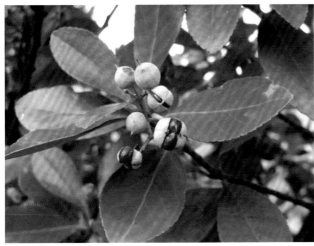

二十七烷（2.21%）、1,2-苯二甲酸双（2-甲基丙基）酯（1.74%）、3,7-二甲基-6-辛烯-1-醇（1.46%）、二十一烷（1.24%）、9,12,15-十八碳三烯酸乙酯（1.20%）、植醇（1.04%）等；乙醚萃取的干燥叶挥发油的主要成分为：2-乙氧基丙烷（41.92%）、2,3-丁二醇（4.81%）、十六酰胺（3.08%）、硬脂酰胺（2.21%）、1,3-二噁烷-5-醇（2.00%）、2-丁基-5-甲基-2-己烯酸乙基酯（1.97%）、乙烯基骆驼蓬碱（酯）（1.41%）、3,7,11,15-四甲基-1-十六碳炔-3-醇（1.40%）、二十七烷（1.29%）、2,2,3,4-四甲基己-5-烯-3-醇（1.19%）、1,2-苯二甲酸双(2-甲基丙基)酯（1.04%）、二十八烷（1.02%）等。

【性味与功效】解毒消肿。治疮疡肿毒。

扶芳藤 ▼

【基源】卫矛科卫矛属植物扶芳藤 *Euonymus fortunei* (Turcz.) Hand.-Mazz. 的带叶茎枝。

【形态特征】常绿藤本灌木，高1至数米。叶薄革质，椭圆形或长倒卵形，宽窄变异较大，长3.5~8cm，宽1.5~4cm。聚伞花序3~4次分枝；最终小聚伞花密集，有花4~7朵，分枝中央有单花；花白绿色，4数，直径约6mm；花盘方形。蒴果粉红色，近球状，直径6~12mm；种子长方椭圆状，棕褐色，假种皮鲜红色，全包种子。花期6月，果期10月。

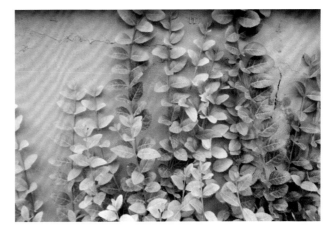

椭圆状，假种皮橘红色。花期6~7月，果熟期9~10月。

【习性与分布】喜光耐阴，要求温暖湿润的气候和肥沃的土壤。较耐寒，耐干旱瘠薄。全国各地均有分布。

【挥发油含量】超临界萃取的金边黄杨干燥叶的得油率为0.32%；大叶黄杨干燥叶的得油率为0.88%~1.11%。

【芳香成分】卫强等（2015、2016）用超临界CO$_2$萃取法提取的安徽合肥产冬青卫矛栽培型'金边黄杨'干燥叶挥发油的主要成分为：棕榈油酸（17.11%）、苯甲醛（10.66%）、(Z)-3-己烯-1-醇（8.93%）、正十六烷酸（7.92%）、苯甲醇（6.99%）、肉豆蔻酸（6.13%）、正十五烷酸（6.06%）、正己醇（4.68%）、(E)-2-己烯-1-醇（3.21%）、(S)-3-乙基-4-甲基戊醇（1.44%）等；栽培型'大叶黄杨'环己烷萃取的干燥叶挥发油的主要成分为：(E)-2-己烯-1-醇（17.80%）、(E)-3,7-二甲基-2,6-辛二烯-1-醇（7.86%）、甲基环己烷（6.60%）、甲苯（6.54%）、二十八烷（4.08%）、己基过氧化氢物（4.00%）、邻苯二甲酸二丁酯（2.84%）、

【习性与分布】生长于山坡丛林中。喜温暖湿润环境，喜阳光，亦耐阴。分布于江苏、浙江、安徽、江西、湖北、湖南、四川、陕西等省。

【芳香成分】赖红芳等（2010）用顶空固相微萃

取法提取的广西产扶芳藤叶挥发油的主要成分为：[1R,4Z,9S]-4,11,11-三甲基-8-亚甲基-二环[7.2.0]4-十一烯（8.61%）、2-甲基-5-(1,5-二甲基-4-己烯基)-1,3-环己二烯（7.71%）、4-甲基-1-(1,5-二甲基-4-己烯基)苯（7.18%）、雪松醇（5.79%）、11-溴十一烷酸乙酯（5.51%）、2,6-二甲基-6-(4-甲基-3-戊烯基)双环[3.1.1]-2-庚烯（5.38%）、1-(2-十二烯基)丁二酸酐（4.91%）、十六酸甲酯（4.32%）、4S-1-甲基-4-(1-亚甲基-5-甲基-4-己烯基)环己烯（4.20%）、3-(1,5-二甲基-4-己烯基)-6-亚甲基-环己烯（4.18%）、反-Z-α-环氧没药烯（3.78%）、匙叶桉油烯醇（3.56%）、6,10,14-三甲基-十五烷-2-酮（2.98%）、邻苯二甲酸二丁酯（2.57%）、氧化石竹烯（1.95%）、2,6,10-三甲基十二烷（1.92%）、γ-榄香烯（1.69%）、植醇（1.41%）、α-石竹烯（1.30%）、1-氯十六烷（1.14%）、10,13-十八二烯酸甲酯（1.08%）等。

【性味与功效】味甘、苦、微辛，性微温。舒筋活络，益肾壮腰，止血消瘀。治肾虚腰膝酸痛，半身不遂，风湿痹痛，小儿惊风，咯血，吐血，血崩，月经不调，子宫脱垂，跌打骨折，创伤出血。

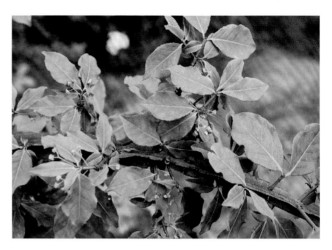

【芳香成分】刘赟等（2009）用水蒸气蒸馏法提取的卫矛带栓翅的枝条挥发油的主要成分为：棕榈酸（39.69%）、9,12-十八碳二烯酸（5.14%）、冬青油（5.02%）、十四烷酸（2.79%）、正己醛（2.71%）、9,12,15-十八碳三烯酸（2.59%）、十五烷酸（2.31%）、壬醛（1.60%）、月桂酸（1.34%）、六氢金合欢基丙酮（1.25%）、反-α,α-5-三甲基-5-乙烯基四氢化-2-呋喃甲醇（1.20%）、十六碳烯酸（1.16%）、异黄樟油素（1.06%）等。

【性味与功效】味辛、苦，性寒。破血通经，解毒消肿。治症瘕结块，心腹疼痛，闭经，痛经，崩漏，产后瘀滞腹痛，恶露不下，疝气，历节痹痛。疮肿，跌打损伤，虫积腹痛，烧、烫伤，毒蛇咬伤。

鬼箭羽 ▼

【基源】卫矛科卫矛属植物卫矛 *Euonymus alatus* (Thunb.) Sieb. 具翅状物的枝条或翅状附属物。

【形态特征】灌木，高1~3m；小枝常具2~4列宽阔木栓翅；冬芽圆形，芽鳞边缘具不整齐细坚齿。叶卵状椭圆形、窄长椭圆形，长2~8cm，宽1~3cm，边缘具细锯齿。聚伞花序1~3花；花白绿色，直径约8mm，4数；萼片半圆形；花瓣近圆形。蒴果1~4深裂，裂瓣椭圆状；种子椭圆状或阔椭圆状，种皮褐色或浅棕色，假种皮橙红色。花期5~6月，果期7~10月。

【习性与分布】生长于山坡、沟地边沿。除东北、新疆、青海、西藏、广东及海南以外，全国各省区均有分布。

倒地铃 ▼

【基源】无患子科倒地铃属植物倒地铃 *Cardiospermum halicacabum* Linn. 的全草。

【形态特征】草质攀援藤本，长约1~5m。二回三出复叶，轮廓为三角形；小叶薄纸质，顶生的斜披针形或近菱形，长3~8cm，宽1.5~2.5cm，边缘有疏锯齿或羽状分裂。圆锥花序少花，与叶近等长或稍长，卷须螺旋状；萼片4，圆卵形或长椭圆形；花瓣乳白色，倒卵形。蒴果梨形、陀螺状倒三角形或有时近长球形，褐色；种子黑色。花期夏秋，果期秋季至初冬。

【习性与分布】生长于田野、灌丛、路边和林缘；也有栽培。我国东部、南部和西南部很常见，北部较少。

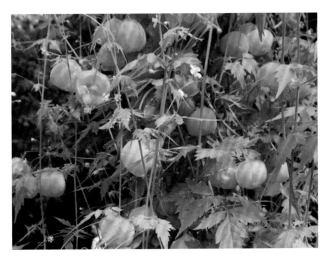

【挥发油含量】超临界萃取的干燥全草的得油率为2.18%~2.97%。

【芳香成分】吴玲等（2016）用超临界 CO_2 萃取法提取的广西柳州产倒地铃干燥全草挥发油的主要成分为：1-二十六(碳)烯（12.71%）、甲氧基肉桂酸乙酯（8.53%）、棕榈酸甲酯（6.17%）、叶绿醇（5.90%）、棕榈酸乙酯（5.79%）、二十烷（4.52%）、1-氯二十一碳烷（4.31%）、十八烷（3.86%）、(Z)-13-二十二碳六烯酸（3.80%）、十七烷（3.51%）、十六烷（3.24%）、11,13-二甲基-12-十四碳烯-1-醇醋酸酯（2.93%）、3-己烯-1-醇苯甲酸（2.74%）、十五烷（2.61%）、植烷（2.43%）、十九烷（2.36%）、环二十四烷（2.16%）、芳樟醇（2.12%）、二十烷（1.86%）、α-荜澄茄醇（1.66%）、十四烷（1.62%）、二十四烷（1.39%）、3-亚丁基-1(3H)-异苯并呋喃酮（1.37%）等；广西南宁产倒地铃干燥全草挥发油的主要成分为：棕榈酸（27.50%）、亚麻酸（11.19%）、甲氧基肉桂酸乙酯（6.96%）、亚油酸（5.05%）、叶绿醇（4.16%）、二十一烷（3.39%）、棕榈酸乙酯（3.09%）、十七烷（3.03%）、1-二十三碳烯（2.85%）、十九烷（2.63%）、十八烷（2.57%）、亚油酸乙酯（2.57%）、二十烷（2.56%）、2,6,10,14-四甲基十五烷（2.50%）、3-己烯-1-醇苯甲酸（2.17%）、十六烷（1.81%）、6,10,14-三甲基-2-十五烷酮（1.67%）、3-亚丁基-1(3H)-异苯并呋喃酮（1.64%）、棕榈酸甲酯（1.58%）、十五烷（1.40%）等。

【性味与功效】味苦、微辛，性寒。散瘀消肿，凉血解毒。治跌打损伤，疮疖痈肿，湿疹，毒蛇咬伤。

栾花 ▼

【基源】无患子科栾树属植物栾树 *Koelrenteria paniculata* Laxm. 的花。

【形态特征】落叶乔木或灌木。叶丛生，一回、不完全二回或偶为二回羽状复叶，长可达50cm；小叶7~18片，纸质，卵形至卵状披针形，长3~10cm，宽3~6cm，边缘有钝锯齿。聚伞圆锥花序长25~40cm，密集呈头状；苞片狭披针形；花淡黄色；萼裂片卵形；花瓣4，线状长圆形，鳞片橙红色。蒴果圆锥形；种子近球形。花期6~8月，果期9~10月。

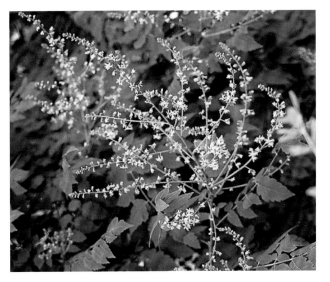

【习性与分布】多分布在海拔1500m以下的低山及平原，最高可达海拔2600m。喜光，稍耐半阴。耐寒，耐干旱和瘠薄，不耐水淹，分布于全国大部省区。

【挥发油含量】水蒸气蒸馏的干燥花的得油率为1.13%。

【芳香成分】张璐等（2011）用水蒸气蒸馏法提取的陕西西安产栾树干燥花挥发油的主要成分为：3-甲基-4-羰基戊酸(49.71%)、n-十六酸(16.16%)、肉豆蔻酸（2.62%）、亚麻酸（2.38%）、9,12-十八碳二烯酸（2.36%）、2-十五酮（2.32%）、正三十六烷（2.17%）、苯乙醛（2.05%）、月桂酸（1.88%）、6,10,14-三甲基-2-十五烷酮（1.78%）、二十烷（1.45%）、桃金娘烯醇（1.29%）、2-十三酮（1.24%）、叶绿醇（1.22%）等。

【性味与功效】味苦，性寒。清肝明目。治目赤肿痛、多泪。

文冠果 ▼

【基源】无患子科文冠果属植物文冠果 *Xanthoceras sorbifolium* Bunge 的茎或枝叶。

【形态特征】落叶灌木或小乔木，高 2~5m；顶芽和侧芽有芽鳞。叶连柄长 15~30cm；小叶 4~8 对，披针形或近卵形，长 2.5~6cm，宽 1.2~2cm，边缘有锐利锯齿。两性花的花序顶生，雄花序腋生；苞片长 0.5~1cm；萼片长 6~7mm；花瓣白色，基部紫红色或黄色；花盘的角状附属体橙黄色。蒴果长达 6cm；种子长达 1.8cm，黑色有光泽。花期春季，果期秋初。

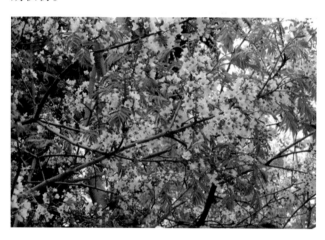

【习性与分布】野生于丘陵山坡等处。喜阳，耐半阴。耐瘠薄、耐盐碱。抗寒，抗旱，不耐涝、怕风。分布于北部和东北部，西至宁夏、甘肃，东北至辽宁，北至内蒙古，南至河南。

【挥发油含量】水蒸气蒸馏的干燥茎枝的得油率为 0.03%，超临界萃取的干燥茎枝的得油率为 1.51%。

【芳香成分】包呼和牧区乐（2013）用水蒸气蒸馏法提取的文冠果挥发油的主要成分为：十五酸（41.01%）、1,3,5(10)-17β-醇雌二醇（18.96%）、肉豆蔻酸（12.26%）、1-甲氧基-2,3-亚甲基二氧-5-烯丙基苯（3.96%）等；超临界 CO_2 萃取法提取的挥发油主要成分为：2-亚甲基-3-胆甾烷醇（25.01%）、3,16-雄甾烷二醇（17.96%）、n-棕榈酸（14.97%）、3-溴噻吩（6.53%）、1-甲氧基-2,3-亚甲基二氧-5-烯丙基苯（2.05%）等。

【性味与功效】味甘，微苦，性平。祛风除湿，消肿止痛。治风湿热痹，筋骨疼痛。

可可 ▼

【基源】梧桐科可可属植物可可 *Theobroma cacao* Linn. 的种子。

【形态特征】常绿乔木，高达 12m。叶卵状长椭圆形至倒卵状长椭圆形，长 20~30cm，宽 7~10cm。花排成聚伞花序，花的直径约 18mm；萼粉红色，萼片 5 枚，长披针形；花瓣 5 片，淡黄色。核果椭圆形或长椭圆形，初为淡绿色，后变为深黄色或近于红色，干燥后为褐色；每室有种子 12~14 个；种子卵形，稍呈压扁状，长 2.5cm，宽 1.5cm。花期几乎全年。

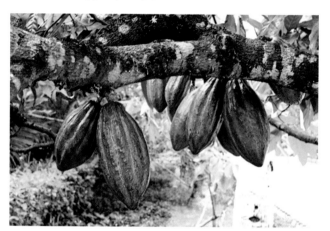

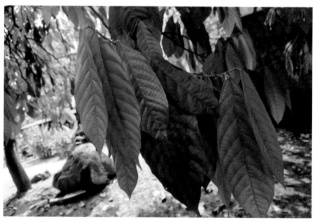

【习性与分布】为典型的热带植物，喜温暖湿润气候。海南、云南、广东、福建有栽培。

【芳香成分】可可种子挥发油的主成分为多乙酸（16.78%~28.55%），也有主成分不同的报告。秦晓威等（2018）用顶空固相微萃取法提取的'CCN51'可可种子挥发油的主要成分为：乙酸（28.55%）、苯乙醇（7.13%）、乙酸异戊酯（6.26%）、2-庚醇（5.22%）、2-庚酮（4.98%）、2,3-丁二醇（4.76%）、异戊酸（4.73%）、苯甲醛（3.68%）、异戊醇（3.06%）、2-戊醇（2.41%）、2-壬酮（1.85%）、γ-丁内酯（1.79%）、双戊烯（1.71%）、乙酸苯乙酯（1.38%）、3-羟基-2-丁酮（1.33%）、乙酸仲丁酯（1.12%）等。易桥宾等（2015）用顶空固相微萃取法提取的海南产可可晒干种子挥发油的主要成分为：2-庚醇（22.94%）、2-庚酮（14.69%）、2-戊酮（13.26%）、2-壬酮（7.95%）、苯乙醇（5.53%）、3-甲基丁醇（5.50%）、3,7-二甲基-1,6-辛二烯-3-醇（4.84%）、2-壬醇（3.38%）、乙酸（3.10%）、苯乙酮（2.93%）、β-月桂烯（2.54%）、苯甲醛（2.44%）、戊醛（1.47%）、乙酸-3-甲基丁酯（1.10%）、丁内酯（1.10%）等。

【性味与功效】强心，利尿。治小便不利。

山芝麻 ▼

【基源】梧桐科山芝麻属植物山芝麻 *Helicteres angustifolia* Linn. 的根或全株。

【形态特征】小灌木，高达 1m。叶狭矩圆形或条状披针形，长 3.5~5cm，宽 1.51~2.5cm。聚伞花序有 2 至数朵花；花梗通常有锥尖状的小苞片 4 枚；萼管状，长 6mm，5 裂，裂片三角形；花瓣 5 片，不等大，淡红色或紫红色，基部有 2 个耳状附属体。蒴果卵状矩圆形，长 12~20mm，宽 7~8mm；种子小，褐色，有椭圆形小斑点。花期几乎全年。

【习性与分布】常生于草坡上。分布于湖南、江西、广东、广西、云南、福建、台湾。

【挥发油含量】水蒸气蒸馏的干燥根的得油率为 0.02%。

【芳香成分】苏丹等（2011）用水蒸气蒸馏法提取的山芝麻干燥根挥发油的主要成分为：4,5-脱氢异长叶烯（5.37%）、邻苯二甲酸二丁酯（4.84%）、1-金刚烷甲酸苯酯（4.54%）、α-红没药烯（4.42%）、异喇叭茶烯（4.40%）、愈创木二烯（4.03%）、表姜烯（3.27%）、邻苯二甲酸二异丁酯（2.39%）、异松油烯（2.05%）、4-异丙基-1,6-二甲基萘（1.97%）、2,4-二甲基苯并[h]喹啉（1.93%）、香橙烯（1.76%）、1-金刚烷基-甲基甲酮（1.47%）、γ-衣兰烯（1.41%）、9,10-脱氢异长叶烯（1.35%）、8,9-脱氢环状异长叶烯（1.32%）、邻苯二甲酸癸丁酯（1.30%）、没食子酸三甲醚（1.28%）、δ-荜澄茄醇（1.16%）、α-石竹烯（1.13%）、巨豆三烯酮（1.13%）、α-衣兰烯（1.12%）、β-芹子烯（1.08%）、桉叶-4,11-二烯-2-醇（1.07%）、β-愈创木烯（1.03%）等。

【性味与功效】味苦，性凉，有小毒。清热解毒。治感冒发热，肺热咳嗽，咽喉肿痛，麻疹，痄腮，肠炎，痢疾，痈肿，瘰疬，毒蛇咬伤。

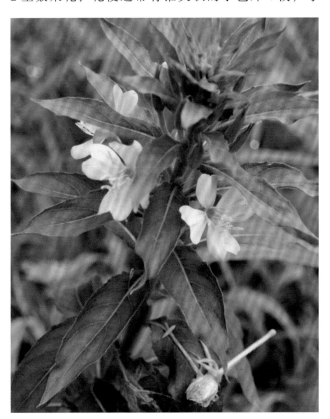

梧桐花 ▼

【基源】梧桐科梧桐属植物梧桐 *Firmiana simplex* (Linn.) W. Wight （*Firmiana platanifolia* (L.f.) Marsili）的花。

【形态特征】落叶乔木，高达 16m。叶心形，掌状 3~5 裂，直径 15~30cm，裂片三角形。圆锥花序顶生，长约 20~50cm，花淡黄绿色；萼 5 深裂几至基部，萼片条形，长 7~9mm；雄花的雌雄蕊柄与萼等长，下半部较粗；雌花的子房圆球形。蓇葖果膜质，成熟前开裂成叶状，长 6~11cm，宽

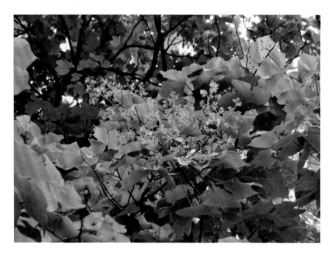

1.5~2.5cm，每蓇葖果有种子 2~4 个；种子圆球形，直径约 7mm。花期 6 月。

【习性与分布】喜光，喜温暖湿润气候，耐寒性不强。不耐草荒，不耐涝。全国各地均有分布。

【芳香成分】杨彩霞等（2012）用水蒸气蒸馏法提取的甘肃兰州产梧桐干燥花挥发油的主要成分为：二十一烷（11.29%）、2,6,10,14- 四甲基十六烷（11.01%）、二十四烷（9.29%）、17- 三十五碳烯（8.32%）、四十四烷（6.49%）、硬脂酸（6.25%）、甲基环戊烷（5.47%）、二十九烷（5.30%）、(Z,Z)- 9- 十六碳烯酸 -9- 十八碳烯酯（5.15%）、二十二烷（4.91%）、二十八烷（3.92%）、1,1'- 二（3,3- 二甲基 -1- 丁烯）苯（3.17%）、二十五烷（2.82%）、7- 二乙酸基 -4b- 甲基 -2- 氧代 - 菲烷基 -1- 丙腈（2.74%）、(Z,Z,Z)-9,12,15- 十八碳三烯 -(2,3- 二 [(三甲基硅基) 氧] 丙基酯（2.41%）、2,4- 二苯基 -4- 甲基 -2(E)- 戊烯（2.37%）、(Z,Z)-1,1'- 二 (1,2- 乙基双氧)-9- 十八碳烯（2.01%）、二十六烷（1.92%）、二十七烷（1.57%）、2,4- 二 (1- 甲基 -1- 苯基乙基) 苯酚（1.54%）、17- 乙酰基 -4,4,10,13- 四甲基 -7- 氧代 -2,3,4,7,8,9,10,11,12,13,14,15,16,17- 十四氢化 -1H-3- 环戊二烯并菲基 - 乙酸乙酯（1.17%）、5-(2,4- 二硝基苯酯) 亚肼基 -2- 莰酮（1.08%）、二十烷（1.06%）、3,6,8,8,10a- 五甲基 - 十氢化 -2,7,9,10- 四乙酰基氧 -1b,4a- 环氧基 -2H-[3,4]- 环五二烯基 -[8,9]- 环丙基 -[1,2-b] 环十一基 - 环氧基 -5(1aH)- 酮（1.06%）、血卟啉（1.03%）等。

【性味与功效】味甘，性平。利湿消肿，消热解毒。治水肿，小便不利，无名肿毒，创伤红肿，头癣，汤火伤。

八角金盘 ▼

【基源】五加科八角金盘属植物八角金盘 *Fatsia japonica* (Thunb.) Decne. et Planch. 的叶或根皮。根皮的芳香成分未见报道。

【形态特征】常绿灌木或小乔木，高可达 5m。叶片大，革质，近圆形，直径 12~30cm，掌状 7~9 深裂，裂片长椭圆状卵形，边缘有疏离粗锯齿。圆锥花序顶生，长 20~40cm；伞形花序直径 3~5cm；花萼近全缘；花瓣 5，卵状三角形，长 2.5~3mm，黄白色。果近球形，直径 5mm，熟时黑色。花期 10~11 月，果熟期翌年 4 月。

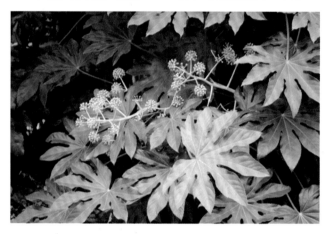

【习性与分布】阴生亚热带适生植物。喜温暖湿润的气候，耐阴，不耐干旱，有一定耐寒力。分布于华北、华东、云南。

【芳香成分】梁志远等（2012）用水蒸气蒸馏法提取的贵州贵阳产八角金盘新鲜叶挥发油的主要成分为：β- 荜澄茄油烯（19.24%）、δ- 荜澄茄烯（11.21%）、α- 荜澄茄油烯（7.89%）、α- 可巴烯（5.25%）、δ- 杜松醇（4.88%）、β- 子香烯（4.59%）、1,6- 大根香叶二烯 -5- 醇（3.43%）、α- 蛇麻烯（2.93%）、大根香叶烯 D（2.54%）、γ- 荜澄茄烯（2.32%）、贝壳杉烯（2.31%）、柠檬油精（2.30%）、α- 紫穗槐烯（2.13%）、1,4- 杜松二烯（1.98%）、表 - 二环倍半水芹烯（1.44%）、1- 十八碳烯（1.43%）、香树烯（1.31%）、α- 衣兰油烯（1.29%）、植醇（1.26%）等。

【性味与功效】味辛、苦，性温，有小毒。化痰止咳，散风除湿，化瘀止痛。治咳嗽痰多，风湿痹痛，痛风，跌打损伤。

常春藤 ▼

【基源】五加科常春藤属植物中华常春藤（常春藤）*Hedera nepalensis* K. Koch var. *sinensis* (Tobl.) Rehd. 的茎叶。

【形态特征】常绿攀援灌木；茎长 3~20m。叶片革质，在不育枝为三角状卵形，长 5~12cm，宽 3~10cm，全缘或 3 裂；花枝上的常为椭圆状卵形，长 5~16cm，宽 1.5~10.5cm，全缘或有 1~3 浅裂。伞形花序有花 5~40 朵；有鳞片；苞片小，三角形；花淡黄白色；萼密生棕色鳞片；花瓣 5，三角状卵形。果实球形，红色或黄色。花期 9~11 月，果期次年 3~5 月。

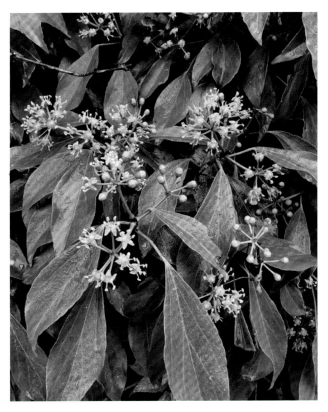

【习性与分布】常攀援于林缘树木、林下路旁、岩石和房屋墙壁上，垂直分布海拔自数十米起至 3500m。喜温暖湿润和半阴环境，较耐寒，不耐旱。北自甘肃、陕西、河南、山东，南至广东、江西、福建，西至西藏，东至江苏、浙江均有分布。

【芳香成分】童星等（2007）用水蒸气蒸馏法提取的常春藤干燥枝叶挥发油的主要成分为：邻苯二甲酸异丁基酯（18.89%）、氧化石竹烯（15.10%）、花生酸（13.65%）、3- 羟基 -2-(2- 环己甲基 -1- 烯基) 丙醛（6.28%）、1- 环甘菊环 -1,1,7- 三甲基 -4- 亚甲基 - 香紫苏内酯（6.17%）、匙叶桉油烯醇（4.77%）、1- 三十七烷醇（4.76%）、石竹烯氧化物（4.42%）、(Z,Z)-9,12- 十八碳二烯酸（2.80%）、菖草烯（2.49%）、6- 异丙烯基 -4,8a- 二甲基 -1,2,3,5,6,7,8,8a- 八氢石脑油（2.06%）、肉豆蔻酸（1.58%）、1,2,3,4- 四甲基 - 二环 [2.2.2] 辛 -2- 烯（1.50%）、α- 石竹萜烯（1.41%）、1,2,3,4,5- 五甲基 - 环戊烯（1.38%）、十八醛（1.21%）、(Z,Z)-1- 羟基 -3,13- 二烯十八烷（1.18%）、柏木烯（1.08%）、二 - 表 - α- 雪松烯（1.02%）、3α,7β- 二羟基 5- β -6- β - 环氧胆甾烷（1.00%）等。孟雪等（2010）用顶空萃取法提取的常春藤枝叶挥发油的主要成分为：α- 蒎烯（28.98%）、茨烯（14.70%）、(Z)-2- 丁烯（7.21%）、β - 蒎烯（6.75%）、环丁烷基　甲基醚（2.13%）、2,2,4- 三甲基戊烷（1.41%）、甲基丙烯酸丁酯（1.18%）等。

【性味与功效】味辛、苦，性平。祛风，利湿，平肝，解毒。治风湿痹痛，瘫痪，口眼㖞斜，衄血，月经不调，跌打损伤，咽喉肿痛，疔疖痈肿，肝炎，蛇虫咬伤。

刺楸树根 ▼

【基源】五加科刺楸属植物刺楸 *Kalopanax septemlobus* (Thunb.) Koidz. 的根或根皮。

【形态特征】落叶乔木，高 10~30m，胸径达 70cm 以上；小枝散生粗刺。叶片纸质，在长枝上互生，在短枝上簇生，近圆形，直径 9~35cm，掌状 5~7 浅裂，裂片阔三角状卵形，边缘有细锯齿。圆锥花序大，长 15~25cm，直径 20~30cm；伞形花序直径 1~2.5cm，有花多数；花白色或淡绿黄色；花瓣 5，三角状卵形。果实球形，蓝黑色。花期 7~10 月，果期 9~12 月。

【习性与分布】多生于阳性森林、灌木林中和林缘，水湿丰富的密林，向阳山坡，甚至岩质山地也能生长。垂直分布海拔自数十米起至 2500m。北自东北，南至广东、广西、云南，西至四川均有分布。

【芳香成分】刘剑等（2010）用顶空固相微萃取法提取的贵州黔南产刺楸新鲜根皮挥发油的主要成分为：α- 愈创烯（10.21%）、2-(1- 甲基乙基)-5- 甲基苯酚（9.44%）、反式 - β - 金合欢烯（7.34%）、γ - 榄香烯（6.07%）、β - 甜没药烯（3.88%）、(+)- δ - 芹

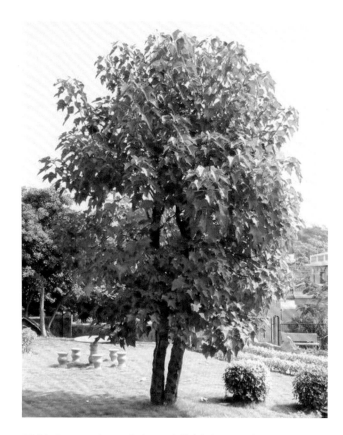

子烯（3.85%）、反式－石竹烯（3.80%）、(-)-石竹烯氧化物（3.80%）、β－花柏烯（3.68%）、(+)-匙叶桉油烯醇（3.27%）、5-甲基-2-(1-甲基乙基)苯酚（2.92%）、δ－杜松烯（2.63%）、β－榄香烯（2.51%）、法呢烯（2.31%）、α－葎草烯（2.04%）、橙花叔醇（1.89%）、1,3-二甲基双环[3.3.0]辛-3-烯-2-酮（1.58%）(+)-β－芹子烯（1.51%）、麝香草酚（1.49%）、大根香叶烯D（1.17%）、香橙烯（1.13%）、葎草烯氧化物（1.07%）等；新鲜根挥发油的主要成分为：2-(1-甲基乙基)-5-甲基苯酚（8.07%）、γ－榄香烯（6.19%）、α－愈创烯（6.09%）、反式－β－金合欢烯（4.57%）、(-)-石竹烯氧化物（3.76%）、反式－石竹烯（3.64%）、β－榄香烯（3.57%）、法呢烯（3.44%）、β－甜没药烯（3.29%）、(+)-δ－芹子烯（3.24%）、大根香叶烯D（2.82%）、δ－杜松烯（2.72%）、β－花柏烯（2.68%）、(+)-匙叶桉油烯醇（2.40%）、E-柠檬醛（2.32%）、α－葎草烯（1.95%）、5-甲基-2-(1-甲基乙基)苯酚（1.94%）、Z-柠檬醛（1.76%）、法呢醇（1.76%）、(+)-β－芹子烯（1.52%）、麝香草酚（1.44%）、十五烷（1.44%）、葎草烯氧化物（1.12%）、香橙烯（1.02%）等。

【性味与功效】味苦、微辛，性平，有小毒。凉血散瘀，祛风除湿，解毒。治肠风下血，风湿热痹，跌打损伤，骨折，疮疡肿毒，瘰疬，痔疮。

刺楸茎 ▼

【基源】五加科刺楸属植物刺楸 *Kalopanax septemlobus* (Thunb.) Koidz. 的茎枝。

【形态特征】同刺楸树根。

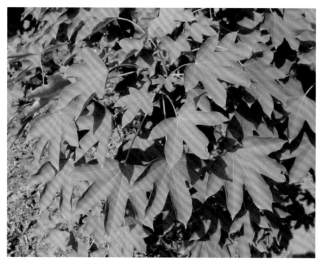

【习性与分布】同刺楸树根。

【芳香成分】叶冲等（2010）用顶空固相微萃取法提取的刺楸新鲜树干挥发油的主要成分为：大根香叶烯D（19.09%）、γ－榄香烯（18.59%）、(E,E)-α－金合欢烯（13.94%）、β－榄香烯（5.48%）、δ－杜松烯（4.00%）、吉玛烯B（3.88%）、α－佛手柑油烯（2.61%）、α－雪松烯（2.07%）、γ－木罗烯（1.89%）、α－葎草烯（1.87%）、芹子烷-3,7(11)-二烯（1.62%）、香桧烯（1.43%）、α－蒎烯（1.29%）、2-(1-甲基乙基)-5-甲基苯酚（1.25%）、反式－石竹烯（1.23%）、法呢醇（1.09%）等。

【性味与功效】味辛，性平。祛风除湿，活血止痛。治风湿痹痛，胃脘痛。

刺楸树皮 ▼

【基源】五加科刺楸属植物刺楸 *Kalopanax septemlobus* (Thunb.) Koidz. 的树皮。

【形态特征】同刺楸树根。
【习性与分布】同刺楸树根。

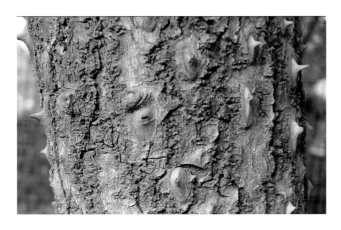

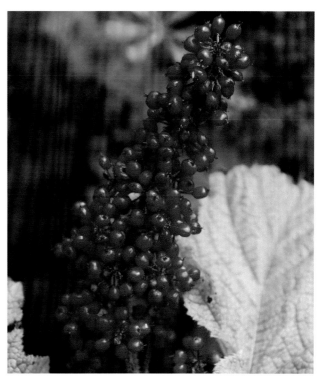

【芳香成分】叶冲等（2010）用顶空固相微萃取法提取的贵州黔南产刺楸新鲜树皮挥发油的主要成分为：(E,E)-α-金合欢烯（16.88%）、大根香叶烯D（15.79%）、γ-榄香烯（14.60%）、香桧烯（6.80%）、α-蒎烯（6.68%）、吉玛烯（4.35%）、δ-杜松烯（3.04%）、β-榄香烯（2.95%）、α-佛手柑油烯（2.05%）、芹子烷-3,7(11)-二烯（1.99%）、α-雪松烯（1.97%）、γ-木罗烯（1.37%）、α-葎草烯（1.14%）、L-柠檬烯（1.11%）等。

【性味与功效】味辛、苦，性凉。祛风除湿，活血止痛，杀虫止痒。治风湿痹痛，腰膝痛，痈疽，疥癣。

刺人参 ▼

【基源】五加科刺参属植物刺参 *Oplopanax elatus* Nakai 的根及茎。

【形态特征】多刺灌木，高 1~3m；小枝密生针状直刺。叶片薄纸质，近圆形，直径 15~30cm，掌状 5~7 浅裂，裂片三角形，边缘有锯齿。圆锥花序近顶生，长 8~18cm，主轴密生短刺和刺毛；伞形花序直径 9~13mm，有花 6~10 朵；总花梗密生刺毛；萼无毛，边缘有 5 小齿；花瓣 5，长圆状三角形。果实球形，直径 7~12mm，黄红色。花期 6~7 月，果期 9 月。

【习性与分布】生于落叶阔叶林下，海拔 1400~1550m。喜阴，喜湿，耐寒，耐瘠薄。分布于吉林。

【挥发油含量】水蒸气蒸馏的根茎的得油率为 0.08%~1.50%，根的得油率为 0.83%~1.20%，根皮的得油率为 1.60%~1.65%，茎的得油率为 0.80%~3.10%，阴干叶的得油率为 0.10%；超临界萃取的干燥根茎的得油率为 3.20%。

【芳香成分】根：刺参根茎挥发油的第一主成分多为橙花叔醇（14.93%~47.05%），也有主成分不同的报告。刘昕等（2008）用水蒸气蒸馏法提取的吉林长白产刺参干燥根挥发油的主要成分为：橙花叔醇（47.05%）、3-甲基戊醇（5.03%）、1,2,5,8,9,10-六氢-4,7-二甲基-1-异丙基萘（4.20%）、甲基-4-亚甲基-1-异丙基-1,2,3,4,4',5,6,8-八氢萘（3.80%）、11,14-十八碳二烯酸甲酯（3.80%）、过庚酸（1.52%）、3,7-二甲基-1,3,6-辛三烯（1.50%）、6,6-二甲基-2-亚甲基原蒎烷（1.25%）等。李向高等（1990）用水蒸气蒸馏法提取的吉林长白山产刺参根皮挥发油的主要成分为：β-甜没药烯（15.02%）；全根挥发油的主要成分为：Z-β-金合欢烯（11.56%）、γ-依兰烯（4.36%）、反式-β-金合欢烯（1.13%）、庚酸（1.12%）等。

茎：张宏桂等（1999）用水蒸气蒸馏法提取的吉林长白产野生刺参茎挥发油的主要成分为：辛醛(8.70%)、5-茚醇（6.40%）、α-蒎烯（6.20%）、6,6-二甲基-2-亚甲基原蒎烷（6.10%）、(Z)-3-十一烯（4.90%）、5-甲基己醛(5.90%)、橙花叔醇（4.10%）、3,7,11-三甲基-1,3,6,10-十二碳四烯（3.80%）、表-二环倍半兰烯（3.30%）、7-甲基-4-亚甲基-1-异丙基-1,2,3,4,4a,5,6,8a-八氢萘（3.10%）、1,6-二甲基-4-异丙基-1,2,3,4,4a,7,8,8a-八氢萘酚（3.00%）、甲酸庚酯（2.50%）、2-壬酮（2.50%）、4-甲基-6-庚烯-3-酮（2.40%）、里哪醇（2.40%）、辛醇（2.10%）、8-(1-甲基亚乙基)-二环[5.1.0]辛烷

（1.80%）、2-辛烯-4-醇（1.70%）、(E)-3-辛烯-2-酮（1.50%）、钓樟醇（1.50%）、3(10)-蒈烯-4-醇（1.40%）、α-异丙氧基乙酸异丙酯（1.40%）、(Z)-2-甲基-3-辛烯-2-醇（1.30%）、(Z)-2-壬烯醛（1.30%）、对-聚伞花素（1.30%）、柠檬烯（1.20%）、2,7,7-三甲基-3-氧杂三环[4.1.1.0^{2,4}]辛烷（1.10%）、3-甲基丁醛（1.10%）等。张宏等（1993）用水蒸气蒸馏法提取的吉林长白产野生刺参干燥茎挥发油的主要成分为：香木兰烯-8-醇(24.10%)、橙花叔醇（23.70%）、E-2-癸烯醛（9.80%）、表-蓝桉醇（7.60%）、金合欢醇（7.50%）等。胡鑫尧等（1989）用水蒸气蒸馏法提取的刺参阴干茎挥发油的主要成分为：橙花叔醇（41.70%）、香榧醇（25.24%）、辛醛（3.77%）、愈创木醇（2.82%）、辛酸（1.67%）、己醛（1.56%）、布藜醇（1.08%）等。

【性味与功效】味甘、微苦，性温。补气助阳，止咳，通络。治气虚体弱，神疲乏力，畏寒肢冷，阳痿，虚咳久嗽，风寒湿痹，糖尿病，高血压病。

楤木

【基源】五加科楤木属植物楤木 *Aralia chinensis* Linn. 的根皮或茎皮。

【形态特征】灌木或乔木，高 2~8m，胸径达 10~15cm；树皮疏生粗壮直刺。叶为二回或三回羽状复叶，长 60~110cm；托叶与叶柄基部合生，耳廓形；羽片有小叶 5~13，基部有小叶 1 对；边缘有锯齿。圆锥花序长 30~60cm；分枝长 20~35cm；伞形花序直径 1~1.5cm，有花多数；苞片锥形；花白色；花瓣 5，卵状三角形。果实球形，黑色。花期 7~9 月，果期 9~12 月。

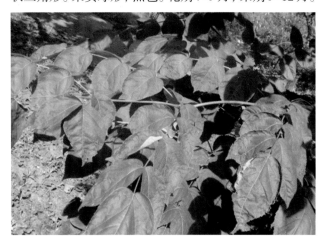

【习性与分布】生于森林、灌丛或林缘路边，垂直分布从海滨至海拔 2700m。分布于除东北、内蒙古、新疆、海南、台湾外，全国各省。

【芳香成分】王忠壮等（1994）用水蒸气蒸馏法提取的浙江西天目山产楤木阴干根皮挥发油的主要成分为：β-榄香烯（66.02%）、匙叶桉油烯（4.96%）、杜松烯（3.69%）、α-榄香烯（3.16%）、α-荜澄茄烯（2.72%）、十六酸（1.87%）、檀香脑（1.82%）、桉叶醇（1.40%）等。

【性味与功效】味甘、微苦，性平。祛风除湿，利尿消肿，活血止痛。治肝炎，淋巴结肿大，肾炎水肿，糖尿病，白带，胃痛，风湿关节痛，跌打损伤。孕妇忌服。

长白楤木 ▼

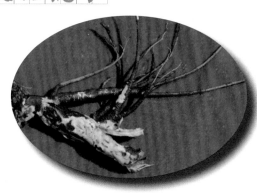

【基源】五加科楤木属植物长白楤木（东北土当归）*Aralia continentalis* Kitagawa 的根及根茎。

【形态特征】多年生草本，地下有块状粗根茎。高达 1m。叶为二回或三回羽状复叶；托叶和叶柄基部合生，卵形或狭卵形，长 2.5~6mm；羽片有小叶 3~7 小叶片，边缘有不整齐锯齿。圆锥花序长达 55cm；伞形花序直径 1.5~2cm，有花多数；苞片卵形；小苞片披针形；萼长 1.5mm；花瓣 5，三角状卵形。果实紫黑色。花期 7~8 月，果期 8~9 月。

【习性与分布】生于半阳半阴或阴坡的林缘、河边和山坡草丛中，海拔 800~3200m。喜凉爽湿润气候环境，耐寒、耐旱、耐阴。分布于吉林、辽宁、河北、河南、陕西、四川、西藏。

【挥发油含量】水蒸气蒸馏的根的得油率为 0.50%~2.00%。

【芳香成分】杜凤国等（2001）用水蒸气蒸馏法提取的

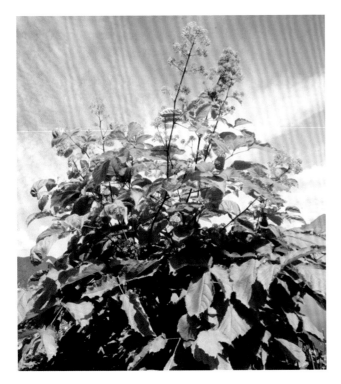

【基源】五加科楤木属植物**虎刺楤木** *Aralia armata* (Wall.) Seem. 的根皮。

【形态特征】多刺灌木，高达 4m；刺短。叶为三回羽状复叶，长 60~100cm；托叶和叶柄基部合生；叶轴和羽片轴疏生细刺；羽片有小叶 5~9，基部有小叶 1 对；小叶片长圆状卵形，边缘有锯齿。圆锥花序长达 50cm；伞形花序直径 2~4cm，有花多数；苞片卵状披针形，小苞片线形；萼长约 2mm；花瓣 5，卵状三角形。果实球形。花期 8~10 月，果期 9~11 月。

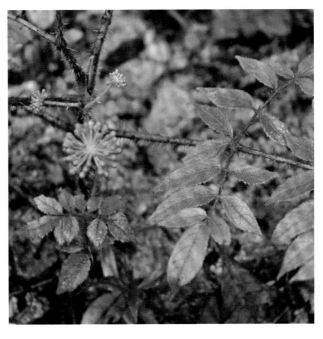

吉林省吉林市产东北土当归新鲜根挥发油的主要成分为：α-蒎烯（41.22%）、β-蒎烯（13.76%）、2.5-二甲基-3-亚甲基-1.5-庚二烯（5.94%）、胡椒烯（4.98%）、3.7.11-三甲基-1.3.6.10-十二碳四烯（4.59%）、十二炔（4.19%）、1.4.9.9-四甲基-1H-3a.7-亚甲基薁（3.82%）、匙叶桉油烯（3.74%）、α-荜澄茄烯（2.69%）、β-石竹烯（1.98%）、2.5-二甲基-1.5-环辛二烯（1.59%）、12.15-十八碳二烯酸甲酯（1.36%）、8-亚异丙基-[5.1.1]双环辛烷（1.25%）、1a,2.3.4.4a,5.6.7b-八氢 1.1.4.7 四甲基-1H-环丙烷（1.02%）等。

【性味与功效】味辛、苦，性温。祛风除湿，活血，解毒。治风寒湿痹，腰膝酸痛，头痛，齿痛，跌打伤痛，痈肿。

虎刺楤木 ▼

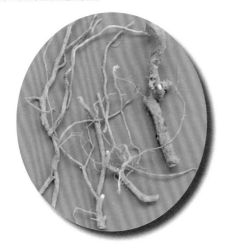

【习性与分布】生于山坡疏林下及溪边、草丛阳光充足的地方，垂直分布海拔可达 1400m。分布于云南、贵州、广西、海南、广东、江西。

【挥发油含量】水蒸气蒸馏的阴干根皮的得油率为 0.06%。

【芳香成分】王忠壮等（1996）用水蒸气蒸馏法提取的湖南黔阳产虎刺楤木阴干根皮挥发油的主要成分为：芳樟醇（54.50%）、β-石竹烯（9.94%）、α-松油醇（8.08%）、檀香脑（5.89%）、α-丁香烯（3.27%）、橙花醇（3.19%）、1,3-二甲基-8-异丙基-三环癸-3-烯（1.79%）、3-癸炔（1.39%）、α-荜澄茄醇（1.18%）等。

【性味与功效】味苦、微辛，性微寒，有小毒。散瘀消肿，祛风除湿，止痛。治跌打损伤，肝炎，肾炎，前列腺炎，急性关节炎，胃痛，腹泻，白带，痈疖等。

鸟不企 ▼

【基源】五加科楤木属植物黄毛楤木 *Aralia decaisneana* Hance 的根。

【形态特征】灌木，高1~5m。叶为二回羽状复叶，长达1.2m；托叶和叶柄基部合生；羽片有小叶7~13，基部有小叶1对；小叶片卵形，边缘有细尖锯齿。圆锥花序大，分枝长达60cm，疏生细刺；伞形花序直径约2.5cm，有花30~50朵；苞片线形；花淡绿白色；萼长约2mm；花瓣卵状三角形。果实球形，黑色。花期10月至次年1月，果期12月至次年2月。

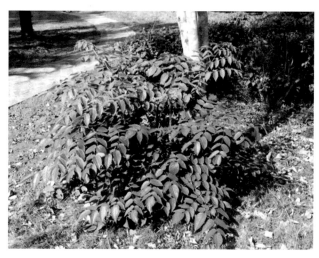

【习性与分布】生于阳坡或疏林中，海拔数十米至1000m。分布于云南、贵州、广西、广东、江西、安徽、福建、台湾。

【芳香成分】刘军民等（2000）用石油醚萃取法提取的广东始兴产黄毛楤木阴干根皮挥发油的主要成分为：反-石竹烯（14.58%）、9,12-十八二烯酸（12.12%）、十六酸（11.48%）、匙叶桉油烯（7.10%）、苯甲酸丁基酯（6.52%）、β-芹子烯（4.71%）、环癸烯（4.43%）、反式-豆甾烯（3.59%）、十六醇（3.50%）、2,6,10,15,19,23-六甲基-2,6,10,14,18,22-六烯二十四烷（3.39%）、邻盖烯（2.07%）、豆甾烯-5-醇（2.03%）、邻苯二甲酸丁基酯（1.48%）等。

【性味与功效】味苦、辛，性平。祛风除湿，活血通经，解毒消肿。治风热感冒头痛，咳嗽，风湿痹痛，腰腿酸痛，湿热黄疸，水肿，淋浊，带下，闭经，产后风痛，跌打肿痛，胃脘痛，咽喉肿痛，牙龈肿痛。

红楤木 ▼

【基源】五加科楤木属植物棘茎楤木 *Aralia echinocaulis* Hand.-Mazz. 的根及根皮。

【形态特征】小乔木，高达7m；小枝密生细长直刺。叶为二回羽状复叶，长35~50cm或更长；托叶和叶柄基部合生，栗色；羽片有小叶5~9，基部有小叶1对；小叶片长圆状卵形至披针形，边缘疏生细锯齿。圆锥花序长30~50cm；伞形花序直径约1.5cm，有花12~30朵；苞片卵状披针形；小苞片披针形；花白色；花瓣5。果实球形。花期6~8月，果期9~11月。

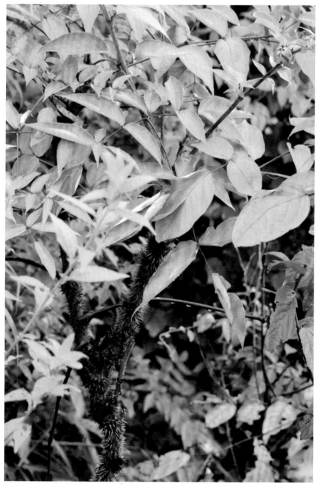

【习性与分布】生于森林中，分布在海拔400-2700m。喜温暖湿润环境。分布于四川、云南、贵州、广西、广东、福建、江西、湖北、湖南、安徽、浙江。

【挥发油含量】超临界萃取的干燥根皮的得油率为4.48%。

【芳香成分】陈美航等（2013）用水蒸气蒸馏法提取

的贵州梵净山产棘茎楤木新鲜根皮挥发油的主要成分为：β-石竹烯（39.45%）、α-石竹烯（13.39%）、α-蒎烯（12.80%）、氧化石竹烯（6.37%）、δ-3-蒈烯（6.33%）、β-蒎烯（2.93%）、莰烯（2.31%）、苧烯（2.28%）、葎草烯环氧化物（1.25%）等。

【性味与功效】味微苦、辛，性平。祛风除湿，活血行气，解毒消肿。治风湿痹痛，跌打肿痛，骨折，胃脘胀痛，疝气，崩漏，骨髓炎，痈疽，蛇咬伤。

龙牙楤木 ▼

【基源】五加科楤木属植物辽东楤木 *Aralia elata* (Miq.) Seem. 的根皮。

【形态特征】灌木或小乔木，高 1.5~6m；小枝疏生多数细刺。叶为二回或三回羽状复叶，长 40~80cm；托叶和叶柄基部合生；羽片有小叶 7~11，基部有小叶 1 对；小叶片阔卵形至椭圆状卵形，边缘疏生锯齿。圆锥花序长 30~45cm，伞房状；伞形花序直径 1~1.5cm；苞片和小苞片披针形；花黄白色；花瓣 5。果实球形，黑色。花期 6~8 月，果期 9~10 月。

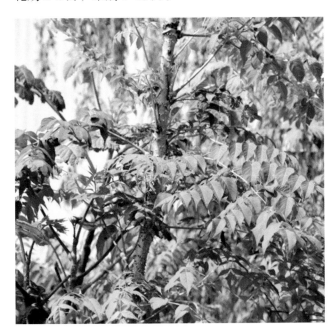

【习性与分布】生于林下、林缘、林间空地和林间采伐作业道两侧，多生长在阴坡，海拔约 1000m 上下。喜冷凉、湿润的气候，耐寒，喜光。喜湿怕涝，喜肥耐瘠薄。分布于黑龙江、辽宁、吉林。

【芳香成分】王忠壮（1993）用水蒸气蒸馏法提取的黑龙江伊春产辽东楤木阴干根皮挥发油的主要成分为：α-姜黄烯（15.32%）、1a,2,4,5,6,7,7a,7b-八氢-1,1,7,7a-四甲基-1H-环丙萘-4-醇（7.75%）、匙叶桉油烯（5.43%）、胡椒烯（5.38%）、1,2,3,4,4a,7,8,8a-八氢-1,6-二甲基-4-(1-丙基)-1-萘醇（4.52%）、γ-荜澄茄烯（3.79%）、十氢-1,4a-二甲基-7-(1-甲基乙亚基)-1-萘醇（3.62%）、β-石竹烯（3.55%）、金合欢醇乙酯（3.45%）、甜没药烯（3.30%）、橙花叔醇（2.81%）、2,4,5,6,7,8-六氢-1,4,9,9-四甲基-3H-3a,7-亚甲薁（2.54%）、邻辛基茴香醚（2.51%）、1,4,9,9-四甲基-1H-3a,7-亚甲薁（1.95%）、十六酸（1.68%）、十六氢芘（1.63%）、十六醇（1.29%）、间异丙基甲苯（1.09%）等。王忠壮等（1995）用水蒸气蒸馏法提取的甘肃榆中产辽东楤木阴干根皮挥发油的主要成分为：檀香脑（40.19%）、十六酸（12.95%）、9,12-十八二烯酸甲酯（10.74%）、α-荜澄茄烯（8.02%）、橙花叔醇（5.79%）、9,12-十八二烯酸（2.88%）、金合欢醇（2.18%）、3-甲基-2-(1,3-戊二烯基)-2-环戊烯-1-酮（1.29%）等。

【性味与功效】味甘、苦，性平。健胃，利水，祛风除湿，活血止痛。治胃、十二指肠溃疡，慢性胃炎，肝炎，糖尿病，风湿性关节炎，水肿。

龙牙楤木叶 ▼

【基源】五加科楤木属植物辽东楤木 *Aralia elata* (Miq.) Seem. 的嫩叶及芽。

【形态特征】同龙牙楤木。
【习性与分布】同龙牙楤木。
【芳香成分】齐明明等（2016）用水蒸气蒸馏法提取的黑龙江伊春产辽东楤木新鲜芽挥发油的主要成分为：棕榈酸（28.66%）、4,11,11-三甲基-8-亚甲基-二环[7.2.0]4-十一烯（9.52%）、α-荜澄茄醇（8.95%）、(Z)-9-十八碳烯酰胺（5.84%）、(Z,Z)-9,12-十八烷二烯酸（5.43%）、β-珀巴烯（5.31%）、δ-杜松萜烯（4.01%）、2-香柠檬烯（3.55%）、β-石竹烯（2.81%）、β-芹子烯（2.59%）、γ-依兰油烯（2.31%）、(Z,Z,Z)-9,12,15-十八烷三烯酸（2.12%）、氧化石竹烯（1.86%）、α-

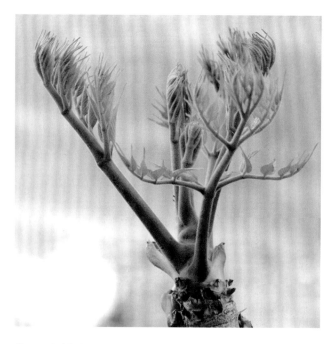

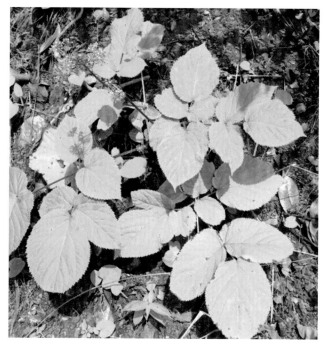

依兰油烯（1.52%）、1,6-二甲基萘（1.44%）、γ-杜松萜烯（1.35%）、4-表-立方醇（1.03%）等；河北承德产辽东楤木新鲜芽挥发油的主要成分为：τ-依兰油烯（29.27%）、棕榈酸（11.68%）、4-表-立方醇（10.63%）、α-荜澄茄醇（7.60%）、δ-雪松醇（5.79%）、(Z)-9-十八碳烯酰胺（5.78%）、丁香酚（4.92%）、(-)-异长叶烯（3.96%）、α-没药醇（2.40%）、蛇麻烷-1,6-二烯-3-醇（2.15%）、氧化石竹烯（1.82%）、橙花叔醇（1.40%）、γ-雪松烯（1.23%）、碳酸丙烯酯（1.08%）、香榧醇（1.04%）等。

【性味与功效】味微苦、甘，性凉。清热利湿。治湿热泄泻，痢疾，水肿。

九眼独活 ▼

【基源】五加科楤木属植物食用土当归 *Aralia cordata* Thunb. 的根和根茎。

【形态特征】多年生草本，高 0.5~3m。叶为二回或三回羽状复叶；托叶和叶柄基部合生；羽片有小叶 3~5；小叶片长卵形至长圆状卵形，边缘有粗锯齿。圆锥花序大，顶生或腋生，长达 50cm；伞形花序直径 1.5~2.5cm；苞片线形；小苞片长约 2mm；花白色；花瓣 5，卵状三角形。果实球形，紫黑色，直径约 3mm，有 5 棱。花期 7~8 月，果期 9~10 月。

【习性与分布】生于林荫下或山坡草丛中，海拔 1300~1600m。分布于四川、湖北、安徽、广西、江苏、江西、福建、台湾。

【挥发油含量】水蒸气蒸馏的根及根茎的得油率为 0.14%~1.00%。

【芳香成分】蒲兰香等（2010）用水蒸气蒸馏法提取的四川青川产食用土当归根挥发油的主要成分为：海松醛（18.86%）、斯克拉烯（6.75%）、13β-甲基-13-乙烯基-7-烯-3-酮-罗汉松烷（4.24%）、α-没药醇（4.09%）、松香酸（3.90%）、异松油烯（1.51%）、迈诺醇泪杉醇（1.40%）、匙叶桉油烯醇（1.33%）、沉香螺醇（1.21%）、8,14-羟基-柏木醇（1.19%）、顺，顺-7,10,-十六碳二烯醛（1.08%）等；四川茂县产食用土当归根挥发油的主要成分为：海松酸（12.31%）、海松醛（10.73%）、4,8,12,15,15-五甲基-二环[9.3.1]-十五碳-[1R-(1R*,3E)]-3,7-二烯-12-醇（10.21%）、α-没药醇（2.50%）、异愈创木醇（1.16%）、3-蒈烯（1.05%）等。王忠壮等（1997）用水蒸气蒸馏法提取的安徽黄山产食用土当归干燥根及根茎挥发油的主要成分为：三环烯（91.35%）、β-蒎烯（3.45%）等。黄蕾蕾等（2001）用水蒸气蒸馏法提取，HP-101 柱分离的四川泸定产食用土当归干燥根茎挥发油的主要成分为：(-)-α-蒎烯（34.28%）、3,7-二甲基-1,3,7-辛三烯（15.95%）、1-甲基-4-(1-甲基乙基)苯（4.43%）、1-甲基-3-(1-甲基乙基)苯（4.43%）、4-蒈烯（4.43%）、1,1-二甲基-2-(3-甲基)环丙烷（4.23%）、3-(1,1-

二甲基乙基) 苯酚（4.10%）、α - 龙脑烯醛（3.54%）、(-)-β -2- 蒎烯（3.41%）、1- 柠檬烯（3.23%）、反 - 松香芹醇（2.63%）、反 -β - 蓋烯薄荷 -2- 烯 -1,8- 二醇（1.72%）、杜松烯（1.35%）、顺 - 香芹醛（1.30%）、双环 [3.1.1] 庚 -2- 烯 -2- 醛（1.19%）等。

【性味与功效】味苦、辛，性温。祛风除湿，舒筋活络，和血止痛。治风湿疼痛，腰膝酸痛，四肢痿痹，腰肌劳损，鹤膝风，手足扭伤肿痛，骨折，头风，头痛，牙痛。

头序楤木 ▼

【基源】五加科楤木属植物头序楤木 *Aralia dasyphylla* Miq. 的根。

【形态特征】灌木或小乔木，高 2~10m；小枝有刺。叶为二回羽状复叶；托叶和叶柄基部合生；羽片有小叶 7~9；小叶片卵形至长圆状卵形，边缘有细锯齿。圆锥花序大，长达 50cm；三级分枝；苞片长圆形；小苞片长圆形；花聚生为直径约 5mm 的头状花序；萼长约 2mm；花瓣 5，长圆状卵形。果实球形，紫黑色。花期 8~10 月，果期 10~12 月。

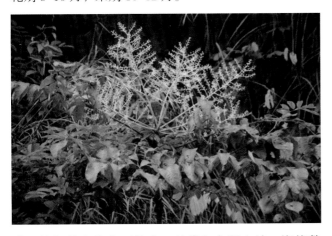

【习性与分布】生于林中、林缘和向阳山坡，海拔数十米至 1000m。分布于四川、福建、浙江、湖北、湖南、安徽、广西、广东等省区。

【芳香成分】王忠壮等（1994）用水蒸气蒸馏法提取的湖南新宁产头序楤木干燥根皮挥发油的主要成分为：斯巴醇（18.60%）、11,14- 十八碳二烯酸甲酯（13.51%）、十六酸（7.95%）、3- 十二碳炔（6.88%）、α - 石竹烯（6.64%）、1,2- 苯二羧酸 - 丁基 -2- 甲

基丙酯（4.68%）、2,3,6,7,8,8a- 六 氢 -1,4,9,9- 三甲基 -1H-3a,7- 甲醇薁（4.21%）、1,2- 二甲基 -3,5- 二 (1- 甲基乙烯基) 环己烷（3.45%）、檀香醇（1.61%）等。

【性味与功效】味辛、苦，性平。祛风除湿，活血通经。治风热感冒，咳嗽，风湿痹痛，腰膝酸痛，淋浊，水肿，黄疸，带下，痢疾，胃脘痛，跌打损伤，瘀血经闭，血崩，阴疽，瘰疬，痔疮。

七角风 ▼

【基源】五加科大参属植物短梗大参 *Macropanax rosthornii* (Harms) C. Y. Wu ex Hoo 的根和叶。

【形态特征】常绿灌木或小乔木，高 2~9m，胸径 20cm。叶有小叶 3~7；小叶片倒卵状披针形，长 6~18cm，宽 1.2~3.5cm，先端短渐尖或长渐尖，边缘疏生钝齿或锯齿。圆锥花序顶生，长 15~20cm；伞形花序直径约 1.5cm，有花 5~10 朵；花白色；萼长约 1.5mm；花瓣 5，三角状卵形。果实卵球形，长约 5mm；宿存花柱长 1.5~2mm。花期 7~9 月，果期 10~12 月。

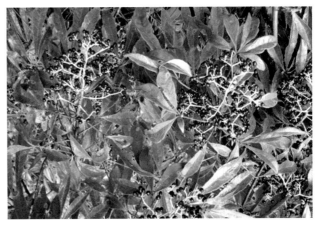

【习性与分布】生于森林、灌丛和林缘路旁，海拔 500~1300m。分布于甘肃、四川、贵州、广西、湖南、湖北、江西、广东、福建。

【挥发油含量】水蒸气蒸馏的全草的得油率为 0.50%。

【芳香成分】何涛等（2006）用水蒸气蒸馏法提取的江西宜丰产短梗大参全草挥发油的主要成分为：吉玛烯 D（15.16%）、异丁香烯（12.24%）、β - 榄香烯（12.10%）、γ - 榄香烯（9.40%）、斯巴醇（8.32%）、

愈创木醇（6.46%）、β－水芹烯（6.26%）、1(10),4-杜松二烯（2.10%）、β－蒎烯（2.04%）、1(5),11-愈创木二烯（1.85%）、丁香烯氧化物（1.53%）、对－蓋-1-烯-4-醇（1.33%）、α－荜澄茄烯（1.33%）、β－罗勒烯（1.17%）等。

【性味与功效】味甘，性平。祛风除显，化瘀通络，健脾。治风湿痹痛，跌打伤肿，骨折，小儿疳积。

鸭脚木叶 ▼

【基源】五加科鹅掌柴属植物鹅掌柴 *Schefflera heptaphylla* (Linnaeus) Frodin（*Schefflera octophylla* (Lour.) Harms）的叶。

【形态特征】乔木或灌木，高 2~15m，胸径可达 30cm 以上。叶有小叶 6~11；小叶片椭圆形或倒卵状椭圆形，长 9~17cm，宽 3~5cm，全缘。圆锥花序顶生，长 20~30cm；伞形花序有花 10~15 朵；小苞片小；花白色；萼长约 2.5mm；花瓣 5~6，开花时反曲；花盘平坦。果实球形，黑色，直径约 5mm，有不明显的棱。花期 11~12 月，果期 12 月。

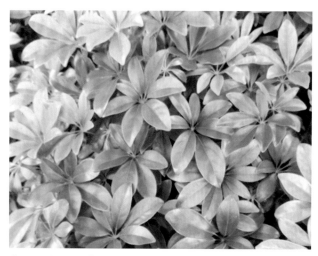

【习性与分布】为热带、亚热带地区常绿阔叶林常见的植物，有时也生于阳坡上，海拔 100~2100m。广布于西藏、云南、广西、广东、浙江、福建、台湾。

【挥发油含量】水蒸气蒸馏的新鲜叶的得油率为 0.20%。

【芳香成分】庞素秋等（2016）用水蒸气蒸馏法提取的福建泉州产鹅掌柴新鲜叶挥发油的主要成分为：4-萜品醇（18.44%）、(-)- 斯巴醇（18.21%）、氧化石

竹烯（9.86%）、芳樟醇（5.35%）、桧烯（4.64%）、τ－萜品烯（4.33%）、1-甲基-3-异丙基苯（3.88%）、愈创烯（3.65%）、(-)-2,10-萜二醇（3.42%）、β－蒎烯（3.05%）、α－蒎烯（2.15%）、蒈烯（2.09%）、桧醇酮（1.55%）、1,8-萜二烯（1.43%）、枯茗醛（1.22%）、1,4a-二甲基-7-(1-甲基亚乙基)-2,3,4,4a,5,6-六氢萘（1.01%）等。

【性味与功效】味辛、苦，性凉。祛风化湿，解毒，活血。治风热感冒，咽喉肿痛，斑疹发热，风疹瘙痒，风湿疼痛，湿疹，下肢溃疡，烧伤，跌打肿痛，骨折，刀伤出血。

七叶莲 ▼

【基源】五加科鹅掌柴属植物鹅掌藤 *Schefflera arboricola* Hayata 的根或茎叶。根的芳香成分未见报道。

【形态特征】藤状灌木，高 2~3m。叶有小叶 5~10；托叶和叶柄基部合生成鞘状；小叶片倒卵状长圆形或长圆形，长 6~10cm，宽 1.5~3.5cm，全缘。圆锥花序顶生，长 20cm 以下；伞形花序十几个至几十个总状排列在分枝上，有花 3~10 朵；苞片阔卵形，长 0.5~1.5cm；花白色；长约 3mm；萼长约 1mm；花瓣 5~6。果实卵形；花盘五角形。花期 7 月，果期 8 月。

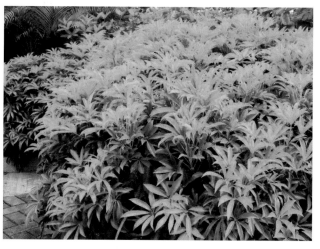

【习性与分布】生于谷地密林下或溪边较湿润处，常附生于树上，海拔 400~900m。喜温暖至高湿润气候，耐阴，耐寒。耐旱又耐湿。分布于广东、广西、云南、贵州、福建、江西、台湾。

【挥发油含量】水蒸气蒸馏的嫩枝及鲜叶的得油率为0.10%。

【芳香成分】章立华等（2014）用水蒸气蒸馏法提取的福建泉州产鹅掌藤新鲜叶挥发油的主要成分为：4-萜品醇（20.40%）、(-)-斯巴醇（16.01%）、氧化石竹烯（8.90%）、里那醇（5.23%）、桧烯（5.04%）、τ-萜品烯（4.00%）、1-甲基-3-异丙基苯（3.62%）、愈创烯（3.33%）、(-)-2,10-萜三醇（2.63%）、β-蒎烯（2.26%）、α-蒎烯（2.25%）、莰烯（1.89%）、桧醇酮（1.61%）、1,8-萜二烯（1.23%）、3,7-二烯-1,5,5,8-四甲基-12-[9.1.0] 含氧酸（1.17%）、枯茗醛（1.12%）等。刘佐仁等（2005）用水蒸气蒸馏法提取的广西来宾产鹅掌藤嫩枝及鲜叶挥发油的主要成分为：β-榄香烯（24.20%）、β-桉叶烯（24.00%）、α-蛇床烯（12.46%）、7(11)-蛇床烯-4-醇（9.51%）、α-人参萜烯（2.79%）、卡达烯（1.99%）、7-异丙烯基-1,4a-二甲基-4,4a,5,6,7,8-六氢-3H-萘-2-酮（1.75%）、2-[4a,8-二甲基-1,2,3,4,4a,5,6,7-八氢萘]-对-2-烯-1-醇（1.74%）、δ-杜松烯（1.01%）等。

【性味与功效】味辛、微苦，性温。祛风止痛，活血消肿。治风湿痹痛，头痛，牙痛，脘腹疼痛，痛经，产后腹痛，跌打肿痛，骨折，疮肿。

白花鹅掌柴 ▼

【基源】五加科鹅掌柴属植物白花鹅掌柴 *Schefflera kwangsiensis* Merr. ex Li （*Scheffter leacantha* Vig.） 的根或茎、叶。根、叶的芳香成分未见报道。

【形态特征】灌木，高2m，有时攀援状。叶有小叶5~7；小叶片长圆状披针形，长6~9cm，宽1.5~3cm，全缘，反卷。圆锥花序顶生，长约12cm；分枝很少，多少呈伞房状；伞形花序直径约1cm，总状排列在长约7cm的分枝上；萼长1mm；花瓣5，长约2mm。果实卵形，黄红色；花盘五角形，长为果实的1/3。花期4月，果期5月。

【习性与分布】生于林下或石山上。分布于广西、广东。

【挥发油含量】水蒸气蒸馏的干燥茎的得油率为

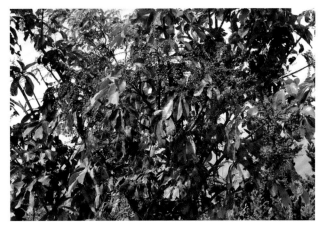

0.04%。

【芳香成分】徐位良等（2005）用水蒸气蒸馏法提取的广西鹅掌柴干燥茎挥发油的主要成分为：α-姜黄烯（15.48%）、1,4-二甲基-8-异亚丙基三环[5,3,0,0^{4,10}]癸烷（11.03%）、桉叶-7[11]-烯-4-醇（9.23%）、斯巴醇（6.00%）、β-榄香烯（5.15%）、[±]-E-坚果醇（3.53%）、2-甲基-5-[1,2,2-三甲基环戊] 苯酚（3.26%）、卡达萘（2.37%）、δ-杜松烯（2.35%）、β-红没药烯（1.87%）、石竹烯氧化物（1.82%）、α-白菖考烯（1.75%）、2,3,4,2,5,6-六氢-1,4a-二甲基-7-[1-甲基乙基] 萘（1.43%）等。

【性味与功效】味微苦、涩，性温。祛风止痛，舒筋活络。治风湿痹痛，坐骨神经痛，偏正头痛，三叉神经痛，脘腹疼痛，痛经，跌打肿痛，骨折。

树五加 ▼

【基源】五加科梁王茶属植物异叶梁王茶 *Nothopanax davidii* (Franch.) Harms ex Diels 的茎皮、根皮或叶。茎皮、根皮的芳香成分未见报道。

【形态特征】灌木或乔木，高2~12m。叶为单叶，稀有3小叶的掌状复叶；叶片长圆状卵形至长圆状披针形，不分裂、掌状2~3浅裂或深裂，长6~21cm，宽2.5~7cm，边缘疏生锯齿；小叶片披针形。圆锥花序顶生，长达20cm；伞形花序直径约2cm，有花10余朵；花白色或淡黄色；花瓣5，三角状卵形。果实球形，黑色。花期6~8月，果期9~11月。

【习性与分布】生于疏林或阳性灌木林中、林缘，路

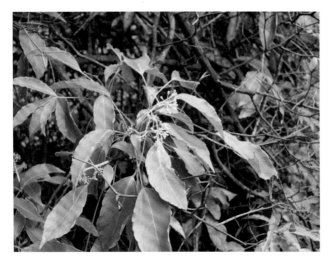

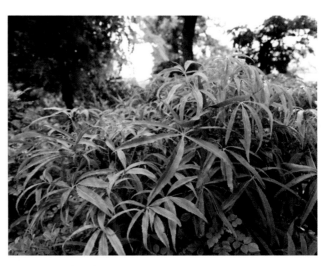

边和岩石山上也有生长，海拔 800~3000m。分布于四川、云南、贵州、湖南、湖北、陕西。

【挥发油含量】水蒸气蒸馏的叶的得油率为 0.03%~0.13%。

【芳香成分】洪化鹏等（1991）用水蒸气蒸馏法提取的异叶梁王茶新鲜叶挥发油的主要成分为：月桂烯（20.21%）、β-蒎烯（12.35%）、γ-木罗烯（11.69%）、莰烯（11.49%）、柠檬烯（7.48%）、β-石竹烯（2.97%）、辛醛（2.66%）、β-榄香烯（2.63%）、β-芹子烯（2.28%）、α-杜松醇（2.20%）、c-β-罗勒烯（1.87%）、α-杜松烯（1.42%）、橙花叔醇（1.26%）、葎草烯（1.24%）、γ-榄香烯（1.16%）、t-β-罗勒烯（1.07%）、波旁烯（1.07%）等。

【性味与功效】味苦、微辛，性凉。祛风除湿，活血止痛。治风湿痹痛，劳伤腰痛，跌打损伤，骨折，月经不调。

月至次年 1 月。

【习性与分布】生于森林或灌木丛中，海拔 1600~2500m。分布于云南、贵州。

【挥发油含量】水蒸气蒸馏的新鲜叶及嫩枝的得油率为 0.40%~0.60%。

【芳香成分】胡英杰等（1991）用水蒸气蒸馏法提取的云南昆明产掌叶梁王茶新鲜叶及嫩枝挥发油的主要成分为：β-水芹烯（25.41%）、月桂烯（19.33%）、α-蒎烯（11.34%）、4-甲基-1-甲基乙基-3-己烯-1-醇（2.97%）、β-石竹烯（2.50%）、2-环氧丙烷（2.45%）、(1S)-7-杜松烯-3-醇（1.57%）、δ-杜松烯（1.37%）、罗勒烯（1.36%）、3-甲基环丁烷并(1,2:3,4)双环戊-(1-异丙基-1'-甲撑基)-1-烯（1.14%）等。

【性味与功效】味甘、苦，性凉。清热解毒，活血舒筋。治咽喉肿痛，目赤肿痛，消化不良，月经不调，风湿腰腿痛，跌打损伤，骨折。

梁王茶（梁旺茶）▼

【基源】五加科梁王茶属植物掌叶梁王茶 *Nothopanax delavayi* (Franch.) Harms ex Diels 的树皮或叶。树皮的芳香成分未见报道。

【形态特征】灌木，高 1~5m。叶为掌状复叶，稀单叶；小叶片 3~5，长圆状披针形至椭圆状披针形，长 6~12cm，宽 1~2.5cm，边缘疏生钝齿或近全缘。圆锥花序顶生，长约 15cm；伞形花序直径约 2cm，有花 10 余朵；苞片卵形；小苞片三角形；花白色；萼长约 1mm；花瓣 5，三角状卵形。果实球形，侧扁。花期 9~10 月，果期 12

白簕 ▼

【基源】五加科五加属植物白簕 *Acanthopanax trifoliatus* (Linn.) Merr. 的嫩枝叶。

【形态特征】灌木，高 1~7m；枝软弱铺散，疏生下向刺。叶有小叶 3，稀 4~5；小叶片椭圆状卵形至椭圆状长圆形，长 4~10cm，宽 3~6.5cm，边缘有细锯齿或钝齿。伞形花序 3~10 个，直径 1.5~3.5cm，有花多数；花黄绿色；萼长约 1.5mm；花瓣 5，三角状卵形，开花时反曲。果实扁球形，直径约 5mm，黑色。花期 8~11 月，果期 9~12 月。

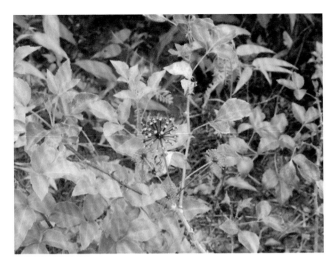

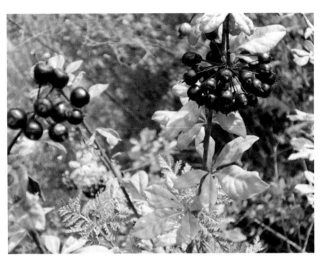

【习性与分布】生于村落，山坡路旁、林缘和灌丛中，垂直分布自海平面以上至3200m。喜温暖，也能耐寒。分布于我国中部、南部及台湾。

【挥发油含量】水蒸气蒸馏的阴干叶的得油率为0.45%。

【芳香成分】刘基柱等（2009）用水蒸气蒸馏法提取的白簕干燥叶挥发油的主要成分为：反－丁香烯（17.46%）、α－蒎烯（7.87%）、α－荜草萜（6.84%）、环己烯（6.09%）、α－玷玴烯（4.20%）、α－荜澄茄油烯（3.77%）、莰烯（3.53%）、水芹烯（3.15%）、1,2,3,4,4a,7-六氢萘（2.98%）、杜松烯（2.66%）、白菖油萜（2.58%）、β－芹子烯（2.35%）、1,2,3,4－四氢萘（1.94%）、5,6,7,8－四氢－1－萘（1.48%）、丁香三环烯（1.06%）等。纳智（2005）用水蒸气蒸馏法提取的云南西双版纳产白簕阴干叶挥发油的主要成分为：α－蒎烯（21.54%）、β－水芹烯（9.03%）、δ－愈创木烯（8.26%）、D-柠檬烯（7.63%）、(-)-松油烯醇（6.41%）、τ－古芸烯（6.20%）、β－蒎烯（5.77%）、δ－榄香烯（3.10%）、τ－松油烯（3.08%）、β－月桂烯（2.21%）、α－松油烯（2.12%）、异松油烯（1.81%）、反式－β－罗勒烯（1.58%）等。

【性味与功效】味苦、辛，性微寒。清热解毒，活血消肿，除湿敛疮。治感冒发热，咳嗽胸痛，痢疾，风湿痹痛，跌打损伤，骨折，刀伤，痈疮疔疖，口疮，湿疹，疥疮，毒虫咬伤。

短柄五加 ▼

【基源】五加科五加属植物短柄五加 *Acanthopanax brachypus* Harms. 的茎。

【形态特征】灌木，高1~2m；枝无刺，或节上有短而尖的刺。叶有小叶3~5；小叶片倒卵形至倒卵状长圆形，长3~6cm，宽1~2.5cm，全缘。伞形花序单生或2~4个组成顶生短圆锥花序，直径1~1.5cm，有花多数；苞片卵形，紫色；花淡绿色；萼有短柔毛；花瓣5，卵形，开花时反曲。果实近球形，有5深棱，长约5mm，宿存花柱长约2mm。花期8月。

【习性与分布】生于海拔1000~1500m的灌木林中或向阳山坡上。分布于陕西、甘肃、宁夏。

【挥发油含量】水蒸气蒸馏的干燥茎的得油率为1.30%。

【芳香成分】胡怀生等（2009）用水蒸气蒸馏法提取的甘肃庆阳产短柄五加干燥茎挥发油的主要成分为：棕榈酸（7.21%）、庚酸（7.05%）、香草醛（6.09%）、反式－氧化芳樟醇（6.07%）、邻异丙基甲苯（5.83%）、α－非兰烯（5.14%）、β－香叶烯（5.07%）、苯甲醇（4.57%）、异丁基苯（3.49%）、蓝烯醇（3.44%）、香桧烯（3.11%）、乙醇苯甲酯（3.02%）、甲酸苯甲酯（2.29%）、苯甲酸（2.09%）、2-降姥鲛酮（2.06%）、α－萜品烯醇（2.05%）、6-甲基－庚烯－5-酮（2.04%）、新（二氢)-丁子香烯（1.99%）、正十九烷（1.99%）、亚油酸（1.88%）、正二十三烷（1.84%）、二苯醚（1.66%）、α－松油醇（1.39%）、(E,E)-2,4-癸二烯醛（1.22%）、亚油酸乙酯（1.08%）、龙脑（1.06%）、正二十二烷（1.05%）、δ－杜松烯（1.03%）等。

【性味与功效】益气健脾，养心安神，解郁和血。治妇女更年期体虚乏力，潮热，失眠，抑郁不欢，健忘，心悸，头晕，头痛，关节痛。

红毛五加皮 ▼

【基源】五加科五加属植物红毛五加 *Acanthopanax giraldii* Harms 的茎皮或根皮。

【形态特征】灌木，高 1~3m；枝灰色；密生直刺，稀无刺。叶有小叶 5；小叶片倒卵状长圆形，长 2.5~6cm，宽 1.5~2.5cm，边缘有不整齐细重锯齿。伞形花序单个顶生，直径 1.5~2cm，有花多数；花白色；萼长约 2mm，边缘近全缘；花瓣 5，卵形，长约 2mm。果实球形，有 5 棱，黑色，直径 8mm。花期 6~7 月，果期 8~10 月。

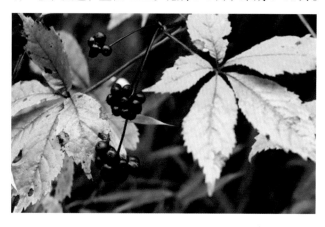

【习性与分布】生于灌木丛林中，海拔 1300~3500m。分布于青海、甘肃、宁夏、四川、陕西、湖北、河南。

【挥发油含量】水蒸气蒸馏的根皮的得油率为 0.10%~1.00%，茎皮的得油率为 0.05%~0.10%；石油醚萃取的茎皮的得油率为 0.15%。

【芳香成分】倪娜等（2007）用水蒸气蒸馏法提取的四川产红毛五加根皮挥发油的主要成分为：正 - 十六烷酸（13.82%）、匙叶桉油烯醇（10.68%）、α - 杜松醇（10.36%）、9,12- 十八烷二烯酸（6.85%）、(Z)-β - 金合欢烯（4.83%）、+/-.- 反 - 橙花叔醇（4.81%）、大根香叶烯 D（4.68%）、石竹烯氧化物（4.62%）、γ - 榄香烯（3.68%）、3,7,11- 三甲基 -14- 异丙基 -1,3,6,10- 环十四碳四烯（2.98%）、δ - 杜松烯（2.84%）、α - 蒎烯（1.86%）、镰叶芹醇（1.74%）、α - 石竹烯（1.54%）、石竹烯（1.48%）、β - 榄香烯（1.37%）、D- 柠檬烯（1.19%）、4(14),11- 桉叶二烯（1.12%）等。

【性味与功效】味辛、微苦，性温。祛风湿，强筋骨，活血利水。治风寒湿痹，拘挛疼痛，艋骨痿软，足膝无力，心腹疼痛，疝气，跌打损伤，骨折，体虚浮肿。

五加皮 ▼

【基源】五加科五加属植物无梗五加 *Acanthopanax sessiliflorus* (Rupr. et Maxim.) Seem. 的根皮。

【形态特征】灌木或小乔木，高 2~5m。叶有小叶 3~5；小叶片纸质，倒卵形至长圆状披针形，长 8~18cm，宽 3~7cm，边缘有不整齐锯齿。头状花序紧密，球形，直径 2~3.5cm，有花多数；萼密生白色绒毛，边缘有 5 小齿；花瓣 5，卵形，浓紫色，长 1.5~2mm。果实倒卵状椭圆球形，黑色，长 1~1.5cm，稍有棱，宿存花柱长达 3mm。花期 8~9 月，果期 9~10 月。

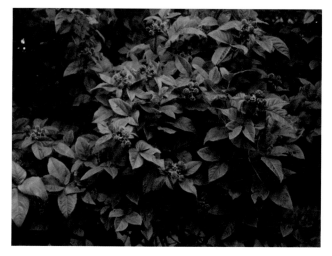

【习性与分布】生于海拔 200~1000m 的森林或灌丛中。喜温和湿润气候，耐阴蔽、耐寒。分布于黑龙江、吉林、辽宁、河北、山西。

【挥发油含量】水蒸气蒸馏的干燥根的得油率为 0.39%；同时蒸馏萃取的茎皮的得油率为 0.20%。

【芳香成分】宋洋（2014）用水蒸气蒸馏法提取的辽宁凤城产无梗五加干燥根挥发油的主要成分为：香橙烯（51.41%）、金合欢醇（9.47%）、反式 - 橙花叔醇（7.99%）、镰叶芹醇（5.40%）、古芸烯（2.02%）、6,10- 二甲基 -5,9- 十二烯二烯 -2- 酮（1.73%）、3,7,11,16- 四甲基 -1- 醇 -2,6,10,14- 四烯 - 十六烷（1.62%）、二十三烷（1.31%）、γ - 新丁香三环烯（1.11%）、金合欢醛（1.10%）等。张崇禧等（2010）用水蒸气蒸馏法提取的吉林临江产无梗五加茎皮挥发油的主要成分为：3,7,11- 三甲基 -2,6,10- 十二碳三烯 -1- 醇（50.21%）、(E,E)-3,7,11- 三 甲 基 -2,6,10- 十二

碳三烯 -1- 醇乙酸酯（10.66%）、(-)- 桉油烯醇（5.23%）、(E,E)-3,7,11- 三甲基 -2,6,10- 十二碳三醛（3.33%）、正 - 十六酸（1.65%）、[S-(Z)]-3,7,11- 三甲基 -1,6,10- 十二碳三烯 -3- 醇（1.31%）、α - 没药醇（1.22%）、2,6- 二甲基 -2,6- 辛二烯（1.12%）、香叶基丙酮（1.07%）等。

【性味与功效】味辛、苦、微甘，性温。祛风湿，补肝肾，强筋骨，活血脉。治风寒湿痹，腰膝疼痛，筋骨痿软，小儿行迟，体虚羸弱，跌打损伤，骨折，水肿，脚气，阴下湿痒。

五加果 ▼

【基源】 五加科五加属植物无梗五加 *Acanthopanax sessiliflorus* (Rupr. et Maxim.) Seem. 的果实。

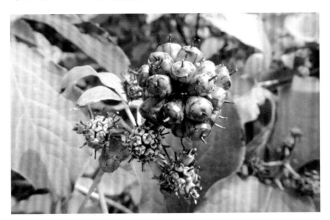

【形态特征】同五加皮。

【习性与分布】同五加皮。

【芳香成分】吴迪等（2012）用固相微萃取法提取的无梗五加果实挥发油的主要成分为：石竹烯（12.12%）、γ - 松油烯（10.12%）、罗勒烯（9.58%）、2,6- 二甲基 -2,4,6- 辛三烯（8.25%）、己醛（7.14%）、β - 月桂烯（6.77%）、α - 荜澄茄烯（6.21%）、[S-(E,E)]-5- 亚甲基 -1- 甲基 -8 -(1- 异丙基)-1,6- 环癸二烯（5.49%）、3- 甲基丙醛（5.05%）、Z,Z,Z-1,5,9,9- 四甲基 -1,4,7- 环十一烷三烯（4.37%）、乙醛（2.51%）、表 - 双环倍水芹烯（2.45%）、乙醇（2.42%）、(E)-3- 己烯 -1- 醇（2.26%）、(E)-3,7- 二甲基 -2,6- 辛二烯 -1- 醇乙酸酯（2.26%）、乙酸乙酯（1.70%）、α - 金合

欢烯（1.35%）、珀珀烯（1.29%）等。

【性味与功效】味甘、微苦，性温。补肝肾，强筋骨。治肝肾专虚，小儿行迟，筋骨痿软。

鸡蛋果 ▼

【基源】 西番莲科西番莲属植物鸡蛋果 *Passiflora edulis* Sims. 的果实。

【形态特征】草质藤本，长约 6m。叶长 6~13cm，宽 8~13cm，掌状 3 深裂，边缘有细锯齿，基部有 1~2 个杯状小腺体。聚伞花序退化仅存 1 花；花直径约 4cm；苞片绿色，宽卵形或菱形；萼片 5 枚，顶端具 1 角状附属器；花瓣 5 枚；外副花冠裂片 4~5 轮，基部淡绿色，中部紫色，顶部白色。浆果卵球形，直径 3~4cm，熟时紫色；种子卵形。花期 6 月，果期 11 月。

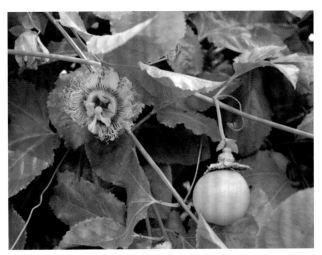

【习性与分布】逸生于海拔 180~1900m 的山谷丛林中。能耐高温干旱，耐湿能力也很强，喜欢充足阳光。分布于福建、台湾、海南、湖南、广东、广西、贵州、云南、浙江、四川等省区。

【芳香成分】鸡蛋果挥发油的主成分多为己酸己酯（16.69%~40.00%），也有主成分不同的报告。黄苇等（2003）用水蒸气蒸馏法提取的广东惠州产 '华杨 1 号' 鸡蛋果挥发油的主要成分为：己酸己酯（40.00%）、丁酸己酯（21.02%）、己酸乙酯（9.95%）、丁酸乙酯（7.13%）、正己醇（4.15%）、乙酸己酯（2.61%）、α - 罗勒烯（1.03%）等。王文新等（2010）用水蒸气蒸馏法提取的云南西双版纳产鸡蛋果果肉挥发油的主要成分为：二氢－β－紫罗兰醇（53.07%）、1-甲基－4-(1-甲基乙烯基)环己烷（2.20%）、二氢－β－紫罗兰酮（2.09%）、芥酸酰胺（1.55%）、十四烯（1.30%）、十二烯（1.25%）、邻苯二甲酸二丁酯（1.21%）、十八烯（1.00%）等。郭艳峰等（2017）用固相微萃取法提取的广东肇庆产鸡蛋果新鲜成熟果实果肉挥发油的主要成分为：己酸乙酯（32.30%）、丁酸乙酯（19.90%）、乙酸乙酯（8.85%）、辛酸乙酯（4.85%）、反式－2-己烯酸乙酯（4.56%）、乙酸己酯（4.44%）、2-庚醇乙酸酯（3.42%）、顺式－4-辛烯酸乙酯（2.35%）、顺式－3-己烯醇乙酸酯（2.07%）、2-庚基丁酸酯（1.85%）、甲酸辛酯（1.66%）、己酸己酯（1.56%）、3-己烯酸乙酯（1.46%）、丁酸己酯（1.45%）、β－紫罗兰酮（1.14%）、罗勒烯（1.05%）等。王文新等（2010）用水蒸气蒸馏法提取的云南西双版纳产鸡蛋果果肉挥发油的主要成分为：苯甲醇（17.98%）、苯甲醛（16.81%）、3,7-二甲基－1,6-辛二烯－3-醇（3.83%）、十六酸（3.44%）、芥酸酰胺（2.69%）、松油醇（2.28%）、3,7-二甲基－2,6-辛二烯－1-醇（1.77%）、邻苯二甲酸二丁酯（1.49%）、十七烷（1.49%）、α－羟基苄基腈（1.10%）等。韩素芳等（2010）用固相微萃取法提取的鸡蛋果新鲜果实挥发油的主要成分为：丁酸己酯（19.87%）、丁酸乙酯（18.01%）、己酸己酯（11.53%）、己酸乙酯（8.90%）、乙酸乙酯（5.05%）、丁酸－3-己酯（4.36%）、3-己烯－1-醇乙酸酯（2.65%）、己酸－3-己酯（2.64%）、乙酸己酯（2.58%）、丁酸辛酯（1.90%）、丁酸－1-甲基己酯（1.88%）、辛酸乙酯（1.83%）、正己烷（1.51%）、3,7-二甲基－1,3,6-辛三烯（1.48%）、β－月桂烯（1.16%）等。

【性味与功效】味甘、酸，性平。清肺润燥，安神止痛，和血止痢。治咳嗽，咽干，声嘶，大便秘结，失眠，痛经，关节痛，痢疾。

量天尺 ▼

【基源】仙人掌科量天尺属植物量天尺 *Hylocereus undatus* (Haw.) Britt. et Rose 的花。

【形态特征】攀援肉质灌木，长 3~15m，具气根。枝具 3 角或棱，棱常翅状，边缘波状或圆齿状，淡褐色，

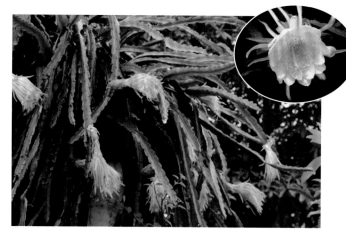

骨质；小窠沿棱排列，每小窠具 1~3 根硬刺，刺锥形。花漏斗状，长 25~30cm，直径 15~25cm；花托及花托筒密被绿色鳞片，鳞片卵状披针形至披针形；萼状花被片黄绿色，线形；瓣状花被片白色，长圆状倒披针形。浆果红色，长球形。种子黑色。花期 7~12 月。

【习性与分布】热带雨林植物，适于高空气湿度、高温及半阴环境。分布于福建、广东、海南、台湾、广西。

【挥发油含量】有机溶剂萃取的干燥花的得油率为 5.24%。

【芳香成分】郭璇华等（2008）用无水乙醇萃取法提取的量天尺干燥花挥发油的主要成分为：5-羟甲基糠醛（23.19%）、十六烷酸（7.77%）、亚油酸（7.49%）、α－亚麻酸（3.94%）、2-糠醛二乙醇缩醛（3.59%）、β－谷甾醇（3.08%）、糠醛（2.65%）、26,26-二甲基－5,24(28)-麦角甾二烯－3β－醇（1.91%）、2,3-二氢－3,5-二羟基－6-甲基－4H-吡喃－4-酮（1.88%）、7-己基二十二烷（1.75%）、丁二酸二乙酯（1.55%）、乙酸－麦角甾－5,24-二烯－3β－酯（1.46%）、菜油甾醇（1.37%）、二十五烷（1.25%）、亚油酸乙酯（1.15%）、十八烷酸（1.07%）等；用二氯甲烷萃取的花挥发油的主要成分为：亚油酸（11.04%）、十六烷酸（9.84%）、β－谷甾醇（5.66%）、α－亚麻酸（5.45%）、7-己基二十二烷（3.41%）、26,26-二甲基－5,24(28)-麦角甾二烯－3β－醇（3.24%）、二十五烷（2.51%）、菜油甾醇（2.43%）、二十五烷醇（1.55%）、三十一烷（1.42%）、维生素 E（1.18%）等。申利群等（2010）用顶空固相微萃取法提取的广西百色产量天尺干燥花挥发油的主要成分为：(+)-雪松醇（15.89%）、2,6-二叔丁基对甲苯酚（10.08%）、苯二甲酸二异丁酯（9.94%）、2-甲基十七烷（9.56%）、[1R-(1R*,4Z,9S*)]-4,11,11-三甲基－8-亚甲基－二环[7.2.0]4-十一烯（5.02%）、1,1,3,3,5,5,7,7,9,9,11,11-

十二甲基六硅氧烷（4.94%）、3,3',5,5'-四甲基联苯（3.77%）、八氢-7-甲基-3-亚甲基-4-异丙基-1H-环丙并[1,2]环戊并[1,3]苯（3.56%）、2,6,10-三甲基十二烷（2.32%）、邻苯二甲酸二丁酯（3.22%）、2,6,10-三甲基十五(碳)烷（2.21%）、2,4,6-三甲基-1-壬烯（2.10%）、3,4-二乙基-1,1'-联苯（1.92%）、2-甲基癸烷（1.72%）、十三烷（1.55%）、3,4-二乙基-1,1'-联苯（1.54%）、1-氯十二烷（1.50%）、1,2,3,5,6,8a-六氢-4,7-二甲基-1-异丙基萘（1.48%）、2-乙基-1-十二醇（1.43%）、十二甲基环六硅氧烷（1.33%）、檀紫三烯（1.15%）、1,2-二甲基-3-(1-甲乙烯基)环戊醇（1.00%）等。

【性味与功效】味甘、淡，性微凉。清热，润肺，止咳。治肺结核，支气管炎，颈淋巴结结核。

梨果仙人掌 ▼

【基源】仙人掌科仙人掌属植物梨果仙人掌 *Opuntia ficus-indica* (Linn.) Mill. 的根及茎。

【形态特征】多年生常绿植物，株高2~3m。无明显的主根，属须根系，分布浅，一般为5~15 cm，侧根伸展远；较大龄的根其周皮外层木栓化；根无汁。茎肉质绿色，掌片大，肥厚扁平，呈卵形、椭圆形，长15~40 cm。有节，无刺或少刺，叶刺短而软。花后结果，果实外观整齐，主要有红、黄、绿、白几种。

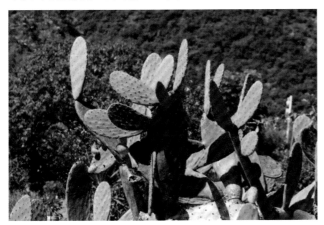

【习性与分布】喜干燥、喜光、喜热；怕水湿，耐瘠薄。我国南方冬季气温保持在0℃以上可露天种植，北方采用大棚种植。各地有栽培。

【芳香成分】季慧等（2007）用顶空固相微萃取法收

集的'米邦塔'梨果仙人掌肉质茎挥发油的主要成分为：乙酸（28.01%）、2,3-丁二醇（8.99%）、己醛（7.66%）、己酸（5.39%）、辛烯-2-醇（5.30%）、3-甲基丁酸（4.86%）、3-甲基正丁醛（2.65%）、2-己烯醛（2.22%）、戊酸（2.20%）、二氢猕猴桃(醇酸)内酯（2.08%）、2-丁烯醛（1.96%）、2-庚烯醛（1.80%）、丙酸（1.53%）、苯甲醛（1.24%）、糠醛（1.07%）、3-羟基2-丁酮（1.05%）、顺式-2-戊烯醛（1.00%）等。

【性味与功效】味苦，性寒。清肺止咳，凉血解毒。治肺热咳嗽，肺痨咯血，痢疾，痔血，乳痈，疰腮，痈疮肿毒，烫火伤，秃疮疥癣，蛇虫咬伤。

仙人掌 ▼

【基源】仙人掌科仙人掌属植物仙人掌 *Opuntia dillenii* (Ker Gawl.) Haw. 的根及茎。

【形态特征】丛生肉质灌木，高1~3m。上部分枝近圆形，长10~40cm，宽7.5~25cm，厚达1.2~2cm；小窠疏生，每小窠具1~20根刺。叶钻形，长4~6mm。花辐状；花托倒卵形，疏生突出的小窠，小窠具短倒刺刚毛和钻形刺；萼状花被片倒卵形，黄色；瓣状花被片倒卵形或匙状倒卵形。浆果倒卵球形，紫红色。种子多数，扁圆形，淡黄褐色。花期6~12月。

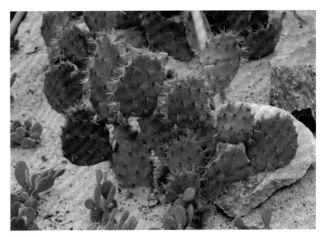

【习性与分布】喜强烈光照，耐炎热、干旱、瘠薄。生长期要有昼夜温差。全国各地均有分布。

【芳香成分】金华等（2010）用水蒸气蒸馏法提取的仙人掌干燥根及茎挥发油的主要成分为：植醇（36.57%）、雪松烯（10.89%）、匙叶桉油烯醇（8.35%）、

香树烯 (7.24%)、石竹烯 (5.90%)、棕榈酸 (5.45%)、愈创木烯（3.05%）、苯乙醛（2.74%）、己醛（2.36%）、榄香烯（1.94%）、α-荜澄茄烯（1.81%）、杜松烯（1.42%）等。汪凯莎等（2009）用水蒸气蒸馏法提取的超微粉碎后的仙人掌干燥根及茎挥发油的主要成分为：异丁基邻苯二甲酸酯（27.49%）、棕榈酸（16.72%）、丁基邻苯二甲酸酯（11.26%）、薄荷脑（6.72%）、亚油酸（6.00%）、壬醛（4.55%）、己醛（3.61%）、十二酸（3.24%）、十五烷酸（1.91%）、癸醛（1.84%）、6,10,14-三甲基-2-十五烷酮（1.16%）、反-2-壬烯醛（1.15%）、樟脑（1.06%）等。

【性味与功效】味苦，性寒。行气活血，清热解毒，凉血止血，清肺止咳。治胃痛，痞块，痢疾，喉痛，肺热咳嗽，肺痨咯血，吐血，痔血，疮疡疔疖，乳痈，痒腮，癣疾，蛇虫咬伤，烫伤，冻伤。

千日红 ▼

【基源】苋科千日红属植物千日红 *Gomphrena globosa* Linn. 的花序。

【形态特征】一年生直立草本，高 20~60cm。叶长椭圆形，长 3.5~13cm，宽 1.5~5cm，边缘波状。花多数，密生，成顶生球形或矩圆形头状花序，单一或 2~3 个，直径 2~2.5cm，常紫红色，有时淡紫色或白色；总苞卵形或心形；苞片卵形，白色，顶端紫红色；小苞片三角状披针形，紫红色；花被片披针形。胞果近球形。种子肾形，棕色。花果期 6~9 月。

【习性与分布】喜阳光、耐干热、耐旱、不耐寒、怕积水。全国各地均有分布。

【挥发油含量】超临界萃取的干燥花的得油率为1.72%；微波萃取的干燥花蕾的得油率为1.34%。

【芳香成分】黄良勤等（2014）用微波萃取法提取的千日红干燥花蕾挥发油的主要成分为：棕榈酸（16.39%）、14-甲基三十二烷（5.85%）、二十七烷（5.82%）、溴代三十烷（5.76%）、三十一烷（5.67%）、二十一烷（5.19%）、二十四烷（5.07%）、二十五烷（4.87%）、二十六烷（4.72%）、二十八烷（4.66%）、1-碘代十八烷（4.33%）、三十烷（4.24%）、三十二烷（3.87%）、碘代十六烷（2.94%）、6,10,14-三甲基-2-十五烷酮（2.56%）、十八烷（2.07%）、亚麻酸（1.94%）、亚油酸甲酯（1.64%）、二十三烷（1.54%）、二十二烷（1.39%）、油酸（1.06%）、二十烷（1.03%）等。

【性味与功效】味甘，性平。止咳平喘，平肝明目。治支气管哮喘，急、慢性支气管炎，百日咳，肺结核咯血，头晕，视物模糊，痢疾。

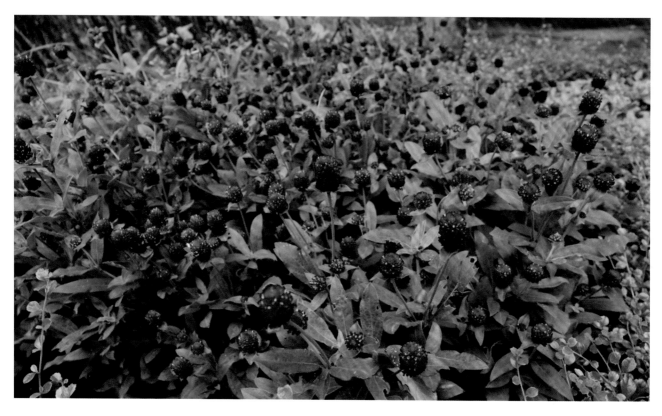

八角莲叶 ▼

【基源】小檗科八角莲属植物八角莲 *Dysosma versipellis* (Hance) M. Cheng ex Ying 的叶。

【形态特征】多年生草本，植株高 40~150cm。茎生叶 2 枚，薄纸质，互生，盾状，近圆形，直径达 30cm，4~9 掌状浅裂，边缘具细齿。花深红色，5~8 朵簇生，下垂；萼片 6，长圆状椭圆形；花瓣 6，勺状倒卵形，长约 2.5cm，宽约 8mm。浆果椭圆形，长约 4cm，直径约 3.5cm。种子多数。花期 3~6 月，果期 5~9 月。

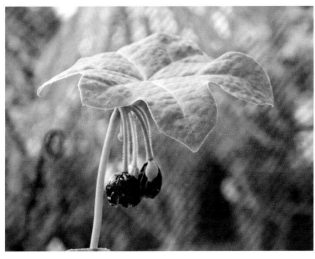

【习性与分布】生于山坡林下、灌丛中、溪旁阴湿处、竹林下或石灰山常绿林下。海拔 300~2400m。喜阴凉湿润，忌强光、干旱。分布于湖南、湖北、浙江、江西、安徽、广东、广西、云南、贵州、四川、河南、陕西。

【挥发油含量】水蒸气蒸馏的干燥地上部分的得油率为 0.28%。

【芳香成分】李锦辉（2015）用顶空固相微萃取法提取的贵州尧人山八角莲阴干叶挥发油的主要成分为：桉油烯醇（22.34%）、β-萜品烯（20.59%）、柠檬烯（10.47%）、(1S)-α-蒎烯（6.56%）、(+)-喇叭烯（4.52%）、γ-依兰油烯（4.11%）、石竹烯（3.22%）、(-)-β-榄香烯（2.67%）、α-榄香醇（2.52%）、大根香叶烯 D（1.61%）、p-1(7),8(10)-盖二烯 -9- 醇（1.34%）、7R,8R-8- 羟基 -4- 异亚丙基 -7- 甲基二环 [5.3.1]-1- 十二烯（1.20%）、(Z)-丁酸 -3- 己烯酯（1.14%）、γ-吡喃酮烯（1.03%）等；贵州茂兰产八角莲阴干叶挥发油的主要成分为：十二

醛（15.58%）、桉油烯醇（13.63%）、p-伞花烃（6.95%）、γ-依兰油烯（4.89%）、癸醛（4.67%）、十一醛（4.14%）、d- 杜松烯（3.97%）、α-荜澄茄油烯（3.91%）、β-桉叶油醇（3.40%）、γ-榄香烯（3.24%）、香橙烯（2.97%）、二十三烷（2.67%）、二十一烷（2.11%）、二十二烷（2.05%）、壬醛（1.90%）、二十烷（1.78%）、α-蒎烯（1.70%）、α-依兰油烯（1.62%）、二十四烷（1.62%）、二十五烷（1.57%）、α-紫罗酮（1.40%）、二十六烷（1.04%）等。

【性味与功效】味苦、辛，性平。清热解毒，止咳平喘。治痈肿疔疮，喘咳。

红毛七 ▼

【基源】小檗科红毛七属植物红毛七 *Caulophyllum robustum* Maxim. 的根和根茎。

【形态特征】多年生草本，植株高达 80cm。根状茎粗短。茎生 2 叶，互生，2~3 回三出复叶；小叶卵形，长圆形或阔披针形，长 4~8cm，宽 1.5~5cm，全缘，有时 2~3 裂。圆锥花序顶生；花淡黄色，直径 7~8mm；苞片 3~6；萼片 6，倒卵形，花瓣状；花瓣 6，蜜腺状，扇形。果长 7~8mm。种子浆果状，熟后蓝黑色，外被肉质假种皮。花期 5~6 月，果期 7~9 月。

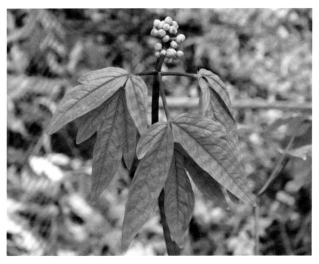

【习性与分布】生于林下、山沟阴湿处或竹林下，亦生银杉林下，海拔 950~3500m。分布于黑龙江、吉林、辽宁、山西、陕西、甘肃、河北、河南、湖南、湖北、安徽、浙江、四川、云南、贵州、西藏。

【挥发油含量】超临界萃取的干燥根及根茎的得油率为 3.13%。

【芳香成分】红毛七根及根茎挥发油的主成分为棕榈酸（29.69%~31.40%）。米盈盈等（2015）用水蒸气蒸馏法提取的黑龙江绥棱产红毛七干燥根及根茎挥发油的主要成分为：棕榈酸（29.69%）、2-正戊基呋喃（6.89%）、正己醇（5.34%）、反,顺-7,11-十六碳二烯基乙酸酯（5.15%）、肉豆蔻酸（3.98%）、正己醛（3.96%）、大马士酮（3.90%）、反式-2-壬烯醛（3.47%）、邻苯二甲酸二丁酯（2.85%）、4-羟基-3,5-二(2-甲基-2-丙基)-2,4-环己二-1-酮（2.30%）、反,反-2,4-癸二烯醛（1.90%）、甲基[4-(2-甲基-2-丙基)苯氧基]乙酸酯（1.58%）、2-羟基环十五烷酮（1.46%）、苯乙醛（1.36%）、反-2-辛烯醛（1.34%）、3,5-二叔丁基邻苯二酚（1.32%）、邻苯二甲酸二庚酯（1.55%）、2,2'-亚甲基双-(4-甲基-6-叔丁基苯酚)（1.19%）、4-乙烯基-2-甲氧基（1.05%）、2-丁基环己酮（1.04%）、5-甲基-2-丙基苯酚（1.03%）等。

【性味与功效】味辛、苦，性温。活血散瘀，祛风除湿，行气止痛。治月经不调，痛经，产后血瘀腹痛，脘腹寒痛，跌打损伤，风湿痹痛。

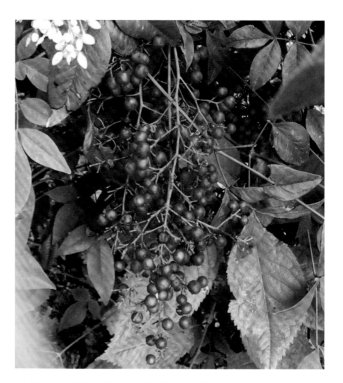

氧代-5-甲氧基-2-戊烯-5-内酯（9.10%）、戊二酸酐（5.50%）、糠醇（4.79%）、2,4-二叔戊基苯酚（2.93%）、棕榈酸（2.42%）、芥酸酰胺（1.19%）等。

【性味与功效】味苦，性寒。清热利湿，泻火，解毒。治肺热咳嗽，百日咳，热淋，尿血，目赤肿痛，疮痈，瘰疬。

南天竹叶 ▼

【基源】小檗科南天竹属植物南天竹 *Nandina domestica* Thunb. 的叶。

【形态特征】常绿小灌木。茎常丛生而少分枝，高 1~3m。叶集生于茎的上部，三回羽状复叶，长 30~50cm；小叶椭圆形或椭圆状披针形，全缘，上面深绿色，冬季变红色。圆锥花序长 20~35cm；花小，白色，直径 6~7mm；萼片多轮，外轮萼片卵状三角形，最内轮萼片卵状长圆形；花瓣长圆形。浆果球形，熟时鲜红色。种子扁圆形。花期 3~6 月，果期 5~11 月。

【习性与分布】生于山地林下、沟旁、路边或灌丛中，海拔 1200m 以下。喜温暖及湿润的环境，较耐阴，也耐寒。分布于福建、浙江、山东、江苏、江西、安徽、湖南、湖北、广东、广西、四川、云南、贵州、陕西、河南。

【芳香成分】张素英（2009）用水蒸气蒸馏法提取的贵州遵义产野生南天竹全草挥发油的主要成分为：4-

桃儿七 ▼

【基源】小檗科桃儿七属植物桃儿七 *Sinopodophyllum hexandrum* (Royle) Ying 的根及根茎。

【形态特征】多年生草本，植株高 20~50cm。根状茎粗短，节状，多须根；茎基部被褐色大鳞片。叶 2 枚，薄纸质，非盾状，3~5 深裂几达中部，边缘具粗锯齿。花大，单生，先叶开放，两性，整齐，粉红色；萼片 6；花瓣 6，倒卵形或倒卵状长圆形。浆果卵圆形，熟时橘红色；种子卵状三角形，红褐色，无肉质假种皮。花期 5~6 月，果期 7~9 月。

【习性与分布】生于林下、林缘湿地、灌丛中或草丛中，海拔 2200~4300m。分布于云南、四川、西藏、甘肃、青海、陕西。

【芳香成分】刘世巍等（2012）用超声-索氏抽提组合法提取的宁夏固原产桃儿七干燥根及根状茎挥发油

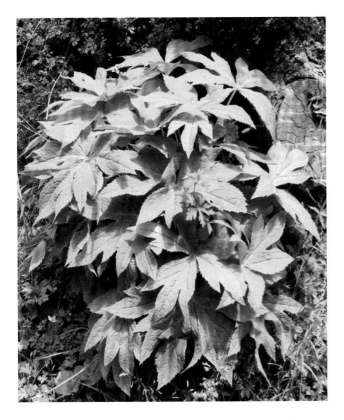

【形态特征】二年生草本，高达 1.5m，全株被密而厚的浅灰黄色星状毛。基生叶和下部的茎生叶倒披针状矩圆形，长达 15cm，宽达 6cm，边缘具浅圆齿，上部茎生叶逐渐缩小而渐变为矩圆形，基部下延成狭翅。穗状花序圆柱状，长达 30cm，直径达 2cm，花密集；花萼长约 7mm，裂片披针形；花冠黄色，直径 1~2cm。蒴果卵形。花期 6~8 月，果期 7~10 月。

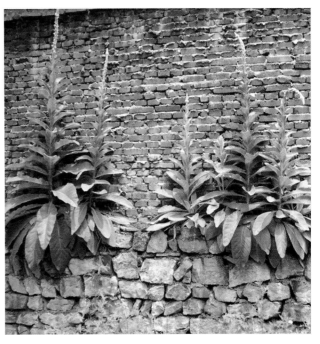

的主要成分为：[5R-(5α,5aα,8aα)]-5,8,8a,9- 四氢 -5-(3,4,5- 三甲氧基苯基)- 呋喃 [3',4':6,7] 萘并 [2,3-d]-1,3- 二氧杂环戊烯 -6(5aH)- 酮（28.44%）、十一（碳）烷（11.46%）、5- 羟甲基 -2- 呋喃甲醛（7.04%）、顺式 - 谷甾醇（5.81%）、(25R)-5α- 呋甾 -20(22)- 烯 -26- 醇（4.37%）、3- 脱氧 -3,16- 二羟基 -12- 脱氧佛波醇 ,3,13,16,20- 四乙酸酯（3.17%）、硬脂酸,顺式 -(2- 苯基 -1,3- 二氧戊环 -4- 基) 甲基酯（3.07%）、胆甾烷 -22(26)- 环氧 -3,16- 二酮（2.26%）、17- 十八碳炔酸（1.81%）、棕榈酸（1.43%）、反式 -13- 十八碳烯酸（1.39%）、2-[4- 甲基 -6-(2,6,6- 三甲基环己 -1- 烯基) 己 -1,3,5- 三烯基] 环己 -1- 烯 -1- 甲醛（1.38%）、6,7- 环氧孕 -4- 烯 -9,11,18- 三醇 -3,20- 二酮 ,11,18- 双乙酸酯（1.33%）、9(11)- 去氢睾酮（1.20%）等。

【性味与功效】味苦、微辛，性温，有毒。祛风除湿，活血止痛，祛痰止咳。治风湿痹痛，跌打损伤，月经不调，痛经，脘腹疼痛，咳嗽。

毛蕊花 ▼

【基源】玄参科毛蕊花属植物毛蕊花 *Verbascum thapsus* Linn. 的全草。

【习性与分布】生山坡草地、河岸草地，海拔 1400~3200m。喜酸性，耐干旱及石灰质土壤，稍耐阴，较耐寒，喜向阳。分布于新疆、西藏、云南、四川、浙江、江苏。

【挥发油含量】水蒸气蒸馏的干燥全草的得油率为 0.60%。

【芳香成分】毛蕊花全草挥发油的主成分为柠檬烯（26.57%~31.28%）。刘冰等（2013）用水蒸气蒸馏法提取的云南产毛蕊花全草挥发油的主要成分为：柠檬烯（26.57%）、茴香酮（24.81%）、1,8- 桉叶素（7.24%）、(-)- 石竹烯氧化物（5.91%）、α- 蒎烯（4.72%）、α- 葎草烯（4.41%）、蛇麻烯氧化物（3.77%）、石竹烯（3.47%）、(S)-α- 松油醇（1.37%）、小茴香醇（1.32%）、β- 芹子烯（1.16%）、3- 甲基 -6-(1- 甲基亚乙基)-2- 环己烯 -1- 酮（1.08%）等。

【性味与功效】味辛、苦，性凉，有小毒。清热解毒，止血散瘀。治肺炎，慢性阑尾炎，疮毒，跌打损伤，创伤出血。

毛麝香 ▼

【基源】玄参科毛麝香属植物毛麝香 *Adenosma glutinosum* (Linn.) Druce 的全草。

【形态特征】直立草本，密被长柔毛和腺毛，高 30~100cm。叶片披针状卵形至宽卵形，长 2~10cm，宽 1~5cm，形状、大小多变异，边缘具齿，背面有稠密的黄色腺点。花单生叶腋或在茎、枝顶端成总状花序；苞片叶状而较小；小苞片条形；萼 5 深裂；花冠紫红色或蓝紫色，长 9~28mm。蒴果卵形；种子矩圆形，褐色至棕色。花果期 7~10 月。

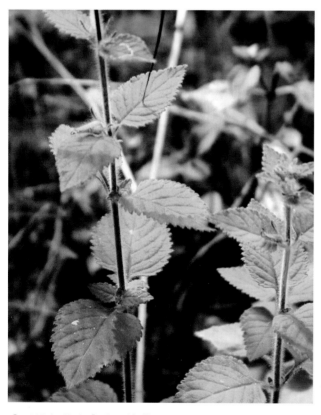

【习性与分布】生于海拔 300~2000m 的荒山坡、疏林下湿润处。分布于云南、广西、广东、江西、福建。

【挥发油含量】水蒸气蒸馏的全草的得油率为 0.16%~0.40%。

【芳香成分】汪存存等（2008）用水蒸气蒸馏法提取的毛麝香干燥地上部分挥发油的主要成分为：桉叶素（33.04%）、β-(甜)没药烯（20.31%）、柠檬烯（13.59%）、γ-松油烯（6.77%）、α-蒎烯（4.80%）、1-甲基-2-(1-甲基乙基)-苯（3.96%）、丁香烯（2.44%）、α-金合欢烯（2.43%）、1,5,9,9-四甲基-1,4,7-环十一碳

三烯（1.07%）等。朱亮锋等（1993）用水蒸气蒸馏法提取的广东产毛麝香全草挥发油的主要成分为：γ-松油烯（40.32%）、1,8-桉叶油素（18.28%）、α-蒎烯（10.01%）、β-石竹烯（5.89%）、间伞花烃（4.44%）、α-芹子烯（3.14%）、α-芹子醇（2.73%）、β-甜没药烯（2.46%）、α-石竹烯（2.14%）等。杨东娟等（2013）用水蒸气蒸馏法提取的广东潮州产毛麝香新鲜叶挥发油的主要成分为：柠檬烯（24.40%）、桉树醇（19.82%）、葑酮（19.36%）、红没药烯（8.24%）、α-蒎烯（6.98%）、γ-松油烯（6.87%）、石竹烯（1.83%）、2-蒈烯（1.54%）、顺-3-己烯-1-醇（1.36%）、莰烯（1.26%）、2-(二丙烷基)环己酮（1.17%）、α-萜品醇（1.03%）等。

【性味与功效】味辛，性温。祛风湿，消肿毒，行气血，止痛痒。治风湿骨痛，小儿麻痹，气滞腹痛，疮疖肿毒，皮肤湿疹，跌打伤痛，蛇虫咬伤。

大头陈 ▼

【基源】玄参科毛麝香属植物球花毛麝香 *Adenosma indianum* (Lour.) Merr. 的带花全草。

【形态特征】一年生草本，高 19~100cm，密被白色长毛。叶片卵形至长椭圆形，长 15~45mm，宽 5~12mm，边缘具锯齿，密被腺点。花排列成紧密的穗状花序；球形或圆柱形，长 7~20mm，宽 7~11mm；苞片长卵形，在花序基部的集成总苞状；小苞片条形；萼齿长卵形

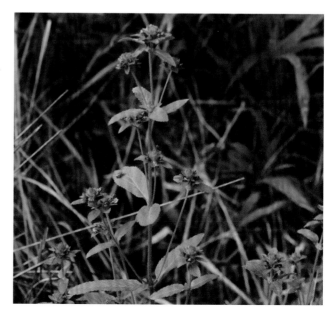

至矩圆状披针形；花冠淡蓝紫色至深蓝色。蒴果长卵珠形。种子多数，黄色，有网纹。花果期9~11月。

【习性与分布】生于海拔200~600m的瘠地、干燥山坡、溪旁、荒地等处。分布于广东、广西、云南等省区。

【挥发油含量】水蒸气蒸馏的全草的得油率为0.22%~0.50%。

【芳香成分】黄燕等（2011）用水蒸气蒸馏法提取的球花毛麝香干燥带花全草挥发油的主要成分为：雪松醇(26.02%)、柠檬烯(13.46%)、1,3,3-三甲基二环[2.2.1]-2-庚酮(11.70%)、石竹烯(9.53%)、顺式,顺式,顺式-1,1,4,8-四甲基-4,7,10-环十一烷三烯(8.20%)、(S)-1-甲基-4-(5-甲基-1-亚甲基-4-己烯基)-环己烯(4.56%)、[3R-(3α,3aβ,7β,8aα)]-2,3,4,7,8,8a-六氢-3,6,8,8-四甲基-1H-3a,7-亚甲基薁(1.47%)、1,3,3-三甲基二环[2.2.1]-2-庚醇(1.40%)、石竹烯氧化物(1.37%)、[4aR-(4aα,7α,8aβ)]-十氢-4a-甲基-1-亚甲基-7-(1-甲基乙烯基)-萘(1.36%)、3-甲基-6-(1-亚异丙基)-2-环己烯-1-酮(1.28%)、[1R-(1R,3E,7E,11R)]-1,5,5,8-四甲基-12-氧杂二环[9.1.0]-3,7-十二碳二烯(1.22%)、(4aR-反式)-十氢-4a-甲基-1-亚甲基-7-(1-亚异丙基)-萘(1.06%)等。牙启康等（2011）用水蒸气蒸馏法提取的广西南宁产球花毛麝香阴干全草挥发油的主要成分为：异松油烯(27.84%)、柠檬烯(24.72%)、1,8-桉叶素(8.22%)、α-蒎烯(6.04%)、α-石竹烯(6.23%)、β-石竹烯(5.93%)、石竹烯氧化物(2.05%)、葎草烯氧化物(1.97%)、小茴香醇(1.85%)、胡椒烯酮氧化物(1.74%)、α-松油醇(1.20%)、α-小茴香烯(1.09%)等。纪晓多等（1985）用水蒸气蒸馏法提取的广西钦州产球花毛麝香全草挥发油的主要成分为：小茴香酮(13.90%)、对-伞花烃+1,8-桉叶油素(12.79%)、柠檬烯(12.36%)、芳樟醇(7.29%)、α-蒎烯(5.52)、邻甲基茴香醚(5.27%)、δ-愈创木烯+香树烯(5.27%)、β-蒎烯(4.07%)、β-榄香烯(2.58%)、广霍香醇(2.56%)、松油醇-4(2.35%)、乙酸二氢葛缕酯(2.30%)、石竹烯(2.27%)、d-葛缕酮(2.25%)、反式-葛缕醇(1.96%)、α-珀理烯(1.38%)、α-蛇麻烯(1.31%)、别香树烯(1.28%)、α-松油醇(1.02%)等。

【性味与功效】味辛、微苦，性平。疏风解表，化湿消滞。治感冒头痛，发热，腹痛泄泻，消化不良。

泡桐花 ▼

【基源】玄参科泡桐属植物泡桐（白花泡桐）*Paulownia fortunei* (Seem.) Hemsl. 或毛泡桐 *Paulownia tomentosa* (Thunb.) Steud. 的花。

【形态特征】白花泡桐：乔木，高达30m，胸径可达2m。叶片长卵状心脏形，长达20cm，下面有星毛及腺。花序狭长几成圆柱形，长约25cm，小聚伞花序有花3~8朵；萼倒圆锥形；花冠管状漏斗形，白色仅背面稍带紫色或浅紫色，长8~12cm，内部密布紫色细斑块。蒴果长圆形或长圆状椭圆形；种子连翅长6~10mm。花期3~4月，果期7~8月。

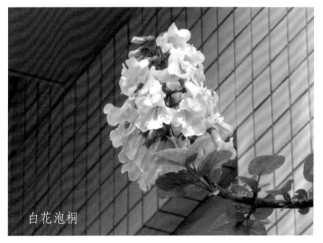

白花泡桐

毛泡桐：乔木，高达20m。叶片心脏形，长达40cm，全缘或波状浅裂；叶柄常有粘质短腺毛。花序为金字塔形或狭圆锥形，长一般在50cm以下，具花3~5朵；萼浅钟形，萼齿卵状长圆形；花冠紫色，漏斗状钟形，长5~7.5cm。蒴果卵圆形，幼时密生粘质腺毛，长3~4.5cm；种子连翅长约2.5~4mm。花期4~5月，果期8~9月。

【习性与分布】白花泡桐：生于低海拔的山坡、林中、山谷及荒地，海拔2000m以下。喜光，喜温暖气候，稍耐庇阴，耐寒性稍差。分布于安徽、浙江、福建、台湾、江西、湖北、湖南、四川、云南、贵州、广东、广西、山东、河南、陕西。毛泡桐：生于海拔1900m以下的山坡下部和沟谷灌木丛中或疏林中。耐寒耐旱，耐盐碱，耐瘠薄，耐风沙。分布于甘肃、陕西、辽宁、河北、河南、山西、山东、江苏、安徽、湖北、江西等地。

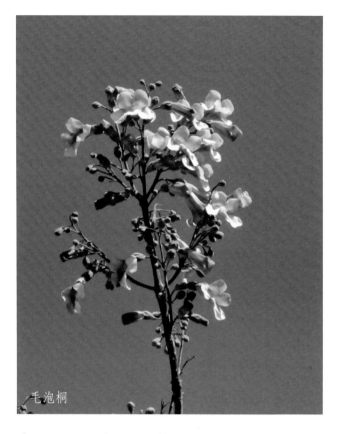

毛泡桐

【挥发油含量】石油醚萃取的白花泡桐新鲜花瓣的得油率为0.81%。水蒸气蒸馏的毛泡桐花的得油率为0.20%~1.60%；石油醚萃取的新鲜全花的得油率为0.45%~0.50%。

【芳香成分】白花泡桐：宋永芳等（1990）用水蒸气蒸馏法提取的江苏南京产白花泡桐新鲜花挥发油的主要成分为：6-甲基-3-庚酮（17.24%）、乙酸乙酯（8.59%）、1-乙氧基戊烷（6.71%）、苯甲醇苯甲酸酯（5.50%）、正壬醛（3.95%）、6,10-二甲基-5,9-十一碳-2-烯酮（3.94%）、3-辛醇（3.85%）、2-羟基苯甲醇苯甲酸酯（3.42%）、1-烯丙基-4-甲氧基苯（3.16%）、2,3,4-三甲基己烷（2.17%）、2-羟基-5-甲氧基2,2,4-三甲基苯甲醇（2.07%）、1,4-二甲氧基苯（1.51%）、1-甲基-4-(5-甲基-1-亚甲基-4-己烯酰)环己烯（1.18%）等。

毛泡桐：王晓等（2005）用水蒸气蒸馏法提取的山东济南产毛泡桐花挥发油的主要成分为：苯甲醇(13.28%)、1,2,4-三甲氧基苯(8.34%)、2-甲氧基-3-(2-丙烯基)-苯酚(6.14%)、3,4-二甲氧基苯酚(3.99%)、二十三(碳)烷(3.68%)、邻苯二甲酸二乙酯(3.38%)、二十五(碳)烷(3.24%)、二十七碳烷(2.57%)、苯乙醛(2.26%)、己酸(2.10%)、3,5-二甲氧基-苯酚(2.01%)、壬酸(1.94%)、1-(3-甲氧基苯基)乙酮(1.90%)、苯

乙醇（1.86%）、二十九（碳）烷（1.71%）、糠醛（1.50%）、3,7-二甲基-1,6-辛二烯-3-醇（1.48%）、2,3-二羟基苯甲酸甲基酯（1.48%）、正二十六碳烷（1.44%）、二十八烷（1.37%）、二十四（碳）烷（1.31%）、壬醛（1.25%）、1-(2,6,6-三甲基)-1,3-环己烯-1-基)-2-丁烯-1-酮（1.22%）、2-呋喃甲醇（1.19%）、3-呋喃甲醛（1.17%）等。宋永芳等（1990）用水蒸气蒸馏法提取的江苏南京产毛泡桐新鲜花挥发油的主要成分为：1,4-二甲氧基苯（12.68%）、苯甲酸甲酯（12.42%）、4-甲氧基苯酸甲基酯（12.11%）、6,10-二甲基-5,9-十一碳-2-烯醇（7.95%）、6-甲基-3-庚酮（5.37%）、1-乙氧基戊烷（5.20%）、乙酸乙酯（4.43%）、1-甲基-4-(5-甲基-1-亚甲基-4-己烯酰)环己烯（4.02%）、甲基水杨酸酯（3.69%）、苯甲醇苯甲酸酯（2.85%）、3,7,11-三甲基-2,8,10-十二三烯醇（2.64%）、5,5-二甲基△戊内酯（2.52%）、1-烯丙基-4-甲氧基苯（2.14%）等。郑敏燕等（2009）用顶空固相微萃取法提取的陕西咸阳产毛泡桐新鲜花挥发油的主要成分为：茴香烯（25.88%）、3-辛酮（14.08%）、对-甲氧基茴香醚（12.06%）、茴香酸甲酯（9.32%）、α-雪松烯（4.50%）、罗勒烯（4.34%）、β-雪松烯（3.73%）、β-红没药烯（2.75%）、洒剔烯（2.12%）、β-法呢烯（1.98%）、苄醇（1.48%）、1,2,4-三甲氧基苯（1.35%）、雪松烯（1.34%）、δ-杜松醇（1.17%）等。

【性味与功效】味苦，性寒。清肺利咽，解毒消肿。治肺热咳嗽，急性扁桃体炎，菌痢，急性肠炎，急性结膜炎，腮腺炎，疖肿，疮癣

疏花婆婆纳 ▼

【基源】玄参科婆婆纳属植物疏花婆婆纳 *Veronica laxa* Benth. 的全草。

【形态特征】植株高15~80cm，全体被白色多细胞柔毛。叶片卵形，长2~5cm，宽1~3cm，边缘具深刻的粗锯齿，多为重锯齿。总状花序单支或成对，侧生于茎中上部叶腋；苞片宽条形或倒披针形；花萼裂片条状长椭圆形；花冠辐状，紫色或蓝色。蒴果倒心形，长4~5mm，宽5~6mm。种子南瓜子形，长略过1mm。花期6月。

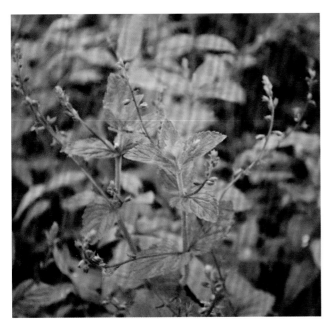

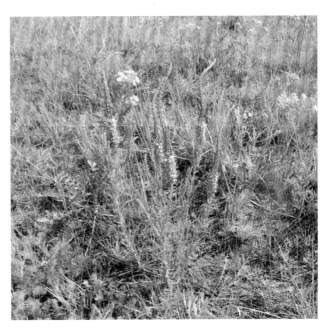

【习性与分布】生于海拔 1500~2500m 的沟谷阴处或山坡林下。分布于云南、四川、贵州、湖北、湖南、陕西、甘肃。

【芳香成分】张仁波等（2010）用水蒸气蒸馏法提取的贵州遵义产疏花婆婆纳带根全株挥发油的主要成分为：二十七烷（9.26%）、十六烷酸(8.24%）、二十九烷（7.78%）、二十八烷（7.68%）、二十六烷（7.44%）、二十五烷(7.01%）、二十九烷（5.71%）、三十一烷（5.48%）、邻苯二甲酸二丁酯（4.87%）、二十四烷（4.79%）、三十二烷（3.36%）、三十三烷（3.20%）、二十三烷（3.10%）、亚麻酸甲酯（2.42%）、三十四烷（1.68%）、二十二烷（1.36%）、肉豆蔻酸（1.07%）等。

【性味与功效】味辛、苦，性凉。活血祛瘀，活络，解毒消肿。治乳痈，痢疾，跌打损伤，疮疖肿痛，小儿口疮。

细叶婆婆纳 ▼

【基源】玄参科婆婆纳属植物细叶婆婆纳 *Veronica linariifolia* Pall. ex Link 的全草。

【形态特征】根状茎短。茎直立，高 30~80cm。叶条形至条状长椭圆形，长 2~6cm，宽 0.2~1cm，下端全缘而中上端边缘有三角状锯齿。总状花序单支或数支复出，长穗状；花梗长 2~4mm，被柔毛；花冠蓝色、紫色，少白色，长 5~6mm，筒部长约 2mm，后方裂片卵

圆形，其余 3 枚卵形；花丝无毛，伸出花冠。蒴果长 2~3.5mm，宽 2~3.5mm。花期 6~9 月。

【习性与分布】生于草甸、草地、灌丛及疏林下。长日照植物。分布于东北、内蒙古。

【芳香成分】李峰（2002）用水蒸气蒸馏法提取的细叶婆婆纳新鲜全草挥发油的主要成分为：4- 亚甲基 -1-(1- 甲基乙基)- 环己烯（25.83%）、β - 蒎烯（11.61%）、1S- α - 蒎烯（10.65%）、β - 水芹烯（10.49%）、β - 月桂烯（10.42%）、大根香叶烯 D（4.99%）、3,7- 二甲基 -1,3,7- 辛三烯（3.28%）、莰烯（3.25%）、石竹烯（1.94%）、1,9 二甲基 -7-(1- 甲基乙基)- 八氢化萘（1.82%）、7- 甲基 -4- 亚甲基 -1-(1- 甲基乙基)- 八氢化萘（1.14%）、α - 石竹烯（1.10%）等。

【性味与功效】味苦，性微寒。清热解毒，利尿，止咳化痰。治慢性气管炎，肺脓疡，咳吐脓血，急性肾炎，尿路感染，痔疮，风疹搔痒，皮肤湿疹，疖痈疮疡。

小婆婆纳 ▼

【基源】玄参科婆婆纳属植物小婆婆纳 *Veronica serpyllifolia* Linn. 的全草。

【形态特征】茎多支丛生，下部匍匐生根，中上部直立，高 10~30cm。叶卵圆形至卵状矩圆形，长 8~25mm，宽 7~15mm，边缘具浅齿缺，3~5 出脉或为羽状叶脉。总状花序多花，单生或复出，果期长达 20cm，花序

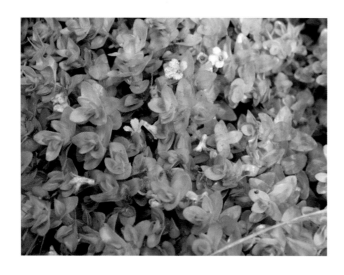

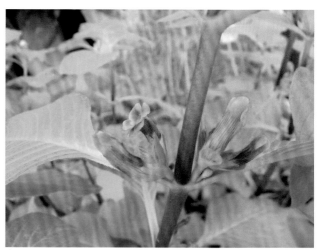

各部分被多细胞腺毛；花冠蓝色、紫色或紫红色，长 4mm。蒴果肾形或肾状倒心形，长 2.5~3mm，宽 4~5mm。花期 4~6 月。

【习性与分布】生中山至高山湿草甸。喜温暖，耐高温。分布于东北、西北、西南、湖南、湖北。

【芳香成分】窦全丽等（2010）用水蒸气蒸馏法提取的贵州绥阳产小婆婆纳新鲜带根全株挥发油的主要成分为：十六烷酸（19.62%）、4- 乙烯基 -2- 甲氧基 - 苯酚（9.20%）、邻苯二甲酸二丁酯（7.63%）、亚油酸（7.39%）、穿贝海绵甾醇（4.95%）、三十烷（4.32%）、三十一烷（3.60%）、二十九烷（3.31%）、月桂酸（3.19%）、十八酸（2.75%）、二十七烷（2.26%）、三十二烷（2.11%）、三十三烷（2.09%）、芥酸酰胺（2.06%）、肉豆蔻酸（1.59%）、2- 硝基间苯二酚（1.43%）、11- 丁基 - 二十二烷（1.31%）、二十五烷（1.27%）、二十三烷（1.04%）等。

【性味与功效】味甘、苦、涩，性平。活血散瘀，止血，解毒。治月经不调，跌打内伤；外用治外伤出血，烧、烫伤，蛇咬伤。

水茴香 ▼

【基源】玄参科石龙尾属植物大叶石龙尾 *Limnophila rugosa* (Roth) Merr. 的全草。

【形态特征】多年生草本，高 10~50cm。茎自根茎发出，1 条或数条略成丛，常不分枝。叶对生，具长 1~2cm 带狭翅的柄；叶片卵形、菱状卵形或椭圆形，长 3~9cm，宽 1~5cm，边缘具圆齿；上面遍布灰白色泡沫状凸起。花常聚集成头状；苞片近于匙状矩圆形，萼长 6~8mm；花冠紫红色或蓝色，长可达 16mm。蒴果卵珠形，浅褐色。花果期 8~11 月。

【习性与分布】常生于海拔 500~900m 的山野沟边阴湿地。喜温暖，阴蔽的环境，为半阴性植物。喜湿，多生于潮湿的草丛中或浅水中。分布于广西、广东、云南、四川、福建、湖南、台湾等省区。

【挥发油含量】水蒸气蒸馏的新鲜茎叶的得油率为 0.20%~0.43%，干燥茎叶的得油率为 1.79%~2.25%，超临界萃取的干燥全草的得油率为 1.31%。

【芳香成分】喻学俭等（1986）用水蒸气蒸馏法提取的云南景洪产大叶石龙尾新鲜茎叶挥发油的主要成分为：反式 - 大茴香醚（76.39%）、爱草脑（21.94%）等。韦志英等（2010）用超临界 CO_2 萃取法提取的广西南宁产大叶石龙尾干燥全草挥发油的主要成分为：2,4- 二叔丁基 -6- 甲基苯酚（17.97%）、香豆素（11.74%）、角鲨烯（10.35%）、[2R-(2α,3β,4β,5α)]-2,5- 二 (3,4- 二甲氧基苯基)- 四氢化 -3,4- 二甲基呋喃（9.46%）、十七烷（5.54%）、叶绿醇（4.75%）、α - 石竹烯（4.02%）、n- 十六酸（3.35%）、维生素 E（3.30%）、亚油酸（3.07%）、桉油素（2.57%）、去甲氧基胜红蓟素（2.43%）、β - 倍半水芹烯（1.95%）、β - 石竹烯（1.81%）、茴香脑（1.48%）、1,1,4,8- 四甲基 -(顺, 顺, 顺 -4,7,10)- 环十一碳三烯（1.38%）等。黄晓冬等（2011）用水蒸气蒸馏法提取的福建南安产大叶石龙尾阴干叶挥发油的主要成分为：胡椒酚甲醚 (17.76%)、[1S-(1α,7α,8aβ)]-1,2,3,5,6,7,8,8a- 八 氢 -1,4- 二 甲基 -7-(1- 甲基乙烯基)- 甘菊环 (13.24%)、石竹烯 (11.29%)、Z,Z,Z-1,5,9,9- 四甲基 -1,4,7- 环十一碳三烯

(10.92%)、桉油素 (6.79%)、石竹烯氧化物（4.42%）、4-萜品醇（4.03%）、愈创醇（3.56%）、匙叶桉油烯醇（3.27%）、E-橙花叔醇（2.66%）、3,4-二甲基-3-环己烯-1-甲醛（1.81%）、(1α,3aα,7α,8aβ)-2,3,6,7,8,8a-六氢-1,4,9,9-四甲基-1H-3a,7-亚甲基薁（1.73%）、(+)-香树烯（1.36%）、反-肉桂醛（1.32%）、水杨醛（1.30%）、(1α,2β,5α)-2,6,6-三甲基二环[3.1.1]庚烷（1.22%）、环氧异香橙烯（1.18%）等。

【性味与功效】味辛、甘，性温。健脾利湿，理气化痰。治水肿，胃痛，胸腹胀满，咳嗽，小儿乳积，疮疖。

革叶兔耳草 ▼

【基源】玄参科兔耳草属植物革叶兔耳草 *Lagotis alutacea* W. W. Smith 的全草。

【形态特征】多年生矮小草本，高约 6~15cm。基生叶3~6 片，柄有翅，基部扩大成鞘状；叶片近圆形、宽卵形至宽卵状矩圆形，质地较厚，长约 2~6cm，边近全缘或有钝锯齿至浅圆齿；茎生叶少数，与基生叶同形而较小。穗状花序卵圆状至矩圆形，长 2.5~7cm，花稠密；苞片倒卵形至卵状披针形；花萼佛焰苞状；花冠淡蓝紫色或白色微带褐黄色。花期 5~9 月。

【习性与分布】生于海拔 3600~4800m 的高山草地及砂砾坡地。分布于云南、四川、青海、西藏、甘肃。

【芳香成分】刘娜等（2014）用水蒸气蒸馏法提取的云南香格里拉产革叶兔耳草干燥全草挥发油的主要成分为：棕榈酸乙酯（20.83%）、亚油酸乙酯（9.21%）、9-氧代壬酸乙酯（8.69%）、二苯胺（5.21%）、油酸（4.54%）、植酮（4.50%）、油酸乙酯（4.00%）、正己烷（3.73%）、4,4,6-三甲基-2-环己烯-1-醇（3.64%）、藜芦醛（3.17%）、肉豆蔻酸乙酯（2.64%）、香草乙酮（2.27%）、壬酸乙酯（1.77%）、乙酸香茅酯（1.74%）、十九碳烷（1.70%）、十五酸乙酯（1.62%）、硬脂酸乙酯（1.49%）、2,4-癸二烯醛（1.46%）、十八碳醛（1.18%）、2,6,10-三甲基-十四碳烷（1.12%）、愈伤酸（1.02%）、3,4-二甲基肉桂酸乙酯（1.00%）等。

【性味与功效】味苦，性寒。清热解毒，降血压。治急、慢性肝炎，高血压，乳腺癌等。

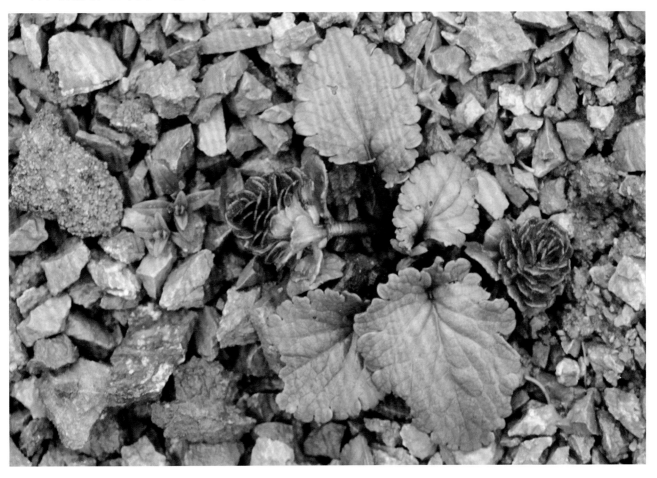

大黄花 ▼

【基源】玄参科芯芭属植物达乌里芯芭 *Cymbaria dahurica* Linn. 的全草。

【形态特征】多年生草本，高 6~23cm，密被白色绢毛。茎基部为鳞片所复盖。叶对生，线形，全缘或偶有稍稍分裂，具 2~3 枚裂片，通常长 10~20mm，宽 2~3mm，向上较细长，两面均被白色丝状柔毛。总状花序顶生，花少数，每茎约 1~4 枚，单生于苞腋；2 枚小苞片；小苞片线形；萼下部筒状；花冠黄色。蒴果长卵圆形；种子卵形。花期 6~8 月；果期 7~9 月。

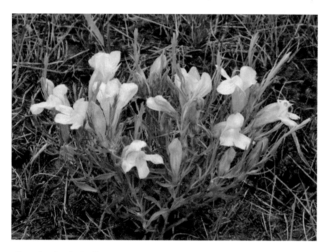

【习性与分布】生于海拔 620~1,100m 的干山坡与砂砾草原上。分布于黑龙江、内蒙古、河北等省区。

【挥发油含量】水蒸气蒸馏的新鲜全株的得油率为 0.47%。

【芳香成分】梁建等（2018）用水蒸气蒸馏法提取的内蒙古达茂旗产达乌里芯芭干燥全草挥发油的主要成分为：6,10,14- 三甲基 -2- 十五烷酮 / 植酮（16.12%）、二十烷（6.45%）、二十七烷（5.62%）、5- 十二烷基 -2(3H)- 呋喃酮（5.02%）、1- 辛烯 -3- 醇（4.99%）、叶绿醇（4.19%）、十二甲基环六硅氧烷（4.04%）、十四甲基环七硅氧烷（2.97%）、邻苯二甲酸二异丁酯（2.90%）、(Z,Z,Z)-9,12,15- 十八烷三烯酸乙酯（2.52%）、4,8,12,16- 四甲基十七烷 -4- 内酯（2.51%）、L- 抗坏血酸 -2,6- 二棕榈酸酯（2.49%）、法尼基丙酮（2.28%）、六甲基环三硅氧烷（2.26%）、顺 - 十六碳一烯酸（2.05%）、糠醛（1.79%）、十八烷（1.53%）、3,7- 二甲基 -1,6- 辛二烯 -3- 醇（1.43%）、柏木脑（1.36%）、肉豆蔻

酸（1.10%）、14- 甲基 - 十五烷酸甲酯（1.02%）、苯乙醛（1.01%）等。

【性味与功效】味微苦，性凉。祛风除湿，利尿，止血。治风湿痹痛，月经过多，吐血，衄血，便血，外伤出血，肾炎水肿，黄水疮。

野甘草 ▼

【基源】玄参科野甘草属植物野甘草 *Scoparia dulcis* Linn. 的全株。

【形态特征】直立草本或为半灌木状，高可达 100cm，茎多分枝，枝有棱角及狭翅。叶菱状卵形至菱状披针形，长者达 35mm，宽者达 15mm，枝上部叶较小而多。花单朵或更多成对生于叶腋；萼分生，齿 4，卵状矩圆形；花冠小，白色，直径约 4mm。蒴果卵圆形至球形，直径 2~3mm，室间室背均开裂，中轴胎座宿存。

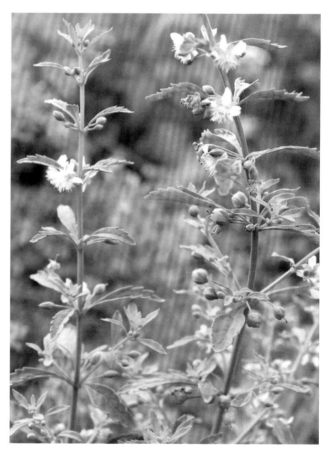

【习性与分布】多生长于荒地、山坡、路旁，喜生于湿润环境，海岸沙地也能生长。分布于广东、广西、

云南、福建、台湾。

【挥发油含量】水蒸气蒸馏的新鲜全株的得油率为0.47%。

【芳香成分】姚亮等（2012）用水蒸气蒸馏法提取的广西北海产野甘草新鲜全株挥发油的主要成分为：植酮（19.75%）、石竹烯（15.33%）、α-石竹烯（10.14%）、1S-(1,3a,3b,6a,6b)-十氢-3a-甲基-6-亚甲基-1-异丙基-环丁烷-[1,2,3,4]并二环戊烯（6.53%）、氧化石竹烯（4.90%）、表双环倍半水芹烯（4.69%）、芳姜黄酮（4.57%）、十七烷（4.13%）、肉豆蔻醛（2.33%）、邻苯二甲酸异丁基十一烷酯（2.11%）、环十二烷（2.03%）、匙桉醇（1.76%）、[1R-(1R*,4Z,9S*)]-4,11,11-三甲基-8-亚甲基-二环[7.2.0]-4-十一烯（1.41%）、(6E)-3,7,11-三甲基十二碳-1,6,10-三烯-3-醇（1.40%）、2-异丙基-5-甲基-9-甲烯基-双环[4.4.0]癸-1-烯（1.32%）、十五烷（1.32%）、4,7-二甲基-1-(1-甲乙基)-1,2,3,5,6,8a-六氢-(1S-顺式)-萘（1.31%）、γ-榄香烯（1.23%）、1,2-环氧十八烷（1.22%）、丁基异丁基邻苯二甲酸酯（1.16%）、十六醛（1.10%）等。

【性味与功效】味甘，性凉。疏风止咳，清热利湿。治感冒发热，肺热咳嗽，咽喉肿痛，肠炎，痢疾，小便不利，脚气水肿，湿疹，痒子。

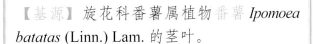

番薯藤 ▼

【基源】旋花科番薯属植物番薯 *Ipomoea batatas* (Linn.) Lam. 的茎叶。

【形态特征】一年生草本，地下具圆形、椭圆形或纺锤形的块根。茎平卧或上升，多分枝。叶片形状、颜色常因品种不同而异，通常为宽卵形，长4~13cm，宽3~13cm，全缘或3~7裂。聚伞花序腋生，有1~7朵花聚集成伞形；苞片小，披针形；萼片长圆形或椭圆形；花冠粉红色、白色、淡紫色或紫色，钟状或漏斗状。蒴果卵形或扁圆形。种子1~4粒。异花授粉。

【习性与分布】喜温、怕冷、不耐寒，喜光，是短日照作物。耐旱耐瘠。全国各地均有栽培。

【挥发油含量】同时蒸馏萃取的阴干成熟老藤的得油

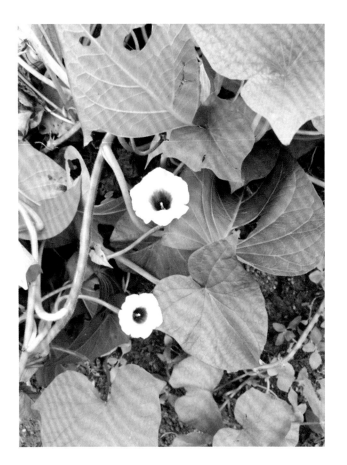

率为0.31%，幼藤的得油率为0.29%。

【芳香成分】李铁纯等（2004）用同时蒸馏萃取法提取的辽宁鞍山产番薯阴干幼藤挥发油的主要成分为：石竹烯(27.28%)、大根香叶烯(19.64%)、1-乙烯基-1-甲基-2,4-二(1-甲基乙烯基)环己烷(8.53%)、α-石竹烯（4.51%）、γ-榄香烯（2.48%）、2,6-二甲基-6-(4-甲基苯酚-3-戊烯基)二环[3.1.1]庚-2-烯（2.19%）、5-(1,5-二甲基-4-己烯基)-2-甲基-1,3-环己二烯（1.80%）、7,11-二甲基-3-亚甲基-1,6,10-十二碳三烯（1.75%）、1-甲基-4-(5-甲基-4-己烯基)环己烯（1.50%）、十七烷（1.29%）、珀玛烯（1.21%）等；阴干成熟老藤挥发油的主要成分为：3,7-二甲基-1,6-十八二烯-3-醇(16.04%)、石竹烯（14.90%）、石竹烯氧化物(12.63%)、1,5-二甲基-3-(1-甲基乙烯基)-1,5-环己二烯（7.49%）、4-甲基-1-(2,3,4,5-四氢化-5-甲基[2,3-双呋喃]-5-基)-2-戊酮（4.09%）、大根香叶烯（3.50%）、糠醛（2.90%）、α-石竹烯（2.23%）、4-甲基-1-(1-甲基乙基)-3-环己烯-1-醇（1.85%）、α,α,4-三甲基-3-环己烯-1-甲醇（1.84%）、1,5,5,8-四甲基-12-氧化双环[9.1.0]十二-3,7-二烯（1.83%）、(-)-匙叶桉油烯醇（1.75%）、6,10,14-三甲基-2-十五酮（1.47%）、1-甲基-4-(1-甲基乙基)-1,4-环己二烯（1.05%）、四甲基吡嗪（1.01%）、5-乙烯基四氢化-α,α,5-三甲基-2-呋喃甲醇（1.00%）等。韩英等（1992）用水蒸气蒸馏法提取的江苏徐州产番薯新鲜叶挥发油的主要成分为：棕榈酸（47.62%）、亚麻油酸（16.62%）、12,15-十八碳二烯酸（7.86%）、6,6-二甲基-1,3-亚甲基-二环[3.1.1]庚烷（3.85%）、甲基-16-乙酰过棕榈酸盐（3.00%）、3,7,11,15-四甲基-2-十六烯-1-醇（2.99%）、硬脂酸（2.40%）、l-氟甲基-3-硝基萘（2.06%）、十五烷酸（1.40%）、十四烷酸（1.19%）、月桂酸（1.09%）、(+)-反式-异莰烯（1.05%）等。

【性味与功效】味甘、涩，性微凉。补中，生津，止血，排脓。治吐泻，便血，血崩，乳汁不通，痈疮。

五叶藤 ▼

【基源】旋花科番薯属植物五爪金龙 *Ipomoea cairica* (Linn.) Sweet 的茎叶或根。根的芳香成分未见报道。

【形态特征】多年生缠绕草本。叶掌状5深裂或全裂，裂片卵状披针形或椭圆形，中裂片较大，长4~5cm，宽2~2.5cm，两侧裂片稍小，全缘或微波状；叶柄基部具小的掌状5裂的假托叶。聚伞花序腋生，具1~3花；苞片及小苞片均小，鳞片状；萼片外方2片较短，卵形，内萼片稍宽；花冠紫红色、紫色或淡红色、偶有白色，漏斗状。蒴果近球形。种子黑色。

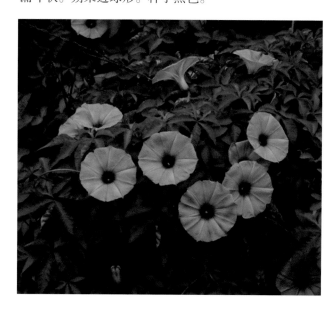

【习性与分布】生于海拔90~610m的平地或山地路边灌丛，生长于向阳处。喜阳光充足、温暖湿润气候。分布于台湾、福建、广东、广西、云南。

【挥发油含量】水蒸气蒸馏的新鲜叶的得油率为0.04%~0.48%。

【芳香成分】杨柳等（2009）用水蒸气蒸馏法提取的广东潮州产五爪金龙新鲜叶挥发油的主要成分为：石竹烯（29.52%）、大根香叶烯D(22.32%)、α-石竹烯（19.52%）、β-榄香烯（13.32%）、大根香叶烯B（2.83%）、α-金合欢烯（1.82%）、(3-甲基-2-环氧乙烷基)-甲醇（1.63%）、氧化石竹烯（1.03%）等。余细红等（2020）用水蒸气蒸馏法提取的广东广州产五爪金龙新鲜叶挥发油的主要成分为：(S)-(+)-3-甲基-2-丁醇（10.54%）、异佛尔酮（9.61%）、顺-3-己烯-1-醇（4.80%）、对伞花烃（3.09%）、(Z)-9-十八烯酸酰胺（3.05%）、顺式-石竹烯（2.98%）、长叶烯（2.87%）、甘菊蓝（2.45%）、2,3-二氢-4-甲基-1-茚（2.35%）、(+)-反式异柠檬烯（2.12%）、蛇麻烯环氧化物II（1.89%）、可巴烯（1.78%）、芹子-6-烯-4α-醇（1.71%）、3,4-二甲基枯烯（1.53%）、5-十八烷烯（1.40%）、正二十一烷（1.38%）、正二十烷（1.24%）、(+)-喇叭烯（1.23%）、二十二烷（1.19%）、二十四烷（1.11%）等。

【性味与功效】味甘，性寒。清热解毒，利水通淋。治肺热咳嗽，小便不利，淋病，水肿，痈肿疗毒。

马蹄金 ▼

【基源】旋花科马蹄金属植物马蹄金 *Dichondra micrantha* Urban（*Dichondra repens* Forst.）的全草。

【形态特征】多年生匍匐小草本。叶肾形至圆形，直径4~25mm，全缘。花单生叶腋，丝状；萼片倒卵状长圆形至匙形；花冠钟状，黄色，深5裂，裂片长圆状披针形；雄蕊5，着生于花冠2裂片间弯缺处，花丝短；子房被疏柔毛，2室，具4枚胚珠，花柱2，柱头头状。蒴果近球形，小，短于花萼，直径约1.5mm，膜质。种子1~2，黄色至褐色。

【习性与分布】生于海拔1300~1980m的山坡草地，路旁或沟边。既喜光照又耐阴蔽，耐湿，稍耐旱，喜温暖、

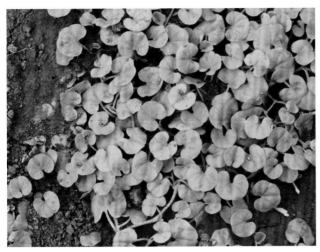

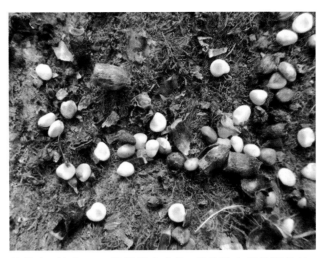

湿润气候。中国南方各省分布较广，陕西、山西等省已引种栽培。

【芳香成分】梁光义等（2002）用水蒸气蒸馏法提取的贵州贵阳产马蹄金全草挥发油的主要成分为：反式－丁香烯（15.52%）、异社香烯（14.97%）、5-表－马兜铃酸（4.74%）、伽罗木醇（3.88%）、α－白菖考烯（3.66%）、桧烯（3.66%）、β－恰米烯（3.66%）、氧化丁香烯（3.41%）、δ－杜松烯（2.80%）、胡椒烯（2.32%）、β－榄烯（1.48%）、十七烷（1.35%）、正－十六碳烯酸（1.30%）等。

【性味与功效】味辛，性平。清热利湿，解毒消肿。治肝炎，胆囊炎，痢疾，肾炎水肿，泌尿系感染，泌尿系结石，扁桃体炎，跌打损伤。

菟丝子 ▼

【基源】旋花科菟丝子属植物金灯藤 *Cuscuta japonica* Choisy 的种子。

【形态特征】一年生寄生缠绕草本，茎较粗壮，肉质，黄色，常带紫红色瘤状斑点，多分枝，无叶。花成穗

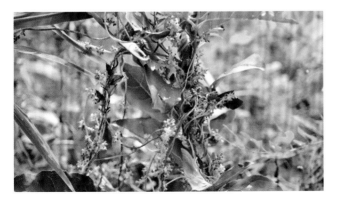

状花序，长达3cm，基部常多分枝；苞片及小苞片鳞片状，卵圆形；花萼碗状，肉质，5裂几达基部，背面常有紫红色瘤状突起；花冠钟状，淡红色或绿白色，顶端5浅裂。蒴果卵圆形，近基部周裂。种子1~2个，光滑，长2~2.5mm，褐色。花期8月，果期9月。

【习性与分布】生于田边，荒地，灌丛中，寄生于草本或灌木上。喜高温湿润气候，对土壤要求不严，适应性较强。是恶性寄生杂草。全国各地均有分布。

【芳香成分】侯冬岩等（2003）用水蒸气蒸馏法提取的华北产金灯藤种子挥发油的主要成分为：3-己烯-2-酮（9.09%）、十二烷（6.81%）、十一烷（3.80%）、E-2-己烯-1-醇（3.43%）、十三烷（2.57%）、2-庚酮（2.52%）、2,3,3-三甲基-1-丁烯（1.96%）、2-戊基呋喃（1.51%）等。

【性味与功效】味辛、甘，性平。补肾益精，养肝明目，固胎止泄。治腰膝酸痛，遗精，阳痿，早泄，不育，消渴，淋浊，遗尿，目昏耳鸣，胎动不安，流产，泄泻。

天茄子 ▼

【基源】旋花科月光花属植物丁香茄 *Calonyction muricatum* (Linn.) G. Don 的种子。

【形态特征】一年生粗壮缠绕草本，茎具侧扁的小瘤突。叶心形，具长的锐尖头或长的尾状尖，上面草绿色，下面稍苍白色，具密集的露状小点。花美丽，紫色，腋生，单一或成腋生少花的卷曲的花序；萼片卵形，肉质；花冠较小，紫色或淡紫色，管长圆柱形，冠檐漏斗状，花冠裂片三角形。蒴果球状卵形。种子4，大而平滑，

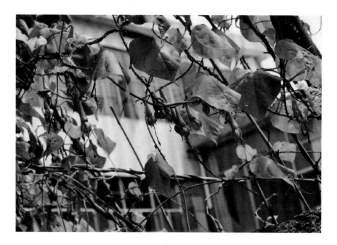

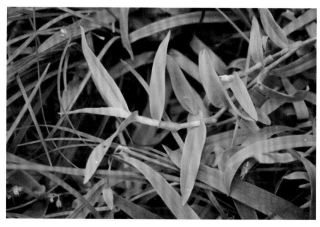

三棱形,背拱,侧面平,黑色。

【习性与分布】生于海拔 580~1200m 的灌丛中或河漫滩干坝。河南、湖北、湖南有栽培,云南有野生。

【挥发油含量】超临界萃取的干燥种子的得油率为 2.70%。

【芳香成分】朱小勇等(2012)用超临界 CO_2 萃取法提取的广西南宁产丁香茄干燥种子挥发油的主要成分为:亚油酸(45.53%)、棕榈酸(20.04%)、硬脂酸(6.75%)、早熟素Ⅱ(4.96%)、角鲨烯(2.93%)、香豆素(2.12%)、叶绿醇(1.18%)、早熟素Ⅰ(1.13%)等。

【性味与功效】味苦,性寒。泻下,解蛇毒。治大便秘结,毒蛇咬伤。

痰火草 ▼

【基源】鸭跖草科水竹叶属植物大苞水竹叶 *Murdannia bracteata* (C. B. Clarke) J. K. Morton ex Hong 的全草。

【形态特征】多年生草本。主茎极短,可育茎常 2 支,长而匍匐。叶在主茎上的密集成莲座状,剑形,长 20~30cm,宽 1.2~1.8cm;可育茎上的叶卵状披针形至披针形,长 3~12cm,宽 1~1.5cm。蝎尾状聚伞花序通常 2~3 个;总苞片叶状;聚伞花序因花极为密集而呈头状;苞片圆形;萼片卵状椭圆形;花瓣蓝色。蒴果宽椭圆状三棱形。种子黄棕色。花果期 5~11 月。

【习性与分布】生于山谷水边或溪边沙地上,海拔 530~850m。分布于广东、海南、广西、云南。

【挥发油含量】水蒸气蒸馏的干燥全草的得油率为

0.42%。

【芳香成分】陈新颖等(2017)用水蒸气蒸馏法提取的广东广州产大苞水竹叶干燥全草挥发油的主要成分为:正十六烷酸(17.57%)、荜澄茄油烯醇(10.62%)、2-十五烷酮(8.50%)、1,1,10-三甲基-2-羟基-6,9-环二氧萘烷(6.57%)、9-十六碳烯醛(6.18%)、正十五烷酸(4.61%)、叶绿醇(3.66%)、3,15-十八碳二烯-1-醇乙酸酯(3.60%)、2-丁氧基羰基氧基-1,1,10-三甲基-6,9-环二氧萘烷(3.42%)、β-榄香烯(2.09%)、十二烯基丁二酸酐(1.57%)、2,6,10-三甲基-十四烷(1.22%)、环己基甲醇(1.05%)、10,11-环丙-十一烷酸(1.02%)等。

【性味与功效】味甘、淡,性凉。化痰散结,清热通淋。治瘰疬痰咳,热淋。

蚌兰花 ▼

【基源】鸭跖草科紫万年青属植物紫万年青 *Rhoeo discolor* (L'Her.) Hance 的花。

【形态特征】多年生草本。茎粗壮,多少肉。质,高不及 50cm,不分枝。叶互生而紧贴,披针形,长 15~30cm,宽 2.5~6cm,先端渐尖,基部鞘状,上面绿色,下面紫色。花白色,腋生,具短柄,多数,聚生,包藏于苞片内;苞片 2,蚌壳状,大而压扁,淡紫色;萼片 3,长圆状披针形,分离,花瓣状;花瓣 3,分离。蒴果,开裂。花期夏季。

【习性与分布】喜半阴、湿润的环境。有较好的耐阴性,也有较强的适应干燥气候的能力。较耐旱。怕暴晒,畏寒冷。南方各地有栽培。

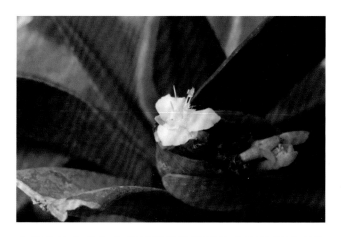

【挥发油含量】水蒸气蒸馏的带苞片花序的得油率为0.05%。

【芳香成分】黄丽莎等（2009）用水蒸气蒸馏法提取的广东佛山产紫万年青带苞片花序挥发油的主要成分为：天竺葵醛(25.72%)、棕榈酸(22.79%)、壬酸(18.94%)、月桂酸(7.72%)、异香兰醛(2.84%)、葡萄花酸(2.20%)、羊脂酸(1.89%)、亚油酸(1.71%)、4,5-二甲基-2-十五基-1,3-二氧戊烷(1.31%)、十一醛(1.09%)、十一酸(1.06%)、十三烷酸(1.05%)等。

【性味与功效】味甘、淡，性凉。清肺化痰，凉血止血，解毒止痢。治肺热咳喘，百日咳，咯血，鼻衄，血痢，便血，瘰疬。

柳叶 ▼

【基源】杨柳科柳属植物垂柳 *Salix babylonica* Linn. 的叶。

【形态特征】乔木，高达 12~18m。枝细，下垂，淡褐黄色、淡褐色或带紫色。芽线形。叶线状披针形，长 9~16cm，宽 0.5~1.5cm，锯齿缘；托叶斜披针形或卵圆形。雄花序长 1.5~3cm；苞片披针形；腺体 2；雌花序长达 2~5cm，基部有 3~4 小叶裂；苞片披针形，长约 1.8~2.5mm，外面有毛；腺体 1。蒴果长 3~4mm，带绿黄褐色。花期 3~4 月，果期 4~5 月。

【习性与分布】常植于道旁、水边等。耐水湿，也能生于干旱处。喜光，也耐阴。喜温暖湿润气候。耐碱，耐寒，耐水湿。产长江流域与黄河流域，其他各地均栽培。

【挥发油含量】超临界萃取的干燥叶的得油率为 0.88%~1.01%。

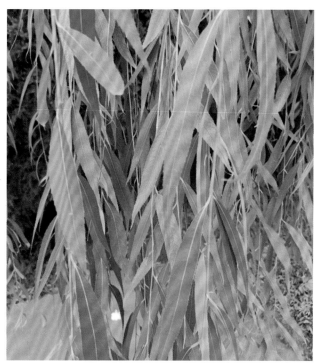

【芳香成分】韩伟等（2018）用水蒸气蒸馏法提取的黑龙江哈尔滨产垂柳干燥叶挥发油的主要成分为：棕榈酸（34.18%）、正二十四烷（9.43%）、叶绿醇（8.12%）、正庚烷（6.75%）、7-亚甲基十三烷（5.69%）、邻苯二甲酸二辛酯（3.72%）、2,2'-亚甲基双-(4-甲基-6-叔丁基苯酚)（2.38%）、鲸蜡烷（2.36%）、苯甲酸正己酯（2.32%）、甲基环己烷（2.08%）、邻苯二甲酸-1-丁酯-2-异丁酯（2.06%）、丁香酚（1.82%）、肉豆蔻醛（1.35%）、正二十烷（1.25%）、硬脂烷醛（1.22%）、亚麻酸（1.04%）等。卫强等（2016）用超临界 CO_2 萃取法提取的安徽合肥产垂柳干燥叶挥发油的主要成分为：苯甲醛（38.62%）、二十八烷（4.06%）、二十五烷（3.90%）、甲基环己烷（3.21%）、二十一烷（2.73%）、香叶醇（2.67%）、十四醛（1.26%）、1,3-二羟基-5-戊基苯（1.20%）、丁香酚（1.03%）、叶绿醇（1.02%）等。

【性味与功效】味苦，性寒。清热，解毒，利尿，平肝，止痛，透疹。治慢性气管炎，尿道炎，膀胱炎，膀胱结石，白浊，高血压，痈疽肿毒，烫火伤，关节肿痛，牙痛，痧疹，皮肤瘙痒。

柳枝 ▼

【基源】杨柳科柳属植物垂柳 *Salix babylonica* Linn. 的枝条。

【形态特征】同柳叶。

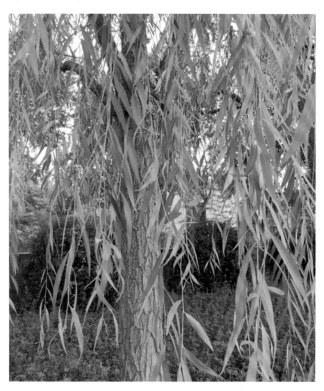

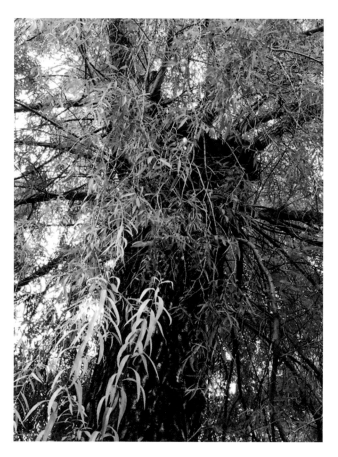

【习性与分布】同柳叶。

【芳香成分】黄蝥颖等（2019）用水蒸气蒸馏法提取的垂柳干燥枝挥发油的主要成分为：芳樟醇（20.50%）、6,10,14-三甲基-十五烷-2-酮（10.29%）、反式-2,4-癸二烯醛（4.92%）、α-松油醇（4.05%）、反式-2-壬烯醛（3.44%）、顺-3-壬烯-1-醇（1.55%）、壬醛（1.35%）、正己醇（1.30%）、氧化石竹烯（1.28%）、顺式-1-羟基双环[4.4.0]-癸烷（1.13%）、反-2-辛烯醛（1.08%）、1-石竹烯（1.05%）、正辛醇（1.01%）、2-蒈烯（1.01%）、2-十一酮（1.01%）等。

【性味与功效】味苦，性寒。祛风利湿，解毒消肿。治风湿痹痛，小便淋浊，黄疸，风疹瘙痒，疔疮，丹毒，龋齿，龈肿。

旱柳叶 ▼

【基源】杨柳科柳属植物旱柳 *Salix matsudana* Koidz. 的嫩叶或枝叶。

【形态特征】乔木，高达18m，胸径达80cm。枝细长，浅褐黄色或带绿色，后变褐色。叶披针形，长5~10cm，宽1~1.5cm，上面绿色，下面苍白色或带白色，有细腺锯齿缘；托叶披针形或缺。雄花序圆柱形；苞片卵形，黄绿色；腺体2；雌花序较雄花序短，长达2cm，粗4mm，有3~5小叶生于短花序梗上；苞片同雄花；腺体2。果序长达2~2.5cm。花期4月，果期4~5月。

【习性与分布】垂直分布海拔1500m以下。抗风力强，不怕沙压。喜光，不耐庇阴；耐寒性强；喜水湿，亦耐干旱。分布于东北、华北、西北、甘肃、青海、浙江、江苏等省。

【挥发油含量】水蒸气蒸馏的阴干叶的得油率为1.98%。

【芳香成分】郑尚珍等（2000，2001）用水蒸气蒸馏法提取的甘肃天水产旱柳阴干叶挥发油的主要成分为：苯甲醇（29.32%）、1,2-环己二酮（10.20%）、百里香酚（6.54%）、邻苯二酚（6.38%）、4-甲基-8-喹啉醇（5.54%）、苯乙醇（5.09%）、苯甲醛（4.58%）、邻苯二甲酸二丁酯（4.32%）、6-甲基-2-苯基喹啉（3.62%）、丁子香酚（3.26%）、水杨醇（1.50%）、2,3-二氢苯并呋喃（1.36%）、1,6-二异丙基苯酚（1.05%）等；超临界 CO_2 萃取的叶挥发油的主要成分为：9,12,15-十八三烯酸甲酯（17.30%）、β-桉叶油醇（6.71%）、1,2-环己二酮（6.10%）、2-环己烯-1-酮（5.95%）、苯丙醇（5.30%）、苯甲醛（5.12%）、丁香油酚（4.89%）、苯乙醇（3.75%）、亚油酸乙酯（3.60%）、百里香酚（3.08%）、乙酸辛烯酯（3.06%）、叶绿醇（2.10%）、正十七烷（1.97%）、2-呋喃卡波克斯醛（1.96%）、6-甲基-2-苯基喹啉（1.87%）、苯二甲酸二丁酯（1.40%）、1,2-邻苯二酚（1.38%）、4-甲基-8-喹啉醇（1.38%）、β-石竹烯（1.28%）、芳樟醇（1.20%）、对聚伞花烃（1.15%）、乙酸苯甲酯（1.10%）等。

【性味与功效】味微苦，性寒。散风，祛湿，清湿热。治黄疸型肝炎，风湿性关节炎，湿疹。

杨树花 ▼

> 【基源】杨柳科杨属植物加拿大杨 *Populus canadensis* Moench 或同属数种植物的雄花序。

【形态特征】大乔木，高 30 多米。芽大，先端反曲，富粘质。叶三角形或三角状卵形，长 7~10cm，长枝和萌枝叶较大，长 10~20cm，有圆锯齿；叶柄侧扁而长，带红色。雄花序长 7~15cm，每花有雄蕊 15~40；苞片淡绿褐色，丝状深裂，花盘淡黄绿色，全缘，花丝细长，白色；雌花序有花 45~50 朵。果序长达 27cm；蒴果卵圆形，长约 8mm。花期 4 月，果期 5~6 月。

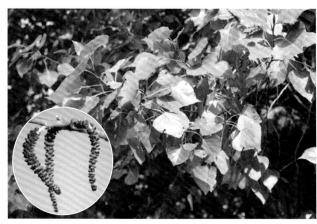

【习性与分布】喜温暖湿润气候，耐瘠薄及微碱性土壤。分布于除广东、云南、西藏外的各省区。

【挥发油含量】水蒸气蒸馏的干燥雄性花序的得油率为 0.27%，新鲜雄花序的得油率为 0.10%。

【芳香成分】程传格等（2005）用水蒸气蒸馏法提取的山东济南产加杨新鲜雄花序挥发油的主要成分为：愈创木醇（8.84%）、[3S-(3,3aβ,5)]-1,2,3,3a,4,5,6,7-八氢化-α-α,,3,8-四甲基-5-薁（7.13%）、(2R-顺)-1,2,3,4,4a,5,6,7-八氢化-,,4a,8-四甲基-2-萘甲醇（5.72%）、二十七烷（5.41%）、二十五烷（3.69%）、二十三烷（3.67%）、戊二酸二丁酯（3.41%）、2-甲氧基-4-乙烯基苯酚（3.19%）、二十九烷（2.52%）、2,6,10,14-四甲基-十六烷（2.40%）、己二酸二丁酯（2.25%）、二十六烷（2.19%）、α-乙烯基-苯甲醇（2.11%）、二十八烷（2.00%）、苯酚（1.96%）、β-桉叶油醇（1.83%）、甲基-丁二酸二(1-甲基丙基)酯（1.73%）、苯乙醇（1.50%）、二十四烷（1.48%）、2,6,10,14-四甲基-十五烷（1.36%）、三十烷（1.31%）、己二酸二(2-甲基丙基)酯（1.30%）、丁二酸二丁酯（1.23%）等。何方奕等（2000）用同时蒸馏萃取法提取的加杨干燥雄性花序挥发油的主要成分为：1-乙氧基丙烷(14.44%)、乙酸乙酯(12.94%)、1,1-二乙氧基乙烷(11.63%)、2-乙氧基丙烷（5.85%）、苯甲醇(5.75%)、2-甲氧基-4-乙烯基苯酚(5.59%)、1,1,1-三氯乙烷(3.83%)、2-甲基-3-羟基丁酸酯（3.65%）、愈创醇(2.36%)、正-十六烷酸(2.32%)、1-亚甲基-1-氢茚（2.03%）、十氢化-2-萘甲醇（1.93%）、3,5,5-三甲基-2-(5H)-呋喃酮(1.68%)、3-甲基-2-丁烯-1-醇（1.57%）、氯苯（1.54%）、1,2,3,4,4a,5,6,7-八氢-2-萘甲醇（1.41%）、十九烷（1.37%）、苯乙醇（1.32%）、十八烷（1.15%）、2-甲基-2-戊烯（1.10%）、十七烷（1.03%）等。

【性味与功效】味苦，性寒。清热解毒，化湿止痢。治细菌性痢疾，肠炎。

小青杨 ▼

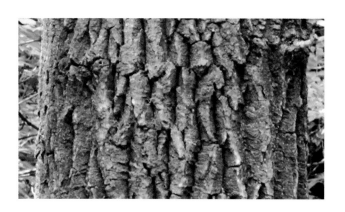

> 【基源】杨柳科杨属植物小青杨 *Populus pseudo-simonii* Kitag. 的树皮。

【形态特征】乔木，高达 20m。芽圆锥形，较长，黄红色，有粘性。叶菱状椭圆形或卵状披针形，长 4~9cm，宽 2~5cm，边缘具细密交错起伏的锯齿，上面深绿色，下面淡粉绿色；萌枝叶较大，长椭圆形，边缘呈波状皱曲。雄花序长 5~8cm；雌花序长 5.5~11cm，子房圆形或圆锥形。蒴果近无柄，长圆形，长约 8mm。花期 3~4 月，果期 4~6 月。

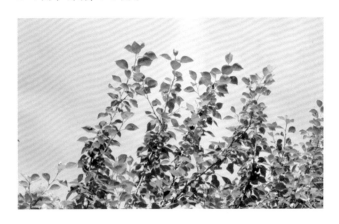

【习性与分布】生于海拔 2300m 以下的山坡、山沟和河流两岸。较耐干旱、耐寒。分布于黑龙江、吉林、辽宁、河北、山西、陕西、内蒙古、甘肃、青海、四川等省区。

【芳香成分】小青杨树皮挥发油的主成分多为邻羟基苯甲醛（51.35%~74.15%），也有主成分不同的报告。程立超等（2007）用水蒸气蒸馏法提取的小青杨树皮挥发油的主要成分为：邻羟基苯甲醛（74.15%）、糠醛（8.81%）、邻甲氧基苯甲醛（3.67%）、己二酸二异丁酯（2.59%）、己醛（2.36%）、戊二酸二丁酯（2.26%）、(E,E)-2,4-癸二烯醛（2.20%）、丁二酸二异丁酯（1.66%）、亚油酸（1.30%）、十八醛（1.00%）等。程立超等（2009）用超临界 CO_2 萃取法提取的黑龙江大庆产小青杨成年树新鲜树皮挥发油的主要成分为：亚油酸（52.58%）、十六酸（14.05%）、9,17-十八碳二烯醛（7.56%）、十六碳二烯酸甲基酯（4.28%）、十八烷酸（3.54%）、4,5-二羟基-7-甲氧基黄烷酮（2.88%）、亚油酸乙酯（2.01%）、十五烷酸（1.80%）、1-十八烯（1.47%）、十六醛（1.16%）等。赵晓红等（2002）用水蒸气蒸馏法提取的黑龙江林甸产小青×黑杨树皮挥发油的主要成分为：乙基苯（48.20%）、1-亚甲基-1H-茚（23.04%）、对乙基苯甲醛（15.71%）、对二乙基苯（4.80%）、十二烷（1.97%）等。

【性味与功效】味苦，性寒。解毒。主治顽癣疮毒。

小叶杨 ▼

【基源】杨柳科杨属植物小叶杨 *Populus simonii* Carr. 的树皮。

【形态特征】乔木，高达 20m，胸径 50cm 以上。芽细长，褐色，有粘质。叶菱状卵形，长 3~12cm，宽 2~8cm，边缘细锯齿，上面淡绿色，下面灰绿或微白；叶柄圆筒形，黄绿色或带红色。雄花序长 2~7cm，花序轴无毛，苞片细条裂，雄蕊 8~25；雌花序长 2.5~6cm；苞片淡绿色，裂片褐色，柱头 2 裂。果序长达 15cm；蒴果小，2~3 瓣裂。花期 3~5 月，果期 4~6 月。

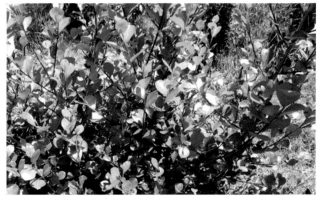

【习性与分布】垂直分布一般多生在 2000m 以下，沿溪沟可见。喜光树种，不耐庇阴，耐旱，抗寒，亦能耐热，耐瘠薄或弱碱性土壤。分布于东北、华北、西北、华中及西南各省区。

【挥发油含量】超临界萃取的成年树新鲜树皮的得油率为 3.65%。

【芳香成分】程立超等（2007）用水蒸气蒸馏法提取的小叶杨树皮挥发油的主要成分为：邻羟基苯甲醛（90.15%）、邻甲氧基苯甲醛（2.19%）、糠醛（1.42%）、(E,E)-2,4-癸二烯醛（1.38%）、己醛（1.24%）、苯甲醛（1.04%）等。程立超等（2009）用超临界 CO_2 萃取法提取的黑龙江大庆产小叶杨成年树新鲜树皮挥发油的主要成分为：亚油酸（50.43%）、十六酸（11.48%）、豆甾醇-3,5-二烯（6.17%）、十四醛（3.11%）、香豆素（1.65%）、9-氧代壬酸（1.62%）、十八烷酸（1.21%）、邻羟基苯甲醛（1.20%）等。

【性味与功效】味苦，性寒。祛风活血，清热利湿。治风湿痹证，跌打肿痛，肺热咳嗽，小便淋沥，口疮，牙痛，痢疾，脚气，蛔虫病。

杨梅 ▼

【基源】杨梅科杨梅属植物杨梅 *Myrica rubra* (Lour.) Sieb. et Zucc. 的果实。

【形态特征】常绿乔木，高可达 15m 以上。萌发条上叶长椭圆状，长达 16cm 以上；孕性枝上的叶楔状倒卵形，长 5~14cm，宽 1~4cm。花雌雄异株。雄花序生于叶腋，孕性苞片近圆形，每苞片腋内生 1 雄花。雌花序常单生于叶腋，苞片覆瓦状排列，每苞片腋内生 1 雌花。核果球状，径 1~3cm，深红色或紫红色；核常为圆卵形。4 月开花，6~7 月果实成熟。

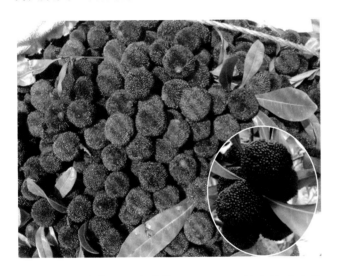

【习性与分布】生长在海拔 125~1500m 的山坡或山谷林中，中等喜光。喜温暖湿润气候，不耐寒，喜空气湿度大。分布于江苏、浙江、台湾、福建、江西、湖南、贵州、四川、云南、广西、广东。

【挥发油含量】水蒸气蒸馏的风干果肉的得油率为 0.12%~0.15%。

【芳香成分】杨梅果实挥发油的第一主成分有：石竹烯（9.79%~58.16%）、棕榈酸（13.99%~30.79%）等，也有主成分不同的报告。许玲玲等（2009）用水蒸气蒸馏法提取的浙江兰溪产'东魁'杨梅新鲜果实挥发油的主要成分为：石竹烯（38.24%）、10,10-二甲基-2,6-二亚甲基二环[7.2.0]十一烷-5β-醇（4.89%）、α-石竹烯（4.39%）、反-1-乙基-3-甲基环戊烷（4.12%）、顺-1-乙基-3-甲基环戊烷（4.06%）、辛烷（3.27%）、4,11,11-三甲基-8-亚甲基双环[7.2.0]十一碳-4-烯（3.04%）、反-1,3-二甲基环己烷（2.80%）、α-金

合欢烯（1.56%）、1-乙烯基-1-甲基-2,4-双(1-甲基乙烯基)环己烷（1.42%）、氢-4,8,8-三甲基-9-亚甲基-1,4-亚甲基薁（1.01%）等。刘涛等（2014）用水蒸气蒸馏法提取的贵州荔波产'东方明珠'杨梅新鲜果肉挥发油的主要成分为：棕榈酸（13.99%）、石竹烯（11.82%）、角鲨烯（6.17%）、β-谷甾醇（5.39%）、2,2′-亚甲基双-(4-甲基-6-叔丁基苯酚)（4.76%）、2,4-二叔丁基-5-甲基苯酚（4.28%）、二十七烷（4.15%）、二十九烷（4.11%）、三十四烷（3.47%）、二十五烷（3.30%）、邻苯二甲酸二异辛酯（2.86%）、油酸-3-十八基氧丙酯（2.75%）、邻苯二甲酸庚烷-4-醇异丁醇酯（2.62%）、3-乙基-5-(2-乙基丁基)-十八烷（2.04%）、正十四烷（1.92%）、17-三十五碳烯（1.91%）、α-红没药醇（1.89%）、2,6,10-三甲基十四烷（1.84%）、(1,4-二 烷-2,6-二羟基)二甲醇（1.62%）、(1,4-二烷-2,5-二羟基)二甲醇（1.29%）、邻苯二甲酸二丁酯（1.21%）、(S)-(-)-3,4-二羟基丁基乙酸酯（1.17%）、9,12-十八烷二烯酸-[2,3-二(三甲基硅氧基)]醇酯（1.14%）、2,6-二丁基对苯二酚（1.07%）、糠醛（1.03%）等。杨晓东等（2008）用水蒸气蒸馏法提取的浙江兰溪产'木叶'杨梅新鲜果实挥发油主要成分为：萜品烯醇-4(18.29%)、反-1-乙基-3-甲基环戊烷（5.64%）、顺-1-乙基-3-甲基环戊烷（5.52%）、α,α,4-三甲基-3-环己烯-1-甲醇（4.59%）、辛烷（4.49%）、反-1,4-二甲基环己烷（4.12%）、二十九碳烷（3.50%）、1-氯二十七碳烷（3.50%）、二十三碳烷（3.41%）、二十四碳烷（3.21%）、二十五碳烷（3.07%）、三十碳烷（3.02%）、壬醛（2.97%）、β-异甲基紫罗兰酮（2.80%）、二十七碳烷（2.61%）、二十八碳烷（2.57%）、二十六碳烷（2.49%）、二十二碳烷（2.25%）、28-去甲基-17-β-(H)何伯烷（1.49%）、豆甾烷（1.12%）、二十一碳烷（1.11%）等。徐元芬等（2016）用水蒸气蒸馏法提取的湖北恩施产'莩荠'杨梅干燥果肉（含种子）挥发油的主要成分为：α-石竹烯（36.90%）、糠醛(26.10%)、石竹烯醇（12.20%）、2-异丙烯基-4α,8-二甲基-1,2,3,4,4α,5,6,7-八氢萘（3.10%）、蓝桉醇（2.80%）、对甲氧基肉桂酸乙酯（2.50%）、5-甲基糠醛（1.70%）、香树烯（1.60%）、白菖油萜环氧化物（1.50%）、2-甲氧基-1,3-二氧戊环（1.40%）、3-甲基-4-乙基-2,5-呋喃二酮（1.10%）、邻苯二甲酸-8-甲基壬叔壬酯（1.02%）、表蓝桉醇（1.01%）等。

【性味与功效】味酸、甘，性温。生津解烦，和中消

食，解酒，涩肠，止血。治烦渴，呕吐，呃逆，胃痛，食欲不振，食积腹痛，饮酒过度，腹泻，痢疾，衄血，头痛，跌打损伤，骨折，烫火伤。

杨梅根 ▽

【基源】杨梅科杨梅属植物杨梅 *Myrica rubra* (Lour.) Sieb. et Zucc. 的根。

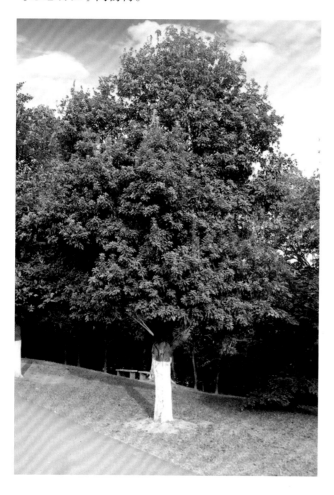

【形态特征】同杨梅。

【习性与分布】同杨梅。

【芳香成分】钟瑞敏等（2006）用水蒸气蒸馏法提取的广东韶关产杨梅根挥发油的主要成分为：5-羟基菖蒲烯（74.66%）、油酸（7.74%）、7-羟基卡达烯（2.16%）、4,4,5,6,8-五甲基异香豆素（1.11%）等。

【性味与功效】味辛，性温。理气，止血，化瘀。治胃痛，膈食呕吐，疝气，吐血，血崩，痔血，外伤出血，跌打损伤，牙痛，汤火伤，恶疮，疥癞。

杨梅叶 ▽

【基源】杨梅科杨梅属植物杨梅 *Myrica rubra* (Lour.) Sieb. et Zucc. 的叶。

【形态特征】同杨梅。

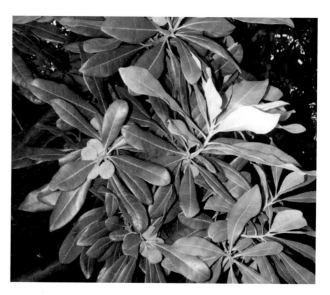

【习性与分布】同杨梅。

【挥发油含量】水蒸气蒸馏的叶的得油率为0.03%~0.13%，同时蒸馏萃取的叶的得油率为0.13%。

【芳香成分】杨梅叶挥发油的第一主成分有：β-石竹烯（17.67%~49.79%）、α-石竹烯（15.96%~39.78%）等，也有主成分不同的报告。朱丽云等（2018）用水蒸气蒸馏法提取的浙江温州产'丁岙'杨梅新鲜叶挥发油的主要成分为：β-石竹烯（23.87%）、α-葎草烯（20.60%）、橙花叔醇（14.23%）、氧化石竹烯（4.32%）、香橙烯氧化物（3.82%）、3,7,11-三甲基-1,3,6,10-十二碳-四烯（3.68%）、10,10-二甲基-2,6-二亚甲基双环[7.2.0]十一烷-5-醇（3.67%）、3,4-二甲基-3-环己烯-1-甲醛（3.63%）、莰烯（3.16%）、异戊二烯环氧化物（3.05%）、喇叭烯氧化物-（Ⅱ）（1.97%）、β-葎草烯（1.82%）、β-芹子烯（1.50%）、α-芹子烯（1.44%）、1,2,3,6-四甲基双环[2.2.2]辛-2-烯（1.16%）等；浙江余姚产'荸荠'杨梅的主要成分为：α-葎草烯（24.25%）、橙花叔醇（23.47%）、β-石竹烯（10.19%）、香橙烯氧化物（7.51%）、3,4-二甲基-3-环己烯-1-甲醛（7.48%）、檀紫三烯（3.84%）、氧化石竹烯（3.02%）、d-杜松烯（2.67%）、α-荜澄茄油烯（2.42%）、1-

异丙基 -7- 甲基 -4- 亚甲基 -1,2,3,4,4a,5,6,8a- 八氢萘（1.57%）、β- 芹子烯（1.13%）、α- 杜松烯（1.04%）等。钟瑞敏等（2006）用水蒸气蒸馏法提取的广东韶关产杨梅叶挥发油的主要成分为：5- 羟基菖蒲烯（30.44%）、石竹烯（11.61%）、异石竹烯（10.17%）、(E)- 橙花叔醇（9.57%）、油酸（4.40%）、α- 金合欢烯（3.73%）、α- 依兰油烯（3.50%）、大根香叶烯 A（3.31%）、反式 - 杜松萜 -1(2),4- 二烯（2.59%）、α- 杜松萜醇（2.18%）、β- 雪松烯氧化物（2.18%）、绿花白千层醇（1.84%）、库贝醇（1.35%）、β- 橙椒烯（1.27%）、δ- 杜松萜烯（1.14%）、γ- 桉叶油醇（1.13%）、愈创木醇（1.12%）等。刁银军等（2009）用水蒸气蒸馏法提取的浙江兰溪产'黑炭'杨梅叶挥发油的主要成分为：3,7,11- 三甲基 -1,6,10- 十二碳三烯 -3- 醇（19.43%）、Z,Z,Z-1,5,9,9- 四甲基 -1,4,7- 环十一碳三烯（17.93%）、石竹烯（9.31%）、[1R-(1R*,3E,7E,11R*)]-1,5,5,8- 四甲基 -12- 氧杂双环 [9.1.0] 十二碳 -3,7- 二烯（4.54%）、反 -1- 乙基 -3- 甲基环戊烷（3.93%）、顺 -1- 乙基 -3- 甲基环戊烷（3.83%）、辛烷（3.21%）、反 -1,3- 二甲基环己烷（2.95%）、石竹烯氧化物（1.56%）、植醇（1.02%）等；'东魁'的主要成分为：Z,Z,Z-1,5,9,9- 四甲基 -1,4,7- 环十一碳三烯（21.90%）、3,7,11- 三甲基 -1,6,10- 十二碳三烯 -3- 醇（19.84%）、石竹烯（18.19%）、α- 丁香烯（2.34%）、石竹烯氧化物（1.88%）、反 -1- 乙基 -3- 甲基环戊烷（1.80%）、顺 -1- 乙基 -3- 甲基环戊烷（1.76%）、辛烷（1.48%）、植醇（1.43%）、反 -1,3- 二甲基环己烷（1.37%）等。闫争亮等（2012）用同时蒸馏萃取法提取的云南永仁产杨梅新鲜叶挥发油的主要成分为：α- 蒎烯（13.46%）、橙花叔醇（13.46%）、α- 芹子烯（12.28%）、β- 石竹烯（11.66%）、β- 芹子烯（9.71%）、α- 石竹烯（8.94%）、芳樟醇（4.06%）、α- 杜松醇（3.86%）、γ- 芹子烯（3.14%）、δ- 杜松烯（2.72%）、T- 杜松醇（1.46%）、γ- 杜松烯（1.24%）、芳萜烯（1.21%）等。刘清等（2018）用水蒸气蒸馏法提取的浙江慈溪产'荸荠'杨梅新鲜叶挥发油的主要成分为：顺 -4- 环戊烯 -1,3- 二醇（48.44%）、α- 葎草烯（14.35%）、橙花叔醇（12.87%）、(+)-4- 庚烯醇（7.16%）、反式石竹烯（4.37%）、环氧化蛇麻烯 II（2.96%）、石竹素（2.27%）、β- 芹子烯（1.29%）等；阴干叶挥发油的主要成分为：2,5- 二氢呋喃（26.97%）、顺 -4- 环戊烯 -1,3- 二醇（17.95%）、α- 葎草烯（17.74%）、

橙花叔醇（13.15%）、(+)-4- 庚烯醇（6.56%）、反式石竹烯（6.01%）、环氧化蛇麻烯 II（2.92%）、石竹素（2.28%）、β- 芹子烯（1.29%）等。

【性味与功效】味苦、微辛，性温。燥湿祛风，止痒。治皮肤湿疹。

杨梅树皮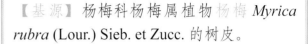

【基源】杨梅科杨梅属植物杨梅 *Myrica rubra* (Lour.) Sieb. et Zucc. 的树皮。

【形态特征】同杨梅。

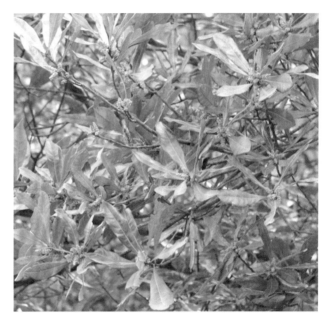

【习性与分布】同杨梅。

【芳香成分】钟瑞敏等（2006）用水蒸气蒸馏法提取的广东韶关产杨梅树皮挥发油的主要成分为：5- 羟基菖蒲烯（60.32%）、油酸（11.39%）、α- 金合欢烯（2.88%）、(E)- 橙花叔醇（2.42%）、α- 依兰油烯（2.26%）、石竹烯（2.17%）、异石竹烯（1.85%）、α- 杜松萜醇（1.65%）、反式 - 杜松萜 -1(2),4- 二烯（1.26%）、大根香叶烯 A（1.26%）等。

【性味与功效】味苦、辛、微涩，性温。行气活血，止痛，止血，解毒消肿。治脘腹疼痛，胁痛，牙痛，疝气，跌打损伤，骨折，吐血，衄血，痔血，崩漏，外伤出血，疮疡肿痛，痄腮，牙疳，汤火烫伤，臁疮，湿疹，疥癣，感冒，泄泻，痢疾。

地菍 ▼

【基源】 野牡丹科野牡丹属植物地菍 *Melastoma dodecandrum* Lour. 的全草。

【形态特征】小灌木，长 10~30cm；茎匍匐上升。叶片坚纸质，卵形，长 1~4cm，宽 0.8~3cm，全缘或具密浅细锯齿。聚伞花序，顶生，有花 1~3 朵，基部有叶状总苞 2，较小；具苞片 2；苞片卵形；花萼管长约 5mm，裂片披针形；花瓣淡紫红色至紫红色，菱状倒卵形。果坛状球状，肉质，长 7~9mm，直径约 7mm。花期 5~7 月，果期 7~9 月。

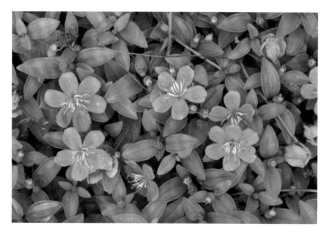

【习性与分布】生于海拔 1250m 以下的山坡矮草丛中。喜生长在酸性土壤上，耐寒、耐旱、耐瘠。分布于贵州、湖南、广西、广东、江西、浙江、福建。

【芳香成分】黄仕清等（2013）用水蒸气蒸馏法提取的贵州麻江产地菍阴干全草挥发油的主要成分为：1-辛烯 -3- 醇（34.58%）、3- 辛醇（7.03%）、苯甲醛（6.76%）、乙醛（4.54%）、(E)-2- 己烯醛（2.51%）、香叶基丙酮（2.46%）、油酸（2.24%）、脱氢芳樟醇（2.10%）、壬醛（2.06%）、甲基庚烯酮（1.94%）、2-正戊基呋喃（1.45%）、(E)-2- 壬烯醛（1.31%）、角鲨烯（1.31%）、1-(6,6- 二甲基 -2- 亚甲基 -3- 环己烯基)- 丁烯 -3- 酮（1.26%）、β- 紫罗兰酮（1.21%）、(E,E)-2,4- 癸二烯醛（1.18%）、丁香酚（1.10%）、异丁基邻苯二甲酸酯（1.10%）、二十一烷（1.06%）等。

【性味与功效】味甘、涩，性凉。清热解毒，活血止血。治高热，肺痈，咽肿，牙痛，赤白痢疾，黄疸，水肿，痛经，崩漏，带下，产后腹痛，瘰疬，痈肿，疔疮，痔疮，毒蛇咬伤。

阴地蕨 ▼

【基源】 阴地蕨科阴地蕨属植物阴地蕨 *Botrychium ternatum* (Thunb) SW. 的全草。

【形态特征】根状茎短而直立。营养叶片阔三角形，长通常 8~10cm，宽 10~12cm，三回羽状分裂；侧生羽片 3~4 对，阔三角形，二回羽状；一回小羽片 3~4 对；末回小羽片边缘有不整齐的细而尖的锯齿密生。第二对起的羽片渐小，长圆状卵形。叶干后为绿色，厚草质，表面皱凸不平。孢子叶有长柄，孢子囊穗为圆锥状，2~3 回羽状，小穗疏松，略张开。

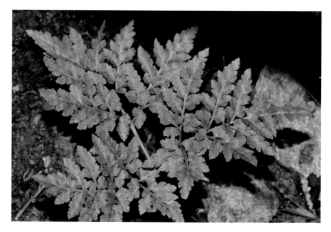

【习性与分布】生于丘陵地灌丛阴处，海拔 400~1000m。喜阴湿凉爽的环境。分布于湖北、重庆、云南、贵州、甘肃、四川等地。

【芳香成分】杨小洪（2009）用水蒸气蒸馏 - 乙醚萃取法提取的湖北恩施产阴地蕨带根全草挥发油的主要成分为：邻 - 羟基苯甲酸 (15.74%)、正十六酸 (13.96%)、(9Z,12Z)-9,12- 共轭二烯十六酸 (11.85%)、17- 十八烯 -14- 炔 -1- 醇 (9.16%)、甲基 -1-(6- 羟基 -2- 异丙基)- 苯并呋喃基酮 (6.40%)、甜没药萜醇（2.70%）、α- 桉叶油醇（2.41%）、糠醛（2.08%）、雪松醇（1.71%）、2- 羟基 -3-甲基苯甲醛（1.65%）、菲（1.54%）、十氢 -1-1H-环丙 [e] 薁 -7- 醇（1.46%）、á - 细辛脑（1.37%）、十二酸（1.03%）等。

【性味与功效】味甘、苦，性凉、微寒。清热解毒，平肝熄风，止咳，止血，明目去翳。治小儿高热惊搐，肺热咳嗽，咳血，百日咳，癫狂，痢疾，疮疡肿毒，瘰疬，毒蛇咬伤，目赤火眼，目生翳障。

博落回 ▼

【基源】 罂粟科博落回属植物博落回 *Macleaya cordata* (Willd.) R. Br. 和小果博落回 *Macleaya microcarpa* (Maxim.) Fedde 的根或全草。

【形态特征】博落回：直立草本，具乳黄色浆汁。茎高1~4m，多白粉。叶片近圆形，长5~27cm，宽5~25cm，通常7或9裂，边缘波状、缺刻状、粗齿或多细齿，背面多白粉。大型圆锥花序多花，长15~40cm；苞片狭披针形。花芽棒状，近白色，长约1cm；萼片倒卵状长圆形，舟状，黄白色；花瓣无。蒴果狭倒卵形或倒披针形。种子4~8枚，卵珠形。花果期6~11月。

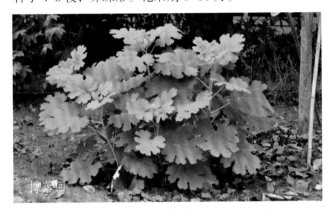
博落回

小果博落回：直立草本，具乳黄色浆汁。茎高0.8~1m，通常淡黄绿色，多白粉。叶片近圆形，长5~14cm，宽5~12cm，通常7或9裂，边缘波状、缺刻状、粗齿或多细齿，背面多白粉。大型圆锥花序多花，长15~30cm。花芽圆柱形，长约5mm；萼片狭长圆形，长约5mm，舟状；花瓣无。蒴果近圆形。种子1枚，卵珠形。花果期6~10月。

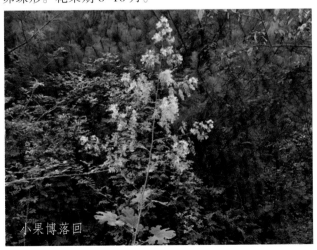
小果博落回

【习性与分布】博落回：生于海拔150~830m的丘陵或低山林中、灌丛中或草丛间。喜温暖、湿润的环境，有较强的耐旱力和抗寒力。分布于长江以南、南岭以北的大部分省区，南至广东，西至贵州，西北达甘肃。小果博落回：生于海拔450~1600m的山坡路边草地或灌丛中。分布于山西、江苏、江西、河南、湖北、陕西、甘肃、四川等地。

【芳香成分】博落回：陈利军等（2009）用水蒸气蒸馏法提取的河南信阳产博落回干燥全草挥发油的主要成分为：2-甲氧基-4-乙烯基苯酚（11.27%）、4-亚硝基苯甲酸乙酯（11.18%）、(E)-2-己烯醛（10.42%）、雪松醇（7.37%）、6,10-二甲基-2-十一酮（6.93%）、邻苯二甲酸异丁基辛酯（5.70%）、2-苯丙烯醛（4.51%）、p-二甲苯（3.04%）、n-癸酸（2.92%）、苯乙醛（2.67%）、植醇（2.52%）、糠醛（2.16%）、2,3-二氢-苯并呋喃（2.05%）、5,6,7,7a-四氢-4,4,7a-三甲基-2(4H)-苯并呋喃酮（2.03%）、十四烷酸（1.56%）、5-甲基-4-己烯-3-酮（1.29%）、2H-1-苯并吡喃（1.12%）、十三烷酸（1.06%）等。李春梅等（2014）用水蒸气蒸馏法提取的贵州铜川产博落回风干全草挥发油的主要成分为：十九烷（13.44%）、邻苯二甲酸丁酯（10.00%）、正十五碳醛（9.99%）、异丁基邻苯二甲酸酯（8.20%）、邻苯二甲酸二异辛酯（7.50%）、棕榈酸（5.27%）、植酮（3.97%）、亚油酸甲酯（3.69%）、二十八烷（3.69%）、2-雪松醇（2.48%）、亚油酸（2.20%）、角鲨烷（1.82%）、法尼基丙酮（1.68%）、二十五（碳）烷（1.47%）、二十三（碳）烷（1.45%）、十七烷（1.08%）、8-十七烷烯（1.02%）、二十九烷（1.02%）等。

小果博落回：李小莹等（2020）用顶空固相微萃取法提取的湖南产小果博落回干燥根挥发油的主要成分为：β-倍半水芹烯（37.58%）、姜烯（21.95%）、(S)-β-双代谢烯（6.35%）、α-姜黄烯（6.18%）、反式石竹烯（4.64%）、芳姜黄酮（3.98%）、姜黄酮（2.76%）、1-(1,5-二甲基-4-己烯-1-基)-4-甲基-1,3-环己二烯（2.22%）、金合欢烯（1.13%）等；干燥叶挥发油的主要成分为：β-倍半水芹烯（39.91%）、姜烯（23.40%）、(S)-β-双代谢烯（6.53%）、反式石竹烯（6.09%）、α-姜黄烯（4.73%）、β-姜黄酮（2.39%）、1-(1,5-二甲基-4-己烯-1-基)-4-甲基-1,3-环己二烯（1.75%）、金合欢烯（1.55%）、桉叶油醇（1.39%）、姜黄酮（1.02%）等。

【性味与功效】味辛、苦，性寒，有大毒。散瘀，祛风，解毒，止痛，杀虫。治痈疮疔肿，臁疮，痔疮，湿疹，蛇虫咬伤，跌打肿痛，风湿关节痛，龋齿痛，顽癣，滴虫性阴道炎及酒（查皮）鼻。外用，不可内服。

多刺绿绒蒿 ▼

【基源】罂粟科绿绒蒿属植物多刺绿绒蒿 *Meconopsis horridula* Hook. F. et Thoms. 的全草。

【形态特征】一年生草本，全体被黄褐色或淡黄色、坚硬而平展的刺，刺长 0.5~1cm。叶全部基生，披针形，长 5~12cm，宽约 1cm，边缘全缘或波状。花葶 5~12 或更多，长 10~20cm，有时花葶基部合生。花单生于花葶上，直径 2.5~4cm；花芽近球形；萼片外面被刺；花瓣 5~8，有时 4，宽倒卵形，蓝紫色。蒴果倒卵形或椭圆状长圆形。种子肾形。花果期 6~9 月。

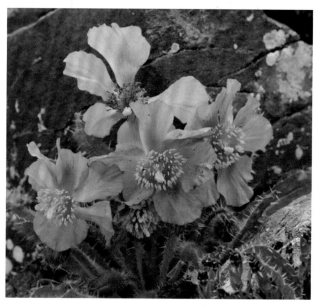

【习性与分布】生于海拔 3600~5100m 的草坡、石砾缝中。分布于甘肃、青海、四川、西藏。

【芳香成分】吴海峰等（2006）用水蒸气蒸馏法提取的青海循化产多刺绿绒蒿阴干全草挥发油的主要成分为：棕榈酸乙酯（29.13%）、十八碳 -9,12- 二烯酸, 9E,12E- 乙基酯（15.54%）、十八 -9,12,15- 三烯酸,9E,12E,15E- 乙基酯（15.34%）、十八碳 -10,13- 二烯酸,10E,13E- 甲基酯（3.53%）、棕榈酸（3.00%）、二十八烷（1.71%）、十六碳 -11- 烯酸,E- 乙基酯（1.52%）、2- 苯基乙酸乙酯（1.40%）、月桂酸乙酯（1.21%）等。

【性味与功效】味苦，性寒，有小毒。活血化瘀，清热解毒。治跌打损伤，骨折，胸背疼痛，风热头痛，关节肿痛。

红花绿绒蒿 ▼

【基源】罂粟科绿绒蒿属植物红花绿绒蒿 *Meconopsis punicea* Maxim. 的带花全草。

【形态特征】多年生草本，高 30~75cm。全株被淡黄色或棕褐色、具多短分枝的刚毛。叶全部基生，莲座状，叶片倒披针形或狭倒卵形，长 3~18cm，宽 1~4cm，边缘全缘；叶柄基部略扩大成鞘。花葶 1~6，通常具肋。花单生于基生花葶上，下垂：花芽卵形；萼片卵形；花瓣 4，有时 6，椭圆形，深红色。蒴果椭圆状长圆形。种子密具乳突。花果期 6~9 月。

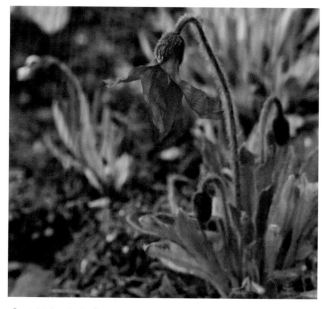

【习性与分布】生于海拔 2800~4300m 的山坡草地。耐寒，宜冬季干燥、夏季湿润凉爽的气候。夏季防止强光照射。分布于甘肃、青海、四川、西藏等省区。

【芳香成分】潘宣（1998）用乙醇萃取法提取的红花绿绒蒿干燥全草挥发油的主要成分为：亚油酸乙酯（11.85%）、十六碳酸甲酯（9.41%）、Z-9- 十八碳酸甲酯（8.67%）、亚麻酸甲酯（6.10%）、油酸乙酯（5.27%）、十八碳酸甲酯（3.60%）、8- 醛基辛酸甲酯（3.06%）、亚油酸甲酯（1.82%）、1- 十六醇（1.81%）、6- 十二醇（1.77%）、十八碳酸乙酯（1.41%）、癸酸乙酯（1.30%）、8,9- 十八碳酸烯酸甲酯（1.22%）、十四碳酸乙酯（1.10%）、花生酸甲酯（1.07%）、顺 -2- 丁基 -4- 乙烯基环丙烯（1.03%）、庚酸甲酯（1.01%）等。廖志明等（2015）用超临界 CO$_2$ 萃取法提取的青海循化产红花绿绒蒿干燥全草挥发油的主要成分为：谷甾醇（18.20%）、亚油酸甲酯（11.53%）、亚麻酸（7.77%）、棕榈酸（6.38%）、(3β)-24-亚丙基-胆甾-5-烯-3-醇-1-二十六烷醇（4.91%）、硬脂酸（3.97%）、甘油亚麻酸酯（3.00%）、叶绿醇（2.83%）、N-(2-三氟甲基苯)-3-吡啶甲酰胺肟（2.02%）、(-)-异长叶醇（2.00%）、Z-12-二十五烯（1.64%）、二十二烷（1.57%）、天然维生素E（1.30%）、豆甾-4-烯-3-酮（1.23%）、1-二十六烷醇（1.15%）、2,2'-亚甲基双-(4-甲基-6-叔丁基苯酚)（1.11%）、十八烷（1.07%）等。

【性味与功效】味苦，性寒。清热解毒，利湿，止痛。治高热，肺结核，肺炎，肝炎，痛经，白带，湿热水肿，头痛，高血压。

绿绒蒿 ▼

【基源】罂粟科绿绒蒿属植物全缘叶绿绒蒿 *Meconopsis integrifolia* (Maxim.) Franch. 的全草或根。根的芳香成分未见报道。

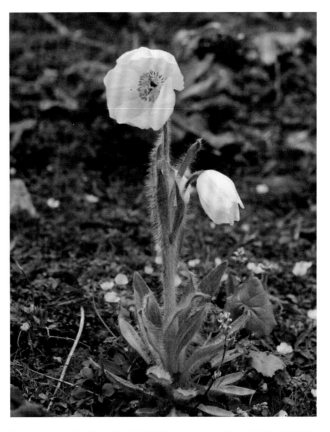

【形态特征】一年生至多年生草本，全体被锈色和金黄色长柔毛。高达150cm。基生叶莲座状，常混生鳞片状叶，叶片倒披针形或近匙形，连叶柄长8~32cm，宽1~5cm，全缘；下部茎生叶同基生叶，较小，最上部茎生叶常成假轮生状，条形。花通常4~5朵。萼片舟状；花瓣6~8，近圆形，黄色或稀白色。蒴果椭圆形。种子近肾形。花果期5~11月。

【习性与分布】生于海拔2700~5100m的高山灌丛下或林下、草坡、山坡、草甸。分布于云南、西藏。

【挥发油含量】水蒸气蒸馏的干燥全草的得油率为0.09%。

【芳香成分】吴海峰等（2006）用水蒸气蒸馏法提取的青海大通产全缘叶绿绒蒿阴干全草挥发油的主要成分为：9,12,15-十八碳三烯酸,9E,12E,15E-乙基酯（27.94%）、十八碳-9,12-二烯酸,9E,12E-乙基酯（24.21%）、2-苯基乙酸甲酯（4.56%）、己酸甲酯（2.01%）、十二酸甲酯（1.76%）、十六碳-9-烯酸,E-甲基酯（1.47%）、棕榈酸乙酯（1.47%）、4,6,6-三甲基二环[3,1,1]庚-3-烯-2-醇（1.24%）、油酸酰

胺（1.24%）等。陈行烈等（1989）用水蒸气蒸馏法提取的全缘叶绿绒蒿干燥全草挥发油的主要成分为：二十一烷（31.72%）、二十三烷（20.62%）、二十五烷（7.44%）、二十三烯（5.84%）、二十二烷（3.08%）、二十五烯（2.22%）、软脂酸（2.14%）、二十二烯（1.32%）等。廖志明等（2015）用超临界CO_2萃取法提取的青海循化产全缘叶绿绒蒿干燥全草挥发油的主要成分为：亚麻酸（35.97%）、谷甾醇（8.95%）、1-氯二十七烷（3.55%）、(E)-9-二十七烯（3.00%）、邻苯二甲酸单(2-乙基己基)酯（1.91%）、叶绿醇（1.45%）、2-十六酰基甘油（1.28%）、乙酸异丁酯（1.21%）等。

【性味与功效】味苦、涩，性寒，有小毒。清热利湿，止咳。治肺炎咳嗽，湿热黄疸，水肿，创伤久不愈合。

野毛金莲 ▼

【基源】罂粟科绿绒蒿属植物五脉绿绒蒿 *Meconopsis quintuplinervia* Regel 的全草。

【形态特征】多年生草本，高30~50cm，基部盖以宿存的叶基，其上密被硬毛。叶全部基生，莲座状，叶

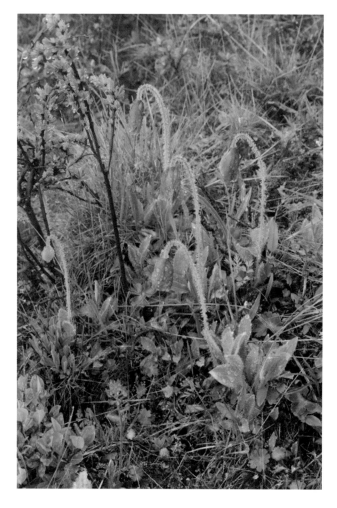

片倒卵形至披针形，长 2~9cm，宽 1~3cm，全缘，两面密被硬毛。花葶 1~3，被硬毛。花单生，下垂。萼片密被硬毛；花瓣 4~6，倒卵形或近圆形，淡蓝色或紫色。蒴果椭圆形或长圆状椭圆形。种子狭卵形，黑褐色，种皮具网纹和皱褶。花果期 6~9 月。

【习性与分布】生于海拔 2300~4600m 的阴坡灌丛中或高山草地。分布于湖北、四川、西藏、青海、甘肃、陕西。

【挥发油含量】水蒸气蒸馏的干燥全草的得油率为 0.18%；超临界萃取的全草的得油率为 1.15%~1.25%；超声波萃取的干燥全草的得油率为 1.43%。

【芳香成分】吴海峰等（2006）用水蒸气蒸馏法提取的青海循化产五脉绿绒蒿阴干全草挥发油的主要成分为：9,12-十八碳二烯酸 ,9E,12E- 乙基酯（26.61%）、棕榈酸甲酯（22.75%）、(E)-3,7,11,15- 四甲基 - 十六碳 -2- 烯 -1- 醇（3.96%）、硬脂酸甲酯（2.50%）、十二酸甲酯（1.66%）、12- 甲基十四酸甲酯（1.49%）、6,10,14- 三甲基 - 十五烷 -2- 酮（1.43%）、丁酸异丁酯（1.03%）等。徐达宇等（2016）用水蒸气蒸馏

法提取的青海互助产五脉绿绒蒿阴干全草挥发油的主要成分为：十六烷酸甲酯（28.80%）、亚油酸甲酯（16.78%）、十六烷酸乙酯（11.69%）、亚麻酸甲酯（11.22%）、亚油酸乙酯（6.04%）、亚麻酸乙酯（4.68%）、十六烷酸（1.94%）、十四烷酸甲酯（1.47%）等；用超声提取法提取的全草挥发油的主要成分为：二十九 -18- 醇（18.53%）、亚麻酸甲酯（12.02%）、亚麻酸乙酯（10.32%）、亚油酸乙酯（10.26%）、亚油酸（10.26%）、十六烷酸（8.92%）、亚油酸甲酯（4.57%）、十六烷酸甲酯（3.38%）、正 - 二十九烷（3.24%）、新植二烯（2.85%）、γ - 谷甾醇（2.38%）、十六烷酸乙酯（2.15%）、豆甾 -3,5,22- 三烯（1.59%）、豆甾 -3,5- 二烯（1.01%）等；用超临界 CO_2 萃取法提取的全草挥发油的主要成分为：二十九碳 -15- 醇（28.11%）、亚油酸（15.19%）、十六烷酸（10.02%）、亚麻酸（8.47%）、β - 谷甾醇（7.59%）、正 - 二十九烷（4.21%）、麦角甾 -5- 烯 -3- 醇（1.90%）、β - 香树精（1.79%）、亚油酸甲酯（1.72%）、二十九碳 -15- 酮（1.51%）、正 - 二十七烷（1.29%）、亚麻酸甲酯（1.27%）、碳二十八醛（1.08%）、豆甾 -4- 烯 -3- 酮（1.05%）、维生素 E（1.02%）等。

【性味与功效】味苦、微甘，性寒。清热利湿，止咳定喘，止痛。治湿热黄疸，水肿，肺热咳喘，咽喉热痛，胃痛，小儿惊风。

秃疮花 ▼

【基源】罂粟科秃疮花属植物秃疮花 *Dicranostigma leptopodum* (Maxim.) Fedde 的全草。

【形态特征】多年生草本，高 25~80cm。茎多，绿色，具粉。基生叶丛生，叶片狭倒披针形，长 10~15cm，宽 2~4cm，羽状深裂，裂片 4~6 对；茎生叶少数，长 1~7cm，羽状深裂、浅裂或二回羽状深裂，裂片具疏齿。花 1~5 朵于茎和分枝先端排列成聚伞花序；具苞片。萼片卵形；花瓣倒卵形，黄色。蒴果线形，绿色。种子卵珠形，红棕色。花期 3~5 月，果期 6~7 月。

【习性与分布】生于海拔 400~3700m 的草坡或路旁，田埂、墙头、屋顶也常见。分布于云南、四川、西藏、

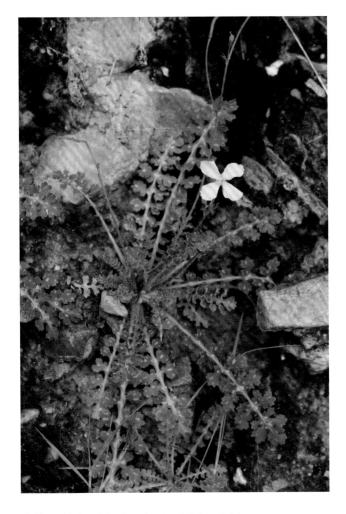

青海、甘肃、陕西、山西、河北、河南。

【挥发油含量】超临界萃取的干燥全草的得油率为0.63%。

【芳香成分】赵强等（2016）用超临界 CO_2 萃取法提取的甘肃天水产秃疮花干燥全草挥发油的主要成分为：(E,E)-8,11-十八碳二烯酸甲酯（37.98%）、甘菊蓝（7.37%）、L-抗坏血酸-2,6-二棕榈酸酯（5.73%）、E-乙酰基-10-十八碳烯（4.99%）、四十四烷（3.20%）、1,2,3-三甲基苯（2.41%）、对二甲苯（2.16%）、2,4-二甲基苯乙烯（1.80%）、1,2,4-三甲基苯（1.70%）、硬脂酸（1.52%）、1-亚乙基-苯并环丙烯（1.48%）、3,5-二乙基甲苯（1.39%）、熊去氧胆酸（1.37%）、间异丙基甲苯（1.10%）、(R,R)-1-甲基-1-硝基-苯丙醇（1.03%）、9-十二烷基十四碳氢菲（1.02%）、6-乙基辛-3-含氧基-2-乙基己基邻苯二甲酸（1.01%）等。

【性味与功效】味苦，性寒。清热解毒，清热消肿，杀虫。治咽喉痛，牙痛，淋巴结结核，秃疮，疖疔疥癣，痈疽等症。

罂粟 ▼

【基源】罂粟科罂粟属植物罂粟 *Papaver somniferum* Linn. 的种子。

【形态特征】一年生草本，高 30~100cm，栽培者可达 1.5m。叶互生，叶片卵形或长卵形，长 7~25cm，边缘为不规则的波状锯齿，具白粉。花单生。萼片 2，宽卵形，绿色；花瓣 4，近圆形或近扇形，白色、粉红色、红色、紫色或杂色。蒴果球形或长圆状椭圆形，长 4~7cm，直径 4~5cm，成熟时褐色。种子多数，黑色或深灰色，表面呈蜂窝状。花果期 3~11 月。

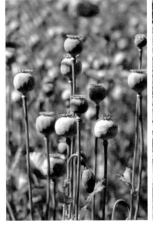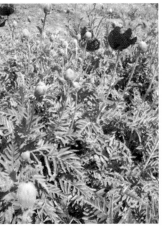

【习性与分布】喜阳光充足，宜海拔 900~1300m 的地方种植。西北、西南等地定点栽培。

【挥发油含量】水蒸气蒸馏的种子的得油率为0.03%~0.45%。

【芳香成分】肖红利等（2007）用水蒸气蒸馏法提取的罂粟种子挥发油的主要成分为：9,12-十八二烯酸（17.83%）、十六酸（13.96%）、9-十八烯酸（8.76%）、正十七烷（5.55%）、正十六烷（3.70%）、菲（2.88%）、正十八烷（2.70%）、异十八烷（2.09%）、异十七烷（2.01%）、正十八 (9) 烯酰胺（2.01%）、十四酸（1.91%）、氧芴（1.60%）、正十九烷（1.29%）、2,4-癸二烯醛（1.16%）等。陈永宽等（2003）用水蒸气蒸馏法提取的罂粟种子挥发油的主要成分为：2,4-壬二烯醛（27.84%）、2,4-癸烯醛（13.16%）、己醛（4.46%）、(Z,Z)-9,12-十八二烯酸（3.28%）、(Z)-2-庚烯醛（3.06%）、n-十六酸（2.44%）、(Z,Z)-9,17-十八二烯酸（2.36%）、(E)-2-辛烯醛

（2.14%）、5-庚基-二氢-2(3H)呋喃酮（1.54%）、1-辛烯-3-醇（1.53%）、2-戊基呋喃（1.22%）、2-羟基-4-甲基苯甲醛（1.16%）、二十二烷（1.16%）、环十五烷（1.13%）等。李兆琳等（1990）用水蒸气蒸馏法提取的甘肃河西产罂粟种子挥发油的主要成分为：2-环戊烯-1-十一酸乙酯（21.34%）、己醛（9.89%）、2-戊基呋喃（7.35%）、α-异亚丙基-2-呋喃乙醛（3.66%）、2,6,6-三甲基-2-环己烯-1-醇（2.56%）、十九烷（1.98%）、十八烷（1.87%）、环癸酮（1.60%）、薁（1.40%）、2,2,5,5-四甲基-3-己烯（1.36%）、十七烷（1.25%）、2-甲基-7-乙基-4-十一醇（1.10%）等。

【性味与功效】味甘，性平。健脾开胃，清热利水。治泄泻，痢疾，反胃。

深山黄堇 ▼

【基源】罂粟科紫堇属植物深山黄堇（黄堇）*Corydalis pallida* (Thunb.) Pers. 的全草。

【形态特征】多灰绿色丛生草本，高20~60cm。茎1至多条，具棱。基生叶多数，莲座状。茎生叶上面绿色，

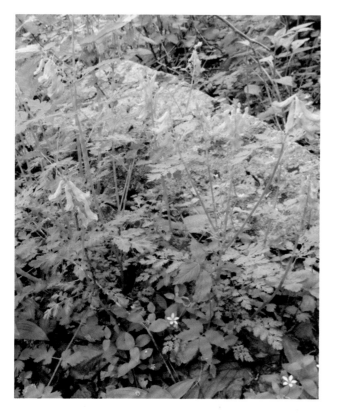

下面苍白色，二回羽状全裂，一回羽片约4~6对，卵圆形，裂片边缘具圆齿状裂片，侧生的较小，常具4~5圆齿。总状花顶生和腋生，长约5cm，疏具多花。苞片披针形至长圆形。花黄色至淡黄色。蒴果线形，念珠状，具1列种子。种子黑亮。

【习性与分布】生林间空地、墙角、石缝、火烧迹地、林缘、河岸或多石坡地。半耐阴，不耐高温强光、干旱。分布于黑龙江、吉林、辽宁、河北、内蒙古、山西、山东、河南、陕西、湖北、江西、江苏、安徽、浙江、福建、台湾。

【芳香成分】徐攀等（2009）用水蒸气蒸馏法提取的浙江杭州产黄堇新鲜全草挥发油的主要成分为：2-(1-甲基乙氧基)-乙醇（18.32%）、3-甲基-6-(1-甲基乙基)-环己烯(12.83%)、3-己烯-1-醇(10.67%)、3,7-二甲基-1,6-辛二烯-3-醇（8.17%）、4,4-二甲基-3-己醇（4.36%）、2-丙烯基己酸酯（3.79%）、2,6,6-三甲基-1-环己烯-1-羧醛（3.59%）、1-(2,6,6-三甲基-1,3-环己二烯-1-基)-2-丁醇-1-酮（3.01%）、1-己烯-3-醇(2.87%)、2,4-己二炔（2.78%）、4-(2,6,6-三甲基-1-环己烯-1-基)-3-丁烯-2-醇（2.35%）、2-丁酰基-1-辛醇（2.03%）、3,4-二甲基甲烷（1.77%）、α,α,4-三甲基-3-环己烯-1-甲醇（1.69%）、8-乙酰基-8-N[3.2.1]正辛烷（1.61%）、4-(2,6,6-三甲基-1-环己烯-1-基)-3-丁烯-1-酮（1.59%）、5,5-二甲基-4-(3-丁氧基)[2.5]辛烷（1.46%）、2-甲氧基-4-乙烯苯酚（1.39%）、1-(1-甲基乙基)-3-乙基-环氧乙烷（1.36%）、5-戊氧基-2-戊烯（1.23%）、十二烯（1.23%）、1-甲基-3-环己烯-1-甲醛（1.13%）等。

【性味与功效】味微苦，性凉，有毒。清热利湿，解毒。治湿热泄泻，赤白痢疾，带下，痈疮热疖，丹毒，风火赤眼。

黄草花 ▼

【基源】罂粟科紫堇属植物灰绿黄堇 *Corydalis adunca* Maxim. 的全草。

【形态特征】多年生灰绿色丛生草本，高20~60cm。基生叶约达茎的1/2至2/3，叶片狭卵圆形，二回羽状

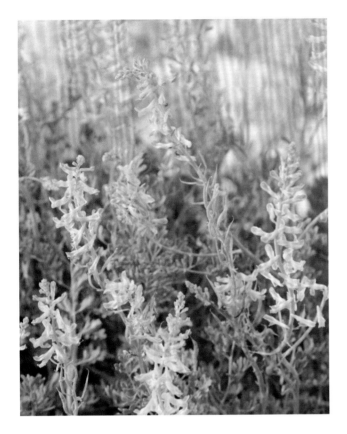

全裂，一回羽片约 4~5 对，二回羽片 1~2 对，三深裂。茎生叶与基生叶同形，近一回羽状全裂。总状花序长 3~15cm，多花。苞片狭披针形。花黄色。萼片卵圆形。蒴果长圆形，约长 1.8cm，宽 2.5mm。种子黑亮，直径约 2mm，种阜大。

【习性与分布】生于海拔 1000~3900m 的干旱山地、河滩地或石缝中。分布于内蒙古、宁夏、甘肃、陕西、青海、四川、西藏。

【挥发油含量】水蒸气蒸馏的干燥全草的得油率为 0.65%。

【芳香成分】张继等（2003）用水蒸气蒸馏法提取的甘肃南部产灰绿黄堇干燥全草挥发油的主要成分为：3,7- 二甲基 -1,6- 辛二烯 -3- 醇（46.80%）、2- 氨基苯甲酸 -3,7- 二甲基 -1,6- 辛二烯 -3- 酯（11.90%）、4- 甲基 -1-(1- 甲基乙基)-3- 环己烯 -1- 醇（10.66%）、α - 松油醇（8.31%）、2- 十一酮（6.49%）、β -d- 甘露呋喃糖苷香叶醇（4.28%）、3,7- 二甲基 -2,6- 辛二烯 -1- 醇（2.43%）、1,5- 二甲基 -1,5- 环辛二烯（2.02%）、桉油醇（2.00%）、β - 月桂烯（1.91%）、3,7- 二甲基 -1,3,6- 辛三烯（1.20%）、十九烷（1.06%）等。

【性味与功效】味苦，性凉。清肺止咳，清肝利胆，止痛。治肺热咳嗽，发热胸痛，肝胆湿热，胁痛，发热，厌食油腻，黄疸，湿热泄泻。

塞北紫堇 ▼

【基源】罂粟科紫堇属植物塞北紫堇 *Corydalis impatiens* (Pall.) Fisch. 的全草。

【形态特征】无毛草本，高 20~65cm。基生叶数枚，叶柄基部扩大成鞘，叶片轮廓卵形，2~3 回三出分裂，2~3 深裂或浅裂；茎生叶数枚，具鞘，叶片同基生叶。总状花序生于茎和分枝先端，多花；苞片二回羽状分裂至钻形全缘。萼片鳞片状；花瓣黄色，花瓣片舟状卵形。蒴果狭圆柱形，有 3~7 枚种子，排成 1 列。种子近圆形，黑色，具光泽。花果期 6~10 月。

【习性与分布】生于海拔 1700m 附近的林下、山坡灌丛下、草丛中或地边路旁。分布于内蒙古、山西、四川、青海、甘肃。

【芳香成分】潘国庆等（2017）用乙醇冷浸法提取的青海共和产塞北紫堇阴干全草挥发油的主要成分为：环丙烷（37.35%）、2,5- 二氢 -3- 甲基 - 呋喃（24.16%）、正己烷（23.03%）、(3β,5α,24S)- 豆甾 -7- 烯 -3- 醇（4.92%）、(5β,12α)-12- 羟基 - 麦角甾烷 -3- 酮（4.31%）、邻苯二甲酸二丁酯（2.51%）等。

【性味与功效】味苦，性寒。活血散瘀，行气止痛，清热解毒。治胃脘痛，肝炎，胆囊炎，腰腿痛，痈肿，疥癣，毒蛇咬伤，刀伤。

小花黄堇 ▼

【基源】罂粟科紫堇属植物小花黄堇 *Corydalis racemosa* (Thunb.) Pers. 的全草。

【形态特征】灰绿色丛生草本，高 30~50cm。基生叶常早枯萎。茎生叶三角形，上面绿色，下面灰白色，二回羽状全裂，一回羽片约 3~4 对，二回羽片 1~2 对。总状花序长 3~10cm，具多花。苞片披针形至钻形。花黄色。萼片小，卵圆形。上花瓣长约 6~7mm；距短囊状。蒴果线形，具 1 列种子。种子黑亮，近肾形，具短剌状突起，种阜三角形。

【习性与分布】生于海拔 400~2070m 的林缘阴湿地或

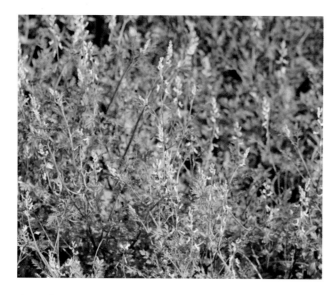

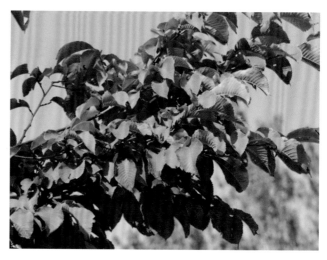

多石溪边。分布于甘肃、陕西、河南、四川、贵州、湖南、湖北、江西、安徽、江苏、浙江、福建、广东、香港、广西、云南、西藏、台湾。

【挥发油含量】水蒸气蒸馏的全草的得油率为0.11%。

【芳香成分】吴建国等（2015）用水蒸气蒸馏法提取的福建永春产小花黄堇全草挥发油的主要成分为：棕榈酸（29.53%）、叶绿醇（7.71%）、亚麻酸甲酯（6.55%）、六氢法呢基丙酮（6.14%）、β-紫罗兰酮（3.05%）、十七烷（2.72%）、亚油酸（2.62%）、棕榈酸甲酯（1.93%）、二十烷（1.75%）、石竹烯氧化物（1.56%）、E-β-突厥烯酮（1.46%）、二十二烷（1.40%）、β-石竹烯（1.37%）、十四酸（1.30%）、癸醛（1.27%）、二十一烷（1.26%）、4-乙烯基-2-甲氧基苯酚（1.24%）、壬醛（1.22%）、二甲基四硫化物（1.10%）等。

【性味与功效】味微苦，性凉。清热利尿，止痢，止血。治暑热腹泻，痢疾，肺结核咳血，高热惊风，目赤肿痛，流火，毒蛇咬伤，疮疖肿毒。

榉树叶 ▼

【基源】榆科榉属植物大叶榉树 *Zelkova schneideriana* Hand.-Mazz. 的叶。

【形态特征】乔木，高达35m，胸径达80cm；冬芽常2个并生，球形或卵状球形。叶厚纸质，大小形状变异很大，卵形至椭圆状披针形，长3~10cm，宽1.5~4cm，边缘具圆齿状锯齿，侧脉8~15对；叶柄粗短，长

3~7mm，被柔毛。雄花1~3朵簇生于叶腋，雌花或两性花常单生于小枝上部叶腋。核果与榉树相似。花期4月，果期9~11月。

【习性与分布】常生于溪间水旁或山坡土层较厚的疏林中，海拔200~1100m，在云南和西藏可达1800~2800m。分布于陕西、甘肃、江苏、安徽、浙江、江西、福建、河南、湖北、湖南、广东、广西、四川、贵州、云南、西藏。

【挥发油含量】水蒸气蒸馏的阴干叶的得油率为0.08%。

【芳香成分】孙崇鲁等（2015）用水蒸气蒸馏法提取的浙江宁波产大叶榉树阴干叶挥发油的主要成分为：邻苯二甲酸二丁酯（10.82%）、乙酸丁酯（8.28%）、对乙基甲苯（6.18%）、植物醇（5.72%）、癸酸（3.63%）、丙酸乙酯（3.61%）、均三甲苯（3.34%）、连三甲苯（2.17%）、法尼基丙酮（1.89%）、邻苯二甲酸二异丁酯（1.83%）、2-已烯醛（1.66%）、丙苯（1.46%）、6-甲基-3,5-戊二烯-2-酮（1.43%）、香叶基丙酮（1.43%）、棕榈醛（1.25%）、β-紫罗酮（1.12%）、芳樟醇（1.09%）、肉豆蔻酸（1.07%）等。

【性味与功效】味苦，性寒。清热解毒，凉血。治疮疡肿痛，崩中带下。

榆白皮 ▼

【基源】榆科榆属植物榆树 *Ulmus pumila* Linn. 的树皮或根皮的韧皮部。

【形态特征】落叶乔木，高达25m，胸径1m；冬芽近球形。叶椭圆状卵形或卵状披针形，长2~8cm，宽

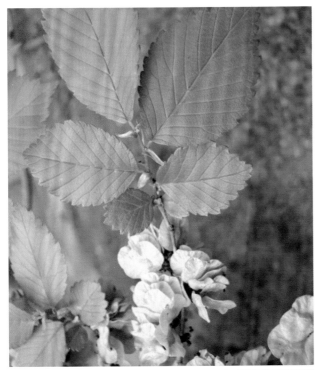

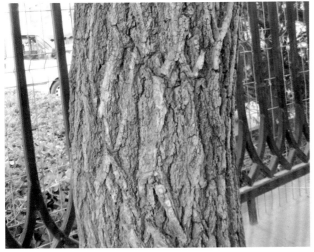

碳三烯 –5.14– 二醇（5.40%）、二十一烷（4.32%）、7– 甲基 – 十七烷（4.10%）、1– 二十七醇（3.83%）、十五烷（2.28%）等；用正己烷萃取法提取的韧皮部挥发油的主要成分为：三十四烷（35.60%）、13– 十一基 – 二十五烷（22.30%）、9,12– 十八碳二烯酸（8.72%）、2– 丁基 –5– 己基 –1H– 茚（8.35%）、9– 十八烯酸（5.45%）、十二烷（2.30%）、2– 甲基 –1– 癸醇（2.06%）、二十二烷（1.89%）、十一烷（1.82%）、二十三烷（1.81%）、17– 三十五烷烯（1.48%）、十四烷（1.33%）、二十八烷（1.20%）、二十一烷（1.19%）等。

【性味与功效】味甘，性平。利水，通淋，消肿。治小便不通，淋浊，水肿，痈疽发背，丹毒，疥癣。

扁竹根 ▼

【基源】鸢尾科鸢尾属植物蝴蝶花 *Iris japonica* Thunb. 的根茎或根。

【形态特征】多年生草本。叶基生，暗绿色，近地面处带红紫色，剑形，长 25~60cm，宽 1.5~3cm。顶生稀疏总状聚伞花序，分枝 5~12 个；苞片叶状，3~5 枚，宽披针形或卵圆形，含有 2~4 朵花，花淡蓝色或蓝紫色，直径 4.5~5 cm；花被管明显，外花被裂片倒卵形，有黄色鸡冠状附属物。蒴果椭圆状柱形；种子黑褐色，不规则多面体。花期 3~4 月，果期 5~6 月。

1.2~3.5cm，边缘具重锯齿或单锯齿。花先叶开放，在去年生枝的叶腋成簇生状。翅果近圆形，长 1.2~2cm，果核部分位于翅果的中部，初淡绿色，后白黄色，4 浅裂，裂片边缘有毛，果梗较花被为短，长 1~2mm，被（或稀无）短柔毛。花果期 3~6 月。

【习性与分布】生于海拔 1000~2500m 的山坡、山谷、川地、丘陵及沙岗等处。阳性树种，喜光，耐旱，耐寒，耐瘠薄。能耐干冷气候及中度盐碱，但不耐水湿。分布于东北、华北、西北及西南各省区。

【芳香成分】范丽华等（2018）用水蒸气蒸馏法提取的宁夏盐池产榆树新鲜韧皮部挥发油的主要成分为：十九烷（21.20%）、十八烷（14.80%）、十七烷（13.20%）、十六烷（8.35%）、二十三烷（7.90%）、9– 甲基 – 十九烷（7.12%）、二十二烷（5.60%）、1,3,12– 十九

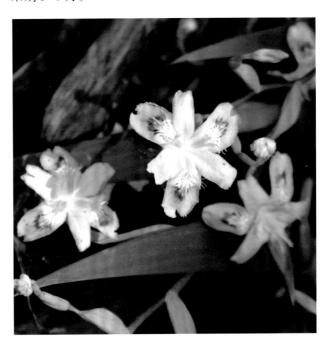

【习性与分布】生于山坡较阴蔽而湿润的草地、疏林下或林缘草地，云贵高原一带常生于海拔3000~3300m处。喜湿润，喜光，也较耐阴。喜温凉气候，耐寒性强。分布于江苏、安徽、浙江、福建、湖北、湖南、广东、广西、陕西、甘肃、四川、贵州、云南。

【挥发油含量】水蒸气蒸馏的根茎的得油率为0.41%。

【芳香成分】秦军等（2003）用同时蒸馏萃取法提取的贵州产蝴蝶花根茎挥发油的主要成分为：肉豆蔻酸（70.93%）、辛酸（10.25%）、癸酸（6.18%）、月桂酸（4.08%）、棕榈酸（3.07%）、十六碳烯酸（1.74%）等。

【性味与功效】味苦、辛，性寒，有小毒。消食，杀虫，通便，利水，活血，止痛，解毒。治食积腹胀，虫积腹痛，热结腹痛，热结便秘，水肿、瘕，久虐，牙痛，咽喉肿痛，疮肿，瘰疬，跌打损伤，子宫脱垂，蛇犬咬伤。

马蔺叶 ▼

【基源】鸢尾科鸢尾属植物马蔺 *Iris lactea* Pall. var. *chinensis* (Fisch.) Koidz 的叶。

【形态特征】多年生密丛草本。叶基生，灰绿色，条形或狭剑形，长约50cm，宽4~6mm，基部鞘状，带红紫色。花茎高3~10cm；苞片3~5枚，草质，绿色，边缘白色，披针形，有2~4朵花；花浅蓝色、蓝色或蓝紫色；花被管甚短，外花被裂片倒披针形，内花被裂片狭倒披针形。蒴果长椭圆状柱形；种子为不规则的多面体，棕褐色。花期5~6月，果期6~9月。

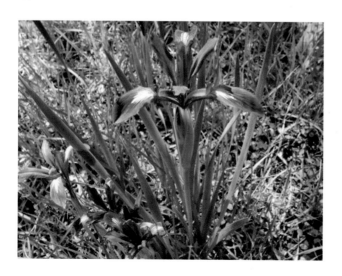

【习性与分布】生长于海拔50~3900m的温带和寒温地带的荒地、路旁、山坡草地、盐碱化草场、耐盐碱、耐践踏。分布于产黑龙江、吉林、辽宁、内蒙古、河北、山西、山东、河南、安徽、江苏、浙江、湖北、湖南、陕西、甘肃、宁夏、青海、新疆、四川、西藏。

【挥发油含量】水蒸气蒸馏的新鲜叶的得油率为0.12%。

【芳香成分】刁全平等（2013）用水蒸气蒸馏法提取的辽宁鞍山产马蔺新鲜叶挥发油的主要成分为：苯乙醇（20.96%）、苯甲醇（13.61%）、2-甲硫基乙醇（10.14%）、2-叔丁基-4-羟基茴香醚（6.73%）、十二烷酸（3.34%）、双环[4.2.0]八碳-1,3,5-三烯（3.10%）、苯甲酸-2-苯基乙醇酯（3.01%）、2,5-二异丁基噻吩（2.80%）、3-己烯醇（2.61%）、4-乙基苯酚（2.52%）、对二甲苯（2.37%）、2,3-二氢苯并呋喃（2.29%）、苯并噻唑（1.65%）、安息香酸苯甲酯（1.64%）、4-乙基-2-甲氧基苯酚（1.48%）、2-甲氧基-4乙烯基苯酚（1.39%）、3-苯基-2-丙烯酸乙酯（2.31%）、正癸酸（1.31%）、3,4,7-三甲基-2,3-二氢-1-茚酮（1.25%）、乙苯（1.09%）、2-羟基苯酚（1.04%）等。

【性味与功效】味酸、咸。清热解毒，利尿通淋，活血消肿。治喉痹，痈疽，淋病，鲜叶熏洗可以治痔疮。

喜盐鸢尾 ▼

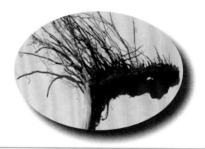

【基源】鸢尾科鸢尾属植物喜盐鸢尾 *Iris halophila* Pall. 的根状茎、花、种子。花、种子的芳香成分未见报道。

【形态特征】多年生草本。根状茎紫褐色，直径1.5~3cm，表面残存有老叶叶鞘。叶剑形，灰绿色，长20~60cm，宽1~2cm。花茎高20~40cm，有3枚苞片，草质，绿色，长5.5~9cm，宽约2cm，白色，含有2朵花；花黄色，直径5~6cm；外花被裂片提琴形，内花被裂

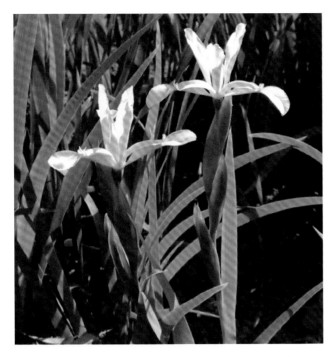

片倒披针形。蒴果椭圆状柱形，绿褐色或紫褐色；种子近梨形，黄棕色。花期5~6月，果期7~8月。

【习性与分布】生于草甸草原、山坡荒地、砾质坡地及潮湿的盐碱地上。喜湿润，有一定的耐盐碱能力。喜光，也较耐阴。喜温凉气候，耐寒性强。分布于新疆、甘肃、内蒙古、宁夏。

【芳香成分】杨博（2008）用水蒸气蒸馏法提取的新疆吐鲁番产喜盐鸢尾干燥根挥发油的主要成分为：3-甲氧基-1,2-丙二醇（29.54%）、月桂酸（12.04%）、癸酸（4.52%）、9,12-十八碳二烯酸甲酯（4.15%）、棕榈酸（3.91%）、月桂酸乙酯（3.87%）、庚烷（3.74%）、肉豆蔻酸（3.69%）、棕榈酸乙酯（2.42%）、棕榈酸甲酯（2.34%）、肉豆蔻酸乙酯（1.90%）、癸酸乙酯（1.73%）、油酸（1.72%）、亚油酸乙酯（1.35%）、十七碳烯-(8)-碳酸-(1)（1.32%）、9-十八碳烯酸甲酯（1.28%）、4-(6,6-二甲基-1环己烯-1基)-3-丁烯-2-酮（1.19%）、环戊烷（1.02%）、鸢尾酮（1.01%）等。

【性味与功效】味甘、淡，性凉。清热解毒，利尿，止血。治痔疮。

蝉翼藤 ▼

【基源】远志科蝉翼藤属植物蝉翼藤 *Securidaca inappendiculata* Hassk. 的根及根皮。

【形态特征】攀援灌木，长6m。单叶互生，叶片纸质或近革质，椭圆形，长7~12cm，宽3~6cm，全缘。圆锥花序顶生或腋生，长13~15cm；苞片微小；花小，萼片5，外面3枚长圆状卵形，里面2枚花瓣状；花瓣3，淡紫红色，侧瓣倒三角形，龙骨瓣近圆形，顶端具1兜状附属物。核果球形；种子1粒，卵圆形，淡黄褐色。花期5~8月，果期10~12月。

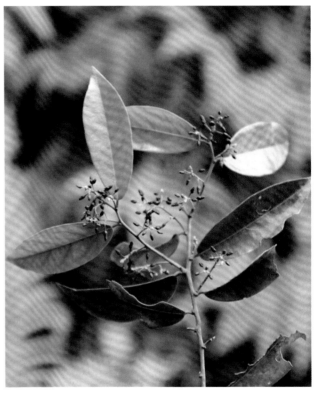

【习性与分布】生于沟谷密林中，海拔500~1100m。分布于广东、海南、广西、云南。

【挥发油含量】水蒸气蒸馏的干燥根的得油率为0.62%；超临界萃取的干燥根的得油率为2.88%。

【芳香成分】周坚等（2013）用水蒸气蒸馏法提取的蝉翼藤干燥根挥发油的主要成分为：苯甲醛（14.82%）、α-亚甲基-γ-丁内酯（11.04%）、3-氟苯乙腈（8.01%）、苯乙醛（5.73%）、(Z)-3,7-二甲基-1,3,6-十八烷三烯（4.65%）、异植醇（3.77%）、1-(2-甲基-1-环戊烯)-乙酮（2.26%）、1-苄基-1H-1,2,4-三唑（2.15%）、左旋樟脑（2.11%）、苯甲酸（2.01%）、顺-3a,4,9,9a-四氢-2,2-二甲基-萘并[2,3-d]-1,3-二氧杂环戊烯-5-醇（1.58%）、1-戊烯（1.34%）、(1S-顺)-1,2,3,5,6,8-六氢-4,7-二甲基-1-(1-甲基乙基)-萘（1.05%）等。

【性味与功效】味辛、苦，性微寒。活血散瘀，消肿止痛，清热利尿。治急性肠胃炎，跌打损伤。

臭常山 ▼

【基源】芸香科臭常山属植物臭常山 *Orixa japonica* Thunb. 的根、茎、叶。

【形态特征】高 1~3m 的灌木或小乔木；枝、叶有腥臭气味。叶薄纸质，全缘或上半段有细钝裂齿，大小差异较大，长 4~15cm，宽 2~6cm，倒卵形或椭圆形。雄花序长 2~5cm；有苞片 1 片，苞片阔卵形；萼片甚细小；花瓣比苞片小，狭长圆形；雌花的萼片及花瓣形状与大小均与雄花近似。成熟分果瓣阔椭圆形，内有近圆形的种子 1 粒。花期 4~5 月，果期 9~11 月。

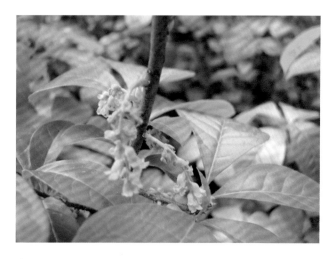

【习性与分布】见于海拔 500~1300m 山地密林或疏林向阳坡地。分布于河南、安徽、江苏、浙江、江西、湖北、湖南、贵州、四川等地。

【芳香成分】赵超等（2009）用固相微萃取法提取的贵州贵阳产臭常山新鲜根挥发油的主要成分为：α-蒎烯 (32.09%)、4-甲基 -4-乙烯基 -3-异丙烯基环己烯 (16.39%)、α-衣兰油烯（6.24%）、β-石竹烯（5.68%）、2-(甲氨基)-安息香酸甲酯（3.33%）、吉玛烯 D（2.71%）、3,4-二乙烯基 -3-甲基 -环己烯（2.15%）、L-柠檬烯（1.94%）、月桂烯（1.77%）、α-胡椒烯（1.68%）、α-紫穗槐烯（1.53%）、环萨替文（1.42%）、(E,Z)-α-法呢烯（1.31%）、β-荜澄茄烯（1.28%）、α-愈创木烯（1.12%）、β-榄香烯（1.04%）等。何前松等（2010）用固相微萃取法提取的贵州道真产臭常山新鲜根挥发油的主要成分为：1-甲基 -5,6-二乙烯基 -1-环己烯（80.70%）、1-甲基 -5,6-二乙烯基 -1-环己烯（11.40%）、3-甲基 -3,4-二乙烯基 -1-环己

烯（7.59%）、α-蒎烯（2.40%）、β-月桂烯（1.21%）、α-紫穗槐烯(1.19%）等；新鲜茎挥发油的主要成分为：α-蒎烯（36.12%）、苄基异腈（14.46%）、苯乙基异氰（12.57%）、甲基辛基酮（4.59%）、3-甲基 -3,4-二乙烯基 -1-环己烯（4.48%）、棕榈酸（3.19%）、(Z)-3,7-二甲基 -1,3,6-十八烷三烯（2.58%）、安息香醛（2.35%）、桧烯（2.12%）、β-月桂烯（2.02%）、叶绿醇（2.02%）、十碳醛（1.60%）、白鲜碱（1.58%）、醋酸 -3-庚烯基酯（1.55%）、2-甲基戊醛（1.39%）、α-荜澄茄油烯（1.27%）、2-丙基呋喃（1.19%）、可巴烯（1.06%）、(Z,Z)-α-金合欢烯（1.01%）等；新鲜叶挥发油的主要成分为：2-己烯醛（21.11%）、白鲜碱（19.00%）、桧烯（10.79%）、氧化石竹烯（6.25%）、2-乙基呋喃（4.70%）、4,4-二甲基 -四环 [6.3.2.0^{2,5}.0^{1,8}] 十三烷 -9-醇（4.62%）、4,11,11-三甲基 -8-亚甲基 -二环 [7.2.0]-4-十一烯（4.41%）、2,4-己二烯醛（2.63%）、长叶松节烷（2.58%）、(E)-3,7-二甲基 -2,6-亚辛基 -1-醇醋酸酯（2.50%）、香橙烯（2.36%）、棕榈酸（2.02%）、1-甲基 -5,6-二乙烯基 -环己烯（1.91%）、(Z,Z)-α-金合欢烯（1.74%）、细辛醚（1.71%）、己烯醛（1.66%）、3-己烯 -1-醇（1.40%）、安息香醛（1.21%）、巴豆醛（1.06%）等。

【性味与功效】味苦、辛，性凉。清热利湿，截疟，止痛，安神。治风热感冒，风湿关节肿痛，胃痛，疟疾，跌打损伤，神经衰弱；外用治痈肿疮毒。

飞龙掌血 ▼

【基源】芸香科飞龙掌血属植物飞龙掌血 *Toddalia asiatica* (Linn.) Lam. 的根或叶。

【形态特征】茎枝及叶轴有甚多锐刺。小叶有香气，

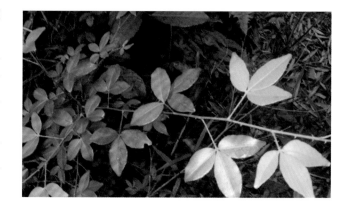

卵形或倒卵状椭圆形。长5~9cm，宽2~4cm，叶缘有细裂齿。有极小的鳞片状苞片，花淡黄白色；萼片长不及1mm，边缘被短毛；花瓣长2~3.5mm；雄花序为伞房状圆锥花序；雌花序呈聚伞圆锥花序。果橙红或朱红色，径8~10mm或稍较大；种子褐黑色，有极细小的窝点。花期几乎全年。果期多在秋冬季。

【习性与分布】生于海拔2000m以下的山地，石灰岩山地也常见。分布于广东、广西、海南、湖南、湖北、陕西、福建、台湾、江西、浙江、四川、云南、贵州等省区。

【挥发油含量】水蒸气蒸馏的干燥根及根皮的得油率为0.12%，干燥叶的得油率为0.40%，枝叶的得油率为0.32%。

【芳香成分】刘志刚等（2011）用水蒸气蒸馏法提取的贵州贵阳产飞龙掌血干燥根及根皮挥发油的主要成分为：α-杜松醇（17.08%）、斯巴醇（12.06%）、α-紫穗槐烯（9.18%）、δ-荜澄茄烯（9.03%）、大香叶烯D-4-醇（8.22%）、β-甜没药烯（6.08%）、反式橙花叔醇（5.67%）、大根香叶烯B（5.02%）、卡达三烯（4.19%）、异喇叭烯（3.04%）、δ-杜松醇（2.19%）、1H-环戊二烯并[1.3]环丙基[1.2]苯-八氢-7-甲基-3-亚甲基-4-(1-甲基乙基)（2.12%）、δ-榄香烯（2.03%）、6,10-二甲基-5,9-十一双烯-1-炔（1.77%）、(-)-蓝桉醇（1.73%）、雪松烯醇（1.30%）、β-榄香烯（1.28%）、珀珀烯（1.05%）等；干燥叶挥发油的主要成分为：石竹烯（23.21%）、反式橙花叔醇（18.83%）、β-榄香烯（13.43%）、斯巴醇（12.91%）、δ-榄香烯（6.88%）、蛇床烯（5.67%）、氧化石竹烯（4.75%）、δ-荜澄茄烯（1.15%）等。

【性味与功效】味辛、微苦，性温。散瘀止血，祛风除湿，消肿解毒。根皮：治风湿痹痛，跌打损伤，风湿性关节炎，肋间神经痛，胃痛，月经不调，痛经，闭经；外用治骨折、外伤出血。叶：外用治痈疮肿毒、毒蛇咬伤。

柠檬根 ▼

【基源】芸香科柑橘属植物黎檬 *Citrus limonia* Osbeck 的根。

【形态特征】小乔木。嫩叶及花蕾常呈暗紫红色，多锐刺。单身复叶，翼叶线状或仅有痕迹，夏梢上的叶有较明显的翼叶，叶片阔椭圆形或卵状椭圆形，边缘有钝齿，干后叶背带亮黄色。少花簇生或单花腋生，有时3~5组成总状花序；花瓣略斜展，背面淡紫色。果扁圆至圆球形，淡黄或橙红色，稍难剥离；种子或多或少，长卵形，细小。花期4~5月，果期9~10月。

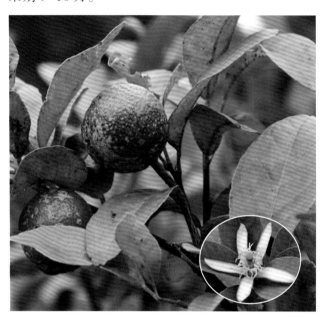

【习性与分布】多见于较干燥坡地或河谷两岸坡地。分布于广东、云南、广西、福建、台湾、贵州、湖南、四川等省区。

【挥发油含量】水蒸气蒸馏的黎檬根的得油率为0.05%。

【芳香成分】芮雯等（2007）用水蒸气蒸馏法提取的广东连南产黎檬根挥发油的主要成分为：榄香醇（42.61%）、β-桉叶醇（10.37%）、1,7-二甲基-7-(4-甲基-3-戊烯基)三环[2.2.1.0^{2,6}]庚烷（4.55%）、β-马阿里烯（3.83%）、脱氢香树烯（3.36%）、α-法呢烯（3.07%）、丙烯基-1-甲基-1-乙烯基-环己烷（1.94%）、对檀香醇（1.83%）、邪蒿内酯（1.62%）、9,17-十八碳二烯醛（1.58%）、十六烷酸（1.46%）、软木花椒素（1.40%）、沉香螺萜醇（1.39%）、3-甲基-1,3,5-正三烯（1.34%）、匙叶桉油烯醇（1.23%）、四甲基环癸二烯异丙醇（1.22%）、十四烷酸（1.14%）等。

【性味与功效】味辛、苦，性微温。行气止血，止痛，止咳。治胃痛，疝气痛，跌打损伤，咳嗽。

柠檬叶 ▼

【基源】芸香科柑橘属植物黎檬 *Citrus limonia* Osbeck 或柠檬 *Citrus limon*（Linn.）Burm.f. 的叶。

【形态特征】黎檬：同柠檬根。

柠檬：小乔木。嫩叶及花芽暗紫红色，翼叶宽或狭，或仅具痕迹，叶片厚纸质，卵形或椭圆形，长8~14cm，宽4~6cm，边缘有明显钝裂齿。单花腋生或少花簇生；花萼杯状，4~5浅齿裂；花瓣长1.5~2cm，外面淡紫红色，内面白色；常有单性花。果椭圆形或卵形，果皮厚，通常粗糙，柠檬黄色，难剥离，种子小，卵形；种皮平滑。花期4~5月，果期9~11月。

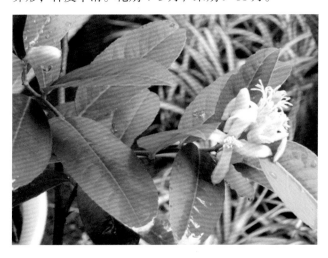

【习性与分布】黎檬：同柠檬根。柠檬：喜温暖，耐阴，不耐寒，也怕热，宜在冬暖夏凉的亚热带地区栽培。分布于长江以南各省区。

【挥发油含量】水蒸气蒸馏的黎檬叶的得油率为0.14%~0.59%，柠檬叶的得油率为0.11%~0.34%；同时蒸馏萃取法提取的新鲜叶的柠檬得油率为0.58%~0.60%，超临界萃取的干燥叶的得油率为5.80%。

【芳香成分】黎檬：林正奎等（1992）用水蒸气蒸馏法提取的重庆产黎檬叶挥发油的主要成分为：d-柠檬烯（35.28%）、β-蒎烯（19.13%）、桧烯（13.33%）、香茅醛（12.66%）、反-β-罗勒烯（2.99%）、橙花醇（2.40%）、α-蒎烯（1.74%）、芳樟醇（1.71%）、橙花醛（1.65%）、乙酸橙花酯（1.44%）、香叶醛（1.29%）、β-石竹烯（1.09%）等。楚建勤等（1985）

用水蒸气蒸馏法提取的野生黎檬新鲜叶挥发油的主要成分为：莰烯+3,6,6-三甲基-双环[3.1.1]-2-环己烯+罗勒烯（40.11%）、乙酸橙花酯（19.34%）、乙酸香茅酯（14.09%）、α-柠檬醛（12.76%）、香茅醛（3.19%）、芳樟醇（1.45%）、β-蒎烯（1.34%）、反式-大茴香脑（1.03%）等。

柠檬：柠檬叶挥发油的主成分多为柠檬烯（22.80%~59.15%），也有主成分不同的报告。吴恒等（2015）用同时蒸馏萃取法提取的云南德宏产'尤力克'柠檬新鲜嫩叶挥发油的主要成分为：D-柠檬烯（22.80%）、(E)-柠檬醛（22.39%）、(Z)-柠檬醛（20.86%）、左旋-β-蒎烯（5.04%）、乙酸香叶酯（2.87%）、蒎烯（2.43%）、桧烯（2.34%）、乙酸橙花酯（1.89%）、异胡薄荷醇（1.85%）、(S)-顺式-马鞭草烯醇（1.83%）、桉树醇（1.49%）、芳樟醇（1.48%）、马鞭草烯醇（1.44%）、月桂烯（1.43%）、香茅醛（1.25%）、α-松油醇（1.11%）等。林正奎等（1990）用水蒸气蒸馏法提取的重庆产'尤力克'柠檬叶挥发油的主要成分为：6-甲基-5-庚烯-2-酮（24.35%）、d-柠檬烯（21.77%）、香叶醛（15.27%）、香芹酮（9.64%）、橙花醛（9.45%）和乙酸芳樟酯（5.71%）、γ-松油烯（2.13%）、芳樟醇（1.85%）、α-蒎烯（1.25%）、乙酸橙花酯（1.12%）等。温鸣章等（1989）用水蒸气蒸馏法提取的四川木里产'木里'柠檬叶挥发油的主要成分为：香叶醛(21.31%)、芳樟醇（17.26%）、橙花醛(13.96%)、d-柠檬烯(9.84%)、β-水芹烯(9.33)、橙花醇（4.47%)、乙酸橙花酯（2.82%）、香茅醛（2.63%）、乙酸芳樟酯（2.22%）、α-水芹烯(2.04%)、香芹酮(2.02%)、6-甲基-5-庚烯-2-酮(1.73%)、乙酸香叶酯(1.66%)等。

【性味与功效】味辛、甘、微苦，性微温。化痰止咳，理气和胃，止泻。治咳喘痰多，气滞腹胀，泄泻。

柠檬皮 ▼

【基源】芸香科柑橘属植物黎檬 *Citrus limonia* Osbeck 或柠檬 *Citrus limon*（Linn.）Burm.f. 的外果皮。

【形态特征】同柠檬叶。

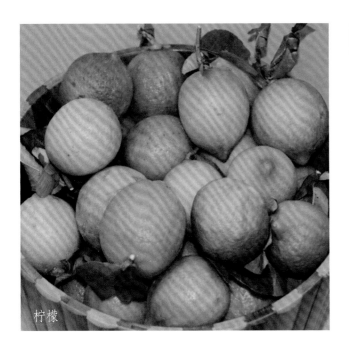

柠檬

【习性与分布】同柠檬叶。

【挥发油含量】水蒸气蒸馏的黎檬果皮的得油率为0.19%~0.3，柠檬果皮的得油率为0.13%~2.15%；冷榨法提取的柠檬果皮的得油率为2.54%，溶剂浸提的新鲜果皮的得油率为2.11%，微波辅助水蒸气蒸馏的新鲜果皮的得油率为0.33%；超声波辅助溶剂法提取的干燥果皮的得油率为2.43%。

【芳香成分】黎檬：黄远征等（1998）用冷压法提取的重庆产黎檬果皮挥发油的主要成分为：柠檬烯（67.47%）、γ-松油烯（11.42%）、β-蒎烯（7.33%）、α-蒎烯（1.86%）、月桂烯（1.69%）、香桧烯（1.43%）等。

柠檬：柠檬果皮挥发油的主成分多为柠檬烯（35.49%~70.96%），也有主成分不同的报告。涂勋良等（2016）用水蒸气蒸馏法提取的四川安岳产'尤力克'柠檬新鲜成熟果皮挥发油的主要成分为：D-柠檬烯（52.32%）、α-松油醇（11.93%）、γ-松油烯（8.80%）、松油烯-4-醇（5.38%）、β-蒎烯（4.08%）、异松油烯（1.35%）、芳樟醇（1.10%）等。朱亮锋等（1993）用水蒸气蒸馏法提取的广东广州产柠檬果皮挥发油的主要成分为：α-柠檬醛（35.49%）、β-柠檬醛（25.95%）、柠檬烯（11.23%）、α-松油醇（4.65%）、松油烯（3.11%）、松油醇-4（2.42%）、对伞花烃（1.97%）、香叶醇（1.88%）、芳樟醇（1.58%）等。

【性味与功效】味酸、辛、微苦，性温。行气，和胃，止痛。治脾气滞，脘腹胀痛，食欲不振。

柠檬 ▼

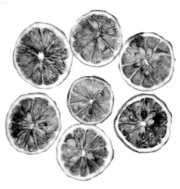

【基源】芸香科柑橘属植物柠檬 Citrus limon（Linn.）Burm.f. 的果实。

【形态特征】同柠檬叶。

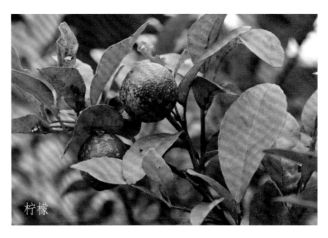

柠檬

【习性与分布】同柠檬叶。

【芳香成分】柠檬果实挥发油的主成分均为柠檬烯（51.25%~56.77%）。梁庆优等（2014）用顶空固相微萃取法提取的柠檬果肉挥发油的主要成分为：D-柠檬烯（51.25%）、1-甲基-4-异丙基-1,4-环己二烯（10.82%）、4-甲基-1-异丙基-3-环己烯-1-醇（9.54%）、α,α,4-三甲基-3-环己烯-1-甲醇（4.79%）、β-蒎烯（3.86%）、(Z)-3,7-二甲基-2,6-辛二烯-1-醇乙酸酯（2.61%）、(E)-3,7-二甲基-2,6-辛二烯-1-醇乙酸酯（2.18%）、β-月桂烯（1.88%）、二甘醇双丁醚（1.66%）、(E)-3,7-二甲基-2,6-辛二烯-1-醇（1.50%）、1-甲基-4-(1-甲基亚乙基)环己烯（1.40%）、(Z)-3,7-二甲基-2,6-辛二烯-1-醇（1.30%）等。

【性味与功效】味酸、甘，性凉。生津止渴，和胃安胎。治胃热伤津，中暑烦渴，食欲不振，脘腹痞胀，肺咳嗽，妊娠呕吐。

橙子皮 ▼

【基源】芸香科柑橘属植物香橙 Citrus junos Tanaka 的果皮。

【形态特征】小乔木。枝常有粗长刺。叶厚纸质，翼叶倒卵状椭圆形，长 1~2.5cm，宽 0.4~1.5cm，叶片卵形或披针形，长 2.5~8cm，宽 1~4cm，叶缘有细裂齿。花单生于叶腋；花萼杯状，5~4 裂，裂片阔卵形；花瓣白色，有时背面淡紫红色。果扁圆或近似梨形，大小不一，径 4~8cm，果皮祖糙，油胞大，皮淡黄色；种子多达 40 粒，阔卵形。花期 4~5 月，果期 10~11 月。

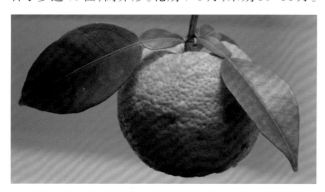

【习性与分布】宜温暖，柑橘类中较耐寒，较耐阴，耐旱。分布于甘肃、陕西、湖北、江苏、贵州、云南、广东、四川、湖南、福建、广西、江西、台湾。

【挥发油含量】水蒸气蒸馏的果皮的得油率为 0.20%；超临界萃取的干燥果皮的得油率为 5.50%。

【芳香成分】林正奎等（1992）用水蒸气蒸馏法提取的重庆产'弥陀'香橙果皮挥发油的主要成分为：反 – β – 罗勒烯（45.92%）、d- 柠檬烯（32.59%）、γ – 松油烯（11.14%）、桧烯（2.46%）、月桂烯（2.23%）、α – 蒎烯（1.00%）等。

【性味与功效】味苦、辛，性温。快气利隔，化痰降逆，消食和胃，杀鱼蟹毒。治胸膈气滞，咳嗽痰多，饮食不消，恶心呕吐，醉酒。

樗叶花椒 ▼

【基源】芸香科花椒属植物椿叶花椒 Zanthoxylum ailanthoides Sieb. et Zucc. 的根、树皮、果实和叶。根、树皮的芳香成分未见报道。

【形态特征】落叶乔木，高稀达 15m，胸径 30cm；茎干有鼓钉状、基部宽达 3cm，长 2~5mm 的锐刺，花序轴及小枝顶部常散生短直刺。叶有小叶 11~27 片或稍多；小叶狭长披针形或位于叶轴基部的近卵形，长 7~18cm，宽 2~6cm，叶缘有明显裂齿，油点多。花序顶生，多花；萼片及花瓣均 5 片；花瓣淡黄白色。分果瓣淡红褐色。花期 8~9 月，果期 10~12 月。

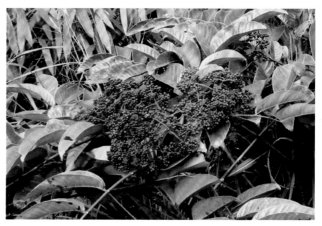

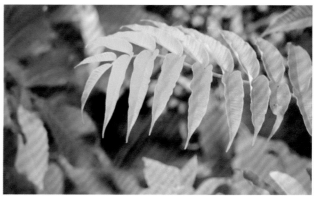

【习性与分布】见于海拔 500~1500m 的林下或路旁湿处，常见于向阳坡地、山麓、山寨附近。喜光，稍耐阴，喜温暖湿润气候。分布于除江苏、安徽外，长江以南各省区。

【挥发油含量】水蒸气蒸馏的叶的得油率为 0.33%，果实的得油率为 0.23%~1.20%。

【芳香成分】叶：吴刚等（2011）用水蒸气蒸馏法提取的安徽芜湖产椿叶花椒干燥叶挥发油的主要成分为：2- 壬酮（42.87%）、芳樟醇（19.12%）、β – 水芹烯（14.40%）、α – 法呢烯（5.42%）、罗勒烯（4.20%）、α – 蒎烯（3.21%）、(-)-4- 萜品醇（2.23%）、2- 十一酮（1.83%）等。周江菊等（2014）用水蒸气蒸馏法提取的贵州剑河产椿叶花椒阴干叶挥发油的主要成分为：α – 水芹烯（21.87%）、桉叶醇（13.12%）、(-)- 松油烯 -4- 醇（9.55%）、γ-萜品烯（8.25%）、α- 萜品烯（6.50%）、(-)-α-松油醇（6.31%）、萜品油烯（3.78%）、α- 蒎烯（3.63%）、β- 蒎烯（3.04%）、2- 侧柏烯（2.89%）、顺式 -β- 萜品醇（2.29%）、β- 水芹烯（1.76%）、顺式 -α- 萜品醇（1.72%）、α- 芳樟醇（1.44%）、大根香叶烯 D（1.41%）、石竹烯（1.06%）、顺式 -对蓋 -2- 烯 -1- 醇（1.01%）等。

果实：张云等（2009）用水蒸气蒸馏法提取的湖南长沙产椿叶花椒新鲜成熟果实挥发油的主要成分为：2- 十一酮（89.86%）、2- 壬酮（1.48%）、桧烯（1.12%）等。

【性味与功效】果实：味辛，性温。有小毒。温中，除湿，止痛，杀虫。可代花椒用。为芳香健胃，驱风药。治中暑腹脘冷痛吐泻，并能驱蛔虫。叶：外用治毒蛇咬伤肿痛及外伤出血。

散血飞 ▼

【基源】芸香科花椒属植物刺异叶花椒 *Zanthoxylum ovalifolium* Wight var. *spinifolium* (Rehd. et. Wils) Huan 的根、根皮和果实。

【形态特征】高达 10m 的落叶乔木。单小叶，指状 3 小叶，2~5 小叶或 7~11 小叶；小叶卵形、椭圆形，通常长 4~9cm，宽 2~3.5cm，小叶的叶缘有针状锐刺，油点多。花序顶生；花被片 6~8、大小不相等，形状略不相同，上宽下窄。分果瓣紫红色，径 6~8mm；基部有甚短的狭柄，油点稀少，顶侧有短芒尖；种子径 5~7mm。花期 4~6 月，果期 9~11 月。

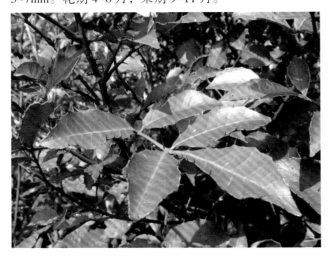

【习性与分布】见于山坡疏林或灌木丛阴湿处，有时见于空旷地。分布于河南、陕西、湖北、甘肃、湖南、贵州、四川等省。

【挥发油含量】水蒸气蒸馏的根的得油率为 0.08%，阴干果皮的得油率为 4.60%；微波辅助水蒸气蒸馏的果实的得油率为 8.90%。

【芳香成分】根：刺异叶花椒根挥发油的主成分为芳樟醇（19.17%~20.34%）。侯穴等（2005）用水蒸气蒸馏法提取的甘肃成县产刺异叶花椒根挥发油的主要成分为：芳樟醇（19.17%）、黄樟素（15.20%）、罗勒烯（10.56%）、柠檬烯（9.05%）、桉叶油素（8.41%）、羟乙基 - 乙烯（4.06%）、(R)-4- 甲基 -1-(1- 亚甲基)-3- 环己烯 -1- 醇（3.76%）、3- 蒈烯（3.60%）、1,2,3,3a,4,5,6,7- 八氢天蓝烃（3.58%）、月桂烯（3.39%）、4- 甲氧基 -6-(2- 丙烯基)-1,3- 苯并二恶茂（3.31%）、2-氨基苯甲酸 -3,7- 二甲基 -1,6- 辛二烯 -3- 醇（2.38%）、α,α,4a- 三甲基 -8- 乙烯基 -2- 萘甲醇（1.73%）、乙醚（1.66%）、正 - 十六烷酸（1.03%）等。

果实：李焱等（2005）用微波 - 同时蒸馏萃取法提取的贵州贵阳产刺异叶花椒果实挥发油的主要成分为：δ -3- 蒈烯（18.54%）、柠檬烯（11.99%）、α - 侧柏烯（5.98%）、β - 侧柏酮（4.98%）、α - 依兰油烯（4.37%）、γ - 萜品烯（3.95%）、α - 侧柏酮（3.74%）、萜品油烯（3.57%）、萜品 -4- 醇（3.51%）、反式 -β - 罗勒烯（3.45%）、2- β - 蒎烯（2.97%）、α - 蛇麻烯（2.80%）、β - 榄香烯（2.65%）、(-)- 桃金娘醛（2.37%）、反式 - 石竹烯（1.83%）、α - 萜品油烯（1.81%）、α -蒎烯（1.65%）等。姚健等（2004）用水蒸气蒸馏法提取的甘肃成县产刺异叶花椒果皮挥发油的主要成分为：黄樟素（62.02%）、4- 甲氧基 -6-(2- 丙烯基)-1,3-苯并间二恶茂（19.42%）、3,7- 二甲基 -1,3,7- 辛三烯（6.16%）、羟乙基 - 乙烯（5.49%）、乙醚（4.16%）、1,2- 二甲氧基 -4-(2- 丙烯基)- 苯（1.53%）等。马志刚等（2004）用水蒸气蒸馏法提取的甘肃文县产刺异叶花椒果皮挥发油的主要成分为：5-(2- 丙烯基)-1,3-苯并间二氧杂环戊烯（68.64%）、4- 甲氧基 -6-(2-丙烯基)-1,3- 苯并间二氧杂环戊烯（21.49%）、3,7-二甲基 -1,3,7- 辛三烯（6.82%）、1,2- 二甲氧基 -(2-丙烯基)- 苯（1.69%）等。

【性味与功效】根：味辛，性温。祛风散寒。治风湿麻木，风寒咳嗽；外用治跌打损伤。果实：接骨生肌，止痛消肿。治跌打损伤，腰腿酸痛。

驱风通 ▼

【基源】芸香科花椒属植物大叶臭花椒 *Zanthoxylum myriacanthum* Wall. ex Hook. f. 的茎、枝叶。

【形态特征】落叶乔木，高稀达15m，胸径约25cm；茎干有鼓钉状锐刺，花序轴及小枝顶部有较多劲直锐刺。叶有小叶7~17片；小叶对生，宽卵形，卵状椭圆形，或长圆形，位于叶轴基部的有时近圆形，长10~20cm，宽4~10cm，油点多且大，叶缘有浅而明显的圆裂齿。花序顶生，多花；花瓣白色。分果瓣红褐色，油点多。花期6~8月，果期9~11月。

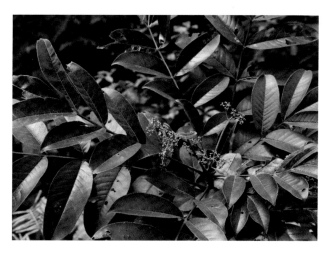

【习性与分布】见于海拔200~1500m的坡地疏或密林中。耐干旱瘠薄。分布于福建、广东、广西、海南、贵州、云南。

【挥发油含量】水蒸气蒸馏的新鲜叶的得油率为1.50%~1.89%，干燥叶的得油率为2.50%，新鲜枝的得油率为0.21%。

【芳香成分】朱海燕等（2007）用水蒸气蒸馏法提取的贵州黔东南产大叶臭花椒新鲜枝挥发油的主要成分为：萜品-4-醇（37.77%）、桧烯（10.58%）、γ-萜品烯（9.37%）、苧烯（8.88%）、1,8-桉树脑（7.46%）、α-萜品烯（5.10%）、邻异丙基苯甲烷（2.91%）、α-萜品油烯（2.68%）、L-芳樟醇（2.45%）、α-萜品醇（2.13%）、间-薄荷-2-烯-1-醇（1.34%）、β-月桂烯（1.26%）、α-苧烯（1.12%）等；新鲜叶挥发油的主要成分为：1,8-桉树脑（43.79%）、桧烯（26.89%）、α-萜品醇（11.13%）、α-蒎烯（3.37%）、

萜品-4-醇（3.25%）、γ-萜品烯（1.64%）、β-蒎烯（1.36%）、L-芳樟醇（1.18%）等。张媛燕等（2016）用水蒸气蒸馏法提取的福建永泰产大叶臭花椒新鲜叶挥发油的主要成分为：β-水芹烯（27.17%）、芳樟醇（17.30%）、α-蒎烯（16.61%）、异松油烯（15.25%）、1,3,8-对-薄荷三烯（6.67%）、石竹烯（2.86%）、(+)-4-蒈烯（1.89%）、橙花叔醇（1.87%）、桉叶油醇（1.63%）、3,7-二甲基-1,3,7-辛三烯（1.04%）、顺-3-甲基-6-(1-亚甲基)-2-环己烯-1-醇（1.03%）等。

【性味与功效】味辛、苦，性温。祛除风湿，消肿解毒，止痛止血。治风寒感冒，风湿痹痛，跌打骨折，外伤出血，烧、烫伤，毒蛇咬伤。

簕欓 ▼

【基源】芸香科花椒属植物簕欓花椒 *Zanthoxylum avicennae* (Lam.) DC. 的根、叶与果实。根的芳香成分未见报道。

【形态特征】落叶乔木，高稀达15m；树干有鸡爪状刺，形似鼓钉，幼树的枝叶密生刺。有小叶11~21片；斜卵形、斜长方形或呈镰刀状，长2.5~7cm，宽1~3cm，全缘或有疏裂齿，有油点。花序顶生，花多；雄花萼片及花瓣均5片；萼片宽卵形；花瓣黄白色。分果瓣淡紫红色，单个分果瓣径4~5mm，油点大且多。花期6~8月，果期10~12月，也有10月开花的。

【习性与分布】见于北纬约25°以南地区，生于低海拔平地、坡地或谷地，多见于次生林中。耐干旱瘠薄。分布于台湾、福建、海南、广东、广西、云南等省区。

【挥发油含量】水蒸气蒸馏的新鲜叶的得油率为0.58%，成熟果皮的得油率为0.50%，新鲜果实的得油率为1.02%，干燥果实的得油率为2.24%。

【芳香成分】叶：张大帅等（2012）用水蒸气蒸馏法提取的海南产簕欓花椒新鲜叶挥发油的主要成分为：芳樟醇（24.36%）、β-榄香烯（12.03%）、(E)-2-己烯-1-醇（11.73%）、石竹烯氧化物（10.84%）、己二酸二(2-乙基己基)酯（4.41%）、(E)-2-己烯醛（2.30%）、Z,Z,Z-1,5,9,9-四甲基-1,4,7-三烯环十一烷（1.93%）、3-己烯-1-醇（1.45%）、顺-α,α,5-三甲基-5-乙烯基四氢化呋喃-2-甲醇（1.13%）、苯甲酸（1.09%）、Z-3-

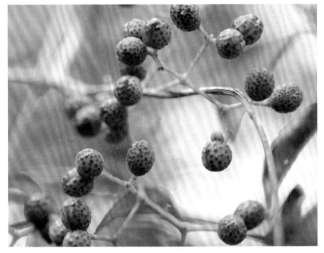

野花椒 ▼

【基源】芸香科花椒属植物野花椒 *Zanthoxylum simulans* Hance 的果实。

【形态特征】灌木或小乔木；枝干散生锐刺。小叶 5~15 片，对生，卵形或披针形，长 2.5~7cm，宽 1.5~4cm，油点多，叶面常有刚毛状细刺，叶缘有疏离而浅的钝裂齿。花序顶生，长 1~5cm；花被片 5~8 片，狭披针形、宽卵形或近于三角形，淡黄绿色；雌花的花被片为狭长披针形。果红褐色，油点多，单个分果瓣径约 5mm；种子长约 4~4.5mm。花期 3~5 月，果期 7~9 月。

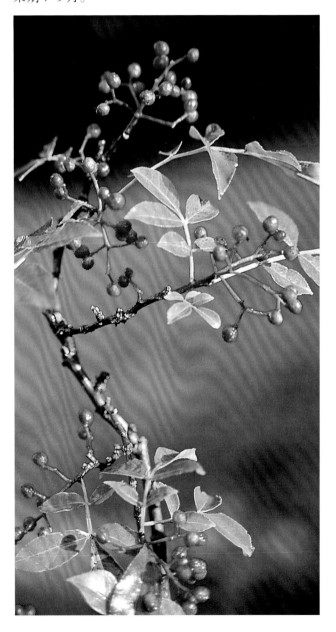

十六烯 -7- 炔（1.09%）、α,α,4- 三甲基 -3- 环己烯 -1- 甲醇（1.03%）等。

果实：余汉谋等（2016）用水蒸气蒸馏法提取的广东深圳产簕樘花椒新鲜果实挥发油的主要成分为：β- 水芹烯（41.41%）、柠檬烯（13.81%）、芳樟醇（7.58%）、α- 蒎烯（7.03%）、乙酸辛酯（5.09%）、癸醛（2.85%）、β- 月桂烯（2.29%）、桧烯（1.84%）、罗勒烯酮（1.60%）、L- 水芹烯（1.33%）、反式石竹烯（1.13%）、α- 葎草烯（1.05%）、2,6- 二甲基 -1,3,5,7- 辛四烯（1.03%）等。程世法等（1990）用水蒸气蒸馏法提取的广东惠东产簕樘花椒成熟果皮挥发油的主要成分为：枞油烯（50.00%）、α- 蒎烯（16.00%）、辛醛（8.70%）、α- 侧柏烯（3.20%）、罗勒烯（3.20%）、β- 水芹烯（3.00%）、β- 侧柏烯（2.70%）、月桂烯（2.60%）、乙酸辛酯（2.30%）、芳樟醇（1.86%）、依兰油烯（1.64%）、β- 榄香烯（1.54%）、蛇麻烯（1.51%）等。

【性味与功效】味苦、辛，性微温。祛风利湿，活血止痛。果实：治胃痛，腹痛。叶：治跌打损伤，腰肌劳损，乳腺炎，疖肿。

【习性与分布】见于平地、低丘陵或略高的山地疏或密林下，喜阳光，耐寒，耐干旱。适宜温暖湿润气候。不耐涝。分布于青海、甘肃、山东、河南、安徽、江苏、浙江、湖北、江西、台湾、福建、湖南、贵州。

【挥发油含量】水蒸气蒸馏的果皮的得油率为0.60%~1.03%；微波萃取的干燥果皮的得油率为4.62%。

【芳香成分】郑良等（2009）用水蒸气蒸馏法提取的山东淄博产野花椒果皮挥发油的主要成分为：4-甲基-1-(1-甲基乙基)-3-环己烯-1-醇（11.93%）、β-水芹烯（9.99%）、柠檬烯（9.84%）、1-(2,3-二羟基-4-甲氧基-6-甲基苯)乙酮（9.34%）、胡椒酮（6.68%）、β-月桂烯（5.67%）、间氯三氟甲苯（5.33%）、芳樟醇（4.43%）、(+)-2-蒈烯（4.03%）、反式罗勒烯（3.60%）、桧烯（3.47%）、丙酸芳樟酯（2.61%）、α-萜品烯（1.94%）、α-蒎烯（1.84%）、α-萜品油烯（1.44%）、对伞花烯（1.40%）、δ-杜松烯（1.27%）、乙酸香叶酯（1.02%）、α-水芹烯（1.02%）等。朱红枚等（2007）用水蒸气蒸馏法提取的野花椒果皮挥发油的主要成分为：1,8-桉叶油素(17.91%)、柠檬烯(12.66%)、β-榄香烯（9.81%）、(-)-α-萜品醇(7.61%)、β-芹子烯（4.81%）、α-芹子烯（3.79%）、β-石竹烯（3.71%）、α-蒎烯（1.59%）、γ-古芸烯（1.58%）、桃金娘烯醇（1.50%）、隐品酮（1.42%）、金合欢醇（1.35%）、杜鹃烯D（1.31%）、d-香芹酮（1.31%）、香芹醇（1.27%）、4-萜品醇（1.27%）、芳樟醇（1.21%）、α-广藿香烯（1.11%）等。刘展元等（2011）用水蒸气蒸馏法提取的野花椒干燥果皮挥发油的主要成分为：1-(2-溴苯氧基)-3,7-二甲基-2,6-辛二烯（12.61%）、法尼半胱氨酸（12.38%）、9,12-二烯十八酸（11.52%）、芳樟醇（7.22%）、正十六碳酸（6.61%）、9-十八炔腈（6.52%）、十八碳-9,17-二烯醛（5.60%）、十五烯基-1-醇（3.85%）、α-甲基-α-(4-甲基-3-戊烯基)环氧丙醇（3.77%）、甲基(2E,6E)法尼烯酸酯（3.01%）、氧化石竹烯（2.31%）、(E)-香叶醇（2.11%）、珀珀烯（1.97%）、α-依兰油烯（1.66%）、柏木脑（1.61%）、1-甲氧基-4-丙烯基苯（1.49%）、3-甲基-2-环氧基甲醇（1.29%）、2-乙氧基-2-氯丁烷（1.27%）、长叶薄荷酮（1.19%）、水杨酸甲酯（1.17%）等。

【性味与功效】味辛，性温，有小毒。温中止痛，驱虫健胃。治胃痛，腹痛，蛔虫病；外用治湿浊，皮肤瘙痒，龋齿疼痛。

竹叶椒叶 ▼

【基源】芸香科花椒属植物竹叶花椒 *Zanthoxylum armatum* DC. 的叶。

【形态特征】高3~5m的落叶小乔木；茎枝多锐刺，红褐色，小叶背面中脉上常有小刺。小叶3~11，翼叶明显；小叶披针形，长3~12cm，宽1~3cm；或为椭圆形，长4~9cm，宽2~4.5cm；有时为卵形，叶缘有甚小裂齿，或近于全缘。花序长2~5cm，有花约30朵以内；花被片6~8片。果紫红色，单个分果瓣径4~5mm；种子径3~4mm，褐黑色。花期4~5月，果期8~10月。

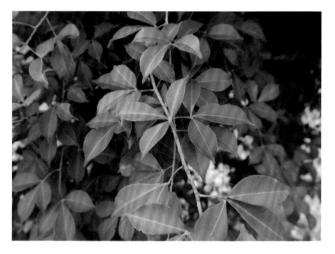

【习性与分布】见于低丘陵坡地至海拔2200m山地的多类生境，石灰岩山地亦常见。分布于山东以南各省区、台湾、西藏。

【挥发油含量】水蒸气蒸馏的叶的得油率为0.01%~0.60%。

【芳香成分】竹叶花椒叶挥发油的主成分有：芳樟醇（41.10%~62.01%）、桉树脑（37.96%~38.52%）等，也有主成分不同的报告。史芳芳等（2020）用微波辅助水蒸气蒸馏法提取的四川遂宁产竹叶花椒叶挥发油的主要成分为：芳樟醇(41.10%)、D-柠檬烯（21.95%）、α-蒈烯（7.36%）、(L)-4-萜品醇（5.69%）、月桂烯（3.59%）、反式-橙花叔醇（2.65%）、γ-萜品烯（2.57%）、α-萜品烯（1.63%）、α-松油醇（1.25%）、α-蒎烯（1.09%）、β-蒎烯（1.00%）等。黄爱芳等（2011）用水蒸气蒸馏法提取的浙江温州产竹叶花椒叶挥发油的主要成分为：桉树脑(38.52%)、α-萜品醇(19.44%)、4-萜品醇(5.24%)、β-侧柏烯（5.22%）、甲壬酮（4.13%）、

α-红没药醇（2.47%）、叶绿醇（2.42%）、(Z,Z)2,6-二甲基-3,5,7-辛三烯-2-醇（1.98%）、桃金娘油（1.89%）、大牻牛儿烯D（1.49%）、罗勒烯异构体混合物（1.20%）、β-月桂烯（1.11%）等。熊艳等（2003）用水蒸气蒸馏法提取的湖南岳麓山产竹叶花椒新鲜叶挥发油的主要成分为：1-甲氧基-4-(2-丙烯基)-苯（93.91%）、(8S-顺式)-2,4,6,7,8,8a-六氢-3,8-二甲基-4-(1-甲基亚乙基)-(1H)-薁酮（1.62%）等。朱亮锋等（1993）用水蒸气蒸馏法提取的广东阳山产竹叶花椒叶挥发油的主要成分为：桂酸甲酯（40.79%）、1,8-桉叶油素（11.00%）、3-己烯醇（9.66%）、己醇（5.64%）、2-己烯醛（1.69%）等。刘晔玮等（2005）用乙醇萃取法提取的甘肃产竹叶花椒叶挥发油的主要成分为：邻苯二甲酸二丁酯（12.20%）、反-9-十八碳烯酸（11.40%）、十六酸乙酯（7.80%）、二十八烷（6.60%）、乙酸乙酯（5.40%）、二十九烷（4.60%）、2,2,7,7-四甲基-4,5-二丁基-3,5-辛二烯（4.20%）、邻苯二甲酸二乙酯（3.70%）、3,7,11-三甲基-1,6,10-十二碳三烯-4-醇（3.30%）、二十一烷（2.80%）、顺,顺-9,12-十八碳二烯醇（2.20%）、二十四烷（2.20%）、1,1-二乙氧基乙烷（2.00%）、3,7-二甲基-1,6-辛二烯-3-醇（1.90%）、十八酸（1.80%）、5-烯丙基-1,3-苯并二噁茂（1.40%）、十八烷（1.40%）、角鲨烯（1.40%）、桉树脑（1.30%）、2-十一酮（1.30%）、D-苧烯（1.10%）、6,6-二甲基-二环[3.1.1]庚-2-烯-2-甲醇（1.00%）、植物醇（1.00%）等。

【性味与功效】味苦、辛，性微温。平喘利水，散瘀止痛。治痰饮喘息，水肿胀满，小便不利，脘腹冷痛，关节痛，跌打肿痛。

竹叶椒 ▼

【基源】芸香科花椒属植物竹叶花椒 *Zanthoxylum armatum* DC. 根、树皮、果实及种子。根的芳香成分未见报道。

【形态特征】同竹叶椒叶。

【习性与分布】同竹叶椒叶。

【挥发油含量】水蒸气蒸馏的茎皮的得油率为1.30%，果实的得油率为0.40%~8.64%，果皮的得油率为3.60%~6.40%，种子的得油率为0.10%。

【芳香成分】树皮：竹叶花椒树皮挥发油的主成分为

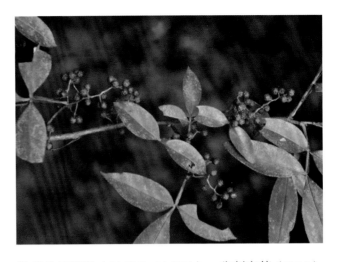

甲基壬基甲酮（31.58%~34.78%）。张剑寒等（2010）用水蒸气蒸馏法提取的浙江温州产竹叶花椒树皮挥发油的主要成分为：甲基壬基甲酮（31.58%）、2-十三烷酮（9.93%）、乙烯基癸酸（8.56%）、α-红没药醇（6.73%）、法呢醇（6.54%）、月桂酸乙烯酯（5.95%）、4,8,12-三甲基-3,7,11-十三碳三烯腈（5.91%）、橙花叔醇（5.82%）、顺,顺-9,12-十八碳二烯醇（3.47%）、植物醇（3.43%）、1-(3,5-二硝基苯氧基)-3,7,11-三甲基-十二碳-2,6,10-三烯（3.27%）、(Z)-9,17-十八碳二烯醛（2.92%）、十六碳三烯醛（2.81%）、棕榈酸（1.62%）、4,5,6,6a-四氢-2(1H)-戊烯酮（1.46%）等。

果实：竹叶花椒果实挥发油的第一主成分有：芳樟醇（51.33%~86.72%）、柠檬烯（21.76%~36.76%）、桉树脑（36.19%~63.42%）等，也有主成分不同的报告。樊丹青等（2014）用水蒸气蒸馏法提取的四川米易产竹叶花椒干燥成熟果皮挥发油的主要成分为：芳樟醇（71.74%）、柠檬烯（6.95%）、β-水芹烯（4.61%）、(-)-4-萜品醇（3.07%）、大根香叶烯D（1.38%）β-月桂烯（1.31%）、α-松油醇（1.24%）、γ-松油烯（1.15%）等。张云等（2010）用水蒸气蒸馏法提取的湖南长沙产竹叶花椒新鲜成熟果实挥发油的主要成分为：柠檬烯（36.76%）、α-蒎烯（18.55%）、桉树脑（17.24%）、β-水芹烯（6.47%）、对伞花烃（4.58%）、4-(1-甲基乙基)-2-环己烯-1-酮（3.95%）、月桂烯（2.09%）、[1S-(1α,2β,4β)]-1-乙烯基-1-甲基-2,4-二(1-甲基乙烯基)-环己烷（1.95%）、α,α-4-三甲基-3-环己烯-1-甲醇（1.20%）、萜烯醇（1.15%）等。路晓青等（2018）用微波辅助水蒸气蒸馏法提取的湖北恩施产竹叶花椒干燥果实挥发油的主要成分为：桉叶油醇（36.19%）、萜品烯（21.31%）、3-蒈烯（8.45%）、皮蝇磷（3.90%）、2-蒎烯（1.71%）、(Z)-3,7-二甲基-1,3,6-十八烷三烯（1.55%）、4-萜烯醇（1.47%）、3-亚甲基-6-(1-甲基乙基)环己烯（1.22%）、β-蒎烯（1.17%）、左旋乙酸冰片酯（1.33%）、邻异丙基甲苯（1.03%）等。

种子：刘晔玮等（2005）用水蒸气蒸馏法提取的甘肃产竹叶花椒种子挥发油的主要成分为：5-烯丙基-1,3-苯并二噁茂（12.90%）、3,7-二甲基-1,6-辛二烯-3-醇（12.60%）、4-甲氧基-6-烯丙基-1,3-苯并二噁茂（10.50%）、1-十二烷基环己醇（6.70%）、1,2-二甲氧基-4-烯丙基苯（5.60%）、9-十六碳烯酸乙酯（4.20%）、十六酸乙酯（4.10%）、十九烷（3.40%）、油酸乙酯（3.30%）、二十九烷（3.20%）、二十八烷（3.00%）、4a-甲基-8-亚甲基-2-(1-羟基异丙基)十氢化萘（2.50%）、十八烷（2.20%）、1,2,3,4,4a,5,6,8a-八氢化-7-甲基-4-亚甲基-1-异丙基萘（2.20%）、邻苯二甲酸二丁酯（2.10%）、愈创醇（1.90%）、1-(4-甲基-3-环己烯基)丙醇（1.50%）、11-十六碳烯酸（1.40%）、3,7,11-三甲基-1,6,10-十二碳三烯-3-醇（1.40%）、二苯胺（1.20%）、1,1-二乙氧基乙烷（1.10%）、石竹烯（1.10%）、4-甲基-1-异丙基-3-环己烯醇（1.10%）等。

【性味与功效】味辛、微苦，性温，有小毒。温中理气，祛风除湿，活血止痛。治胃腹冷痛，胃肠功能紊乱，蛔虫病腹痛，感冒头痛，风寒咳喘，风湿关节痛，毒蛇咬伤。

野黄皮 ▼

【基源】芸香科黄皮属植物齿叶黄皮 *Clausena dunniana* Levl. 的叶、根。根的芳香成分未见报道。

【形态特征】冬季落叶小乔木，高 2~5m。小枝、叶轴、小叶背面中脉及花序轴均有凸起的油点。叶有小叶 5~15 片；小叶卵形至披针形，长 4~10cm，宽 2~5cm，边缘有圆或钝裂齿。花萼裂片及花瓣均 4 数；萼裂片宽卵形；花瓣长圆形。果近圆球形，径 10~15mm，初时暗黄色，后变红色，透熟时蓝黑色，有种子 1~2 粒，稀更多。花期 6~7 月，果期 10~11 月。

【习性与分布】见于海拔 300~1500m 的山地杂木林中，土山和石灰岩山地均有。喜温暖、湿润、阳光充

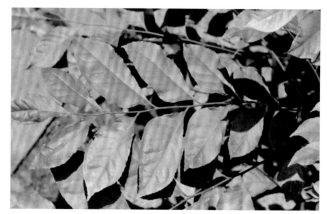

足的环境。分布于湖南、广东、广西、贵州、四川、云南。

【挥发油含量】水蒸气蒸馏的新鲜枝叶的出油率为 0.70%，鲜叶的出油率为 0.84%。

【芳香成分】纳智（2006）用水蒸气蒸馏法提取的云南西双版纳产齿叶黄皮鲜叶挥发油的主要成分为：异大茴香脑（57.39%）、γ-松油烯（16.01%）、大茴香脑（10.08%）、顺-α-檀香醇（7.96%）、柠檬烯（1.76%）、异松油烯（1.46%）、β-顺-罗勒烯（1.32%）、β-反-罗勒烯（1.10%）等。

【性味与功效】味微辛、苦，性温。疏风解表，行气散瘀，除湿消肿。治感冒，麻疹，哮喘，水肿，胃痛，风湿痹痛，湿疹，扭伤骨折。

黄皮叶 ▼

【基源】芸香科黄皮属植物黄皮 *Clausena lansium* (Lour.) Skeels 的叶。

【形态特征】小乔木，高达 12m。小枝、叶轴、花序轴、小叶背脉上散生甚多明显凸起的细油点且密被短直毛。小叶 5-11 片，小叶卵形或卵状椭圆形，长 6-14cm，

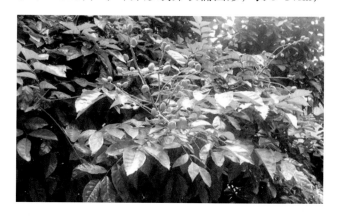

宽 3~6cm，边缘波浪状或具浅的圆裂齿。圆锥花序顶生；花萼裂片阔卵形，花瓣长圆形。果圆形、椭圆形或阔卵形，淡黄至暗黄色，有种子 1~4 粒。花期 4~5 月，果期 7~8 月。

【习性与分布】喜温暖、湿润、阳光充足的环境。分布于台湾、福建、广东、海南、广西、贵州、云南、四川。

【挥发油含量】水蒸气蒸馏的新鲜叶的得油率为 0.36%，干燥叶的得油率为 0.08%~0.57%。

【芳香成分】黄皮叶挥发油的第一主成分有：β-石竹烯（16.17%~44.72%）、檀香醇（24.47%~34.88%）等，也有主成分不同的报告。王勇等（2012）用水蒸气蒸馏法提取的海南海口产黄皮干燥叶挥发油的主要成分为：β-石竹烯（44.72%）、石竹烯（23.24%）、α-葎草烯（6.05%）、石竹烯氧化物（5.51%）、橙花叔醇（3.64%）、红没药烯环氧化物（2.50%）、顺式-β-金合欢烯（2.16%）、斯巴醇（1.43%）等。陈锦萍等（2019）用水蒸气蒸馏法提取的海南海口产黄皮干燥叶挥发油的主要成分为：檀香醇（29.10%）、氧化石竹烯（10.90%）、石竹烯（8.74%）、顺式-α-檀香醇（6.74%）、β-红没药烯（5.14%）、β-红没药醇（5.02%）、反橙花叔醇（4.06%）、(+)-α-长叶蒎烯（3.36%）、苷香烯（3.25%）、反式-Z-α-红没药烯环氧化物（2.75%）、菖蒲二烯（2.53%）、姜黄烯（1.99%）、(E)-β-金合欢烯（1.58%）、7,11-二甲基-3-亚甲基-1,6,10-十二碳三烯（1.48%）、α-红没药醇（1.39%）、葎草烯（1.23%）等。唐冰等（2011）用水蒸气蒸馏法提取的广西北海产黄皮干燥叶挥发油的主要成分为：2,6-二甲基-6-(4-甲基-3-戊烯基)-二环[3.1.1]庚-2-烯（22.25%）、石竹烯（14.29%）、(S)-1-甲基-4-(5-甲基-1-亚甲基-4-己烯基)-环己烯（12.35%）、β-水芹烯（9.56%）、(E)-3,7,11-三甲基-1,6,10-十二烷三烯-3-醇（4.79%）、(-)-1,7-二甲基-7-(4-甲基-3-戊烯基)-三环[2,2,1,0²·⁶]庚烷（4.16%）、α-金合欢烯（3.40%）、1-乙基-1-甲基-2-(1-甲基乙烯基)-4-(1-甲基亚乙基)-环己烷（3.06%）、α-红没药醇（2.08%）、α-石竹烯（1.13%）、(E)-7,11-二甲基-3-亚甲基-1,6,10-十二碳三烯（1.06%）、α-水芹烯（1.01%）等。罗辉等（1998）用水蒸气蒸馏法提取的广东湛江产黄皮干燥叶挥发油的主要成分为：顺-3,7,11-三甲基-1,6,10-十二碳三烯-3-醇（16.86%）、β-石竹烯（11.78%）、α-法尼烯（8.50%）、顺-β-法尼烯（8.47%）、3-蒈烯（7.33%）、β-红没药烯（6.31%）、

反-3-(4,8-二甲基-3,7-壬二烯基)呋喃（5.51%）、斯巴醇（4.07%）、β-芹子烯（3.41%）、α-桉叶醇（3.20%）、α-红没药醇（3.13%）、六氢法尼基丙酮（2.45%）、氧化石竹烯（2.31%）、2-甲基-5-异丙烯基环己醇乙酸酯（2.29%）、反-3,7,11-三甲基-1,6,10-十二碳三烯-3-醇（2.20%）、榄香醇（2.12%）、十六烷酸（1.98%）、α-石竹烯（1.72%）、γ-桉叶醇（1.65%）、α-檀香醇（1.31%）、反-4-十六碳烯-6-炔（1.26%）、α-蒎烯（1.25%）、γ-荜澄茄烯（1.15%）等。许书慧等（2019）用水蒸气蒸馏法提取的海南海口产黄皮干燥叶挥发油的主要成分为：(E)-5-{(1R,3R,6S)-2,3-二甲基三环[2.2.1.0²·⁶]庚烷-3-基}-2-甲基戊-2-烯醛（14.70%）、(-)-斯巴醇（12.35%）、α-檀香酯（6.48%）、α-甜橙醛（5.76%）、β-檀香醇（5.51%）、α-红没药醇（5.45%）、(Z)-α-檀醇（5.27%）、檀香醇（4.08%）、金合欢烯（3.70%）、(3S,4aR,5S,8aS)-4a,5-二甲基-3-(丙-1-烯-2-基)-2,3,4,4a,5,6-六氢萘-1(8aH)-酮（3.49%）、(E)-1-甲基-4-(6-甲基庚-5-烯-2-亚基)环己-1-烯（3.48%）、十五醛（2.85%）、石竹烯氧化物（2.64%）、3,7,11-三甲基-1,6,10-十二碳三烯-3-醇（2.56%）、β-甜橙醛（2.51%）、4,6,6-三甲基-2-(3-甲基丁-1,3-二烯基)-3-氧杂三环[5.1.0.0²·⁴]辛烷（2.44%）、[R-[R*,R*-(E)]]-3,7,11,15-四甲基-2-十六碳烯-1-醇（1.56%）、3,7,11-三甲基-(E)-1,6,10-十二碳三烯-3-醇（1.55%）、(E)-3,7,11-三甲基-1,6,10-十二碳三烯-3-醇（1.44%）等。

【性味与功效】味辛、苦，性平。解表散热，行气化痰，利尿，解毒。治温病发热，流脑，疟疾，咳嗽痰喘，脘腹疼痛，风湿痹痛，黄肿，小便不利，热毒疥癣，蛇虫咬伤。

黄皮果 ▼

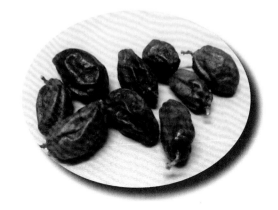

【基源】芸香科黄皮属植物黄皮 *Clausena lansium* (Lour.) Skeels 的成熟果实。

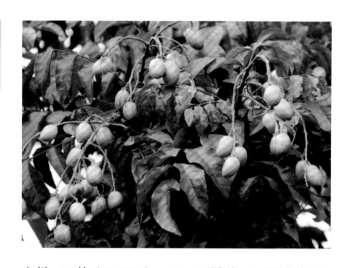

【形态特征】同黄皮叶。

【习性与分布】同黄皮叶。

【挥发油含量】水蒸气蒸馏的果实的得油率为 0.39%~0.40%，超临界萃取的得油率为 0.10%。

【芳香成分】黄皮果实挥发油的主成分多为 4- 松油醇（21.06%~80.10%），也有主成分不同的报告。唐闻宁等（2002）用水蒸气蒸馏法提取的海南海口产黄皮果实挥发油的主要成分为：萜品烯 -4- 醇（28.55%）、松萜（14.59%）、对 - 伞花烃（5.74%）、γ - 松油烯（4.87%）、β - 水芹烯（2.56%）、α - 松油烯（2.20%）、α - 萜品醇（2.16%）、苯乙醛（2.08%）、隐酮（1.97%）、α - 水芹烯（1.57%）、α - 异松油烯（1.54%）、水芹醛（1.45%）、对 - 蓋 -2- 烯 -1- 醇立体异构体（1.37%）、α - 蒎烯（1.33%）、1- 萜品醇（1.19%）、斯巴醇（1.18%）等。梁桥辉等（2015）用水蒸气蒸馏法提取的广东肇庆产黄皮新鲜果实挥发油的主要成分为：β - 水芹烯（36.97%）、4- 萜烯醇（17.58%）、桧烯（13.76%）、萜品烯（5.19%）、α - 蒎烯（4.76%）、α - 水芹烯（4.26%）、(+)-4- 菁烯（3.01%）、对 - 伞花烃（2.56%）、β - 月桂烯（2.48%）、β - 红没药烯（1.50%）、2- 菁烯（1.22%）、β - 石竹烯（1.22%）、α - 香柠檬烯（1.21%）等。

【性味与功效】味辛，甘，酸，性温。行气，消食，化痰。治食积胀满，脘腹疼痛，疝痛，痰饮咳喘。

黄皮果核 ▼

【基源】芸香科黄皮属植物黄皮 *Clausena lansium* (Lour.) Skeels 的种子。

【形态特征】同黄皮叶。

【习性与分布】同黄皮叶。

【挥发油含量】水蒸气蒸馏的种子的得油率为 0.80%，同时蒸馏萃取的得油率为 0.75%。

【芳香成分】殷艳华等（2012）用水蒸气蒸馏法提取的黄皮新鲜果核挥发油的主要成分为：月桂烯（12.74%）、反式异柠檬烯（11.86%）、2,7- 二甲基 -3-

辛烯 -5- 炔（10.62%）、4,4- 二甲基 -6- 亚甲基 -2- 环己烯 -1- 酮（11.60%）、4- 萜烯醇（10.52%）、β - 蒎烯（10.44%）、α - 顺 - 雪松烯（5.13%）、α - 水芹烯（4.70%）、萜品油烯（4.11%）、双戊烯（2.44%）、γ - 萜品烯（1.96%）、芳樟醇（1.48%）、α - 松油醇（1.44%）、β - 石竹烯（1.38%）、反式水化香桧烯（1.16%）、1- 松油醇（1.16%）等。张建和等（1997）用水蒸气蒸馏法提取的广东湛江产黄皮成熟果实种子挥发油的主要成分为：β - 蒎烯（60.36%）、柠檬烯（22.42%）、3,7- 二甲基 -1,6- 辛二烯 -3- 醇（3.79%）、α - 水芹烯（2.58%）、3- 菁烯（2.11%）、α - 松油烯（1.39%）、γ - 松油烯（1.11%）等。段佳等（2005）用水蒸气蒸馏法提取的上海产黄皮新鲜种子挥发油的主要成分为：水芹烯（54.80%）、D- 柠檬烯（23.60%）、对 - 薄荷 -1- 烯 -8- 醇（7.50%）等。何小稳等（2018）用顶空固相微萃取法提取的海南海口产黄皮干燥种子挥发油的主要成分为：顺 -α - 檀香醇（24.73%）、β - 倍半水芹烯（11.64%）、α - 檀香醇（7.33%）、α - 红没药醇（4.61%）、β - 红没药烯（4.11%）、石竹烯（3.47%）、α - 香柠檬烯（3.04%）、(E)- 香桦醇（2.13%）、(E)- β - 金合欢烯（1.96%）、棕榈酸（1.85%）、反式橙花叔醇（1.71%）、桉油烯醇（1.69%）、苷香烯（1.62%）、香橙烯氧化物 -(2)（1.56%）、顺 -α - 红没药醇（1.29%）、葎草烯（1.10%）、氧化石竹烯（1.10%）等。卢晓旭等（2007）用超临界 CO_2 萃取法提取的黄皮核挥发油的主要成分为：N- 甲基 -N- 顺式 - 苯乙烯基 - 桂皮酰胺（57.42%）、松油烯（6.94%）、N- 甲基 -N- 反式 - 苯乙基 - 桂皮酰胺（3.37%）、β - 没药烯（3.11%）、N- 甲基 -N- 反式 - 苯乙烯基 - 桂皮酰胺（3.09%）、棕榈酸（2.48%）等。

【性味与功效】味辛、微苦，性微温。行气止痛，解毒散结。治食滞胃痛，气滞脘腹疼痛，疝痛，睾丸肿痛，痛经，小儿头疮，蜈蚣咬伤。

山黄皮 ▼

【基源】芸香科黄皮属植物假黄皮 *Clausena excavata* Burm. f. 的叶或树皮。树皮的芳香成分未见报道。

【形态特征】高 1~2m 的灌木。小枝及叶轴均密被短柔毛且散生微凸起的油点。小叶常 21~27 片，小叶甚不对称，斜卵形，斜披针形或斜四边形，长 2~9cm，宽 1~3cm，边缘波浪状；花序顶生；苞片对生，细小；花瓣白或淡黄白色，卵形或倒卵形。果椭圆形，成熟时由暗黄色转为淡红至朱红色，有种子 1~2 颗。花期 4~5 及 7~8 月。盛果期 8~10 月。

【习性与分布】见于平地至海拔 1000m 山坡灌丛或疏林中。喜温暖、湿润、阳光充足的环境。分布于云南、海南、广东、广西、福建、台湾。

【挥发油含量】水蒸气蒸馏的叶的得油率为 0.53%。

【芳香成分】纳智（2006）用水蒸气蒸馏法提取的云南西双版纳产假黄皮新鲜叶挥发油的主要成分为：α-芹子烯 (15.76%)、石竹烯 (15.05%)、β-芹子烯 (9.54%)、α-蒎烯 (6.43%)、α-石竹烯 (5.39%)、桉叶烷-7(11)-烯-4-醇 (4.21%)、β-榄香烯 (4.09%)、γ-依兰油烯（2.73%）、芹子-6-烯-4-醇（2.72%）、β-蒎烯（2.51%）、柠檬烯（2.46%）、匙叶桉油烯醇（2.27%）、杜松烯（1.83%）、β-荜澄茄油烯（1.32%）、植醇（1.29%）、石竹烯氧化物（1.18%）、蓝桉醇（1.02%）等。许书慧等（2019）用水蒸气蒸馏法提取的海南海口产假黄皮干燥叶挥发油的主要成分为：(E)-倍半水合桧烯（24.94%）、1-(1,5-二甲基-4-己烯基)-4-甲基-苯（16.15%）、石竹烯（8.09%）、(-)-斯巴醇（6.31%）、异雌酚烯醇（5.82%）、(1S,5S)-2-甲基-5-((R)-6-甲基庚-5-烯-2-基)二环[3.1.0]己-2-烯（4.42%）、(1R,4R)-1-甲基-4-(6-甲基庚-5-烯-2-基)环己-2-烯醇（3.52%）、十氢二甲基甲乙烯基萘酚（3.21%）、[1aR-(1aα,4aα,7β,7aβ,7bα)]-十氢-1,1,7-三甲基-4-亚甲基-1H-环丙烷[e]偶氮-7-醇（2.90%）、[3R-(3α,3aβ,7β,8aα)]-八水合-3,8,8-三甲基-6-亚甲基-1H-3a,7-甲氧基偶氮苯（2.69%）、(E)-5-{(1R,3R,6S)-2,3-二甲基三环[2.2.1.0²⁶]庚烷-3-基}-2-甲基戊-2-烯醛（2.56%）、α-蛇麻烯（2.28%）、[R-[R*,R*-(E)]]-3,7,11,15-四甲基-2-十六碳-1-醇（1.69%）、氧化二烯烃-(Ⅱ)（1.40%）、β-番荔枝素烯（1.27%）、β-榄香烯（1.22%）、β-红没药烯（1.14%）、(1R,4aS,8aR)-1-异丙基-4,7-二甲基-1,2,4a,5,6,8a-六氢萘（1.13%）、(1R,7S,E)-7-异丙基-4,10-二甲基烯丙基-5-烯醇（1.07%）等。

【性味与功效】味苦，辛，性温。疏风清热，利湿解毒，截疟。治感冒发热，咳嗽气喘，腹泻痢疾，风湿水肿，尿路感染，湿疹，疥癣，疮疖，蛇伤。

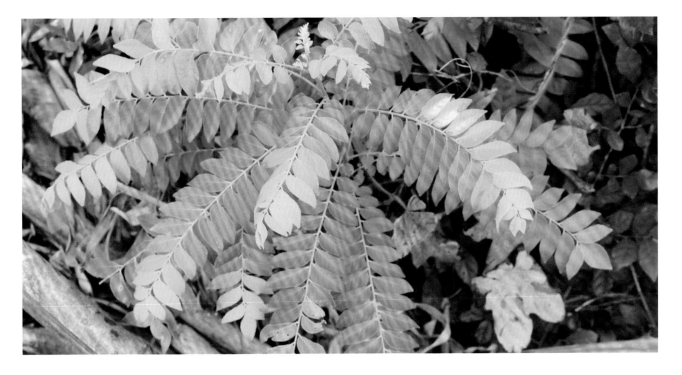

小黄皮 ▼

【基源】芸香科黄皮属植物小黄皮 *Clausena emarginata* Huang 的根、叶。根的芳香成分未见报道。

【形态特征】乔木，高 4~15m。小叶 5~11 片，斜卵状披针形或卵形，长 2~6cm，宽 1~3cm，叶缘有明显的圆或钝裂齿，叶片干后暗褐黑色。花序顶生或有时兼有腋生，长 3~7cm；苞片钻状，甚小；萼裂片阔卵形，长很少达 1mm；花瓣开花时长约 4mm 且略反折。果圆球形或略长，径 8~10mm，淡黄或乳黄色，半透明，有种子 1~2 粒；种皮膜质。花期 3~4 月，果期 6~7 月。

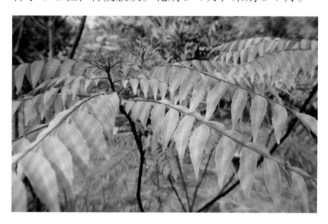

【习性与分布】生于海拔 300~800m 的山谷密林中，常见于石灰岩山地。喜温暖、湿润、阳光充足的环境。分布于云南、广西。

【挥发油含量】水蒸气蒸馏的鲜叶的得油率为 0.84%。

【芳香成分】纳智（2007）用水蒸气蒸馏法提取的云南西双版纳产小黄皮鲜叶挥发油的主要成分为：γ-松油烯（21.12%）、β-反-罗勒烯（10.42%）、柠檬烯（10.08%）、α-蒎烯（6.77%）、异松油烯（6.76%）、β-顺-罗勒烯（6.40%）、β-蒎烯（6.40%）、α-石竹烯（4.78%）、γ-榄香烯（4.20%）、石竹烯（4.17%）、β-月桂烯（3.87%）、α-萜烯（3.10%）、α-松油烯（2.90%）、邻-伞花烃（1.56%）、β-水芹烯（1.56%）、α-金合欢烯（1.24%）等。

【性味与功效】味苦、辛，性微温，有毒。宣肺止咳，行气止痛，通经活络。治感冒头痛，风寒咳嗽，偏头痛，胃痛，神经痛，牙痛，风湿关节炎，跌打损伤。

金橘 ▼

【基源】芸香科金橘属植物金橘 *Fortunella margarita* (Lour.) Swingle 的果实。

【形态特征】树高 3m 以内；枝有刺。叶质厚，浓绿，卵状披针形或长椭圆形，长 5~11cm，宽 2~4cm，翼叶甚窄。单花或 2~3 花簇生；花萼 4~5 裂；花瓣 5 片。果椭圆形或卵状椭圆形，长 2~3.5cm，橙黄至橙红色，果皮味甜，油胞常稍凸起，瓤囊 5 或 4 瓣，果肉味酸，有种子 2~5 粒；种子卵形。花期 3~5 月，果期 10~12 月。

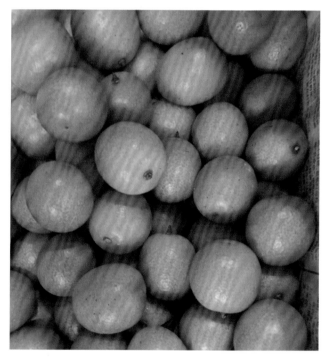

【习性与分布】喜温暖湿润，怕涝。喜光，但怕强光。稍耐寒，不耐旱。分布于浙江、江苏、江西、湖南、福建、广东、广西、台湾等省。

【挥发油含量】水蒸气蒸馏的果实的得油率为 0.90%。

【芳香成分】金橘果实挥发油的主成分为柠檬烯（50.40%~94.62%）。欧小群等（2015）用水蒸气蒸馏法提取的广西阳朔产金橘新鲜果皮挥发油的主要成分为：柠檬烯（94.62%）、2-侧柏烯（1.74%）等。

【性味与功效】味辛、甘，性温。理气解郁，消食化痰，醒酒。治胸闷郁结，脘腹痞胀，食滞纳呆，咳嗽痰多，伤酒口渴。

金橘叶 ▼

【基源】芸香科金橘属植物金橘 *Fortunella margarita* (Lour.) Swingle 的叶。

【形态特征】同金橘。

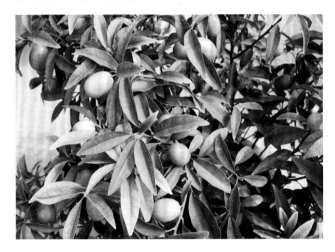

【习性与分布】同金橘。

【挥发油含量】水蒸气蒸馏的叶的得油率为 0.35%~0.37%，超临界萃取的干燥叶的得油率为 5.40%。

【芳香成分】刘顺珍等（2011）用水蒸气蒸馏法提取的广西兴安产金橘阴干叶挥发油的主要成分为：芳樟醇（26.55%）、N-甲基邻氨基苯甲酸甲酯（11.09%）、萜烯醇（9.30%）、百里香酚甲醚（4.79%）、香茅醛（4.62%）、β-榄香烯（4.40%）、γ-榄香烯（4.07%）、β-石竹烯（3.21%）、α-蒎烯（3.16%）、植物醇（2.76%）、α-松油醇（2.70%）、莰烯（1.93%）、香茅醇（1.91%）、柠檬醛（1.90%）、4-异丙基-3-甲酚（1.19%）、α-杜松醇（1.16%）、α-石竹烯（1.08%）等。周葆华等（2008）用水蒸气蒸馏法提取的安徽安庆产金橘和宽皮柑桔的杂交种'四季桔'叶挥发油的主要成分为：榄香醇（23.67%）、马兜铃烯（15.51%）、α-桉叶油醇（11.43%）、γ-桉叶油醇（5.85%）、环氧异香橙烯（5.11%）、杜松脑（5.08%）、沉香螺醇（4.76%）、匙叶桉油烯醇（3.99%）、2,4-二(1,1-二甲基丙基)-苯酚（3.40%）、β-桉叶油醇（3.09%）、2,3,4,4a,5,6,7-七氢化-1,4a-二甲基-7-(2-羟基-1-甲基乙基)-2-萘醇（2.93%）、(7R,8R)-7-甲基-4-异亚丙基-8-羟基-二环[5,3,1]-1-十八碳烯（2.57%）、β-毕拔烯（2.27%）、反式橙花叔醇（2.15%）、2-亚甲基-6,8,8-三甲基三环[5.2.2.0^{1,6}]十一烷-3-醇（1.83%）、白千

层醇（1.45%）等。

【性味与功效】味辛、苦，性微寒。舒肝解郁，理气散结。治噎膈，瘰疬，乳房结块，乳腺炎。

山橘 ▼

【基源】芸香科金橘属植物山橘 *Fortunella hindsii* (Champ. ex Benth.) Swingle 的果实。

【形态特征】树高 3m 以内，多枝，刺短小。单小叶或有时兼有少数单叶，叶翼线状或明显，小叶片椭圆形或倒卵状椭圆形，长 4~6cm，宽 1.5~3cm，近顶部的叶缘有细裂齿，稀全缘。花单生及少数簇生于叶腋；花萼 5 或 4 浅裂；花瓣 5 片。果圆球形或稍呈扁圆形，横径稀超过 1cm，果皮橙黄或朱红色，种子 3~4 粒，阔卵形。花期 4~5 月，果期 10~12 月。

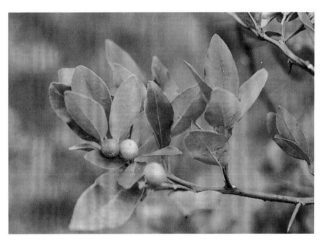

【习性与分布】见于低海拔疏林中。分布于安徽、江西、福建、湖南、广东、广西。

【挥发油含量】水蒸气蒸馏的新鲜果皮的得油率为 0.75%~1.75%，干燥果皮的得油率为 0.83%。

【芳香成分】陈伟鸿等（2016）用水蒸气蒸馏法提取的福建连江产山橘新鲜果皮挥发油的主要成分为：β-月桂烯（44.24%）、萜品烯（21.56%）、δ-榄香烯（4.15%）、α-荜澄茄油烯（3.85%）、柠檬烯（3.27%）、β-金合欢烯（2.84%）、α-蒎烯（2.42%）、1,5,5-三甲基-6-亚甲基-1-环己烯（1.95%）、β-蒎烯（1.71%）、(+)-4-莰烯（1.43%）、4-萜烯醇（1.26%）、石竹烯（1.17%）等。

【性味与功效】味辛、酸、甘，性温。宽中化痰，下气。治风寒咳嗽，胃气痛，食积胀满，疝气。

山橘叶 ▼

【基源】芸香科金橘属植物山橘 *Fortunella hindsii* (Champ. ex Benth.) Swingle 的叶。

【形态特征】同山橘。

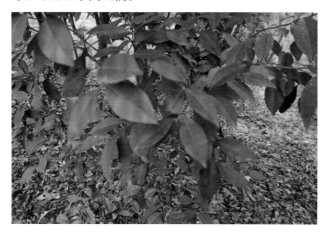

【习性与分布】同山橘

【挥发油含量】水蒸气蒸馏的新鲜叶的得油率为0.46%，干燥叶的得油率为0.63%。

【芳香成分】陈伟鸿等（2016）用水蒸气蒸馏法提取的福建连江产山橘新鲜叶挥发油的主要成分为：α-荜澄茄油烯（19.79%）、γ-榄香烯（13.17%）、(+)-4-蒈烯（12.10%）、β-桉叶醇（4.11%）、β-倍半水芹烯（3.56%）、α-石竹烯（2.51%）、白菖烯（2.41%）、异喇叭烯（2.13%）、(-)-g-杜松烯（1.52%）、β-波旁烯（1.36%）、橙花叔醇（1.05%）等。

【性味与功效】味辛，性温。宣肺，止咳，散瘀消肿。治感冒咳嗽，百日咳，跌打损伤。

广西九里香 ▼

【基源】芸香科九里香属植物广西九里香 *Murraya kwangsiensis* (Huang) Huang 的枝叶。

【形态特征】树高 1~2m。叶有小叶 3~11 片，小叶互生，生于叶轴上部的较大，卵状长圆形或斜四边形，长 7~10cm，宽 3~6.5cm，生于叶轴下部的较小，长 3~5cm，革质，干后有油质光泽，油点甚多，干后变黑褐色，叶缘有细钝裂齿。萼片及花瓣均 5 片；萼片阔卵形，

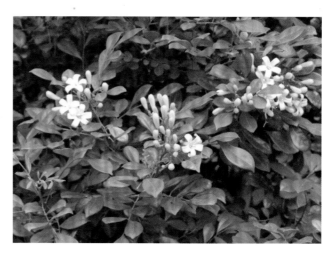

花瓣长约 4mm。果圆球形，透熟时由红色转为暗紫黑色。花期 5 月，果期 10 月。

【习性与分布】见于海拔 200~800m 的石灰岩谷地灌木丛或疏林中。较耐干旱。分布于广西、云南。

【挥发油含量】水蒸气蒸馏的新鲜叶片的出油率0.27%，新鲜枝叶的出油率为 0.25%。

【芳香成分】刘偲翔等（2010）用水蒸气蒸馏法提取的广西武鸣产广西九里香新鲜枝叶挥发油的主要成分为：香叶醛（19.33%）、橙花醛（17.26%）、乙酸香叶酯（11.27%）、香茅醛（11.12%）、γ-松油烯（8.63%）、香叶醇（3.85%）、柠檬烯（3.42%）、乙酸橙花酯（3.25%）、香茅醇（3.19%）、乙酸香茅酯（2.75%）、伞花烃（1.74%）、石竹烯（1.53%）、胡薄荷酮（1.40%）等。李钳等（1988）用同步蒸馏萃取装置提取的广东广州产栽培广西九里香新鲜叶片挥发油的主要成分为：乙酸香叶酯（26.37%）、香叶醛（21.79%）和橙花醛（20.77%）、乙酸橙花酯（8.20%）、香叶醇（5.30%）、γ-松油烯（2.39%）、橙花醇（2.11%）、芳樟醇（1.78%）、柠檬烯（1.15%）、邻-伞花烃（1.07%）等。

【性味与功效】味辛、苦，性微温。疏风解表，活血消肿。治感冒，麻疹，角膜炎，跌打损伤，骨折。

千只眼 ▼

【基源】芸香科九里香属植物四数九里香 *Murraya tetramera* Huang 的叶、根。根的芳香成分未见报道。

【形态特征】小乔木，高 3~7m。叶有小叶 5~11 片，小叶狭长披针形，长 2~5cm，宽 8~20mm，干后暗褐黑

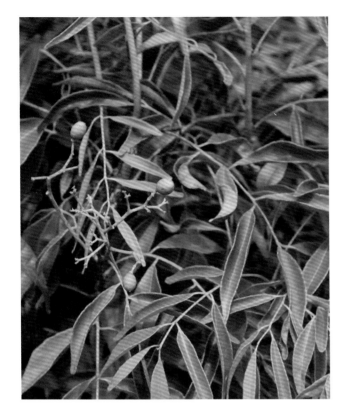

色，油点微凸起。伞房状聚伞花序，多花，花白色；萼片及花瓣均4片；萼片基部合生，卵形；花瓣白色，长椭圆形。果圆球形，径10~12mm，淡红色，油点甚多，干后变褐色，有种子1~3粒；种皮膜质，平滑，子叶深绿色。花期3~4月，果期7~8月。

【习性与分布】常见于石灰岩山地的山顶部，光照充足的地方。分布于广西、云南。

【挥发油含量】水蒸气蒸馏的新鲜枝叶的得油率为1.25%~1.95%，干燥枝叶的得油率为3.00%~5.00%；超临界萃取的干燥茎叶的得油率为5.11%。

【芳香成分】四数九里香枝叶挥发油的主成分有：柠檬烯（39.49%~51.54%）、薄荷酮（20.51%~58.30%）。陈家源等（2009）用水蒸气蒸馏法提取的广西德保产四数九里香干燥枝叶挥发油的主要成分为：薄荷酮(53.20%)、异薄荷酮(14.45%)、柠檬烯(13.21%)、胡椒酮(7.96%)、月桂烯（3.34%）、芳樟醇（1.74%）、α-蒎烯（1.07%）等。戴云华等（1986）用水蒸气蒸馏法提取的云南易门产四数九里香新鲜枝叶挥发油的主要成分为：柠檬烯（39.49%）、紫苏醛（30.08%）、胡椒酮（23.73%）、薄荷酮（2.17%）、月桂烯（1.21%）等。

【性味与功效】味辛、微苦，性微温。祛风解表，行气止痛，活血散瘀。治感冒发热，支气管炎，哮喘，风湿麻木，筋骨疼痛，跌打瘀血肿痛，皮肤瘙痒，湿疹，毒蛇咬伤，疟疾，胃痛，水肿等。

东风橘 ▼

【基源】芸香科酒饼簕属植物酒饼簕 *Atalantia buxifolia* (Poir.) Oliv. 的根和叶。叶的芳香成分未见报道。

【形态特征】高达2.5m的灌木。分枝多，下部枝条披垂，刺多，长达4cm，顶端红褐色。叶硬革质，有柑橘叶香气，卵形或近圆形，长2~6、很少达10cm，宽1~5cm，油点多。花常多朵簇生；萼片及花瓣均5片；花瓣白色。果圆球形，略扁圆形或近椭圆形，径8~12mm，透熟时蓝黑色，有种子2或1粒。花期5~12月，果期9~12月。

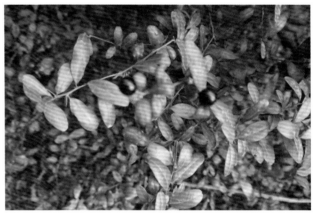

【习性与分布】通常见于离海岸不远的平地、缓坡及低丘陵的灌木丛中。在内陆生于酸性土，在滨海地区，它生于盐分颇高的砂土上，是一种耐盐植物。分布于海南、台湾、福建、广东、广西。

【挥发油含量】水蒸气蒸馏的干燥根茎的得油率为0.12%。

【芳香成分】蒋东旭等（2011）用水蒸气蒸馏法提取的酒饼簕干燥根茎挥发油的主要成分为：异环柠檬醛（41.60%）、愈创木醇（15.23%）、β-桉叶醇（10.79%）、1,7,7-三甲基-二环[2,2,1]-2-庚烯（5.84%）、檀香醇（3.70%）、铁锈醇（2.66%）、罗汉柏烯（2.58%）、长叶烯（2.10%）、1-乙烯基-1-甲基-2-(1-甲乙烯基)-4-(1-甲乙烯基)环己烷（1.91%）、(1α,4aα,8aα)-7-甲基-4-甲烯基-1-异丙基-1,2,3,4,4a,5,6,8a-八氢萘（1.38%）、(R)-2,4a,5,6,7,8-六羟基-3,5,5,9-四甲基-1-氢-苯并环庚烯（1.23%）、邻苯二甲酸二丁酯（1.22%）、9,10-二氢异长叶烯（1.17%）等。

【性味与功效】味辛、苦，性微温。祛风解表，化痰止咳，理气止痛。治感冒，头痛，咳嗽，支气管炎，疟疾，胃痛，风湿性关节炎，腰腿疼。

山麻黄 ▼

【基源】芸香科裸芸香属植物裸芸香（山麻黄）*Psilopeganum sinense* Hemsl. 的全草。

【形态特征】植株高 30~80cm。叶有柑橘叶香气；小叶椭圆形或倒卵状椭圆形，中间 1 片最大，长很少达 3cm，宽不到 1cm，两侧 2 片甚小，边缘有不规则亦不明显的钝裂齿，背面灰绿色。萼片卵形；花瓣卵状椭圆形。蓇葖果，顶部呈口状凹陷并开裂，2 室；种子长约 1.5mm，厚约 1mm。花、果期 5~8 月。

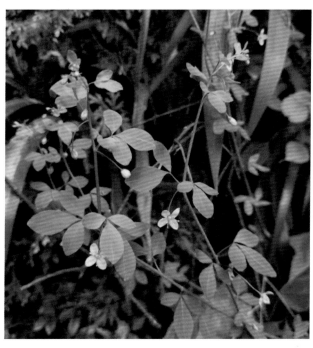

【习性与分布】见于海拔约 800m 的山坡，生于较温暖、湿润地方。分布于湖北、安徽、四川、贵州、重庆、广西。

【挥发油含量】水蒸气蒸馏的枝叶的得油率为 0.40%。

【芳香成分】袁萍等（1999）用水蒸气蒸馏法提取的湖北巴东产裸芸香枝叶挥发油的主要成分为：香芹酮（29.15%）、香芹 1,2-二甲基-4-(1-甲基乙烯基)-顺式-环己烷（3.46%）、1,3-二甲基苯（2.47%）、菖蒲二烯（2.04%）、2-甲氧基-1,3,4-三甲基苯（1.77%）、反式-香芹孟酮（1.62%）、1,2-二甲基苯（1.55%）、β-水芹烯（1.28%）、2,3,5-三甲基-1,4-邻苯二酚（1.13%）、

反式——罗勒烯（1.02%）等。

【性味与功效】味微辛，性温。解表，平喘，利水，止呕。治感冒，咳喘，呕吐，水肿，蛇咬伤。

木橘 ▼

【基源】芸香科木橘属植物木橘 *Aegle marmelos* (Linn.) Correa 的幼果。

【形态特征】树高 10m 以内，树皮灰色，刺多，长的长达 3cm。幼苗期的叶为单叶，稍后期抽出的叶为单小叶，生于茎干上部的叶为指状 3 出叶，有时为 2 小叶，小叶阔卵形或长椭圆形，长 4~12cm，宽 2~5cm，叶缘有浅钝裂齿。单花或数花腋生；萼裂片 5 或 4；花瓣白色，5 或 4 片。果纵径 10~12cm，横径 6~8cm。果皮淡绿黄色，种子甚多，扁卵形。果期 10 月。

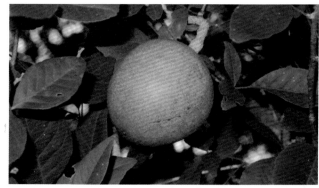

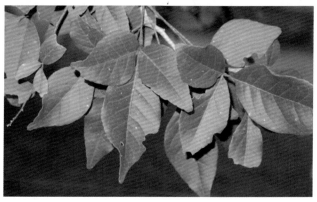

【习性与分布】生于海拔 600~1000m 略干燥的坡地林中。属热带植物。分布于云南。

【挥发油含量】水蒸气蒸馏的干燥未成熟果实的得油率为 0.83%。

【芳香成分】武尉杰等（2013）用水蒸气蒸馏法提取的云南西双版纳产木橘干燥未成熟果实挥发油的主要成分为：棕榈酸（40.04%）、β-石竹烯（10.04%）、油酸（7.83%）、

香叶烯 B(5.33%)、α−荜草烯(3.53%)、γ−姜黄烯(2.61%)、α−桉叶烯(2.30%)、β−桉叶油醇(1.77%)、β−榄香烯(1.67%)、反式茴香脑(1.35%)、δ−杜松烯(1.31%)、十五酸(1.30%)、别香橙烯(1.24%)、香叶烯 D(1.23%)、十四酸(1.19%)、γ−榄香烯(1.17%)等。

【性味与功效】味微涩、酸,性凉。止泻,止吐。治热痢,大、小脉热泻,慢性腹泻,呕吐。

山小橘 ▼

【基源】芸香科山小橘属植物山小橘(小花山小橘)*Glycosmis parviflora* (Sims) Kurz (*Glycosmis citrifolia* (Willd.) Lindl.) 的根和叶。根的芳香成分未见报道。

【形态特征】灌木或小乔木,高 1~3m。叶有小叶 2~4 片;小叶片椭圆形或披针形,长 5~19cm,宽 2.5~8cm,全缘,干后不规则浅波浪状起伏。圆锥花序腋生及顶生,通常 3~5cm,顶生的长可达 14cm;萼裂片卵形;花瓣白色,长椭圆形,干后变淡褐色,边缘淡黄色。果圆球形或椭圆形,径 10~15mm,淡黄白色转淡红色或暗朱红色。花期 3~5 月,果期 7~9 月。

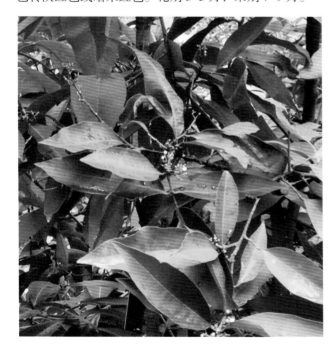

【习性与分布】生于低海拔缓坡或山地杂木林,路旁树下的灌木丛中亦常见,很少见于海拔达 1000m 的山地。分布于台湾、福建、广东、广西、贵州、云南、海南。

【挥发油含量】水蒸气蒸馏的叶的得油率为 0.08%~0.23%。

【芳香成分】小花山小橘叶挥发油的主成分为石竹烯(25.93%~45.44%)。周波等(2004)用水蒸气蒸馏法提取的广东广州产小花山小橘叶挥发油的主要成分为:石竹烯(45.44%)、植醇(13.00%)、[(1S)-(1α,2β,4β)]−1−乙烯基−1−甲基−2,4−二(1−甲基乙烯基)−环己烷(5.92%)、α−石竹烯(5.47%)、氧化石竹烯(3.90%)、2,5,5−三甲基−1,3,6−庚三烯(2.75%)、10,10−二甲基−2,6−亚甲基二环[7.2.0]−5β−十一碳醇(2.55%)、(-)−匙叶桉油烯醇(2.13%)、大根香叶烯(1.58%)、十氢−3a−甲基−6−亚甲基−1−异丙基−环丁[1,2:3,4]二环戊烯(1.47%)、莰烯(1.39%)、4,4−二甲基四环[6.3.2.0^{2,5}.0^{1,8}]−9−十三醇(1.10%)等。

【性味与功效】味苦,性平。祛风解表,化痰止咳,理气消积,散瘀消肿。治感冒咳嗽,食滞纳呆,食积腹痛,疝气痛,跌打肿痛。

山油柑叶 ▼

【基源】芸香科山油柑属植物山油柑 *Acronychia pedunculata* (Linn.) Miq. 的叶。

【形态特征】树高 5~15m。叶有时呈略不整齐对生,单小叶。叶片椭圆形至长圆形,长 7~18cm,宽 3.5~7cm,全缘;叶柄基部略增大呈叶枕状。花两性,黄白色,径 1.2~1.6cm;花瓣狭长椭圆形。果序下垂,果淡黄色,近圆球形而略有棱角,径 1~1.5cm;种子倒卵形,种皮褐黑色、骨质。花期 4~8 月,果期 8~12 月。

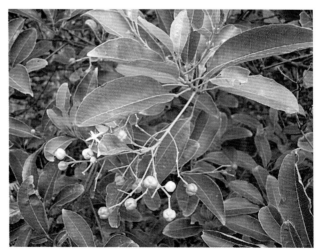

【习性与分布】生于较低丘陵坡地杂木林中，为次生林常见树种之一，有时成小片纯林，在海南，可分布至海拔900m山地密茂常绿阔叶林中。分布于台湾、福建、广东、广西、海南、云南。

【挥发油含量】水蒸气蒸馏的叶的得油率为0.18%~0.90%。

【芳香成分】朱亮锋等（1993）用水蒸气蒸馏法提取的山油柑叶挥发油的主要成分为：β–侧柏烯(73.09%)、柠檬烯（4.99%）、乙酸松油酯（3.05%）、对伞花烃（2.88%）、β–松油醇（2.40%）、α–蒎烯（2.10%）、芳樟烯（1.88%）、水合莰烯（1.68%）等。曾春晖等（2012）用水蒸气蒸馏法提取的广西南宁产山油柑晾干叶挥发油的主要成分为：L–别香木兰烯（16.75%）、反式–α–蒎烯（43.74%）、4(14),7(11)–桉叶二烯（4.60%）、R-(+)–柠檬烯（2.95%）、π–桉叶烯（2.82%）、氧化石竹烯（2.53%）、10H-1,1,7–三甲基–4–亚甲基–1H–环丙烯并[e]薁（2.49%）、反式罗勒烯（1.90%）、α–石竹烯（1.60%）、(-)–蓝桉醇（1.26%）、顺–β–罗勒烯（1.20%）等。

【性味与功效】味辛、苦，性平。祛风止咳，理气止痛，活血消肿。治支气管炎，感冒咳嗽，风湿性腰腿痛，胃痛，疝气痛，跌打损伤，疔疮痈肿。

山油柑果实 ▼

【基源】芸香科山油柑属植物山油柑 *Acronychia pedunculata* (Linn.) Miq. 的果实。

【形态特征】同山油柑叶。

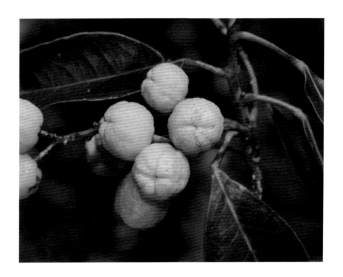

【习性与分布】同山油柑叶。

【挥发油含量】水蒸气蒸馏的果实的得油率为0.34%。

【芳香成分】曾春晖等（2012）用水蒸气蒸馏法提取的山油柑果实挥发油的主要成分为：反式–α–蒎烯（59.45%）、反式罗勒烯（7.75%）、顺–β–罗勒烯（5.37%）、R-(+)–柠檬烯（5.19%）、萜品醇（2.45%）、月桂烯（1.90%）、石竹烯（1.68%）、(-)–蓝桉醇（1.36%）、顺式–β–蒎烯（1.29%）等。

【性味与功效】味甘，性平。健脾消食。治食欲不振，消化不良，多汗。

降真香 ▼

【基源】芸香科山油柑属植物山油柑 *Acronychia pedunculata* (Linn.) Miq. 的根、心材。根的芳香成分未见报道。

【形态特征】同山油柑叶。

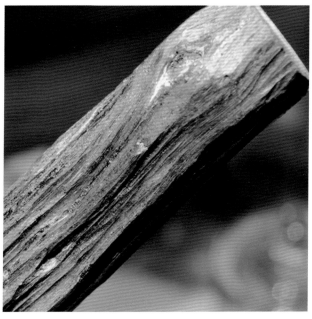

【习性与分布】同山油柑叶。

【挥发油含量】水蒸气蒸馏的茎的得油率为0.05%，木质部的得油率为0.05%。

【芳香成分】曾春晖等（2012）用水蒸气蒸馏法提取的山油柑晾干茎挥发油的主要成分为：反式–α–蒎烯（55.91%）、顺式–α–蒎烯（7.42%）、R-(+)–柠檬烯（2.50%）、月桂烯（2.03%）、檀香烯（2.03%）、石竹烯（1.47%）、顺式–β–蒎烯（1.41%）等；王军等（2015）用水蒸气蒸馏法提取的海南尖峰岭产山油柑木质部挥发油的主要成分为：棕榈酸（18.84%）、α-珀珀烯（7.94%）、δ-杜松烯（3.71%）、(E.Z)-2,4-癸二烯醛（3.45%）、香树烯（3.30%）、乙酸香叶酯（2.28%）、癸醛（1.26%）、蓝桉醇（1.26%）、长叶醛（1.18%）、τ-衣兰油醇（1.17%）、2-十一烯醛（1.03%）等。

【性味与功效】味甘，性平。祛风活血，理气止痛。治风湿性腰腿痛，跌打肿痛，支气管炎，胃痛，疝气痛。

臭节草 ▼

【基源】芸香科石椒草属植物臭节草 *Boenninghausenia albiflora* (Hook.) Reichb. ex Meisn. 的全草。

【形态特征】常绿草本，分枝甚多，枝、叶灰绿色。叶薄纸质，小裂片倒卵形、菱形或椭圆形，长1~2.5cm，宽0.5~2cm，老叶常变褐红色。花序有花甚多，花枝基部有小叶；花瓣白色，有时顶部桃红色，长圆形或倒卵状长圆形。分果瓣长约5mm，每分果瓣有种子4粒；种子肾形，长约1mm，褐黑色，表面有细瘤

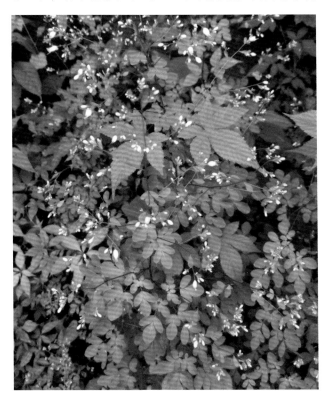

状凸休。花果期7~11月。

【习性与分布】常生于海拔700~1000m的山地，四川、云南和西藏的多生于海拔1500~2800m山地草丛中或疏林下。灌丛、路边、山谷、山坡草甸、湿地、石地、石灰岩、溪边均可见。分布于安徽、浙江、江苏、湖南、广东、广西、四川、云南、西藏、台湾。

【挥发油含量】水蒸气蒸馏的茎叶的得油率为0.08%，新鲜全株的得油率为0.09%。

【芳香成分】叶晓雯等（1999）用水蒸气蒸馏法提取的云南泸西产臭节草新鲜全株挥发油的主要成分为：乙酸癸酯（28.20%）、1,3-丁二醇（21.90%）、乙酸乙酯（10.00%）、3-羟基-2-丁酮（4.90%）、乙酸（4.40%）、乙酸十二酯（3.14%）、乙酸辛酯（2.12%）、α-石竹烯（2.00%）、β-澄椒烯（2.00%）、乙酸金合欢酯（1.77%）、癸醛（1.37%）、t-β-罗勒烯（1.27%）、β-蒎烯（1.11%）、环十二烷（1.01%）等。张素英等（2010）用水蒸气蒸馏法提取的贵州绥阳产臭节草干燥全草挥发油的主要成分为：辛基油（9.48%）、花椒毒素（8.41%）、棕榈酸（8.38%）、吉玛烯D（4.84%）、植醇（4.64%）、亚油酸（4.50%）、4-异戊烯氧肉桂酸甲酯（3.57%）、三十烷（3.00%）、二十七烷（2.88%）、二十八烷（2.57%）、二十五烷（2.52%）、二十九烷（2.46%）、二十六烷（2.44%）、酞酸二丁酯（2.42%）、三十一烷（2.41%）、三十二烷（2.36%）、喇叭烯氧化物（1.95%）、肉豆蔻酸（1.73%）、二十四烷（1.71%）、α-杜松醇（1.68%）、三十三烷（1.56%）、异虎耳草素（1.43%）、5,7-二甲氧基香豆素（1.40%）、α-蛇麻烯（1.39%）、双环吉马烯（1.29%）、十五烷酸（1.29%）、二十三烷（1.26%）、月桂酸（1.13%）、榄香醇（1.08%）、乙酸橙花酯（1.04%）、吉玛烯B（1.03%）等。朱亮锋等（1993）用水蒸气蒸馏法提取的臭节草全草挥发油的主要成分为：松油醇-4（30.62%）、氧化石竹烯（7.40%）、桃金娘醛+α-松油醇（5.69%）、β-水芹烯（4.05%）、桧烯（3.44%）、β-蒎烯（3.11%）、1,8-桉叶油素（1.46%）、乙酸癸酯（1.44%）、γ-杜松烯（1.18%）、癸醛（1.09%）等。

【性味与功效】味辛、苦，性温。解表截疟，活血散瘀，解毒。治疟疾，感冒发热，支气管炎，跌打损伤；外用治外伤出血，痈疖疮疡。

石椒草 ▼

【基源】 芸香科石椒草属植物石椒草 *Boenninghausenia sessilicarpa* Lévl. 的全草。

【形态特征】多年生宿根草本，高 0.5~1m，全株有强烈的气味。茎直立，多分枝。二回羽状复叶互生，小叶纸质，倒卵形或椭圆形，长 0.8~2cm，宽 0.5~1cm，全缘，上面绿色，下面淡绿带红色，有透明油腺点。夏季开白色小花，圆锥花序顶生；花两性；花瓣 4 片，卵圆形；子房具长柄。蒴果长约 5mm，成熟时由顶端沿缝线开裂。种子黑褐色。

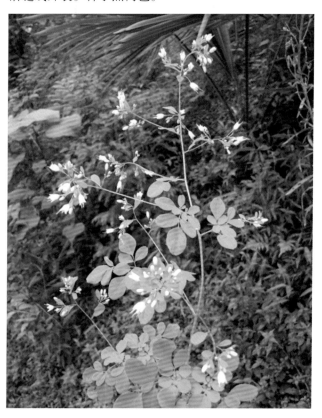

【习性与分布】见于海拔较高的山地，生于山坡上及灌木丛中。喜温暖气候。分布于云南、四川。

【挥发油含量】水蒸气蒸馏的全草的得油率为 0.18%。

【芳香成分】赵树年等（1986）用水蒸气蒸馏法提取的云南玉溪产石椒草全草挥发油的主要成分为：松油烯 -4- 醇（30.62%）、对 - 聚伞花素（9.94%）、氧化丁香烯（7.40%）、桃金娘醛 +α - 松油醇（5.69%）、β - 水芹烯（4.05%）、香桧烯（3.44%）、β - 蒎烯（3.11%）、1,8- 桉叶油素（1.46%）、乙酸癸酯（1.44%）、γ - 杜松烯（1.18%）、癸醛（1.09%）等。

【性味与功效】味苦、辛，性凉，有小毒。疏风解表，清热解毒，行气活血。治感冒，扁桃体炎，支气管炎，肺炎，肾盂肾炎，胃痛腹胀，血栓闭塞性脉管炎，腰痛，跌打损伤。

臭辣树 ▼

【基源】 芸香科吴茱萸属植物臭辣吴萸 *Evodia fargesii* Dode 的果实。

【形态特征】高达 17m 的乔木，胸径达 40cm。叶有小叶 5~9 片，小叶斜卵形至斜披针形，长 8~16cm，宽 3~7cm，叶轴基部的较小，叶背灰绿色，干后带苍灰色，叶缘波纹状或有细钝齿。花序顶生，花甚多；5 基数；萼片卵形；花瓣长约 3mm。成熟心皮 5~4、稀 3 个，紫红色，干后色较暗淡，每分果瓣有 1 种子；种子褐黑色。花期 6~8 月，果期 8~10 月。

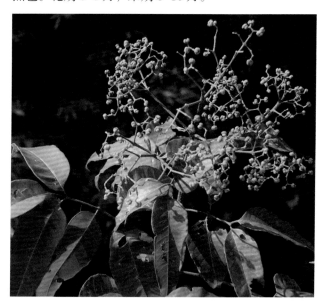

【习性与分布】生于海拔 600~1500m 的山地山谷较湿润地方。分布于安徽、浙江、湖北、湖南、江西、福建、广东、广西、贵州、四川、云南。

【挥发油含量】水蒸气蒸馏的果实的得油率为 0.27%~0.58%。

【芳香成分】张军平等（1999）用水蒸气蒸馏法提取的臭辣吴萸干燥成熟果实挥发油的主要成分为：愈创木醇（16.80%）、柏木脑（10.70%）、α - 古芸烯（10.13%）、喇叭茶醇（8.90%）、β - 丁香烯（8.60%）、β - 芹子烯（7.79%）、α - 金合欢烯（5.96%）、十一烷酮（4.66%）、

α-愈创木烯（3.38%）、檀香烯（2.89%）、β-金合欢烯（2.70%）、乙酰丁香酚（2.10%）、2-(邻环己基苯氧基)乙醇（1.93%）、软脂酸（1.38%）等。

【性味与功效】味苦、辛，性温。止咳，散寒，止痛。治咳嗽，腹痛。

三叉苦 ▼

【基源】芸香科吴茱萸属植物三桠苦 *Evodia lepta* (Spreng.) Merr. 的根、叶。根的芳香成分未见报道。

【形态特征】乔木，树皮灰白或灰绿色，纵向浅裂，枝叶无毛。3 小叶，有时偶有 2 小叶或单小叶同时存在，小叶长椭圆形，有时倒卵状椭圆形，长 6~20cm，宽 2~8cm，全缘，油点多。花序腋生，长 4~12cm，花甚多；萼片及花瓣均 4 片；萼片细小；花瓣淡黄或白色。分果瓣淡黄或茶褐色，每分果瓣有 1 种子；蓝黑色。花期 4~6 月，果期 7~10 月。

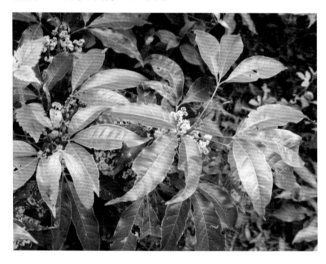

【习性与分布】生于平地至海拔 2000m 山地，常见于较阴蔽的山谷湿润地方，阳坡灌木丛中偶有生长。分布于台湾、福建、江西、广东、湖南、广西、云南、贵州。

【挥发油含量】水蒸气蒸馏的叶的得油率为 0.08%~0.35%。

【芳香成分】刁远明等（2008）用水蒸气蒸馏法提取的广东从化产三桠苦风干叶挥发油的主要成分为：十六酸（30.74%）、邻苯二甲酸二丁酯（15.87%）、叶绿醇（13.46%）、邻苯二甲酸二丁辛酯（7.58%）、

6,10-二甲基-2-十一烷酮（6.37%）、双十一基邻苯二甲酸酯（3.85%）、油酸（2.36%）、6,10-二甲基-5,9-十一烯-2-十一烷酮（1.84%）、橙花叔醇（1.32%）、十四酸（1.31%）、亚油酸（2.01%）等。纳智（2005）用水蒸气蒸馏法提取的云南西双版纳产三桠苦新鲜叶挥发油的主要成分为：马鞭草烯酮（30.05%）、(-)-马鞭草烯酮（16.52%）、(±)-反-橙花叔醇（16.03%）、β-金合欢烯（8.72%）、α-金合欢烯（8.20%）、(+)-对蓋烷-1,8-二烯-3-酮（2.36%）、植醇（2.02%）、顺,反-α-金合欢烯（1.44%）、芳樟醇（1.36%）等。毕和平等（2005）用水蒸气蒸馏法提取的海南澄迈产三桠苦干燥叶挥发油的主要成分为：1-(5,7,8-三甲氧基-2,2-二甲基-2H-1-苯并吡喃基-6)-乙酮(12.93%）、1,2,4,5-四异(1-甲乙基)-苯（11.45%）、氧化丁香烯（7.73%）、4,11,11-三甲基-8-亚甲基-二环[7.2.0]十一-4-烯（5.38%）、4,6-二(1,1-二甲乙基)-2-甲基-苯酚（4.57%）、α-丁香烯（4.25%）、2',4',6'-三异丙基乙酰苯（3.66%）、3,7,11-三甲基-1,6,10-十二三烯-3-醇（3.22%）、1,5,5,8-四甲基-12-氧二环[9.1.0]十二-7-二烯（2.80%）、2,4,6-三(1,1-二甲乙基)-苯酚（2.65%）、6,10,14-三甲基-2-十五酮（2.38%）、1,2,3,5,6,8a-八氢-4,7-二甲基-1-(1-甲乙基)-萘（2.34%）、1S,4R,7R,11R-1,3,4,7-四甲基三环[5.3.1.0^{4,11}]十一-2-烯-8-酮（2.14%）、1-(7-羟基-5-甲氧基-2,2-二甲基-2H-1-苯并吡喃-6)-乙酮（2.05%）、2-亚甲基-4,8,8-三甲基-4-乙烯基-二环[5.2.0]壬烷（2.01%）、4,6,6-三甲基-二环[3.1.1]庚-3-烯-2-酮（1.91%）、1,2-二氢-1,1,6-三甲基-萘（1.47%）、胡椒烯（1.44%）、3,5-二(1,1-二甲乙基)-4-羟基-苯酸（1.40%）、2-(3-甲氧基-5-甲基烯)-7-甲基茚-1-酮（1.34%）、4a,4,5,7a-四氢-4-羟基-3a,7a-二甲基-(3aα,4β,7aα)-1(3H)-异苯基呋喃酮（1.31%）、10,10-二甲基-2,6-二甲基二环[7.2.0]十一烷-5β-醇（1.28%）、二环[4.0]庚-2-烯（1.15%）、4-丁基-4-丙氧基苯基-过氧化环己酸酯（1.10%）、n-棕榈酸（1.07%）、(1α,4aα,8aα)-1,2,3,4,4a,5,6,8a-八氢-7-甲基-4-亚甲基-1-(1-甲乙基)萘（1.01%）等。朱亮锋等（1993）用水蒸气蒸馏法提取的广东鼎湖山产三桠苦叶挥发油的主要成分为：柠檬烯（27.22%）、α-蒎烯（10.34%）、芳樟醇（9.18%）、珀耜烯（5.18%）、柏木脑（2.19%）、(E)-β-罗勒烯（1.59%）、γ-依兰油烯（1.44%）、α-松油醇（1.36%）、顺式-氧

化芳樟醇（吡喃型）（1.28%）、6-甲基-5-庚烯-2-酮（1.24%）、γ-杜松烯（1.11%）、δ-杜松醇（1.01%）等。陈彩和等（2012）用同时蒸馏萃取法提取的云南德宏产三桠苦晾干叶挥发油的主要成分为：丁基化羟基甲苯（38.78%）、六乙苯（17.95%）、2,4,6-三特丁基-苯酚（5.53%）、2,6-二甲喹啉（2.49%）、2,4,6-三异丙基苯乙酮（2.16%）、3,4,4α,5,6,8α-6H-2,5,5,8a-四甲基-2H-1-苯并吡喃（1.33%）等。

【性味与功效】味苦，性寒。清热解毒，散瘀止痛。防治流行性感冒、流行性脑脊髓膜炎、乙型脑炎、中暑、治感冒高热、扁桃体炎、咽喉炎、肺脓疡、肺炎、疟疾、风湿性关节炎、坐骨神经痛、腰腿痛、胃痛、黄疸型肝炎、断肠草（钩吻）中毒；外用治跌打扭伤、虫蛇咬伤、痈疖肿毒、外伤感染、湿疹、皮炎。

茵芋 ▼

【基源】芸香科茵芋属植物茵芋 *Skimmia reevesiana* Fort. 或乔木茵芋 *Skimmia arborescens* Andes. 茎叶。

【形态特征】茵芋：灌木，高 1~2m。叶有柑橘叶的香气，革质，集生于枝上部，叶片椭圆形或倒披针形，长 5~12cm，宽 1.5~4cm。花序轴及花梗均被短细毛，花芳香，淡黄白色，顶生圆锥花序，花密集；萼片及花瓣均 5 片；萼片半圆形；花瓣黄白色；果圆或椭圆形或倒卵形，红色，有种子 2~4 粒；种子扁卵形。花期 3~5 月，果期 9~11 月。

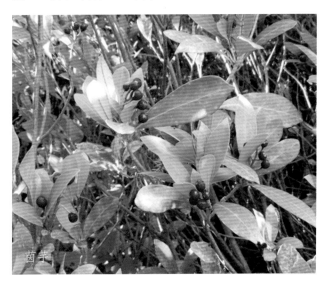
茵芋

乔木茵芋：高达 8m 的小乔木，胸径达 20cm。叶较薄，干后薄纸质，椭圆形或长圆形，或为倒卵状椭圆形，长 5~18cm，宽 2~6cm。花序长 2~5cm；苞片阔卵形；萼片比苞片稍大；花瓣 5 片，倒卵形或卵状长圆形；雄花的雄蕊的比花瓣长，花丝线状；雌花的不育雄蕊比花瓣短。果圆球形径 6~8mm，很少更大，蓝黑色，通常有种子 1~3 粒。花期 4~6 月，果期 7~9 月。

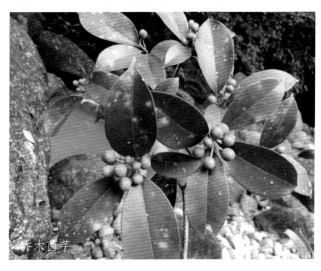
乔木茵芋

【习性与分布】茵芋：通常生于海拔 1200~2600m 的高山森林下，湿度大、云雾多的地方。喜温暖和阳光较充足环境，稍耐阴，较耐寒。怕强光曝晒、严寒和积水，喜湿润。分布于我国北纬约 30° 以南各地，西北至云南东北，东北至安徽黄山，东南至台湾中部山区，南至海南五指山山顶。乔木茵芋：见于海拔 800m 以上的山区，在阴蔽、湿度大的密林下或山顶的高山矮林中较常见。分布于广东、广西、贵州、云南、四川、西藏。

【挥发油含量】水蒸气蒸馏的茵芋新鲜叶的得油率为 0.15%。

【芳香成分】茵芋：羊青等（2015）用水蒸气蒸馏法提取的海南五指山产茵芋新鲜叶挥发油的主要成分为：乙酸香叶酯（23.70%）、匙叶桉油烯醇（9.26%）、氧化石竹烯（7.35%）、2,4-二叔丁基苯酚（5.47%）、δ-杜松醇（4.65%）、β-波旁烯（2.89%）、长叶烯（2.63%）、法尼醇（1.68%）、二十一烷（1.38%）、十五烷（1.19%）、β-榄香烯（1.14%）、植烷（1.13%）、棕榈酸（1.12%）、4,6-二甲基十一烷（1.03%）等。

乔木茵芋：朱亮锋等（1993）用水蒸气蒸馏法提取的乔木茵芋叶挥发油的主要成分为：乙酸香叶酯（22.16%）、3-己烯醇（5.68%）、芳樟醇（4.38%）等。

【性味与功效】味辛、苦，性温，有毒。祛风胜湿。治风湿痹痛，四肢挛急，两足软弱。

芸香 ▼

【基源】 芸香科芸香属植物芸香 *Ruta graveolens* Linn. 的全草。

【形态特征】 落地栽种之植株高达 1m，各部有浓烈特殊气味。叶 2~3 回羽状复叶，长 6~12cm，灰绿或带蓝绿色。花金黄色，花径约 2cm；萼片 4 片；花瓣 4 片；雄蕊 8 枚，较长，花盛开时全部并列一起，花柱短，子房通常 4 室。果长 6~10mm，由顶端开裂至中部，果皮有凸起的油点；种子甚多，肾形，长约 1.5mm，褐黑色。花期 3~6 月及冬季末期，果期 7~9 月。

【习性与分布】 喜温暖湿润气候，耐寒、耐旱。全国各地均有分布。

【挥发油含量】 水蒸气蒸馏的全草的得油率为 0.06%~0.09%；有机溶剂萃取的干燥全草的得油率为 2.22%~5.74%。

【芳香成分】 芸香全草挥发油的主成分多为 2- 十一酮（36.50%~46.15%），也有主成分不同的报告。唐祖年等（2011）用水蒸气蒸馏法提取的广西桂林产芸香新鲜地上部分挥发油的主要成分为：2- 十一酮(46.15%)、2- 壬酮 (27.01%)、2- 十三醇乙酸酯 (12.73%)、2- 十四醇乙酸酯（1.76%）、2- 十二 (烷) 酮（1.59%）、3-(1- 甲基 -2- 丙烯基)-1,5- 环辛二烯（1.33%）、3,7,11,15- 四甲基 -2- 十六烯 -1- 醇（1.31%）等。蒋冬月等（2018）用顶空固相微萃取法提取的广东深圳 3 月份采收的芸香新鲜叶挥发油的主要成分为：2- 壬酮（48.98%）、2- 十一 (烷) 酮（21.89%）、乙酸仲辛酯（16.93%）、(Z)- 乙酸 -3- 己烯 -1- 醇酯（5.96%）、3,4- 二乙烯基 -3- 甲基环己烷（2.47%）、2- 癸酮（1.14%）等。

【性味与功效】 味辛、微苦，性凉。清热解毒，散瘀止痛。治感冒发热，牙痛，月经不调，小儿湿疹，疮疖肿毒，跌打损伤。

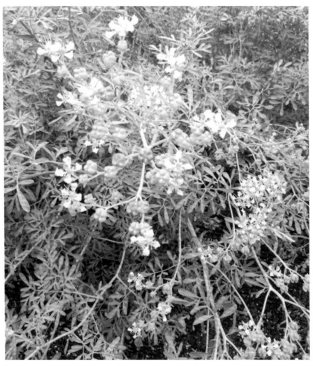

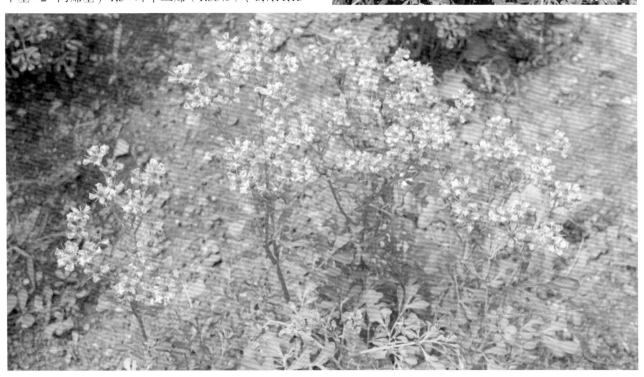

枸橘 ▼

【基源】芸香科枳属植物枳 *Poncirus trifoliata* (Linn.) Raf. 的幼果或未成熟果实。

【形态特征】小乔木，高 1~5m。嫩枝扁，有纵棱，刺长达 4cm，红褐色。叶柄有狭长的翼叶，通常指状 3 出叶，小叶长 2~5cm，宽 1~3cm，叶缘有细钝裂齿或全缘。花单朵或成对腋生，花有大、小二型；花瓣白色，匙形。果近圆球形或梨形，大小差异较大，通常纵径 3~4.5cm，横径 3.5~6cm，果皮暗黄色，种子 20~50 粒；乳白或乳黄色。花期 5~6 月，果期 10~11 月。

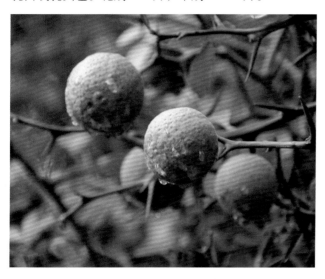

【习性与分布】喜温暖湿润气候，耐寒力较强，耐热。喜光，稍耐阴。分布于山东、河南、山西、陕西、甘肃、安徽、江苏、浙江、湖北、湖南、江西、广东、广西、贵州、云南等省区。

【挥发油含量】水蒸气蒸馏的干燥幼果的得油率为 0.130%~0.90%，干燥果实的得油率为 1.01%~1.20%。

【芳香成分】枳幼果挥发油的主成分多为柠檬烯（25.79%~71.36%），也有少数主成分不同的报告。肖建平等（2009）用水蒸气蒸馏法提取的福建闽侯产枳幼果（绿衣枳实）挥发油的主要成分为：dl- 柠檬烯（42.03%）、β - 月桂烯（23.99%）、1- 水芹烯（12.03%）、β - 水芹烯（9.71%）、α - 蒎烯（4.79%）、石竹烯氧化物（3.85%）、β - 石竹烯（2.55%）、2- β - 蒎烯（1.07%）等；7 月果皮尚绿时的未成熟果实（绿衣枳壳）挥发油的主要成分为：(-)-α - 蒎烯（12.30%）、β - 石竹烯（8.40%）、1,8- 桉油精（7.84%）、2-(2- 呋喃) 甲基

氢化吡喃（7.09%）、2- 甲基 - 十五碳烷（6.95%）、二十二烷（6.81%）、β - 香茅醇（6.58%）、2,3- 二甲基癸（5.80%）、2- 丙基 - 癸烷 -1 醇（5.24%）、β - 水芹烯（4.79%）、瓦伦桔烯（4.71%）、2,4- 二甲基 - 庚烷（3.02%）、2- β - 蒎烯（3.00%）、d- 蒈烯（2.35%）、芳樟醇（2.25%）、1,1,3- 三甲基 - 环己烯（1.91%）、1,1,2- 三甲基 - 环己烯（1.81%）、外乙酸冰片酯（1.76%）、2- 乙基己基异丁烯酸酯（1.73%）、1,8- 二烯 - 壬烷 -4（1.65%）、甲酸芳樟酯（1.21%）等。

【性味与功效】味辛、苦，性温。疏肝和胃，理气止痛，消积化滞。治胸胁胀满，脘腹胀痛，乳房结块，疝气疼痛，睾丸肿痛，跌打损伤，食积，便秘，子宫脱垂。

枸橘叶 ▼

【基源】芸香科枳属植物枳 *Poncirus trifoliata* (Linn.) Raf. 的叶。

【形态特征】同枸橘。

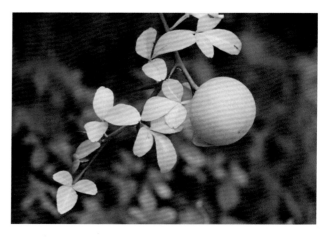

【习性与分布】同枸橘。

【挥发油含量】水蒸气蒸馏的新鲜叶的得油率为 0.78%。

【芳香成分】黄国华等（2014）用水蒸气蒸馏法提取的海南海口产枳新鲜叶挥发油的主要成分为：氧化芳樟醇（11.93%）、蓝桉醇（10.18%）、喇叭茶萜醇（8.92%）、邻苯二甲酸二异丁酯（7.25%）、石竹烯（7.16%）、顺 - 氧化里那醇（6.74%）、4- 乙烯基 -2- 甲氧基 - 苯酚（6.18%）、芳樟醇（4.04%）、大根香叶烯 B（2.20%）、(-)-α - 人参烯（2.20%）、α - 石竹烯（2.00%）、L- 去氢白菖烯（1.82%）、异榄香脂素（1.40%）、二苯胺（1.39%）、β - 榄香烯

（1.32%）、癸醛（1.20%）、苯乙醛（1.18%）、苄醇（1.17%）、2,3-二氢异苯并呋喃（1.12%）、亚苄基丙酮（1.09%）、7-胺基-5-甲基-2-(甲硫基)-1,2,4-三唑并[1,5-a]嘧啶-6-羧酸乙酯（1.09%）、3,3,7,11-四甲基-三环[6.3.0.0²·⁴]-8-十一烯（1.04%）等。

【性味与功效】味辛，性温。理气止呕，消肿散结。治噎膈，反胃，呕吐，梅核气，疝气。

慈姑 ▼

【基源】泽泻科慈姑属植物慈姑 Sagittaria trifolia Linn. var. sinensis (Sims.) Makino 的球茎。

【形态特征】多年生水生或沼生草本。匍匐茎末端膨大呈卵圆形或球形球茎，可达 5~8×4~6cm。挺水叶箭形，宽大，顶裂片卵形至宽卵形；叶柄基部鞘状。圆锥花序长 20~80cm，具 1~2 轮雌花，主轴雌花 3~4 轮；雄花多轮，组成大型圆锥花序；苞片 3 枚。果期花托扁球形。花单性；花被片反折。瘦果两侧压扁，倒卵形。种子褐色。花果期 5~10 月。

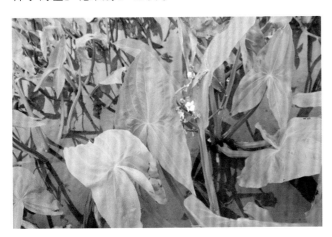

【习性与分布】在陆地上各种水面的浅水区均能生长，要求光照充足，气候温和、较背风的环境。分布于东北、华北、西北、华东、华南、四川、贵州、云南。

【芳香成分】刘春泉等（2015）用顶空萃取法提取的江苏产慈姑新鲜冷冻球茎挥发油的主要成分为：泪柏醚（22.87%）、石竹烯（17.73%）、己醛（6.13%）、二甲基硫醚（4.81%）、壬醛（4.00%）、戊醛（2.88%）、α-石竹烯（2.66%）、(Z)-石竹烯（2.63%）、辛醛（2.13%）、邻苯二甲酸二乙酯（1.93%）、乙醇（1.92%）、苯甲

酸（1.81%）、α,2-二甲基苯乙烯（1.53%）、戊醇（1.48%）、D-柠檬烯（1.30%）、庚醛（1.27%）等。

【性味与功效】味甘、微苦、微辛，性微寒。活血凉血，止咳通淋，散结解毒。治产后血闷，胎衣不下，带下，崩漏，衄血，呕血，咳嗽痰血，淋浊，疮肿，目赤肿痛，角膜白斑，瘰疬，睾丸炎，骨膜炎，毒蛇蛟伤。

檫树 ▼

【基源】樟科檫木属植物檫木 Sassafras tzumu (Hemsl.) Hemsl. 的根或茎、叶。根、叶的芳香成分未见报道。

【形态特征】落叶乔木，高可达 35m，胸径达 2.5m。顶芽椭圆形，长达 1.3cm，芽鳞近圆形，密被黄色绢毛。叶聚集于枝顶，卵形或倒卵形，长 9~18cm，宽 6~10cm，全缘或 2~3 浅裂。花序顶生，多花；苞片线形至丝状。花黄色，雌雄异株。雄花：花花被裂片 6，披针形。雌花：退化雄蕊 12。果近球形，成熟时蓝黑

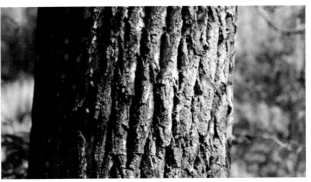

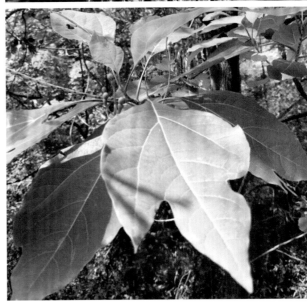

色而带有白蜡粉。花期 3~4 月，果期 5~9 月。

【习性与分布】常生于海拔 150~1900m 的疏林或密林中。喜温暖湿润、雨量充沛的环境。长江以南均有分布。

【挥发油含量】水蒸气蒸馏的根的得油率为 1.00%，叶的得油率为 0.40%~1.00%。

【芳香成分】韩安榜等（2012）用水蒸气蒸馏法提取的浙江永嘉产檫木新鲜茎挥发油的主要成分为：1- 石竹烯（26.97%）、香树烯（10.93%）、罗汉柏烯（9.86%）、苯甲氧羰基 -L- 天门冬氨酸（7.23%）、熊去氧胆酸（6.74%）、1,14- 二溴十四烷（5.83%）、(E,E,E)- 2,6,11,15- 四甲基 -2,6,8,10,14- 十六碳五烯（4.76%）、柏木烯醇（4.26%）、3,7- 二甲基 -6- 辛烯基 -3- 甲基丁酸酯（3.28%）、α,β,2,2,6- 五甲基环己烷丙醇（2.92%）、(6E)-2,6- 二甲基 -8-(3- 甲基 -2- 呋喃基)-2,6- 辛二烯（2.31%）、(1aR,2aR,3aS,5aS,8aS,8bS,8cS)- 八氢 -3a,8c- 二甲基 -6- 亚甲基 -2H- 二氧杂 [2,3:8,8a] 蒽 [4,5-b] 呋喃 -7(3aH)- 酮（2.31%）、1- 甲基 -4-(2- 甲基环氧乙烷基)-7- 氧杂双环 [4.1.0] 庚烷（1.80%）、2-(十七碳 -7- 炔 -1- 基氧基) 四氢 -2H- 吡喃（1.65%）、(3S,5aR,7aS,11aS,11bR)-5H-3,8,8,11a- 四甲基 - 十二氢 -3,5a- 环氧萘基 [2,1-c] 噁庚英（1.28%）、维甲酰酚胺（1.08%）等。

【性味与功效】味辛、甘，性温。祛风除湿，活血散瘀，止血。治风湿痹痛，跌打损伤，腰肌劳损，半身不遂，外伤出血。

红果楠 ▼

【基源】樟科黄肉楠属植物红果黄肉楠 *Actinodaphne cupularis* (Hemsl.) Gamble 的根或叶。根的芳香成分未见报道。

【形态特征】灌木或小乔木，高 2~10m，胸径达 15cm。顶芽卵圆形或圆锥形。叶通常 5~6 片簇生于枝端成轮生状，长圆形至长圆状披针形，长 5.5~13.5cm，宽 1.5~2.7cm。伞形花序单生或数个簇生于枝侧；苞片 5~6；雄花序有花 6~7 朵；花被裂片 6~8，卵形；雌花序常有花 5 朵。果卵形或卵圆形，成熟时红色。花期 10~11 月，果期 8~9 月。

【习性与分布】生于山坡密林、溪旁及灌丛中，海拔

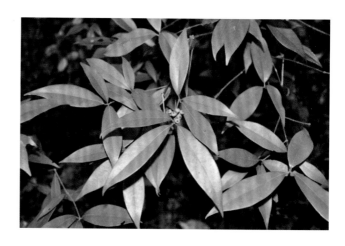

360~1300m。分布于湖北、湖南、四川、广西、云南、贵州。

【挥发油含量】水蒸气蒸馏的枝叶的得油率为 0.21%。

【芳香成分】郁建平等（2001）用水蒸气蒸馏法提取的贵州遵义产红果黄肉楠枝叶挥发油的主要成分为：异丁子香烯（8.28%）、大根香叶烯 B（7.11%）、1α,4aα,8aα-7- 甲基 -4- 甲烯基 -1- 异丙基 -1,2,3,4,4a,5,6,8a- 八氢萘（6.57%）、1S-(1α,3aβ,4α,8aβ)-4,8,8- 三甲基 -9- 甲烯基 -1,4- 亚甲基十氢蒽（3.69%）、4aR- 反 -4a,8- 二甲基 -2(1- 异丙烯基)-1,2,3,4,4a,5,6,8a- 八氢萘（3.00%）、石竹烯（2.85%）、γ- 榄香烯（2.52%）、S-6- 甲基 -6- 乙烯基 -1- 异丙基 -3-(1- 异丙烯基)- 环己烯（2.14%）、7R,8R-8- 羟基 -4- 异亚丙基 -7- 甲基双环 [5.3.1] 十一碳 -1- 烯（1.93%）、α- 石竹烯（1.77%）、α- 杜松醇（1.71%）、α- 木罗醇（1.62%）、1R,3Z,9S-4,11,11- 三甲基 -8- 亚甲基双环 [7.2.0] 十一碳 -3- 烯（1.47%）、1S-(1α,2β,4β)-1- 乙烯基 -1- 甲基 -2,4- 双异丙烯基 - 环己烷（1.34%）、珀玛烯（1.04%）等。

【性味与功效】味辛、性平。清热消肿，降逆止呕。治水火烫伤，脚癣，痔疮，恶心呕吐。

香胶木 ▼

【基源】樟科黄肉楠属植物毛黄肉楠 *Actinodaphne pilosa* (Lour.) Merr. 的树皮、叶。树皮的芳香成分未见报道。

【形态特征】乔木或灌木，高 4~12m，胸径达 60cm。顶芽大，卵圆形。叶互生或 3~5 片聚生成轮生状，倒卵形或有时椭圆形，长 12~24cm，宽 5~12cm。花序腋

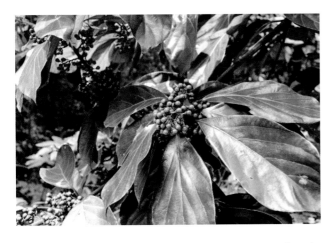

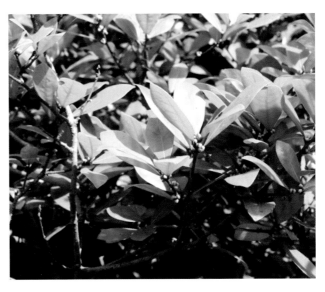

生或枝侧生，由伞形花序组成圆锥状；苞片早落；每
一伞形花序有花5朵；花被裂片6，椭圆形。雄花：花
被裂片长约3mm。雌花：较雄花略小。果球形。花期
8~12月，果期翌年2~3月。

【习性与分布】常生于海拔500m以下的旷野丛林或混
交林中。分布于广东、广西、海南。

【芳香成分】冯志坚等（2009）用水蒸气蒸馏法提取
的广东广州产毛黄肉楠干燥叶挥发油的主要成分为：
喇叭茶烯（12.72%）、(1α,4aα,8aα)-1,2,3,4,4a,5,6,8a-
八氢-7-甲基-4-亚甲基-1-(1-甲基乙基)-萘
（12.33%）、大根香叶烯-D（11.58%）、反式-石竹烯
（10.66%）、蓝桉醇（5.89%）、匙叶桉油烯醇（4.25%）、
α-衣兰烯（4.22%）、δ-杜松烯（4.02%）、α-
荜草烯（3.73%）、α-榄香烯（3.38%）、T-杜松
醇（3.14%）、T-依兰醇（3.11%）、别香橙烯（2.31%）、
α-桉叶醇（1.26%）等。

【性味与功效】味辛，性平。驱风，消肿，破积，解毒。
治跌打损伤，疮疖肿毒，咳嗽等。

豺皮樟 ▼

【基源】樟科木姜子属植物豺皮樟 *Litsea rotundifolia* (Nees) Hemsl. var. *oblongifolia* (Nees) Allen 的根、叶、树皮。树皮的芳香成分未见报道。

【形态特征】常绿灌木或小乔木，高可达3m。顶芽
卵圆形。叶散生，叶片卵状长圆形，长2.5~5.5cm，宽
1~2.2cm，薄革质。伞形花序常3个簇生叶腋；每一花
序有花3~4朵，花小；花被筒杯状；花被裂片6，倒卵

状圆形。果球形，直径约6mm，几无果梗，成熟时灰
蓝黑色。花期8~9月，果期9~11月。

【习性与分布】生于丘陵地下部的灌木林中或疏林中
或山地路旁，海拔800m以下。喜湿润气候。喜光。分
布于广东、广西、湖南、江西、福建、台湾、浙江。

【挥发油含量】水蒸气蒸馏的阴干根的得油率为
0.47%，阴干叶的得油率为0.24%。

【芳香成分】严小红等（2000，2001）用水蒸气蒸馏
法提取的广东广州产豺皮樟阴干根挥发油的主要成分
为：愈创木醇（18.76%）、(E)-5-烯-十二醛（9.42%）、
乙酸龙脑酯（7.29%）、月桂酸（5.27%）、10-十一
炔-1-醇（4.16%）、反式-氧化芳樟醇（3.31%）、
芳姜黄烯（2.81%）、邻苯二甲酸双丁酯（2.76%）、β-
桉叶醇（2.70%）、顺式-氧化芳樟醇（2.54%）、10-
十一烷烯-1-醇（2.47%）、(Z)-4-壬烯-1-醇（2.15%）、
十二醛（2.13%）、3,7-二甲基-6-辛烯-1-醇（1.57%）、
2-甲基-5-(金刚烷-1)-2-戊醇（1.25%）、邻苯二甲
酸双乙酯（1.21%）、榄香醇（1.20%）、十一烯酸（1.19%）、
反式-11-十四烯酸（1.15%）、棕榈酸（1.09%）、喇
叭醇（1.05%）等；阴干叶挥发油的主要成分为：十二
烷酸（43.68%）、肉豆蔻酸（14.61%）、正十一烷酸
（4.70%）、棕榈酸（4.15%）、正十一烷醇（1.98%）、
十二醛（1.89%）、2-十二酮（1.34%）、3-甲基-2-
戊酮（1.30%）、6,10,14-三甲基-十五酮（1.17%）、
正己酸（1.15%）、2-十三酮（1.15%）、β-桉叶醇
（1.14%）、邻苯二甲酸双丁酯（1.03%）等。

【性味与功效】味辛，性温。祛风除湿，行气止痛，
活血通经。治风湿性关节炎，跌打损伤，腰腿痛，痛经，
胃痛，腹泻，水肿。

潺槁树 ▼

【基源】 樟科木姜子属植物潺槁木姜子 *Litsea glutinosa* (Lour.) C. B. Rob. 的根、树皮、叶。根、树皮的芳香成分未见报道。

【形态特征】常绿小乔木或乔木，高 3~15m。顶芽卵圆形。叶互生，倒卵形或椭圆状披针形，长 6.5~26cm，宽 5~11cm，革质。伞形花序生于小枝上部叶腋，苞片 4；每一花序有花数朵；花梗被灰黄色绒毛；花被不完全或缺。果球形，直径约 7mm，先端略增大。花期 5~6 月，果期 9~10 月。

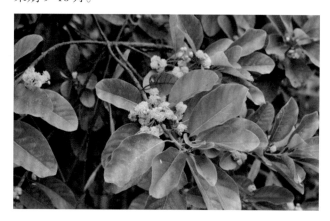

【习性与分布】生于山地林缘、溪旁、疏林或灌丛中，海拔 500~1900m。属弱阳性树种，幼树喜在适当庇阴环境下生长，到壮年时需阳光。喜暖热湿润的气候条件，不耐严寒。分布于广东、广西、福建、云南。

【挥发油含量】水蒸气蒸馏的阴干叶的得油率为 0.15%，超临界萃取的得油率为 0.56%。

【芳香成分】覃文慧等（2012）用水蒸气蒸馏法提取的广西南宁产潺槁木姜子新鲜叶挥发油的主要成分为：β-石竹烯（22.83%）、β-罗勒烯（7.19%）、植醇（6.90%）、β-蒎烯（6.79%）、α-蒎烯（5.97%）、石竹烯氧化物（5.95%）、右旋萜二烯（4.73%）、二环大根香叶烯（4.47%）、α-石竹烯（4.38%）、橙花叔醇（3.40%）、月桂烯（2.81%）、(E)-β-罗勒烯（2.25%）、β-荜澄茄烯（1.76%）、β-杜松烯（1.59%）、α-荜澄茄油烯（1.39%）、β-桉叶醇（1.30%）等。周燕园（2012）用水蒸气蒸馏法提取的广西南宁产潺槁木姜子阴干叶挥发油的主要成分为：(Z)-叶醇（43.90%）、(E)-青叶醛（7.42%）、2,4-二叔丁基苯酚（4.80%）、(E)-2-己烯-1-醇（3.47%）、二十二

烷（2.21%）、三十六烷（1.24%）、十四烷（1.08%）等。

【性味与功效】味甘、苦、涩，性凉。清湿热，消肿毒，止血，止痛。外用治腮腺炎，疮疖痈肿，乳腺炎初起，跌打损伤，外伤出血。

木姜子 ▼

【基源】 樟科木姜子属植物毛叶木姜子 *Litsea mollis* Hemsl.、 木姜子 *Litsea pungens* Hemsl.、 清香木姜子 *Litsea euosma* W. W. Smith 的果实。

【形态特征】毛叶木姜子：落叶灌木或小乔木，高达 4m。顶芽圆锥形。叶互生或聚生枝顶，长圆形或椭圆形，长 4~12cm，宽 2~4.8cm。伞形花序腋生，常 2~3 个簇生于短枝上，每一花序有花 4~6 朵；花被裂片 6，黄色，宽倒卵形。果球形，直径约 5mm，成熟时蓝黑色；果梗长 5~6mm，有稀疏短柔毛。花期 3~4 月，果期 9~10 月。

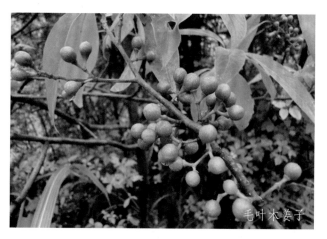

毛叶木姜子

木姜子：落叶小乔木，高 3~10m。顶芽圆锥形。叶互生，常聚生于枝顶，披针形或倒卵状披针形，长 4~15cm，

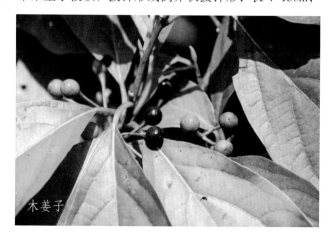

木姜子

宽 2~5.5cm。伞形花序腋生；每一花序有雄花 8~12 朵；花被裂片 6，黄色，倒卵形，长 2.5mm；能育雄蕊 9。果球形，直径 7~10mm，成熟时蓝黑色；果梗长 1~2.5cm，先端略增粗。花期 3~5 月，果期 7~9 月。

清香木姜子：落叶小乔木，高 10m。顶芽圆锥形。叶互生，卵状椭圆形或长圆形，长 6.5~14cm，宽 2.2~4.5cm，纸质。伞形花序腋生，常 4 个簇生于短枝上；每一花序有花 4~6 朵；花被裂片 6，黄绿或黄白色，椭圆形；能育雄蕊 9。果球形，直径 5~7mm，顶端具小尖，成熟时黑色；果梗长 4mm，先端不增粗，有稀疏短柔毛。花期 2~3 月，果期 9 月。

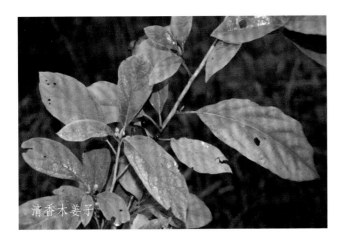
清香木姜子

【习性与分布】毛叶木姜子：生于山坡灌丛中或阔叶林中，海拔 600~2800m。喜湿润气候。喜光。分布于广东、广西、湖南、湖北、四川、贵州、云南、西藏。

木姜子：生于溪旁和山地阳坡杂木林中或林缘，海拔 800~2300m。分布于湖北、湖南、广东、广西、贵州、云南、四川、西藏、甘肃、陕西、河南、山西、浙江。

清香木姜子：生于山地阔叶林中湿润处，海拔可到 2450 m。分布于广东、广西、湖南、江西、四川、贵州、云南、西藏。

【挥发油含量】水蒸气蒸馏的毛叶木姜子果实的得油率为 2.29%~8.50%，超临界萃取的得油率为 5.85%。水蒸气蒸馏的清香木姜子新鲜果实的得油率为 2.50%~3.00%。

【芳香成分】毛叶木姜子：毛叶木姜子果实挥发油的主成分多为柠檬醛（39.19%~65.24%），也有主成分不同的报告。王发松等（2002）用水蒸气蒸馏法提取的湖北巴东产毛叶木姜子阴干果实挥发油的主要成分为：柠檬醛 (65.24%)、柠檬烯 (20.82%) 等。王晓炜等（2005）用水蒸气蒸馏法提取的广西产毛叶木姜子干燥成熟果实挥发油的主要成分为：月桂酸（12.08%）、正

癸酸（11.49%）、丁香烯氧化物（9.56%）、反式柠檬醛（9.10%）、顺式柠檬醛（5.16%）、丁香烯（5.11%）、β-没药烯（5.10%）、6-甲基-5-庚烯-2-酮（2.92%）、顺式牻牛儿醇（2.61%）、反式牻牛儿醇（2.09%）、D-柠檬烯（2.06%）、3,7-二甲基-1,6-辛二烯-3-醇（1.72%）、α-松油醇（1.29%）、α-香柠檬烯（1.23%）等。

木姜子：项昭保等（2008）用水蒸气蒸馏法提取的重庆云阳产木姜子果实挥发油的主要成分为：α-柠檬醛（37.29%）、β-柠檬醛（32.36%）、柠檬烯（5.96%）、甲基庚烯酮（1.94%）、芳樟醇（1.88%）、β-香茅醛（1.37%）等。

清香木姜子：云南植物研究所（1975）用水蒸气蒸馏法提取的云南腾冲产清香木姜子新鲜果实挥发油的主要成分为：柠檬醛（80.50%）、d-柠檬烯（5.10%）、香茅醛（3.90%）、芳樟醇（2.80%）、香叶醇（1.90%）、甲基庚烯酮（1.40%）、α-蛇麻烯（1.40%）等。

【性味与功效】味辛、苦，性温。温中行气止痛，燥湿健脾消食，解毒消肿。治胃寒腹痛，暑湿吐泻，食滞饱胀，痛经，疝痛，疟疾，疮疡肿痛。

木姜子叶 ▼

【基源】樟科木姜子属植物毛叶木姜子 *Litsea mollis* Hemsl.、木姜子 *Litsea pungens* Hemsl.、清香木姜子 *Litsea euosma* W. W. Smith 的叶。

【形态特征】同木姜子。

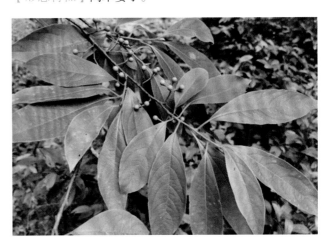

【习性与分布】同木姜子。

【挥发油含量】水蒸气蒸馏的毛叶木姜子干燥叶的得油率为 0.15%；木姜子鲜叶的出油率为 0.44%。清香木

姜子新鲜枝叶的得油率为0.80%。

【芳香成分】毛叶木姜子：林翠梧等（2000）用水蒸气蒸馏法提取的湖北神农架产毛叶木姜子干燥叶挥发油的主要成分为：1,8-桉叶素（29.41%）、松油醇（9.93%）、氧化石竹烯（7.13%）、芳樟醇（7.09%）、β-石竹烯（5.57%）、桉脑（3.53%）、匙叶桉油烯醇（2.23%）、松油烯-4-醇（2.18%）、α-芹子烯（2.14%）、吉马烯D（1.69%）、香叶醛（1.46%）、香叶醇（1.41%）、β-檀香烯（1.32%）、桉萜（1.07%）、反-α-二氢松油醇（1.07%）、α-葎草烯（1.01%）等。

木姜子：张振杰等（1992）用水蒸气蒸馏法提取的陕西太白产木姜子新鲜叶挥发油的主要成分为：1,3,3-三甲基-2-氧杂二环[2.2.2]辛烷（59.96%）、1,8-桉叶油素（8.96%）、香茅醛（6.86%）、2-甲基-5-(1-甲基乙烯基)环己酮（4.04%）、乙酸橙花酯（3.19%）、α-蒎烯（1.27%）、γ-杜松烯（1.20%）等。

清香木姜子：张丽等（2009）用连续蒸馏萃取法提取的云南绿春产清香木姜子新鲜枝叶挥发油的主要成分为：桉油（27.20%）、松油烯-4-醇(21.27%)、N-甲基山鸡椒痉挛碱（6.32%）、十七烷酸（4.33%）、叶绿醇（3.53%）、乙醚基亚油酸（3.45%）、2,6-二甲基-2,6辛二烯（2.96%）、维生素E（2.45%）、正十八烷（1.64%）、菜油甾醇（1.25%）、石竹烯（1.24%）、α-蒎烯（1.23%）等。

【性味与功效】味苦、辛，性温。祛风行气，健脾利湿，外用解毒。治腹痛腹胀，暑湿吐泻，关节疼痛，水肿，无名肿毒。

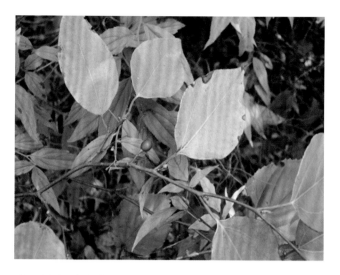

【习性与分布】生于山地阳坡或河谷两岸，阴坡灌丛或干瘠土层的次生林中也有分布，海拔750~2000m。喜湿润气候。喜光。分布于云南、四川、西藏。

【挥发油含量】水蒸气蒸馏的阴干果实的得油率为4.28%。

【芳香成分】万德光等（2004）用水蒸气蒸馏法提取的四川峨眉产杨叶木姜子阴干果实挥发油的主要成分为：β-柠檬醛（22.35%）、α-柠檬醛（16.65%）、柠檬烯（14.15%）、橙花醇（5.75%）、1,8-桉叶油素（5.04%）、甲基庚烯酮（4.15%）、β-蒎烯（3.43%）、芳樟醇(3.26%)、α-蒎烯（3.08%)、对-伞花烃(2.65%)、石竹烯（2.38%）、樟脑（2.14%）、莰烯（1.89%）、香茅醛（1.35%）、香叶醇（1.26%）等。

【性味与功效】味辛、微苦，性温。健胃温肾，行气散结。治胃寒腹痛，食滞饱胀等。

杨叶木姜子 ▼

【基源】樟科木姜子属植物杨叶木姜子 *Litsea populifolia* (Hemsl.) Gamble 的果实。

【形态特征】落叶小乔木，高3~5m。叶互生，常聚生于枝梢，圆形至宽倒卵形，长6~8cm，宽5~7cm，纸质，嫩叶紫红绿色，老叶上面深绿色，下面粉绿色。伞形花序常生于枝梢；每一花序有雄花9~11朵；花梗细长，长1~1.5cm，有稀疏柔毛；花被裂片6，卵形或宽卵形，长约3mm，黄色。果球形，直径5~6mm；先端略增粗。花期4~5月，果期8~9月。

闽楠 ▼

【基源】樟科楠属植物闽楠 *Phoebe bournei* (Hemsl.) Yang 的根皮和叶。根皮的芳香成分未见报道。

【形态特征】大乔木，高达15~20m，树干通直，分枝少。叶革质或厚革质，披针形或倒披针形，长7~15cm，宽2~4cm。花序生于新枝中、下部，长3~10cm，通常3~4个，为紧缩不开展的圆锥花序；花被片卵形，长约4mm，宽约3mm。果椭圆形或长圆形，长1.1~1.5cm，直径约6~7mm；宿存花被片被毛，紧贴。花期4月，果期10~11月。

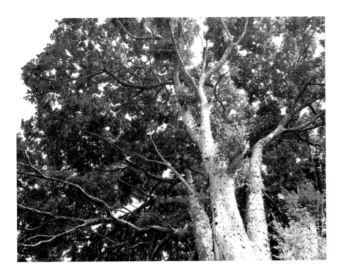

【习性与分布】野生的多见于山地沟谷阔叶林中，也有栽培。分布于江西、福建、浙江、广东、广西、湖南、湖北、贵州。

【挥发油含量】水蒸气蒸馏的叶的得油率为0.10%~0.13%。

【芳香成分】孟中磊等（2019）用水蒸气蒸馏法提取的广西资源产闽楠新鲜叶挥发油的主要成分为：斯巴醇（10.42%）、蓝桉醇（7.27%）、檀香烯（6.73%）、古芸烯（4.50%）、γ-依兰油烯（4.19%）、γ-雪松烯（3.79%）、β-桉叶醇（3.40%）、苍术醇（3.21%）、4-表-荜澄茄油烯醇（3.09%）、α-珀杷烯（2.80%）、蛇麻烯（2.79%）、α-杜松醇（2.68%）、δ-愈创烯（2.27%）、柏木烯醇（2.25%）、异丁子香烯（2.24%）、愈创醇（2.15%）、α-依兰油烯（2.00%）、杜松烷-1(10)-4-二烯（1.97%）、β-榄香烯（1.86%）、喇叭烯（1.82%）、石竹素（1.77%）、γ-杜松烯（1.67%）、依兰油醇（1.58%）、石竹烯（1.57%）、长叶烯醛（1.41%）、反-菖蒲烯（1.32%）、环氧化蛇麻烯Ⅱ（1.30%）、喇叭茶醇（1.29%）、α-柏木烯（1.27%）、7-表-顺-水合倍半香桧烯（1.23%）、α-菖蒲醇（1.12%）、β-4,8,13-杜松三烯-1,3-二醇（1.07%）、β-珀杷烯（1.04%）、α-愈创烯（1.01%）等；广西富川产闽楠新鲜叶挥发油的主要成分为：檀香烯（14.84%）、斯巴醇（8.00%）、檀萜烯（6.31%）、γ-榄香烯（5.90%）、α-香柑油烯（5.31%）、桉叶醇（4.91%）、绿花白千层醇（3.26%）、α-珀杷烯（3.03%）、愈创醇（3.02%）、蛇麻烯（2.58%）、异丁子香烯（2.50%）、β-荜澄茄油烯（1.96%）、顺-依兰油-3,5-二烯（1.96%）、杜松烷-1(10),4-二烯（1.95%）、δ-愈创烯（1.80%）、

β-珀杷烯（1.62%）、γ-依兰油烯（1.58%）、β-桉叶醇（1.57%）、β-檀香醇（1.53%）、α-菖蒲醇（1.50%）、依兰油醇（1.46%）、叶绿醇（1.39%）、α-柏木烯（1.35%）、榄香醇（1.20%）、环氧化红没药烯（1.18%）等。

【性味与功效】味苦，性微寒。清热解毒，收敛止血。治痈肿疮毒。

楠材 ▼

【基源】樟科楠属植物楠木 *Phoebe zhennan* S. Lee et F. N. Wei 的木材及枝叶。

【形态特征】大乔木，高达30m，树干通直。芽鳞被灰黄色贴伏长毛。叶革质，椭圆形，长7~13cm，宽2.5~4cm。聚伞状圆锥花序长6~12cm，在中部以上分枝，最下部分枝通常长2.5~4cm，每伞形花序有花3~6朵，一般为5朵；花中等大，长3~4mm；花被片近等大，外轮卵形，内轮卵状长圆形。果椭圆形。花期4~5月，果期9~10月。

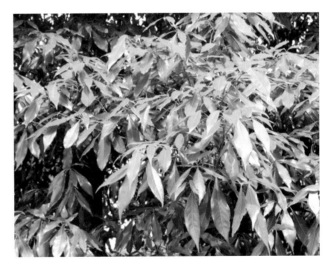

【习性与分布】多见于海拔1500m以下的阔叶林中。分布区位于亚热带常绿阔叶林区西部，气候温暖湿润的亚热带区域。分布于湖北、贵州、四川。

【芳香成分】木材：丁文等（2017）用水蒸气蒸馏法提取的四川彭州产楠木干燥木材挥发油的主要成分为：沉香螺醇（28.26%）、愈创木醇（21.84%）、γ-桉叶醇（8.98%）、α-荜澄茄烯（6.52%）、愈创木二烯（5.26%）、7-表-α-桉叶醇（4.28%）、α-桉叶

醇（2.05%）、大根香叶烯（1.79%）、β-石竹烯（1.74%）、α-珀杷烯（1.50%）、d-杜松烯（1.48%）、β-愈创木烯（1.21%）、β-倍半水芹烯（1.05%）、榄香醇（1.01%）等。周妮等（2015）用水蒸气蒸馏法提取的四川荥经产楠木木材挥发油的主要成分为：7-氨基-4-甲基香豆素（21.72%）、氧化石竹烯（8.62%）、去氢白菖烯（5.11%）、T-杜松醇（4.49%）、环氧化蛇麻烯Ⅱ（3.96%）、榄香醇（2.74%）、沉香螺萜醇（2.61%）、雪松烯（2.60%）、(+)-γ-古芸烯（2.22%）、4a,5,6,7,8,8a-六氢-7α-异丙酯-4aβ,8aβ-二甲基-2(1H)-萘酮（2.19%）、(+)-环苜蓿烯（2.14%）、(4aR-反式)-4a-甲基-1-亚甲基-7-异烯丙基十氢化萘（1.98%）、α-荜澄茄烯（1.81%）、β-广藿香烯（1.79%）、反式菊醛（1.74%）、α-二去氢菖蒲烯（1.66%）、1,2,4a,5,6,8a-六氢-4,7-二甲基-1-(1-甲基乙基)萘（1.51%）、2-异丙基-5-甲基-9-亚甲基-二环[4.4.0]癸烷-1-烯（1.38%）、γ-衣兰油烯（1.33%）、1,2,3,4-四氢-6,7-二甲基萘（1.19%）、α-姜黄烯（1.13%）等。

叶：孟中磊等（2019）用水蒸气蒸馏法提取的四川峨眉产楠木新鲜叶挥发油的主要成分为：α-愈创烯（11.07%）、桉叶醇（7.74%）、β-芹子烯（6.39%）、α-菖蒲醇（4.98%）、愈创醇（4.63%）、杜松烷-1(10)-4-二烯（4.19%）、β-榄香烯（3.69%）、异丁子香烯（3.22%）、蓝桉醇（3.00%）、喇叭烯（2.97%）、斯巴醇（2.83%）、荜澄茄油烯醇（2.55%）、α-依兰油烯（2.44%）、4(15),7(11)-桉叶二烯（2.38%）、γ-依兰油烯（2.30%）、蛇麻烯（2.13%）、α-珀杷烯（2.08%）、石竹烯（1.95%）、γ-雪松烯（1.86%）、蛇麻烷-1,6-二烯-3-醇（1.80%）、(+)-α-柏木萜烯（1.44%）、γ-杜松烯（1.38%）、榄香醇（1.32%）、反-菖蒲烯（1.21%）、β-桉叶醇（1.19%）、α-柏木烯（1.09%）等。

【性味与功效】味辛，性微温。和中降逆，止吐止泻，利水消肿。治暑湿霍乱，腹痛，吐泻转筋，水肿，耳出脓。

紫楠叶 ▼

【基源】樟科楠属植物紫楠 *Phoebe sheareri* (Hemsl.) Gamble 的叶。

【形态特征】大灌木至乔木，高 5~15m。小枝、叶柄及花序密被黄褐色或灰黑色柔毛或绒毛。叶革质，倒卵形，通常长 12~18cm，宽 4~7cm。圆锥花序长 7~18cm，在顶端分枝；花长 4~5mm；花被片近等大，卵形。果卵形，长约 1cm，直径 5~6mm。花期 4~5 月，果期 9~10 月。

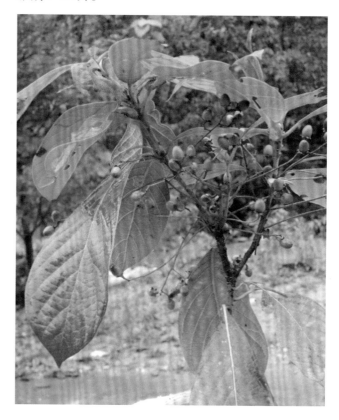

【习性与分布】多生于海拔 1000m 以下的山地阔叶林中。分布于长江流域及以南地区。

【挥发油含量】水蒸气蒸馏的叶的得油率为 0.28%。

【芳香成分】孟中磊等（2019）用水蒸气蒸馏法提取的四川峨眉产紫楠新鲜叶挥发油的主要成分为：3-蒈烯（18.19%）、β-侧柏烯（10.38%）、1,8-桉叶素（9.88%）、β-桉叶醇（5.70%）、4-松油醇（3.97%）、柠檬烯（3.42%）、愈创木烯（3.06%）、1,2-二甲基-4-乙基苯（2.95%）、γ-依兰油烯（2.62%）、杜松烯（2.37%）、桉叶烯（2.33%）、角鲨烯（2.29%）、茨烯（2.24%）、石竹烯（1.79%）、龙脑烯醛（1.67%）、α-珀杷烯（1.56%）、乙酸龙脑酯（1.27%）、芳樟醇（1.20%）、β-水芹烯（1.12%）、γ-松油烯（1.10%）、荜澄茄油烯醇（1.06%）、环氧化蛇麻烯Ⅱ（1.04%）、β-月桂烯（1.00%）等。

【性味与功效】味辛，性微温。顺气，暖胃，祛湿，散瘀。治气滞脘腹胀痛，脚气浮肿，转筋。

香槁树 ▼

【基源】樟科润楠属植物黄绒润楠 *Machilus grijsii* Hance 的枝叶、树皮。枝、树皮的芳香成分未见报道。

【形态特征】乔木，高可达 5m。芽、小枝、叶柄、叶下面有黄褐色短绒毛。叶倒卵状长圆形，长 7.5~18cm，宽 3.7~7cm，革质。花序短，丛生小枝枝梢，长约 3cm，密被黄褐色短绒毛；花被裂片薄，长椭圆形，近相等，长约 3.5mm，两面均被绒毛，外轮的较狭；第三轮雄蕊腺体肾形，生于花丝基部。果球形，直径约 10mm。花期 3 月，果期 4 月。

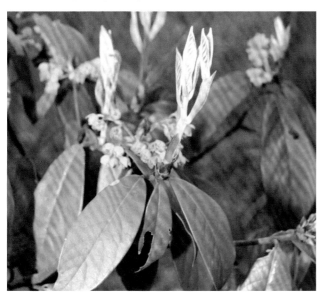

【习性与分布】生于灌木丛中或密林中。分布于福建、广东、江西、浙江。

【挥发油含量】超临界萃取的新鲜叶的得油率为 3.64%。

【芳香成分】程友斌等（2012）用超临界 CO_2 萃取法提取的广东鹤山产黄绒润楠新鲜叶挥发油的主要成分为：桉双烯酮（16.61%）、β-波旁烯（14.09%）、芹菜甲素（9.96%）、5,8-二甲基-4-羰基-3-(丙烷-2-亚基)-萘-1-基乙酸酯（5.75%）、α-珀珀烯（3.42%）、β-芹子烯（3.19%）、双氢香橙烯（2.12%）、α-芹子烯（1.83%）、环氧石竹烯（1.83%）、1-(2,8,8-三甲基-5,6,7,8-四氢-4H-环庚三烯并[b]呋喃-5-基)乙酮（1.76%）、环氧异香橙烯（1.52%）、油菜甾醇（1.50%）、1S,2S,5R-1,4,4-三甲基-三环[6.3.1.0^{2,5}]十二碳-8-烯（1.48%）、异长叶烯酮（1.45%）、11-(羟甲基)-15,16-二氢环戊二烯并[a]菲-17-酮（1.32%）、α-衣兰烯（1.28%）、香橙烯（1.27%）、(-)-丁香烯（1.25%）、反式豆甾醇（1.23%）、丁基环己基邻苯二甲酸酯（1.22%）、顺式-9,12-十八碳二烯酸（1.18%）、邻苯甲二酸二丁酯（1.13%）、大牻牛儿酮（1.10%）等。

【性味与功效】味甘、微苦，性凉。散瘀，止痛，消炎。治跌打损伤，瘀肿疼痛，口腔炎，扁桃体炎。

柳叶润楠 ▼

【基源】樟科润楠属植物柳叶润楠 *Machilus salicina* Hance 的叶。

【形态特征】灌木，通常 3~5m。叶常生于枝条的梢端，线状披针形，长 4~16cm，宽约 1~3.2cm，革质，下面暗粉绿色。聚伞状圆锥花序多数，生于新枝上端，少分枝，通常长约 3cm；花黄色或淡黄色；花被筒倒圆锥形；花被裂片长圆形，外轮的略短小。果序疏松，少果，生小枝先端；果球形，直径约 7~10mm，嫩时绿色，熟时紫黑色。花期 2~3 月，果期 4~6 月。

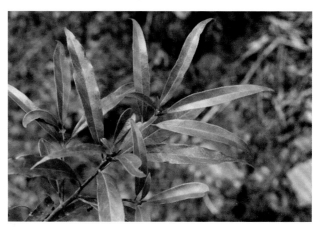

【习性与分布】常生于低海拔地区的溪畔河边，适生水边。喜阴湿。分布于广东、广西、贵州、云南。

【挥发油含量】水蒸气蒸馏的新鲜叶的得油率为 1.05%。

【芳香成分】牛燕燕等（2013）用水蒸气蒸馏法提取的海南陵水产柳叶润楠新鲜叶挥发油的主要成分为：(Z)-橙花叔醇（12.62%）、匙桉醇（7.48%）、喇叭茶醇（5.38%）、1-石竹烯（3.83%）、α-荜澄茄醇（3.63%）、δ-杜松烯（3.55%）、1,2,3,5,6,8a-六氢-4,7-二甲基-1-异丙基萘（3.39%）、(+)-香橙烯（2.90%）、邻苯二

甲酸单 (2- 乙基己基) 酯 (2.45%)、(+)-g- 古芸烯 (2.11%)、(Z)-3,7- 二甲基 -1,3,6- 十八烷三烯 (1.80%)、邻异丙基甲苯 (1.40%)、α - 衣兰油烯 (1.37%)、β - 榄香烯 (1.35%)、正己醇 (1.34%)、对异丙基苯甲醇 (1.32%)、(-)-a- 芹子烯 (1.31%)、丁香烯 (1.21%)、(-)-4- 萜品醇 (1.11%)、10- 十一烯醛 (1.11%)、α - 环氧葎草烯 II (1.07%)、1,2,4a,5,6,8a- 六氢 -4,7- 二甲基 -1-(1- 甲乙基)- 萘 (1.06%)、1,2,3,4,4a,7- 六氢 -1- 异丙基 -4,7- 二甲基萘 (1.06%) 等。

【性味与功效】味淡，性平。消肿解毒。外用治无名肿毒。

绒毛桢楠（猴高铁） ▼

【基源】樟科润楠属植物绒毛润楠 Machilus velutina Champ. ex Benth. 的根或叶。根的芳香成分未见报道。

【形态特征】乔木，高可达 18m，胸径 40cm。枝、芽、叶下面和花序均密被锈色绒毛。叶狭倒卵形、椭圆形或狭卵形，长 5~18cm，宽 2~5.5cm，革质。花序单独顶生或数个密集在小枝顶端，分枝多而短，近似团伞花序；花黄绿色，有香味，被锈色绒毛；内轮花被裂片卵形，外轮的较小且较狭。果球形，直径约 4mm，紫红色。花期 10~12 月，果期次年 2、3 月。

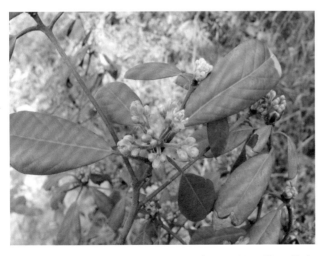

【习性与分布】喜温暖湿润、土壤肥沃的环境。分布于广西、广东、福建、江西、湖南、浙江。

【挥发油含量】水蒸气蒸馏的枝叶的得油率为 0.20%~0.25%。

【芳香成分】朱亮锋等（1993）用水蒸气蒸馏法提取的绒毛润楠枝叶挥发油的主要成分为：γ - 榄香烯 (22.99%)、β - 荜澄茄烯 (5.62%)、橙花叔醇 (2.90%)、β - 石竹烯 (2.62%)、δ - 杜松醇 (1.21%) 等。

【性味与功效】味苦、辛，性凉。化痰止咳，消肿止痛，止血。治咳嗽痰多，痈疖疮肿，骨折，烧烫伤，外伤出血。

千打锤 ▼

【基源】樟科山胡椒属植物鼎湖钓樟 Lindera chunii Merr. 的根。

【形态特征】灌木或小乔木，高 6m。叶互生，椭圆形至长椭圆形；长 5~10cm，宽 1.5~4cm；叶干时常为橄榄绿色。伞形花序数个生于叶腋短枝上；每伞形花序有花 4~6 朵。花被片长圆形，先端短渐尖或圆形。雌花序总梗被微柔毛；花被管漏斗形，花被片条形，内轮较外轮略长，外面被棕褐色柔毛。果椭圆形，长 8~10mm，直径 6~7mm。花期 2~3 月，果期 8~9 月。

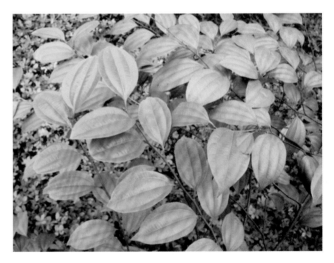

【习性与分布】分布于热带湿润季风气候地区，海拔 200 m 左右的山坡上。分布于广东、广西。

【挥发油含量】水蒸气蒸馏的根的得油率为 0.30%。

【芳香成分】李吉来等（2002）用水蒸气蒸馏法提取的鼎湖钓樟根挥发油的主要成分为：3- 苯基 -4,5,6,7- 四氢 -(3H)- 异苯并呋喃 -1- 酮 (13.49%)、2- 羟乙基油酸甘油酯 (9.02%)、土青木香烯 (5.25%)、δ -3- 蒈烯 (3.52%)、3,6- 双甲基 -5-(1- 甲基乙烯基)-6- 乙烯基 -4,7- 二氢 - 苯基呋喃 (3.51%)、β - 榄香烯 (3.09%)、(-)- 乙酸冰片酯 (3.03%)、β - 水茴香烯

（2.44%）、杜鹃酮（1.86%）、1-甲基-2-(1-甲基乙基)-苯（1.74%）、L-冰片（1.64%）、1-甲氧基-3,4,5,7-四甲基萘（1.54%）、莰烯（1.46%）、α-蒎烯（1.45%）、β-蒎烯（1.38%）、绿花倒提壶碱（1.21%）、杜鹃酮 B（1.21%）、柠檬烯（1.16%）、(+)-蒜头素（1.13%）、α-芹子烯（1.11%）、杜鹃酮（1.08%）等。

【性味与功效】味辛，性温。祛风除湿，行气宽中，散瘀止痛。治跌打肿痛，脘腹胀痛，跌打伤痛。

醇（5.80%）、3,4,4α,7,8,8α-六氢化-4-异丙基-1,6-二甲基萘（5.68%）、α-杜松醇（4.36%）、(+)-香橙烯（3.11%）、α-金合欢烯（2.27%）、香树烯（2.06%）、1,2,4α,5,6,8α-六氢-1-异丙基-4,7-二甲基萘（1.65%）、石竹素（1.65%）、α-法呢烯（2.61%）、1,2,3,4,6,8α-六氢-1-异丙基-4,7-二甲基萘（1.59%）、β-波旁烯（1.20%）等。

【性味与功效】味辛，性温。祛风杀虫，敛疮止血。治疥癣痒疮，外伤出血，手足皲裂。

钓樟枝叶 ▼

【基源】樟科山胡椒属植物红果山胡椒（红果钓樟）*Lindera erythrocarpa* Makino 的枝叶。

【形态特征】落叶灌木或小乔木，高可达 5m。冬芽角锥形，长约 1cm。叶互生，通常为倒披针形，长 5~15cm，宽 1.5~6cm，纸质。伞形花序着生于腋芽两侧各一；总苞片 4，具缘毛，内有花 15~17 朵。雄花花被片 6，黄绿色，近相等，椭圆形。雌花较小，花被片 6，内、外轮近相等，椭圆形。果球形，直径 7~8mm，熟时红色。花期 4 月，果期 9~10 月。

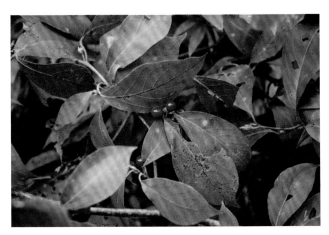

【习性与分布】生于海拔 1000m 以下的山坡、山谷、溪边、林下等处。分布于陕西、河南、山东、江苏、安徽、浙江、江西、湖北、湖南、福建、台湾、广东、广西、四川等省区。

【挥发油含量】水蒸气蒸馏的叶的得油率为 0.03%~0.15%。

【芳香成分】谢丽莎等（2010）用水蒸气蒸馏法提取的广西全州产红果山胡椒干燥叶挥发油的主要成分为：橙花叔醇（28.09%）、(+)-δ-杜松烯（8.54%）、t-杜松醇（6.77%）、石竹烯（6.15%）、顺式-金合欢

三钻七（三钻风） ▼

【基源】樟科山胡椒属植物三桠乌药 *Lindera obtusiloba* Blume 的树皮。

【形态特征】落叶乔木或灌木，高 3~10m。芽卵形；外鳞片 3，革质，黄褐色，椭圆形；内鳞片 3。叶互生，近圆形，长 5.5~10cm，宽 4.8~10.8cm，全缘或 3 裂，下面绿苍白色，有时带红色。花序腋生混合芽，有花序 5~6；总苞片 4，长椭圆形，内有花 5 朵。花被片 6，长椭圆形。果广椭圆形，成熟时红色，后变紫黑色，干时黑褐色。花期 3~4 月，果期 8~9 月。

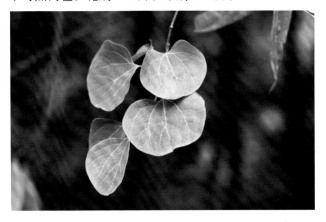

【习性与分布】生于海拔 20~3000m 的山谷、密林灌丛中。在南方生于高海拔，北方生于低海拔，是能适应较寒环境的广布种。分布于辽宁、山东、安徽、江苏、河南、陕西、甘肃、浙江、江西、福建、湖南、湖北、四川、西藏等省区。

【芳香成分】刘泽坤等（2011）用水蒸气蒸馏法提取的山东烟台产三桠乌药干燥树皮及茎枝挥发油的主要成分为：α-荜澄茄醇（11.79%）、四甲基环癸二烯甲醇（9.74%）、α-桉叶醇（9.70%）、石竹烯（6.37%）、

τ–荜澄茄醇（6.16%）、α–异丙醇（5.70%）、τ–桉叶醇（5.08%）、α–榄香烯（4.80%）、τ–杜松烯（4.27%）、τ–榄香烯（3.99%）、匙叶桉油烯醇（3.62%）、乙酸龙脑酯（2.81%）、蓝桉醇（2.36%）、甘香烯（2.02%）、桉叶二烯（1.79%）、荜澄茄油烯醇（1.68%）、6–甲基十环–5–烯醇（1.19%）等。

【性味与功效】味辛，性温。温中行气，活血散瘀。治心腹疼痛，跌打损伤，瘀血肿痛，疮毒。

山胡椒 ▼

【基源】樟科山胡椒属植物山胡椒 *Lindera glauca* (Sieb. et Zucc.) Blume 的果实。

【形态特征】落叶灌木或小乔木，高可达8m。冬芽长角锥形，长约1.5cm，直径4mm，芽鳞裸露部分红色。叶互生，宽椭圆形到狭倒卵形，长4~9cm，宽2~6cm，纸质。伞形花序腋生，总苞片绿色膜质，每总苞有3~8朵花。雄花花被片黄色，椭圆形。雌花花被片黄色，椭圆或倒卵形。果实熟时黑褐色。花期3~4月，果期7~8月。

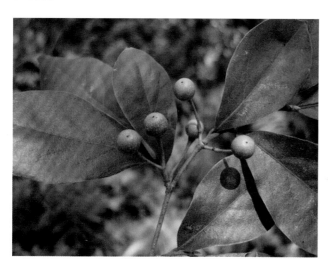

【习性与分布】生于海拔900m以下山坡、林缘、路旁。为阳性树种，喜光照，也稍耐阴湿，抗寒力强，耐干旱瘠薄。分布于江苏、山东、浙江、江西、河南、陕西、甘肃、山西、安徽、湖南、湖北、广东、广西、台湾、四川、福建等省区。

【挥发油含量】水蒸气蒸馏的果实的得油率为0.57%~2.10%。

【芳香成分】山胡椒果实挥发油的主成分多为罗勒烯（10.21%~77.99%），也有主成分不同的报告。孙慧玲等（2011）用顶空固相微萃取法提取的贵州黔南州地区产山胡椒阴干果实挥发油的主要成分为：β–顺–罗勒烯（31.90%）、可巴烯（12.75%）、α–石竹烯（8.06%）、δ–杜松烯（6.48%）、桉树脑（3.64%）、1R–α–蒎烯（3.58%）、石竹烯（3.49%）、(+)-3-蒈烯（3.35%）、D–吉玛烯（2.69%）、莰烯（2.09%）、β–月桂烯（2.07%）、β–蒎烯（1.81%）、D–柠檬烯（1.73%）、α–衣兰油烯（1.55%）、α–荜澄茄烯（1.46%）、α–桉叶烯（1.35%）、乙醇（1.27%）、γ–衣兰油烯（1.21%）等。杨得坡等（1999）用水蒸气蒸馏法提取的湖北巴东产山胡椒阴干果实挥发油的主要成分为：正癸酸（25.39%）、大根香叶烯A（10.71%）、正十二烷酸（10.08%）、表水菖蒲乙酯（7.29%）、氧化丁香烯（5.44%）、1(5),11–愈创木二烯（4.39%）、胡椒烯（3.88%）、喇叭茶醇（2.97%）、己醛（2.96%）、桉油素（2.36%）、1,1a,4,5,6,7,7a,7b-八氢-1,1,7,7a-四甲基-2H-环丙[a]萘-2-酮（2.12%）、3,7,11–三甲基–1,6,10–三烯十二–3–醇（1.77%）、4,4–二甲基三环[6.3.2.0^{2,5}]十三烯–1–醇（1.67%）、十八醛（1.31%）、1(10),11–愈创木二烯（1.30%）等；用溶剂萃取法提取的果实挥发油的主要成分为：莰烯（17.55%）、3,6,6–三甲基–2–降蒎烯（16.85%）、癸酸乙酯（13.61%）、桉油素（8.10%）、α–顺式–罗勒（7.38%）、1(10),11–雅槛蓝二烯（4.80%）、胡椒烯（4.55%）、正癸酸（4.31%）、异乙酸龙脑酯（4.00%）、β–蒎烯（2.89%）、1(5),11–愈创木二烯（2.89%）、柠檬烯（2.03%）、3,3,7,7–四甲基–5-(2–甲基–1–丙烯基)三环[4.1.0.0^{2,4}]正庚烷（1.61%）、十五烷乙酯（1.47%）、2,4–二异丙烯基–1–甲基–1–乙烯基环己烷（1.46%）、1(10),11–愈创木二烯（1.30%）、(Z,E)-α–金合欢烯（1.18%）、对–盖-1(7),3–二烯（1.00%）等。郭凤领等（2019）用顶空固相微萃取法提取的湖北武汉产山胡椒干燥果实挥发油的主要成分为：柠檬醛（23.09%）、石竹烯（22.04%）、(Z)-3,7–二甲基–2,6–辛二烯醛（17.23%）、邻–甲基肟脱氢羟孕酮（4.11%）、荜澄茄油烯（3.65%）、(Z,Z,Z)-1,5,9,9–四甲基–1,4,7–环–十一（三）烯（2.81%）、(E)-3,7–二甲基–2,6–辛二烯醛（2.71%）、8–异丙烯基–1,5–二甲基–1,5–二烯环癸烷（2.27%）、2,6–二甲基–6-(4–甲基–3–戊烯基)双环[3.1.1]庚–2–烯（2.22%）、芳樟醇（2.01%）、桉叶油醇（1.65%）、α–松油醇（1.55%）、3,7–二甲基–6–八醛（1.36%）、1–乙烯基–1–甲基–2,4–双(1-

甲基乙烯基)–环己烷（1.17%）、松油醇（1.05%）、β–倍半水芹烯（1.01%）等。

【性味与功效】味辛，性温。温中散寒，行气止痛，平喘。治脘腹冷痛，胸满痞闷，哮喘。

山胡椒根 ▼

【基源】樟科山胡椒属植物山胡椒 *Lindera glauca* (Sieb. et Zucc.) Blume 的根。

【形态特征】同山胡椒。

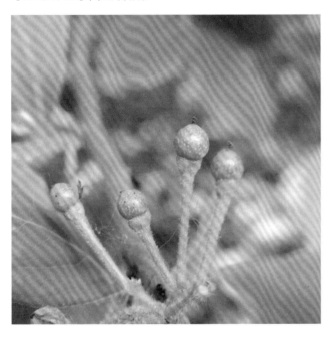

【习性与分布】同山胡椒。

【挥发油含量】水蒸气蒸馏的根的得油率为0.40%。

【芳香成分】潘晓军等（2010）用水蒸气蒸馏法提取的浙江温州产山胡椒新鲜根挥发油的主要成分为：1,2,3,3a,4,5,6,7–八氢–1,4–二甲基–7-(1-甲基乙烯基)–奠（49.21%）、4,6,6–三甲基–2-(3-甲基–1,3-丁二烯基)–3–氧杂环–辛烷（26.23%）、愈创木醇（5.22%）、1,2,3,5,6,7,8,8a–八氢–1,4–二甲基–7-(1-甲基乙烯基)–奠（4.09%）、山胡椒酸（3.34%）、橙花叔醇（2.69%）、3–甲基–6-(1-甲基乙烯基)–环己烯（1.53%）、1,5–二甲基–6–亚甲基–螺[2,4]–庚烷（1.39%）、氧化丁香烯（1.25%）等。

【性味与功效】味辛、苦，性温。祛风通络，理气活血，利湿消肿，化痰止咳。治风湿痹痛，跌打损伤，胃脘疼痛，脱力劳伤，支气管炎，水肿。

山胡椒叶 ▼

【基源】樟科山胡椒属植物山胡椒 *Lindera glauca* (Sieb. et Zucc.) Blume 的叶。

【形态特征】同山胡椒。

【习性与分布】同山胡椒。

【挥发油含量】水蒸气蒸馏的叶的得油率为0.20%~1.40%。

【芳香成分】山胡椒叶挥发油的主成分多为α–杜松醇（17.05%~17.55%），也有主成分不同的报告。林丽芳等（2011）用水蒸气蒸馏法提取的浙江温州产山胡椒新鲜叶挥发油的主要成分为：α–杜松醇（17.55%）、石竹素（12.05%）、别香橙烯氧化物（7.49%）、T–荠醇（7.46%）、榄香醇（7.03%）、[S-(Z)]–橙花叔醇（4.37%）、α–荠醇（3.41%）、γ–衣兰油烯（3.13%）、3,4–二甲基–3–环己烯–1–甲醛（2.87%）、α–紫穗槐烯（2.77%）、喇叭烯（2.75%）、α–衣兰油烯（2.08%）、γ–桉叶醇（2.05%）、棕榈酸（1.94%）、1–甲基–2b–羟甲基–3,3–二甲基–4b-(3-甲基丁–2–烯基)–环己烯（1.78%）、γ–古芸烯（1.71%）、香橙烯（1.64%）、(Z)-3–十四碳烯–5–炔（1.64%）、β–荜澄茄油萜（1.60%）、3–乙烯基–2,3–二氢–1,1–二甲基–1H–茚（1.59%）、檀香醇（1.46%）、α–石竹烯醇（1.23%）、1,8–二甲基–8,9–环氧基–4–异丙基–螺[4.5]癸烷–7–酮（1.21%）、4,8a–二甲基–6–异丙烯基–1,2,3,5,6,7,8,8a–八氢萘–2–醇（1.12%）、反式,反式–法尼醇（1.09%）、菖蒲烯（1.04%）等。刘立鼎等（1992）用水蒸气蒸馏法提取的陕西城固产山胡椒新鲜叶挥发油的主要成分为：β–水芹烯（19.03%）、月桂烯（17.93%）、香树烯（17.11%）、γ–杜松烯（10.17%）、别罗勒烯（9.17%）、杜松烯（3.90%）、(+)-δ–杜松烯（3.18%）、α–蒎烯（2.78%）、α–珀珥烯（2.06%）、荜草烯（1.57%）、莰烯（1.16%）、3–异丙基–2–亚甲基–环己–1–醇乙酸酯（1.15%）、β–蒎烯（1.06%）、3,7,11–三甲基–1,3,6,10–十二烯（1.03%）等。孙慧玲等（2011）用顶空固相微萃取法提取的贵州黔南州地区产山胡椒阴干叶挥发油的主要成分为：D–吉玛烯（45.56%）、(+)-喇叭烯（5.76%）、石竹烯（5.75%）、δ–杜松烯（4.99%）、1R–α–蒎烯（3.25%）、柠檬烯（3.14%）、β–蒎烯（2.78%）、γ–杜松烯（2.49%）、

α－衣兰油烯（2.42%）、莰烯（2.33%）、β－榄香烯（2.09%）、可巴烯（1.87%）、匙叶桉油烯醇（1.80%）、β－月桂烯（1.66%）、2-异丙基-5-甲基-9-亚甲基-双环[4.4.0]癸-1-烯（1.60%）、柠檬醛（1.58%）、β-柠檬醛（1.46%）、罗勒烯（1.39%）等。

【性味与功效】味苦、辛，性微寒。解毒消疮，祛风止痛，止痒，止血。治疮疡肿毒，风湿痹痛，跌打损伤，外伤出血，皮肤瘙痒，蛇虫咬伤。

乙酸异龙脑酯（8.93%）、2-莰烯（7.54%）、α－萜品醇（6.94%）、(E)-乙酸香叶酯（5.86%）、(E)-橙花叔醇（5.61%）、4-萜烯醇（5.11%）、1S-α-蒎烯（3.17%）、莰烯（2.85%）、(β－蒎烯（2.01%）、+)-4-莰烯（1.44%）、3-莰烯（1.42%）、冰片（1.01%）等。

【性味与功效】味辛，性温。理气止痛，祛风解表，杀虫，止血。治胃痛，腹痛，风寒感冒，风疹疥癣，刀伤出血。

山檀 ▼

【基源】樟科山胡椒属植物山檀 *Lindera reflexa* Hemsl. 的根或根皮。

【形态特征】落叶灌木或小乔木。冬芽长角锥状，芽鳞红色。叶互生，通常卵形或倒卵状椭圆形，长 5~16.5cm，宽 2.5~12.5cm，纸质，上面绿色，下面带绿苍白色。伞形花序着生于叶芽两侧各一；总苞片 4，内有花约 5 朵。雄花花被片 6，黄色，椭圆形。雌花花被片黄色，宽矩圆形，外轮略小。果球形，直径约 7mm，熟时红色。花期 4 月，果期 8 月。

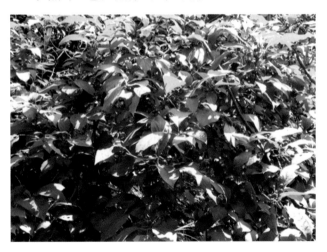

【习性与分布】生于海拔约 1000m 以下的山谷、山坡林下或灌丛中。分布于河南、江苏、安徽、浙江、江西、湖南、湖北、贵州、云南、广西、广东、福建等省区。

【挥发油含量】水蒸气蒸馏的根的得油率为 1.00%~1.40%；超临界萃取的得油率为 7.02%。

【芳香成分】山檀根挥发油的主成分为桉树脑（17.89%~45.18%）。蔡进章等（2011）用水蒸气蒸馏法提取的浙江温州产山檀根挥发油的主要成分为：桉树脑（17.89%）、樟脑（11.35%）、胡椒酮（9.89%）、

见风消 ▼

【基源】樟科山胡椒属植物狭叶山胡椒 *Lindera angustifolia* Cheng 的根、茎、叶。根的芳香成分未见报道。

【形态特征】落叶灌木或小乔木，高 2~8m。冬芽卵形，紫褐色，芽鳞具脊；内面芽鳞背面被绢质柔毛。叶互生，椭圆状披针形，长 6~14cm，宽 1.5~3.5cm，近革质，上面绿色，下面苍白色。伞形花序 2~3 生于冬芽基部。雄花序有花 3~4 朵，花被片 6。雌花序有花 2~7 朵；花

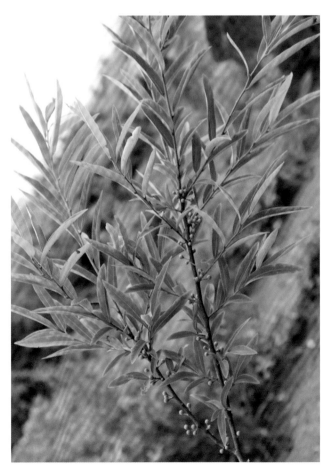

被片 6。果球形，直径约 8mm，成熟时黑色。花期 3~4 月，果期 9~10 月。

【习性与分布】多生于山坡灌丛或丛林中。分布于山东、浙江、福建、安徽、江苏、江西、河南、陕西、湖北、广东、广西等省区。

【挥发油含量】水蒸气蒸馏的鲜叶的得油率为 1.98%~2.70%。

【芳香成分】俞志雄等（1991）用水蒸气蒸馏法提取的江西永修产狭叶山胡椒鲜叶挥发油的主要成分为：罗勒烯（48.76%）、月桂烯（4.76%）、β-榄香烯（4.58%）、α-水芹烯（1.80%）、1,8-二甲基-7-异丙基-1,2,3,5,6,7,8,8a-八氢化萘（1.61%）、△³-蒈烯（1.58%）、甲基异丁香酚（1.14%）等。陈云霞等（2018）用超声辅助正己烷/乙醇双液相萃取法提取的江苏南京产狭叶山胡椒茎木质部挥发油的主要成分为：1-羟基环己基苯基甲酮（8.02%）、沉香螺萜醇（7.17%）、2,4-二叔丁基苯酚（4.24%）、正十七烷（4.06%）、1,3-二叔丁基苯（3.26%）、正十九烷（3.07%）、3,6-二甲基-癸烷（2.78%）、正二十一烷（2.61%）、2-((2S,4aR)-4a,8-二甲基-1,2,3,4,4a,5,6,7-八氢萘-2-基)丙-2-醇（2.36%）、β-桉叶醇（2.01%）、正十四烷（1.91%）、正十六烷（1.75%）、8-甲基-十七烷（1.64%）、芹烷二烯酮（1.29%）、正二十八烷（1.28%）、正二十五烷（1.05%）等。

【性味与功效】味辛，微涩，性温。祛风利湿，舒筋活络，解毒消肿。治感冒，头痛，消化不良，胃肠炎，痢疾，风湿关节痛，麻木，跌打损伤，痈肿疮毒，荨麻疹，颈淋巴结结核。

香叶树 ▼

【基源】樟科山胡椒属植物香叶树 *Lindera communis* Hemsl. 的枝叶或茎皮。茎皮的芳香成分未见报道。

【形态特征】常绿灌木或小乔木，高 1~4m，胸径 25cm。顶芽卵形，长约 5mm。叶互生，通常披针形或椭圆形，长 3~12.5cm，宽 1~4.5cm；薄革质至厚革质；上面绿色，下面灰绿或浅黄色，边缘内卷。伞形花序具 5~8 朵花；总苞片 4。雄花黄色；花被片 6，卵形。雌花黄色或黄白色；花被片 6，卵形。果卵形，成熟时

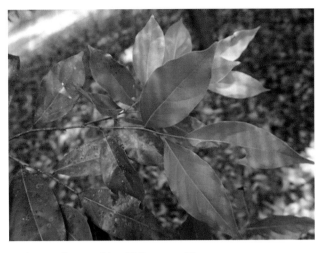

红色。花期 3~4 月，果期 9~10 月。

【习性与分布】常见于干燥砂质土壤，散生或混生于常绿阔叶林中。耐阴，喜温暖气候，耐干旱瘠薄。分布于陕西、甘肃、湖北、湖南、江西、浙江、广东、广西、福建、台湾、四川、贵州、云南等省区。

【挥发油含量】水蒸气蒸馏的叶的得油率为 0.30%~0.32%；超临界萃取的枝叶的得油率为 2.60%。

【芳香成分】枝：香叶树枝挥发油的主成分为山胡椒酸（31.61%~52.65%）。罗凡等（2015）用水蒸气蒸馏法提取的云南腾冲产香叶树新鲜细枝挥发油的主要成分为：山胡椒酸（52.65%）、(E)-b-罗勒烯（7.85%）、(E)-罗勒烯（4.70%）、d-愈创木烯（4.33%）、顺-β-愈创木烯（4.30%）、a-愈创木烯（3.35%）、(1aR,4aα,7aα,7bβ)-十氢-1,1,4,7β-四甲基-1H-环丙并[e]奥-4α-醇（3.35%）、(3S)-1,2,3,4,5,6,7,8-八氢-3α,8α-二甲基-β-亚甲基-5α-奥基乙醇（1.85%）、1-石竹烯（1.31%）、a-芹子烯（1.22%）、愈创醇（1.05%）、b-芹子烯（1.10%）等。

叶：香叶树叶挥发油的主成分多为桉树脑（34.45%~38.82%），也有主成分不同的报告。罗维巍等（2018）用水蒸气蒸馏法提取的香叶树干燥叶挥发油的主要成分为：桉树脑（38.82%）、1-甲基-4-(1-甲基亚乙基)-环己烯（12.48%）、4-甲基-1-(1-甲基乙基)-3-环己烯-1-醇（5.65%）、(+)-α-松油醇（4.62%）、丁子香酚（3.27%）、β-水芹烯（2.75%）、3,7-二甲基-1,6-辛二烯-3-醇（2.74%）、1,2-二甲氧基-4-(2-丙烯基)-苯（2.69%）、γ-榄香烯（1.40%）、β-蒎烯（1.38%）、Z-β-松油醇（1.35%）、6,6-二甲基-2-亚甲基-双环[3.1.1]庚-3-醇（1.31%）、1-亚甲基-4-(1-甲基乙基)-环己烷（1.24%）、6,6-二甲基-双环[3.1.1]庚-2-烯-2-甲醇（1.22%）、2,3-脱氢化-1,8-桉树

脑（1.21%）、氧化石竹烯（1.09%）、1S-α-蒎烯（1.04%）、10,10-二甲基-2,6-二亚甲基双环 [7.2.0] 十一-5-醇（1.00%）等。罗凡等（2015）用水蒸气蒸馏法提取的云南腾冲产香叶树新鲜叶挥发油的主要成分为：山胡椒酸（36.95%）、香树烯（10.64%）、氧化石竹烯（3.33%）、3-脱氧异蜂斗醇（3.22%）、d-愈创木烯（3.19%）、桔利酮（2.78%）、b-荜草烯（2.28%）、罗汉柏烯-I3（2.15%）、顺-β-愈创木烯（2.05%）、(+)-g-古芸烯（1.97%）、(5S)-1,2,4,5,6,7,8,8αβ-八氢-3,8α-二甲基-α-亚甲基-5β-薁基乙醇（1.91%）、[1aR-(1aα,4aβ,7α,7aβ,7bα)-十氢-1,1,7-三甲基-4-亚甲基-H-环丙 [e] 甘菊环（1.58%）、叶绿醇（1.57%）、愈创醇（1.49%）、b-芹子烯（1.44%）、绒白乳菇醛（1.41%）、亚麻酸乙酯（1.40%）、别香树烯氧化物-(1)（1.38%）、a-愈创木烯（1.22%）、(-) 异香橙烯-(V)（1.21%）等。杨得坡等（1999）用水蒸气蒸馏法提取的湖北巴东产香叶树叶挥发油的主要成分为：(-)-斯巴醇（22.50%）、1,3,3-三甲基-内-降冰片烷醇乙酯（10.06%）、氧化丁香烯（6.74%）、大根香叶烯 B（6.71%）、S-(Z,E)-1,5-二甲基-8-(1-甲基乙烯基)-1,5-环癸二烯（5.39%）、3,4,4a,5,8,8a-六氢化-4-异丙基-1,6-二甲基-萘（4.75%）、檀香醇（4.24%）、莰烯（3.85%）、(1aR,7R,7aR,7bS)-(+)-1a,2,3,5,6,7,7a,7b-八氢化-1,1,7,7a-三甲基-1H-环丙基萘（2.66%）、1(5),11-愈创木二烯（2.34%）、1aR(1aα,4aα,7β)-1,1,7-三甲基-4-甲烯基-十氢化-1-H-环丙基薁-7-醇（2.31%）、1(10),11-雅槛蓝二烯（2.08%）、1-甲基-8-(1-甲基乙基)-三环[4.4.0.0²⁷]癸-3-烯-3-甲醇（2.07%）、丁香烯（2.04%）、1(10),4-荜澄茄二烯（1.63%）、1(5),7(11)-愈创木二烯（1.63%）、白菖蒲醇（1.61%）、(1S,5S)-(-)-2(10)-蒎烯（1.44%）、1aR-(1aα,4aα,7β)-1,1,4,7-四甲基-十氢化-1-H-环丙基薁-4-醇（1.28%）、1,3,6,6-三甲基-2-降蒎烯（1.22%）、(-)-马兜铃烯（1.21%）等。陈佳龄等（2013）用顶空固相微萃取法提取的广东从化产香叶树新鲜叶挥发油的主要成分为：月桂烯（18.15%）、β-蒎烯（12.08%）、α-蒎烯（11.94%）、β-石竹烯（8.64%）、α-衣兰油烯（6.66%）、(±)-柠檬烯（5.05%）、罗勒烯（4.89%）、γ-衣兰油烯（3.61%）、δ-荜澄茄烯（3.59%）、吉马烯（2.57%）、α-佛手柑油烯（2.39%）、乙酸叶醇酯（2.23%）、Elixene（2.16%）、γ-荜澄茄烯（1.78%）、α-石竹烯（1.54%）、α-可巴烯（1.34%）、

α-衣兰烯（1.11%）等。

【性味与功效】味涩、微辛，性微寒。解毒消肿，散瘀止痛。治跌打肿痛，外伤出血，疮痈疖肿。

三股筋

【基源】樟科新樟属植物新樟 *Neocinnamomum delavayi* (Lec.) Liou 的叶。

【形态特征】灌木或小乔木，高 1.5~5m，有时可达 10m。芽小，芽鳞厚而密被锈色或白色绢状短柔毛。叶互生，椭圆状披针形至卵圆形或宽卵圆形，长 4~11cm，宽 1.5~6cm。团伞花序腋生，具 1~10 花，苞片三角状钻形。花小，黄绿色。花被筒极短，花被裂片 6，三角状卵圆形，近等大。果卵球形，成熟时红色。花期 4~9 月，果期 9 月至翌年 1 月。

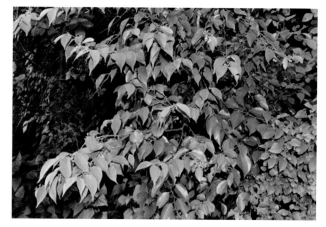

【习性与分布】生于灌丛、林缘、疏林或密林中，沿河谷两岸、沟边或在排水良好的石灰岩上，海拔 1100~2300m。分布于云南、四川、西藏。

【挥发油含量】水蒸气蒸馏的叶的得油率为 0.70%。

【芳香成分】温鸣章等（1990）用水蒸气蒸馏法提取的四川米易产新樟叶挥发油的主要成分为：樟脑（41.01%）、α-蒎烯（6.98%）、莰烯（6.97%）、顺式-石竹烯（6.61%）、乙酸冰片酯（5.40%）、柠檬烯（5.06%）、β-蒎烯（2.85%）、月桂烯（2.49%）、γ-广藿香烯（2.17%）、杜松烯（1.71%）、α-水芹烯（1.58%）、乙酸香茅酯（1.55%）、1,8-桉叶油素（1.45%）等。

【性味与功效】味辛、涩，性温。祛风湿，舒筋络，散寒止痛，外用止血。治风湿感冒，风湿痹痛，胃寒疼痛，跌打伤痛，刀伤出血。

月桂 ▼

【基源】樟科月桂属植物月桂 *Laurus nobilis* Linn. 的叶。

【形态特征】常绿小乔木或灌木状，高可达 12m。叶互生，长圆形或长圆状披针形，长 5.5~12cm，宽 1.8~3.2cm，边缘细波状，革质。花为雌雄异株。伞形花序腋生，1~3 个成簇状或短总状排列；总苞片近圆形。雄花：每一伞形花序有花 5 朵；花小，黄绿色，花被筒短，花被裂片 4，宽倒卵圆形或近圆形。果卵珠形，熟时暗紫色。花期 3~5 月，果期 6~9 月。

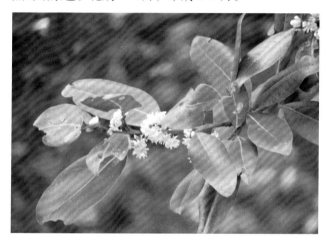

【习性与分布】喜温暖湿润气候，能耐短期低温。喜光，稍耐阴。既不耐旱也不耐涝，不耐盐碱。浙江、江苏、福建、台湾、四川、云南有栽培。

【挥发油含量】水蒸气蒸馏新鲜叶的得油率为 0.51%~0.56%，干燥叶的得油率为 1.14%~2.50%；微波萃取的叶的得油率为 1.10%；超临界萃取的干燥叶的得油率为 2.37%；亚临界萃取的干燥叶的得油率为 2.16%。

【芳香成分】月桂叶挥发油的主成分多为 1,8- 桉叶油素（16.43%~42.90%），也有主成分不同的报告。林正奎等（1990）用水蒸气蒸馏法提取的陕西西安产月桂叶挥发油的主要成分为：1,8- 桉叶油素（42.90%）、乙酸松油酯（17.97%）、甲基丁香酚（8.88%）、桉烯（4.43%）、L-芳樟醇（4.36%）、松油烯 -4-醇（3.71%）、α- 松油醇（2.47%）、丁香酚（2.43%）、β- 蒎烯（1.81%）、α- 蒎烯（1.44%）、β- 甜没药烯（1.02%）等。李荣等（2011）用水蒸气蒸馏法提取的月桂干燥叶挥发油的主要成分为：α- 乙酸松油酯（19.52%）、肉桂醛（8.00%）、

β- 桉叶油醇（6.18%）、β- 石竹烯（5.72%）、丁香酚甲醚（5.25%）、α- 松油醇（3.81%）、佛术烯（3.73%）、氧化石竹烯（3.42%）、1,8- 桉叶素（3.17%）、斯巴醇（3.00%）、胡薄荷酮（2.98%）、γ- 杜松烯（2.97%）、菖蒲萜烯（2.74%）、珀珇烯（2.66%）、愈创薁（2.64%）、萜品醇 -4（2.21%）、桉叶二烯（1.60%）、异丁香酚甲醚（1.45%）、丁香酚（1.42%）、α- 白昌考烯（1.34%）、环氧化水菖蒲烯（1.32%）、α- 沉香螺萜醇（1.27%）、瓦伦橘烯（1.10%）等。

【性味与功效】味辛，性微温。健胃理气。治脘胀腹痛，跌打损伤，疥癣。

柴桂 ▼

【基源】樟科樟属植物柴桂 *Cinnamomum tamala* (Buch.-Ham.) Nees et Eberm. 的树皮或叶。

【形态特征】乔木，高达 20m，胸径 20cm。叶卵圆形、长圆形或披针形，长 7.5~15cm，宽 2~5.5cm，薄革质。

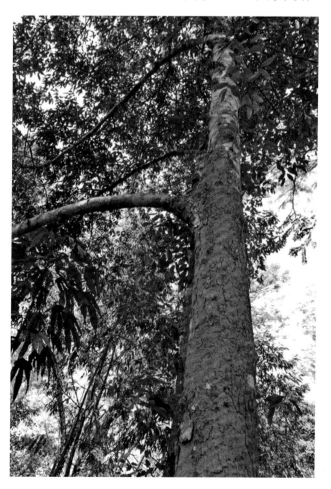

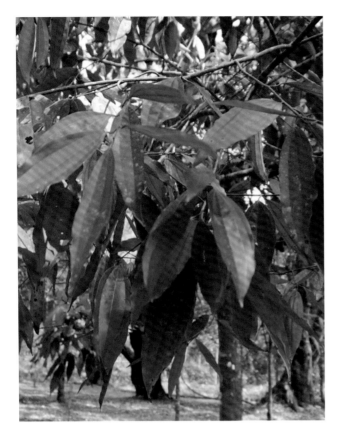

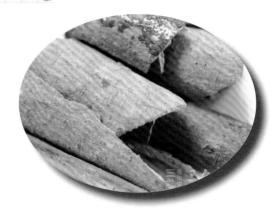

桂皮 ▼

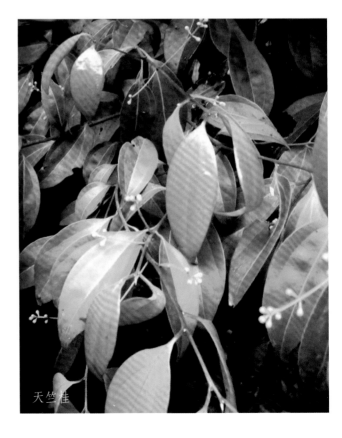

【基源】樟科樟属植物天竺桂 *Cinnamomum japonicum* Sieb.、阴香 *Cinnamomum burmannii* (C. G. et Th. Nees) Blume 和川桂 *Cinnamomum wilsonii* Gamble 的树皮。

【形态特征】天竺桂：常绿乔木，高 10~15m，胸径 30~35cm。枝条红色或红褐色。叶卵圆状长圆形至长圆状披针形，长 7~10cm，宽 3~3.5cm，革质。圆锥花序腋生，长 3~10cm，末端为 3~5 花的聚伞花序。花长约 4.5mm。花被筒倒锥形，短小，花被裂片 6，卵圆形。果长圆形，长 7mm，宽达 5mm。花期 4~5 月，果期 7~9 月。

圆锥花序腋生及顶生，长 5~10cm，多花，分枝，分枝末端为 3~5 花的聚伞花序。花白绿色，长达 6mm。花被筒倒锥形，短小，长不及 2mm，花被裂片倒卵状长圆形，长约 4mm，宽约 1.5mm，先端钝。成熟果未见。花期 4~5 月。

【习性与分布】生于山坡或谷地的常绿阔叶林中或水边，海拔 1180~1930m。分布于云南。

【挥发油含量】水蒸气蒸馏的新鲜树皮的得油率为 2.34%，干燥树皮的得油率为 5.42%。

【芳香成分】程必强等（1997）用水蒸气蒸馏法提取的云南西双版纳产柴桂树皮挥发油的主要成分为：黄樟素（98.84%）；新鲜叶挥发油的主要成分为：黄樟素（44.29%）、对 - 聚伞花素（7.06%）、榄香醇（6.80%）、γ - 榄香烯（6.57%）、1,8- 桉叶素（5.01%）、α - 水芹烯（3.83%）、愈创醇（2.69%）、β - 桉醇（1.70%）、α - 松油醇（1.20%）、δ - 榄香烯（1.16%）等；云南玉溪产柴桂新鲜叶挥发油的主要成分为：d- 香茅醛（69.13%）、香茅醇（5.87%）、1,8- 桉叶素（4.95%）、异胡薄荷酮（2.11%）、α - 蒎烯（1.65%）、月桂烯（1.49%）、芳樟醇（1.35%）、柠檬烯（1.10%）、2,6- 二甲基 -5- 癸烯醛（1.04%）等。

【性味与功效】味辛、甘，性温。温通经脉，行气止痛。治寒湿痹痛，脘腹疼痛，痛经，跌打损伤。

天竺桂

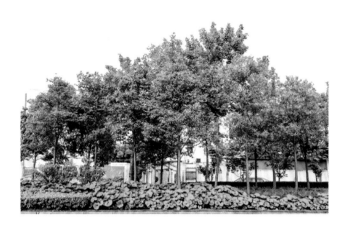

阴香：乔木，高达 14m，胸径达 30cm。叶卵圆形至披针形，长 5.5~10.5cm，宽 2~5cm，革质。圆锥花序腋生或近顶生，比叶短，长 2~6cm，少花，疏散，密被灰白微柔毛，最末分枝为 3 花的聚伞花序。花绿白色，长约 5mm。花被筒短小，倒锥形，花被裂片长圆状卵圆形。果卵球形，长约 8mm，宽 5mm。花期主要在秋、冬季，果期主要在冬末及春季。

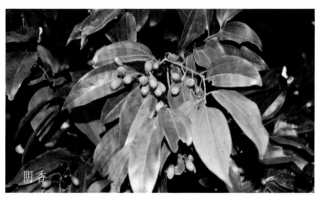

阴香

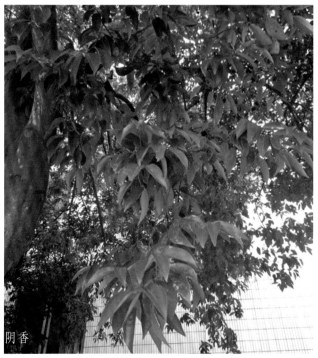

阴香

川桂：乔木，高 25m，胸径 30cm。叶卵圆形或卵圆状长圆形，长 8.5~18cm，宽 3.2~5.3cm，革质，边缘软骨质而内卷，上面绿色，下面灰绿色。圆锥花序腋生，长 3~9cm，单一或多数密集，少花，近总状或为 2~5 花的聚伞状。花白色，长约 6.5mm。花被筒倒锥形，长约 1.5mm，花被裂片卵圆形，长 4~5mm，宽约 1mm。成熟果未见。花期 4~5 月，果期 6 月以后。

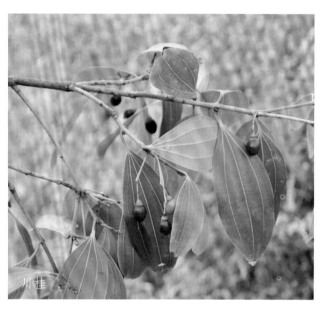

川桂

【习性与分布】天竺桂：生于低山或近海的常绿阔叶林中，海拔 300~1000m 或以下。中性树种，幼年期耐阴。喜温暖湿润气候。分布于江苏、浙江、安徽、江西、福建、台湾。阴香：生于疏林、密林或灌丛中，或溪边路旁等处，海拔 100~2100m。喜阳光，稍耐阴。喜暖热湿润气候。分布于广东、海南、广西、云南、江西、湖南、浙江、福建等省区。川桂：生于山谷或山坡阳处或沟边，海拔 30~2400m。喜温暖潮湿的气候，怕霜雪。幼苗期怕强烈的阳光照射，成龄树则需要充足的阳光。分布于四川、陕西、湖北、湖南、广西、广东、江西等省。

【挥发油含量】水蒸气蒸馏的天竺桂树皮的得油率为 0.50%~1.26%；阴香树皮的得油率为 0.16%~0.81%；川桂树皮的得油率为 0.18%~0.30%。

【芳香成分】天竺桂：贾琦等（2011）用水蒸气蒸馏法提取的广西产天竺桂干燥树皮挥发油的主要成分为：反式肉桂醛（74.91%）、2,2'-亚甲基双-(4-甲基-6-叔丁基苯酚)（6.24%）、顺式-4,7-二甲基-1-异丙基六氢萘（2.78%）、α-蒎烯（1.67%）、α-荜澄茄醇（1.41%）、4,7-二甲基-1-异丙基六氢萘（1.39%）、tau-依兰油醇（1.06%）等。张桂芝等（2009）用水蒸气蒸馏法提取的天竺桂树皮挥发油的主要成分为：肉桂酸甲酯（45.19%）、反 - 肉桂醛（33.31%）、顺 - 肉桂醛（3.42%）、丁香酚（2.14%）、乙酸龙脑酯（1.13%）、δ - 荜澄茄烯（1.03%）等。

阴香：阴香树皮挥发油的主成分多为桉叶油素（30.93%~47.38%），也有主成分不同的报告。黎小伟等（2015）用水蒸气蒸馏法提取的广西玉林产阴香干燥树皮挥发油的主要成分为：桉油精（30.93%）、龙脑（18.31%）、(R)-(+)- 柠檬烯（15.01%）、(+)-4- 蒈烯（10.93%）、桂皮醛（6.55%）、异龙脑（4.23%）、(1S)-(−)-α - 蒎烯（3.10%）、邻异丙基甲苯（1.60%）、莰烯（1.14%）等。张桂芝等（2009）用水蒸气蒸馏法提取的狭叶阴香树皮挥发油的主要成分为：反 - 肉桂醛（63.69%）、桉油精（6.39%）、α - 松油醇（4.66%）、顺 - 肉桂醛（2.66%）、松油醇 -4（2.27%）、乙酸龙脑酯（1.92%）、肉桂醇乙酯（1.85%）、α - 蒎烯（1.31%）、δ - 荜澄茄烯（1.20%）、龙脑（1.08%）、珀珆烯（1.06%）等。程必强等（1992）用水蒸气蒸馏法提取的云南产 4 年生狭叶阴香新鲜树皮挥发油的主要成分为：黄樟素（98.76%）。

川桂：张桂芝等（2009）用水蒸气蒸馏法提取的川桂树皮挥发油的主要成分为：反 - 肉桂醛（17.06%）、肉桂酸甲酯（10.48%）、库贝醇（5.96%）、δ - 杜松醇（5.95%）、τ - 依兰醇（5.43%）、桉油精（4.18%）、氢白菖蒲烯（3.70%）、β - 芳樟醇（3.31%）、α - 松油醇（3.17%）、卡达烯（2.31%）、β - 愈创木烯（2.20%）、乙酸龙脑酯（2.08%）、苯甲酸苄酯（1.88%）、反式对甲基桂皮酸乙酯（1.69%）、龙脑（1.59%）、松油醇 -4（1.39%）、顺 - 肉桂醛（1.31%）、肉豆蔻醛（1.26%）、α - 蒎烯（1.19%）、α - 依兰烯（1.17%）、τ - 依兰烯（1.09%）等。任三香等（2002）用水蒸气蒸馏法提取的湖北巴东产 35 年龄树的川桂干燥树皮挥发油的主要成分为：桉油素 (11.02%)、1(10),4- 杜松二烯 (10.21%)、乙酸异龙脑酯 (6.30%)、杜松醇 (5.53%)、桉叶油醇 (5.34%)、丙酸芳樟酯 (4.99%)、正十六酸 (4.52%)、(R)-(−)- 对 -1- 蓋烯 -4- 醇（3.96%）、4,9- 杜松二烯（2.73%）、可巴烯 -11- 醇（2.73%）、衣兰油烯（2.56%）、可巴烯（2.44%）、4- 杜松烯 -10- 醇（2.35%）、正 - 反式 - 橙花叔醇（2.22%）、2,3,4,4a,5,6,7,8- 八氢化 -4a,8- 四甲基 -2- 萘甲醇（2.20%）、1,2,3,4,4a,7- 六氢化 -1,6- 二甲基 -4-(1- 甲基乙基)- 萘（1.84%）、α,α - 二甲基 -1- 乙烯基 - 邻 - 蓋 -8- 烯 -4- 甲醇

（1.76%）、芳樟醇（1.62%）、乙酸桂皮酯（1.61%）、1a,2,3,5,6,7,7a,7b- 八氢化 -1,1,7,7a- 四甲基 -1H- 环丙基萘（1.60%）、1,2,4a,5,8,8a- 六氢化 -4,7- 二甲基 -1-(1- 甲基乙基)- 萘（1.47%）、4,11,11- 三甲基 -8- 亚甲基 - 二环 [7.2.0] 十一碳 -4- 烯（1.40%）、3- 蒈烯（1.36%）、萜品烯（1.23%）、丁子香酚（1.17%）、α - 荜澄茄油烯（1.05%）等。

【性味与功效】味辛、甘，性温。温脾胃，暖肝肾，祛寒止痛，散瘀消肿。治脘腹冷痛，呕吐泄泻，腰膝酸冷，寒疝腹痛，寒湿痹痛，瘀滞痛经，血痢，肠风，跌打肿痛。

土桂皮 ▼

【基源】樟科樟属植物钝叶桂 *Cinnamomum bejolghota* (Buch.-Ham) Sweet 的树皮。

【形态特征】小至大乔木，高 5~25m，胸径达 30cm。芽小，卵珠形，芽鳞密被绢状毛。叶近对生，椭圆状长圆形，长 12~30cm，宽 4~9cm，硬革质，下面淡绿或黄绿色，多少带白色。圆锥花序生于枝条上部叶腋内，长 13~16cm，多花密集。花黄色，长达 6mm。花被筒短，倒锥形；花被裂片 6，卵状长圆形。果椭圆形，鲜时绿色。花期 3~4 月，果期 5~7 月。

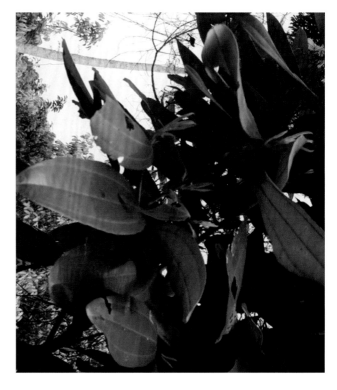

【习性与分布】生于山坡、沟谷的疏林或密林中，海拔 600~1780 m。分布于云南、海南、广东。

【挥发油含量】水蒸气蒸馏的树皮的得油率为 0.51%。

【芳香成分】李祖强等（1998）用水蒸气蒸馏法提取的云南思茅产野生钝叶桂树皮挥发油的主要成分为：桂皮醛（80.40%）、α-松油醇（2.05%）、龙脑（1.27%）、丁香酚（1.08%）、1,8-桉叶素（1.07%）、苯甲醛（1.02%）等。程必强等（1997）用水蒸气蒸馏法提取的混杂型钝叶桂树皮挥发油的主要成分为：α-松油醇（11.83%）、α-胡椒烯（5.09%）、十四醛（5.07%）、1,8-桉叶素（4.90%）、松油烯-4-醇（4.59%）、十三醇（2.96%）、白菖烯（2.92%）、肉豆蔻酸（2.52%）、十二醛（2.35%）、十五碳酸（2.11%）、芳樟醇（2.07%）、对-聚伞花素（1.66%）、γ-木罗烯（1.63%）、棕榈酸（1.58%）、γ-杜松烯（1.35%）、香叶醇（1.19%）、2-十五酮（1.19%）等；桂醛型树皮挥发油的主要成分为：t-桂醛（82.58%）、α-松油醇（1.55%）、松油烯-4-醇（1.13%）、δ-杜松烯（1.06%）等。

【性味与功效】味辛、甘，性温。祛风散寒，温经适血，止痛。治风寒痹痛，腰痛，经闭，痛经，跌打肿痛，胃脘寒痛，腹痛，虚寒泄泻；外用治外伤出血，蛇咬伤。

猴樟 ▼

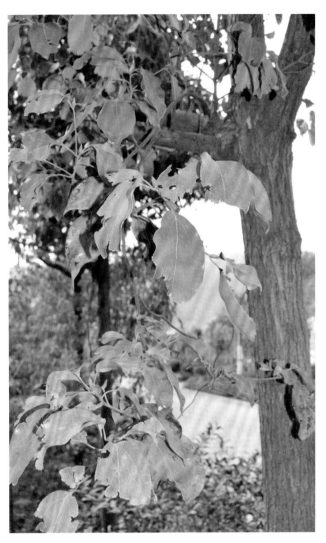

【基源】樟科樟属植物猴樟 *Cinnamomum bodinieri* Levl. 的根皮、茎皮或枝叶。

【形态特征】乔木，高达 16m，胸径 30~80cm。芽小，卵圆形，芽鳞疏被绢毛。叶互生，卵圆形或椭圆状卵圆形，长 8~17cm，宽 3~10cm。圆锥花序在幼枝上腋生或侧生，有时基部具苞叶，长 5~15cm，多分枝。花绿白色，长约 2.5mm。花被筒倒锥形，裂片 6，卵圆形。果球形，直径 7~8mm，绿色，无毛；果托浅杯状，顶端宽 6mm。花期 5~6 月，果期 7~8 月。

【习性与分布】生于路旁、沟边、疏林或灌丛中，海拔 700~1480 m。分布于云南、四川、贵州、湖南、湖北。

【挥发油含量】水蒸气蒸馏的根的得油率为 1.89%~2.90%，枝的得油率为 0.06%，叶的得油率为 0.30%~2.00%。

【芳香成分】程必强等（1997）用水蒸气蒸馏法提取的云南广南产猴樟干燥侧根挥发油的主要成分为：黄樟素（74.05%）、樟脑（6.30%）、1,8-桉叶油素（6.03%）、β-蒎烯（4.34%）、α-松油醇（2.41%）、α-蒎烯（1.51%）等；新鲜叶挥发油的主要成分为：樟脑（26.16%）、柠檬烯+1,8-桉叶油素（19.94%）、芳樟醇（9.17%）、α-松油醇（7.24%）、对-聚伞花素（5.29%）、金合欢醇（3.26%）、香桧烯（3.25%）、癸酸（2.74%）、松油烯-4-醇（2.08%）、β-丁香烯（1.57%）、β-蒎烯（1.48%）、α-蒎烯（1.31%）、β-芹子烯（1.20%）、香叶醛（1.09%）、香叶醇（1.08%）、龙脑（1.05%）、橙花醛（1.03%）等；云南广南产猴樟新鲜叶挥发油的主要成分为：橙花叔醇（68.35%）、金合欢醇（13.46%）、芳樟醇（3.73%）、匙叶桉油烯醇（2.37%）、龙脑（1.11%）等。

【性味与功效】味辛，性温。祛风除湿，温中散寒，行气止痛。治风寒感冒，风湿痹痛，吐泻腹痛，腹中痞块，疝气疼痛。

黄樟 ▼

【基源】 樟科樟属植物黄樟 Cinnamomum porrectum (Roxb.) Kosterm 的根、树皮或叶。树皮的芳香成分未见报道。

【形态特征】常绿乔木，树干通直，高 10~20m，胸径达 40cm 以上。芽卵形，鳞片近圆形，被绢状毛。叶互生，通常为椭圆状卵形，长 6~12cm，宽 3~6cm，在花枝上的稍小，革质。圆锥花序于枝条上部腋生或近顶生，长 4.5~8cm。花小，长约 3mm，绿带黄色。花被筒倒锥形，花被裂片宽长椭圆形。果球形，直径 6~8mm，黑色。花期 3~5 月，果期 4~10 月。

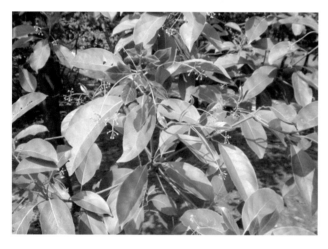

【习性与分布】生于海拔 1500m 以下的河流沿岸、山谷水旁、山地林中、湿润山坡或岩石缝中。耐阴，喜湿润。分布于云南、贵州、湖南、广东、广西、福建、江西等省区。

【挥发油含量】水蒸气蒸馏的根的得油率为 1.00%~2.55%，叶的得油率为 0.10%~3.50%。

【芳香成分】根：黄樟根挥发油的主成分为黄樟素（87.25%~89.90%）。程必强等（1997）用水蒸气蒸馏法提取的云南西双版纳产黄樟新鲜侧根挥发油的主要成分为：黄樟素（87.25%）、1,8- 桉叶素（2.32%）、β- 蒎烯（2.16%）、甲基丁香酚（1.74%）、樟脑（1.31%）、α- 蒎烯（1.30%）等。

叶：黄樟叶挥发油的第一主成分有：1,8- 桉叶油素（62.24%~66.18%）、樟脑（19.25%~88.66%）、芳樟醇（81.01%~95.08%）、α- 柠檬醛（35.83%~43.34%）、橙花叔醇（28.59%~54.78%）等，也有主成分不同的报

告。程必强等（1997）用水蒸气蒸馏法提取的云南西双版纳产黄樟新鲜叶挥发油的主要成分为：1,8- 桉叶素（62.24%）、α- 松油醇（9.91%）、香桧烯（9.64%）、α- 蒎烯（3.29%）、β- 蒎烯（2.62%）、松油烯 -4- 醇（2.03%）、柠檬烯（1.79%）、1,4- 桉叶素（1.36%）、芳樟醇（1.29%）、月桂烯醇（1.05%）等；云南西双版纳产黄樟叶挥发油的主要成分为：樟脑（50.25%）、柠檬烯（12.16%）、α- 蒎烯（5.37%）、月桂烯（4.14%）、α- 松油醇（4.11%）、松油烯 -4- 醇（3.13%）、莰烯（2.58%）、1,8- 桉叶素（2.23%）、β- 蒎烯（2.21%）、对 - 聚伞花素（1.56%）、异松油烯（1.43%）、α- 水芹烯（1.42%）等；广西上思产黄樟叶挥发油的主要成分为：黄樟素（74.73%）、柠檬烯（8.54%）、月桂烯（2.84%）、α- 水芹烯（2.14%）、β- 蒎烯（1.85%）、芳樟醇（1.31%）、β- 丁香烯（%1.29）等。吴航等（1992）用水蒸气蒸馏法提取的广东紫金产野生黄樟叶不同化学型挥发油的主要成分为：α- 柠檬醛（43.34%）、β- 柠檬醛（28.79%）、1,8- 桉叶油素（5.18%）、α- 愈创木烯（3.97%）、香叶醇（3.14%）、橙花醇（1.85%）、α- 侧柏酮（1.81%）、α- 蒎烯（1.76%）、d- 芳樟醇（1.14%）等；叶挥发油的主要成分为：松油醇 -4（25.21%）、α- 蒎烯（22.46%）、香桧烯（12.71%）、β- 侧柏烯（9.50%）、乙酸 -β- 松油酯（9.08%）、γ- 松油烯（5.28%）、β- 蒎烯（2.41%）、柠檬烯（2.40%）、d- 芳樟醇（1.60%）、莰烯 -2（1.57%）、β- 月桂烯（1.23%）等；青味樟型叶挥发油的主要成分为：丁香酚甲醚（71.48%）、1,8- 桉叶油素（8.01%）、异丁香酚甲醚（6.06%）、β- 石竹烯（2.98%）、α- 蒎烯（1.67%）、香桧烯（1.21%）、α- 石竹烯（1.12%）、d- 芳樟醇（1.00%）等；叶挥发油的主要成分为：α- 蒎烯（21.77%）、9- 氧代橙花叔醇（21.70%）、橙花叔醇（19.99%）、莰烯（10.86%）、β- 蒎烯（6.02%）、d- 龙脑（5.73%）、柠檬烯（4.17%）、d- 芳樟醇（3.68%）、β- 月桂烯（1.12%）等；叶挥发油的主要成分为：橙花叔醇（54.78%）、9- 氧代橙花叔醇（24.22%）、d- 芳樟醇（6.54%）、柠檬烯（3.21%）、1,8- 桉叶油素（2.08%）、β- 石竹烯（1.91%）等。罗永明等（2003）用水蒸气蒸馏法提取的江西吉安产黄樟干燥叶挥发油的主要成分为：β- 芳樟醇（81.01%）、丁香烯（5.99%）、桉油精（2.92%）、α- 丁香烯（1.47%）、吉马烯 -D（1.26%）等。

【性味与功效】味辛、微苦，性温。祛风散寒，温中止痛，行气活血。治风寒感冒，风湿痹痛，胃寒腹痛，泄泻，痢疾，跌打损伤，月经不调。

越南樟皮 ▼

【基源】樟科樟属植物越南樟（假桂皮树）*Cinnamomum tonkinense* (Lec.) A. Chev. 的树皮。

【形态特征】乔木，高达 30m，胸径 45cm。叶互生或近对生，卵状长圆形或卵状披针形至长圆形，长 6~12cm，宽 2.5~5.5cm，革质。圆锥花序短小，长 2.5~6cm，腋生或近顶生，通常着生在远离枝端的叶腋内，多花密集，分枝末端为 3 花的聚伞花序。花白色，长达 5mm。花被筒倒锥形，花被裂片卵圆形。果卵球形，长 1.3cm，宽 9mm。花期 4~5 月，果期 10 月。

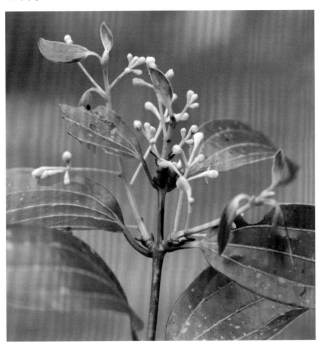

【习性与分布】生于常绿阔叶林中的潮湿处，海拔 1000~1800m。分布于云南。

【挥发油含量】水蒸气蒸馏的干燥树皮的得油率为 0.43%~1.04%。

【芳香成分】程必强等（1997）用水蒸气蒸馏法提取的云南麻栗坡产假桂皮树干燥树皮挥发油的主要成分为：丁香酚（67.73%）、1,8-桉叶素（10.28%）、芳樟醇（4.88%）、α-松油醇（3.36%）、松油烯-4-醇（2.01%）、t-α-杜松醇（1.81%）等。

【性味与功效】味辛、甘，性温。温经祛寒，止痛。治肾虚腰痛，关节疼痛，脘腹冷痛，风寒感冒。

少花桂 ▼

【基源】樟科樟属植物少花桂 *Cinnamomum pauciflorum* Nees 的树皮、枝、叶。

【形态特征】乔木，高 3~14m，胸径达 30cm。芽卵珠形，小，芽鳞坚硬，外面略被微柔毛。叶卵圆形或卵圆状披针形，长 3~10.5cm，宽 1.2~5cm，边缘内卷，厚革质。圆锥花序腋生，长 2.5~6.5cm，3~7 花，常呈伞房状。花黄白色，长 4~5mm。花被筒倒锥形，花被裂片 6，长圆形。果椭圆形，长 11mm，直径 5~5.5mm，成熟时紫黑色。花期 3~8 月，果期 9~10 月。

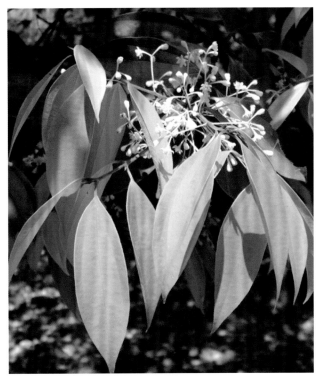

【习性与分布】生于石灰岩或砂岩上的山地或山谷疏林或密林中，海拔 400~2200m。耐旱耐涝。为弱阴性植物。喜温热而耐寒。分布于云南、四川、湖南、湖北、贵州、广西、广东等省区。

【挥发油含量】水蒸气蒸馏的新鲜树皮的得油率为 1.58%，枝的得油率为 0.86%~1.16%，枝叶的得油率为 0.76%~3.89%，叶的得油率为 0.19%~4.05%；超临界萃取的幼树的叶的得油率为 3.00%~3.75%；乙醚萃取的叶的得油率为 3.14%。

【芳香成分】少花桂枝、叶、树皮挥发油的第一主成分均为黄樟油素（69.70%~99.58%），叶也有主成分不同的报告。刘志超（1995）用水蒸气蒸馏法提取的少花桂一年生枝条挥发油的主要成分为：黄樟油素（97.23%）。程必强等（1997）用水蒸气蒸馏法提取的云南西双版纳产少花桂新鲜树皮挥发油的主要成分为：黄樟素（99.02%）。钱正强等（2009）用水蒸气蒸馏法提取的云南威信产少花桂2年以上生新鲜叶挥发油的主要成分为：黄樟油素（96.80%）、芳樟醇（1.00%）等。陶光复等（1988）用水蒸气蒸馏法提取的湖北利川产少花桂带小枝鲜叶挥发油的主要成分为：α-蒎烯（9.09%）、1,8-桉叶油素（8.27%）、香叶醇（6.03%）、香叶醛（5.90%）、乙酸香叶酯（4.94%）、黄樟油素（4.43%）、芳樟醇（4.10%）、顺式-甲基异丁香酚（3.39%）、柠檬烯（2.90%）、橙花醛（2.80%）、β-蒎烯（2.63%）、邻苯二甲酸二乙酯（1.97%）、对-苯二甲酸二乙酯（1.92%）、反式-甲基异丁香酚（1.80%）、莰烯（1.73%）、对-聚伞花素（1.67%）、α-松油醇（1.53%）、甜没药烯（1.38%）、月桂烯（1.33%）、δ-杜松子醇（1.24%）、α-姜黄烯（1.12%）、愈创醇（1.04%）、松油-4-醇（1.03%）等。

【性味与功效】味辛，性温。祛风消肿、健胃止痛。治胃寒胀痛，风湿性关节炎，跌打扭伤。

天竺桂 ▼

【基源】樟科樟属植物天竺桂 *Cinnamomum japonicum* Sieb. 的叶。

【形态特征】同桂皮。

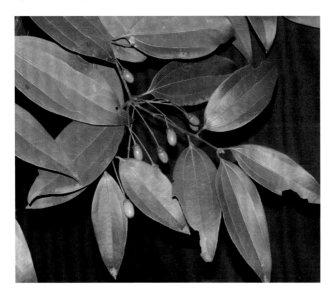

【习性与分布】同桂皮。

【挥发油含量】水蒸气蒸馏的叶的得油率为0.25%~1.19%。

【芳香成分】天竺桂叶挥发油的主成分多为龙脑（26.03%~71.22%），也有主成分不同的报告。程必强等（1997）用水蒸气蒸馏法提取的云南西双版纳产天竺桂新鲜叶挥发油的主要成分为：龙脑（71.22%）、1,8-桉叶素（4.45%）、对-聚伞花素（2.95%）、乙酸龙脑酯（2.95%）、柠檬烯（2.66%）、α-松油烯（2.37%）、β-蒎烯（1.54%）、γ-榄香烯（1.11%）、α-水芹烯（1.10%）、橙花叔醇（1.03%）等。黄晓冬等（2010）用水蒸气蒸馏法提取的福建泉州产天竺桂叶挥发油的主要成分为：匙叶桉油烯醇（13.52%）、丁香烯（10.40%）、丁香烯氧化物（8.69%）、α,α,4-三甲基-3-环己烯-1-甲醇（8.29%）、愈创醇（7.81%）、Z-橙花叔醇（6.01%）、桉叶油醇（4.04%）、4-萜烯醇（3.49%）、匙叶桉油烯醇（3.44%）、异愈创木醇（2.74%）、α-丁香烯（1.88%）、(+)-喇叭烯（1.77%）、[1aR-(1aα,4aβ,7α,7aβ,7bβ)]-十氢-1,7,7-三甲基-4-亚甲基-1H-环丙[e]薁（1.69%）、δ-桉叶烯（1.60%）、叶绿醇（1.40%）、榄香醇（1.12%）、桉叶油素（1.11%）等。舒康云等（2014）用水蒸气蒸馏法提取的云南楚雄产天竺桂新鲜叶挥发油的主要成分为：2-羟基-1,7,7-三甲基降冰片烯（18.55%）、(-)-柠檬烯（7.68%）、乙酸冰片酯（7.55%）、l-石竹烯（7.34%）、(1E,5E)-1,5-二甲基-8-(1-甲基亚乙基)-1,5-环辛二烯（5.20%）、[3S-(3α,5α,8α)]-1,2,3,4,5,6,7,8-八氢化-α,α-3,8-四甲基-5-薁甲醇（4.56%）、α-松油醇（4.42%）、β-桉叶醇（4.33%）、邻异丙基甲苯（3.76%）、榄香烯（3.31%）、1,1-乙基-甲基-2-(1-甲基乙烯基)-4-(1-甲基亚乙基)-环己烷（2.70%）、α-石竹烯（2.66%）、(-)-大根香叶烯D（1.36%）、α-蒎烯（1.27%）、芳樟醇（1.25%）、β-月桂烯（1.16%）、β-蒎烯（1.15%）、叶绿醇（1.03%）、水芹烯（1.02%）、α-衣兰烯（1.02%）、α-蒎烯（1.00%）等。

【性味与功效】味甘、辛，性温。温中散寒，理气止痛。治胃痛，腹痛，风湿关节痛；外用治跌打损伤。

斯里兰卡肉桂（锡兰肉桂）▼

【基源】樟科樟属植物锡兰肉桂 *Cinnamomum zeylanicum* Blume 的树皮。

【形态特征】常绿小乔木，高达 10m。芽被绢状微柔毛。叶卵圆形或卵状披针形，长 11~16cm，宽 4.5~5.5cm，革质或近革质。圆锥花序腋生及顶生，长 10~12cm。花黄色，长约 6mm。花被筒倒锥形，花被裂片 6，长圆形，近相等，外面被灰色微柔毛。果卵球形，长 10~15mm，熟时黑色；果托杯状，增大，具齿裂，齿先端截形或锐尖。

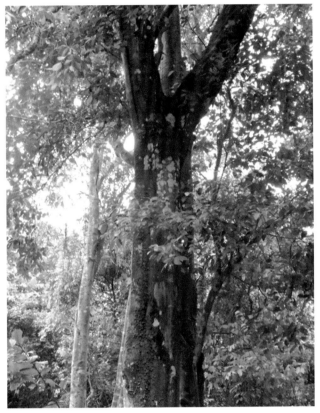

【习性与分布】生于热带海拔 1000m 以下的潮湿地带。海南、云南、广东、广西、福建、台湾有栽培。

【挥发油含量】水蒸气蒸馏的树皮的得油率为 0.20%~3.20%。

【芳香成分】锡兰肉桂树皮挥发油的主成分为反 - 肉桂醛（31.15%~56.41%）。程必强等（1991）用水蒸气蒸馏法提取的云南西双版纳产锡兰肉桂树皮挥发油的主要成分为：反 - 肉桂醛（31.15%）、对 - 伞花烃（12.02%）、α - 水芹烯（8.87%）、乙酸肉桂酯（5.13%）、α - 松油醇（4.54%）、β - 石竹烯（4.05%）、α - 蒎烯（3.55%）、芳樟醇（3.30%）、丁香酚（3.06%）、1,8- 桉叶油素（2.74%）、柠檬烯（2.29%）、香桧烯（1.63%）、松油 -4- 醇（1.21%）、苯丙醛（1.18%）、异松油烯（1.09%）、莰烯（1.00%）等。

【性味与功效】味辛、甘，性温、热。温中健胃，止痛。治脘腹痞满，消化不良，泄泻腹痛，寒疝气痛。

香桂皮 ▼

【基源】樟科樟属植物香桂 Cinnamomum subavenium Miq. 的树皮、根或根皮。根或根皮的芳香成分未见报道。

【形态特征】乔木，高达 20m，胸径 50cm。叶近对生或互生，椭圆形、卵状椭圆形至披针形，长 4~13.5cm，宽 2~6cm。花淡黄色，长 3~4mm。花被筒倒锥形，短小，花被裂片 6，外轮较狭，长圆状披针形或披针形，内轮卵圆状长圆形。果椭圆形，长约 7mm，宽 5mm，熟时蓝黑色；果托杯状。花期 6~7 月，果期 8~10 月。

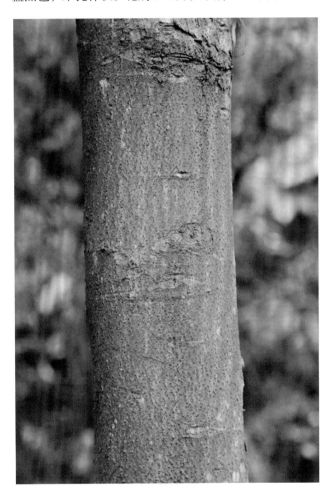

【习性与分布】生于山坡或山谷的常绿阔叶林中，海拔 400~2500m。分布于云南、贵州、四川、湖北、广西、广东、安徽、浙江、江西、福建、台湾等省区。

【挥发油含量】水蒸气蒸馏的树皮的得油率为 0.89%~4.00%，超临界萃取的干燥树皮的得油率为 6.75%。

【芳香成分】程必强等（1997）用水蒸气蒸馏法提取

的云南西双版纳产香桂树皮挥发油的主要成分为：丁香酚(67.42%)、柠檬烯(26.45%)、松油烯-4-醇(1.35%)等。陈建华等（2013）用超临界 CO_2 萃取法提取的广西产香桂树皮挥发油的主要成分为：桂皮醛（78.70%）、α-可巴烯（5.41%）、β-荜澄茄烯（3.51%）、对甲基肉桂醛（2.51%）、2H-1-苯并呋喃-2-酮（2.33%）、α-衣兰油烯（2.22%）等。

【性味与功效】味辛，性温。温中散寒，理气止痛，活血通脉。治胃寒疼痛，胸满腹痛，呕吐泄泻，疝气疼痛，跌打损伤，风湿痹痛，血痢肠风。

香桂 ▼

【基源】樟科樟属植物香桂 *Cinnamomum subavenium* Miq. 的枝、叶。

【形态特征】同香桂皮。

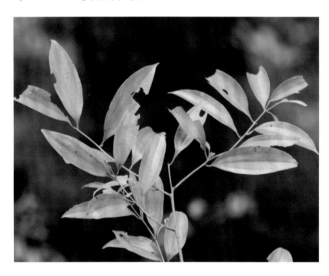

【习性与分布】同香桂皮。

【挥发油含量】水蒸气蒸馏的叶的得油率为0.11%~4.29%，枝叶的得油率为0.24%~0.50%；微波辅助水蒸气蒸馏的叶的得油率为4.43%。

【芳香成分】香桂枝叶挥发油的第一主成分有：黄樟油素（69.70%~98.41%）、丁香酚（26.40%~89.80%）等，也有主成分不同的报告。俞志雄等（1998）用水蒸气蒸馏法提取的江西井冈山产香桂阴干叶挥发油的主要成分为：丁香酚（89.80%）、1,8-桉叶油素（1.90%）、2-丙烯基苯酚（1.80%）、芳樟醇（1.50%）等。杨婷等（2020）用水蒸气蒸馏法提取的湖南湘西产香桂

新鲜叶挥发油的主要成分为：黄樟油素（98.41%）。朱亮锋等（1993）用水蒸气蒸馏法提取的香桂枝叶挥发油的主要成分为：1,8-桉叶油素（75.96%）、桧烯（10.62%）、α-松油醇（4.38%）、α-蒎烯（2.74%）、β-蒎烯（1.88%）等。

【性味与功效】味辛，性温。祛寒镇痛，行气健胃。治风湿痹痛，创伤出血。

野黄桂 ▼

【基源】樟科樟属植物野黄桂 *Cinnamomum jensenianum* Hand.-Mazz. 的树皮、叶。树皮的芳香成分未见报道。

【形态特征】小乔木，高不达 6m。芽纺锤形，芽鳞硬壳质，长 6mm，外面被绢状毛。叶披针形或长圆状披针形，长 5~20cm，宽 1.5~6cm，厚革质，下面被蜡粉，边缘增厚，带黄色。花序伞房状，具 2~5 花，通常长 3~4cm，成对或单花；苞片及小苞片长约 2mm。花黄色或白色，长约 4~8mm。花被筒极短，裂片 6，倒卵圆形。果卵球形。花期 4~6 月，果期 7~8 月。

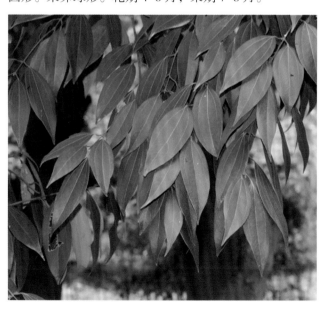

【习性与分布】生于山坡常绿阔叶林或竹林中，海拔 500~1600 m。分布于湖南、湖北、贵州、四川、江西、广东、福建等省。

【挥发油含量】水蒸气蒸馏的新鲜叶的得油率为 0.14%。

【芳香成分】王岳峰等（2007）用水蒸气蒸馏法提取的四川峨眉山产野黄桂新鲜叶挥发油的主要成分为：芳樟醇（32.24%）、1,8-桉叶油素（17.29%）、松油醇（5.25%）、Z-柠檬醛（5.19%）、香叶醛（4.83%）、桧萜（4.21%）、α-蒎烯（3.79%）、4-羟基-松油二醇（2.98%）、丁香酚（2.45%）、白菖烯（2.37%）、二环[2.2.1]-2羟基-庚（2.26%）、β-蒎烯（2.05%）、α-蛇麻烯（1.74%）、柠檬烯（1.58%）、顺-3-乙烯醇（1.43%）、6-甲基-5-庚烯-2-酮（1.42%）、樟脑萜（1.35%）、肉豆蔻醚（1.33%）等。

【性味与功效】味辛、甘，性微温。行气活血，散寒止痛。治脘腹冷痛，风寒湿痹，跌打损伤。

阴香根 ▼

【基源】樟科樟属植物阴香 *Cinnamomum burmannii* (C. G. et Th. Nees) Blume 的根或根皮。

【形态特征】同桂皮。

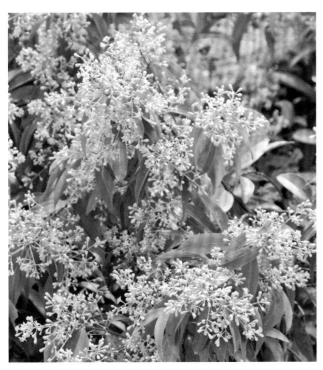

【习性与分布】同桂皮。

【挥发油含量】水蒸气蒸馏的根的得油率为0.29%~0.37%。

【芳香成分】程必强等（1992）用水蒸气蒸馏法提取的云南产4年生狭叶阴香新鲜侧根挥发油的主要成分为：黄樟素（63.28%）、松香芹醇（14.21%）、1,8-桉叶素（7.19%）、莰烯（1.97%）、α-松油醇（1.71%）、柠檬烯（1.61%）、β-蒎烯（1.05%）等。

【性味与功效】味辛、微甘，性温。温中行气止痛。主治胃脘寒痛，气滞心痛，水泻。

阴香叶 ▼

【基源】樟科樟属植物阴香 *Cinnamomum burmannii* (C. G. et Th. Nees) Blume 的叶。

【形态特征】同桂皮。

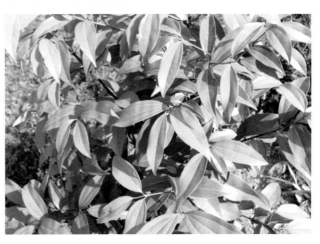

【习性与分布】同桂皮。

【挥发油含量】水蒸气蒸馏的叶的得油率为0.13%~1.78%，超临界萃取的干燥叶的得油率为6.51%。

【芳香成分】阴香叶挥发油有多种不同的化学型，第一主成分有：龙脑（19.68%~78.46%）、桉叶油素（20.71%~65.48%）、黄樟油素（96.98%~99.26%）、樟脑（35.03%~48.74%）等，也有主成分不同的报告。刘发光等（2007）用水蒸气蒸馏法提取的广东韶关产阴香新鲜叶挥发油的主要成分为：龙脑（71.60%）、丁子香烯（5.09%）、橙花叔醇（3.58%）、桉油精（2.74%）、枞萜（2.73%）、β-桉叶油醇（2.38%）、α-萜品醇（1.93%）、榄香醇（1.48%）、布藜醇（1.18%）、L-4-萜品醇（1.09%）、L-β-蒎烯（1.07%）等。刘艳清等（2007）用水蒸气蒸馏法提取的广东肇庆产阴香叶挥发油的主要成分为：桉叶油素（20.71%）、α-松油醇（7.73%）、大根香叶烯（7.34%）、丁香烯（5.53%）、龙脑（5.16%）、β-水芹烯（4.26%）、愈创木醇（3.78%）、α-蒎烯（3.76%）、β-荜澄茄苦素（2.71%）、榄香醇（2.58%）、柠檬烯（2.42%）、α-水芹烯（2.36%）、对甲基异丙基苯（2.35%）、乙酸肉桂酯（2.12%）、β-蒎烯（2.04%）、乙酸龙脑酯（1.71%）、橙花叔醇（1.69%）、匙叶桉油烯醇（1.67%）、β-月桂烯（1.67%）、2-甲基苯并呋喃（1.41%）、沉香螺醇（1.20%）、石竹烯氧化物（1.12%）、β-愈创木醇（1.12%）等。程必强等（1992，1997）用水蒸气蒸馏法提取的云南产狭叶阴香叶挥发油的主要成分为：樟脑（48.74%）、黄樟素（21.14%）、α-水芹烯（5.52%）、1,8-桉叶油素（4.58%）、α-蒎烯（4.22%）、芳樟醇（2.84%）、月桂烯（2.56%）、β-蒎烯（1.53%）、莰烯（1.35%）、柠檬烯（1.32%）等；云南产阴香新鲜叶挥发油的主要成分为：芳樟醇（57.00%）、c-桂醛（6.22%）、β-丁香烯（4.21%）、δ-杜松烯（2.78%）、乙酸桂酯（2.31%）、香叶醇（1.74%）、十四醛（1.70%）、γ-榄香烯（1.60%）、乙酸水杨醛（1.59%）、酸香叶酯（1.58%）、愈创醇（1.49%）、γ-木罗烯（1.33%）、β-桉醇（1.18%）等；云南广南产阴香新鲜叶挥发油的主要成分为：香叶醛（45.40%）、橙花醛（31.28%）、柠檬烯（5.50%）、月桂烯（2.20%）、t-氧化二戊烯（2.00%）、6-甲基-5-庚烯-2-酮（1.50%）、c-氧化二戊烯（1.29%）等；云南产4年生狭叶阴香鲜叶挥发油的主要成分为：黄樟素（97.49%）。邓超澄等（2010）用水蒸气蒸馏法提取的广西德保产阴香阴干叶挥发油的主要成分为：石竹烯（21.71%）、桉油精（18.22%）、愈创醇（7.52%）、(+)-α-萜品醇（7.06%）、(-)-β-蒎烯（3.57%）、α-侧柏烯（3.52%）、γ-桉叶醇（3.33%）、异愈创木醇（3.16%）、(Z)-橙花叔醇（3.16%）、榄香醇（2.67%）、α-石竹烯（2.22%）、(1S)-α-蒎烯（1.90%）、(-)-萜品烯-4-醇（1.80%）、(+)-喇叭烯（1.35%）、石竹烯氧化物（1.29%）、γ-萜品烯（1.05%）等。吴航等（1992）用水蒸气蒸馏法提取的广东惠东产野生阴香叶挥发油的主要成分为：对-伞花烃（24.02%）、1,8-桉叶油素（20.69%）、β-水芹烯（7.29%）、α-蒎烯（6.43%）、芳樟醇（4.32%）、γ-松油烯（4.24%）、β-石竹烯（3.44%）、月桂烯（3.03%）、α-松油醇（2.74%）、γ-松油醇（2.47%）、蒈烯-4（2.21%）、愈创木醇（2.19%）、β-蒎烯（1.95%）、α-石竹烯（1.88%）、β-侧柏烯（1.71%）、石竹烯（1.28%）、香桧烯（1.12%）等。

【性味与功效】味辛、微甘，性温。祛风除湿，止泻，止血。治皮肤痒疹，风湿痹痛，泄泻，痢疾腹痛，寒结肿毒及外伤出血。

桂子 ▼

【基源】樟科樟属植物阴香 Cinnamomum burmannii (C. G. et Th. Nees) Blume 的果实。

【形态特征】同桂皮。

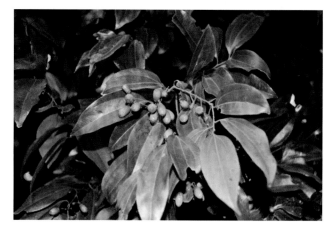

【习性与分布】同桂皮。

【挥发油含量】水蒸气蒸馏的果实的得油率为0.13%~0.43%。

【芳香成分】刘发光等（2007）用水蒸气蒸馏法提取的广东韶关产阴香新鲜果实挥发油的主要成分为：龙脑（68.59%）、丁子香烯（6.94%）、β-桉叶烯（6.72%）、δ-荜澄茄烯（3.33%）、双三醇（3.06%）、橙花叔醇（1.45%）、β-榄香烯（1.00%）等。程必强等（1992）用水蒸气蒸馏法提取的云南产4年生狭叶阴香新鲜果实挥发油的主要成分为：黄樟素（98.43%）。

【性味与功效】味辛、甘，性温。温中，和胃。治胃脘痛，哕逆。

臭樟 ▼

【基源】樟科樟属植物云南樟 Cinnamomum glanduliferum (Wall.) Nees 的果实或木材。木材的芳香成分未见报道。

【形态特征】常绿乔木，高5~20m，胸径达30cm。芽卵形，大，鳞片近圆形，密被绢状毛。叶互生，椭圆形至披针形，长6~15cm，宽4~6.5cm，在花枝上的稍小，革质。圆锥花序腋生，长4~10cm。花小，长达3mm，

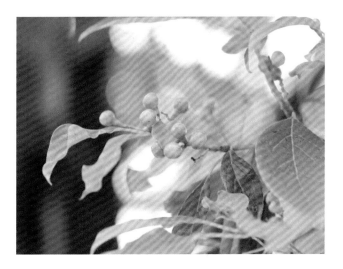

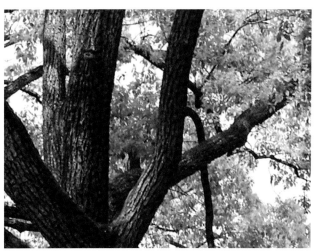

淡黄色。花被筒倒锥形，花被裂片6,宽卵圆形。果球形，直径达1cm，黑色；果托狭长倒锥形，红色。花期3~5月，果期7~9月。

【习性与分布】多生于山地常绿阔叶林中，海拔1500~3000m。喜温暖、湿润气候，喜光，幼树稍耐阴。不耐水湿。分布于云南、贵州、四川、西藏等省区。

【挥发油含量】水蒸气蒸馏的果实的得油率为2.70%~4.11%。

【芳香成分】程必强等（1997）用水蒸气蒸馏法提取的云南产云南樟新鲜果实挥发油的主要成分为：黄樟油素（90.00%）等。

【性味与功效】味辛、苦，性温。祛风散寒，行气止痛。治风寒感冒，咳嗽，风湿痹痛，脘腹胀痛，腹泻。

樟木 ▼

【基源】樟科樟属植物樟 *Cinnamomum camphora* (Linn.) Presl 的木材。

【形态特征】常绿大乔木，高可达30m，直径可达3m。顶芽广卵形或圆球形，鳞片宽卵形或近圆形。叶互生，卵状椭圆形，长6~12cm，宽2.5~5.5cm，全缘，软骨质，有时呈微波状。圆锥花序腋生，长3.5~7cm。花绿白或带黄色，长约3mm。花被筒倒锥形，花被裂片椭圆形。果近球形，直径6~8mm，紫黑色；果托杯状。花期4~5月，果期8~11月。

【习性与分布】多生于低山的向阳山坡、丘陵、谷地，垂直分布多在海拔500~600m以下。喜光，稍耐阴。喜温暖湿润气候，耐寒性不强。较耐水湿，不耐干旱、

瘠薄和盐碱土。分布于江西、台湾、福建、浙江、江苏、安徽、湖南、湖北、广东、海南、广西、云南、贵州、四川等省区。

【挥发油含量】水蒸气蒸馏的木材的得油率为0.15%~5.00%。

【芳香成分】樟木材挥发油的第一主成分多为黄樟油素（22.45%~62.09%），也有主成分不同的报告。胡文杰等（2014）用水蒸气蒸馏法提取的江西产樟树（异樟）新鲜树干挥发油的主要成分为：黄樟油素（62.09%）、1,8-桉叶油素（7.90%）、樟脑（7.09%）、异-橙花叔醇（4.22%）、三甲基-2-丁烯酸环丁酯（3.05%）、石竹烯氧化物（1.21%）、α-石竹烯（1.06%）等。龙光远等（1989）用水蒸气蒸馏法提取的樟茎挥发油1的主要成分为：桉叶油素（38.20%）；挥发油2的主要成分为：芳樟醇（63.60%）；挥发油3的主要成分为：樟脑（41.80%）等。陈云霞等（2016）用超声辅助正己烷/乙醇双液相萃取法提取的江西浮梁产樟树木材挥发油的主要成分为：α-松油醇（7.31%）、桉油醇（6.85%）、2,4-二叔丁基苯酚（5.37%）、(1R)-樟脑（4.67%）、7,9-二叔丁基-1-氧代螺旋[4,5]癸-6,9-二烯-2,8-二酮（4.49%）、橙花叔醇（3.57%）、十四烷醛（3.25%）、十六烷酸乙酯（2.51%）、邻苯二甲酸丁基烷基酯（2.35%）、正二十一烷（2.01%）、黄樟素（1.70%）、2-溴代十二烷（1.22%）、正二十六烷（1.21%）、可巴烯（1.16%）、正二十烷（1.16%）等。

【性味与功效】味辛，性温。祛风散寒，温中理气，活血通络。治风寒感冒，胃寒胀痛，寒湿吐泻，风湿痹痛，脚气，跌打伤痛，疥癣风痒。

香樟根 ▼

【基源】樟科樟属植物樟 *Cinnamomum camphora* (Linn.) Presl 的根。

【形态特征】同樟木。

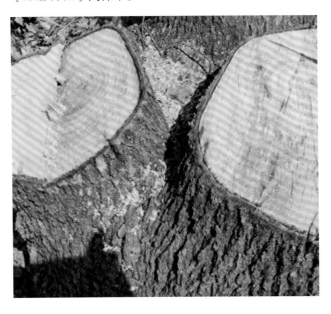

【习性与分布】同樟木。

【挥发油含量】水蒸气蒸馏的根的得油率为0.99%~6.00%。

【芳香成分】樟树根挥发油的主成分多为黄樟油素（29.44%~87.53%），也有主成分不同的报告。韦乃球等（2013）用水蒸气蒸馏法提取的广西南宁产樟树干燥根挥发油的主要成分为：黄樟脑（71.83%）、樟脑（9.16%）、1,8-桉叶油素（8.43%）、α-萜品醇（2.24%）、肉豆蔻醚（1.44%）、萜品-4-醇（1.32%）、D-柠檬烯（1.11%）等。程必强等（1997）用水蒸气蒸馏法提取的樟根挥发油的主要成分为：1,8-桉叶油素（33.60%）、樟脑（21.36%）、黄樟素（15.71%）、橙花叔醇（3.05%）、香桧烯（2.96%）、松油烯-4-醇（2.71%）、α-蒎烯（2.67%）、β-蒎烯（1.22%）、龙脑（1.03%）等。龙光远等（1989）用水蒸气蒸馏法提取的成年樟树根挥发油1的主要成分为：樟脑（27.90%）；根挥发油2的主要成分为：松油醇（28.97%）；根挥发油3的主要成分为：芳樟醇（43.20%）等。

【性味与功效】味辛，性温。温中止痛，辟秽和中，祛风除湿。治胃脘疼痛，霍乱吐泻，风湿痹痛，皮肤瘙痒。

樟树叶 ▼

【基源】樟科樟属植物樟 *Cinnamomum camphora* (Linn.) Presl 的叶。

【形态特征】同樟木。

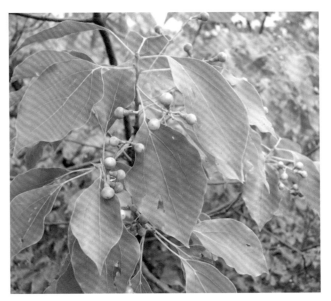

【习性与分布】同樟木。

【挥发油含量】水蒸气蒸馏的叶的得油率为0.16%~4.72%；同时蒸馏萃取的干燥叶的得油率为2.80%；微波辅助水蒸气蒸馏的新鲜叶的得油率为1.12%，干燥叶的得油率为3.10%；超声波辅助水蒸气蒸馏的干燥叶的得油率为2.50%；微波无溶剂法提取的新鲜叶的得油率为1.04%。

【芳香成分】樟树叶挥发油有多种不同的化学型，第一主成分有：芳樟醇（43.73%~98.52%）、桉叶油素（24.67%~90.93%）、6-芹子烯-4-醇（55.98%~69.39%）、樟脑（37.36%~92.27%）、4-松油醇（16.58%~27.99%）、龙脑（18.51%~81.78%）、异橙花叔醇（26.85%~38.99%）等，也有主成分为其他成分的报告。付宇新等（2015，2016）用同时蒸馏法提取的江西南昌产樟树阴干叶1挥发油的主要成分为：芳樟醇（68.38%）、大根香叶烯B（3.47%）、石竹烯（3.22%）、桉叶油醇（2.92%）、荜澄茄油烯（2.87%）、樟脑（2.23%）、四甲基-1,4,7-环-十一三烯（1.74%）、3-辛烯-2-醇（1.42%）、β-瑟林烯（1.08%）、(E)-己-3-烯基丁酸酯（1.01%）等；阴干叶2挥发油的主要成分为：异橙花叔醇（38.99%）、芳樟醇（11.71%）、二环己基-丙二腈（10.44%）、桉叶油醇（5.79%）、樟脑（4.73%）、石竹烯（3.36%）、大根香叶烯 B（3.23%）、松油醇（2.12%）、荜澄茄油烯（1.89%）、(Z,Z,Z)-1,5,9,9- 四甲基 -(1,4,7)- 环十一碳三烯（1.58%）、甲基丁香酚（1.51%）、5,5- 二甲基 -4-(3- 氧代丁基) 螺 [2.5] 辛烷（1.49%）等；阴干叶 3 挥发油的主要成分为：樟脑（61.77%）、芳樟醇（5.74%）、石竹烯（3.89%）、桉叶油醇（3.32%）、荜澄茄油烯（2.49%）、β- 瑟林烯（2.33%）、(Z,Z,Z)-1,5,9,9- 四甲基 -(1,4,7)- 环十一碳三烯（1.81%）、松油醇（1.73%）、花柏烯（1.73%）等；阴干叶 4 挥发油的主要成分为：龙脑（75.94%）、芳樟醇（2.89%）、左旋乙酸冰片酯（2.63%）、樟脑（2.54%）、石竹烯（2.10%）、桉叶油醇（1.57%）、(Z,Z,Z)-1,5,9,9- 四甲基 -(1,4,7)- 环十一碳三烯（1.35%）。刘虹等（1992）用水蒸气蒸馏法提取的广西产樟树叶 1 挥发油的主要成分为：1,8- 桉叶油素（54.60%）香桧烯（17.74%）、α- 松油醇（9.68%）、α- 蒎烯（4.68%）、对伞花烃（2.76%）、萜品 -4- 醇（2.10%）、莰烯 -4（1.78%）、石竹烯（1.60%）、γ- 萜品烯（1.10%）等；叶 2 挥发油的主要成分为：α- 蒎烯（19.72%）、萜品 -4- 醇（18.30%）、香桧烯（16.19%）、α- 侧柏烯（9.25%）、芳樟醇（6.43%）、1,8- 桉叶油素（5.18%）、对伞花烃（2.54%）、莰烯 -4（1.37%）、β- 罗勒烯（1.14%）等；叶 3 挥发油的主要成分为：萜品 -4- 醇（16.58%）、樟脑（13.70%）、α- 松油醇（12.43%）、α- 蒎烯（11.56%）、香桧烯（8.84%）、α- 侧柏烯（4.72%）、γ- 萜品烯（3.89%）、1,8- 桉叶油素（3.75%）、芳樟醇（3.34%）、莰烯 -4（2.18%）、β- 香叶烯（2.01%）、水芹烯（1.42%）、莰烯（1.28%）等；叶 4 挥发油的主要成分为：二环己基丙二腈（44.92%）、橙花叔醇（31.40%）、榄香烯（7.00%）、萜品 -4- 醇（4.18%）、石竹烯（4.18%）、1,8- 桉叶油素（1.22%）、荜澄茄烯（1.17%）、香草醛醋酸酯（1.11%）等；叶 5 挥发油的主要成分为：乙酸愈创醇酯（47.96%）、二环己基丙二腈（16.60%）、橙花叔醇（11.23%）、桉木醇（3.26%）、石竹烯（2.89%）、荜澄茄 -6,7,8- 三烯（2.01%）、α- 石竹烯（1.44%）等。梁忠云等（2010）用水蒸气蒸馏法提取的广西产 2 年生樟树叶挥发油的主要成分为：6- 芹子烯 -4- 醇（69.39%）、樟脑（4.10%）、4,7- 桉叶二烯（3.61%）、香橙烯环氧化物（1.76%）、塞舌尔烯（1.20%）、t- 依兰油醇（1.10%）、莎烯（1.05%）等。吴学文等（2011）用水蒸气蒸馏法提取的湖南湘潭产樟树嫩叶挥发油的主要成分为：可巴烯 (28.55%)、

石竹烯 (25.81%)、α- 石竹烯 (12.69%)、δ- 愈创木烯（5.45%）、3,7- 二甲基 -2,6- 壬二烯 -1- 醇（5.36%）、β- 荜澄茄油烯（4.42%）、1,5- 二环戊基 -3-(2- 环戊基乙基)-2- 戊烯（3.25%）、芳樟醇（2.62%）、β- 花柏烯（1.89%）、香柠烯醇（1.79%）、β- 榄香烯（1.26%）、香橙烯（1.25%）等；枯叶挥发油的主要成分为：石竹烯 (38.64%)、芳樟醇 (19.36%)、L- 樟脑 (18.69%)、α- 石竹烯 (17.66%)、2- 甲基 -2- 己醇（3.14%）等。孙凌峰等（2004）用水蒸气蒸馏法提取的樟树叶挥发油的主要成分为：柠檬烯（61.27%）、对伞花烃（19.13%）、α- 异松油烯（7.03%）、γ- 松油烯（5.09%）、△$^{8(9)}$- 对蓋烯（2.21%）、樟脑（1.13%）等。杨素华等（2018）用水蒸气蒸馏法提取的广西宜州产樟树新鲜叶挥发油的主要成分为：邻伞花烃（41.97%）、β- 花柏烯（11.40%）、香芹酚（7.23%）、芳樟醇（5.96%）、橙花叔醇（4.55%）、石竹烯氧化物（3.95%）、α- 水芹烯（2.83%）、δ- 杜松烯（2.79%）、柠檬烯（2.77%）、月桂烯（1.84%）、α- 蒎烯（1.70%）、α- 松油醇（1.49%）、三甲苯甲醇（1.38%）、β- 桉叶醇（1.25%）、龙脑（1.19%）、葎草烯氧化物（1.19%）、4- 松油醇（1.05%）等。程必强等（1997）用水蒸气蒸馏法提取的云南西双版纳产樟树新鲜叶挥发油的主要成分为：香叶醛（44.51%）、橙花醛（29.18%）、樟脑（9.22%）、橙花醇（2.64%）、胡薄荷酮（1.71%）、6- 甲基 -5- 庚烯 -2- 酮（1.32%）、1,8- 桉叶油素（1.32%）、氧化二戊烯（1.01%）等。孙凌峰等（1995）用水蒸气蒸馏法提取的幼樟树叶挥发油的主要成分为：黄樟油醇（58.08%）、异橙花叔醇（34.06%）、芳樟醇（2.68%）、桉叶油素（1.29%）等。曾春山等（2013）用水蒸气蒸馏法提取的广东广州产樟树新鲜叶挥发油的主要成分为：吉马酮（27.95%）、橙花叔醇（18.94%）、芳樟醇（16.36%）、α- 香茅醇（7.30%）、樟脑（4.50%）、(-)- 氧石竹烯（4.26%）、反式石竹烯（2.76%）、橙花叔醇 - 环氧乙酸酯（2.21%）、(E)- 柠檬醛（1.26%）、α- 葎草烯（1.19%）、甲基异丁香酚（1.12%）等。陈振羽等（2019）用石油醚回流法提取的湖北宜昌产樟树干燥叶挥发油的主要成分为：α- 松油醇（40.73%）、桉树醇（31.96%）、(1R,4S)-7,7- 二甲基 -2- 亚甲基 - 二环 [2.2.1] 己烷（4.71%）、(-)- 异丁香烯（4.66%）、1- 异丙基 -4- 亚甲基 -1- 环己烯（3.97%）、2-(4- 亚甲基 - 环己基)- 丙 -2- 醇（3.77%）、1- 甲基 -4-(2- 丙烯基)- 环己烷 -1- 醇（2.89%）、(-)- 萜品醇（2.76%）、

（1R*,4S*)-4- 异丙基 -1- 甲基 – 环己 -2- 烯 -1- 醇（2.32%）等。衣晓明等（2019）用顶空固相微萃取法提取的广东深圳产樟树新鲜叶挥发油的主要成分为：石竹烯（19.70%）、己酸叶醇酯（18.14%）、S-(Z)-3,7,11- 三甲基 -1,6,10- 十二烷三烯 -3- 醇（17.20%）、1,3,7- 三甲基 -3,7- 二氢 -3- 甲基 -1H- 嘌呤 -2,6- 二酮（11.37%）、(Z,Z,Z)-1,5,9,9- 四甲基 -1,4,7- 环 – 十一碳三烯（11.34%）、胡椒烯（3.85%）、乙醛（3.08%）、[S-(E,E)]-1- 甲基 -5- 亚甲基 -8-(1- 甲基乙基)-1,6- 环癸二烯（2.39%）、巴伦西亚桔烯（1.70%）、3- 己烯 -1- 醇（1.18%）、α – 荜澄茄油烯（1.18%）等。

【性味与功效】味辛，性温。祛风，除湿，解毒，杀虫。治风湿痹痛，胃痛，水火烫伤，疮疡肿毒，慢性下肢溃疡，疥癣，皮肤瘙痒，毒虫咬伤。

樟树皮 ▼

【基源】樟科樟属植物樟 *Cinnamomum camphora* (Linn.) Presl 的树皮。

【形态特征】同樟木。

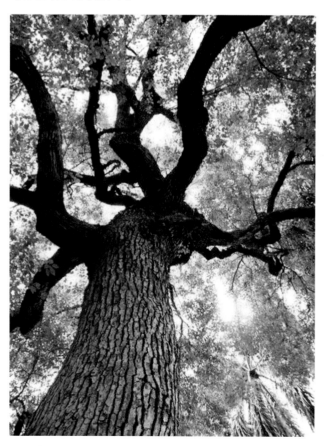

【习性与分布】同樟木。

【芳香成分】陈振羽等（2019）用石油醚回流法提取的湖北宜昌产樟树干燥树皮挥发油的主要成分为：黄樟素（36.23%）、1,7- 二甲基 -7-(4- 甲基 -3- 戊烯基)- 三环 [2.2.1.0²·⁶] 己烷（8.08%）、樟脑（6.50%）、1- 异丙基 -4,7- 二甲基 -1,2,3,5,6,8a- 六氢萘（5.56%）、桉树醇（5.55%）、7- 异丙基 -1- 甲基 -1,2,3,3a,6,8a- 六氢薁（4.83%）、(1S,2S,4R)-2- 甲基 -3- 亚甲基 -2-(4- 甲基 -3- 戊烯基) 二环 [2.2.1] 己烷（3.82%）、α - 松油醇（3.46%）、2-(8,8a- 二甲基 -1,2,3,4,6,7,8,8a- 八氢 – 萘 -2- 基) 丙烷 -2- 醇（2.92%）、2,6- 二甲基 -6-(4- 甲基 -3- 戊烯基) 二环 [3.1.1] 己 -2- 烯（2.45%）、丁香酚（2.40%）、芳樟醇（2.35%）、8- 异丙基 -1,3- 二甲基 – 三环 [4.4.0.0²·⁷] 庚 -3- 烯（2.02%）、4- 异丙基 -1,6- 二甲基 -1,2,3,4,4a,7- 六氢萘（1.71%）、十四醛（1.47%）、甲基丁香酚（1.43%）、1- 异丙基 -4,7- 二甲基 -1,3,4,5,6,8a- 六氢 – 萘 -4a(2H)- 醇（1.14%）、4a,8- 二甲基 -2-(2- 丙烯基)-1,2,3,4,4a,5,6,8a- 八氢萘（1.07%）等。

【性味与功效】味辛、苦，性温。祛风除湿，暖胃和中，杀虫疗疮。治风湿痹痛，胃脘疼痛，呕吐泄泻，脚气肿痛，跌打损伤，疥癣疮毒，毒虫螫伤。

樟木子 ▼

【基源】樟科樟属植物樟 *Cinnamomum camphora* (Linn.) Presl 的成熟果实。

【形态特征】同樟木。
【习性与分布】同樟木。
【挥发油含量】水蒸气蒸馏的果实的得油率为 0.40%~2.20%。
【芳香成分】樟树果实挥发油的第一主成分有：樟脑（26.11%~42.83%）、黄樟油素（53.20%~61.00%）、甲基丁香酚（43.60%~51.77%）等，也有主成分不同的报告。顾静文等（1990）用水蒸气蒸馏法提取的江西吉安产樟树果实 1 挥发油的主要成分为：樟脑（42.71%）、黄樟油素（18.89%）、α – 异松油烯（8.02%）、二聚戊烯氧化物（7.78%）、莳草烯（3.60%）、β – 马榄烯（2.15%）、喇叭茶醇（2.10%）、α – 松油醇（2.00%）、松油 -4- 醇（1.41%）、月桂烯（1.06%）等；果实 2

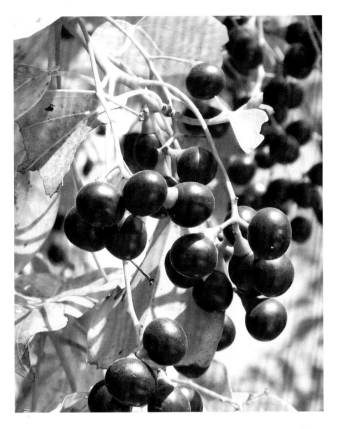

挥发油的主要成分为：甲基丁香酚（51.77%）、黄樟油素（23.85%）、β-松油醇（10.86%）、喇叭茶醇（3.54%）、橙花叔醇（2.16%）等；果实3挥发油的主要成分为：黄樟油素（53.20%）、β-松油醇（15.58%）、β-红没药烯（11.29%）、柠檬烯（8.02%）、3,3-二甲基环己烷叉乙醇（1.94%）、4-蒈烯（1.69%）、2-甲基丙烯酸戊酯（1.31%）、β-马榄烯（1.18%）等。欧阳少林等（2013）用水蒸气蒸馏法提取的江西吉安产樟树阴干成熟果实挥发油的主要成分为：D-龙脑（50.68%）、甲基丁香酚（10.73%）、桉叶油素（10.49%）、黄樟醚（5.22%）、D-柠檬烯（4.58%）、α-蒎烯（3.03%）、反式香叶醇（1.94%）、莰烯（1.91%）、樟脑（1.56%）、β-月桂烯（1.39%）、4-松油醇（1.19%）等。杨锦强等（2017）用顶空固相微萃取法提取的樟树阴干果实挥发油的主要成分为：β-侧柏烯（16.07%）、樟脑（14.31%）、3-蒈烯（13.70%）、桉叶油醇（11.53%）、莰烯（5.09%）、甲基丁香酚（4.99%）、邻-异丙基苯（3.28%）、芳樟醇（3.24%）、黄樟素（2.71%）、癸酸乙酯（2.59%）、(-)-α-荜澄茄油烯（1.79%）、α-水芹烯（1.04%）等。

【性味与功效】味辛，性温。祛风散寒，温胃和中，理气止痛。治脘腹冷痛，寒湿吐泻，气滞腹胀，脚气。

【注】由樟枝叶水蒸气蒸馏提取的挥发油《药典》以桉油入药，味辛，性凉。祛风止痛。用于皮肤瘙痒，神经痛。

牙痛草 ▼

【基源】紫草科琉璃草属植物小花琉璃草 *Cynoglossum lanceolatum* Forsk. 的全草。

【形态特征】多年生草本，高20~90cm。茎直立，密生具基盘的硬毛。基生叶及茎下部叶长圆状披针形，长8~14cm，宽约3cm，上面被具基盘的硬毛及稠密的伏毛；茎中部叶披针形，长4~7cm，宽约1cm，茎上部叶极小。花序顶生及腋生，无苞片；花萼裂片卵形；花冠淡蓝色，钟状，喉部有5个半月形附属物。小坚果卵球形。花果期4~9月。

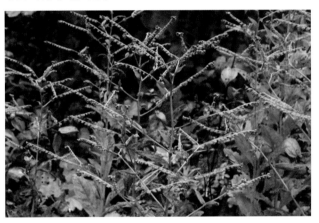

【习性与分布】生海拔300~2800m的丘陵、山坡草地及路边。分布于西南、华南、华东及河南、陕西、甘肃。

【芳香成分】张援虎等（1996）用水蒸气蒸馏法提取的四川都江堰产小花琉璃草全草挥发油的主要成分为：茴香脑（62.00%）、爱草醚（3.96%）、小茴香酮（3.31%）、对-甲氧基-苯甲醛（3.05%）、异茴香脑（1.92%）、十四烷（1.30%）、2,6,10,14-四甲基十六烷（1.10%）等。

【性味与功效】味苦，性凉。清热解毒，利水消肿。治牙周脓肿，急性肾炎，牙周炎，下颌急性淋巴结炎，毒蛇咬伤。

砂引草 ▼

【基源】紫草科砂引草属植物砂引草 *Tournefortia sibirica* Linn.（*Messerschmidia sibirica* Linn.）的全草及根。根的芳香成分未见报道。

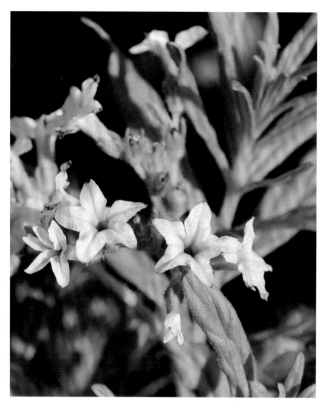

紫草 ▼

【基源】紫草科紫草属植物紫草 *Lithospermum erythrorhizon* Sieb. et Zucc. 的根。《药典》同名入药的是新疆紫草 *Arnebia euchroma*（Royle）Johnst. 或内蒙紫草 *Arnebia guttata* Bunge 的干燥根。

【形态特征】多年生草本。茎通常 1~3 条，高 40~90cm，有短糙伏毛。叶卵状披针形至宽披针形，长 3~8cm，宽 7~17mm。花序生茎和枝上部，长 2~6cm；苞片与叶同形而较小；花萼裂片线形；花冠白色，长 7~9mm，裂片宽卵形，喉部附属物半球形。小坚果卵球形，乳白色或带淡黄褐色，长约 3.5mm，平滑，有光泽，腹面中线凹陷呈纵沟。花果期 6~9 月。

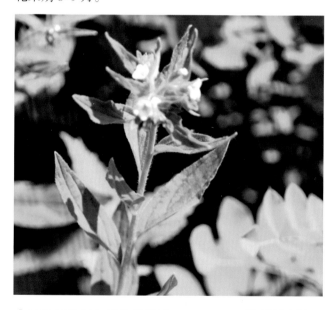

【形态特征】多年生草本，高 10~30cm，有细长的根状茎。叶披针形、倒披针形或长圆形，长 1~5cm，宽 6~10mm。花序顶生，直径 1.5~4cm；萼片披针形，密生糙伏毛；花冠黄白色，钟状，长 1~1.3cm，裂片卵形或长圆形，外弯，花冠筒较裂片长，密生糙伏毛。核果椭圆形或卵球形，成熟时分裂为 2 个各含 2 粒种子的分核。花期 5 月，果实 7 月成熟。

【习性与分布】生于海拔 4~1930m 海滨砂地、干旱荒漠及山坡道旁。分布于东北、河北、河南、山东、陕西、甘肃、宁夏等省区。

【挥发油含量】水蒸气蒸馏的新鲜全草的得油率为 0.34%。

【芳香成分】高超等（2015）用水蒸气蒸馏法提取的山东威海产砂引草新鲜全草挥发油的主要成分为：植醇（32.23%）、植酮（12.58%）、9,12,15- 十八碳三烯醛（10.37%）、辛酸硬脂酰（4.54%）、正二十八烷（4.26%）、桃醛（3.09%）、反式,反式 - 法尼基丙酮（2.78%）、三十七醇（2.18%）、正二十七烷（1.81%）、水杨酸辛酯（1.53%）、1-o- 亚麻酰基 -2-o,3-o- 双（三甲基甲硅烷基）甘油（1.29%）、5-(7a- 异丙烯基 -4,5- 二甲基 - 八氢茚 -4- 基)-3- 甲基 -2- 烯戊醇（1.22%）、泪柏醚（1.20%）、7- 异丙基 -1,1,4a- 三甲基 -1,2,3,4,4a,9,10,10a- 八氢菲（1.16%）等。

【性味与功效】排脓敛疮。治风湿关节痛。

【习性与分布】多生于海拔 2500~4200m 的砾石山坡、向阳山坡草地、灌丛或林缘、荒漠草原、戈壁、向阳石质山坡、湖滨砂地。耐寒，忌高温，怕水浸。分布于东北、河北、山东、山西、河南、江西、湖南、湖北、贵州、四川、广西、陕西、甘肃。

【芳香成分】谷红霞等（2010）用水蒸气蒸馏法提取的山东泰山产紫草干燥根挥发油的主要成分为：2,6- 二叔丁基对甲酚（9.29%）、2,4- 二叔丁基 -1,3- 戊二烯（8.17%）、3- 新戊氧基 -2- 丁醇（6.60%）、反式橙花叔醇（6.05%）、8- 甲基 - 十七烷（3.74%）、7,9- 二甲基十六烷（2.98%）、2- 亚甲基 -5-(1- 甲基亚乙烯基)-8- 甲基 -[5.3.0]- 二环癸烷（2.75%）、正十七烷（2.50%）、2,6-二叔丁基对甲苯酚（2.15%）、8-甲基-十七烷（1.78%）、2,6,11,15-四甲基十六烷（1.69%）、6-乙基-3-基异丁酯（1.67%）、正十四烷（1.64%）、石竹烯（1.64%）、(3E,5E)-3,5-壬烯-2-酮（1.40%）、4-α.H-桉叶烷（1.20%）、2-甲基-5-(1-甲基乙基)环己酮（1.10%）、5,5-二叔丁基壬烷（1.09%）、2,2,7,7-四甲基三环[6.2.1.0^{1,6}]十一碳-4-烯-3-酮（1.04%）、2,6-二甲基萘（1.00%）等。

【性味与功效】味苦，性寒。凉血，活血，透疹，解毒。治斑疹，麻疹，吐血，衄血，尿血，紫癜，黄疸，痈疽，烫伤。

酸果藤 ▽

【基源】紫金牛科酸藤子属植物酸藤子 *Embelia laeta* (Linn.) Mez 和 白花酸藤果 *Embelia ribes* Burm. f. 的根、叶、果实。两种植物的根、果实的芳香成分未见报道。

【形态特征】酸藤子：攀援灌木或藤本，长 1~3m。叶片坚纸质，倒卵形或长圆状倒卵形，长 3~4cm，宽 1~1.5cm，全缘。总状花序，腋生或侧生，长 3~8mm，有花 3~8 朵，基部具 1~2 轮苞片；小苞片钻形或长圆形；花 4 数，长约 2mm，萼片卵形或三角形；花瓣白色或带黄色，分离，卵形或长圆形。果球形，直径约 5mm。花期 12 月至翌年 3 月，果期 4~6 月。

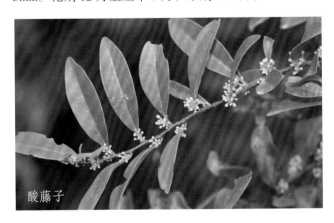
酸藤子

白花酸藤果：攀援灌木或藤本，长 3~9m。叶片坚纸质，倒卵状椭圆形或长圆状椭圆形，长 5~10cm，宽约 3.5cm，全缘；叶柄两侧具狭翅。圆锥花序，顶生，长 5~15cm；小苞片钻形或三角形；花 5 数，萼片三角形；花瓣淡绿色或白色，分离，椭圆形或长圆形。果球形或卵形，直径 3~4mm，红色或深紫色，干时具皱纹或

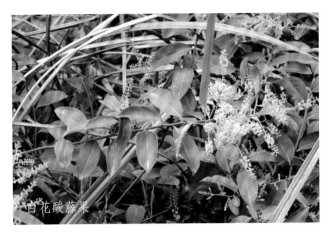
白花酸藤果

隆起的腺点。花期 1~7 月，果期 5~12 月。

【习性与分布】酸藤子：生于海拔 100~1850m 的山坡疏、密林下或疏林缘或开阔的草坡。分布于广东、云南、广西、福建、台湾、江西。白花酸藤果：生于海拔 50~2000 m 的林内、林缘灌木丛中，或路边、坡边灌木丛中。分布于贵州、广东、云南、广西、福建、台湾、江西。

【芳香成分】酸藤子：凌中华等（2011）用水蒸气蒸馏法提取的广西南宁产酸藤子叶挥发油的主要成分为：己烯酮（12.33%）、棕榈酸（11.25%）、己烯醇（9.28%）、辛烷（5.71%）、亚麻酸（5.67%）、芫荽醇（3.24%）、香叶基丙酮（2.88%）、α-麝子油烯（2.61%）、柠檬醛（2.21%）、正十二烷酸（2.15%）、壬醛（1.94%）、2-癸烯酮（1.49%）、n-癸酸（1.46%）、己酸叶醇酯（1.44%）、甲庚酮（1.37%）、紫罗兰酮（1.34%）、亚油酸（1.28%）、戊酸叶醇酯（1.27%）、六氢法呢基丙酮（1.24%）、己醇（1.14%）、丁子香烯（1.11%）、α-松油醇（1.04%）等。

白花酸藤果：凌中华等（2011）用水蒸气蒸馏法提取的广西南宁产白花酸藤果叶挥发油的主要成分为：棕榈酸（21.33%）、亚麻酸（8.90%）、己烯酮（7.50%）、辛烷（7.16%）、庚醛（6.02%）、壬醛（3.69%）、辛烯醛（2.96%）、2-庚烯（2.70%）、1-辛烯-3-醇（2.05%）、柠檬醛（2.01%）、六氢法呢基丙酮（1.92%）、柳酸甲酯（1.89%）、丁子香烯（1.83%）、亚油酸（1.73%）、香叶基丙酮（1.72%）、9,12,15-十八碳三烯酸（1.59%）、2-正戊基呋喃（1.57%）、己烯醇（1.37%）、甲庚酮（1.36%）、2-癸烯酮（1.34%）、十五酮（1.34%）、α-麝子油烯（1.32%）、十一烷酮（1.31%）、正十二烷酸（1.14%）、2-壬烯酮（1.05%）、紫罗兰酮（1.04%）、芫荽醇（1.02%）、α-松油醇（1.01%）等。

【性味与功效】味酸，性平。祛瘀止痛，消炎，止泻。外用治跌打损伤，皮肤瘙痒。

当归藤 ▼

【基源】紫金牛科酸藤子属植物当归藤 *Embelia parviflora* Wall. 的根与老茎。

【形态特征】攀援灌木或藤本，长3m以上。叶二列，叶片坚纸质，卵形，长1~2cm，宽0.6~1cm，全缘，背面被锈色长柔毛或鳞片，近顶端具疏腺点。亚伞形花序或聚伞花序，腋生，长5~10mm，有花2~4朵或略多；小苞片披针形至钻形；花5数，长2.5mm，萼片卵形或近三角形；花瓣白色或粉红色，卵形或长圆形。果球形，暗红色。花期12月至翌年5月，果期5~7月。

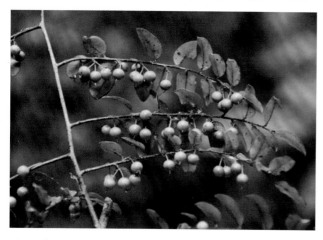

【习性与分布】生于海拔300~1800m的山间密林中或林缘，或灌木丛中，土质肥润的地方。分布于西藏、贵州、云南、广西、广东、浙江、福建。

【芳香成分】卢森华等（2012）用水蒸气蒸馏法提取的广西金秀产当归藤根挥发油的主要成分为：亚油酸（32.17%）、棕榈酸（30.07%）、月桂酸（4.59%）、癸酸（3.22%）、丁酸己酯（1.85%）、2-正戊基呋喃（1.69%）、辛酸（1.35%）、肉豆蔻酸（1.14%）等；茎挥发油的主要成分为：棕榈酸（17.90%）、亚油酸（7.24%）、(1S-顺)-1,2,3,4-四氢-1,6-二甲基-4-(1-亚甲基)萘（7.21%）、油酸（5.53%）、2,4a,5,6,7,8,9,9a-八氢-3,5,5-三甲基-9-甲基苯并环庚烯（5.42%）、1,2,4a,5,6,8a-六氢-4,7-二甲基-1-(1-亚甲基)萘（5.03%）、γ-芹子烯（4.74%）、β-芹子烯（4.29%）、1-[(3-羟基-2-吡啶基)硫代]-2-丙酮（4.17%）、(1R,8aβ)-1,4aβ-二甲基-7α-(1-亚甲基)十氢萘-1α-醇（3.86%）、顺-(-)-2,4a,5,6,9a-六氢-3,5,5,9-四甲基苯并环庚烯（2.35%）、(-)-斯巴醇（2.09%）、β-

石竹烯（1.77%）、癸酸（1.64%）、月桂酸（1.39%）、α-杜松烯（1.35%）、(+)-香橙烯（1.33%）、3,4'-二氟-4-甲氧基联苯（1.28%）、α-荜澄茄醇（1.27%）、(+)-喇叭烯（1.20%）、2-正戊基呋喃（1.18%）、β-榄香烯（1.17%）、Z-7-十六烷酸（1.15%）、E,E-10,12-四十溴二烯-1-醇酯（1.10%）、肉豆蔻酸（1.01%）等。

【性味与功效】味苦、涩，性温。补血，活血，强壮腰膝。治血虚诸证，月经不调，闭经，产后虚弱，腰腿酸痛，跌打骨折。

百两金（八爪金龙）▼

【基源】紫金牛科紫金牛属植物百两金 *Ardisia crispa* (Thunb.) A. DC. 的根及根茎。

【形态特征】灌木，高60~100cm，具匍匐生根的根茎。叶片膜质或近坚纸质，椭圆状披针形或狭长圆状披针形，长7~15cm，宽1.5~4cm，全缘或略波状，具明显的边缘腺点。亚伞形花序，着生于侧生特殊花枝顶端；花长4~5mm，花萼仅基部连合，萼片长圆状卵形或披针形；花瓣白色或粉红色，卵形。果球形，直径5~6mm，鲜红色。花期5~6月，果期10~12月，

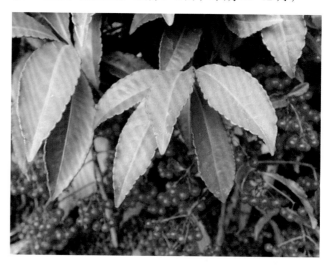

【习性与分布】生于海拔100~2400m的山谷、山坡、疏、密林下或竹林下。分布于长江流域以南各省区。

【芳香成分】赵欧等（2013）用水蒸气蒸馏法提取的百两金干燥根挥发油的主要成分为：棕榈酸（29.11%）、己醛（7.72%）、十二烷酸（7.36%）、芳姜黄酮（5.17%）、n-癸酸（4.08%）、正丁烯基苯酞（3.11%）、3-苯

基 -2- 丙烯醛（3.06%）、9,12,15- 十八三烯（2.98%）、龙脑（2.48%）、3- 羟基 -1- 辛烯（1.92%）、石竹烯（1.85%）、(Z)-2- 庚烯醛（1.82%）、壬酸（1.61%）、正十一烷酸（1.61%）、姜黄酮（1.31%）、姜黄新酮（1.28%）、正十五烷（1.26%）、β - 倍半水芹烯（1.22%）、辛酸（1.19%）、2- 正戊基呋喃（1.09%）等。

【性味与功效】味苦、辛，性凉。清热利咽，祛痰利湿，活血解毒。治咽喉肿痛，咳嗽咯痰不畅，湿热黄疸，小便淋痛，风湿痹痛，跌打损伤，疔疮，无名肿毒，蛇咬伤。

虎舌红 ▼

【基源】紫金牛科紫金牛属植物虎舌红 *Ardisia mamillata* Hance 的全株。

【形态特征】矮小灌木，茎高不超过 15cm。叶互生或簇生于茎顶端，叶片倒卵形至长圆状倒披针形，长 7~14cm，宽 3~5cm，边缘具疏圆齿。伞形花序着生于特殊花枝顶端，花枝 1~3 个；有花约 10 朵，近顶端常有叶 1~4 片；花长 5~7mm，萼片披针形；花瓣粉红色；稀近白色；卵形。果球形，鲜红色。花期 6~7 月，果期 11 月至翌年 1 月，有时达 6 月。

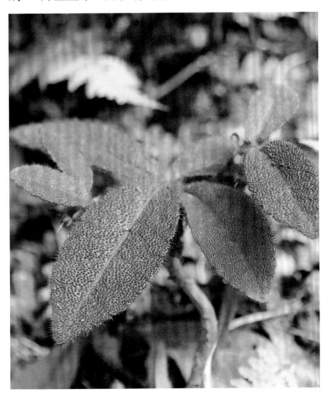

【习性与分布】生于海拔 500~1600m 的山谷密林下，荫湿的地方。喜温暖半阴环境，冬季需干燥和充足阳光。分布于福建、湖南、广西、广东、云南、四川、贵州、江西。

【挥发油含量】超临界萃取的阴干全草的得油率为 0.07%。

【芳香成分】凌育赵等（2005）用超临界 CO_2 萃取法提取的广东封开产虎舌红阴干全草挥发油的主要成分为：石竹烯（17.20%）、α - 石竹烯（9.02%）、3,7,11- 三甲基 -1,6,10- 十二碳三烯 -3- 醇（7.03%）、蓝桉醇（5.54%）、龙脑（5.51%）、α - 萜品醇（5.02%）、己酸（4.55%）、α - 杜松醇（4.45%）、α - 没药醇（2.51%）、水杨酸甲酯（2.23%）、苯乙醇（2.19%）、丁子香基乙醇（2.11%）、芳樟醇（2.10%）、金合欢醇（1.78%）、β - 没药烯（1.71%）、3- 己烯 -1- 醇（1.67%）、氧化石竹烯（1.62%）、9,12,15- 十八碳三烯 -1- 醇（1.03%）等。杨海宽等（2014）用水蒸气蒸馏法提取的江西南昌产虎舌红阴干根挥发油的主要成分为：芳樟醇（19.28%）、异龙脑（12.98%）、反式 - 橙花叔醇（7.26%）、β - 萜品醇（5.88%）、糠醛（5.14%）、喇叭烯（3.30%）、油酸酰胺（3.10%）、2- 十九烷酮（2.20%）、匙叶桉油烯醇（1.76%）、氧化石竹烯（1.76%）、3,7- 二甲基 -6- 壬烯醇乙酯（1.66%）、壬醛（1.52%）、樟脑（1.50%）、乙酸龙脑酯（1.40%）、α - 萜品醇（1.36%）、水杨酸甲酯（1.32%）、突厥烯酮（1.22%）、软脂酸乙酯（1.12%）、对伞花烃 -8- 醇（1.06%）、桉叶油素（1.04%）、香叶基香叶醇（1.00%）等；阴干茎挥发油的主要成分为：叶绿醇（43.50%）、芳樟醇（19.10%）、1- 己烯 -3- 醇（9.41%）、油酸酰胺（3.78%）、11,13- 二甲基 -12- 十四烯酸乙酯（1.78%）、α - 萜品醇（1.54%）、突厥烯酮（1.33%）、法尼烯（1.28%）、龙脑（1.14%）等；阴干叶挥发油的主要成分为：叶绿醇（26.09%）、3- 己烯 -1- 醇（13.89%）、水杨酸甲酯（10.32%）、异龙脑（2.91%）、氧化喇叭烯（2.50%）、1- 己醇（1.92%）、桉叶油素（1.74%）、匙叶桉油烯醇（1.69%）、6,10,14- 三甲基 - 十五烷酮（1.40%）、9- 十六碳烯（1.18%）、α - 萜品醇（1.12%）等。

【性味与功效】味苦、微辛，性凉。散瘀止血，清热利湿。治风湿关节痛，跌打损伤，肺结核咯血，月经过多，痛经，肝炎，痢疾，小儿疳积。

九管血 ▼

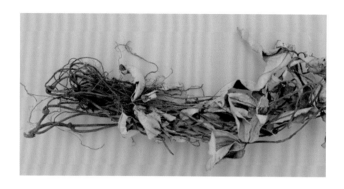

【基源】紫金牛科紫金牛属植物九管血 *Ardisia brevicaulis* Diels 的全株或根。

【形态特征】矮小灌木，具匍匐生根的根茎；直立茎高 10~15cm。叶片坚纸质，狭卵形或卵状披针形，或椭圆形至近长圆形，长 7~18cm，宽 2.5~6cm，近全缘。伞形花序着生于侧生特殊花枝顶端，花长 4~5mm，萼片披针形或卵形；花瓣粉红色，卵形。果球形，直径约 6mm，鲜红色，具腺点，宿存萼与果梗通常为紫红色。花期 6~7 月，果期 10~12 月。

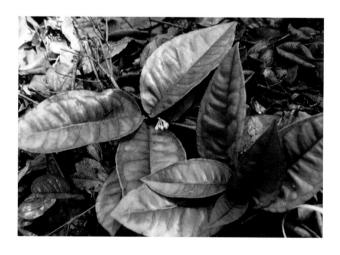

【习性与分布】生于海拔 400~1260m 的密林下，荫湿的地方。分布于福建、江西、广东、广西、湖南、湖北、贵州、云南、四川、台湾等省区。

【挥发油含量】水蒸气蒸馏的根的得油率为 0.02%，叶的得油率为 0.08%。

【芳香成分】蒲兰香等（2009）用水蒸气蒸馏法提取的重庆石柱产九管血叶挥发油的主要成分为：棕榈酸 (43.33%)、2- 甲基 -1,3- 二氧五环（4.20%）、植醇（3.14%）、植酮（2.43%）、十四烷酸（1.26%）、

十二烷酸（1.26%）、石竹烯氧化物（1.16%）等；根挥发油的主要成分为：γ- 依兰油烯 (14.23%)、石竹烯 (11.59%)、顺 -α- 甜没药烯 (5.22%)、二氢白菖考烯（2.91%）、石竹烯氧化物（2.00%）、α- 荜澄茄醇（1.98%）、正十六烷醇（1.46%）、3- 脱氧雌二醇（1.46%）、瓦伦烯（1.37%）、γ- 荜澄茄烯（1.36%）、1,6- 二甲基 -4-(1- 甲乙基)- 萘（1.15%）等。

【性味与功效】味苦、辛，性寒。清热解毒，祛风止痛，活血消肿。治咽喉肿痛，风火牙痛，风湿痹痛，跌打损伤，无名肿毒，毒蛇咬伤。

小紫金牛 ▼

【基源】紫金牛科紫金牛属植物小紫金牛 *Ardisia chinensis* Benth. 的全株。

【形态特征】亚灌木状矮灌木，具蔓生走茎；直立茎通常丛生，高约 25cm，稀达 45cm。叶片坚纸质，倒卵形或椭圆形，长 3~7.5cm，宽 1.5~3cm，全缘或具疏波状齿。背面被疏鳞片。亚伞形花序单生于叶腋，有花 3~5 朵；花长约 3mm，花萼仅基部连合，萼片三角状卵形；花瓣白色，广卵形。果球形，直径约 5mm，由红变黑色。花期 4~6 月，果期 10~12 月。

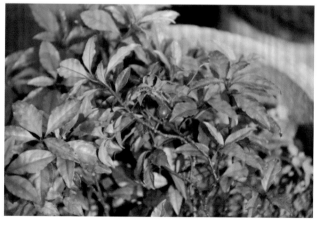

【习性与分布】生于海拔 300~800m 的山谷、山地疏、密林下，荫湿的地方或溪旁。分布于浙江、福建、江西、广西、广东、台湾。

【芳香成分】林秋凤等（2010）用水蒸气蒸馏法提取的广东韶关产小紫金牛全草挥发油的主要成分为：石竹烯（10.65%）、棕榈酸（10.02%）、α- 法呢烯（6.54%）、

珂耙烯（5.58%）6,10,14-三甲基-2-十五烷酮（4.69%）、水杨酸甲酯（4.20%）、3,9-杜松二烯（3.93%）、2,6-二甲基-6-[4-甲基-3-戊烯基]-2-降蒎烯（3.70%）、τ-衣兰油烯（3.03%）、1,2,4a,5,6,8a-六氢化-4,7-二甲基-1-(1-甲基乙基)-萘（2.57%）、1,3,5-杜松三烯（1.79%）、反式-橙花叔醇（1.62%）、α-石竹烯（1.60%）、龙脑（1.50%）、(Z)-己酸-3-己烯酯（1.48%）、叶绿醇（1.44%）、石竹烯氧化物（1.43%）、十七烷酮（1.26%）、3,7(11)-桉双烯（1.24%）、棕榈酸甲酯（1.24%）、十氢-1,1,7-三甲基-4-亚甲基-1-H-环丙基甘菊环（1.12%）、十八烷（1.12%）、1a,2,3,5,6,7,7a,7b-八氢化-1,1,7,7a-四甲基-1H-环丙基萘（1.08%）、α-环柠檬叉丙酮（1.06%）等。

【性味与功效】味苦，性平。活血止血，散瘀止痛，清热利湿。治肺痨咳血，咯血，吐血，痛经，闭经，跌打损伤，黄疸，小便淋痛。

走马胎 ▼

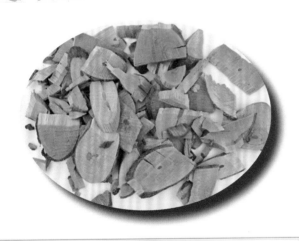

【基源】紫金牛科紫金牛属植物走马胎 *Ardisia gigantifolia* Stapf 的根及根茎。

【形态特征】大灌木或亚灌木，高约1m，有时达3m。叶通常簇生于茎顶端，叶片椭圆形至倒卵状披针形，下延至叶柄成狭翅，长25~48cm，宽9~17cm，边缘具密啮蚀状细齿。多个亚伞形花序组成的总状圆锥花序长20~35cm；花长4~5mm，萼片披针形；花瓣白色或粉红色，卵形。果球形，红色。花期4~6月，有时2~3月，果期11~12月，有时2~6月。

【习性与分布】生于海拔1300m以下的山间疏、密

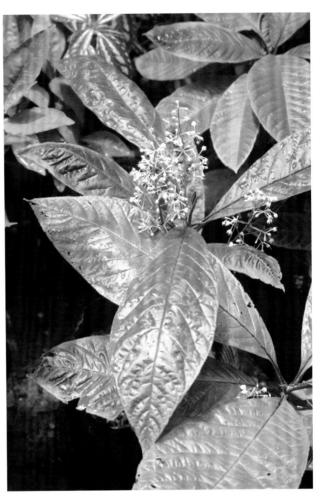

林下，荫湿的地方。分布于云南、广西、广东、江西、福建。

【芳香成分】走马胎根茎挥发油的主成分为黄樟素（85.37%~94.07%）。李群芳等（2009）用水蒸气蒸馏法提取的走马胎阴干根茎挥发油的主要成分为：黄樟素（94.07%）、萜烷（1.23%）、β-莳醇（1.06%）等。

【性味与功效】味苦、微辛，性温。祛风湿，活血止痛，化毒生肌。治风湿痹痛，产后血瘀，痈疽溃疡，跌打肿痛。

叶子花（紫三角） ▼

【基源】紫茉莉科叶子花属植物光叶子花 *Bougainvillea glabra* Choisy 的花。

【形态特征】藤状灌木。茎粗壮，枝下垂；刺腋生，长5~15mm。叶片纸质，卵形或卵状披针形，长5~13cm，宽3~6cm。花顶生枝端的3个苞片内，每个

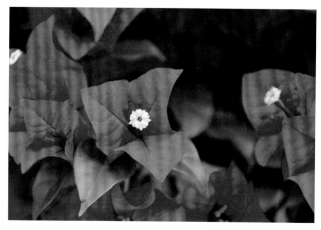

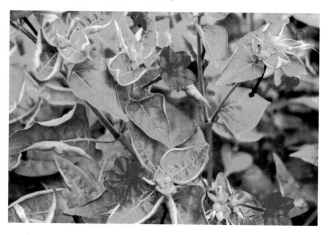

【形态特征】一年生草本，高可达 1m。根肥粗，倒圆锥形。茎直立，多分枝。叶片卵形或卵状三角形，长 3~15cm，宽 2~9cm，全缘。花常数朵簇生枝端；总苞钟形，5 裂，裂片三角状卵形；花被紫红色、黄色、白色或杂色，高脚碟状，筒部长 2~6cm，檐部直径 2.5~3cm，5 浅裂。瘦果球形，革质，黑色，表面具皱纹；种子胚乳白粉质。花期 6~10 月，果期 8~11 月。

苞片上生一朵花；苞片叶状，紫色或洋红色，长圆形或椭圆形，长 2.5~3.5cm，宽约 2cm，纸质；花被管长约 2cm，淡绿色，有棱，顶端 5 浅裂。花期冬春间。

【习性与分布】喜温暖湿润气候，不耐寒，喜充足光照。不仅在南方地区广泛分布，在寒冷的北方也可栽培。

【芳香成分】光叶子花花挥发油的主成分多为植醇（20.19%~26.12%），也有主成分不同的报告。徐凤侠等（2010）用水蒸气蒸馏法提取的福建厦门产光叶子花 'Magnifica' 花挥发油的主要成分为：棕榈酸（19.06%）、植醇（14.11%）、亚油酸（7.91%）、亚麻酸（7.30%）、正二十九烷（5.32%）、正二十三烷（5.31%）、正二十五烷（4.68%）、顺 -3- 己烯 -1- 醇（3.89%）、反 -2- 己烯 -1- 醇（2.63%）、正二十七烷（2.50%）、反 -2- 己烯醛（2.28%）、3- 乙基 - 二十四烷（1.13%）、正二十四烷（1.05%）、肉豆蔻酸（1.01%）等；'Pink Pixie' 花挥发油的主要成分为：植醇（23.27%）、棕榈酸（21.05%）、反 -2- 己烯醛（6.21%）、正二十九烷（5.85%）、亚油酸（5.37%）、亚麻酸（5.34%）、顺 -3- 己烯 -1- 醇（3.52%）、2,3- 二氢苯并呋喃（2.97%）、反 -2- 己烯 -1- 醇（2.71%）、正二十五烷（2.52%）、正二十七烷（2.15%）、角鲨烯（1.48%）、对乙烯基愈创木酚（1.42%）、正二十三烷（1.24%）、邻苯二甲酸单 (2- 乙基辛基) 酯（1.02%）等。

【性味与功效】味苦、涩，性温。活血调经，化湿止带。治血瘀经闭，月经不调，赤白带下。

【习性与分布】生于水沟边、房前屋后墙脚下或庭园中。全国各地常栽培。

【芳香成分】罗艺萍等（2013）用顶空固相微萃取法提取的云南普洱产紫茉莉新鲜根挥发油的主要成分为：棕榈酸（8.63%）、二十一烷（2.03%）、十八烷（1.08%）等。

【性味与功效】味甘、淡，性凉。清热利湿，活血调经，解毒消肿。清热利湿，活血调经，解毒消肿。治扁桃体炎，月经不调，白带，子宫颈糜烂，前列腺炎，泌尿系感染，风湿关节酸痛；外用治乳腺炎，跌打损伤，痈疖疔疮，湿疹。

紫茉莉 ▽

【基源】紫茉莉科紫茉莉属植物紫茉莉 *Mirabilis jalapa* Linn. 的根及全草。全草的芳香成分未见报道。

角蒿 ▽

【基源】紫葳科角蒿属植物角蒿 *Incarvillea sinensis* Lam. 的全草。

【形态特征】一年生至多年生草本，高达 80cm。叶互生，2~3 回羽状细裂，形态多变异，长 4~6cm，小叶不规则细裂，具细齿或全缘。顶生总状花序，长达 20cm；小苞片绿色，线形。花萼钟状，绿色带紫红色，萼齿钻状。花冠淡玫瑰色或粉红色，有时带紫色，钟状漏斗形，花冠裂片圆形。蒴果淡绿色，细圆柱形。种子扁圆形。花期 5~9 月，果期 10~11 月。

【习性与分布】生于向阳山坡、田野，海拔 500~3850m。耐干旱，不耐水湿。喜湿润。分布于东北、河北、河南、山东、山西、陕西、宁夏、青海、内蒙古、甘肃、四川、云南、西藏。

【挥发油含量】水蒸气蒸馏的全草的得油率为 0.22%，同时蒸馏萃取的得油率为 1.06%。

【芳香成分】杨再波等（2008）用顶空固相微萃取法提取的贵州都匀产角蒿干燥全草挥发油的主要成分为：白菖烯（14.91%）、β-石竹烯（11.05%）、α-姜黄烯（5.99%）、α-葎草烯（4.33%）、δ-杜松烯（3.36%）、芳樟醇（4.32%）、α-依兰烯（4.05%）、β-马榄烯（3.98%）、十五烷（3.55%）、γ-榄香烯（2.86%）、薄荷醇（2.83%）、反-β-金合欢烯（2.83%）、5-(羟基甲基)-2-呋喃甲醛（2.50%）、α-雪松醇（2.32%）、β-荜澄茄油烯（2.28%）、β-红没药烯（1.91%）、β-荜澄茄油烯（1.77%）、α-松油烯（1.44%）、β-榄香烯（1.31%）、十三烷（1.19%）、α-荜澄茄油烯（1.11%）、十六酸乙酯（1.05%）、1-乙基-2-甲基环十二烷（1.03%）等。侯冬岩等（2002）用同时蒸馏萃取装置提取的辽宁锦州产

角蒿全草挥发油的主要成分为：依兰烯（6.84%）、长叶酸（5.44%）、5-甲基-3-(1-亚甲基)-环己烯（5.42%）、1,2-二甲氧基-4-(2-丙烯基)-苯（5.23%）、2,6-二甲基二环庚-2-烯（4.32%）、桉叶油素（3.03%）、6,10,14-三甲基-2-十五烷酮（2.98%）、长叶烯（2.78%）、苄醇（2.67%）、苯乙基醇（2.66%）、8,8-二甲基-1,5-环十一二酸（2.48%）、3,5-二甲氧基-甲苯（2.25%）、十六烷酸（2.24%）、2-甲氧基-4-乙烯基苯酚（2.21%）、苯乙醛（2.08%）、1-甲基-4-(5-甲基)-环己烯（1.84%）、4-甲基-1-(1-甲基)-3-环己烯-1-醇（1.79%）、十六醛（1.71%）、1,2,3-三甲氧基-5-甲基-苯（1.70%）、苯并环庚烯（1.58%）、2-茨酮（1.47%）、1-辛烯-3-醇（1.40%）、冰片（1.35%）、2-戊基-呋喃（1.34%）、石竹烯（1.24%）、5-(2-丙基)-1,3-苯二氧杂环戊烯（1.23%）、丁香酚（1.16%）、p-(2-甲代烯丙基)-酚（1.15%）、3-己烯-1-醇（1.13%）、2,4-二甲基-呋喃（1.07%）、石竹烯氧化物（1.00%）等。

【性味与功效】味辛、苦，性寒，有小毒。祛风湿，解毒，杀虫。治风湿痹痛，跌打损伤，口疮，齿龈溃烂，耳疮，湿疹，疥癣，阴道滴虫病。

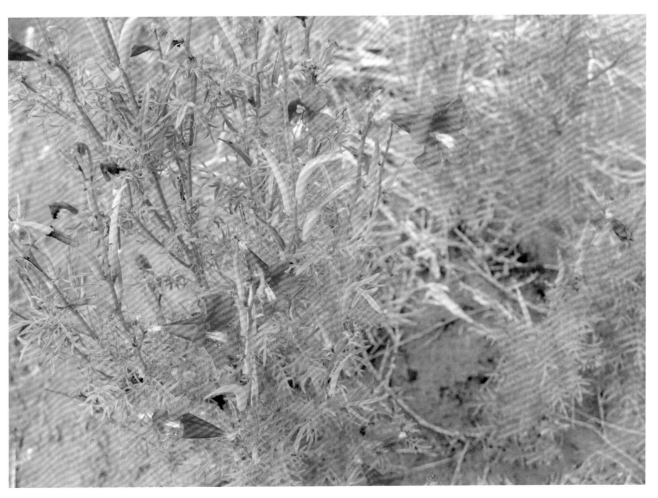

蒜香藤 ▼

【基源】紫葳科蒜香藤属植物蒜香藤 *Pseudocalymma alliaceum* (Lam.) Sandwith 的藤茎。

【形态特征】为常绿藤状灌木。植株蔓性，具卷须。三出复叶对生，小叶椭圆形，小叶约7~10cm长，3~5cm宽。叶揉搓有蒜香味。花腋生，聚伞花序；花冠筒状，开口五裂，花紫红色至白色。蒴果约15cm长，扁平长线形。花期为春至秋季，盛花期8~12月。

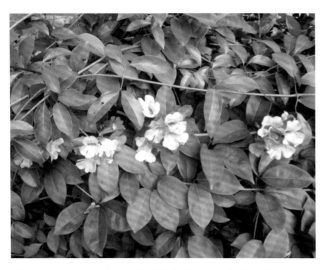

【习性与分布】喜温暖湿润气候和阳光充足的环境。多地有栽培。

【挥发油含量】水蒸气蒸馏的新鲜藤茎的得油率为0.05%。

【芳香成分】唐玲等（2014）用水蒸气蒸馏法提取的云南西双版纳产蒜香藤新鲜藤茎挥发油的主要成分为：己二烯二硫化物（25.40%）、二烯丙基三硫化物（14.00%）、棕榈酸（11.00%）、丙基-2-甲基丙基硫醚（10.50%）、1-辛烯-3-醇（7.10%）、3-己烯-1-醇（2.70%）、反式-2-己烯醛（2.40%）、苯乙醛（2.00%）、反式-5-己烯醛（1.80%）、新植二烯（1.70%）、二烯丙基四硫化物（1.50%）、3-辛酮（1.40%）、3-辛醇（1.40%）、芳樟醇（1.40%）、水杨酸甲酯（1.30%）、β-紫罗（兰）酮（1.10%）、反式-7-甲基-1,6-二恶螺环[4.5]癸烷（1.10%）等。

【性味与功效】治伤风、发热、咽喉肿痛等呼吸道疾病。

椰子浆 ▼

【基源】棕榈科椰子属植物椰子 *Cocos nucifera* Linn. 的胚乳中的浆液。

【形态特征】植株高大，乔木状，高15~30m，茎粗壮，有环状叶痕。叶羽状全裂，长3~4m；裂片多数，外向折叠，线状披针形，长65~100cm或更长，宽3~4cm。花序腋生，长1.5~2m；佛焰苞纺锤形；雄花萼片3片，鳞片状，花瓣3枚，卵状长圆形，长1~1.5cm；雌花基部有小苞片数枚；花瓣与萼片阔圆形。果近球形，长约15~25cm。花果期主要在秋季。

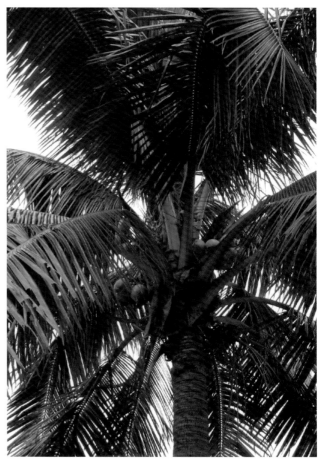

【习性与分布】在年平均温度26~27℃，年温差小，年降雨量1300~2300mm且分布均匀，海拔50m以下的沿海地区最为适宜。适宜在高温、多雨、阳光充足和海风吹拂的条件下生长。分布于海南、台湾、广东、广西、云南。

【芳香成分】椰子汁挥发油的主成分多为乙酸（31.84%~50.39%），也有主成分不同的报告。邓福明等（2017）用顶空固相微萃取法提取的海南产'文椰 2 号'椰子水挥发油的主要成分为：2,4- 二叔丁基酚（20.28%）、[R-(R*,R*)]-2,3- 丁二醇（14.61%）、正壬醇（13.03%）、乙酸（7.96%）、正辛醇（6.68%）、3- 甲基 -1- 丁醇甲酸酯（6.41%）、正辛酸（6.18%）、壬醛（4.52%）、1- 癸醇（2.99%）、羟基丁酮（2.90%）、甲酸己酯（2.70%）、2,4- 二甲基苯甲醛（2.48%）、十二烷醇（1.35%）等；'文椰 3 号'椰子水挥发油的主要成分为：乙酸（45.14%）、3,5- 二叔丁基酚（10.76%）、2,4- 二甲基苯甲醛（8.78%）、正辛酸（6.09%）、正壬醇（5.83%）、正辛醇（4.46%）、1- 癸醇（2.37%）、甲酸己酯（2.24%）、[R-(R*,R*)]-2,3- 丁二醇（2.12%）、壬醛（2.06%）、十二烷醇（1.89%）、十一烯（1.39%）等。蔡贤坤等（2014）用同时蒸馏萃取法提取的海南产椰子汁挥发油的主要成分为：乙偶姻（29.79%）、γ- 癸内酯（8.04%）、2,3- 丁二酮（5.87%）、2,3- 戊二酮（5.18%）、δ- 辛内酯（4.98%）、异戊醇（4.79%）、异戊醛（4.50%）、乙醇（3.41%）、苯乙醛（3.19%）、十六酸甲酯（3.10%）、糠醛（2.86%）、桂醛（2.71%）、2- 甲基丁醛（2.38%）、壬醛（2.05%）、3- 甲硫基丙醛（1.80%）、2- 甲基吡嗪（1.43%）、4- 乙烯基愈创木酚（1.43%）、丁醇（1.15%）、2- 吡啶甲醛（1.10%）等。杨慧敏等（2014）用同时蒸馏萃取法提取的海南文昌产椰青汁挥发油的主要成分为：邻苯二甲酸二异辛酯（61.83%）、十二烷酸 -1-(羟甲基)-1,2- 乙二酯（5.83%）等；成熟椰汁挥发油的主要成分为：邻苯二甲酸二正辛酯（53.92%）、（氯苯甲亚胺）五氟化硫（4.60%）、十四烷酸（3.58%）、乙基柠檬酸（3.04%）、9,12- 十八烷二烯酸甲酯（2.77%）、N- 棕榈酸（2.66%）、十二烷酸（2.21%）、(Z)-9- 十八烯酸甲酯（1.80%）等。

【性味与功效】味甘，性凉。生津，利尿，止血。治口干烦渴，水肿，吐血。

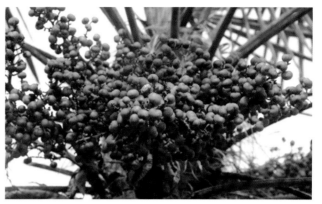

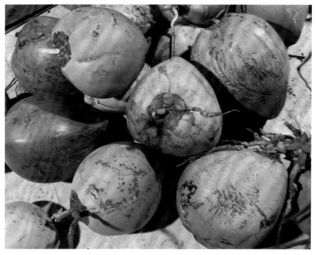

椰子瓤 ▼

【基源】棕榈科椰子属植物椰子 *Cocos nucifera* Linn. 的果肉。

【形态特征】同椰子浆。
【习性与分布】同椰子浆。
【挥发油含量】超临界萃取的果实的得油率为 0.93%。

【芳香成分】陆占国等（2008）用水蒸气蒸馏法提取的 'Yatay' 椰子果肉挥发油的主要成分为：己酸乙酯（33.99%）、己酸（13.47%）、异戊醇（6.46%）、辛酸乙酯（4.58%）、1- 丁醇（2.65%）、月桂酸乙酯（2.49%）、油酸乙酯（2.36%）、丁二酸二乙酯（2.33%）、2- 甲基丙醇（2.24%）、2- 甲基丁醇（1.80%）、1,1- 二甲氧基 -2,2,5- 三甲基 -4- 己烯（1.72%）、亚油酸乙酯（1.61%）、乙酸乙酯（1.44%）、乙醇（1.37%）、苯乙醇（1.19%）、11- 十六碳烯酸乙酯（1.16%）、十六碳酸乙酯（1.03%）等。毕和平等（2010）用水蒸气蒸馏法提取的海南海口产椰子果肉挥发油的主要成分为：十七烷（20.10%）、2,4- 二叔丁烯苯酚（8.09%）、丁基十四烷基磺酸酯（7.41%）、邻苯二甲酸二正丁酯（6.95%）、豆甾三烯醇（5.45%）、十六酸甲酯（5.04%）、5- 十八碳烯（5.01%）、12- 甲基十三酸甲酯（4.61%）、油酸（4.35%）、乙基异丁基醚（4.22%）、十九烷（3.89%）、三十四烷（3.34%）、十六烷（3.01%）、十四烷（2.33%）、二十烷（1.85%）、十八烷（1.49%）等。

【性味与功效】味甘，性平。益气健脾，杀虫，消疳。治疳积，姜片虫病。

棕榈叶 ▼

【基源】棕榈科棕榈属植物棕榈 *Trachycarpus fortunei* (Hook.) H. Wendl. 的叶。

【形态特征】乔木状，高 3~10m 或更高。叶片近圆形，深裂成 30~50 片具皱折的线状剑形，硬挺。花序多次分枝，雌雄异株。雄花序每 2~3 朵生于小穗轴上；黄绿色，卵球形；花萼 3 片，花冠长，花瓣阔卵形；雌花序有 3 个佛焰苞；雌花淡绿色，常 2~3 朵聚生；球形，萼片阔卵形，花瓣卵状近圆形。果实阔肾形，由黄色变为淡蓝色。花期 4 月，果期 12 月。

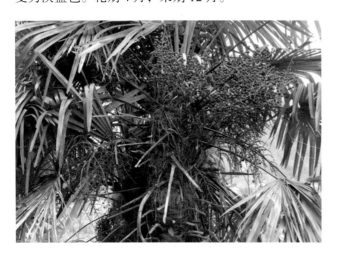

【习性与分布】栽培于四旁，垂直分布在海拔 300~2700m。喜温暖湿润的气候，喜光，较耐阴。耐轻盐碱，也耐一定的干旱与水湿。分布于长江以南各省区。

【挥发油含量】超临界萃取的干燥叶的得油率为 0.91%~1.45%。

【芳香成分】卫强等（2016）用超临界 CO_2- 环己烷萃取法提取的棕榈干燥叶挥发油的主要成分为：(Z)-3- 己烯 -1- 醇（15.87%）、正己醇（12.60%）、甲苯（9.60%）、二十一烷（5.82%）、邻苯二甲酸二丁酯（2.73%）、十八醛（2.67%）、甲基环己烷（2.64%）、2- 溴十八醛（2.07%）、苯乙醛（1.83%）、4- 乙烯基 -2- 甲氧基苯酚（1.74%）、β- 紫罗兰酮（1.65%）、Z-(13,14- 环氧) 十四烷基 -11- 烯 -1- 醇乙酯（1.35%）、3- 乙基 -5-(2- 乙基丁基) - 十八烷（1.32%）、邻苯二甲酸异辛酯（1.26%）、十二烷酸（1.26%）、己酸乙烯醇酯（1.20%）、1,3- 二羟基 -5- 戊基苯（1.20%）、

十四醛（1.17%）、亚麻酸甘油酯（1.14%）、四十四烷（1.08%）、3- 己烯醛（1.08%）、6,10,14- 三甲基 -2- 十五烷酮（1.05%）、茉莉酮（1.02%）、(E)-6,10- 二甲基 -5,9- 十一烷二烯 -2- 酮（1.02%）等。

【性味与功效】味苦、涩，性平。收敛止血，降血压。治吐血，劳伤，高血压病。

棕榈花 ▼

【基源】棕榈科棕榈属植物棕榈 *Trachycarpus fortunei* (Hook.) H. Wendl. 的花蕾及花。

【形态特征】同棕榈叶。

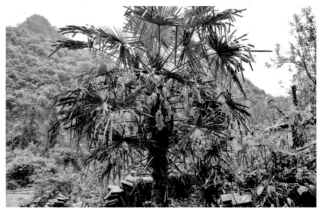

【习性与分布】同棕榈叶。

【挥发油含量】超临界萃取的干燥花的得油率为 1.06%~2.02%。

【芳香成分】卫强等（2016）用超临界 CO_2- 环己烷萃取法提取的棕榈干燥花挥发油的主要成分为：二十三烷（23.86%）、二十八烷（8.48%）、甲苯（4.48%）、二十一烷（3.84%）、丁苯那嗪（3.78%）、2- 甲基 -1- 十六醇（3.08%）、吡啶 -9,10- 亚甲基十六酸（2.84%）、二十四烷（2.54%）、1- 十九烯（2.10%）、8,11- 十八碳二烯酸甲酯（1.68%）、2- 甲氧基苯酚（1.52%）、蝶呤 -6- 羧酸（1.42%）、邻苯二甲醚（1.42%）、2- 十五烷酮（1.38%）、壬醛（1.34%）、2,3- 二氢 -3-[2-(乙氧羰基) 氨乙基]-5- 甲氧基 -1,3- 二甲基 - 吲哚 -2- 酮（1.34%）、2- 壬烯基丁二酸酐（1.08%）、4- 氧代 -3- 硫代丙烷基 -3- 杂螺 [5.5]-1,5- 二氰基 -1- 十一烯（1.06%）、邻苯二甲酸二异丁酯（1.02%）等；乙醚萃取的棕榈

干燥花挥发油的主要成分为：二十一烷（6.39%）、二十八烷（5.46%）、吡啶基 -11,12- 亚甲基 - 十八酸甲酯（4.68%）、十六烷酸（4.29%）、14- 羟基 -15- 甲基 -15- 十六碳烯酸（3.84%）、2- 甲氧基苯酚（3.39%）、(Z)-2- 戊烯 -1- 醇（2.63%）、齐敦果烷 -12- 烯 -3- 酮（2.63%）、1,1- 二乙氧基乙烷（2.57%）、丁苯那嗪（2.40%）、二十二烷（2.04%）、吡啶 -9,10- 亚甲基 - 十六酸（2.03%）、二十七烷（1.71%）、二十四烷（1.55%）、N- 乙氧基羰基 -3,4- 环氧 -6-(3- 甲氧基苯基)- 氮杂双环 [3.2.1] 壬烷（1.53%）、四十四烷（1.14%）、苯酚（1.13%）、亚油酸乙酯（1.10%）、油酸（1.08%）、2,3- 二氢 -3-[2-(乙氧羰基) 氨乙基]-5- 甲氧基 -1,3- 二甲基 - 吲哚 -2- 酮（1.04%）等。

【性味与功效】味苦、涩，性平。止血，止泻，活血，散结。治血崩，带下，肠风，泻痢，瘰疬。

阳桃 ▼

【基源】酢浆草科阳桃属植物阳桃 *Averrhoa carambola* Linn. 的果实。

【形态特征】乔木，高可达 12m，分枝多。奇数羽状复叶，小叶 5~13 片，全缘，卵形或椭圆形，一侧歪斜；花小，数朵组成聚伞花序或圆锥花序；萼片 5，覆瓦状排列，基部合成细杯状，花瓣背面淡紫红色，边缘色较淡，有时为粉红色或白色。浆果肉质，有 5 棱，长 5~8cm，淡绿色或蜡黄色，有时带暗红色。种子黑褐色。花期 4~12 月，果期 7~12 月。

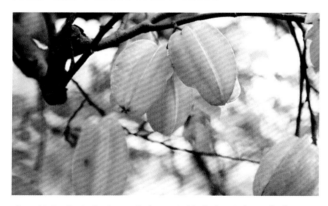

【习性与分布】生于路旁、疏林或庭园中。喜高温湿润气候，不耐寒，怕霜害和干旱，喜半阴，怕强烈日晒。台湾、福建、广东、广西、云南、海南等省区有栽种。

【挥发油含量】超临界萃取的干燥果实的得油率为 2.30%。

【芳香成分】阳桃果实挥发油的主成分多为乙酸 - 反 -2- 己烯酯（39.54%~53.07%）。刘胜辉等（2008）用顶空固相微萃取取法提取的广东湛江产'B10'阳桃成熟果实挥发油的主要成分为：乙酸 - 反 -2- 己烯酯（43.77%）、4,6(Z),8(Z)- 大柱三烯（18.01%）、丁酸 - 反 -2- 己烯酯（12.55%）、β - 紫罗兰酮（7.81%）、4,6(Z),8(E)- 大柱三烯（5.19%）、己酸 -2- 己烯酯（4.26%）、丙酸 - 反 -2- 己烯酯（1.03%）等。

【性味与功效】味酸、甘，性寒。清热，生津，利水，解毒。治风热咳嗽，咽痛，烦渴，石淋，口糜，牙痛，酒毒。

阳桃叶 ▼

【基源】酢浆草科阳桃属植物阳桃 *Averrhoa carambola* Linn. 的叶。

【形态特征】同阳桃。

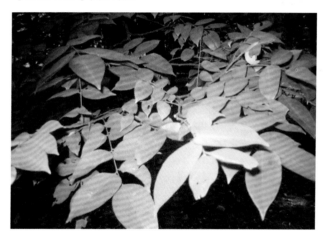

【习性与分布】同阳桃。

【芳香成分】廖彭莹等（2011）用水蒸气蒸馏法提取的广西南宁产阳桃叶挥发油的主要成分为：棕榈酸（29.11%）、二十一烷（18.39%）、硬脂酸（10.23%）、壬醛（5.70%）、β - 紫罗兰酮（4.34%）、植酮（2.94%）、香叶基丙酮（2.66%）、苯甲醛（2.37%）、(Z,Z,Z)-9,12,15- 十八烷三烯 -1- 醇（2.17%）、α - 紫罗兰酮（1.73%）、二十三烷（1.22%）、苯乙酮（1.02%）等。

【性味与功效】味涩、苦，性寒。祛风利湿，清热解毒，止痛。治风热感冒，小便不利，产后浮肿，痈疽肿毒，漆疮，跌打肿痛。

红花酢浆草 ▼

【基源】酢浆草科酢浆草属植物红花酢浆草 Oxalis corymbosa DC. 的全草。

【形态特征】多年生直立草本。无地上茎，地下部分有球状鳞茎，外层鳞片膜质，褐色，内层鳞片呈三角形。叶基生；小叶3，扁圆状倒心形，长1~4cm，宽1.5~6cm；托叶长圆形。二歧聚伞花序；有披针形干膜质苞片2枚；萼片5，披针形，先端有暗红色长圆形的小腺体2枚；花瓣5，倒心形，淡紫色至紫红色，基部颜色较深。花、果期3~12月。

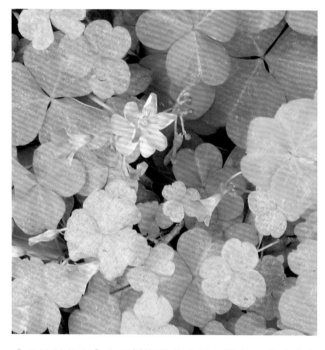

【习性与分布】生于低海拔的山地、路旁、荒地或水田中。喜向阳、温暖、湿润的环境，夏季炎热地区宜遮半阴。抗旱能力较强，不耐寒。分布于河北、陕西、华东、华中、华南、四川、云南等地。

【挥发油含量】超临界萃取后进行减压蒸馏，再以环己烷萃取的干燥叶的得油率为0.40%；以乙醚萃取的干燥叶的得油率为0.56%。

【芳香成分】卫强等（2016）用超临界 CO_2 萃取后进行减压蒸馏，再以环己烷萃取的红花酢浆草干燥叶挥发油的主要成分为：甲苯（17.16%）、甲基环己烷（16.59%）、邻苯二甲酸二丁酯（5.43%）、4-乙烯基-2-甲氧基苯酚（4.65%）、二十八烷（4.38%）、乙苯（3.06%）、10-甲基乙基-(+)-3-蒈烯（3.03%）、

二十一烷（3.00%）、松油醇（2.70%）、邻苯二甲酸二异丁酯（2.52%）、邻苯二甲酸二异辛酯（2.49%）、苯乙醛（2.49%）、叶绿醇（2.34%）、二十七烷（2.19%）、间二甲苯（1.92%）、醋酸正丁酯（1.77%）、4-[2,2,6-三甲基-7-氧杂二环[4.1.0]庚-1-基]-3-丁烯-2-酮（1.50%）、乙酸仲丁酯（1.08%）、4-(2,6,6-三甲基-1,3-环己二烯-1-基)-2-丁酮（1.05%）等；以乙醚萃取的干燥叶挥发油的主要成分为：1,1-二乙氧基乙烷（24.22%）、2-乙氧基-3-氯丁烷（14.14%）、2-甲基-2,4-二甲氧基丁烷（6.12%）、2-甲基戊酸甲酯（3.76%）、2-乙氧丙烷（3.24%）、2,4,5-三甲基-1,3-二氧戊环（2.78%）、仲丁基醚（2.12%）、2,4-二叔丁基苯酚（1.88%）、2-(苯甲基)-1,3-二氧戊环（1.80%）、乙苯（1.66%）、二十七烷（1.46%）、3-羟基-2-丁酮（1.36%）、8-甲基丁基-1,2-苯二甲酸壬酯（1.26%）、3,5-二甲基-1,3,4-三羟基己烷（1.24%）、(Z)-9-十八碳烯酰胺（1.12%）、2,6,10,15-四甲基十七烷（1.08%）、丁基邻苯二甲酸十四酯（1.08%）、十六烷（1.02%）等。

【性味与功效】味酸，性寒。清热解毒，散瘀消肿，调经。治肾盂肾炎，痢疾，咽炎，牙痛，月经不调，白带；外用治毒蛇咬伤，跌打损伤，烧、烫伤。

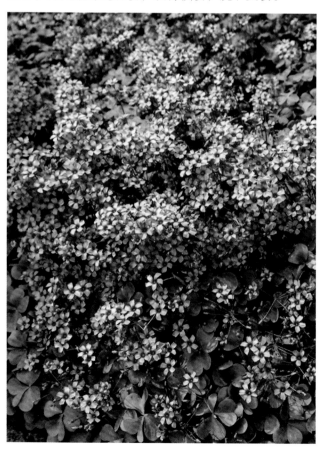

参考文献

陈策，任安祥，王羽梅，等．芳香药用植物 [M]，2013，武汉，华中科技大学出版社．

程必强，喻学俭，丁靖垲，等．中国樟属植物资源及其芳香成分 [M]，昆明，云南科技出版社，1997，3–120.

国家《药典》委员会，中华人民共和国《药典》[M]，2020，北京，中国医药科技出版社．

南京中医药大学，中医大辞典 [M]，2006，上海，上海科学技术出版社．

宋立人，中华本草（全 10 册）[M]，1999，上海，上海科学技术出版社．

王羽梅，任安祥，任晓强，等．中国芳香植物精油成分手册（上、中、下册）[M]，2015，武汉，华中科技大学出版社．

王羽梅，任飞，任安祥，等．中国芳香植物资源（1–6 卷）[M]，2020，北京，中国林业出版社．

王羽梅，肖艳辉，任安祥，等．中国芳香植物（上、下册）[M]，2008，北京，科学出版社．

谢宗万，范崔生，朱兆仪，等．全国中草药汇编 [M]，1975，北京，人民卫生出版社

叶华谷，邹滨，等．中国药用植物（1–30 册）[M]，2014，北京，化学工业出版社．

中国科学院《中国植物志》编写委员会，《中国植物志》[M]，2004，北京，科学出版社．

朱亮锋，陆碧瑶，李宝灵，等．芳香植物及其化学成分 [M]，1993，海口，海南出版社．

Bin Zhu，Qingbiao Wang，Esben F. Roge et al，CHEMICAL VARIATION IN LEAF OILS OF Pistacia chinensis FROM FIVE LOCATIONS IN CHINA，Chemistry of Natural Compounds，2006，42（4）：422–425.

Yili A，Yimamu H，Maksimov VV，et al. Chemical composition of from seeds Anethum graveolens cultivated in China，Chen Nat Compd，2006，42：491–492.

艾克拜尔江·阿巴斯，李冠，王强，等．白喉乌头挥发油的 GC–MS 分析，药物分析杂志，2010，30（9）：1756–1759.

安立群，刘建华，杨洒嘉，等．蒲桃种肉普通粉与超微粉的挥发性成分对比，生物技术，2010，20（3）：83–84.

白雪，曾擎屹，马家麟，等．藏茴香超临界 CO_2 萃取物的化学成分及抗菌活性的研究，中国食品添加剂，2016，(2)：106–111.

白艳荣，余磊，GC–MS 测定四照花花朵挥发性化学成分研究，湖北农业科学，2019，58（9）：107–109，113.

薄采颖，郑光耀，宋强，马尾松、樟子松、臭冷杉针叶挥发油的化学成分比较研究，林产化学与工业，2010，30（6）：45–50.

毕和平，韩廷军，范超君，等．椰子肉挥发油的化学成分研究，第九届全国药用植物及植物药学术研讨会论文集，2010，131–132.

毕和平，韩长日，韩建萍，三叉苦叶挥发油的化学成分分析，中草药，2005，36（5）：663–664.

毕淑峰，张铃杰，高慧，等．桂花果实挥发油化学成分及体外抗氧化活性，现代食品科技，2014，30（6）：238–243，145.

蔡进章，林崇良，周子晔，等．山橿根、茎、叶挥发油化学成分的研究，中华中医药学刊，2011，29（8）：1893–1895.

蔡君龙，卢金清，黎强，等．无花果挥发性成分分析，中药材，2014，37（7）：1205–1209.

蔡贤坤，及晓东，同时蒸馏萃取–气相色谱质谱联用法分析 2 种椰子水中的香气物质，香料香精化妆品，2014，(4)：28–31.

蔡小梅，王道平，杨娟，猪殃殃挥发油化学成分的 GC–MS 分析，天然产物研究与开发，2010，22（6）：1031–1035，1068.

曹凤勤，刘万学，范中南，等．B型烟粉虱对三种寄主植物及其挥发物的行为反应，昆虫学报，2008，51（8）：830–838.

曹福祥，罗金陵，王志德，等．九嶷香杉挥发油的化学成分，中南林学院学报，1996，16（3）：22–28.

曹姣仙，陈云龙，傅承新，等．结香花挥发油化学成分的气质联用分析，药物分析杂志，2005，25（10）：1211–1214.

曹树明，胡建林，李晨辉，等．西芹和旱芹茎叶挥发油化学成分研究，昆明医学院学报，2008，（4）：20–23.

曾春晖，杨柯，韦建华，等．广西山油柑不同部位挥发油成分及抗菌作用的研究，中成药，2012，34（4）：747–750.

曾春山，李文峰，冯志坚，4种樟属植物鲜叶挥发油成分分析，福建林业科技，2013，40（4）：17–21.

曾虹燕，周朴华，裴刚，元宝草挥发油化学成分的研究，天然产物研究与开发，2001，13（2）：30–33.

曾亮，傅丽亚，罗理勇，等．不同品种和花期茶树花挥发性物质的主成分和聚类分析，食品科学，2015，36（16）：88–93.

曾明，李守汉，张继，等．兰州油松松皮挥发性成分分析，西北植物学报，2005，25（3）：583–586.

曾琼瑶，龚瑞莹，杨海玲，等．GC–MS结合保留指数法分析云南产胡萝卜籽挥发油成分，中成药，2016，38（06）：1311–1315.

曾祥国，韩永超，向发云，等．不同品种草莓果实挥发性物质的GC–MS分析，亚热带植物科学，2015，44（1）：8–12.

曾著莉，魏晋梅，牛黎莉，等．HS–SPME–GC–MS分析马铃薯挥发性风味物质，食品与生物技术学报，2019，38（6）：123–130.

柴玲，林朝展，祝晨蔯，等．全缘叶紫珠叶挥发油化学成分分析，中药材，2010，33（3）：382–385.

常晓丽，石钱，马冰如，等．猕猴桃叶中挥发油化学成分的研究，白求恩医科大学学报，1991，17（6）：569–570.

车明凤，李九丹，4种不同原植物羌活挥发油的GC–MS分析，中草药，1993，24（10）：514–515.

车玉红，吴津蓉，郭春苗，等．基于SPME–GC–MS法分析4种榲桲果实挥发油成分，中国农学通报，2017，33（19）：158–164.

陈蓓，胡苏莹，李昆伟，等．三种细辛挥发性成分的比较研究，中草药，2010，33（12）：1886–1893.

陈彩和，刘丽芬，郑琳，等．三桠苦叶挥发性成分的分析及在卷烟中的应用，食品工业，2012，（3）：100–102.

陈春亮，赵利容，符史良，等．大花细辛挥发油化学成分GC–MS分析，广东海洋大学学报，2009，29（3）：95–97.

陈丹生，周春娟，庄东红，不同香型凤凰单丛鲜叶与成茶香气成分的比较分析，井冈山大学学报（自然科学版），2016，37（4）：37–42.

陈道阳，孙平川，黄健玲，等．不同产地甘木通药材多谱图鉴定及质量控制，中国药房，2012，23（7）：629–632.

陈菲，吴永江，马丽，等．GC–MS联用分析松针和佛手挥发油化学成分的差异，中国医药导报，2014，11（6）：90–92.

陈光英，罗肖雪，韩长日，等．猪肚木叶挥发油的气相色谱–质谱分析，河北大学学报（自然科学版），2007，27（5）：486–488.

陈光英，宋小平，韩长日，等．加勒比松叶挥发油成分分析，中药材，2001，24（9）：653–654.

陈虹霞，王成章，孙燕，不同品种桂花挥发油成分的 GC–MS 分析，生物质化学工程，2012，46（4）：37–41.

陈华国，杨占南，赵超，等．SPME /GC/MS 分析荷花玉兰挥发性成分，光谱实验室，2010，27（4）：1440–1442.

陈计峦，冯作山，吴继红，等．五九香梨贮藏期间挥发性化合物和理化性状的变化，农业工程学报，2009，25（5）：264–269.

陈计峦，周珊，王强，等．新疆库尔勒香梨的香气成分分析，食品科技，2007，（6）：95–98，103.

陈佳龄，郭微，彭维，等．SPME–GC–MS 分析桃金娘科 6 种植物的叶片挥发性成分，热带亚热带植物学报，2013，21（2）：189–192.

陈佳龄，郭微，彭维，等．SPME–GC–MS 分析香叶树叶的挥发性成分，光谱实验室，2013，30（1）：105–107.

陈佳妮，蒋桂华，杨莎，等．GC–MS 分析随手香中挥发油的化学成分，华西药学杂志，2012，27（5）：498–500.

陈家源，牙启康，卢文杰，等．GC–MS 分析四数九里香的挥发油成分，华西药学杂志，2009，24（6）：671–672.

陈建华，孙伟，翁少伟，等．香桂桂皮挥发油的超临界 CO_2 萃取及其 GC–MS 分析，中国调味品，2013，38（9）：107–111.

陈锦萍，何海超，蔡航，等．海南产黄皮叶及树皮挥发油成分与抗假丝酵母菌活性的相关性研究，食品研究与开发，2019，40（18）：31–38.

陈岚，姚风艳，黄光辉，等．三种八角干皮挥发油成分 GC–MS 分析，中药材，2015，38（5）：937–941.

陈立波，王建刚，黄刺玫果挥发性成分的 SPME–GC /MS 分析，吉林化工学院学报，2016，33（5）：11–13.

陈丽珍，任芯，李娟，等．海南桃金娘叶挥发油化学成分 GC–MS 分析，中国实验方剂学杂志，2014，20（13）：89–92.

陈利军，夏新奎，陈月华，等．黄连木叶挥发油的抑菌活性及其成分分析，河南农业科学，2010，（5）：63–65，68.

陈利军，周顺玉，史洪中，等．博落回挥发油化学成分 GC–MS 分析，中国农学通报，2009，25（7）：94–96.

陈美航，舒华，陈仕学，等．棘茎楤木不同部位挥发油成分的比较，中国实验方剂学杂志，2013，19（12）：124–128.

陈孟兰，赵钟祥，阮金兰，乌金草挥发油的化学成分研究，医药导报，2006，25（5）：381–382.

陈培珍，马春华，刘俊劭，等．桂花挥发油提取工艺优化及其成分分析，粮食与油脂，2016，29（10）：54–57.

陈瑞娟，毕金峰，陈芹芹，等．不同干燥方式对胡萝卜粉香气成分的影响，食品工业科技，2013，39（9）：70–76.

陈涛，余楚国，夏雪奎，等．山稔子挥发油化学组成研究，中山大学学报（自然科学版），2007，46（6）：135–137.

陈婷婷，黄炳生，周晓农，等．柠檬桉叶挥发油化学成分气相色谱–质谱分析研究，现代医药卫生，2012，28（1）：3–5.

陈伟鸿，张媛燕，卢丽平，等．山橘果皮及叶片挥发油成分的分析比较，福建师范大学学报（自然科学版），2016，32（2）：69–75.

陈霞，陈辉，高锦明，秦岭油松针叶挥发性物质的成分分析，西北植物学报，2005，25（6）：1230–1233.

陈新华，杨章旗，段文贵，等．南亚松针叶的挥发性物质化学成分，西部林业科学，2015，44（4）：69–72，78.

陈新颖，许良葵，杨燕军，等．痰火草挥发油成分及抗肿瘤活性研究，天然产物研究与开发，2017，29：264–267.

陈行烈，张惠迪，藏药全缘绿绒蒿挥发油化学成分的研究，新疆大学学报，1989，6（4）：75–77.

陈雪，韩琳，猕猴桃及其皮渣香气成分，化学通报，1995，（6）：45–47.

陈永宽，李雪梅，孔宁川，等．罂粟籽油挥发性化学成分的分析，中草药，2003，34（10）：887–888.

陈玉菡，秦燕，刘旭，等．三白草科三种代表类群叶的挥发性成分研究，时珍国医国药，2017，28（9）：2054–2057.

陈月圆，卢凤来，李典鹏，等．不同品种桉树叶挥发性成分的 GC–MS 分析，广西植物，2010，30（6）：895–898.

陈云霞，史洪飞，基于 GC–MS 红脉钓樟与狭叶山胡椒木质部挥发油成分分析，绵阳师范学院学报，2018，37（8）：19–23.

陈云霞，史洪飞，宋小娇，等．樟木与楠木木材挥发油成分的比较与分析，四川农业大学学报，2016，34（3）：312–316.

陈振羽，李小聪，张欣，等．ICP–MS、GC–MS 法研究樟树不同部位的微量元素与挥发油成分，华中师范大学学报（自然科学版），2019，53（6）：922–929.

成明，张平，黄艳凤，等．不同成熟度乍娜葡萄挥发性香气成分分析，中外葡萄与葡萄酒，2011，（7）：14–19，23.

程必强，许勇，喻学俭，等．西双版纳引种的少花桂及挥发油成分，香料香精化妆品，1992，（2）：1–5.

程必强，喻学俭，西双版纳引种的锡兰肉桂品种及挥发油成分，林产化学与工业，1991，11（4）：325–332.

程必强，许勇，曾凤仙，等．狭叶阴香的引种及其精油化学成分的研究，云南植物研究，1992，（1）：105–110.

程传格，王晓，苑金鹏，等．加杨雄花序挥发油化学成分分析，山东轻工业学院学报，2005，19（1）：1–5.

程立超，迟德富，10 种杨属植物树皮挥发油的化学成分分析，林业科学研究，2007，20（2）：267–271.

程立超，迟德富，谢兴，等．杨树树皮挥发物的超临界萃取及对青杨脊虎天牛行为的影响，林业科学，2009，45（11）：109–114.

程满环，杨灿，不同方法提取桂花挥发油的 GC–MS 分析，黄山学院学报，2015，17（5）：63–67.

程恰，程天印，山莓叶挥发油化学成分的分析，天然产物研究与开发，2014，26（4）：558–560.

程世法，朱亮锋，陆碧瑶，等．勒欓果挥发油化学成分和抑菌活性的研究，植物学报，1990，32（1）：49–53.

程友斌，许峰，赵琰玲，等．香樟树叶挥发油化学成分分析，安徽医药，2012，16（12）：1775–1777.

池庭飞，施小芳，黄儒珠，等．大叶桂樱叶挥发油的化学成分初步研究，植物学通报，1986，4（1–2）：44–45.

楚建勤，野香橼的栽培及其挥发油成份研究，香料香精化妆品，1985，（4）：47–51.

崔嘉，白政忠，曹菲，等．花楸树果实挥发油的 GC/MS 分析，黑龙江医药，2010，23（5）：703–705.

代庆慧，于然，陈亮，等．欧洲荚蒾果实挥发性成分及其生物活性研究，食品工业，2018，39（12）：177–180.

戴斌，高江，敏德，新疆藁本挥发油的气相色谱 – 质谱分析，中药通报，1988，13（9）：33–35，63.

戴斌，丘翠嫦，灰绿叶当归挥发油化学成分研究，中草药，1996，27（2）：77–78.

戴建青，李振宇，陈焕瑜，等．3 种十字花科蔬菜植物挥发性物质的分离鉴定，广东农业科学，2011，（22）：106–108.

戴亮，杨兰苹，郭友嘉，等．漳州水仙花精油的化学成分研究，色谱，1990，8（6）：377–380.

戴素贤，谢振伦，谢赤军，等．不同地域黄枝香乌龙茶的香气化学组成，生态科学，1998，17（2）：43–48.

戴云华，梁晓原，徐力，等．不同产地的千只眼精油化学成分的比较研究，云南植物研究，1986，8（4）：477–481.

但飞君，蔡正军，林世龙，等．不同方法提取白根独活挥发油的对比分析，精细化工，2009，26（5）：468–471.

邓超澄，霍丽妮，李培源，等．广西阴香叶挥发油化学成分及其抗氧化性研究，中国实验方剂学杂志，2010，16（17）：105–109.

邓福明，陈卫军，王挥，等．利用固相微萃取–气质联用技术分析中国主栽品种椰子水的挥发性成分，热带作物学报，2017，38（7）：1353–1358.

邓国宾，李雪梅，林瑜，等.滇刺枣挥发性成分的研究，精细化工，2004，21（4）：318–320.

邓海鸣，李洁仪，黑老虎药材挥发油成分超临界 CO_2 萃取与水蒸汽蒸馏工艺比较，今日药学，2011，21（04）：220–222.

翟锐锐，艾朝辉，陈丽珍，等.海南野芫荽挥发油成分分析，吉林中医药，2014，34（5）：517–519.

刁全平，侯冬岩，回瑞华，等.马莲叶挥发油成分气相色谱 – 质谱分析，特产研究，2013，（1）：62–65.

刁银军，许玲玲，麻佳蕾，等.GC–MS 联用分析三个品种杨梅树叶的挥发油组分，化学分析计量，2009，18（1）：25–28.

刁远明，高幼衡，广东产三叉苦叶挥发性成分的气相色谱 – 质谱联用分析，时珍国医国药，2008，19（3）：708.

丁靖凯，丁立生，易元芬，等.滇产云南松、思茅松松针油的化学成分，云南植物研究，1987，9（4）：505–508.

丁若珺，张忠，毕阳，等.冷冻处理对香水梨香气成分的影响，上海交通大学学报（农业科学版），2016，34（4）：89–96.

丁文，宁莉萍，杨威，等.桢楠挥发油、精气化学成分及挥发油生物活性研究，西北农林科技大学学报（自然科学版），2017，45（9）：123–128.

丁智慧，姚丽红，陈宗莲，等.红金耳环的化学成分，云南植物研究，1994，16（3）：305–308.

董红敏，李路，沈丽雯，等.超声波辅助提取川明参挥发油及化学成分的 GC– MS 分析，食品工业科技，2015，36（12）：259–264.

董建勇，赶山鞭挥发油化学成分的 GC–MS 分析，中草药，2004，35（7）：734–736.

董文江，胡荣锁，宗迎，等.利用 HS–SPME/GC–MS 法对云南主产区生咖啡豆中挥发性成分萃取与分析研究，农学学报，2018，8（9）：71–79.

窦全丽，张仁波，肖仲久，等.小婆婆纳挥发油的化学成分的研究，安徽农业科学，2010，38（32）：18132–18133，18149.

杜凤国，姜炳文，胡荣，长白槭木挥发油成分分析，植物研究，2001，21（1）：110–112.

杜广钊，白冰，李慧，等.广玉兰叶挥发油化学成分的 GC–MS 分析，湖北农业科学，2010，49（7）：1707–1708，1711.

杜蕾蕾，王晓静，蔡传真，等.四川栽培东当归挥发油成分分析，中药材，2002，25（7）：477–478.

杜远鹏，郑秋玲，翟衡，等.根瘤蚜对不同抗性葡萄的选择性及葡萄根系挥发性物质的鉴定，昆虫学报，2009，52（5）：537–543.

段佳，崔艳秋，秦志强，等.园林植物挥发油成分分析及抗菌活性测定，城市环境与城市生态，2005，18（6）：23–35.

段文录，陈彬，黄连木树皮挥发油化学成分的 GC–MS 分析，创新科技，2013，（7）：87.

顿珠次仁，朱根华，蔡瑛，等.顶空 – 气质联用测定藏药裂叶独活挥发性成分，中药材，2017，48（11）：2182–2188.

樊丹青，陈鸿平，刘荣，等.GC–MS–AMDIS 结合保留指数分析花椒、竹叶花椒挥发油的组成，中国实验方剂学杂志，2014，20（8）：63–68.

樊二齐，王云华，郭叶，等.6 种木兰科植物叶片挥发油的气质联用（GC–MS）分析，浙江农林大学学报，2012，29（2）：307– 312.

范超敏，卢秀彬，钟耕，等.臭黄荆叶理化组成及挥发油成分分析，食品科学，2011，32（8）：248–251.

范丽华，牛辉林，张金桐，等.脐腹小蠹寄主白榆挥发性物质的分析，山西农业大学学报（自然科学版），2013，33（4）：305–312.

范润珍，宋文东，水浮莲叶挥发性化学成分的 GC/MS 法分析，福建分析测试，2006，15（2）：8–11.

范正琪，李纪元，田敏，等.三个山茶花种（品种）香气成分初探，园艺学报，2006，33（3）：592–596.

范正琪，李纪元，田敏，等.山茶品种'克瑞墨大牡丹'香气成分分析，林业科学研究，2005，18（4）：412–415.

方洪钜，吕瑞绵，刘国声，等.挥发油成分的研究—Ⅱ.中国当归与欧当归主要成分的比较，药学学报，1979，（10）：617–623.

方洪钜，宋万志，袁志民，等.木兰科药用植物的研究，Ⅲ.凹叶木兰挥发油的化学成分分析，药物分析杂志，1988，8（5）：266–269.

方洪壮，赵晨曦，周恩宝，小兴安岭 7 种松叶挥发油 GC–MS 数据的分析，计算机与应用化学，2010，27（4）：480–484.

方小平，胡光平，不同提取方法对深山含笑花挥发性成分的提取效果，贵州农业科学，2010，38（5）：81~84.

房玉林，张莉，宋建强，等.树莓果及其发酵产品挥发性成分的分析，林业科学，2007，43（9）：133–138.

冯立国，巴金磊，韦军，等.两种砂梨果实挥发油成分分析及其相关基因 PpAAT 的克隆与表达分析，山东农业大学学报（自然科学版），2015，46（4）：491–496.

冯立国，巴金磊，韦军，等.南国梨果实挥发油形成相关基因 PuFS 的克隆与表达分析，中国农业大学学报，2015，20（6）：84–91.

冯顺卿，洪爱华，岑颖洲，等.白马骨挥发性化学成分研究，天然产物研究与开发，2006，18：784–786，808.

冯涛，陈学森，张艳敏，等.4 个苹果属野生种果实挥发油成分 HS–GC–MS 分析，中国农学通报，2010，26（9）：250–254.

冯旭，邓家刚，覃洁萍，等.芒果叶挥发油化学成分研究，时珍国医国药，2011，22（1）：83–84.

冯旭，李耀华，梁臣艳，等.赤苍藤叶挥发油化学成分分析，时珍国医国药，2014，25（6）：1338–1339.

冯学锋，金莲花的挥发油成分分析，中草药，1998，29（9）：587–588.

冯学锋，金莲花的挥发油成分分析，中草药，1998，29（9）：587–588.

冯毅凡，郭晓玲，韩亮，瑶药苦耽挥发性成分 GC–MS 分析，中草药，2006，37（5）：668–669.

冯志坚，李文锋，陈秀娜，等.毛黄肉楠挥发油成分分析，广东林业科技，2009，25（3）：25–28.

扶巧梅，彭映辉，熊国红，等.两种松科植物挥发油对蚊虫的熏杀活性及其化学成分分析，中国生物防治学报，2013，29（3）：370–375.

付慧晓，王道平，黄丽荣，等.刺梨和无籽刺梨挥发性香气成分分析，精细化工，2012，29（9）：875–878.

付克，付戈妍，栾凤伟，等.蒙药材接骨木挥发油化学成分的 GC/MS 分析，内蒙古民族大学学报（自然科学版），2008，23（1）：26–27.

付宇新，江香梅，罗丽萍，等.不同化学类型樟树叶挥发油成分的 GC–MS 分析，林业工程学报，2016，1（2）：72–76.

甘秀海，梁志远，王道平，等.3 种山茶属花香气成分的 HS–SPME/GC–MS 分析，食品科学，2013，34（6）：204–207.

甘秀海，梁志远，王瑞，SPME /GC–MS 分析冷水花的挥发性成分，2011，28（6）：3008–3011.

甘秀海，梁志远，周欣，等.冷水花挥发油 GC–MS 指纹图谱及抗菌活性，中国实验方剂学杂志，2015，21（17）：63–66.

高必兴，邓晶晶，郑佳，等.GC–MS 分析白亮独活挥发油成分，中药与临床，2014，5（5）：9–10.

高超，张海波，闫繁荣，砂引草挥发油化学成分的气质联用分析，科技经济导刊，2015，（15）：152–153.

高桂花，桃金娘根中挥发性成分研究，济宁医学院学报，2015，38（1）：26–27.

高宏，许彬，商士斌，等．油松松脂化学组成及加工工艺，西北林学院学报，2009，24（1）：146–148.

高华娟，郭素枝，含笑花被片展开过程中香挥发油化学成分的 GC–MS 分析，福建农林大学学报（自然科学版），2009，38（2）：135–138.

高思国，卢爱民，丁霞，龙葵石油醚部位体外抗肿瘤作用及物质基础的研究，医药导报，2011，30（增刊）：1–3.

高天元，唐国琳，吴情梅，等．不同产地鸡矢藤挥发油成分的 GC–MS 分析，中药材，2020，43（1）：95–101.

高微，刘布鸣，柴玲，等．尖尾枫挥发油化学成分分析研究，香料香精化妆品，2015，（3）：1–3.

高欣妍，王海英，刘志明，等．金银忍冬提取物的挥发性成分及抑菌活性分析，生物质化学工程，2018，52（1）：10–16.

高雪芹，蒋继宏，窦艳，等．杉木叶醇提物中石油醚溶解组分的化学成分分析，武汉植物学研究，2006，24（1）：90–92.

高燕，马银海，刺芫荽挥发性成分研究，昆明学院学报，2013，35（3）：69–70.

高玉琼，丁丽娜，赵德刚，等．短柄南蛇藤叶超微粉与普通粉挥发油化学组成的对比研究，中山大学学报（自然科学版），2009，48（2）：63–65，70.

格日杰，王英锋，刘锁兰，等．藏药垂果蒜芥挥发油的提取及其化学成分的 GC–MS 分析，首都师范大学学报（自然科学版），2007，28（4）：27–31.

葛佳，薛瑞娟，孙卫邦，等．鸡矢藤及鸡粪的挥发性臭味分析及其科普价值解析，植物科学学报，2016，34（6）：934–940.

葛晓晓，姚成，边敏，等．长春七根部挥发油的测定及抑菌活性研究，南京师范大学学报(工程技术版)，2015，15(1)：67–72.

耿红梅，张彦，苗庆峰，等．白花菜子挥发油化学成分、抗氧化活性和抑菌活性的研究，现代食品科技，2014，30(11)：194–199，234.

龚敏，王燕，张玉，等．海南曼陀罗果叶挥发油化学成分的 GC–MS 分析，中国农业信息，2014，（1）：159–160.

巩江，倪士峰，赵婷，等．芹叶铁线莲挥发物质气相色谱 – 质谱研究，安徽农业科学，2010，38（18）：9525–9526.

苟占平，万德光，毛银花挥发油成分研究，云南中医学院学报，2007，30（4）：11–13.

苟占平，万德光，米子银花挥发油成分分析，时珍国医国药，2008，19（2）：417–418.

古娜娜·对山别克，王菁，海力茜·陶尔大洪，等．新疆芜菁根挥发油的气相色谱质谱联用分析，西北药学杂志，2013，28（4）：331–332.

谷风林，房一明，胡荣锁，等．白兰花挥发性成分的 GC–MS 分析，热带作物学报，2011，32（9）：1769–1773.

谷红霞，冀海伟，翟静，泰山紫草和新疆紫草挥发油成分的 GC–MS 分析，中国药房，2010，21（27）：2546–2548.

顾静文，刘立鼎，张伊莎，三种类型樟树果实的挥发油，江西科学，1990，8（2）：22–28.

顾新宇，张涵庆，王年鹤，疏叶当归根的化学成分，植物资源与环境，1999，8（1）：1–5.

关枫，王莹，王艳宏，等．黑龙江产狭叶荨麻挥发性成分 GC–MS 分析，哈尔滨商业大学学报（自然科学版），2009，25（4）：395–398.

关永强，罗影，马元甲，等．天山假狼毒和瑞香狼毒根中挥发性成分研究，西北药学杂志，2018，33（2）：143–148.

郭阿君，李丽敏，红刺玫挥发物成分及抑菌作用，东北林业大学学报，2016，44（11）：81-84.

郭飞燕，纪明慧，舒火明，等. 海南菠萝蜜挥发油的提取及成分鉴定，食品科学，2010，31（2）：168-170.

郭峰，闫世才，超临界 CO_2 流体萃取技术对海州常山叶挥发性化学成分研究，天水师范学院学报，2004，24（5）：29-30.

郭凤领，吴金平，矫振彪，等. 山胡椒果实挥发性物质的化学成分分析，中国野生植物资源，2019，38（1）：4-7.

郭华，侯冬岩，回瑞华，等. 荠菜挥发性化学成分的分析，食品科学，2008，29（1）：254-256.

郭庆梅，杨秀伟，一口盅挥发油成分的 GC-MS 分析，中草药，2005，36（2）：189-190.

郭维，范玉兰，郑绿茵，等. 毛冬瓜根挥发油化学成分分析，广西植物，2009，29（4）：564-566.

郭璇华，罗小艳，GC-MS 联用分析火龙果花提取液的化学成分，分析试验室，2008，27（12）：84-87.

郭艳峰，吴惠婵，夏雨，等. 百香果不同发育阶段果汁挥发性成分研究，福建农业学报，2017，32（3）：299-304.

郭瑛，肖朝萍，王红，朱砂莲挥发油成分的气相色谱 – 质谱分析，时珍国医国药，2009，20（5）：1224.

郭莹，熊阳，宋忠诚，等. 番石榴叶挥发油的提取、成分分析及抑菌活性研究，中华中医药杂志，2015，30（10）：3754-3757.

郭子钰，翟俊峰，赵锦花，等. GLME/GC-MS 结合保留指数分析家独行菜的挥发性成分，中草药，2019，50（15）：3607-3614.

哈及尼沙，阿合买提江·吐尔逊，古丽巴哈尔·卡吾力，等. GC-MS 结合保留指数法分析楄楟干果挥发性化学成分，新疆医科大学学报，2015，38（12）：1506-1509.

哈及尼沙，古丽巴哈尔·卡吾力，阿米乃木·买买提，等. HS-SPME/GC-MS 法分析楄楟果实中的挥发性成分，西北药学杂志，2017，32（3）：263-266.

韩安榜，尤志勉，檫木茎挥发油化学成分的研究，海峡药学，2012，24（11）：52-53.

韩乐，刘训红，王丽娟，等. 地耳草挥发性成分 HSGC/MS 分析，中国药师，2010，13（6）：770-773.

韩蔓，江汉美，卢金清，等. HS-SPME-GC-MS 分析辛夷与其混用品的挥发性成分，湖北农业科学，2020，59（2）：149-152.

韩萌，罗兰，袁忠林，等. 马缨丹叶片挥发油化学成分及其对三种害虫的生物活性，应用昆虫学报，2016，53（4）：874883.

韩素芳，丁明，刘亚群，等. 顶空固相微萃取 – 气相色谱 – 质谱测定百香果香气条件的优化，中国食品学报，2010，10（4）：278-284.

韩伟，朱艳华，苏慧，等. 垂柳叶挥发油成分及抗肿瘤活性研究，化学工程师，2018，（3）：62-65.

韩英，向仁德，甘薯叶的挥发性化学成分的研究，天然产物开发与研究，1992，4（3）：39-41.

韩卓，陈晓燕，李延红，等. 顶空 – 气质联用法对覆盆子叶中挥发性成分的分析，食品与机械，2013，29（4）：11-13.

郝德君，马良进，火炬松挥发物的固相微萃取 – 气相色谱 / 质谱法分析，分析科学学报，2008，24（1）：88-90.

郝俊杰，王祥培，李雨生，等. 桃枝挥发油化学成分的 GC-MS 分析，中国实验方剂学杂志，2010，16（16）：45-48.

郝强，哈成勇，南方马尾松松针挥发油成分的气相色谱 / 质谱分析，分析化学，2000，28（3）：300-302.

何斌，侯震，彭新君，水蜈蚣挥发油化学成分的研究，湖南中医学院学报，2005，25（2）：28-29.

何冬宁，姜自见，张文慧，等. 桂花叶挥发油化学成分分析及其生物活性，江苏林业科技，2008，35（4）：1-4.

何方奕，张捷莉，李铁纯，等. 杨树花挥发性成分的 GC/MS 分析，辽宁大学学报（自然科学版），2000，27（3）：233-235.

何洪巨，唐晓伟，宋曙辉，等.SPME–GC–MS 测定大白菜风味成分，质谱学报，2006，27（增刊）：94–96.

何洪巨，唐晓伟，宋曙辉，等.用吹扫捕集法测定十字花科蔬菜中挥发性物质，中国蔬菜，2005，（增刊）：39–42.

何江，茹仙古丽·依明，张轩晨，等.顶空固相微萃取–气相色谱–质谱联用分析刺山柑不同药用部位挥发性成分，中国医药工业杂志，2018，49（6）：818–823.

何开家，刘布鸣，董晓敏，等.广西鸡屎藤挥发油化学成分 GC–MS–DS 分析研究，广西科学，2010，17（2）：138–140，143.

何美军，廖朝林，郭汉玖，等.恩施华山松的挥发性成分分析，湖北民族学院学报（自然科学版），2009，27（3）：254–257.

何前松，冯泳，彭全材，等.GC–MS 分析臭常山根、茎及叶中主要挥发性化学成分，中国实验方剂学杂志，2010，16（9）：83–87.

何涛，李林松，康丽洁，等.七叶莲挥发油成分的 GC/MS 分析，江西中医学院学报，2006，18（4）：51.

何武强，索氏提取器提取桂花挥发油，辽宁化工，2010，39（12）：1217–1218，1221.

何小稳，马寅正，陈锦萍，等.HS–SPME–GC–MS 法分析海南产黄皮不同部位的挥发性成分，中草药，2018，49（18）：4241–4249.

何永辉，刘佳佳，杨栋梁，等.GC/MS 法测定马尾松树皮中的挥发油成分，广东化工，2007，34（2）：62–64，67.

何余勤，胡荣锁，张海德，等.基于电子鼻技术检测不同焙烤程度咖啡的特征性香气，农业工程学报，2015，31（18）：247–255.

洪化鹏，程光中，梁王茶成份研究，I 梁王挥发油组份初探，贵州师范大学学报（自然科学版），1991，（2）：28–31.

洪永福，孙连娜，郭学敏，等.三种木瓜的乙醚提取部位的气相色谱–质谱分析，第二军医大学学报，2000，21（8）：749–752.

侯冬岩，回瑞华，李铁纯，GC/MS 法分析透骨草化学成分，辽宁师范大学学报（自然科学版），2002，25（3）：291–293.

侯冬岩，回瑞华，李铁纯，等.毛细管气相色谱质谱法分析茉莉花中挥发性化学成分，鞍山师范学院学报，2005，7（4）：28–30.

侯冬岩，回瑞华，杨梅，等.抗病毒草药金银花的化学成分分析，鞍山师范学院学报，2003，5（4）：46–48.

侯冬岩，李铁纯，回瑞华，扫帚松皮挥发性成分的分析，分析测试学报，2001，20（增刊）：257–258.

侯冬岩，李铁纯，于冰，两种菟丝子挥发性成分的比较研究，质谱学报，2003，24（2）：343–345.

侯冬岩，张维华，回瑞华，松属植物挥发性成分分析–辽宁不同地区的油松松针挥发油成分的研究，鞍山师范学院学报，1999，1（3）：78–84.

侯穴，田义杰，朱公建，等.刺异叶花椒根挥发性成分分析，中华实用中西医杂志，2005，18（9）：1370–1371.

胡博然，李华，不同酿酒葡萄品种浆果香味成分的 GC–MS 分析，食品与发酵工业，2005，31（12）：89–92.

胡春弟，梁逸曾，李小如，等.GC–MS 结合直观推导式演进特征投影法（HELP）用于桂花挥发油成分的分析，食品科学，2009，30（24）：287–289.

胡光平，方小平，杨占南，等.云南含笑花不同部位挥发性成分研究，安徽农业科学，2010，38（14）：7321–7323.

胡浩斌，郑旭东，胡怀生，等.黄荆子挥发性成分的分析，分析科学学报，2007，23（1）：57–60.

胡怀生，胡浩斌，郑旭东，短柄五加挥发油化学成分及抑菌作用研究，中药材，2009，32（1）：67–70.

胡金芳, 杨文文, 杨帅, 等 . 正交试验优选白花蛇舌草超临界二氧化碳萃取条件及 GC–MS 分析, 中国实验方剂学杂志, 2013, 19 (5) : 96–100.

胡荣锁, 初众, 谷风林, 等 . 海南主要地域生咖啡豆挥发性化学成分对比研究, 光谱学与光谱分析, 2013, 33 (2) : 548–553.

胡思一, 包箐箐, 韩安榜, 等 . 气相色谱–质谱法结合保留指数分析鸭儿芹不同部位挥发油成分, 药学实践杂志, 2015, 33 (3) : 246–249.

胡文杰, 高捍东, 金钱松叶片挥发油成分的 GC–MS 分析, 浙江农林大学学报, 2014, 31 (4) : 654–657.

胡文杰, 江香梅, 异樟不同部位挥发油成分的气相色谱–质谱比较分析, 东北林业大学学报, 2014, 42 (10) : 118–122.

胡武, 孙胜南, 黄艳, 等 . 不同品种啤酒花的挥发性成分分析及卷烟应用效果比较, 香精香料化妆品, 2017, (5) : 28–32.

胡西洲, 彭西甜, 夏虹, 等 . 水蒸气蒸馏与乙醇提取荸荠挥发油成分的 GC–MS 分析, 长江蔬菜, 2017, (16) : 54–60.

胡鑫尧, 卢为琴, 杨成对, 等 . 东北刺人参挥发油成分的研究, 中草药, 1989, 20 (8) : 2–4.

胡艳莲, 叶舟, 陈伟, 等 . 肾叶天胡荽挥发油的超临界 CO_2 萃取、成分分析及杀虫活性初探, 植物资源与环境学报, 2008, 17 (4) : 27–30.

胡艳莲, 叶舟, 陈伟, 等 . 肾叶天胡荽挥发油杀虫活性及其 GC/MS 分析, 热带作物学报, 2008, 29 (6) : 808–813.

胡一明, 武祖发, 安徽几种辛夷的挥发油成分及其繁殖栽培, 经济林研究, 1995, 13 (2) : 26–28.

胡英杰, 安银岭, 沈小玲, 良旺茶挥发油的化学成分, 林产化学与工业, 1991, 11 (3) : 247–250.

胡志忠, 黄东业, 吴彦, 等 . 夜合花浸膏挥发性成分分析及在卷烟中的应用, 香料香精化妆品, 2013, (5) : 9–12.

扈成浩, 薛敦渊, 李兆琳, 等 . 宁夏毛细辛挥发油化学成分研究, 兰州大学学报 (自然科学版), 1989, 25 (2) : 59–63.

黄爱芳, 林崇良, 林观样, 等 . 浙产竹叶椒叶挥发油化学成分的研究, 海峡药学, 2011, 23 (4) : 40–42.

黄蜚颖, 刘人源, 柴子舒, 等 . GC–MS 分析来自不同药性寄主的桑寄生挥发性成分, 亚太传统医药, 2019, 15 (10) : 61–66.

黄国华, 张大帅, 宋鑫明, 等 . 构橘叶挥发油的化学成分及活性研究, 中国实验方剂学杂志, 2014, 20 (5) : 97–101.

黄建梅, 王嘉琳, 杨春澍, 等 . 中国八角属三种果实挥发油的气相色谱–质谱分析, 中草药, 1994, 25 (10) : 551–552.

黄蕾蕾, 熊世平, 周治, 等 . 食用土当归挥发油化学成分的研究, 中药材, 2001, 24 (4) : 274–275.

黄丽莎, 朱峰, 蚌兰花挥发油化学成分的 GC/MS 分析, 中药材, 2009, 32 (1) : 65–66.

黄丽莎, 朱峰, 洪茵, 五色梅花挥发油化学成分的 GC /M S 分析研究, 佛山科学技术学院学报 (自然科学版), 2008, 26 (3) : 34–36.

黄良勤, 王刚, 千日红挥发油提取工艺优化及其化学成分分析, 湖北农业科学, 2014, 53 (5) : 1156–1158.

黄儒珠, 檀东飞, 郑娅珊, 等 . 醉香含笑叶挥发油化学成分, 热带亚热带植物学报, 2009, 17 (4) : 406~408.

黄仕清, 徐文芬, 王道平, 等 . 地稔药材中挥发性成分的测定分析, 贵州农业科学, 2013, 41 (8) : 76–78.

黄苇, 黄琼, 罗汝南, 等 . 西番莲香味及主要糖酸物质含量的季节性变化规律研究, 华南农业大学学报 (自然科学版), 2003, 24 (4) : 84–87.

黄相中, 尹燕, 黄荣, 等 . 白兰叶和茎挥发油化学成分研究, 食品科学, 2009, 30 (8) : 241–244.

黄相中，尹燕，刘晓芳，等．云南产白兰花和叶挥发油的化学成分研究，林产化学与工业，2009，29（2）：119–123.

黄晓冬，黄晓昆，李裕红，大叶石龙尾叶挥发油化学成分及其体外抗氧化活性，泉州师范学院学报，2011，29（2）：21–27.

黄晓冬，黄晓昆，张娴，等．天竺桂叶挥发油的含量动态、化学成分及体外抗菌活性，中国农学通报，2010，26（4）：182–188.

黄晓冬，刘剑秋，赤楠叶挥发油的化学成分及其抗菌活性，热带亚热带植物学报，2004，12（3）：233–236.

黄燕，吴怀恩，韦志英，等．大头陈挥发油的化学成分分析及其抗菌活性，中国实验方剂学杂志，2011，17（12）：79–82.

黄永林，陈月圆，文永新，等．金花茶挥发性成分的 GC–MS 分析，食品科技，2009，34（8）：257–260.

黄元，乔善义，繁缕挥发油的 GC–MS 分析，现代科学仪器，2009，（2）：108–110.

黄远征，何宗英，曹延怀，等．中国菖蒲属植物根茎挥发油成分分析及其资源的合理利用，色谱，1993，11（5）：267–270.

黄远征，吴云伦，25 个种和品种的柑桔果皮挥发油的化学成分，天然产物研究与开发，1998，10（4）：48–54.

黄泽豪，郭家欣，沈贤娟，畲药十二时辰挥发油的 GC–MS 分析，福建中医药，2014，45（1）：52–53.

黄志萍，陈发兴，应用顶空固相微萃取 – 气相色谱／质谱法分析杧果叶片挥发性物质成分，福建果树，2011（1）：23–27.

黄筑艳，李焱，漆姑草挥发油化学成分的研究，长春师范学院学报（自然科学版），2006，25（5）：58–60.

回瑞华，侯冬岩，李铁纯，等．紫丁香叶挥发性化学成分季节性变化的 GC/MS 研究，质谱学报，2008，29（1）：18–20.

霍丽妮，李培源，陈睿，等．广西小叶红叶藤挥发油化学成分及抗氧化性研究，广西植物，2011，31（5）：706–710.

霍丽妮，李培源，陈睿，等．青藤仔叶和茎挥发油化学成分研究，时珍国医国药，2011，22（11）：2616–2618.

霍昕，丁丽娜，刘建华，等．短柄南蛇藤茎普通粉与超微粉的挥发性成分的对比研究，时珍国医国药，2009，20（8）：1943–1944.

霍昕，杨迪嘉，刘文炜，等．三叶青块根乙醚提取物成分研究，药物分析杂志，2008，28（10）：1651–1653.

姬小明，赵华新，李冰洁，等．金莲花浸膏挥发性成分分析及其卷烟应用，精细化工，2011，28（5）：467–470.

姬志强，贺光东，康文艺，普通铁线蕨挥发油的 HS–SPME–GC–MS 分析，中国药房，2008，19（30）：2359–2361.

姬志强，武小红，康文艺，等．河南产结香花蕾和花的挥发性成分研究，河南大学学报（医学版），2008，27（1）：23–27.

吉力，潘炯光，杨健，等．防风、水防风、云防风和川防风挥发油的 GC–MS 分析，中国中药杂志，1999，24（11）：678–680，702.

吉力，徐植灵，潘炯光，毛前胡挥发油的 GC–MS 分析，中国中药杂志，1993，18（5）：294–296.

纪晓多，濮全龙，球花毛麝香挥发油的成分研究，植物学报，1985，27（1）：80–83.

季慧，丁霄霖，顶空固相微萃取气相色谱／质谱法测定"米邦塔"仙人掌挥发性成分，中国调味品，2007，（7）：65–67.

冀晓雯，陈乾平，胡营，等．通城虎不同部位挥发油成分的 GC– MS 分析，中药材，2017，40（12）：2870–2873.

贾琦，王瑞，吴喜民，等.不同种类桂皮化学成分的比较， 上海中医药杂志，2011，45（5）：82–86.

简华君，乔方，神秘果种子和叶子中营养成分和挥发性物质分析，保鲜与加工，2018，18（5）：149–155.

江滨，韦群辉，阮志国，等.黄藁本挥发油成分的研究，中国民族民间医药杂志，1997，（27）：27–30.

姜红宇，刘郁峰，谢国飞，等.陆英挥发油超临界 CO_2 萃取工艺优化及其成分分析，食品与机械，2017，33（10）：154–157.

姜远茂，彭福田，刘松忠，等.栽培草莓品种果实香气特性研究，分析测试学报，2004，23（2）：56–60.

姜泽静，黄泽豪，GC–MS 法分析红木香药材根和果实中的挥发油成分，中国药房，2017，28（21）：2992–2994.

姜子涛，李荣，臭冷杉（Abies nephrolepis Maxim.）枝皮挥发油化学成分研究，林产化学与工业，1988，8（4）：53–57.

蒋才武，伍国梁，戴春燕，等.战骨叶挥发油的 GC–MS 分析，中国中药杂志，2005，30（20）：9261–9262.

蒋道松，裴刚，周朴华，等.八棱麻挥发性成分分析，中药材，2003，26（2）：102–103.

蒋东旭，李远彬，何百寅，等.东风桔挥发油的 GC–MS 分析，中药新药与临床药理，2011，22（1）：86–88.

蒋冬月，李永红，沈鑫，芸香叶片和花瓣释放挥发性有机物成分及其变化规律，浙江农林大学学报，2018，35（3）：572–580.

蒋金和，周林宗，蒋高华，等.臭荚蒾挥发性成分分析，云南化工，2014，41（2）：32–34.

蒋庭玉，崔红，孟凡君，拐芹当归挥发性化学成分的气相色谱–质谱联用研究，时珍国医国药，2010，21（7）：1615–1617.

蒋珍藕，黄平，GC–MS 分析龙船花花朵中挥发油成分，中医药导报，2014，20（13）：46–48.

解修超，陈文强，邓百万，等.三尖杉种仁挥发油的化学成分及生物活性研究，中国实验方剂学杂志，2013，19（10）：76–80.

金华，李哲峰，刘治刚，等.两种木犀科植物挥发性成分 GC–MS 分析，吉林化工学院学报，2014，31（3）：23–25.

金华，马驰骁，仙人掌挥发油化学成分 GC–MS 分析，安徽农业科学，2010，38（24）：13060–13061.

金琦，郭幼庭，赵光仪，等.大兴安岭三类五针松针叶挥发油比较研究，东北林业大学学报，1998，26（3）：52–55.

金振国，周春生，李丹青，等.气相色谱/质谱法分析曼陀罗果实挥发油的化学成分，分析科学学报，2007，23（6）：697–700.

靳德军，符乃光，梁振益，等.海南裂叶山龙眼叶超临界提取物化学成分的气相色谱–质谱联用分析（I），时珍国医国药，2009，20（1）：28–29.

靳泽荣，张金桐，HS–SPME & GC–MS 分析三裂绣线菊叶片的挥发性物质，山西农业科学，2017，45（5）：729–731.

康杰芳，李焘，王喆之，华西银腊梅挥发油化学成分的研究，西北植物学报，2006，26（7）：1478–1481.

康明，陶宁萍，俞骏，等.不同干燥方式无花果干质构及挥发性成分比较，食品与发酵工业，2020，46（04）：204–210.

康淑荷，粉枝莓根挥发油化学成分研究，西北民族大学学报（自然科学版），2007，28（1）：27–29.

康廷国，朝鲜当归挥发油的 GC–MS 分析，中药材，1990，（03）：28–29.

康文艺，穆淑珍，赵超，等.西洋菜挥发油化学成分的研究，食品科学，2002，23（6）：125–127.

康文艺，王金梅，姬志强，等.迎春挥发性成分 HS–SPME–GC–MS 分析，天然产物研究与开发，2009，21（4）：84–86，121.

康文艺，赵超，穆淑珍，等.破铜钱挥发油化学成分分析，中草药，2003，34（2）：116–117.

孔杜林，陈衍成，范超军，等.大花紫薇叶挥发油化学成分研究，海南师范大学学报（自然科学版），2013，26（1）：37–39.

赖红芳，申利群，吴志鸿，等.顶空固相微萃取–气相色谱–质谱法分析扶芳藤叶挥发性成分，光谱实验室，2010，27（5）：1764–1768.

郎志勇，付惠，多花素馨香料的提取及化学成分的研究，中国野生植物资源，1993，（2）：5–9.

雷华平，邹书怡，张辉，等.三种前胡挥发油成分分析，中药材，2016，39（4）：795–798.

雷林洁，滕亮，赵欣，等.多伞阿魏挥发油提取工艺及化学成分研究，中成药，2013，35（6）：1251–1256.

雷凌华，朱强根，夏更寿，等.黄心夜合不同组织挥发油成分分析，浙江农林大学学报，2019，36（1）：193–199.

冷天平，张凌，许怀远，不同产地不同品种藁本挥发性成分研究，江西中医学院学报，2008，（5）：63–65.

黎小伟，陈宇，周天详，壮药阴香皮挥发油成分GC–MS分析，中药材，2015，38（3）：548–549.

李斌，杨世萍，马仲科，等.臭矢菜挥发油的GC–MS分析，亚太传统医药，2018，14（5）：45–47.

李春，张建春，赵东兴，等.GC–MS测定马槟榔果皮、种子及叶片中的挥发性化学成分，热带农业科学，2018，38（7）：81–84.

李春梅，郁建平，赖茂林，等.博落回挥发油成分分析及抗氧化活性的研究，食品科技，2014，39（5）：198–202.

李丛民，吴宏伟，冷磨法来凤胡萝卜挥发油化学成分研究，天然产物研究与开发，2000，12（4）：57–61.

李二虎，惠竹梅，张振文，等.8804果实和干红葡萄酒香气成分的GC/MS分析，西北农林科技大学学报（自然科学版），2007，35（6）：83–88.

李峰，水蔓菁挥发油成分的气相色谱–质谱分析，分析化学，2002，30（7）：822–825.

李贵军，汪帆，千针万线草挥发油化学成分的GC–MS分析，广东化工，2014，41（3）：98–99.

李国庆，李佳，韩志国，等.新疆刺山柑叶子挥发油化学成分的研究，生物技术，2009，19（1）：46–48.

李国玉，王庆慧，马庆东，等.阿育魏实挥发油成分的GC–MS研究，中国现代中药，2009，11（5）：21–23.

李海池，马晋芳，陈天玲，等.超临界CO_2萃取磨芋脂溶性成分工艺研究及其成分分析，中药材，2017，40（5）：1154–1158.

李海泉，郭刚军，徐荣，等.超临界CO_2萃取莲雾叶挥发油的化学组成分析，食品研究与开发，2015，36（8）：95–97，106.

李汉保，吴晴斋，王玉玺，等.雷公藤叶挥发油成分的研究，中草药，1994，（4）：174.

李洪玉，寿旦，李亚平，等.不同产地马尾松针挥发油的GC–MS分析，中华中医药学刊，2011，29（1）：78–81.

李惠成，田瑄，毛黄栌枝叶挥发性化学成分研究，河南师范大学学报（自然科学版），2006，34（4）：113–117.

李慧峰，吕德国，王海波，等.6个沙果品种果实香气成分分析，山西农业大学学报（自然科学版），2012，32（2）：136–139.

李吉来，陈飞龙，刘传明，等.白胶木挥发油化学成分GC–MS分析，中药材，2002，25（9）：637–639.

李吉来，陈飞，罗佳波，番石榴叶挥发油成分的GC–MS分析，中药材，1999，22（2）：78–80.

李建桥，胡建忠，李小聪，等.小花清风藤挥发油化学成分研究，生物资源，2018，40（6）：499–502.

李锦辉，贵州产地八角莲叶挥发性成分分析，食品科学，2015，36（12）：138–141.

李京雄，惠静，杨洋溢，等.五指毛桃挥发油的气–质联用分析，安徽农业科学，2010，38（14）：7281–7282.

李晶，李和莲，潘娅，等.石菖蒲挥发油提取方法的比较研究，广州化工，2010，38（9）：96–97，143.

李娟，蒋小华，谢运昌，宁德生，刘安韬，鸭儿芹根、茎、叶挥发油的化学成分，广西植物，2011，31（6）：853-856.

李军集，黄晓露，梁忠云，等.岗松人工促进更新林分叶挥发性成分的GC-MS分析，广西林业科学，2018，47（4）：490-493.

李丽敏，许志娇，訾伟伟，等.水蒸气蒸馏法与超声辅助提取法提取山刺玫果实挥发油的比较研究，吉林农业科技学院学报，2017，26（2）：8-11.

李烈辉，张洪冰，杨成梓，等.滨海前胡不同部位挥发油化学成分GC-MS分析，亚热带植物科学，2015，44（4）：279-283.

李林珍，刘璐，王道平，等.臭梧桐子挥发油的GC-MS分析，海峡药学，2020，32（4）：44-46.

李玲，吕磊，董昕，等.顶空气相色谱-质谱联用技术结合保留指数鉴别猫人参中的挥发性成分，药学实践杂志，2016，34（1）：52-55.

李美萍，李蓉，丁鹏霞，等.HS-SPME条件优化并结合GC-MS分析新鲜及不同干燥方式香菜的挥发性成分，食品工业科技，2019，40（07）：228-236，247.

李盼盼，钟雨，戚雯烨，等.美味猕猴桃'布鲁诺'果实贮藏过程中乙醇代谢与挥发性成分的变化，果树学报，2016，33（7）：865-873.

李培源，霍丽妮，邓超澄，等.臭牡丹挥发油化学成分的GC-MS分析，广西中医药，2010，33（4）：56-57.

李培源，卢汝梅，霍丽妮，等.雾水葛挥发性成分研究，时珍国医国药，2011，22（8）：1928-1929.

李平亚，马冰如，狗枣称猴桃根挥发油化学成份的研究，白求恩医科大学学报，1988，14（6）：497-498.

李萍，刘纬琦，万德光，四川不同产地马尾松针叶挥发油成分的气-质谱分析，成都中医药大学学报，2002，25（2）：20-22.

李萍，万德光，刘玮琦，等.马尾松针叶中挥发油化学成分分析，中国中药杂志，2003，28（2）：180.

李钳，张宏达，朱亮锋，广西九里香挥发油的化学成分，云南植物研究，1988，10（3）：359-361.

李巧月，王葳，仇贤庆，等.彝药斯赤列地上部分挥发油研究，中南药学，2019，17（10）：1655-1658.

李庆杰，南民伦，王莲萍，等.基于GC-MS的蓬子菜超临界CO_2萃取物的成分分析，安徽农业科学，2010，38（34）：19331-19332，19334.

李群芳，娄方明，段兴丽，等.气相色谱-质谱联用法测定走马胎挥发油成分，时珍国医国药，2009，20（11）：2883-2884.

李群芳，娄方明，张倩茹，等.铁箍散根茎挥发油成分的GC-MS分析，精细化工，2010，27（2）：138-141.

李荣，盖旭，姜子涛，天然调味香料月桂挥发油化学成分的研究，中国调味品，2011，（11）：98-101.

李淑秀，陈有地，杨伦，等.辽东冷杉(Abies holophylla Maxim.)松针油化学成分的研究，林产化学与工业，1982，(4)：36-41.

李素云，徐良华，王纯建，等.浦城丹桂花挥发性成分分析，福建中医药大学学报，2012，22（3）：47-49.

李涛，王天志，藏药加哇挥发油化学成分研究，中草药，2001，32（9）：780-781.

李铁纯，侯冬岩，张维华，油松幼枝（松笔头）挥发性成分的分析，林产化学与工业，2000，20（4）：73-76.

李铁纯，回瑞华，侯冬岩，番薯藤挥发性化学成分的分析，鞍山师范学院学报，2004，6（6）：53-55.

李伟，封丹，陆占国，孜然挥发油成分及其抗菌作用，食品科技，2008，（5）：182-186.

李伟，刘涛，陆占国，马铃薯茎叶挥发油成分和抗菌性研究，安徽农业科学，2009，37（25）：11860-11861，11891.

李香，魏学军，邵进明，等．野棉花根的挥发性成分分析，贵州农业科学，2015，43（7）：133–136.

李向高，帅绯，张崇禧，根皮全根茎刺人参中挥发油成分的分离鉴定，中国药学杂志，1990，25（3）：167.

李小莹，陈淼芬，丁婷玉，等．HS–SPME–GC–MS 法分析博落回属植物不同部位挥发性成分，饲料工业，2020，41（6）：56–59.

李晓菲，宋文东，纪丽丽，等．薯莨块茎脂肪酸和挥发油成分的 GC–MS 分析，中国实验方剂学杂志，2012，18（4）：129–131.

李晓凤，焦慧，袁艺，等．雪松枝叶挥发性物质的化感作用及其化学成分分析，生态环境学报，2015，24（2）：263–269.

李晓光，高勤，翁文，等．超临界 CO_2 萃取法与水蒸气蒸馏法提取广东海风藤挥发油成分的比较，暨南大学学报（自然科学版），2007，28（1）：108–110.

李晓光，罗焕敏，广东海风藤挥发油化学成分研究，中国药物化学杂志，2002，12（2）：89–91.

李晓霞，王茂媛，王建荣，等．黄牛木茎脂溶性成分的 GC–MS 分析，中成药，2010，32（12）：2179–2181.

李晓霞，王祝年，王茂媛，等．黄牛木根脂溶性成分的气相色谱–质谱联用分析，时珍国医国药，2010，21（6）：1455–1456.

李晓颖，曹翠玲，武军凯，等．顶空气相色谱–质谱联用法分析两种玉兰花挥发性成分，食品科学技术学报，2017，35（5）：53–60.

李新岗，刘惠霞，刘拉平，等．影响松果梢斑螟寄主选择的植物挥发物成分研究，林业科学，2006，42（6）：71–78.

李新岗，马养民，刘拉平，等．华山松球果挥发性萜类成分研究，西北植物学报，2005，25（10）：2072–2076.

李雪峰，张珍贞，欧阳玉祝，等．田基黄挥发油化学成分的 GC–MS 分析，广东化工，2013，40（2）：94–95.

李亚文，王文翠，姚雷，3 种中国原产挥发油的主要成分与抗氧化性能，上海交通大学学报（农业科学版），2019，37（6）：182–186.

李彦文，王文全，孙志蓉，等．小叶榕挥发性成分研究，中国中药杂志，2008，33（1）：87–88.

李焱，秦军，黄筑艳，等．微波–同时蒸馏萃取花椒挥发油化学成分的 GC–MS 分析，贵州工业大学学报（自然科学版），2005，34（3）：33–35.

李寅珊，刘光明，李冬梅，云南松松塔中挥发性成分的气相色谱–质谱联用分析，时珍国医国药，2012，23（4）：853–854.

李瑜，新鲜胡萝卜和胡萝卜混汁挥发性风味物质的研究江，苏农业科学，2009，（5）：253–255.

李玉晶，刘玉梅，齐洛克啤酒花品种的挥发性成分分析，中国酿造，2017，36（4）：168–173.

李云耀，陈林，孟英才，等．超临界 CO_2 萃取法与水蒸气蒸馏法提取黄连木嫩叶挥发油及 GC–MS 分析，湖南中医药大学学报，2016，36（3）：24–26，46.

李兆琳，赵兴红，陈宁，等．婴粟籽挥发油化学成份研究，兰州大学学报（自然科学版），1990，26（3）：145–146.

李自峰，张可群，朱丽琴，等．曹州木瓜果实挥发油物质的研究，林业科学，2007，43（7）：22–29.

李祖光，李新华，刘文涵，等．结香鲜花香气化学成分的研究，林产化学与工业，2004，24（1）：83–86.

李祖强，罗蕾，黄荣，等．滇产樟属植物精油的化学研究，云南大学学报（自然科学版），1998，20（化学专辑）：377–379.

梁光义，贺祝英，周欣，等．民族药马蹄金挥发油的研究，贵阳中医学院学报，2002，24（1）：45–47.

梁健, 姚慧莹, 余英才, 等. 达乌里芯芭全草挥发油成分气相色谱–质谱联用分析, 时珍国医国药, 2018, 29（10）：2337–2338.

梁洁, 葛静, 甄汉深, 等. 美味称猴桃根脂溶性成分的气相色谱–质谱联用分析, 时珍国医国药, 2007, 18（9）：2073–2074.

梁洁, 孙正伊, 朱小勇, 等. 超临界 CO_2 流体萃取法与水蒸气蒸馏法提取黑松松塔挥发油化学成分的研究, 医药导报, 2013, 32（4）：510–513.

梁俊玉, 王梦真, 徐婕, 等. 光果莸挥发油的化学成分及其对两种仓储害虫防治作用, 植物保护, 2019, 45（6）：246–250.

梁莲莉, 韩琳, 陈雪, 等. 刺梨鲜果挥发性香气成分的研究, 化学通报, 1992,（5）：34–36, 39.

梁茂雨, 陈怡平, 纵伟, 红提葡萄中香气成分的 GC–MS 分析, 现代食品科技, 2007, 23（5）：79–81.

梁桥辉, 郑佩君, 黄桂彬, 等. 肇庆特色黄皮果挥发油成分及清除羟自由基能力, 农业与技术, 2015, 35（9）：25–27.

梁庆优, 马培恰, 王波, 等. 广东不同产地柠檬果肉中挥发性风味物质比较和柠檬烯测定方法的研究, 广东农业科学, 2014,（8）：116–121.

梁勇, 林德球, 郭宝江, 等. 了哥王挥发油的化学成分分析, 精细化工, 2005, 22（5）：357–359.

梁云贞, 黄锡山, 广西龙州穿破石挥发性成分的研究, 湖北农业科学, 2011, 50（8）：1687–1689.

梁志远, 甘秀海, 王道平, 等. 八角金盘茎、叶、花(果实)中挥发油的化学成分分析, 安徽农业科学, 2012, 40(15)：8473–8475.

梁志远, 冉小燕, 甘秀海, 冷水花挥发油化学成分的 GC–MS 分析, 贵州教育学院学报（自然科学）, 2009, 20（12）：1–3.

梁忠云, 李桂珍, 覃子海, 等. 一种新的生化类型的樟树叶油成分分析, 福建林业科技, 2010, 37（4）：102–104.

廖凤玲, 李立佼, 汪志辉, 等. '爱甘水'梨果实生长发育过程中香气成分的变化分析, 食品科学, 2014, 35（22）：222–225.

廖静妮, 覃山丁, 曲啸声, 等. 冷饭藤挥发油成分 GC–MS 分析及对人乳腺癌 MCF–7 细胞增殖的影响, 中国实验方剂学杂志, 2014, 20（20）：95–99.

廖彭莹, 蔡少芳, 陆盼芳, 等. 石油菜挥发油和超临界流体萃取物化学成分的 GC–MS 分析, 天然产物研究与开发, 2013, 25（5）：641–645.

廖彭莹, 李兵, 苗伟生, 等. 阳桃叶挥发性成分的气相色谱/质谱分析, 中国实验方剂学杂志, 2011, 17（9）：126–128.

廖彭莹, 李兵, 潘为高, 等. 裂叶崖角藤挥发性化学成分的 GC–MS 分析, 广州化工, 2012, 40（21）：101–102.

廖彭莹, 卢汝梅, 邵敏敏, 等. 水蒸气蒸馏法和二氧化碳超临界流体萃取法提取柚寄生的挥发性成分, 时珍国医国药, 2013, 24（5）：1274–1276.

廖彭莹, 陆盼芳, 桐树桑寄生的挥发性组分分析, 中药材, 2013, 36（8）：1277–1281.

廖彭莹, 莫树扩, 林国华, 等. 双花鞘花寄生挥发油化学成分的 GC–MS 分析, 湖北农业科学, 2016, 55（18）：4802–4804.

廖志明, 刘小翠, 孙立卿, 等. GC–MS 分析红花绿绒蒿和全缘叶绿绒蒿超临界提取成分, 中药材, 2015, 38（9）：1882–1885.

林常腾, 陈金明, 陈恺嘉, HS–SPME 联动 GC–MS 分析海巴戟果肉中挥发性成分, 现代食品, 2018,（24）：136–140, 144.

林朝展，柴玲，祝晨蔯，等．枇杷叶紫珠叶挥发油化学成分的研究，时珍国医国药，2010，21（9）：2275–2277.

林崇良，林观样，楚生辉，等．浙产异叶回芹花序挥发油化学成分的研究，江西中医药2010，41（5）：53–54.

林翠梧，苏镜娱，曾陇梅，等．毛叶木姜子叶挥发油化学成分的研究，中国药学杂志，2000，35（3）：156–157.

林丽芳，林观样，楚生辉，浙江产山胡椒叶挥发油化学成分的研究，海峡药学，2011，23（3）：49–50.

林丽静，张文华，静玮，等．不同加工方式下菠萝蜜种子物理性质及挥发性成分的比较分析，现代食品科技，2013，29（10）：2474–2479.

林励，钟小清，魏刚，五指毛桃挥发性成分的GC–MS分析，中药材，2000，23（4）：206–207.

林秋凤，岑颖洲，伍秋明，GC–MS分析小紫金牛挥发性化学成分，安徽农业科学，2010，38（17）：8951–8952，8969.

林双峰，魏刚，不同产地九节菖蒲挥发油成分分析，中药材，2002，25（4）：266–267.

林霜霜，邱珊莲，郑开斌，等．5种挥发油的化学成分及对番茄早疫病的抑菌活性研究，中国农学通报，2017，33（31）：132–138.

林旭辉，李荣，姜子涛，辣根挥发油化学成分的研究，食品科学，2001，22（3）：73–75.

林正奎，华映芳，龚国萍，等．月桂叶挥发油成分及逐月动态变化，植物学报，1990，32（11）：878–882.

林正奎，华映芳，谷豫红，刺梨鲜果香气成分研究，四川日化，1990（4）：16–21.

林正奎，华映芳，谷豫红，十种柑桔叶挥发油化学成分研究，四川日化，1990，（2）：23–33.

林正奎，华映芳，谷豫红，等．茶鲜叶挥发油化学成分的研究，植物学报，1982，24（5）：440–450.

林正奎，华映芳，黎檬叶挥发油化学成分研究，四川日化，1992，（2）：13–15.

林正奎，华映芳，三个柑桔类果皮精油化学成份研究，四川日化，1992，（1）：16–20

凌育赵，曾满枝，严志云，超临界萃取气–质联用分析虎舌红挥发油化学成分，精细化工，2005，22（10）：766–769.

凌中华，梁臣艳，原鲜玲，等．二种酸藤子属植物挥发油的GC–MS分析，中国民族民间医药，2011，（13）：40–41.

刘冰，陈义坤，郭国宁，等．基于保留指数的GC–MS分析毛蕊花挥发性成分，氨基酸和生物资源，2013，35（2）：27–30.

刘布鸣，董晓敏，林霄，等．红千层挥发油的化学成分分析，清华大学学报（自然科学版），2010，50（9）：1437–1439.

刘布鸣，赖茂祥，梁凯妮，等．岗松油的质量分析研究，中国中药杂志，2004，29（6）：539–542.

刘布鸣，梁凯妮，黄平，中药水半夏挥发油化学成分分析，广西科学，2004，11（1）：52–54.

刘布鸣，彭维，白千层挥发油化学成分分析，分析测试学报，1999，18（6）：70–72.

刘偲翔，董晓敏，刘布鸣，等．广西九里香挥发油GC–MS研究，中国实验方剂学杂志，2010，16（3）：26–28.

刘超，徐玉婷，刘大鹏，等．小叶女贞挥发油化学成分GC–MS分析，中药材，2011，34（7）：1065–1067.

刘朝晖，龚力民，刘敏，水芹根挥发油成分GC–MS分析，亚太传统医药，2014，10（22）：10–11.

刘传和，刘岩，4种芒果香气品质分析，广东农业科学，2016，43（10）：123–127.

刘春泉，卓成龙，李大婧，等．速冻加工过程中慈姑挥发性风味成分分析，食品科学，2015，36（2）：137–141.

刘发光，李鹏，王羽梅，粤北阴香不同器官中挥发油成分研究，生物学杂志，2007，24（5）：25–27.

刘国声，白梨皮芳香油成分，食品科学，1987，（7）：45–47.

刘珩，卢明艳，王涛，等．套袋对两个苹果品种果实挥发油成分的影响，湖北农业科学，2017，56（20）：3889–3893.

刘虹，沈美英，何正洪，广西樟树叶油的五种生化类型，广西林业科技，1992，21（4）：181–186.

刘慧，热增才旦，刘斌，等．采用 GC–MS 法分析秀丽莓根挥发油成分，北京中医药大学学报，2013，36（2）：121–123，128.

刘基柱，严寒静，房志坚，白簕叶中挥发油成分分析，河南中医，2009，29（5）：505–506.

刘家欣，谷宜洁，湘西金银花挥发油化学成分研究，分析科学学报，1999，15（1）：66–69.

刘建华，高玉琼，霍昕，穿破石挥发性成分的研究，中国中药杂志，2003，28（11）：1047–1049.

刘建华，高玉琼，霍昕，买麻藤挥发油成分分析，生物技术，2003，13（1）：19–20.

刘建民，贾波，曹帮华，等．山东主栽光皮木瓜品种香气成分的研究，林业科学研究，2010，23（4）：597–601.

刘剑，刘纳纳，杨虹傑，等．GC–MS 分析刺楸树根和根皮中挥发性成分，安徽农业科学，2010，38（34）：19284–19286.

刘江亭，李慧芬，崔伟亮，等．茅莓根挥发性成分的气相色谱–质谱联用分析，中国药业，2013，22（16）：40–41.

刘军民，徐鸿华，丁平，等．黄毛楤木形态组织鉴定及挥发油成分分析，中药材，2000，23（9）：524–526.

刘开源，赵卫红，超声波法提取红香酥梨挥发性成分的研究，食品科学，2005，26（3）：215–217.

刘拉平，史亚歌，岳田利，等．木瓜芳香物质固相微萃取 GC–MS 分析，园艺学报，2006，33（6）：1245–1246.

刘力，张惠，宋铁珊，等．阿育魏实挥发油成分的 GC–MS 分析，分析测试学报，2004，23（3）：100–102.

刘立鼎，顾静文，陈京达，山胡椒叶子化学成分及其应用，江西科学，1992，10（1）：38–44.

刘敏洁，赵琦，梁娜，等．黔产盾叶唐松草叶挥发油 GC–MS 分析及生物活性研究，中国实验方剂学杂志，2013，19（24）：135–138.

刘敏莉，刘佳，李江楠，等．油松·樟子松松针挥发油化学成分研究，安徽农业科学，2011，39（25）：15420–15421.

刘明，李玮，徐丹，等．了哥王脂溶性成分的气相色谱–质谱联用分析，时珍国医国药，2011，22（5）：1102–1103.

刘娜，周树娅，尹艳清，等．藏药革叶兔耳草挥发油的化学成分研究，云南民族大学学报：自然科学版，2014，23（3）：157–160.

刘清，黄士文，倪穗，不同处理方法对杨梅叶挥发油提取得率及成分的影响研究，中国野生植物资源，2018，37（5）：20–25，48.

何培青，张金灿，蒋万枫，等．不同方法收集番茄叶挥发性物质的 GC／MS 指纹图谱比较，西北植物学报，2005，25（9）：1868–1872.

刘瑞娟，段静，赵国栋，等．商陆中挥发油的提取及其化学成分分析，北方园艺，2010，（14）：63–64.

刘瑞珂，杨扬，林鹏程，藏药光果莸不同器官中挥发性成分分析，安徽农业科学，2013，41（3）：1026–1027，1043.

刘少群，贾正晖，马缨丹叶片水提物与挥发油的生物活性及化学成分研究，广西植物，2002，22（2）：185–188.

刘胜辉，魏长宾，李伟才，等．3 个杨桃品种的果实挥发油成分分析 果树学报，2008，25（1）：119–121.

刘士军，屠爱萍，董俊兴，超临界 CO_2 萃取野西瓜挥发油的化学成分研究，解放军药学学报，2009，25（4）：321–323.

刘世巍，黄述州，桃儿七挥发油成分的 GC-MS 质谱分析，安徽农业科学，2012，40（35）：17075-17076，17112.

刘顺珍，刘红星，张丽霞，等 . 金橘叶和金橘果皮挥发油成分的分析，安徽农业科学，2011，39（26）：15968-15970，15972.

刘松忠，姜远茂，彭福田，等 . 不同氮素水平对棚栽草莓果实芳香成分的影响，植物营养与肥料学报，2004，10（6）：638-641.

刘涛，彭志军，金吉芬，等 . 东方明珠杨梅挥发油成分及抗肿瘤活性研究，湖北农业科学，2014，53（18）：4418-4421.

刘同新，郭伟英，GC-MS 法同时测定关东丁香叶挥发油中 4 种活性成分，中成药，2016，38（2）：351-355.

刘相博，曹恒，田光辉，野生荆条籽中挥发油成分的研究，氨基酸和生物资源，2010，32（1）：75-78.

刘香，郭琳，吴春高，扬子毛茛中挥发油的化学成分分析，中成药，2005，27（11）：1335-1336.

刘小芬，刘剑秋，轮叶蒲桃叶片挥发油化学成分分析，林业科学，2006，42（3）：81-84.

刘晓龙，周汉华，李姝臻，等 . 两种不同寄主植物对桑寄生挥发性成分的影响，中药材，2013，36（7）：1104-1110.

刘晓生，庄东红，吴清韩，等 . 固相微萃取技术分析两种芳香植物精气成分及与其精油成分的比较，西北师范大学学报（自然科学版），2015，51（2）：58-65，84.

刘昕，陈滴，李清民，等 . 东北刺人参根挥发油成分 GC-MS 分析，特产研究，2008，（2）：58-59.

刘欣，周科，熊磊，等 . 葎草挥发性物质化感作用及其化感物质的分析研究，生物学杂志，2011，28（3）：34-38.

刘新胜，袁璐，姬晓灵，宁夏丝棉木果实挥发性成分的 GC-MS 分析，广州化工，2016，44（15）：113-117.

刘信平，张驰，谭志伟，等 . 香菜地上部分挥发活性成分研究，食品科学，2008，29（08）：517-519.

刘艳清，蒲桃茎、叶和花挥发油化学成分的气相色谱 – 质谱分析，精细化工，2008，25（3）：243-245，255.

刘艳清，汪洪武，蔡璇，不同方法提取乌墨叶挥发油化学成分的研究，中成药，2014，36（5）：1091-1094.

刘艳清，汪洪武，超临界萃取荷花玉兰叶挥发油及其成分分析，精细化工，2008，25（6）：573-575，586.

刘艳清，汪洪武，鲁湘鄂，阴香茎及叶挥发油化学成分的气相色谱 – 质谱联用分析比较，时珍国医国药，2007，18（10）：2383-2385.

刘晔玮，邸多隆，马志刚，等 . 甘肃竹叶椒乙醇提取物化学成分研究，香料香精化妆品，2005，（4）：4-7.

刘银燕，杨锦竹，张沐新，等 . 樱桃番茄叶挥发油成分 GC- MS 分析，特产研究，2009，（3）：67-68.

刘应泉，谭洪根，天仙藤与青木香挥发油的 GC-MS 分析，中国中药杂志，1994，19（1）：34-36.

刘宇，李艳辉，宁伟，等 . 荠菜挥发油的气相色谱 – 质谱分析，时珍国医国药，2009，20（5）：1050-1051.

刘玉梅，超临界 CO_2 萃取新疆产孜然油的成分分析，武汉植物学研究，2000，18（6）：497-499.

刘玉明，柴逸峰，吴玉田，等 . GC-MS 对蓝桉果实及大叶桉果实挥发油成分研究，药物分析杂志，2004，24（1）：24-26.

刘赟，周欣，杨占南，等 . 鬼箭羽挥发性成分的 GC-MS 分析，中华中医药杂志（原中国医药学报），2009，24（10）：1293-1295.

刘泽坤，陈海霞，三桠乌药树皮及茎枝中挥发油成分 GC-MS 分析，安徽农业科学，2011，39（24）：14639-14641.

刘展元，吴泽宇，陈乐，等 . 麻口皮子药挥发油成分的 GC-MS 分析，亚太传统医药，2011，7（2）：28-29.

刘占文，孙红专，赵小亮，等．巴旦木种仁挥发性化学成分的 GC–MS 分析，塔里木大学学报，2009，21（2）：58–60．

刘正信，高海翔，郑培清，等．粉绿铁线莲挥发油成分分析，天然产物研究与开发，2001，13（5）：25–27．

刘志超，岩桂叶精油蒸馏出油率及化学成分变化的研究，林产化学与工业，1995，15（2）：59–62．

刘志刚，李莹，朱芳芳，等．飞龙掌血挥发性化学成分的 GC–MS 分析，辽宁中医药大学学报，2011，13（11）：150–151．

刘志刚，罗佳波，陈飞龙，不同产地白花蛇舌草挥发性成分初步研究，中药新药与临床药理，2005，16（2）：132–134．

刘佐仁，陈洁楷，李坤平，等．七叶莲枝叶挥发油化学成分的 GC/MS 分析，广东药学院学报，2005，21（5）：519–520．

龙光远，郭德选，刘银苟，樟树挥发油含量的研究，江西林业科技，1989，（6）：7–14．

娄方明，李群芳，张倩茹，等．气质联用分析铁筷子的挥发油成分，安徽医药，2010，14（3）：279–281．

娄宁，李亚，李瑜，白毛银露梅挥发性化学成分研究，兰州大学学报（自然科学版），2004，40（4）：58–60．

楼舒婷，程焕，林雯雯，等．SPME–GC/MS 联用测定黑果枸杞中挥发性物质，中国食品学报，2016，16（10）：245–250．

卢丹，卢爱平，李平亚，丁香属紫丁香叶挥发油成分的研究，特产研究，2003，（4）：41–42．

卢金清，李婷，郭彧，等．SD–HS–SPME–GC–MS 分析华中碎米荠挥发性成分，中国实验方剂学杂志，2013，19（1）：148–152，．

卢森华，李耀华，陈勇，等．当归藤不同部位挥发油成分 GC–MS 分析，安徽农业科学，2012，40（2）：733–735．

卢帅，索菲娅，罗世恒，不同采收期孜然果实挥发油的多维气质分析，中成药，2015，37（9）：2007–2010．

卢晓旭，曲翔，黄雪松，GC–MS 法分析黄皮核超临界二氧化碳提取物的风味成分，中国调味品，2007，（11）：62–65．

许书慧，黄圣卓，李颖，等．GC–MS 法分析黄皮叶和假黄皮叶中挥发油成分的差异，中国药房，2019，30（5）：677–680．

陆碧瑶，李毓敬，朱亮锋，等．水翁花蕾和水翁叶挥发油的化学成分研究，广西植物，1987，7（2）：173–179．

陆碧瑶，朱亮锋，云南含笑鲜花头香的化学成分初步研究份，广西植物，1984，4（2）：145–148．

陆俊，张佳琦，赵培瑞，等．鸭儿芹挥发油成分、抗氧化与抑菌活性研究，经济林研究，2017，35（2）：100–104．

陆宁，宛晓春，固相微萃取 – 气相色谱 / 质谱联用技术分析茉莉挥发油化学成分，中国食品添加剂，2004，（1）：111–114．

陆占国，董艳，封丹，顶空 – 固相微萃取 – 气相色谱 – 质谱分析马铃薯茎叶中挥发性成分，食品研究与开发，2007，28（06）：113–115．

陆占国，封丹，李伟，黑龙江产芫荽籽香气成分研究，化学与粘合，2007，（06）：404–407．

陆占国，郭红转，封丹，香菜茎叶挥发油的提取及其成分解析，中国调味品，2007，（2）：42–46．

陆占国，郭红转，李伟，芫荽根部芳香成分研究，化学与黏合，2007，29（2）：79–81．

陆占国，郭红转，李伟，芫荽茎叶挥发油化学成分分析，食品与发酵工业，2006，32（2）：96–98．

陆占国, 郭红转, 李伟, 等.超临界 CO_2 萃取芫荽芳香成分及 GC/MS 解析, 哈尔滨商业大学学报（自然科学版）, 2006, 22（2）: 37–39.

陆占国, 韩玉洁, 扬威, 等.成熟期马铃薯茎叶挥发性成分及其清除 DPPH 自由基能力的研究, 作物杂志, 2010,（4）: 30–33.

陆占国, 刘向阳, 苏荣军, 用比较进样法的 Yatay 椰子果实挥发油的 GC–MS 分析, 北京工商大学学报（自然科学版）, 2008, 26（3）: 9–12, 16.

路晓青, 江念, 黄志宝, 等.竹叶椒果实挥发油成分分析及功能性评价, 食品工业科技, 2018, 39（18）: 294–298.

罗凡, 费学谦, 车运舒, 等.香叶树挥发油、油脂等主要成分分析, 林业科学研究, 2015, 28（2）: 284–288.

罗辉, 蔡春, 张建和, 等.黄皮叶挥发油化学成分研究, 中药材, 1998, 21（8）: 405–406.

罗嘉梁, 宋永芳, 三种桉叶油化学成分研究, 天然产物研究与开发, 1991, 3（3）: 79–83.

罗茜, 马桂芝, 单萌, 等.两种阿魏挥发油急性毒性及其化学成分的比较研究, 中成药, 2015,

罗世琼, 余正文, 赵超, 等.贵州不同产地的细叶桉挥发油化学成分及代谢特征研究, 时珍国医国药, 2009, 20（1）: 52–54.

罗维巍, 吕琳琳, 孙丽阳, 等.不同方法提取香叶树叶挥发性成分的 GC–MS 分析, 特产研究, 2018,（1）: 39–43.

罗晓, 于新连, 刘孟奇, 等.山桃花挥发油的化学成分分析, 中国食品添加剂, 2019,（6）: 114–116.

罗心毅, 辛克敏, 洪江, 山矾花挥发油化学成分的研究, 广西植物, 1994, 14（1）: 90–93.

罗艺萍, 尚宇南, 李秀, 等.紫茉莉根中油脂化合物的气相色谱–质谱分析, 云南化工, 2013, 40（1）: 39–42.

罗永明, 李斌, 黄璐琦, 等.黄樟叶挥发油成分研究, 中药材, 2003, 26（9）: 638–639.

吕洁, 梁燕, 赵菁菁, 等.干扰 LYC–B 基因调控番茄果实挥发性物质及主要品质性状, 食品科学, 2016, 37（21）: 195–201.

马聪, 刘佳佳, 杨栋梁, 等.湿地松树皮挥发油中的萜类化学成分分析, 广东化工, 2007, 34（3）: 81–83.

马国财, 李雅雯, 王丽君, 等.不同种质资源芜菁花朵香气成分的研究, 中国酿造, 2017, 36（11）: 161–164.

马惠芬, 司马永康, 郝佳波, 等.多脉含笑和醉香含笑挥发油的化学成分研究, 广东农业科学, 2011,（23）: 110–113.

马惠芬, 司马永康, 郝佳波, 等.黄兰挥发油的化学成分, 精细化工, 2012, 29（1）: 41–44, 56.

马锞, 陈思嫦, 张瑞萍, 等.不同发育阶段番石榴果实中挥发物成分变化, 热带作物学报, 2011, 32（2）: 320–323.

马丽, 蓝亮美, 郭占京, 等.两种桉叶挥发油含量和化学成分周年变化, 精细化工, 2015, 32（3）: 300–303.

马林, 李光照, 黄鸿勋, 等.刺梨挥发油香味成份毛细管气相色谱法定量分析, 中国农学通报, 2007, 23（6）: 203–206.

马瑞君, 郭守军, 朱慧, 等.假烟叶树叶挥发油化学成分分析, 热带亚热带植物学报, 2006, 14（6）: 526–529.

马天晓, 王佳慧, 刘震, 等.泌阳瓢梨贮藏过程中香气成分组成及变化的研究, 经济林研究, 2013, 31（3）: 35–40.

马潇, 宋平顺, 朱俊儒, 等.甘肃产独活及牛尾独活挥发油成分的气–质联用分析, 中国现代应用药学杂志, 2005, 22（1）: 44–46.

马小卫, 杨颖娣, 武红霞, 等.杧果种质资源果实香气多样性分析, 园艺学报, 2016, 43（7）: 1267–1274.

马养民, 毛远, 傅建熙, 鸡屎藤挥发油化学成分的研究, 西北植物学报, 2000, 20（1）: 145–148.

马志刚，张继，杨林，等．刺异叶花椒不同部位挥发油的 GC-MS 分析比较，中国药学杂志，2004，39（7）：502–503.

蒙丽丽，刘红星，气相色谱质谱法分析芒果叶挥发油成分，安徽农业科学，2009，37（27）：12906–12907.

孟祥敏，刘乐全，徐怀德，等．不同木瓜果实挥发油成分的 GC-MS 分析，西北农林科技大学学报（自然科学版），2007，35（8）：125–130.

孟雪，王志英，吕慧，绿萝和常春藤主要挥发性成分及其对 5 种真菌的抑制活性，园艺学报，2010，37（6）：971–976.

孟中磊 梁瑞龙，广西紫楠、闽楠与四川峨眉桢楠鲜叶挥发油成分分析，香料香精化妆品，2019，（2）：1–8，13.

米盈盈，薛娟，孙宜春，等．类叶牡丹挥发油成分 GC-MS 分析，化学工程师，2015，（08）：19–21.

闵勇，张薇，王洪，等．水苎麻叶挥发性成分分析及其抗菌活性研究，食品工业科技，2011，（7）：86–88.

纳智，白簕叶挥发油的化学成分，2005，广西植物，25（3）：261–263.

纳智，臭茉莉叶挥发油化学成分的研究，中国野生植物资源，2006，25（5）：59–60.

纳智，三桠苦叶挥发油的化学成分，天然产物研究与开发，2005，17（增刊）：3–6.

纳智，三种黄皮属植物叶挥发油化学成分的研究，生物质化学工程，2006，40（2）：19–22.

纳智，西双版纳苦丁茶挥发油的化学成分，植物资源与环境学报，2007，16（2）：75–77.

纳智，小黄皮叶挥发油的化学成分，广西植物，2007，27（5）：803–804，791.

倪慧，姜传义，刘淑兰，等．新疆多伞阿魏中挥发油成分报道，中药材，1997，20（1）：34–35.

倪娜，赵君，GC-MS 法分析红毛五加皮中挥发油的化学成分，中国科技论文在线，2007，2（11）：852–855.

倪士峰，傅承新，吴平，等．不同季节山地六月雪挥发油成分比较研究，中国中药杂志，2004，29（1）：54–58.

宁振兴，王建民，田玉红，等．水蜈蚣挥发油的成分分析及其在卷烟中的应用研究，天津农业科学，2012，18（2）：55–57.

牛燕燕，钟琼芯，陈光英，等．气质联用法鉴别柳叶润楠叶挥发油中化学成分，中国实验方剂学杂志，2013，19（23）：79–82.

努尔皮达·阿卜拉江，古力齐曼·阿布力孜，迪丽努尔·马里克，野蔷薇根挥发油超声 – 微波协同提取工艺优化及 GC-MS 分析，云南大学学报（自然科学版），2015，37（2）：285–294.

欧小群，王瑾，李鹏，等．广陈皮及其近缘品种挥发油成分的比较，中成药，2015，37（2）：364–370.

欧阳少林，赵小宁，李楚文，等．龙脑樟果实挥发油成分气相色谱 – 质谱分析，中国中医药信息杂志，2013，20（11）：58–60.

潘国庆，钱宇超，包婷雯，等．塞北紫堇提取物脂溶性成分的 GC-MS 分析，青海师范大学学报（自然科学版），2017，（2）：55–58.

潘炯光，徐植灵，樊菊芬，牡荆、荆条、黄荆和蔓荆叶挥发油的 GC-MS 分析，中国中药杂志，1989，14（6）：37–40.

潘宁，严仲铠，牛志多，中国东北松属植物叶中挥发油的气 – 质谱分析，中国中药杂志，1992，17（3）：166–169.

潘绒，黄京京，赵玉立，等．资源植物玉叶金花挥发油的 GC-MS 分析及体外抗氧化活性研究，安徽农业科学，2018，46（1）：173–177.

潘素娟，王长青，李晓东，等．邪蒿挥发油化学成分的 GC-MS 分析及抑菌作用，食品科学，2011，32（24）：200–203.

潘为高，李勇，朱小勇，等.剑叶耳草挥发油的GC–MS分析，中国实验方剂学杂志，2012，18（15）：130–134.

潘晓军，林观样，王贤亲，等.浙产山胡椒根挥发油化学成分的研究，光谱实验室，2010，27（5）：1777–1779.

潘宣，红花绿绒蒿油脂性成分的研究，中国药学杂志，1998，33（4）：208–210.

潘雪峰，杨明非，李子挥发物质的分析，东北林业大学学报，2005，33（3）：113–114.

潘艺，周远扬，超临界CO_2萃取法提取中药杜衡挥发油化学成分研究，广东农业科学，2008，（1）：70–72.

庞素秋，金孝勤，孙爱静，等.鹅掌柴叶挥发油的成分分析及抗炎镇痛活性，药学实践杂志，2016，34（1）：
56–58，78.

裴刚，蒋道松，周朴华，等.水芹挥发油化学成分的研究，中药材，2001，24（6）：414.

裴毅，李彦冰，王栋，等.鸡树条荚蒾果实中挥发油的GC–MS分析，中草药，2006，37（9）：1320–1321.

彭爱铭，彭镇华，高健，β–葡萄糖苷酶和醇酰基转移酶对中国水仙花挥发性成分的影响，安徽农业大学学报，
2011，38（1）：101–105.

彭富全，周宁，魏刚，五色梅叶挥发油成分的气相色谱–质谱联用分析，时珍国医国药，2006，17（3）：362–363.

彭彤，梁慧，郭亦然，等.芜菁根挥发油化学成分的气相色谱–质谱联用分析，时珍国医国药，2009，20（12）：
3000–3002.

彭小冰，邵进明，刘炳新，等.葎草鲜品不同部位的挥发油成分及含量，贵州农业科学，2014，42（4）：178–181.

蒲兰香，唐天君，袁小红，等.不同产地九眼独活挥发油成分分析，安徽农业科学，2010，38（17）：8946–
8948.

蒲兰香，袁小红，唐天君，九管血挥发油化学成分研究，中药材，2009，32（11）：1694–1697.

蒲自连，时铢，杨玉成，等.中国莸属植物挥发油化学成分的研究，I.兰香草、毛球莸、灰毛莸和小叶灰毛莸
烯烃部分的气–质分析，化学学报，1984，42：1103–1105.

朴相勇，刘向前，陆昌洙，等.红松叶挥发油成分的GC–MS分析，中草药，2005，36（12）：1784–1785.

戚欢阳，王静，樊秦，等.裕固族茴香类药材挥发性成分分析，海峡药学，2018，30（12）：43–46.

齐明明，李紫薇，李聪，等.不同产地龙牙楤木芽中挥发油成分的GC–MS分析与比较，中药材，2016，39（7）：
1567–1570.

齐赛男，贾桂云，雷鹏，等.神秘果种子挥发油化学成分的气相色谱–质谱分析，海南师范大学学报（自然科学版），
2012，25（1）：73–76.

祁增，郑炳真，王振洲，等.顶空–固相微萃取结合气相色谱–质谱联用法检测胡萝卜缨挥发油成分，特产研究，
2017，（3）：12–16.

钱琳琳，黄兰兰，柯旺，等.樱桃核挥发油的成分分析及抗氧化活性研究，安徽农业科学，2020，48（10）：
161–163.

钱帅，包婷雯，南杰东智，等.藏药蓝侧金盏花的挥发油成分分析及其抑菌活性研究，上海农业学报，2017，33（2）：
109–113.

钱正强，周金江，杨明挚，不同年龄香桂叶精油含量及成分差异分析，云南大学学报（自然科学版），2009，31（S2）：
464–467.

乔飞，江雪飞，丛汉卿，等.杧果'汤米·阿京斯'香气特征分析，热带农业科学，2015，35（12）：63–66.

乔永锋，彭永芳，方云山，等.云南清香木绿叶和嫩红叶挥发性成分对比研究，安徽农业科学，2013，41（4）：
1583–1584，1587.

秦翱，杨占南，周欣，等.黔产五香血藤挥发油的研究，华西药学杂志，2009，24（2）：147–149.

秦波，鲁润华，汪汉卿，等．长叶水麻挥发性化学成分研究，植物学通报，2000，17（5）：435～438.

秦军，陈桐，吕晴，等．扁竹根挥发油组分的测定，贵州工业大学学报（自然科学版），2003，32（2）：31-32，45.

秦庆芳，许蓉蓉，李勇文，等．大罗伞鲜品根、茎、叶挥发油成分的 GC-MS 分析，中国药房，2014，25（39）：3698-3700.

秦伟瀚，杨荣平，赵纪峰，等．重庆产天胡荽挥发油气质联用法成分分析，实用中医药杂志，2011，27（10）：731-732.

秦晓威，李付鹏，郝朝运，等．不同基因型可可资源挥发性香气成分分析，热带农业科学，2018，38（5）：49-54，61.

邱晓春，靳凤云，黄婕，等．山木通挥发油化学成分分析，中草药，2009，40（12）：1888-1889.

曲式曾，张付舜，孙宏义，等．几种松树木材和针叶挥发油成分及巴山松的分类问题，西北林学院学报，1990，5（2）：1-9.

屈恋，张闻扬，刘雄民，等．柠檬桉果实、叶挥发油的成分分析及对比，食品工业科技，2016，37（12）：71-75，88.

瞿仕，刘应煊，胡卫兵，斑鸠柞叶挥发油的化学成分分析，湖北民族学院学报（自然科学版），2012，30（2）：170-172，175.

瞿万云，杨春海，余爱农，等．鸭儿芹挥发性化学成分的研究，精细化工，2003，20（7）：416-418.

任洪涛，周斌，咖啡豆在烘焙过程中挥发性物质的组成变化及抗氧化活性评价，云南农业大学学报（自然科学），2018，33（6）：1146 1153.

任立云，曾玲，陆永跃，等．马缨丹挥发油成分及其对美洲斑潜蝇成虫产卵、取食行为的影响，广西农业生物科学，2006，25（1）：43-47.

任赛赛，潘为高，李勇，等．活血化瘀药龙船花全草挥发油的 GC-MS 分析，药物分析杂志，2012，32（12）：2184-2189.

任三香，王发松，胡海燕，等．川桂皮挥发油的化学组成，分析测试学报，2002，21（3）：83-85.

任永浩，陈建军，马常力，不同根际 pH 值下烤烟香气化学成分的研究，华南农业大学学报，1994，15（1）：127-132.

任远，徐建国，赵军，等．刺山柑果实超临界 CO_2 流体萃取物脂肪酸及挥发性成分分析，新疆医科大学学报，2009，32（12）：1659-1660，1663.

阮海星，王子坚，钱能，野八角果实挥发油的化学成分，植物资源与环境，1996，5（2）：55-56.

阮鸣，欧阳义，孙兰玲香菜和生姜挥发油的 GC-MS 分析，南京晓庄学院学报，2017，（6）：95-99.

芮和恺，丁建弥，徐志诚，等．中药地枫皮及其伪品的挥发油成分分析和荧光鉴别，广西植物，1984，4（1）：55-56.

芮雯，郭晓玲，冯毅凡，等．瑶药野柠檬根挥发性成分 GC-MS 分析，广东药学院学报，2007，23（1）：14-16.

商敬敏，牟京霞，刘建民，等．GC-MS 法分析不同产地酿酒葡萄的香气成分，食品与机械，2011，27（5）：52-57.

邵霞，池玉梅，香菜挥发油成分的 GC-MS 分析，江苏科技信息，2016，（36）：71-72.

申利群，雷福厚，顶空固相微萃取 - 气相色谱 / 质谱法分析霸王花挥发性成分，食品科学，2010，31（22）：315-317.

沈娟，杨俊和，杨燕军，等．枫香槲寄生挥发性成分 GC-MS 指纹图谱初步研究，中国药业，2007，16（11）：17-18.

沈玫周，赵惠玲，葛静，等．山稔不同部位挥发油成分 GC-MS 分析，中国民族民间医药，2015，24（17）：25-26，30.

盛萍,王飒,苗莉娟,等.不同方法提取的多伞阿魏挥发油化学成分及其体外抗胃癌活性比较,中成药,2013,35(11):2442–2448.

石焱芳，王征，王瑞娜，不同产地黑老虎挥发油成分的 GC–MS 分析研究，福建分析测试，2019，28（6）：1–7.

时二敏，张援虎，刘建华，等.黔产蒲桃枝叶挥发性成分的对比研究，山地农业生物学报，2014，33（5）：35–39.

史芳芳，周孟焦，梁晓峰，等.竹叶花椒叶挥发油提取及其化学成分的 GC–MS 分析，中药材，2020，43（5）：1193–1197.

史清龙，樊明涛，闫梅梅，等.陕西主栽苹果品种间香气成分的气相色谱 / 质谱分析，酿酒，2005，32（5）：66–69.

史银基，何江，张轩晨，等.顶空固相微萃取 – 气相色谱 – 质谱联用分析比较刺山柑不同产地地上部位挥发性成分，中国医药导报，2020，17（6）：119–122.

舒康云，陶永元，徐成东，等.天竺桂叶挥发油的提取及成分分析，中南林业科技大学学报，2014，34（1）：107–111.

帅希祥，杜丽清，张明，等.制油工艺对澳洲坚果油营养品质及挥发性风味成分的影响，食品与机械，2017，33（10）：140–144.

宋爱华，王颖，刘艳梅，蓝桉叶挥发油化学成分的气相色谱 – 质谱分析研究，食品与药品，2009，11（1）：30–32.

宋东伟，赵文军，吴雪萍，等.新疆木垒香阿魏成分提取及分析，光谱实验室，2005，22（4）：763–766.

宋二颖，雷荣爱，水杉叶挥发油成分分析，中药材，1997，20（10）：514–515.

宋根伟，黄博，何敬胜，等.巴旦杏挥发油化学成分和提取物抗氧化作用研究，塔里木大学学报，2009，21（3）：10–14.

宋京都，杨婕，李华民，等.灌冠红梅子挥发性化学成分的 GC / MS 分析，质谱学报，2006，27（2）：110–112.

宋龙，张雯，吴靳荣，等.女萎挥发油成分分析，上海中医药大学学报，2006，20（4）：83–84.

宋培浪，韩伟，程力，等.臭牡丹挥发油成分 SPME–GC–MS 分析，河南大学学报（医学版），2007，26（2）：30–31.

宋世志，李延菊，李公存，等.顶空固相微萃取 – 气相色谱 – 质谱联用技术分析草莓芳香成分，中国果菜，2017，37（11）：25–29.

宋晓凯，陆春良，胡堃，等.醉香含笑树皮挥发性成分 GC–MS 分析及其对 HepG2 细胞体外生长抑制作用，中草药，2011，42（11）：2213–2215.

宋洋，无梗五加根挥发油提取工艺的优化及其化学成分研究，山西医药杂志，2014，43（5）：487–489.

宋永芳，罗嘉梁，泡桐花的化学成分研究，林产化学与工业，1990，10（4）：265–272.

宋湛谦，梁志勤，刘星，等.中国五针松组松脂的化学特征，林产化学与工业，1993，13（1）：1–8.

苏丹，高玉桥，黄增芳，等.山芝麻挥发油成分的 GC–MS 分析，中国药房，2011，22（23）：2173–2174.

苏晓雨，王静，杨鑫，等.气相色谱 – 质谱技术分析红松松塔挥发性成分，分析化学，2006，34（特刊）：S217–S219.

苏孝共，林崇良，林观样，等.浙产隔山香挥发油化学成分的研究，中国中医药科技，2011，18（3）：209–210.

苏秀芳，梁振益，农克良，人面子叶挥发油化学成分的研究，中成药，2008，30（10）：1549–1550.

苏秀芳，张一献，黄锡山，人面子根挥发油化学成分的研究，时珍国医国药，2009，20（4）：771–772.

苏应娟，王艇，张宏达，三尖杉叶挥发油化学成分的研究，武汉植物学研究，1995，13（3）：280–282.

粟本超，谢济运，陈小鹏，等.广西柳州产马尾松和湿地松松针挥发油的 GC／MS 分析，质谱学报，2008，29（2）：70–75.

粟学俐，朱书奎，紫珠几种主要挥发性化学组分的分析，荆门职业技术学院学报，2008，23（3）：7–10.

孙彩云，柳鑫华，王庆辉，等.中药棣棠花 Kerria japonica 化学成分的初步分析，广东药学院学报，2013，29（5）：514–517.

孙承锋，朱亮，周楠，等.基于多元分析的 11 种烟台中、晚熟品种苹果香气成分比较，现代食品科技，2015，31（9）：268–277.

孙崇鲁，汤小蕾，陈磊，榉树叶挥发油化学成分的 GC–MS 分析，中国实验方剂学杂志，2015，21（19）：53–56.

孙丹丹，姚俊修，和焕香，等.GC–MS 法分析接骨木三个品种叶中的挥发油成分，华西药学杂志，2020，35（2）：187–190.

孙慧玲，王俊霞，顾雪竹，等.山胡椒叶及果实挥发性成分分析，中国实验方剂学杂志，2011，17（7）：94–97.

孙晶，谷林茂，谢小燕，等.鸡嗉子叶挥发油成分的 GC–MS 分析，云南民族大学学报：自然科学版，2015，24（4）：266–269.

孙晶波，王洁，刘春岩，等.毛樱桃核壳及核仁挥发油成分分析，吉林大学学报（理学版），2013，51（1）：145–147.

孙莲，张丽静，符继红，等.GC–MS 分析新疆芜菁子中挥发油的化学成分，华西药学杂志，2007，22（4）：374–375.

孙凌峰，陈新，刘秀娟，等.杉木根精油化学成分研究，江西师范大学学报（自然科学版），2000，（1）：45–49.

孙凌峰，刘秀娟，新陈，兰香草挥发油的提取及其成份分析，江西教育学院学报（综合），2004，25（3）：27–29.

孙凌峰，叶文峰，刘秀娟，杂樟油前馏分化学成分及利用，宜春学院学报（自然科学），2004，26（4）：4–6.

孙凌峰，周传军，彭春耘，樟树枝叶挥发油的提取和分析研究，江西师范大学学报（自然科学版），1995，19（4）：347–351，355.

孙仁文，朴惠善，超临界二氧化碳萃取气相色谱–质谱联用分析东当归挥发油化学成分，时珍国医国药，2007，18（5）：1136–1138.

孙小媛，马玉芳，李铁纯，等.香菜挥发油 GC/MS 测定，保鲜与加工，2002，（3）：15–16.

孙允秀，毛坤元，姜文普，等.蚊子草挥发油的结构鉴定和定量分析，吉林大学自然科学学报，1992，（1）：119–121.

覃文慧，冯旭，李耀华，等.广西山胶木树叶鲜、干品中挥发油成分的 GC–MS 分析，安徽农业科学，2012，40（24）：12003–12004，12084.

覃振林，韦海英，廖冬燕，柚子枫挥发油化学成分研究，时珍国医国药，2012，23（5）：1099–1100.

谭皓，廖康，涂正顺，金魁猕猴桃发育过程中香气成分的动态变化，果树学报，2006，23（2）：205–208.

谭明雄，王恒山，黎霜，等.茅莓叶挥发油化学成分的研究，天然产物研究与开发，2003，15（1）：32–33.

谭睿，王波，陈士林，气相色谱–质谱法分析藏茴香药材挥发油成分，中药材，2003，26（12）：869–870.

汤洪波，雷培海，李章万，等.迎春花叶挥发油的化学成分，华西药学杂志，2005，20（4）：308–309.

唐冰，王成芳，费超，等.GC–MS 法分析黄皮叶挥发油的化学成分，中国实验方剂学杂志，2011，17（17）：94–97.

唐玲，陈高，蒜香藤的挥发性成分分析，天然产物研究与开发，2014，26：221–224.

唐松云，莫锦华，陈四保，等 . 营实挥发性成分的 GC–MS 分析，中国现代中药，2012，14（5）：10–14.

唐闻宁，康文艺，穆淑珍，等 . 黄皮果挥发油成分研究，天然产物研究与开发，2002，14（2）：26–28.

唐晓伟，柴敏，何洪巨，等 . 野生番茄抗虫品种抗虫组分的 GC–MS 分析，分析测试学报，2004，23（增刊）：
235–236，239.

唐岩，宋来庆，孙燕霞，等 . 叶面喷施磷酸二氢钾对红将军苹果叶片性状、果实品质和香气成分的影响，山东农
业科学，2017，49（5）：82–85.

唐莹莹，刘婷婷，袁建，顶空固相微萃取 – 气质联用技术检测油菜籽中挥发性成分，食品安全质量检测学报，
2014，5（8）：2399–2405.

唐祖年，杨月，杨扬，等 . 芸香挥发油 GC–MS 分析及其生物活性研究，中国现代应用药学，2011，28（9）：
834–838.

陶晨，王道平，杨小生，等 . 固相微萃取气相色谱质谱法对 8 种苹果香气成分的测定，甘肃农业大学学报，
2011，46（1）：122–126.

陶光复，吕爱华，张小红，等 . 毛桂和少花桂叶精油的化学成分，武汉植物学研究，1988，6（3）：261–265.

陶玲，刘文炜，沈祥春，等 . 大蝎子草根、茎、叶的挥发性成分 GC–MS 分析，中国药学杂志，2009，44（24）：
1931–1932.

陶曙红，张少逸，袁旭江，牛白藤叶挥发油化学成分的 GC–MS 分析，中成药，2010，32（3）：511–512.

滕坤，张海丰，徐敏，等 . 赤松与长白赤松松针挥发油成分的 GC–MS 分析，药物分析杂志，2011，31（11）：
2121–2125.

滕坤，张靖亮，油松松针中挥发油的 GC–MS 分析，通化师范学院学报，2012，33（10）：32–33.

田光辉，刘存芳，聂峰，等 . 陕西南部地区茶叶挥发性成分的研究，氨基酸和生物资源，2007，29（4）：
36–40.

田恒康，阎文玫，马冠成，长梗南五味子根皮挥发油的研究，中国中药杂志，1993，18（3）：166–167.

田辉，秦少艳，崔健，等 . 苎麻叶挥发油化学成分分析，农业机械，2011，（9）：53–55.

田景奎，王爱武，吴丽敏，等 . 无花果叶挥发油化学成分研究，中国中药杂志，2005，30（6）：474–476.

田璞玉，李昌勤，王金梅，等 . 海州常山挥发性成分 HS–SPME–GC–MS 分析，天然产物研究与开发，2011，
23：1077–1079.

田玉红，李梓，梁才，拉雅松和细叶云南松松针挥发油的化学成分，中国实验方剂学杂志，2012，18（1）：51–55.

童华荣，高爱红，袁海波，等 . 女贞苦丁茶挥发油成分分析，植物资源与环境学报，2004，13（1）：53–55.

童星，陈晓青，蒋新宇，等 . 常春藤挥发油的提取及 GC–MS 分析，精细化工，2007，24（6）：559–562.

涂勋良，阳姝婷，李亚波等 . 8 个不同柠檬品种果皮香气成分的 GC–MS 分析，植物科学学报，2016，34（4）：
630–636.

涂正顺，李华，王华，等 . 猕猴桃果实采后香气成分的变化，园艺学报，2001，28（6）：512–516.

万德光，陈幼竹，杨叶木姜子果实的挥发油成分分析，天然产物研究与开发，2004，16（2）：136–137.

万德光，裴瑾，三种金丝桃属药用植物挥发油气相色谱 – 质谱联用分析，中药材，2001，24（12）：867–869.

汪存存，卫罡，李润美，毛麝香挥发油成分的 GC–MS 分析，中国中医药信息杂志，2008，15（2）：36–37.

汪洪武，鲁湘鄂，刘艳清，波罗蜜叶挥发油化学成分的气相色谱 – 质谱分析，时珍国医国药，2007，18（7）：
1596–1597.

汪凯莎，丁丽娜，刘建华，等 . 仙人掌超微粉挥发性成分研究，生物技术，2009，19（5）：54–55.

汪燕，冯皓，余炳伟，等.白千层叶片和果实挥发油化学成分及抗菌活性，福建林业科技，2016，43（4）：8-12，48.

汪鋆植，张荣平，叶红，等.土家族药紫金砂挥发油成分分析和药理作用研究，中成药，2008，30（4）：596-598.

王博佳，窦德强，熊伟，构树叶中挥发油的化学成分研究，辽宁中医药大学学报，2009，11（5）：184-185.

王昌华，宋丹，赵颖，等.双叶细辛超临界 CO₂ 萃取物的 GC-MS 分析，中成药，2010，32（6）：1057-1059.

王超，陆文利，陈晓流，等.顶空和固相微萃取测定苹果芳香物质的比较，实验室科学，2016，19（3）：41-44.

王晨旭，于兰，杨艳芹，等.多种提取方法分析蛇莓挥发性组分，分析化学，2014，42（11）：1710-1714.

王呈仲，苏越，郭寅龙，顶空 - 气相色谱 - 质谱联用分析桂花和叶中挥发性成分，有机化学，2009，29（6）：948-955.

王得道，朱玉，刘洪章，水蒸气法提取黑皮油松松针挥发油及 GC/MS 分析，黑龙江农业科学，2013，（5）：96-98.

王发松，黄世亮，胡海燕，等.柠檬醛分子蒸馏纯化新工艺与毛叶木姜子果油成分分析，天然产物研究与开发，2002，14（2）：55-57.

王发松，任三香，杨得坡，等.荆条叶挥发油的气相色谱 - 质谱分析，质谱学报，2004，25（1）：61-64.

王广树，刘丽娟，孙薇，等.金银忍冬花蕾中挥发油化学成分的 GC-MS 分析，特产研究，2009，（3）：60-61.

王桂青，成桂仁，金耳环挥发油镇痛成分的研究，广西植物，1987，7（2）：181-184.

王海英，魏国英，刘志明，等.紫丁香挥发油的多相同时蒸馏萃取及 GC-MS 分析，中国野生植物资源，2016，35（2）：22-26.

王恒山，王光荣，潘英明，马骝卵挥发油的 GC-MS 分析，光谱实验室，2004，21（3）：535-537.

王虹，佘金明，龚力民，等.湖南异地水芹挥发油化学成分的气质联用比较分析，海峡药学，2019，31（8）：90-93.

王鸿梅，冯静，毒芹根挥发油中化学成分的研究，天津医科大学学报，2000，6（4）：376-377.

王鸿梅，杨金荣，葎草 CO₂ 超临界萃取物的化学成分研究，中草药，2003，34（9）：786-787.

王华，王贞强，张莉，梅尔诺果实成熟过程中芳香化合物的变化，西北农林科技大学学报（自然科学版），2006，34（11）：148-152.

王华瑞，李建华，马燕红，等."黑宝石"李采后不同阶段挥发性香气成分的组成及变化，保鲜与加工，2018，18（3）：101-106.

王建玲，刘素辉，段矗，等.芜菁子挥发油、多糖的组成及挥发油抗菌活性的研究，食品安全质量检测学报，2020，11（4）：1207-1214.

王建玲，倪克平，姬小明，等.金莲花挥发油 GC-MS 分析及单料烟加香应用研究，河南农业科学，20125，41（5）：121-124.

王建荣，王茂媛，赖富丽，等.黄牛木叶脂溶性成分研究，热带农业科学，2009，29（12）：31-33.

王健美，冯蕾，顶空固相微萃取与气质联用分析光皮木瓜果实中的挥发性成分，精细化工，2007，24（12）：1215-1217，1226.

王颉，徐继忠，陈海江，鸭梨挥发油的提取及化学成分分析，中国果菜，2007，（5）：25.

王巨媛，翟胜，崔庆新，等.天竺葵花瓣中精油成分分析，湖北农业科学，2010，49（5）：1196-1197.

王军，蔡彩虹，陈亮亮，等.海南山油柑挥发性成分及其生物活性，中国实验方剂学杂志，2015，21（12）：26-30.

王凯，杨晋，气相色谱 - 质谱法分析老瓜头中挥发油的化学成分，宁夏农林科技，2010，（4）：26-27.

王凯, 岳宣峰, 范智超, 等. 两种不同方法提取铁牛七挥发油的 GC–MS 分析, 陕西师范大学学报 (自然科学版), 2009, 37 (1): 47–51.

王凯, 张志琪, 王瑞斌, 金牛七超临界萃取物的 GC–MS 分析, 陕西科技大学学报, .2010, 28 (3): 71–74.

王丽, 周诚, 麦惠珍, 白花蛇舌草及水线草挥发性成分分析, 中药材, 2003, 26 (8): 563–564.

王苗, 刘爱玲, 李心悦, 等. 蛇莓挥发油化学成分的气相色谱 – 质谱联用法分析, 时珍国医国药, 2014, 25 (7): 1553–1554.

王明林, 乔鲁芹, 张莉, 等. 固相微萃取 – 气相色谱 / 质谱测定植物叶片中的挥发性物质, 色谱, 2006, 24 (4): 343–346.

王乃馨, 王卫东, 李超, 等. 杜衡挥发油的超声辅助提取及其 GC / MS 分析, 粮油加工, 2010, (8): 9–12.

王荣, 胡静静, 王超, 等. 黄连木叶片挥发性物质动态变化分析, 林业科学, 2015, 51 (1): 150–156,

王如峰, 刘瑞凝, 赓迪, 短瓣金莲花的挥发性成分研究, 时珍国医国药, 2011, 22 (6): 1382–1383.

王如刚, 薛才宝, 韦梦鑫, 等. 火棘果挥发油的 GC–MS 分析及抗氧化活性, 食品工业科技, 2013, 34 (7): 95–97.

王如意, 周伟明, 陈柳生, 等. HS–SPME–GC–MS 联用分析五色梅不同部位中挥发性成分, 中成药, 2016, 38 (8): 1862–1865.

王锐, 陈耀祖, 松潘乌头和展毛多根乌头挥发油的 GC/MS 分析, 高等学校化学学报, 1992, 13 (8): 1087–1089.

王蜀秀, 温远影, 胡昌序, 钱菖蒲的挥发油研究, 植物学通报, 1994, 11 (2): 51–52.

王桃云, 蒋伟娜, 胡翠英, 等. 香青菜挥发油提取及化学成分和抑菌活性研究, 中国粮油学报, 2017, 32 (3): 81–87.

王天华, 李玫, 多花蔷薇花挥发油化学成分的 GC/MS 分析, 北京林业大学学报, 1994, 16 (4): 128–131.

王天志, 李永梅, 细毡毛忍冬花蕾挥发油成分研究, 中药材, 1999, (11): 574–576.

王婷婷, 赵丽娟, 何山, 等. 千层塔挥发油成分的气相色谱 – 质谱法 (GC/MS) 分析, 宁波大学学报 (理工版), 2012, 25 (4): 16–19.

王文娟, 李瑞锋, 不同方法提取小叶女贞果实挥发油的 GC–MS 分析, 黄山学院学报, 2016, 18 (3): 48–51.

王文新, 王璐, 谢冰, 等. 西双版纳西番莲果实挥发性香气成分研究, 云南大学学报 (自然科学版), 2010, 32 (S1): 60–67.

王祥培, 黄婕, 靳凤云, 等. 柱果铁线莲挥发油化学成分分析, 安徽农业科学, 2008, 36 (25): 10936–10937.

王祥培, 孙宜春, 吴红梅, 等. 雷公连挥发油化学成分分析, 中成药, 2009, 31 (8): 1257–1259.

王祥培, 许乔, 许士娜, 等. 山木通挥发油成分的气相色谱 – 质谱联用分析, 时珍国医国药, 2011, 22 (3): 630–631.

王晓, 程传格, 刘建华, 等. 泡桐花挥发油化学成分分析, 林产化学与工业, 2005, 25 (2): 99–102.

王晓林, 王建刚, 钟方丽, 等. 刺玫果挥发性成分的顶空固相微萃取 – 气质联用分析, 食品科学, 2013, 34 (06): 223–226.

王晓炜, 刘吉金, 熊英, 等. 澄茄子挥发油成分的 GC–MS 分析, 天津药学, 2005, 17 (3): 7–9.

王砚, 王书林, SPME–GC–MS 法研究竹叶柴胡和北柴胡挥发性成分差异, 中国实验方剂学杂志, 2014, 20 (14): 104–108.

王焱, 叶建仁, 固相微萃取法和水蒸气蒸馏法提取马尾松枝条挥发物的比较, 南京林业大学学报 (自然科学版), 2007, 31 (1): 78–80.

王燕萍, 甘肃产柴胡挥发性成分的超临界萃取–气相色谱–质谱联用分析, 兰州大学学报 (医学版), 2005, 31 (2): 61–63.

王颖, 高玉琼, 王巧荣, 等. 3 个产地一口盅挥发性成分 GC–MS 分析, 中国实验方剂学杂志, 2015, 21 (9): 67–70.

王勇, 陈硕, 李泽友, 等. 气相色谱–质谱联用对海南产黄皮叶挥发油成分分析, 海南医学院学报, 2012, 18 (12): 1701–1703, 1707.

王誉霖, 张文龙, 龙小琴, 等. 不同寄主植物对桑寄生挥发性成分的影响研究, 中国民族民间医药, 2015, (8): 17–25, 32.

王岳峰, 范静娴, 许冬强, 野黄桂叶挥发性成分色谱–质谱联用分析, 时珍国医国药, 2007, 18 (12): 2923–2924.

王长岱, 米彩峰, 乔博灵, 等. 羊红膻根的化学成分研究Ⅳ–红膻根中挥发油的化学成分, 西北药学杂志, 1988, 3 (1): 24–26.

王真辉, 陈秋波, 刘小香, 等. 刚果 12 号桉叶挥发油化学成分及其生物活性, 热带作物学报, 2007, 28 (3): 108–114.

王忠壮, 胡晋红, 檀密艳, 等. 虎刺楤木的资源调查及化学成分分析, 中草药, 1996, 27 (3): 140–141.

王忠壮, 汤海峰, 苏中武, 等. 中药九眼独活的显微鉴定及化学成分分析, 第二军医大学学报, 1997, 18 (2): 153~156.

王忠壮, 张凤春, 苏中武, 等. 太白楤木的生药学研究及化学成分分析, 中国药学杂志, 1995, 30 (4): 199–202.

王忠壮, 郑汉臣, 苏中武, 等. 辽东楤木挥发油的成分, 植物资源与环境, 1993, 2 (3): 29–32.

王忠壮, 郑汉臣, 苏中武, 等. 楤木的生药学研究和挥发油成分分析, 中国药学杂志, 1994, 29 (4): 201–204.

王忠壮, 郑汉臣, 苏中武, 等. 头序楤木根皮中挥发油、氨基酸及微量元素的测定, 第二军医大学学报, 1994, 15 (5): 438–441.

王竹红, 马骥, 庄起明, 地锦槭叶挥发油化学成分的 GC–MS 分析, 全国第六届天然药物资源学术研讨会论文集, 2004, 196–197.

危晴, 王晓杰, 陈亮, 等. GC–MS 法分析霞草挥发油中的化学组分, 湖北农业科学, 2012, 51 (4): 813–815.

危英, 张旭, 危莉, 等. 黔产异叶茴芹挥发油化学成分的研究, 贵阳中医学院学报, 2004, 26 (1): 62–63.

危英, 张旭, 危莉, 等. 杏叶防风挥发油茴香成分分析, 贵州中医学院学报, 2005, 27 (4): 56–57.

韦乃球, 李耀华, 何俏明, 等. 广西樟树不同部位鲜、干品挥发油成分的 GC–MS 分析, 中国实验方剂学杂志, 2013, 19 (23): 125–128.

韦志英, 李耀华, 朱小勇, 等. 超临界 CO_2 萃取水八角挥发油的研究, 广西中医学院学报, 2010, 13 (1): 60–61.

卫强, 桂文虎, 红枫叶、茎、果挥发油成分及抗病毒活性研究, 云南大学学报 (自然科学版), 2016, 38 (2): 282–290.

卫强, 纪小影, 金边黄杨叶、茎挥发油成分分析及抗肿瘤活性研究, 现代食品科技, 2015, 31 (12): 42–48.

卫强, 刘洁, GC–MS 测定红花酢浆花与叶中的挥发油成分, 分析试验室, 2016, 35 (6): 676–680.

卫强, 刘洁, 大叶黄杨叶、茎、果挥发油成分及抗病毒作用, 应用化学, 2016, 33 (6): 719–726.

卫强, 邵敏, 周莉莉, 柳树叶、茎挥发油成分及解热、抗菌作用研究, 中药新药与临床药理, 2016, 27 (3): 404–412.

卫强，时雪凤，葱兰叶挥发油成分分析及其对鲜牛奶的抑菌作用，食品与机械，2016，32（8）：21–24，90.

卫强，王燕红，棕榈花、叶、茎挥发油成分及抑菌活性研究，浙江农业学报，2016，28（5）：875–884.

位宁，安立群，杜怡昊，等.蒲桃种仁和种壳挥发性成分的对比研究，时珍国医国药，2011，22（1）：173–174.

蔚慧，杨林华，赵芳，等.6种李子果实挥发油成分的分析研究，安徽农业科学，2012，40（27）：13601–13604.

魏青，张凌云，两种金花茶香气成分的对比分析，现代食品科技，2013，29（3）：668–672.

魏鑫，黄筑艳，不同方法提取随手香挥发油的对比，广东化工，2014，194–196.

魏玉梅，周围，毕阳，顶空固相微萃取气相色谱质谱法分析花牛苹果中的香气成分，甘肃农业大学学报，2008，42（4）：135–139.

魏长宾，马蔚红，武红霞，等.红芒6号果实成熟阶段香气成分研究，亚热带植物科学，2007，36（2）：1–3.

魏长宾，孙光明，马蔚红，等.顶空固相微萃取–气相色谱/质谱对红象牙芒果香气成分的分析，中国农学通报，2008，24（1）：449–453.

魏长宾，王松标，武红霞，等.芒果叶片挥发性成分分析，热带作物学报，2010，31（11）：2030–2033.

温鸣章，肖顺昌，赵蕙，等.木里柠檬叶挥发油化学成份的研究，天然产物研究与开发，1989，（2）：18–22.

温鸣章，任维俭，伍岳宗，等.少官桂挥发油化学成分的研究，天然产物研究与开发，1990，2（3）：54–58.

温远影，王蜀秀，王雷，等.沙针挥发油成分的初步分析（简报），植物学通报，1991，8（1）：49–50.

吴春燕，何启伟，宋廷宇，白菜挥发性组分的气相色谱–质谱分析，食品科学，2012，33（20）：252–256.

吴迪，陈亮，辛秀兰，等.HS–SPME–GC–MS 分析短梗五加挥发性成分，江苏农业科学，2012，40（6）：298–299，365.

吴刚，秦民坚，张伟，等.椿叶花椒叶挥发油化学成分的研究，中国野生植物资源，2011，30（3）：60–63.

吴海峰，潘莉，邹多生，等.3种绿绒蒿挥发油化学成分的 GC–MS 分析，中国药学杂志，200，41（17）：1298–1300.

吴航，王建军，刘驰，等.黄樟化学型的研究，植物资源与环境，1992，1（4）：45–49.

吴航，朱亮锋，李毓敬，阴香种内化学型的研究，植物学报，1992，34（4）：302–308.

吴恒，阴耕云，黄静，等.尤力克柠檬叶挥发油成分分析及其在卷烟加香中的应用，江西农业学报，2015，27（8）：80–83.

吴继红，张美莉，陈芳，等.固相微萃取 GC–MS 法测定苹果不同品种中主要芳香成分的研究，分析测试学报，2005，24（4）：101–104.

吴建国，陈体强，吴岩斌，等.小花黄堇挥发油成分的 GC–MS 分析，中国药房，2015，26（12）：1686–1688.

吴江，王庶，光果莸挥发油的 GC–MS 分析，湖北农业科学，2012，51（17）：3839–3841.

吴林冬，杨晓艳，苟体忠，等.水蒸气蒸馏法与微波辅助萃取法提取天胡荽挥发油的比较研究，遵义医学院学报，2012，35（3）：196–199.

吴玲，蒙秋艳，莫惠雯，等.不同产地倒地铃挥发油化学成分 GC–MS 分析，广西中医药，2016，39（3）：73–76.

吴鹏，黄伟欢，王辉，等.了哥王细胞毒性和细胞毒性成分研究，中药材，2010，33（4）：590–592.

吴萍萍，尹艳艳，朱宝君，等.不同方法提取山稔子挥发油的比较研究，香料香精化妆品，2015，（1）：9–13.

吴青业，关业枝，张清民，等.两种方法提取桉树叶挥发油成分的比较研究，中药材，2010，33（8）：1346–1349.

吴小琼，罗会，金吉林，等.超临界 CO_2 萃取无籽刺梨挥发油及 GC–MS 分析，中国实验方剂学杂志，2014，20（10）：98–101.

吴新安，秦峰，都模勤，短瓣金莲花挥发油成分的气相色谱－质谱联用分析，解放军药学学报，2011，27（6）：519–520.

吴学文，熊艳，游奎一，樟树叶挥发性成分研究，广西植物，2011，31（1）：139–142.

吴燕，周君，明庭红，等. 基于电子鼻结合气相色谱－质谱联用技术解析不同产地马铃薯挥发性物质的差异，食品科学，2016，37（24）：130–136.

吴瑛，赵小亮，杜梨果实挥发油化学成分的 GC–MS 分析，安徽农业科学，2007，35（19）：5659–5660.

吴永祥，杨庆，李林，等. 豆腐柴叶挥发油化学成分及其抗氧化和抑菌作用研究，天然产物研究与开发，2018，30：45–51，96.

吴优，赵奕彭，康振宇，等. 软枣猕猴桃挥发油 GC–MS 分析及其抗氧化、抗菌活性测定，食品科技，2018，43（12）：253–258.

伍苏然，马艳粉，李正跃，等. 思茅松松节油化学成分分析，西部林业科学，2009，38（3）：90–92.

武宏伟，赵丽元，郑宜婷，等. 小叶苦丁茶挥发油成分分析，安徽农业科学，2012，40（12）：7097–7099.

武尉杰，谭睿，卢琼，等. 藏药木橘挥发油化学成分气相色谱－质谱联用分析，中国药业，2013，22（17）：11–13.

夏广清，何启伟，于占东，等. 不同生态型大白菜品种中挥发性化学成分分析，中国蔬菜，2005（5）：20–21.

夏娜，热阳古·阿布拉，木尼热·阿不都克里木，不同干燥方式下啤酒花香气成分变化的比较研究，食品工业科技，2013，34（18）：155–158.

夏尚文，陈进，昆虫取食和人工损伤处理对五种榕树挥发物释放的影响，云南植物研究，2007，29（6）：694–700.

夏雪娟，李冠楠，罗东升，等. 不同提取方法对丹桂挥发油成分的影响，中国粮油学报，2017，32（1）：67–73.

夏雪娟，冉春霞，李冠楠，等. 金桂和丹桂挥发油的超临界 CO_2 萃取和 GC–MS 分析，中国粮油学报，2015，30（9）：66–71.

项昭保，陈海生，夏晨燕，等. 木姜子挥发油的化学成分及抑菌活性研究，中成药，2008，30（10）：1514–1516.

肖炳坤，杨建云，黄荣清，等. 元宝草挥发性成分 GC /MS 分析，解放军药学学报，2016，32（1）：22–27.

肖红利，忤均祥，侯建雄，等. 罂粟籽挥发性化学成分分析，现代科学仪器，2007，（2）：70–72.

肖建平，陈体强，陈丽艳，等. 绿衣枳实与绿衣枳壳挥发油成分 GC–MS 分析比较，福建中医学院学报，2009，19（4）：25–27.

谢超，唐会周，谭谊谈，等. 采收成熟度对樱桃果实挥发油成分及品质的影响，食品科学，2011，32（10）：295–299.

谢建春，孙宝国，余敏，芳香植物荆条叶、枝的挥发性成分分析，食品与发酵工业，2005，31（7）：100–103.

谢丽琼，马东建，薛淑媛，等. 维药刺山柑果实挥发油和脂肪酸成分的 GC–MS 研究，食品科学，2007，28（5）：262–264.

谢丽莎，龚志强，原鲜玲，等. 红果山胡椒叶挥发油化学成分的 GC–MS 分析，上海中医药杂志，2010，44（7）：75–77.

谢宇蓉，山茨菇挥发油化学成分气相色谱－质谱联用分析，时珍国医国药，200，14（1）：3–4.

辛广，侯冬岩，肖兴达，等. 南果梨果皮挥发油成分的分析，食品科学，2002，.23（8）：227–230.

辛广，刘长江，侯冬岩，等. 南果梨果肉挥发性成分的分析，食品科学，2004，25（10）：223–225.

辛广，张博，冯帆，等. 软枣猕猴桃果实挥发油成分分析，2009，30，（4）：230–232.

邢有权，李风芹，张大庆，等. 黑龙江松针油的研究，化学与粘合，1990，（4）：218–219.

邢有权，谢静芝，樟子松球果挥发油成分研究，林产化学与工业，1992，12（3）：231–234.

邢煜君，常星，张倩，等.固相微萃取–气相色谱–质谱联用分析贵州产杏叶茴芹挥发性成分，中国实验方剂学杂志，2011，17（4）：93–95.

熊艳，蒋孟良，吴学文，竹叶椒叶挥发性成分的研究，中药材，2003，26（6）：410–411.

熊元君，伊力亚斯·卡斯木，解成喜，等.腺点金丝桃挥发油化学成分分析，中成药，2006，28（6）：865–867.

徐达宇，陈湘宏，康文娟，等.不同提取方法提取藏药五脉绿绒蒿挥发油主成分的研究，青海医学院学报，2016，37（3）：164–169.

徐丽珊，张姚杰，林颖，等.黄山松松针挥发油提取、GC–MS 分析及与湿地松挥发油的比较，浙江师范大学学报（自然科学版），2016，39（2）：187–192.

徐攀，姚煜，刘英勃，等.黄堇挥发油化学成分的 GC–MS 分析，中草药，2009，40（增刊）：108–109.

徐顺，王林江，李瑞玲，等.白英全草中挥发油化学成分分析，时珍国医国药，2006，17（8）：1390–1391.

徐夙侠，黄青云，刘鸿洲，等.三角梅属四个品种花挥发性组分的 GC–MS 分析，亚热带植物科学，2010，39（1）：1–4.

徐婉，蔡明，潘会堂，等.紫薇'香雪云'香气成分时空动态变化研究，北京林业大学学报，2017，39（6）：85–95.

徐婉，石俊，蔡明，等.尾叶紫薇与紫薇杂交后代花香气成分分析，西北植物学报，2014，34（2）：387–394.

徐位良，李坤平，袁旭江，广西鹅掌柴挥发油化学成分 GC–MS 分析，中药材，2005，28（6）：471.

徐小青，吴雨，范超敏，等.2 种臭黄荆叶主要挥发性成分及驱虫作用研究，中国粮油学报，2013，28（10）：74–79.

徐晓卫，林观样，林崇良，浙江产异叶茴芹叶挥发油化学成分研究，中国药业，2012，21（1）：3–4.

徐新刚，葛平亮，张晶，紫荆皮挥发油化学成分分析，中医药学刊，2005，23（9）：1703–1704.

徐颖，郭增军，谭林，等.太白乌头石油醚萃取部分的 GC–MS 分析，中药材，2008，31（11）：1659–1661.

徐元芬，刘信平，张驰，GC–MS 分析不同生长期荸荠杨梅果实挥发油化学成分，食品科学，2016，37（2）：87–91.

徐植灵，潘炯光，赵中振，辛夷挥发油的研究，中国中药杂志，1989，14（5）：38–40.

徐植灵，潘炯光，朱启聪，等.中国细辛属植物挥发油的气相色谱–质谱分析（第三报），中药通报，1986，11（1）：46–49.

许亮，王冰，贾天柱，锦灯笼与兔儿伞两种药材的挥发油成分研究，中成药，2007，29（12）：1840–1843.

许玲玲，杨晓东，韩铮，等.东魁杨梅树叶和果实挥发油成分的比较与分析，食品科学，2009，30（10）：248–251.

宣景宏，孟宪军，辛广，等.树莓果皮及果肉挥发性成分分析研究初报，北方果树，2006，（1）：8–9.

薛敦渊，李兆琳，陈耀祖，多花蔷薇花净油化学成分研究，高等学校化学学报，1991，12（8）：1072–1074.

薛鹏，杨立新，曹英夕，等.水蒸气蒸馏及不同萃取纤维对白花蛇舌草挥发性成分分析，中国实验方剂学杂志，2017，23（6）：85–90.

包呼和牧区乐，水蒸汽蒸馏和超临界 CO_2 萃取对蒙药文冠木挥发油萃取的比较，内蒙古民族大学学报（自然科学版），2013，28（5）：528–531.

薛怡琛，鲜启鸣，张涵庆，大齿山芹根的挥发油成分，植物资源与环境，1995，4（1）：61–63.

牙启康，卢文杰，陈家源，等.GC–MS 分析壮药大头陈中的挥发油成分，药物分析杂志，2011，31（3）：544–546.

闫世才，田瑄，海州常山叶挥发性化学成分研究，兰州大学学报（自然科学版），2003，39（3）：105–106.

闫争亮，马惠芬，李勇杰，等.橄榄园不同树叶挥发性物质对陈齿爪鳃金龟选择行为的影响，西南大学学报（自然科学版），2012，34（2）：45–52.

严小红，张凤仙，魏孝义，豺皮樟根部挥发油成分的GC-MS分析，中药材，2000，23（6）：331–332.

严小红，张凤仙，魏孝义，等.豺皮樟叶挥发油化学成分的研究，热带亚热带植物学报，2001，9（1）：81–82.

严仲铠，牛志多，潘宁，等.我国东北产当归属药用植物挥发油分析，中国中药杂志，1990，15（7）：35–38.

严仲铠，牛志多，潘宁，等.中国东北两种冷杉属植物叶油成分，中草药，1988，19（2）：5–7.

严仲铠，潘宁，牛志多，红松果壳、皮的挥发油成分，中草药，1989，20（12）：34–35.

严仲铠，潘宁，牛志多，等.中国东北松属植物叶中挥发油的气–质谱分析，中药通报，1988，13（7）：34–37.

阎吉昌，季迪新，郭黎平，等.松针叶油和杉松针叶水浸液的分析，吉林农业科技，1988，（4）：34–38.

阎振立，张顺妮，张全军，等.华冠果实芳香物质成分的GC/MS分析，果树学报，2005，22（3）：198–201.

颜廷才，邵丹，李江阔，等.基于电子鼻和GC–MS评价不同品种葡萄采后品质和挥发性物质的变化，现代食品科技，2015，31（11）：290–297，270.

颜小林，郑成贵，樊瑞，等.芫荽挥发油的成分分析，中草药，1997，28（增刊）：56–57.

羊青，王建荣，王清隆，等.茵芋鲜叶挥发油成分及抑菌活性研究，中华中医药学刊，2015，33（11）：2631–2633.

杨爱梅，鲁润华，柳军玺，等.光果筦挥发油成分研究，中国中药杂志，2005，30（3）：233–234.

杨博，鸢尾根挥发性成分的GC-MS分析，分析试验室，2008，27（增刊）：129–131.

杨彩霞，刘宁，苏小龙，等.梧桐花挥发油化学成分的研究，安徽农业科学，2012，40（12）：7087–7088，7094.

杨春澍，刘慧，伍学钢，中国八角属植物果实挥发油的气相色谱–质谱分析，中国药学杂志，1992，27（4）：206–209.

杨春澍，张家俊，潘炯光，等.中国细辛属植物挥发油的气相色谱–质谱分析（第四报），中药通报，1986，11（7）：39–43.

杨大峰，闫汝南，杨春澍，五个不同来源细辛挥发油气相色谱–质谱分析，中国中药杂志，1997，22（7）：426–429.

杨得坡，王发松，彭劲甫，等.香叶树叶挥发油的GC-MS分析与抑菌活性，中药材，1999，22（3）：128–131.

杨得坡，王发松，任三香，等.山胡椒果挥发油的化学成分与抗真菌活性，中药材，1999，22（6）：295–298.

杨东娟，詹怀先，石磊，毛麝香叶挥发油化学成分研究，西北林学院学报，2013，28（2）：164–167.

杨发忠，杨斌，周凡蕊，等.华山松感染茶藨生柱锈菌后挥发性成分的变化，东北林业大学学报，2009，37（10）：81–84.

杨广，尤民生，魏辉，小菜蛾咬食后青菜释放的挥发性物质成分和含量的变化，应用生态学报，2004，15（11）：2157–2160.

杨广安，黄倩，林冰，等.正交试验优选海通叶挥发油的提取工艺及其化学成分分析，中国实验方剂学杂志，2015，21（17）：9–13.

杨广民，周天达，湖南细辛属（Asarum L.）植物资源及利用研究一湘细辛挥发油含量测定及成份分析，湖南中医杂志，1986，（4）：40–42.

杨海船，黄荣胜，张颖，等.黄根脂溶性成分的GC-MS分析，广西科学，2019，26（5）：549–554.

杨海宽，江香梅，赵玲华，等.虎舌红不同部位挥发性成分差异研究，江西农业大学学报，2013，35（5）：993–998.

杨慧敏，周文化，张群，等.基于 GC–MS 法的椰子水及其饮料的风味成分分析，现代食品科技，2014，30（4）：286–290，254.

杨锦强，杨念云，于生，等.香樟果挥发性成分不同提取方法的气相色谱–质谱联用分析及其对神经细胞活性的影响，中国药业，2017，26（12）：23–26.

杨锦竹，刘银燕，王广树，等.蚊子草叶挥发油成分 GC–MS 分析，特产研究，2009，（3）：62–64.

杨婧，张博，辛广，等.果胶酶处理软枣猕猴桃挥发性成分的研究，食品研究与开发，2012，33（11）：6–9.

杨克迪，葛利，曾东强，等.山石榴果实挥发油的化学成分分析，广西植物，2009，29（3）：424–426.

杨柳，杨东娟，马瑞君，等.五爪金龙叶挥发油化学成分的研究，时珍国医国药，2009，20（12）：2984–2985.

杨明非，赵秋雁，刘广平，软枣猕猴桃挥发物质的提取及 GC–MS 分析，植物研究，2006，26（1）：127–129.

杨明翰，骆骄阳，乔美玲，等.多伞阿魏挥发油化学成分 GC–MS 分析及 D–柠檬烯抗胃癌活性研究，中国现代应用药学，2020，37（7）：806–813.

杨娜，王涵，刘俊丽，等.顶空固相微萃取–气相色谱–质谱联用法检测刺苞南蛇藤挥发性成分，特产研究，2019，（2）：80–84.

杨迺嘉，刘文炜，霍昕，等.绣线菊挥发性成分研究，天然产物研究与开发，2008，20：852–854.

杨琴，魏怡敏，贾磊娜，等.苤蓝挥发油的气相色谱质谱分析，广州化工，2016，44（21）：122–123，185.

杨素华，陆顺忠，邱米，等.高含量邻伞花烃樟树挥发油成分分析，林业工程学报，2018，3（1）：49–53.

杨婷，邓楠，旷春桃，香桂挥发油的微波辅助提取、化学成分和抗菌活性研究，中国调味品，2020，45（6）：54–57.

杨伟文，李兆琳，杨玉成，等.瑞香狼毒化学成分研究（Ⅴ）挥发油化学成分研究，中药通报，1985，10（12）：31–32.

杨晰，杨继涛，赵琦，蕨麻挥发性物质的提取与分析，甘肃科技，2012，28（15）：156–158.

杨潇，罗静，张广峰，等.超临界 CO_2 萃取所得细齿樱桃籽油和挥发油的抗氧化活性和成分分析，食品与发酵工业，2016，42（3）：207–211.

杨小洪，一朵云挥发油成分的 GC/MS 分析，湖北民族学院学报（自然科学版），2009，27（2）：141–143.

杨晓东，肖珊美，韩铮，等.杨梅果实挥发油的气–质联用分析，果树学报，2008，25（2）：244–249.

杨新周，陆礼和，毛樱桃的化学成分研究，江苏农业科学，2014，42（4）：264–265.

杨鑫，张华，赵昌辉，等.GC–MS 法分析樟子松松塔挥发油的化学成分，中成药，2008，30（11）：1704–1707.

杨秀群，廖斌，严学芬，等.冰冻野地瓜果实香气成分的 SPME– GC– MS 分析，食品研究与开发，2016，37（22）：139–143.

杨艳，高渐飞，冷饭团不同部位挥发性成分及抗氧化活性分析，广西植物，http://kns.cnki.net/kcms/detail/45.1134.Q.20180111.1148.012.html

杨燕，杨茂发，杨再华，等.云南松松针的挥发性化学成分，林业科学，2009，45（5）：173–177.

杨永利，郭守军，郭劲刚，粤东产重瓣臭茉莉叶挥发油化学成分的 GC–MS 分析，热带亚热带植物学报，2009，17（4）：409–412.

杨玉芳，曹秋娥，王玉，等.番茄提取物分析及其在卷烟加香中的应用，应用化工，2010，39（4）：568–570.

杨再波, 钟才宁, 孙成斌, 等. 固相微萃取 /GC–MS 分析透骨草的挥发性成分, 华西药学杂志, 2008, 23（4）: 388–391.

杨长花, 李华, 王西芳, 微波法与超声波法比较研究铁棒锤的挥发油, 西北药学杂志, 2017, 32（2）: 142– 146.

杨宗辉, 李丽莹, 尹建元, 等. 软枣猕猴桃根挥发油成分分析, 黑龙江医药, 2000, 13（3）: 137–138.

姚会婷, 姚慧娟, 杨宇, 等. 基于 GC–MS 法分析长白山臭冷杉针叶中的挥发性成分, 广西林业科学, 2020, 49（1）: 145–147.

姚健, 王振恒, 刘涵, 等. 刺异叶花椒果皮和种子挥发性成分的分析研究, 中华实用中西医杂志, 2004, 17（24）: 3822–3824.

姚亮, 黄健军, 冰糖草挥发油化学成分的 GC–MS 分析, 中国实验方剂学杂志, 2012, 18（5）: 101–103.

叶碧波, 林海舟, 洋芫荽挥发油成分分析, 中药材, 1996, 19（3）: 138–139.

叶冲, 毛寒冰, 何军, 等. 顶空固相微萃取法分析刺楸树杆和树皮中挥发油的化学成分, 生物质化学工程, 2010, 44（6）: 32–35.

叶生梅, 孙俊峰, 庞宽壮, 等. 广玉兰花挥发油的化学成分、抗氧化及抑菌活性分析, 中国粮油学报, 2017, 32（8）: 71–76.

叶晓雯, 李树帜, 唐自明, 松风草挥发油化学成分研究, 云南中医学院学报, 1999, 22（1）: 16–18.

叶晓雯, 李云森, 赵庆, 等. 黄藁本挥发油化学成分分析, 云南中医学院学报, 2000, 23（2）: 16–18, 21.

叶舟, 林文雄, 陈伟, 等. 杉木心材精油抑菌活性及其化学成分研究, 应用生态学报, 2005, 16（12）: 2394– 2398.

衣晓明, 谷茂, 陈飞鹏, 等. 固相微萃取 – 气相色谱 – 质谱（SPME–GC–MS）法分析樟树叶的挥发性物质, 深圳职业技术学院学报, 2010, （5）: 56–59.

易桥宾, 谷风林, 房一明, 等. 发酵与焙烤对可可豆香气影响的 GC–MS 分析, 热带作物学报, 2015, 36（9）: 1889–1902.

殷献华, 李天磊, 潘卫东, 等. 葎草挥发油化学成分分析及其抑菌作用研究, 山地农业生物学报, 2010, 29（5）: 415–418.

殷艳华, 万树青, 黄皮不同部位挥发油化学成分分析, 广东农业科学, 2012, （5）: 99–102.

于瑞涛, 张兴旺, 梅丽娟, 等. 宽叶独行菜石油醚部分非极性馏分 GC–MS 分析, 分析试验室, 2010, 29（增刊）: 398–400.

于文静, 辛国松, 薛沁冰, 文殊兰叶挥发油成分研究, 中医药学报, 2019, 47（4）: 55–60.

余爱农, 臭牡丹挥发性化学成分的研究, 中国中药杂志, 2004, 29（2）: 157–159.

余爱农, 谭志斗, 甘华兵, 新鲜山矾花头香成分的研究, 精细化工, 2003, 20（1）: 26–28.

余辅松, 姚海萍, 邓世明, 等. 岭南山竹子茎皮的挥发性成分分析, 海南大学学报自然科学版, 2013, 31（2）: 124–126.

余汉谋, 姜兴涛, 陈涛, 等. 簕欓花椒果实精油的化学成分研究, 中国调味品, 2016, 41（9）: 131–134.

余炼, 滕建文, 左俊, 等. 广西百色地区不同品种芒果香气成分分析, 现代食品科技, 2008, 24（3）: 276–280, 284.

余锐, 王娟, 黄惠华, 响应曲面法优化超临界 CO_2 萃取茶树花工艺及萃取物成分分析, 食品科学, 2012, 33（12）: 102–107.

余细红, 向亚林, 五爪金龙挥发油的化学成分与资源化利用分析, 广州化工, 2020, 48（8）: 86–89.

俞志雄，杨贤辉，李晓芳，等．细叶香桂叶油的化学成分，江西农业大学学报，1998，20（3）：361–364.

俞志雄，杨贤辉，王岳峰，等．狭叶山胡椒叶油的化学成分，江西农业大学学报，1991，13（1）：40–46.

郁浩翔，郁建平，贵州梵净山藤茶及其近缘种广东蛇葡萄挥发性成分比较，山地农业生物学报，2012，31（6）：557–560.

郁浩翔，郁建平，曼陀罗叶挥发油成分的提取及分析，山地农业生物学报，2011，30（5）：455–457.

郁建平，周欣，古练权，贵州老鹰茶（红果黄肉楠）挥发油成分研究，天然产物研究与开发，2001，13（3）：26–29.

喻学俭，程必强，草八角挥发油化学成分的研究，云南植物研究，1986，8（1）：103–106.

袁华伟，尹礼国，徐洲，等．5种蔬菜中风味物质成分分析，江苏农业科学，2019，47（1）：192–196.

袁萍，张银华，王国亮，等．中国珍稀植物裸芸香挥发油化学成分研究，武汉植物学研究，1999，17（2）：184–186.

袁尚仪，魏俊德，林洪，宜昌细辛挥发油化学成分的 GC–MS 测定分析，中国中药杂志，2004，29（3）：280.

苑鹏飞，姬志强，康文艺，垂丝海棠花蕾和花挥发性成分研究，天然产物研究与开发，2010，22（6）：1036–1039，1092.

云南省植物研究所，云南樟科植物挥发油的研究—哈尼茶、山鸡椒和清香木姜子果的挥发油化学成分，植物学报，1975，17（1）：35–44.

昝立峰，叶嘉，李丹花，等．黄刺玫花和果实挥发油成分分析，食品研究与开发，2017，38（8）：129–133.

张博，李小兰，黄世杰，等．不同提取方法对南果梨挥发性香气成分的影响研究，化学试剂，2018，40（8），784–788.

张才煜，张本刚，杨秀伟，牛尾独活挥发油成分的 GC–MS 分析，中药研究与信息，2005，7（12）：9–12.

张崇禧，李攀登，丛登立，等．GC–MS 分析鸡树条荚蒾叶化学成分，资源开发与市场，2010 26（6）：485–487.

张崇禧，马晓静，丛登立，等．GC–MS 分析短梗五加化学成分，资源开发与市，2010，26（7）：577–578，582.

张春江，刘春梅，负田，等．藏药榜嘎挥发油成分和抑菌活性研究，Journal of Chinese Pharmaceutical Sciences，2009，18：240–244.

张春玲，董秀岭，卿平，等．小花茉莉净油成分的 GC/MS，质谱学报，1999，20（3，4）：161–162.

张大军，王兆华，张育新，等．长瓣金莲花挥发油化学成分的研究，中草药，1991，22（4）：172.

张大帅，钟琼芯，宋鑫明，等．簕欓花椒叶挥发油的 GC–MS 分析及抗菌抗肿瘤活性研究，中药材，2012，35（8）：1263–1267.

张丹，韦广鑫，王文，等．安顺普定刺梨与无籽刺梨营养成分及香气物质比较研究，食品工业科技，2016，37（12）：149–154，177.

张峰，徐青，付绍平，等．杜衡挥发油的化学成分研究，中草药，2004，35（11）：1215–1217.

张凤娟，武晓颖，杨莉，等．超临界 CO_2 萃取五角枫挥发物及其对光肩星天牛的嗅觉行为反应，林业科学，2007，43（6）：146–150.

张福维，酶法提取千头松针叶挥发油的研究，松辽学刊（自然科学版），2000，（1）：57–59.

张桂芝，张石楠，孟庆华，等．GC–MS 分析肉桂与桂皮挥发油的化学成分，药物分析杂志，2009，29（8）：1256–1259.

张国彬，刘利军，王明奎，等．山沉香挥发油成分的研究，中国药学杂，1994，29（5）：271–273.

张海，陈珍娥，方成江，马尾伸筋草挥发油的化学成分分析，中药材，2016，39（12）：2785–2788.

张海峰，陈梅春，刘波，等．基于 SPME–GC–MS 的四季桂花和枝叶挥发性物质测定，食品安全质量检测学报，2014，5（10）：3110–3116.

张海英，张国英，段更利，等．加哇挥发油成分的超临界 CO_2 流体萃取及 GC–MS 定性分析，复旦学报（医学版），2007，34（4）：584–585，588.

张涵庆，鲜启明，袁昌齐，中药新疆羌活根中挥发油的化学成分，植物资源与环境，1992，1（1）：44–48.

张浩，安可婧，徐玉娟，等．基于电子舌与 SPME–GC–MS 技术的芒果风味物质的比较分析，现代食品科技，2018，34（10）：214–224.

张詠，姜力，姜永新，等．白花木瓜果实挥发油成分 GC–MS 分析，中国南方果树，2017，46（4）：117–120.

张宏，张宏桂，吴广宣，等．野生东北刺人参茎挥发油化学成分研究，分析化学，1993，21（6）：679–681.

张宏桂，刘松艳，付爱华，等．野生东北刺人参茎挥发油成分及其抗皮肤癣菌作用，中国药学杂志，1999，34（6）：369–371.

张洪权，佘嘉祎，杨英，等．藏药无茎芥挥发油化学成分的气相色谱 – 质谱分析测定，化学世界，2019，60（6）：381–384.

张洪权，闻璐，李佳慧，等．库页悬钩子挥发油的化学成分及抗氧化作用，中药新药与临床药理，2019，30（8）：959–964.

张继，马君义，杨永利，等．灰绿黄堇挥发性成分的分析研究，兰州大学学报（自然科学版），2003，39（6）：67–69.

张建和，蔡春，罗辉，等．黄皮果核挥发油成分的研究，中药材，1997，20（10）：518–519.

张剑寒，潘祖连，王佩铃，等．浙产竹叶椒茎皮挥发性成分的 GC– MS 分析，医学信息，2010，23（12）：4732–4734.

张京娜，陈霞，杨冬，等．云南玉溪芫荽挥发油成分的 GC–MS 分析，现代中药研究与实践，2009，23（4）：24–26.

张静，罗敏蓉，王西芳，等．固相微萃取气质联用测定番茄香气成分条件优化，北方园艺，2017，（13）：7–13.

张军，李润美，卫罡，等．隔山香挥发油化学成分的研究，中草药，2009，40（8）：1221–1222.

张军平，冯广武，罗永明，臭辣树挥发油成分 GC–MS 分析，中药材，1999，22（1）：30–31.

张俊巍，丁先露，张连富，小花八角叶挥发油化学成分的研究，中药材，1994，17（12）：27–28.

张峻松，贾春晓，毛多斌，等．毛细管气相色谱法测定无花果挥发油的香味成分，日用化学工业，2003，33（5）：329–332.

张昆，卢蔚，郑穗华，等．SFE–GC/MS 分离鉴定卫矛科植物青江藤中的生物活性成分，广东工业大学学报，1998，15（2）：56–58.

张兰，张德志，江西产天胡荽挥发油的 GC–MS 分析，广东药学院学报，2008，24（1）：35–36.

张兰胜，董光平，刘光明，芒种花挥发油化学成分研究，中药材，2009，32（2）：224–226.

张兰胜，董光平，刘光明，水芹挥发油化学成分的研究，时珍国医国药，2009，20（2）：350–351.

张丽，刘腾飞，薛妍君，等．冷冻干燥温度对荠菜挥发性成分的影响，江苏农业学报，2015，31（4）：915–923.

张丽，闵勇，王洪，等．清香木姜子挥发油化学成分研究，安徽农业科学，2009，37（29）：14183，14193.

张利，朱化雨，宋兴良，等．黄荆子超临界 CO_2 萃取物化学成分的研究，中国药房，2006，17（19）：1514–1516.

张亮，张正行，盛龙生，等 . 雷公藤和昆明山海棠植物中挥发性化学成分比较，中国药科大学学报，1992，23（5）：301–303.

张玲，张云飞，李春海，等 . 菠萝蜜芳香浸膏提取工艺及挥发性成分分析，食品研究与开发，2018，39（3）：41–48.

张璐，田棣，窦芳，等 . 栾华挥发油的提取及 GC–MS 分析，中国现代应用药学，2011，28（3）：262–264.

张敏，湘西山莓叶挥发油化学成分及其抗氧化、抑菌活性研究，中国民族民间医药，2019，28（8）：40–44.

张娜，赵恒，阎瑞香，不同草莓香气成分贮藏过程中变化的研究，食品科技，2015，40（12）：286–290.

张仁波，窦全丽，疏花婆婆纳（Veronica laxa）中挥发油的化学成分分析，药用植物研究，2010，1（1）：18–20.

张淑宏，金声，王卫亚，桉叶油挥发性成份的研究，北京大学学报（自然科学版），1991，27（4）：414–418.

张素英，何林，漆姑草石油醚提取物化学成分分析及抗肿瘤活性筛选，安徽农业科学，2010，38（28）：15590–15591，16082.

张素英，野生南天竹挥发油化学成分的研究，遵义师范学院学报，2009，11（6）：77–78，90.

张素英，张仁波，宽阔水国家级自然保护区松风草挥发油成分分析，中国药房，2010，21（39）：3719–3721.

张伟，尹震花，HS–SPME– GC /MS 分析鸡矢藤挥发性成分，中国实验方剂学杂志，2015，21（23）：55–57.

张文婷，赵银霞，孟爱国，等 . GC–MS 分析三叶莸蕨中的挥发性成分，中药材，2015，38（5）：992–994.

张闻扬，郑燕菲，袁子娇，等 . 季节对大叶桉和柠檬桉叶挥发油化学成分的影响及抑菌性研究，应用化工，2015，44（11）：2123–2127.

张雯，张红梅，宋龙，粗齿铁线莲挥发油化学成分分析，医学信息，2011，（3）：1211–1212.

张晓龙，张加研，王燕云，等 . 云南松树皮挥发性成分分析，精细化工，2008，25（1）：45–48.

张鑫，毛多斌，张峻松，等 . 辛夷不同部位挥发油化学组份的对比研究，郑州轻工业学院学报，1999，14（3）：24–26.

张雪松，裴建军，赵林果，等 . 酶法辅助提取桂花挥发油工艺优化，食品工业科技，2017，38（20）：90–97.

张雁冰，王桂红，李玲，等 . 植物马桑中挥发油成分的 GC–MS 分析，郑州大学学报（理学版），2004，36（3）：73–75.

张迎春，陈畅，李韶菁，等 . 藁本、辽藁本和新疆藁本挥发油化学成分分析及其血管活性观察，中国实验方剂学杂志，2011，17（14）：159–164.

张勇，黄进，蔡凤英，等 . 葎草组分测定、有效成分提取及不同提取物抗菌性的研究，饲料工业，2014，35（5）：52–56.

张友胜，杨伟丽，熊浩平，显齿蛇葡萄挥发油化学成分分析，湖南农业大学学报（自然科学版），2001，27（2）：100–101.

张援虎，卢馥荪，小花琉璃草挥发油成分的研究，植物学通报，1996，13（3）：44–47.

张媛燕，陈伟鸿，纪鹏伟，等 . 大叶臭花椒果、叶挥发油化学成分的比较分析，福建师范大学学报（自然科学版），2016，32（1）：65–70.

张云，彭映辉，曾冬琴，等 . 竹叶花椒果实挥发油对两种蚊虫的毒杀活性研究，广西植物，2010，30（2）：274–279.

张云，彭映辉，陈飞飞，等 . 椿叶花椒果实挥发油对两种蚊虫的生物活性及成分分析，昆虫学报，2009，52（9）：1028–1033.

张云奕，庄岩，魏文峰，等 . 黑皮油松及樟子松松针挥发油成分 GC–MS 分析，中国中医药科技，2018，25（6）：819–822，830.

张运涛，王桂霞，董静，等.草莓5个品种的果实香味成分分析，园艺学报，2008，35（3）：433–437.

张运涛，王桂霞，董静，等.章姬和甜查理草莓果实发育过程中挥发物的变化，果树学报，2009，26（4）：511–515.

张照远，李光友，徐建民，等.细叶桉不同无性系叶片挥发性成分的提取和分析，基因组学与应用生物学，2017，36（3）：1077–1083.

张振杰，张宏利，汪佑民，等.木姜子叶挥发油的化学成分研究，天然产物研究与开发，1992，4（1）：20–23.

张知侠，冯俊涛，张兴，短毛独活挥发油成分的GC–MS分析，应用化工，2006，35（10）：809–810，813.

张知侠，杨小玲，不同方法提取独活挥发油化学成分的比较研究，陕西科技大学学报，2009，27（2）：65–68.

章宏慧，程焕，陈况况，等.不同加工方式对水芹挥发性成分的影响，中国食品学报，2014，14（10）：274–279.

章立华，刘力，林小凤，等.七叶莲挥发油的GC/MS分析和抗炎镇痛作用研究，安徽农业科学，2014，42（23）：7732–7735.

赵超，程力，周欣，等.固相微萃取/气相色谱/质谱法分析日本常山挥发性化学成分，精细化工，2009，26（1）：21–23.

赵超，张前军，关永霞，等.金钱蒲挥发油的化学成分及其抑菌活性研究，江苏中医药，2008，40（1）：68–69.

赵方方，李培武，王秀嫔，等.改进的无溶剂微波提取–全二维气相色谱/飞行时间质谱分析油菜籽和花生中挥发油，食品科学，2012，33（22）：162–166.

赵宏博，沈宇，方洪壮，GC–MS法分析红皮云杉针叶挥发油成分，黑龙江医药科学，2017，40（3）：89–91.

赵辉，姜芳婷，杨玉霞，等.绵毛马兜铃挥发油化学成分的GC/MS分析，河南大学学报（自然科学版），2004，34（3）：44–46.

赵敏华，广东合欢花挥发油化学成分气相色谱–质谱联用分析，时珍国医国药，2000，11（7）：585.

赵铭钦，于建春，程玉渊，等.烤烟烟叶成熟度与香气质量的关系，中国农业大学学报，2005，10（3）：10–14.

赵娜娜，傅文佳，路伟，等.啤酒花挥发油成分及其杀螨活性分析，新疆农业科学，2020，57（6）：1142–1150.

赵欧，杜莹，班大明，等.苗药八爪金龙中生物活性成分的研究（Ⅰ），湖北农业科学，2013，52（19）：4723–4725，4747.

赵萍，周海梅，吴云骥，无花果叶化学成分的研究—无花果叶挥发油的研究，中草药，2004，35（12）：1341–1342.

赵倩，董艳丽，曲戈霞，等.酸浆宿萼挥发性成分的研究，中药研究与信息，2005，7（4）：10–11.

赵强，王廷璞，野生药用红茂草挥发油提取及抗氧化活性研究，草地学报，2016，24（2）：473–478.

赵胜亭，齐伟，徐顺利，烟台富士苹果香气成分的气相色谱–质谱测定，安徽农业科学，2005，33（4）：632–633.

赵树年，陈于澍，孙汉董，等.石椒草化学成分的研究，Ⅱ.石椒草挥发油的化学成分，中草药，1986，17（4）：9–10.

赵晓红，严善春，迟德富，等.小青X黑杨树皮中挥发油化学成分分析，东北林业大学学报，2002，30（6）：18–20.

赵秀玲，李坤，黑果枸杞挥发油成分提取及体外抗氧化性研究，湖南农业大学学报（自然科学版），2016，42（2）：193–196.

赵秀英，张振杰，张宏利，等.黄蔷薇花挥发油化学成分的研究，西北植物西北，1994，14（5）：254–256.

赵学丽，舒钰，王丹，红松松针挥发油氨基酸组分及化合物成分，东北林业大学学报，2019，47（6）：40–44.

赵彦贵，张慧娟，迎春花花蕾挥发性成分分析，化学与生物工程，2018，35（3）：66–68.

赵燕强，王伟，杨立新，等 . 3 种铁线莲挥发性成分的 GC–MS 分析，云南中医学院学报，2017，40（5）：85–91.

赵杨，金晶，毛寒冰，SPME 提取技术分析接骨木挥发性化学成分，广州化工，2013，41（10）：165–166，174.

赵印泉，周斯建，彭培好，等 . 不同类型梅花品种及近缘种山桃挥发性成分分析，安徽农业科学，2011，39（26）：16164–16165.

甄汉深，葛静，梁洁，等 . 美味猕猴桃根挥发油的 GC–MS 分析，中药材，2008，31（5）：677–678.

郑良，朱华勇，沈慧，等 . GC–MS 分析山东野花椒果皮中挥发油的化学成分，华西药学杂志，2009，24（4）：386–388.

郑敏燕，魏永生，古元梓，等 . 固相微萃取–气相色谱–质谱法分析毛泡桐花挥发性成分，质谱学报，2009，30（2）：88–93.

郑尚珍，郭珍，戴荣，等 . 超临界流体 CO_2 萃取法研究旱柳叶挥发油化学成分，西北师范大学报（自然科学版），2001，37（4）：40–43.

郑尚珍，王进欣，吕金顺，等 . 旱柳叶挥发油的化学成分，西北师范大学学报（自然科学版），2000，36（3）：43–46.

钟伏生，罗永明，单荷珍，等 . 大叶桉果实挥发油成分分析，时珍国医国药，2006，17（6）：942.

钟宏波，陈青，韦黄山，固相微萃取–气质联用法对红子种子挥发性组分的测定，湖北农业科学，2012，51（16）：3594–3196.

钟可，刘芃，黔产苗药鸡矢藤和贵州鸡矢藤挥发油化学成分的研究，中国民族医药杂志，2008，（8）：34–36.

钟瑞敏，张振明，王羽梅，等 . 杨梅树叶、皮、根部挥发油成分及其抗氧化活性物质，林产化学与工业，2006，26（1）：1–5.

钟莹，张翠仙，林朝展，等 . 山大颜茎、叶挥发油的化学成分研究，时珍国医国药，2012，23（1）：144–145.

周葆华，操璟璟，植物资源的环境效应—四季桔叶挥发油抑菌效果实验，自然资源学报，2008，23（4）：737–744.

周葆华，清香木叶与黄连木叶挥发油化学成分的对比，安庆师范学院学报（自然科学版），2008，14（2）：60–62.

周波，谭穗懿，周静，等 . 山小橘叶与果实挥发油成分的 GC–MS 分析论，中药材第，2004，27（9）：640–645.

周红，潘智文，黄克建，等 . 桂产新鲜马樱丹叶及花的香气成分的 HS–SPME–GC–MS 分析，广西大学学报：自然科学版，2009，34（4）：494–497.

周坚，陈刚，唐维宏，水蒸气蒸馏法与超临界 CO_2 萃取法提取五味藤挥发油的化学成分比较，广西中医药大学学报，2013，16（2）：87–89.

周江菊，任永权，雷启义，樗叶花椒叶挥发油化学成分分析及其，抗氧化活性测定，食品科学，2014，35（6）：137–141.

周丽珠，梁忠云，李军集，等 . 不同产地和季节对岗松油成分影响初探，广西林业科学，2010，39（2）：97–99.

周妮，齐锦秋，王燕高，等 . 桢楠现代木和阴沉木挥发油化学成分的 GC–MS 分析，西北农林科技大学学报（自然科学版），2015，43（6）：136–140，152.

周双德，陈雪香，肖苏尧，等 . 山莓叶挥发油成分分析及抑菌活性研究，中药材，2009，32（10）：1547–1550.

周维书，周维经，杨双富，油松针叶的化学成分及其开发前景，资源开发与保护杂志，1989，5（4）：38–39.

周小江，贾敏如，5 种肺经草挥发油的成分分析，湖南中医药大学学报，2007，27（S1）：104–109.

周欣，赵超，杨付梅，等 . 贵州苦丁茶挥发油化学成分的研究，中草药，2002，33（3）：214–215.

周严严，赵海誉，王宏洁，等 . GC–MS 分析玛咖植株不同部位和类似样品蔓菁挥发性成分比较研究，中华中医药杂志（原中国医药学报），2017，32（5）：2265–2268.

周燕园,梁臣艳,陆海林,等.细叶桉果实CO$_2$超临界流体萃取物化学成分的GC–MS分析,中国药房,2011,22(27):2548–2550.

周燕园,水蒸气蒸馏与超临界CO$_2$萃取香胶木叶挥发油化学成分的GC–MS分析,中国实验方剂学杂志,2012,18(2):116–118.

周燕园,韦志英,钟振国,等.GC–M对广西细叶桉叶及果实挥发油成分研究,中药材,2009,32(2):216–219.

周姚红,李毅康,狄一博,等.桂花挥发油的提取及成分分析,广州化工,2019,47(22):105–106,113.

周晔,马缨丹挥发油的化学成分分析,亚太传统医药,2009,5(7):25–28.

周印锁,李兆琳,朱加亮,等.三花莸挥发油化学成分的研究,植物研究,1993,13(4):394–398.

周玉,任孝敏,吴雨真,等.超临界CO$_2$流体萃取石楠叶挥发油化学成分的研究,农产品加工·学刊,2011,(6):71–73.

朱翠英,刘利,付喜玲,等.设施无土栽培条件下草莓芳香物质和营养品质的研究,天津农业科学,2015,21(12):1–7.

朱东方,袁涛,李淑臣,等.蒙山地区黑松松针及枝条挥发油成分的气相质谱–色谱分析,山东林业科技,2009,(2):51–53.

朱海燕,杨付梅,杨小生,等.大叶臭椒不同部位的挥发油成分及其抑菌活性分析,时珍国医国药,2007,18(2):262–263.

朱红枚,周先礼,王绪甲,等.野花椒果皮挥发性成分的研究,天然产物研究与开发,2007,19(4):246–249.

朱慧,少花龙葵叶挥发油成分的鉴定,西南农业学报,2011,24(1):94–100.

朱俊洁,孟祥颖,乌垠,等.稠李果、茎、叶、皮及树干挥发油化学成分的分析,分析化学,2005,33(11):1615–1618.

朱丽云,张春苗,高永生,等.杨梅叶挥发油的成分分析及其对肺癌A549细胞增殖抑制作用,果树学报,2018,35(6):1–14.

朱亮锋,陆碧瑶,白兰花头香和净油的化学成份研究,有机化学,1984,(04):275–282.

朱小勇,卢汝梅,陆桂枝,等.南方荚蒾挥发油化学成分的气相色谱–质谱联用分析,时珍国医国药,2011,22(2):317–318.

朱小勇,邵敏敏,张宏建,等.夜合花挥发油化学成分的GC–MS分析,中国实验方剂学杂志,2011,17(8):125–127.

朱小勇,赵红艳,黄贵庆,等.超临界CO$_2$提取天茄子挥发油化学成分的分析,中国实验方剂学杂志,2012,18(7):139–141.

朱艳华,石玉坤,付起超,等.火棘叶挥发油化学成分的GC–MS分析,化学研究与应用,2013,25(9):1279–1282.

朱玉,文飞龙,齐应才,等.小叶女贞果实挥发油的GC–MS分析及其抗氧化活性,天然产物研究与开发,2014,26:553–557.

庄晓虹,刘声远,马岩松,等.南果梨芳香成分分析研究,保鲜与加工,2007,(4):19–21.

纵伟,赵光远,张文叶,等.水晶梨中香气成分的GC–MS分析,食品研究与开发,2006,27(10):105–106.

邹传宗,白花菜挥发油成分分析,中国民族民间医药,2020,29(7):34–37.

邹涛,成忠均,吉云,等.超临界CO$_2$萃取刺梨果肉挥发性物质工艺研究,中药材,2020,43(4):944–947.

中文名索引

A

阿丁枫 733
阿尔泰紫菀 778
阿魏 279
阿育魏实 1124
矮地茶 419
艾纳香 759
艾叶 143
安息香 2
桉树果 1222
桉叶 1222
澳洲坚果 1178

B

八角枫叶 465
八角茴香 225
八角金盘 1260
八角莲叶 1279
巴旦杏仁 1088
巴豆 44
巴戟天 242
芭蕉根 466
菝葜 2
白背叶 587
白背叶根 587
白残花 1085
白刺 711
白刺花 601
白独活 1132
白附子 352
白果 380
白鹤灵芝 864
白喉乌头 994
白花菜 1174
白花菜子 1174
白花草木犀 593
白花鹅掌柴 1271
白花九里明 760
白花蛇舌草 1052
白花甜蜜蜜 536
白花映山红 628
白蔻 723
白兰花 1006
白兰花叶 1006

白簕 1272
白薇 240
白龙穿彩 534
白马骨 1051
白茅根 84
白牛胆根 845
白千层叶 1227
白前 197
白沙蒿 799
白芍 218
白首乌 914
白术 137
白头翁 214
白薇 198
白鲜皮 387
白英 1104
白芷 283
白珠树 627
白子菜 806
百部 20
百部还魂 1119
百合 4
百合花 469
百里香 507
百里香叶杜鹃 630
百两金 1374
柏树叶 486
柏子仁 19
败酱（草） 493
斑鸠占 958
板蓝根 317
半边菜 1188
半边莲 132
半边旗 643
半夏 348
半枝莲 31
榜嘎 995
蚌兰花 1292
薄荷 27
杯花韭 470
杯菊 763
北豆根 77
北刘寄奴 377
北沙参 302
荸荠 1219
荜茇 90

荜澄茄 412
蓖麻叶 578
萹蓄 189
扁樱桃 1229
扁竹根 1309
变豆菜 1122
变叶胡椒 669
遍地金 1239
滨海前胡 1143
槟榔 423
波罗蜜 1161
波罗蜜核中仁 1162
波罗蜜叶 1161
波斯菊 802
博落回 1301
擘蓝 1190
补骨脂 52
布渣叶 77

C

菜豆 593
菜蓟 763
蚕豆 622
蚕豆花 622
苍耳子 136
苍术 139
糙苏 515
糙枝金丝桃 1239
草苁蓉 900
草豆蔻 118
草果 105
草莓 1063
草威灵 844
草乌 224
侧柏叶 18
茶花 1171
茶叶 1170
檫树 1339
柴桂 1355
柴胡 280
豺皮樟 1341
蝉翼藤 1311
潺槁树 1342
常春藤 1261
长白木 1264

长瓣马铃苣苔 872
长鞭红景天 750
长春七 1153
长萼栝楼 690
长梗黄精 478
长毛风毛菊 770
长毛香科科 555
长叶水麻 1048
朝鲜当归 1127
朝鲜崖柏 488
车前草 24
沉香 274
陈皮 388
柽柳 506
橙子皮 1316
赤飑 686
赤胫散 893
赤楠蒲桃叶 1230
赤芍 217
茺蔚子 41
稠李 1065
臭常山 1312
臭黄荆叶 957
臭鸡矢藤 1055
臭节草 1333
臭辣树 1334
臭冷杉 1202
臭灵丹（草） 161
臭茉莉叶 954
臭牡丹 954
臭山牛蒡 820
臭梧桐 955
臭梧桐花 956
臭梧桐子 957
臭樟 1366
樗叶花椒 1316
除虫菊 805
楮叶 1162
川贝母 5
川防风 1135
川防风 1144
川楝子 183
川明参 1125
川木香 141
川射干 385
川乌 224
川芎 290
穿破石 1169
穿心莲 175
串铃草 515

吹风散 1017
垂果大蒜芥 1184
垂盆草 131
垂丝海棠 1076
椿皮 176
椿树花 890
椿叶 889
唇香草 571
慈姑 1339
慈竹叶 650
刺苞南蛇藤 1252
刺果甘草 597
刺槐花 596
刺梨 1082
刺玫果 1083
刺楸茎 1262
刺楸树根 1261
刺楸树皮 1262
刺人参 1263
刺五加 367
刺芫荽 1126
刺叶冬青 590
葱白 471
葱花 472
葱须 471
葱叶 470
楤木 1264
翠云草 858

D

打箭菊 817
打破碗花花 998
大驳骨 861
大唇香科科 556
大肺筋草 1122
大风子 575
大腹皮 422
大果圆柏 489
大过山龙 1249
大黑头草 558
大花韭 472
大花鬯菜 573
大黄 187
大黄花 1288
大蓟 150
大蕉皮 467
大麻叶佩兰 853
大木通 989
大藻 1246

大平鳞毛蕨 902
大钱麻 1049
大青叶 318
大蒜 10
大头艾纳香 760
大头陈 1282
大透骨消 627
大细辛 979
大血藤 235
大烟锅草 824
大叶桉果 1221
大叶桉叶 1220
大叶白麻 713
大叶白头翁 839
大叶桂樱 1066
大叶黄杨叶 1254
大叶蒟 669
大叶青木香 969
大叶紫苏 569
大叶紫薇 1044
大枣 330
大籽蒿 784
大籽獐牙菜 909
丹参 37
单花荠 1184
单叶返魂草 818
淡红忍冬 1114
淡竹叶 85
当归 286
当归藤 1374
党参 132
倒插花 981
倒地铃 1256
倒扎龙 1096
稻草 651
地蚕 546
地耳草 1240
地枫皮 226
地肤子 183
地骨皮 262
地瓜果 1166
地黄 375
地椒 508
地锦草 46
地锦槭 1038
地梅子 1093
地膜香 507
地苤 1300
地笋 517
地桃花 743

地血香 1019
地杨桃 581
灯笼草 1108
灯台树 716
灯盏细辛 142
棣棠花 1065
滇藏方枝柏 490
滇丁香 1052
滇高良姜 719
滇黔金腰 704
滇羌活 1142
点地梅 500
点腺过路黄 500
钓樟枝叶 1349
调羹树 1178
丁香 346
东北堇菜 740
东北山梅花 706
东当归 1127
东风菜 768
东风橘 1329
冬瓜 687
冬葵果 128
冬葵叶 745
冬葵子 745
冬凌草 39
豆瓣绿 668
豆蔻 104
豆叶七 754
毒芹 1135
独活 287
独一味 31
杜衡 976
杜鹃花叶 628
杜梨 1072
杜松 486
杜香 634
杜仲 75
杜仲叶 76
短柄五加 1273
短梗南蛇藤茎叶 1253
断血流 27
对叶榕 1167
多刺绿绒 1302
多裂骆驼蓬 712
多穗石柯叶 865

E

莪术 115

峨眉忍冬 1116
鹅不食草 165
鹅脚板哉果 1141
二色补血草 468

F

番荔枝 638
番木瓜 641
番木瓜叶 642
番茄 1100
番茄叶 1101
番石榴干 1228
番石榴叶 1227
番薯藤 1289
番泻叶 69
繁缕 1198
防风 289
飞机草 855
飞龙掌血 1312
飞蓬 768
榧子 89
粉苞苣 770
粉草薢 333
粉团蔷薇 1086
粉枝莓 1092
风毛菊 771
枫树寄生 1158
枫香脂 123
凤尾草 643
凤尾茶 558
凤尾七 753
扶芳藤 1255
佛手 396
腐婢 958
覆盆子 262

G

甘草 54
甘菊 842
甘蓝 1189
甘木通 993
甘青青兰 537
甘松 496
甘松 21
甘肃棘豆 606
甘遂 46
赶黄草 700
赶山鞭 1240

干姜 109
岗梅根 590
岗松 1229
杠板归 190
高良姜 119
高山柏 490
藁本 293
革叶兔耳草 1287
葛根 56
隔山香 1146
功劳木 371
钩藤 243
狗肝菜 862
狗脊 23
狗舌草 777
狗枣猕猴桃根 999
枸骨叶 50
枸橘 1338
枸橘叶 1338
枸杞子 264
古钮菜 1107
谷精草 83
骨碎补 335
瓜蒌皮 100
瓜蒌子 99
瓜子金 386
挂金灯 1109
拐芹 1128
关苍术 765
关东丁香 1021
观音茶 1089
冠唇花 519
贯叶金丝桃 347
光头前胡 1144
光叶云南草蔻 728
广东升麻 813
广东土牛膝 854
广东紫珠 207
广藿香 28
广金钱草 70
广西九里香 1328
广香藤 639
鬼箭锦鸡儿 609
鬼箭羽 1256
鬼针草 781
桂花 1023
桂花枝 1025
桂花子 1025
桂皮 1356
桂枝 417

桂子 1366
果上叶 880

H

海滨木巴戟 1050
海风藤 92
海红 1080
海金沙草 647
海金沙根 648
海南檀 604
海通 955
海桐花 649
海桐树 649
海州香薷 560
含笑花 1007
含羞草 599
旱冬瓜 709
旱柳叶 1294
旱芹 1145
杭州荠 541
诃子 327
禾叶风毛菊 772
合欢花 59
合欢皮 58
何首乌 190
荷花玉兰 1013
荷叶 339
核(胡)桃楸果 680
核桃仁 94
黑(大)豆 53
黑藁本 1136
黑骨头 915
黑果枸杞 1102
黑及草 906
黑老虎 1016
黑皮根 637
黑三棱 666
黑沙蒿 785
黑水当归 1129
黑芝麻 94
黑种草子 215
红车轴草 594
红豆蔻 120
红管药 858
红果楠 1340
红旱莲 1241
红花 148
红花檵木 732
红花绿绒 1302

红花青藤 887
红花酢浆草 1384
红鸡踢香 686
红景天 130
红景天 751
红毛七 1279
红毛五加皮 1274
红木 1266
红木香 1018
红皮云杉 1218
红芪 72
红千层 1230
红升麻 706
红树叶 668
茜草 894
洪连 376
猴樟 1359
厚朴 227
厚朴花 228
胡(核)桃楸皮 678
胡椒 92
胡芦巴 60
胡萝卜 1137
胡萝卜叶 1139
胡萝卜子 1138
胡荽 1154
胡荽子 1156
胡颓子叶 683
槲寄生 306
槲叶 866
蝴蝶暗消 969
蝴蝶果 582
虎刺木 1265
虎耳草 702
虎皮草 704
虎舌红 1375
虎尾兰 477
虎杖 188
花椒 400
花脸细辛 979
花锚 906
花楸 1066
花叶滇苦菜 810
华南胡椒 671
华南毛蕨 739
华山参 266
华泽兰 853
铧头草 741
化橘红 397
化香树果 680

桦木皮 708
槐花 61
黄鹌菜 801
黄柏 405
黄草花 1306
黄刺玫 1080
黄藁本 1131
黄根 1060
黄瓜 697
黄瓜子 698
黄花补血草 468
黄花菜 1175
黄花稔 744
黄花香薷 562
黄花鸭跖柴胡 1124
黄姜花 720
黄脚鸡 485
黄金间碧竹 656
黄槿 746
黄荆叶 961
黄荆子 961
黄精 12
黄连 215
黄楝树 1039
黄龙藤 1020
黄栌枝叶 1041
黄缅桂果 1007
黄牛茶 1237
黄皮果 1323
黄皮果核 1324
黄皮叶 1322
黄芪 65
黄杞叶 681
黄蔷薇 1081
黄芩 32
黄蜀葵花 129
黄水枝 703
黄藤 78
黄心夜合 1008
黄芽白菜 1188
黄樟 1360
黄帚橐吾 831
灰菜 886
回回苏 574
火棘果 1067
火力楠 1010
火麻仁 307
火绒草 802
火炭母草 895
火焰子 995

霍香 520
霍香根 521

J

鸡蛋果 1275
鸡蛋花 714
鸡肝散 565
鸡骨草 71
鸡骨柴叶 562
鸡骨香 577
鸡翎草 606
鸡矢藤 1055
鸡树条 1111
鸡树条果 1110
鸡嗉子叶 1179
鸡血藤 69
鸡爪槭 1037
积雪草 297
及己 734
吉龙草 561
吉祥草 478
急性子 79
蒺藜 101
荠菜 1187
檵花 731
檵花叶 731
加拿大一枝黄花 849
夹竹桃 716
家独行菜 1185
假蒟 672
假蒟根 672
假鹰爪根 640
假茓包叶 582
尖尾枫 967
剪草 737
剪刀草 518
见风消 1352
建砂仁 725
剑叶耳草 1054
剑叶玉簪 484
箭杆风 722
江南卷柏 859
姜黄 117
姜味草 521
豇豆壳 608
降香 67
降真香 1332
茭白 655
椒蒿 789

角蒿 1378
绞股蓝 687
接骨木 1113
接气草 977
结香 1117
结血蒿 791
羯布罗香 910
芥蓝 1190
芥子 314
金背枇杷叶 630
金边兔耳 828
金耳环 971
金花草 903
金花茶叶 1171
金鸡脚 1201
金橘 1326
金橘叶 1327
金莲花 986
金缕半枫荷叶 729
金牛七 996
金钱草 23
金钱蒲 1244
金钱松叶 1201
金荞麦 193
金丝梅 1241
金丝桃 1242
金铁锁 325
金线兰 876
金银花 270
金银忍冬 1115
金盏菊花 803
金盏银盘 779
金针菜 483
筋骨草 522
锦灯笼 267
京大戟 45
荆芥 34
荆芥 526
荆芥穗 35
荆条 962
粳米 652
景天三七 754
九管血 1376
九节菖蒲 997
九里香 406
九龙藤 621
九头狮子草 863
九眼独活 1268
九州堇菜 741
韭菜子 8

酒饼叶 639
救必应 51
救军粮叶 1067
桔梗 134
菊花 151
菊苣 157
橘红 390
蒟酱叶 673
榉树叶 1308
苣荬菜 808
具苞水柏枝 506
卷柏 173
决明子 68
蕨麻 1090

K

咖啡 1057
卡密 711
开口箭 479
可可 1258
咳嗽草 563
孔雀草 833
苦艾 800
苦菜 811
苦参 63
苦茶叶 1027
苦地丁 382
苦碟子 843
苦丁茶 591
苦豆根 602
苦豆子 603
苦葛 598
苦瓜 688
苦瓜子 689
苦蒿 767
苦楝皮 185
苦木 177
苦石莲 623
苦杏仁 260
苦竹叶 650
库页红景天 752
库页悬钩子 1094
宽唇山姜 724
宽筋藤 642
宽叶独行菜 1186
宽叶杜香 635
宽叶返魂草 817
宽叶山蒿 786
款冬花 157
魁蒿 786

昆明山海棠................1251

L

蜡梅花.................873
辣薄荷.................512
辣根.................1186
辣椒.................265
辣木.................872
辣子草.................815
莱菔子.................316
兰花.................877
兰香草.................965
蓝布正.................249
蓝茶.................863
蓝萼香茶菜.................549
蓝花参.................758
蓝花侧金盏.................986
蓝花荆芥.................524
蓝玉簪龙胆.................907
狼毒.................1118
狼毒.................47
狼杷草.................780
老瓜头.................914
老鹳草.................213
老鼠瓜.................1175
簕欓.................1318
了哥王.................1118
了哥王根.................1119
雷公连.................1246
雷公藤.................1251
冷饭果叶.................1110
梨.................1068
梨果仙人掌.................1277
梨皮.................1071
犁头草.................740
李子.................1072
荔枝草.................545
荔枝核.................354
荔枝藤.................1032
栗扶.................871
栗花.................869
栗叶.................869
栗子.................870
连钱草.................33
连翘.................237
莲房.................338
莲雾.................1234
莲须.................338
莲子.................336
莲子心.................337

镰形棘豆.................607
凉粉草.................525
梁王茶.................1272
两广黄檀.................604
两面针.................404
两头尖.................225
亮叶桦叶.................708
量天尺.................1276
辽东栎皮.................866
蓼大青叶.................192
林檎.................1076
灵香草.................501
菱.................904
菱壳.................905
刘寄奴.................794
留兰香.................513
流苏虾脊兰.................882
柳杉叶.................1180
柳叶.................1293
柳叶蒿.................788
柳叶润楠.................1347
柳枝.................1293
六棱麻.................552
六月寒.................966
龙船花.................1059
龙船花茎叶.................1060
龙胆.................194
龙葵.................1103
龙脷叶.................48
龙牙木.................1267
龙牙木叶.................1267
龙眼肉.................358
窿缘桉叶.................1223
蒌蒿.................789
漏芦.................159
芦根.................87
芦子兰.................670
庐山香科科.................557
陆英.................1112
鹿耳翎.................811
鹿衔草.................196
路边姜.................721
路路通.................124
露兜竻蔃.................911
露兜簕.................912
栾花.................1257
罗布麻叶.................102
罗汉果.................100
罗汉松叶.................912
罗勒.................528

罗勒子.................529
罗裙带.................1197
萝卜秦艽.................516
裸花紫珠.................208
裸茎金腰子.................705
骆驼蓬.................712
落花生.................611
落花生枝叶.................611
驴断肠.................992
椗木.................600
绿绒.................1303
葎草.................1163
葎草花.................1163

M

麻疯树.................583
麻黄.................200
麻黄根.................202
麻栎.................867
麻柳叶.................678
马比木.................505
马鞭草.................203
马槟榔.................1177
马齿苋.................208
马兰.................812
马蔺叶.................1310
马铃薯.................1106
马铃薯叶.................1107
马桑叶.................983
马蹄金.................1290
马尾千金草.................1194
买麻藤.................983
麦冬.................16
麦芽.................84
满山红.................74
曼陀罗果.................1104
曼陀罗叶.................1103
蔓胡颓子叶.................684
蔓荆子.................205
蔓荆子叶.................963
杧果.................1041
杧果叶.................1043
猫人参.................998
猫须草.................541
猫眼草.................580
猫爪草.................216
毛大丁草.................766
毛冬瓜.................1000
毛冬青叶.................592
毛贯众.................903

毛鸡骨草 621
毛蓼 896
毛蒌 674
毛罗勒 530
毛球莸 966
毛蕊花 1281
毛麝香 1282
毛叶天胡荽 1149
毛叶西香罗勒 527
毛竹 653
茅莓 1094
茅香根 656
没药 81
玫瑰花 253
梅花 260
美花圆叶筋骨草 523
美味猕猴桃 1000
蒙古苍耳子 764
蒙古韭 475
蒙古栎 868
迷迭香 532
猕猴梨根 1001
猕猴梨叶 1002
猕猴桃 1002
米皮糠 652
米仔兰 888
米仔兰花 889
秘鲁香胶 615
密苞山姜 723
密花胡颓子 684
密蒙花 212
缅枣 1200
闽楠 1344
明党参 298
槭楂 1074
磨盘草 747
魔芋 1247
茉莉花 1029
墨旱莲 160
母丁香 347
母菊 813
牡丹皮 219
牡蒿 791
牡荆叶 204
木鳖子 98
木豆叶 612
木芙蓉叶 128
木瓜 250
木蝴蝶 421
木姜子 1342

木姜子叶 1343
木槿花 746
木槿叶 747
木橘 1330
木兰花 1014
木莲 1016
木棉花 235
木奶果 584
木薯 585
木香 169
木贼 240
木竹子皮 1244
苜蓿 614
墓头回 495

N

南川橐吾 831
南川细辛 978
南方红豆杉 666
南方荚 1112
南瓜 691
南瓜花 693
南瓜瓤 692
南瓜藤 694
南瓜子 692
南鹤虱 295
南牡蒿 792
南沙参 134
南藤 676
南天竹叶 1280
南五味子 1018
南五味子 233
南烛叶 636
楠材 1345
内折香茶菜 550
泥胡菜 815
拟草果 717
拟进里香 509
鸟不企 1266
柠檬 1315
柠檬桉果 1224
柠檬桉叶 1224
柠檬根 1313
柠檬皮 1314
柠檬叶 1314
牛白藤 1054
牛蒡子 161
牛耳岩白菜 871
牛角瓜 916
牛尾独活 1132

牛尾蒿 793
牛膝 369
牛至 533
扭鞘香茅 660
女萎 991
女贞子 238

O

欧当归 1143

P

排草香 535
盘花垂头菊 766
盘龙七 707
螃蟹甲 516
胖大海 359
泡桐花 1283
佩兰 171
蓬子菜 1058
蟛蜞菊 816
皮袋香 1009
枇杷叶 251
枇杷叶紫珠 967
啤酒花 1164
片姜黄 111
平贝母 6
苹果 1077
苹果叶 1079
婆罗门皂荚 609
葡萄 1033
葡萄根 1034
蒲公英 163
蒲黄 370
蒲桃壳 1232
蒲桃叶 1232
蒲桃种子 1233
铺散亚菊 846

Q

七角风 1269
七叶莲 1270
漆姑草 1199
祁连山圆柏 491
麒麟尾 1248
千层塔 1195
千打锤 1348
千斤拔 616
千金子 48
千里光 164
千年艾 776

千年健 353
千日红 1278
千叶独活 1134
千叶独活根 1134
千针万线草 1198
千只眼 1328
牵牛子 378
前胡 298
芡实 340
茜草 244
羌活 300
蔷薇根 1084
蔷薇花 1085
荞麦 899
秦艽 195
秦皮 237
青风藤 78
青果 80
青蒿 144
青蒿 795
青江藤 1253
青棉花藤 700
青皮 389
青钱柳叶 682
青藤子 1030
青天葵 884
箐跌打 807
秋枫 579
秋葵 748
蚯疽草 851
楸子 1079
驱虫斑鸠菊 762
驱风通 1318
瞿麦 326
全叶青兰 538
全缘叶紫珠 968
缺萼枫香 730

R

苒苒草 990
蘘荷花 720
热痱草 543
人参 362
人参叶 363
人面子根皮 1044
人面子叶 1044
忍冬藤 272
绒毛桢楠 1348
榕树叶 1167
肉苁蓉 193

肉豆蔻 273
肉桂 417
乳苣 819
乳香 83
软枣子 1002
箬叶 658

S

塞北紫堇 1307
三白草 278
三叉耳蕨 901
三叉苦 1335
三股筋 1354
三尖杉 1120
三棱 88
三裂绣线菊 1092
三七 360
三十六荡 917
三消草 594
三叶鬼针草 779
三钻七 1349
伞杨 750
散血飞 1317
桑白皮 310
桑寄生 305
桑寄生 1157
桑椹 311
桑叶 309
桑枝 310
沙地柏 488
沙棘 96
沙生风毛菊 775
沙旋覆花 843
沙苑子 64
沙枣花 685
砂仁 106
砂引草 1371
山扁豆 610
山茶 1172
山沉香 1021
山刺柏 487
山大颜 1056
山道年蒿 808
山豆根 63
山豆子 1097
山矾花 1173
山甘草 1062
山核桃皮 682
山核桃仁 683
山胡椒 1350

山胡椒根 1351
山胡椒叶 1351
山黄皮 1325
山藿香 557
山姜 725
山橿 1352
山韭菜 473
山橘 1327
山橘叶 1328
山蒟 675
山蜡梅 874
山龙眼 588
山绿茶 591
山麻黄 1330
山麦冬 15
山莓 1095
山木通 992
山奈 122
山佩兰 852
山稔根 1236
山稔叶 1235
山石榴 1061
山水芹菜 1145
山苏木 1220
山藤藤果 1035
山桐子 576
山乌珠叶 1231
山香 539
山小橘 1331
山药 334
山银柴胡 1199
山银花 268
山樱桃 1096
山油柑果实 1332
山油柑叶 1331
山楂 254
山楂叶 255
山芝麻 1259
山茱萸 312
山紫菀 832
杉材 1181
杉木根 1181
杉皮 1182
杉松 1202
杉叶 1180
珊瑚姜 719
商陆 313
商陆叶 1183
少花桂 1361
蛇床子 304

蛇附子 1036
蛇莓 1086
射干 384
伸筋草 321
深山含笑 1009
深山黄堇 1306
神秘果 1177
神香草 540
肾蕨 1183
肾叶细辛 980
升麻 220
生姜 108
胜红蓟 821
狮子七 752
蓍草 166
十八症 671
石菖蒲 350
石刁柏 480
石吊兰 175
石柑子 1248
石斛 179
石茅芎 542
石椒草 1334
石蒟 675
石蜡红 984
石榴皮 320
石龙刍 589
石龙刍根 589
石莽草 898
石楠叶 1087
石上柏 860
石韦 335
石油菜 1046
石枣子 881
莳萝子 1147
使君子 328
柿蒂 328
匙羹藤 916
首乌藤 191
疏花婆婆纳 1284
疏叶当归 1130
蜀葵花 749
蜀葵子 749
鼠曲草 823
薯莨 1200
树莓 1093
树桑寄生 1160
树五加 1271
双花鞘花 1160
水半夏 1247

水凤仙 644
水藁本 1136
水红花子 192
水红袍 503
水茴香 1286
水金凤 645
水晶花 736
水蓼 896
水芹 1148
水杉 1182
水松枝叶 1203
水翁花 1235
水翁叶 1234
水蜈蚣 1219
水仙花 1196
水苎麻 1049
丝瓜叶 695
丝茅七 847
丝绵木 1254
斯里兰卡肉桂 1362
四川苦丁茶 1026
四大天王 735
四方木皮 620
四季青 50
四块瓦 739
四棱蒿 564
四轮草 1046
四叶参 756
四叶七 736
四叶细辛 734
四照花 1179
松花粉 341
松木皮 1211
松球 1214
松树梢 1213
松叶 1204
松油 1216
菘菜 1193
苏合香 125
苏木 72
素馨花 1029
粟米 654
酸果藤 1373
酸角 619
酸枣仁 331
蒜香藤 1380
算盘子 586
随手香 1245
穗花杉叶 667
娑罗子 241

蓑草 657
索骨丹 701
锁阳 344

T

塔花香茶菜 553
太子参 324
痰火草 1292
檀香 345
桃儿七 1280
桃花 1088
桃金娘 1236
桃仁 256
桃枝 1089
桃枝 256
藤檀 605
天胡荽 1150
天花粉 98
天韭 473
天葵子 222
天麻 182
天名精 825
天南星 353
天茄子 1291
天青地白 824
天山堇菜 742
天山雪莲 142
天仙子 267
天竺桂 1362
甜茶藤 1036
甜瓜 698
甜果藤 505
甜叶菊 826
铁筷子 874
铁筷子 994
铁皮石斛 181
铁扫帚 600
铁扫帚 613
铁苋菜 586
铁线莲 989
葶苈子 315
通肠香 838
通城虎 970
通关藤 200
茼蒿 826
铜钱细辛 980
头花杜鹃 631
头序木 1269
透骨草 580
秃疮花 1304

土茶 1237
土大香 1005
土茯苓 3
土桂皮 1358
土金耳环 977
土荆芥 886
土木香 168
土三七 807
土田七 728
土细辛 972
土香薷 566
土一支蒿 822
兔儿伞 829
兔毛蒿 838
菟丝子 1291
菟丝子 379
豚草 830

W

弯茎还阳参 800
万年蒿 783
万寿菊根 835
万寿菊花 834
万寿菊叶 836
王不留行 325
王瓜 690
网脉囊吾 833
望江南子 610
威灵仙 222
尾花细辛 981
尾叶香茶菜 550
委陵菜 258
榅桲 1099
文冠果 1258
文山八角 1004
蚊子草 1091
莴苣 837
乌榄 646
乌榄叶 645
乌梅 259
乌墨 1233
乌药 414
巫山淫羊藿 374
无莿根 1035
无花果 1168
无花果叶 1168
芜菁 1191
芜菁花 1191
芜菁子 1192
吴茱萸 408

梧桐花 1259
五加果 1275
五加皮 1274
五加皮 369
五色梅花 960
五色梅叶 959
五味子 234
五香草 543
五叶藤 1290
五月艾 796
五爪龙 1165
舞草 620
雾水葛 1048

X

西北蒿 964
西瓜 695
西瓜皮 696
西瓜子仁 696
西河柳 25
西红花 383
西葫芦 694
西南风铃草 757
西南獐牙菜 909
西洋菜干 1185
西洋参 364
薤莶 319
溪黄草 551
豨莶草 166
喜树果 885
喜树叶 884
喜盐鸢尾 1310
细齿樱桃 1098
细沙虫草 556
细香葱 474
细辛 209
细叶桉果 1225
细叶桉叶 1225
细叶刺针草 781
细叶婆婆纳 1285
细叶益母草 574
细毡毛忍冬 1116
虾须豆 598
狭叶当归 1130
狭叶荨麻 1047
下田菊 837
夏枯草 38
夏至草 548
仙鹤草 248
仙茅 322

仙人掌 1277
显脉香茶菜 552
腺药珍珠菜 504
香阿魏 1121
香柏 1217
香茶菜 553
香茶菜根 554
香椿 891
香冬青 592
香豆蔻 718
香附 343
香槁树 1347
香桂 1364
香桂皮 1363
香加皮 199
香胶木 1340
香蕉 466
香蓼 898
香毛草 499
香茅 659
香排草 504
香青兰 538
香薷 36
香叶 985
香叶树 1353
香橼 395
香樟根 1368
向日葵根 840
向日葵花盘 841
向日葵壳 842
向日葵子 841
向阳花 816
小白蒿 787
小白蜡条 1028
小驳骨 174
小草蔻 726
小大黄 893
小飞蓬 761
小谷精草 646
小过路黄 501
小红苏 560
小花八角 1004
小花黄堇 1307
小花清风藤 1060
小槐花 618
小黄皮 1326
小茴香 296
小蓟 149
小六月寒 964
小麦 662

小麦麸 663
小米口袋 612
小婆婆纳 1285
小青杨 1295
小石仙桃 881
小血藤 1020
小野芝麻 570
小叶马蹄香 982
小叶爬崖香 677
小叶枇杷 629
小叶三点金 618
小叶双眼龙 578
小叶杨 1296
小一点红 848
小紫金牛 1376
邪蒿 1153
缬草 497
薤白 11
心叶党参 756
心叶荆芥 524
辛夷 1011
辛夷 230
新疆大黄 892
新疆党参 755
新疆藁本 1146
新疆羌活 1129
新疆一支蒿 797
星状风毛菊 776
腥藤 1249
兴安百里香 510
兴安薄荷 511
兴木蒂那布 548
杏叶防风 1139
绣球藤 991
绣线菊根 1091
锈毛金腰 705
徐长卿 198
续断 26
萱草根 483
玄参 376
旋覆花 167
雪莲花 773
雪上一枝蒿 996
血榧 1120
血竭 480
血满草 1114
血人参 614
薰衣草 572
寻骨风 970
荨麻叶龙头草 527

Y

鸦葱 847
鸦胆子 178
鸭儿芹 1151
鸭儿芹根 1152
鸭儿芹果 1152
鸭脚艾 782
鸭脚板草 988
鸭脚木叶 1270
鸭嘴花 864
牙痛草 1371
亚麻子 380
亚洲薄荷 514
烟草 1109
延胡索 382
芫花 276
岩扫把 988
盐蒿 797
盐生肉苁蓉 901
兖州卷柏 861
偃柏 493
艳山姜 726
羊耳蒜 883
羊红膻 1140
羊蹄草 849
阳桃 1383
阳桃叶 1383
杨梅 1297
杨梅根 1298
杨梅树皮 1299
杨梅叶 1298
杨树花 1295
杨叶木姜子 1344
洋葱 476
洋蓍草 822
椰子浆 1380
椰子瓢 1381
野艾蒿 798
野拔子 567
野葱 475
野鹅脚板 1123
野甘草 1288
野花椒 1319
野黄桂 1364
野黄皮 1322
野菊 803
野菊花 154
野菊花 804
野马追 171

野毛金莲 1303
野茉莉 465
野木耳菜 848
野生紫苏叶 575
野塘蒿 761
野香草 568
野香茅 659
野烟叶 1105
叶下花 828
叶下珠 588
叶子花 1377
夜合花 1015
一年蓬 769
一枝黄花 170
异果千里光 819
异株百里香 511
益母草 40
益智 121
薏苡仁 87
阴地蕨 1300
阴香根 1365
阴香叶 1365
茵陈 146
茵芋 1336
银柴胡 322
银合欢 623
银线草 738
银杏叶 381
淫羊藿 372
罂粟 1305
樱草杜鹃 632
樱桃 1097
樱桃核 1098
迎春花 1031
迎春花叶 1032
营实 1085
硬毛夏枯草 547
油茶花 1173
油松节 342
疣果豆蔻 718
柚树寄生 1159
余甘子 49
鱼香草 514
鱼腥草 277
鱼眼草 850
榆白皮 1308
禹州漏芦 159
玉帘 1195
玉米须 664
玉蜀黍 663

玉蜀黍叶 ……………………665
玉簪花 ………………………484
玉竹 …………………………14
郁金 …………………………112
预知子 ………………………236
元宝草 ………………………1243
圆柏 …………………………491
圆柏果 ………………………489
圆瓣姜花 ……………………721
远志 …………………………386
月桂 …………………………1355
月季花 ………………………254
越橘果 ………………………636
越南樟皮 ……………………1361
云防风 ………………………1151
云锦杜鹃 ……………………632
云南红豆蔻 …………………724
云南野砂仁 …………………727
芸薹 …………………………1193
芸薹子 ………………………1194
芸香 …………………………1337
芸香草 ………………………661

Z

藏菖蒲 ………………………349
藏茴香 ………………………1137
藏荆芥 ………………………525
藏茵陈 ………………………908
早开堇菜 ……………………743
泽兰 …………………………518
泽兰 …………………………30
泽泻 …………………………411
楂子 …………………………1073
柞树叶 ………………………868
獐牙菜 ………………………910
樟木 …………………………1367
樟木子 ………………………1370
樟木钻 ………………………1003
樟树皮 ………………………1370
樟树叶 ………………………1368
照山白 ………………………633
浙贝母 ………………………6
榛子 …………………………710
榛子花 ………………………710
知母 …………………………17
栀子 …………………………245
栀子花 ………………………1062
蜘蛛香 ………………………22
直杆蓝桉叶 …………………1226

止泻木 ………………………717
枳壳 …………………………392
枳实 …………………………393
栉叶蒿 ………………………857
中缅八角 ……………………1005
肿柄菊叶 ……………………857
肿节风 ………………………125
重楼 …………………………7
朱蕉 …………………………485
朱砂根 ………………………420
茱苓草 ………………………908
珠兰 …………………………735
珠子参 ………………………366
猪肚木 ………………………1061
猪毛参 ………………………1250
猪屎豆 ………………………624
猪牙皂 ………………………73
猪殃殃 ………………………1059
竹柏 …………………………913
竹节参 ………………………365
竹凌霄 ………………………481
竹茹 …………………………86
竹叶参 ………………………482
竹叶柴胡 ……………………1125
竹叶椒 ………………………1321
竹叶椒叶 ……………………1320
苎麻叶 ………………………1050
柱果铁线莲 …………………990
追风伞 ………………………503
孜然 …………………………1156
紫斑风铃草 …………………758
紫背菜 ………………………806
紫背金盘草 …………………523
紫草 …………………………418
紫草 …………………………1372
紫丁香 ………………………1022
紫椴 …………………………637
紫花地丁 ……………………126
紫花前胡 ……………………300
紫花香薷 ……………………570
紫花野菊 ……………………805
紫花一柱香 …………………517
紫茎泽兰 ……………………856
紫荆花 ………………………624
紫茉莉 ………………………1378
紫楠叶 ………………………1346
紫萁贯众 ……………………420
紫苏梗 ………………………42
紫苏叶 ………………………42
紫苏子 ………………………43

紫穗槐 ………………………625
紫藤 …………………………626
紫菀 …………………………172
紫薇花 ………………………1045
紫油木叶 ……………………1040
紫玉盘 ………………………640
紫珠 …………………………968
紫珠叶 ………………………206
棕榈花 ………………………1382
棕榈叶 ………………………1382
总序香茶菜 …………………554
总状土木香 …………………845
走马胎 ………………………1377
钻地风 ………………………707
醉马草 ………………………608

拉丁名索引

A

Abelmoschus esculentus 748
Abelmoschus manihot 129
Abies holophylla 1202
Abies nephrolepis 1202
Abrus cantoniensis 71
Abrus mollis...................................621
Abutilon indicum 747
Acalypha australis 586
Acanthopanax brachypus 1273
Acanthopanax giraldii 1274
Acanthopanax gracilistylus 369
Acanthopanax senticosus 367
Acanthopanax sessiliflorus 1274,1275
Acanthopanax trifoliatus 1272
Acer mono...................................1038
Acer palmatum 1037
Achillea alpina 166
Achillea millefolium 822
Achillea wilsoniana 822
Achyranthes bidentata 369
Aconitum carmichaelii 224
Aconitum kusnezoffii 224
Aconitum leucostomum 994
Aconitum pendulum 996
Aconitum sungpanense 995
Aconitum taipeicum 996
Aconitum tanguticum 995
Acorus calamus 349
Acorus gramineus 1244,1245
Acorus gramineus var. pusillus 1245
Acorus tatarinowii 350
Acronychia pedunculata 1331,1332
Acroptilon repens 767
Actinidia arguta.....................1001,1002
Actinidia chinensis 1003
Actinidia deliciosa 1000
Actinidia eriantha 1000
Actinidia kolomikta 999
Actinidia valvata 998
Actinodaphne cupularis 1340
Actinodaphne pilosa 1340
Adenophora stricta 134
Adenophora tetraphylla 134
Adenosma glutinosum 1282
Adenosma indianum 1282
Adenostemma lavenia........................837
Adiantum edgeworthii 1250
Adonis coerulea 986
Aegle marmelos 1330

Aesculus chinensis 241
Aesculus chinensis var. chekiangensis 241
Aesculus wilsonii 241
Agastache rugosa 520,521
Ageratum conyzoides........................821
Aglaia odorata 888,889
Agrimonia pilosa 248
Ailanthus altissima 176
Ainsliaea fragrans 828
Ainsliaea pertyoides var.albo-tomentosa .
....828
Ajania khartensis 846
Ajuga ciliata 522
Ajuga ovalifolia var. calantha 523
Ajuga nipponensis 523
Akebia quinata 236
Akebia trifoliata 236
Akebia trifoliata var. australis 236
Alangium chinense 465
Albizia julibrissin 58,59
Alisma orientale 411
Alisma plantago-aquatica...................411
Allium ascalonicum 474
Allium cepa 476
Allium chinense 11
Allium cyathophorum 470
Allium fistu losum 470,471,472
Allium macrostemon 11
Allium mongolicum 475
Allium sativum 10
Allium tuberosum 8
Allium victorialis 473
Allium wallichii 473
Allium macranthum 472
Allium prattii 475
Alnus nepalensis 709
Alpinia blepharocalyx.................727,728
Alpinia conchigera 724
Alpinia galanga 120
Alpinia henryi 726
Alpinia japonica 725
Alpinia katsumadai 118
Alpinia officinarum 119
Alpinia oxyphylla 121
Alpinia platychilus 724
Alpinia pumila 722
Alpinia stachyoides 723
Alpinia tonkinensis 723
Alpinia zerumbet...............................726
Alstonia scholaris 716

Althaea rosea 749
Altingia chinensis 733
Ambrosia artemisiifolia 830
Amentotaxus argotaenia 667
Amomum compactum 104
Amomum kravanh 104
Amomum longiligulare 106
Amomum muricarpum 718
Amomum para-tsaoko 717
Amomum subulatum 718
Amomum tsaoko 105
Amomum villosum 106
Amomum villosum var. xanthioides ..106
Amorpha fruticosa 625
Amorphophallus rivieri 1247
Ampelopsis cantoniensis 1035
Ampelopsis grossedentata 1036
Ampelopsis japonica 240
Amydrium sinense 1246
Amygdalus communis 1088
Amygdalus davidiana 1088,1089
Amygdalus persica 256
Amygdalus davidiana 256
Anaphalis margaritacea.....................839
Anaphalis sinica 838,841
Andrographis paniculata 175
Androsace umbellate 500
Anemarrhena asphodeloides 17
Anemone altaica 997
Anemone hupehensis 998
Anemone raddeana 225
Anethum graveolens 1147
Angelica acutiloba 1127
Angelica amurensis 1129
Angelica anomala 1130
Angelica biserrata 287
Angelica dahurica 283
Angelica dahurica var. formosana ...283
Angelica decursiva........................300
Angelica gigas 1127
Angelica glauca 1129
Angelica laxifoliata 1130
Angelica polymorpha 1128
Angelica pubescens 287
Angelica sinensis 286
Anisochilus carnosus 535
Annona squamosa 638
Anoectochilus roxburghii 876
Apium graveolens 1145
Apocynum venetum 102
Aquilaria sinensis 274

Arachis hypogaea 611
Aralia armata 1265
Aralia chinensis 1264
Aralia continentalis 1264
Aralia cordata 1268
Aralia dasyphylla 1269
Aralia decaisneana 1266
Aralia echinocaulis 1266
Aralia elata 1267
Arctium lappa 161
Ardisia brevicaulis 1376
Ardisia chinensis 1376
Ardisia crenata 420
Ardisia crispa 1374
Ardisia japonica 419
Ardisia mamillata 1375
Ardisia gigantifolia 1377
Areca catechu 422,423
Arisaema amurense 354
Arisaema erubescens 354
Arisaema heterophyllum 354
Aristolochia austroszechuanica 969
Aristolochia mollissima 971
Aristolochia tuberosa 969
Aristolochia fordiana 970
Arivela viscosa 1175
Armeniaca mume 259
Armeniaca vulgaris 260
Armoracia rusticana 1186
Arnebia euchroma 418
Arnebia euchroma 1372
Arnebia guttata 418,1372
Artemisia absinthium 800
Artemisia annua 144
Artemisia anomala 794
Artemisia argyi 143
Artemisia capillaris 146
Artemisia carvifolia 795
Artemisia dracunculus 789
Artemisia dubia 793
Artemisia eriopoda 792
Artemisia frigid 787
Artemisia halodendron 797
Artemisia indica 796
Artemisia integrifolia 788
Artemisia japonica 791
Artemisia lactiflora 782
Artemisia lavandulaefolia 798
Artemisia ordosica 785
Artemisia princeps 786
Artemisia rupestris 797
Artemisia sacrorum 783
Artemisia scoparia 146
Artemisia selengensis 789
Artemisia sieversiana 784
Artemisia sphaerocephala 799

Artemisia stolonifera 786
Artemisia vestita 791
Artocarpus heterophyllus 1161,1162
Asarum caudigerellum 977
Asarum caudigerum 981
Asarum caulescens 972
Asarum chinense 972
Asarum debile 980
Asarum delavayi 972
Asarum forbesii 972,976
Asarum fukienense 972
Asarum geophilum 972
Asarum heterotropoides var. mandshuricum 209
Asarum himalaicum 972
Asarum ichangense 982
Asarum insigne 971
Asarum longirhizomatosum 971
Asarum magnificum 979
Asarum maximum 972
Asarum nanchuanense 978
Asarum petelotii 977
Asarum pulchellum 972
Asarum renicordatum 980
Asarum sagittarioides 977
Asarum sieboldii var. seoulense 209
Asarum splendens 979
Asarum wulingense 981
Asparagus officinalis 480
Aster ageratoides 858
Aster scaber 768
Aster tataricus 172
Astilbe chinensis 706
Astragalus complanatus 64
Astragalus membranaceus 65
Astragalus membranaceus var.mongholicus 65
Atalantia buxifolia 1329
Atractylodes chinensis 139
Atractylodes japonica 765
Atractylodes lancea 139
Atractylodes macrocephala 137
Aucklandia lappa 169
Aucklandia costus 169
Averrhoa carambola 1383

B

Baccaurea ramiflora 584
Baeckea frutescens 1229
Bambusa tuldoides 86
Bambusa vulgaris 656
Bauhinia championii 621
Belamcanda chinensis 384
Benincasa hispida 687

Bergenia scopulosa 707
Betula luminifera 708
Betula platyphylla 708
Bidens bipinnata 779,781
Bidens parviflora 781
Bidens pilosa 779
Bidens tripartite 780
Bischofia polycarpa 579
Blumea balsamifera 759
Blumea megacephala 760
Blumea riparia 760
Boehmeria macrophylla 1049
Boehmeria nivea 1050
Boenninghausenia albiflora 1333
Boenninghausenia sessilicarpa 1334
Bombax malabaricum 235
Boschniakia rossica 900
Boswellia bhaw-dajiana 83
Boswellia carteri 83
Botrychium ternatum 1300
Bougainvillea glabra 1377
Brassica alboglabra 1190
Brassica caulorapa 1190
Brassica chinensis 1193,1194
Brassica juncea 314
Brassica oleracea var. capitata 1189
Brassica pekinensis 1188
Brassica rapa 1191
Broussonetia papyrifera 1162
Brucea javanica 178
Bruguiera gymnorrhiza 668
Buddleja officinalis 212
Bulbophyllum odoratissimum 880
Bupleurum chinense 280
Bupleurum commelynoideum var. flaviflorum 1124
Bupleurum marginatum 1125
Bupleurum scorzonerifolium 280

C

Caesalpinia minax 623
Cajanus cajan 612
Calanthe alpina 882
Calendula officinalis 803
Callicarpa bodinieri 968
Callicarpa formosana 206
Callicarpa integerrima 968
Callicarpa kochiana 967

Callicarpa kwangtungensis 207
Callicarpa longissima........................967
Callicarpa nudiflora 208
Callistemon rigidus 1230
Calonyction muricatum 1291
Calotropis gigantea 916
Camellia japonica 1172
Camellia nitidissima 1171
Camellia oleifera 1173
Camellia sinensis 1170,1171
Campanula punctata 758
Campanula pallida 757
Camptotheca acuminata......................884
Camptotheca acuminate 885
Canarium album 80
Canarium pimela 645,646
Cancrinia discoidea............................842
Cannabis sativa 307
Canthium horridum 1061
Capparis masaikai 1177
Capparis spinosa 1175
Capsella bursa-pastoris 1187
Capsicum annuum 265
Caragana jubata 609
Cardamine urbaniana 1188
Cardiospermum halicacabum 1256
Carica papaya........................ 641,642
Carpesium abrotanoides 825
Carpesium macrocephalum 824
Carthamus tinctorius 148
Carum carvi 1137
Carya cathayensis 682,683
Caryopteris incana 965
Caryopteris tangutica 964
Caryopteris tangutica 964
Caryopteris terniflora 966
Caryopteris trichosphaera 966
Cassia acutifolia 69
Cassia angustifolia 69
Cassia fistula 609
Cassia obtusifolia 68
Cassia occidentalis 610
Cassia tora 68
Cassia mimosoides 610
Castanea mollissima.............869,870,871
Catunaregam spinosa 1061
Caulophyllum robustum 1279
Cedrus deodara 1217
Celastrus hindsii 1253

Celastrus rosthornianus 1253
Celastrus flagellaris 1252
Centella asiatica 297
Centipeda minima 165
Cephalotaxus fortunei 1120,1120
Cerasus pseudocerasus 1097,1098
Cerasus serrula 1098
Cerasus tomentosa 1096,1097
Cercis chinensis 624
Chaenomeles cathayensis 1073
Chaenomeles sinensis 1074
Chaenomeles speciosa 250
Changium smyrnioides 298
Chenopodium album 886
Chenopodium ambrosioides 886
Chimonanthus nitens 874
Chimonanthus praecox 873,874
Chirita eburnean 871
Chloranthus fortunei 737
Chloranthus henryi 735,736
Chloranthus holostegius 736
Chloranthus japonicas 738,739
Chloranthus multistachys 734
Chloranthus serratus 734
Chloranthus spicatus 735
Chondrilla piptocoma 770
Chrysanthemum coronaria 826
Chrysosplenium cavaleriei 704
Chrysosplenium davidianum 705
Chrysosplenium macrophyllum 704
Chrysosplenium nudicaule 705
Chuanminshen violaceum 1125
Cibotium baromatz 23
Cichorium glandulosum 157
Cichorium intybus 157
Cicuta virosa 1135
Cimicifuga dahurica 220
Cimicifuga foetida 220
Cimicifuga heracleifolia 220
Cinnamomum bejolghota 1358
Cinnamomum bodinieri 1359
Cinnamomum burmannii 1356,1365,1366
Cinnamomum camphora.1367,1368,1370
Cinnamomum cassia 417
Cinnamomum glanduliferum 1366
Cinnamomum japonicum 1356,1362
Cinnamomum jensenianum 1364
Cinnamomum pauciflorum 1361
Cinnamomum porrectum 1360

Cinnamomum subavenium 1363,1364
Cinnamomum tamala 1355
Cinnamomum tonkinense 1361
Cinnamomum wilsonii 1356
Cinnamomum zeylanicum 1362
Cirsium japonicum 150
Cirsium setosum 149
Cistanche deserticola 193
Cistanche mongolica.........................193
Cistanche salsa 901
Cistanche tubulosa 193
Citrullus lanatus 695,696
Citrus aurantium..........................392,393
Citrus grandis.....................................397
Citrus grandis × junos 395
Citrus grandis 'Tomentosa'...............397
Citrus junos 1316
Citrus limon 1314,1315
Citrus limonia 1313,1314
Citrus medica 395
Citrus medica var. sarcodactylis 396
Citrus reticulata....................388,389,390
Citrus sinensis 393
Citrus wilsonii 395
Citrus maxima 397
Clausena dunniana 1322
Clausena emarginata 1326
Clausena excavata 1325
Clausena lansium 1322,1324
Cleidiocarpon cavaleriei 582
Cleistocalyx operculatus 1234,1235
Clematis aethusaefolia 992
Clematis apiifolia..............................991
Clematis argentilucida 989
Clematis chinensis 222
Clematis filamentosa 993
Clematis finetiana 992
Clematis florida var. plena 989
Clematis glauca 990
Clematis hexapetala 222
Clematis manshurica 222
Clematis ranunculoides 991
Clematis terniflora var. mandshurica 222
Clematis uncinata 990
Cleome gynandra 1174
Clerodendranthus spicatus 541
Clerodendrum bungei 954
Clerodendrum mandarinorum 955
Clerodendrum philippinum 954

Clerodendrum philippinum var. simplex 954

Clerodendrum trichotomum ..955, 956,957

Clinopodium chinense 27

Clinopodium gracile 518

Clinopodium polycephalum 27

Cnidium monnieri 304

Cocos nucifera 1380,1381

Codariocalyx motorius 620

Codonopsis clematidea 755

Codonopsis cordifolioidea 756

Codonopsis lanceolata 756

Codonopsis pilosula 132

Codonopsis pilosula var. modesta 132

Codonopsis tangshen 132

Coffea arabica 1057

Coix lacryma-jobi 87

Coix lacryma-jobi var. ma-yuen 87

Commiphora molmol 81

Commiphora myrrha 81

Conioselinum vaginatum 1146

Coptis teeta 215

Cordyline fruticosa 485

Coreopsis tinctoria 802

Coriandrum sativum 1154,1156

Coriaria nepalensis 983

Cornus officinalis 312

Co-rnus kousa subsp. Chinensis 1179

Corydalis adunca 1306

Corydalis bungeana 382

Corydalis impatiens 1307

Corydalis pallida 1306

Corydalis racemosa 1307

Corydalis yanhusuo 382

Corylus heterophylla 710

Cotinus coggygria var. pubescens 1041

Cralaegus pinnatifida var. major 254,255

Crassocephalum crepidioides 848

Crataegus pinnatifida 254,255

Cratoxylum cochinchinense 1237

Cratoxylum formosum subsp. pruniflorum 1237

Cremanthodium discoideum 766

Crepis flexuosa 800

Crinum asiaticum var. sinicum 1197

Crocus sativus 383

Crossostephium chinensis..................776

Crotalaria pallid 624

Croton crassifolius 577

Croton lachnocarpus 578

Croton tiglium 44

Cryptomeria fortunei Hooibrenk 1180

Cryptotaenia japonica 1151,1152

Cryptotaenia japonica 1152

Cucumis melo 698

Cucumis sativus 697,698

Cucurbita moschata 691,692,693,694

Cucurbita pepo 694

Cudrania cochinchinensis 1169

Cuminum cyminum 1156

Cunninghamia lanceolata 1180,1181,1182

Cupressus funebris 486

Curculigo orchioides 322

Curcuma kwangsiensis............... 112,115

Curcuma longa 112,117

Curcuma phaeocaulis 112

Curcuma phaeocaulis.................... 115

Curcuma wenyujin 111,112,115

Cuscuta australis 379

Cuscuta chinensis 379

Cuscuta japonica 1291

Cyathocline purpurea 763

Cyclocarya paliurus 682

Cyclosorus parasiticus 739

Cydonia oblonga 1099

Cymbaria dahurica 1288

Cymbidium ensifolium 877

Cymbopogon citratus........................659

Cymbopogon distans 661

Cymbopogon goeringii 659

Cymbopogon tortilis 660

Cynanchum atratum 198

Cynanchum bungei 914

Cynanchum glaucescens 197

Cynanchum komarovii......................914

Cynanchum paniculatum 198

Cynanchum stauntonii 197

Cynanchum versicolor 198

Cynara scolymus 763

Cynoglossum lanceolatum 1371

Cynomorium songaricum 344

Cyperus rotundus 343

D

Dalbergia benthamii 604

Dalbergia odorifera.............................67

Dalbergia hainanensis 604

Dalbergia hancei 605

Daphne genkwa 276

Datura stramonium 1103,1104

Daucus carota 295

Daucus carota var. sativa .. 1137,1138,1139

Debregeasia longifolia 1048

Dendranthema indicum 154

Dendranthema lavandulifolium ..803,804

Dendranthema morifolium 151

Dendranthema zawadskii 805

Dendrobenthamia capitata 1179

Dendrobenthamia japonica var. Chinensis 1179

Dendrobium chrysotoxum 179

Dendrobium fimbriatum 179

Dendrobium aurantiacum var. denneanum 179

Dendrobium loddigesii 179

Dendrobium nobile 179

Dendrobium officinale 181

Dendrobium chrysanthum 179

Descurainia sophia 315

Desmodium caudatum 618

Desmodium microphyllum 618

Desmodium styracifolium 70

Desmos chinensis......................639,640

Dianthus chinensis 326

Dianthus superbus 326

Dichondra micrantha 1290

Dichrocephala auriculata 851

Dichrocephala benthamii 850

Dicliptera chinensis 862

Dicranostigma leptopodum 1304

Dictamnus dasycarpus 387

Dimocarpus longan 358

Dioscorea collettii var. hypoglauca ...333

Dioscorea hypoglauca 333

Dioscorea cirrhosa 1200

Dioscorea polystachya 334

Dioscotea opposita 334

Diospyros kaki 328

Dipsacus asper 26

Dipterocarpus turbinatus 910

Discocleidion rufescens 582

Disporopsis pernyi 485

Disporum bodinieri 481

Disporum cantoniense 482

Dolomiaea souliei var. mirabilis 141

Dolomiaea souliei 141
Dracaena cambodiana 480
Dracocephalum heterophyllum 536
Dracocephalum integrifolium 538
Dracocephalum moldavica 538
Dracocephalum tanguticum 537
Dracontomelon duperreanum 1044
Drynaria fortunei 335
Drynaria roosii 335
Dryopteris bodinieri 902
Dryopteris championii 903
Duchesnea indica 1086
Dysosma versipellis 1279

E

Echinops grijisii 159
Echinops latifolius 159
Eclipta prostrata..................................160
Edgeworthia chrysantha................. 1117
Elaeagnus angustifolia 685
Elaeagnus conferta 684
Elaeagnus gonyanthes 684
Elaeagnus henryi.................................686
Elaeagnus pungens 683
Eleocharis dulcis 1219
Elsholtzia argyi 570
Elsholtzia blanda 565
Elsholtzia bodinieri 558
Elsholtzia ciliata 566
Elsholtzia communis 561
Elsholtzia cyprianii 568
Elsholtzia densa 563
Elsholtzia eriostachya 562
Elsholtzia feddei 560
Elsholtzia flava 569
Elsholtzia fruticosa 562
Elsholtzia myosurus 564
Elsholtzia penduliflora 558
Elsholtzia rugulosa 567
Elsholtzia splendens 560
Embelia laeta 1373
Embelia parviflora 1374
Emilia prenanthoidea 848
Emilia sonchifolia 849
Engelhardtia roxburghiana.................681
Ephedra equisetina.............................201
Ephedra intermedia 202
Ephedra intermedia 201

Ephedra sinica 201
Ephedra sinica 202
Epimedium brevicornu 372
Epimedium koreanum.........................372
Epimedium pubescens 372
Epimedium sagittatum 372
Epimedium wushanense 374
Epipremnum pinnatum 1248
Equisetum hyemale............................240
Erigeron acer 768
Erigeron annuus 769
Erigeron breviscapus 142
Erigeron bonariensis 761
Erigeron canadensis 761
Eriobotrya japonica 251
Eriocaulon buergerianum 83
Eriocaulon cinereum 646
Erodium stephanianum 213
Eryngium foetidum 1126
Erythropalum scandens 1249
Eucalyptus citriodora 1224
Eucalyptus exserta 1223
Eucalyptus globulus 1222
Eucalyptus maideni 1226
Eucalyptus robusta 1220,1221
Eucalyptus tereticornis 1225
Eucommia ulmoides 75
Eucommia ulmoides 76
Eugenia caryophyllata 346
Eugenia caryophyllata........................347
Eugenia uniflora 1229
Eulaliopsis binata 657
Euonymus alatus 1256
Euonymus fortunei 1255
Euonymus japonicus 1254
Euonymus maackii 1254
Eupatorium adenophorum 856
Eupatorium cannabinum 853
Eupatorium chinense 853,854
Eupatorium fortunei 171
Eupatorium japonicum 852
Eupatorium lindleyanum 171
Eupatorium odoratum 855
Euphorbia ebracteolata........................47
Euphorbia esula 580
Euphorbia fischeriana 47
Euphorbia humifusa 46
Euphorbia lathyris................................48
Euphorbia maculata 46

Euphorbia pekinensis 45
Euphorbia kansuensis...........................47
Euryale ferox 340
Evodia fargesii 1334
Evodia lepta 1335
Evodia rutaecarpa 408
Evodia rutaecarpa var. bodinieri 408
Evodia rutaecarpa var. officinalis........408

F

Fagopyrum dibotrys 193
Fagopyrum esculentum 899
Fallopia multiflora 191
Fatsia japonica 1260
Ferula ferulaeoides 1121
Ferula fukanensis 279
Ferula sinkiangensis 279
Fibraurea recisa 78
Ficus carica 1168
Ficus hirta 1165
Ficus hispida 1167
Ficus microcarpa 1167
Ficus tikoua 1166
Filifolium sibiricum 838
Filipendula palmata 1091
Firmiana platanifolia 1259
Firmiana simplex 1259
Fissistigma oldhamii 639
Flemingia prostrata 616
Foeniculum vulgare 296
Fordia cauliflora 598
Forsythia suspensa 237
Fortunella hindsii 1327,1328
Fortunella margarita 1326,1327
Fragaria × ananassa 1063
Fraxinus chinensis 237
Fraxinus rhynchophylla 237
Fraxinus stylosa 237
Fraxinus szaboana 237
Fritillaria cirrhosa 5
Fritillaria delavayi 5
Fritillaria przewalskii 5
Fritillaria taipaiensis 5
Fritillaria thunbergii 6
Fritillaria unibracteata 5
Fritillaria unibracteata var. wabuensis ..5
Fritillaria ussuriensis 6

G

Galeobdolon chinense 570
Galinsoga parviflora 815,816
Galium aparine var. Tenerum 1059
Galium verum 1058
Garcinia oblongifolia 1244
Gardenia jasminoide 245
Gardenia jasminoides var. fortuniana ...1062
Gastrodia elata 182
Gaultheria forrestii 627
Gaultheria leucocarpa var.crenulata ...627
Gendarussa vulgaris 174
Gentiana apiata 908
Gentiana crassicaulis 195
Gentiana dahurica 195
Gentiana macrophylla 195
Gentiana manshuric 194
Gentiana scabra 194
Gentiana straminea 195
Gentiana triflora 194
Gentiana veitchiorum 907
Geranium carolinianum 213
Geranium wilfordii 213
Gerbera piloselloides 766
Geum aleppicum 249
Geum japonicum var. chinense 249
Ginkgo biloba 380,381
Girardinia diversifolia 1049
Glechoma longituba 33
Gleditsia sinensis 73
Glehnia littoralis 303
Glochidion puberum 586
Glycine max 53
Glycosmis citrifolia 1331
Glycosmis parviflora 1331
Glycyrrhiza glabra 54
Glycyrrhiza inflata 54
Glycyrrhiza pallidiflora 597
Glycyrrhiza uralensis 54
Glyptostrobus pensilis 1203
Gnaphalium affine 823
Gnaphalium japonicum 824
Gnetum montanum 983
Gomphrena globosa 1278
Gueldenstaedtia verna......................612
Gymnema sylvestre..........................916
Gymnotheca chinensis 1119
Gynostemma pentaphyllum 687
Gynura bicolor 806

Gynura cusimbua 807
Gynura divaricata...........................806
Gynura japonica 807
Gypsophila oldhamiana 1199

H

Halenia corniculata 906
Halenia elliptica 906
Hedera nepalensis var. sinensis 1261
Hedychium coronarium. 721
Hedychium flavum...........................720
Hedychium forrestii 721
Hedyotis caudatifolia 1054
Hedyotis corymbosa 1052
Hedyotis diffusa 1052
Hedyotis hedyotidea 1054
Hedyotis lance 1054
Hedysarum polybotrys 72
Helianthus annuus 840,841,842
Heliciopsis lobata 1178
Helicteres angustifolia 1259
Helleborus thibetanus 994
Hemerocallis citrina........................ 483
Hemistepta lyrata 815
Heracleum candicans 1132
Heracleum hemsleyanum 1132
Heracleum millefolium 1134
Heracleum moellendorffii 1132
Heteropappus altaicus 778
Hibiscus mutabilis 128
Hibiscus syriacus 746,747
Hibiscus tiliaceus 746
Hierochloe odorata 656
Hippophae rhamnoides 97
Holarrhena antidysenterica 717
Homalomena occulta 353
Hosta ensata 484
Hosta plantaginea 484
Houttuynia cordata 277
Humulus lupulus 1164
Humulus scandens 1163
Huperzia serrata 1195
Hydnocarpus anthelminthica 575
Hydrocotyle sibthorpioides 1150
Hydrocotyle wilfordi 1149
Hylocereus undatus 1276
Hyoscyamus niger 267
Hypericum ascyron 1241

Hypericum attenuatum 1240
Hypericum japonicum 1240
Hypericum monogynum 1242
Hypericum patulum 1241
Hypericum perforatum 347
Hypericum sampsonii 1243
Hypericum scabrum 1239
Hypericum wightianum 1239
Hyptis suaveolens 539
Hyssopus cuspidatus 540

I

Idesia polycarpa 576
Ilex chinensis 50
Ilex cornuta 51
Ilex hainanensis 591
Ilex kaushue 591
Ilex pubescens 592
Ilex rotunda 51
Ilex suaveolens 592
Ilex asprella 590
Ilex bioritsensis 590
Illicium burmanicum 1005
Illicium difengpi 226
Illicium dunnianum 1003
Illicium micranthum 1004
Illicium simonsii 1005
Illicium tsaii 1004
Illicium verum 225
Illigera rhodantha 887
Impatiens balsamina 79
Impatiens noli-tangere 645
Impatiens chinensis 644
Imperata cylindrica 84
Imperata cylindrica var. major 84
Incarvillea sinensis 1378
Indigofera bungeana 613
Indigofera stachyodes 614
Indocalamus 658
Inula britannica 167
Inula cappa 845
Inula helenium 168
Inula japonica 167
Inula nervosa 844
Inula racemosa 845
Inula salsoloides 843
Ipomoea batatas 1289
Ipomoea cairica............................1290

Iris halophila 1310
Iris japonica 1309
Iris lactea var. chinensis 1310
Iris tectorum 385
Isatis indigotica 318
Isatis indigotica 317
Ixeridium sonchifolium.......................843
Ixora chinensis 1059,1060

J

Jasminum grandiflorum 1029
Jasminum nervosum 1030
Jasminum nudiflorum 1031,1032
Jasminum polyanthum 1029
Jasminum sambac 1029
Jatropha curcas 583
Juglans mandshurica...................678,680
Juglans regia 94
Juncus setchuensis var.effusoides 589
Juniperus chinensis 491
Juniperus chinensis var.sargentii 493
Juniperus formosana 487
Juniperus przewalskii 491
Juniperus rigida 486
Juniperus squamata 490
Juniperus indica 490
Jussticia gendarussa 174
Justicia ventricosa.............................861
Justicia adhatoda 864

K

Kadsura coccinea 1016
Kadsura heteroclita 1019
Kadsura longipedunculata 1018
Kadsura oblongifolia.......................1017
Kaempferia galanga 122
Kalimeris indica 812
Kalopanax septemlobus 1261,1262
Kerria japonica 1065
Kochia scoparia 183
Koelrenteria paniculata 1257
Kyllinga brevifolia 1219

L

Lactuca sativa.....................................837

Lagerstroemia indica 1045
Lagerstroemia speciosa 1044
Laggera alata 811
Laggera pterodonta 161
Lagopsis supina.................................548
Lagotis alutacea 1287
Lagotis brevituba 376
Lamiophlomis rotata 31
Lantana camara 959
Lantana camara 960
Laurocerasus zippeliana 1066
Laurus nobilis 1355
Lavandula angustifolia 572
Ledum palustre var. dilatatum............635
Ledum palustre.................................634
Leontopodium leontopodioides 802
Leonurus artemisia 40,41
Leonurus japonicus 40,41
Leonurus macranthus 573
Leonurus sibiricus 574
Lepidium apetalum 315
Lepidium latifolium 1186
Lepidium sativum 1185
Lespedeza cuneata 600
Leucaena leucocephala.....................623
Levisticum officinale 1143
Libanotis buchtormensis 1153
Libanotis seseloides 1153
Ligularia dictyoneura........................833
Ligularia fischeri 832
Ligularia nanchuanica.......................831
Ligularia virgaurea 831
Ligusticum acuminatum 1136
Ligusticum brachylobum 1135
Ligusticum chuanxiong 290
Ligusticum jeholense 293
Ligusticum pteridophyllum 1136
Ligusticum sinense 293
Ligustrum henryi 1026
Ligustrum japonicum 1027
Ligustrum lucidum 238
Ligustrum pricei 1026
Ligustrum quihoui 1028
Ligustrum robustum 1026
Lilium brownii var. viridulum 4,469
Lilium pumilum 4
Lilium tigrinum 4
Limnophila rugosa 1286
Limonium aureum 468

Limonium bicolor 468
Lindera aggregata 414
Lindera angustifolia 1352
Lindera chunii 1348
Lindera communis 1353
Lindera erythrocarpa 1349
Lindera glauca 1350,1351
Lindera obtusiloba 1349
Lindera reflexa 1352
Linum usitatissimum 380
Liparis japonica 883
Liquidambar acalycina.......................730
Liquidambar formosana 123,124
Liquidambar orientalis 125
Liriope muscari 15
Liriope spicata var. Prolifera 15
Liriope platyphylla 15
Liriope spicata 15
Litchi chinensis 354
Lithocarpus polystachyus 865
Lithospermum erythrorhizon 1372
Litsea cubeba 412
Litsea euosma 1342,1343
Litsea glutinosa.................................1342
Litsea mollis 1342
Litsea populifolia 1344
Litsea pungens 1342,1343
Litsea rotundifolia var. oblongifolia ...1341
Lobelia chinensis 132
Lonicera acuminata 1114
Lonicera japonica 270,272
Lonicera maackii 1115
Lonicera similis 1116
Lonicera similis var. omeiensis 1116
Lophatherum gracile 85
Loranthus delavayi 1160
Loropetalum chinense 731
Loropetalum chinense var.rubrum 732
Luculia pinceana 1052
Luffa cylindrical 695
Lycium barbarum 263,264
Lycium chinense 263
Lycium ruthenicum 1102
Lycopersicon esculentum 1100,1101
Lycopodium japonicum 321
Lycopus lucidus 517,518
Lycopus lucidus var. Hirtus 30
Lygodium japonicum...................647,648
Lysimachia capillipes 504

Lysimachia christinae 23
Lysimachia circaeoides 503
Lysimachia congestiflora 501
Lysimachia foenum-graecum 501
Lysimachia hemsleyana 500
Lysimachia stenosepala 504
Lysimachia paridiformis var.stenophylla .
....503
Lysionotus pauciflorus 175

M

Macadamia ternifolia 1178
Machilus grijsii 1347
Machilus salicina 1347
Machilus velutina 1348
Macleaya cordata 1301
Macleaya microcarpa 1301
Macropanax rosthornii 1269
Macrosolen bibracteolatus 1160
Magnolia amoena 1014
Magnolia biondii 230,1011
Magnolia campbellii 1011
Magnolia coco 1015
Magnolia cylindrica 1014
Magnolia denudata 230,1011
Magnolia grandiflora 1011,1013
Magnolia liliflora 1011
Magnolia officinalis 227,229
Magnolia officinalis subsp. biloba 227
Magnolia officinalis var. biloba 229
Magnolia sargentiana 1011
Magnolia sprengeri 230
Magnolia sprengeri 1011
Mahonia bealei 371
Mahonia fortunnei 371
Mallotus apelta 587
Mallotus repandus 588
Malus asiatica 1076
Malus halliana 1076
Malus micromalus 1080
Malus prunifolia 1079
Malus pumila 1077,1079
Malva crispa..................................745
Malva verticillata 128
Malva verticillata 745
Mangifera indica 1041,1043
Manglietia fordiana 1016
Manihot esculenta 585

Mappianthus iodoides 505
Marsdenia tenacissima....................200
Matricaria chamomilla 813
Meconopsis horridula 1302
Meconopsis integrifolia 1303
Meconopsis punicea 1302
Meconopsis quintuplinervia 1303
Medicago sativa 614
Meehania urticifolia 527
Melaleuca leucadendron 1227
Melastoma dodecandrum 1300
Melia azedarach 185
Melia toosendan 183,185
Melilotus albus 593
Menispermum dauricum 77
Mentha × rotundifolia 514
Mentha asiatica 514
Mentha haplocalyx 27
Mentha piperita 512
Mentha sachalinensis 511
Mentha spicata 513
Mesona chinensis 525
Messerschmidia sibirica 1371
Metasequoia glyptostroboides 1182
Michelia alba 1006
Michelia champaca 1007
Michelia figo 1007
Michelia macclurei 1010
Michelia martinii 1008
Michelia maudiae 1009
Michelia yunnanensis 1009
Microcos paniculata 77
Micromeria biflora 521
Microtoena insuavis 519
Mimosa pudica 599
Mirabilis jalapa 1378
Momordica charantia 688,689
Momordica cochinchinensis 98
Morinda citrifolia 1050
Morinda officinalis 242
Moringa oleifera 872
Morus alba 309,310,311
Mosla chinensis 36
Mosla chinensis'Jiangxiangru'............36
Mosla dianthera 543
Mosla hangchowensis 541
Mosla scabra 542
Mosla soochowensis 543
Mulgedium tataricum 819

Murdannia bracteata 1292
Murraya exotica 406
Murraya kwangsiensis 1328
Murraya paniculata 406
Murraya tetramera 1328
Musa basjoo 466
Musa nana 466,647
Mussaenda pubescens 1062
Myrica rubra 1297,1298,1299
Myricaria bracteata 506
Myristica fragrans 273
Myroxylon pereirae 615

N

Nageia nagi 913
Nandina domestica 1280
Narcissus tazetta var. chinensis 1196
Nardostachys chinensis 497
Nardostachys jatamansi 21
Nasturtium officinale 1185
Nelumbo nucifera 336,337,338,339
Neocinnamomum 1354
Neopallasia pectinata 857
Neosinocalamus affinis 650
Nepeta angustifolia 525
Nepeta cataria 524
Nepeta coerulescens 524
Nephrolepis auriculata 1183
Nerium oleander 716
Nervilia fordii 884
Nicotiana tabacum 1109
Nigella glandulifera 215
Nitraria sibirica 711
Nitraria tangutorum.........................711
Nothapodytes pittosporoides 505
Nothopanax davidii 1271
Nothopanax delavayi 1272
Notopterygium forbesii 300
Notopterygium incisum 300

O

Ocimum basilicum var.pilosum 530
Ocimum basilicum...................528,529
Ocimum gratissimum var. suave.........527
Oenanthe javanica 1148
Ophiopogon japonicus 16
Oplopanax elatus 1263

Opuntia dillenii 1277
Opuntia ficus-indica 1277
Oreocharis auricular 872
Origanum vulgare 533
Orixa japonica 1312
Ormosia henryi.................................600
Oroxylum indicum 421
Oryza sativa 651,652
Osmanthus fragrans 1023,1025
Osmunda japonica 420
Ostericum citriodorum 1146
Ostericum grosseserratum 1145
Osyris quadripartita 1220
Oxalis corymbosa 1384
Oxytropis falcata.............................607
Oxytropis glabra...............................608
Oxytropis kansuensis 606
Oxytropis myriophylla.......................606

P

Padus racemosa 1065
Paederia foetida 1055
Paederia scandens 1055
Paeonia lactiflora 218
Paeonia suffruticosa 219
Paeonia veitchii 217
Panax ginseng 362,363
Panax japonicus 365
Panax japonicus var. bipinnatifidus ... 366
Panax japonicus var. major 366
Panax notoginseng 360
Panax pseudo-ginseng var. bipinnatifidus
....366
Panax pseudo-ginseng var. japonicus 366
Panax pseudo-ginseng var. notoginseng
....360
Panax quinquefolius 364
Pandanus tectorius 911,912
Panzeria alaschanica 534
Papaver somniferum 1305
Paris polyphylla var. chinensis 7
Paris polyphylla var. yunnanensis 7
Passiflora edulis 1275
Patrinia rupestris subsp. scabra.......... 495
Patrinia scabiosaefolia 493
Paulownia fortunei 1283
Paulownia tomentosa 1283
Pegaeophyton scapiflorum.................1184

Peganum harmala 712
Peganum multisectum 712
Pelargonium graveolens 985
Pelargonium hortorum 984
Penthorum chinense 700
Peperomia tetraphylla 668
Perilla frutescens 42,43
Perilla frutescens var.acuta................575
Perilla frutescens var.crispa 574
Periploca forrestii.............................915
Periploca sepium 199
Peristrophe bivalvis 863
Peristrophe japonica 863
Peucedanum decursivum 300
Peucedanum dielsianum 1144
Peucedanum japonicum 1143
Peucedanum medicum 1144
Peucedanum praeruptorum 298
Pharbitis nil 378
Pharbitis purpurea 378
Phaseolus vulgaris 593
Phellodendron amurense....................405
Phellodendron chinense 405
Philadelphus schrenkii 706
Phlegmariurus fargesii 1194
Phlomis medicinalis 516
Phlomis mongolica 515
Phlomis umbrosa 515
Phlomis younghusbandii 516
Phoebe bournei 1344
Phoebe sheareri 1346
Phoebe zhennan 1345
Pholidota cantonensis 881
Pholidota yunnanensis 881
Photinia serrulata 1087
Phragmites communis 87
Phragmites australis 87
Phyllanthus emblica 49
Phyllanthus urinaria 588
Phyllostachys edulis 653
PhylLostachys nigra var. henonis 86
Phymatopteris hastata 1201
Physalis alkekengi 1109
Physalis alkekengi var. francheti 267
Physalis peruviana 1108
Physochlaina infundibularis 266
Phytolacca acinosa 313
Phytolacca acinosa 1183
Phytolacca americana 313

Picea koraiensis 1218
Picrasma quassioides 177
Pilea aquarum 1046
Pilea cavaleriei subsp. valida 1046
Pileostegia viburnoides 700
Pimpinella candolleana 1139
Pimpinella diversifolia 1140
Pimpinella thellungiana 1140
Pinellia ternata 348
Pinus armandii 1204,1211,1214
Pinus elliottii 1211
Pinus kesiya var. Langbianensis 1204
Pinus koraiensis 1204,1211,1214
Pinus massoniana..................................
.................341,342,1204,1211,1213,1216
Pinus sibirica 1204
Pinus sylvestris var. mongolica 1214
Pinus tabulaeformis var. umbraculifera ..
....1211
Pinus tabulieformis ....
341,342,1204,1211,1213,1214,1216
Pinus taeda 1213
Pinus taiwanensis 1204
Pinus thunbergii 1204,1213,1214
Pinus yunnanensis 1204,1211,1214
Piper arboricola.................................677
Piper austrosinense 671
Piper betle 673
Piper boehmeriaefolium var.tonkinense ...
....671
Piper boehmeriaefolium.....................670
Piper hancei 675
Piper kadsura 92
Piper laetispicum 669
Piper longum 90
Piper martini 675
Piper mutabile 669
Piper nigrum 92
Piper puberulum 674
Piper sarmentosum 672
Piper wallichii 676
Pistacia chinensis 1039
Pistacia weinmannifolia 1040
Pistia stratiotes 1246
Pittosporum illicioides 649
Pittosporum tobira 649
Plantago asiatica 24
Plantago depressa................................24
Platycarya strobilacea 680

Platycladus orientalis 18,19

Platycodon grandiflorus 134

Pleioblastus amarus 650

Pleurospermum hookeri var. thomsonii ...
....1141

Pleurospermum rivulorum 1142

Plumeria rubra..............................714

Poacynum hendersonii 713

Podocarpus macrophyllus 912

Pogostemon cablin............................29

Pogostemon nigrescens 517

Polyalthia nemoralis 637

Polygala japonica 386

Polygala sibirica............................386

Polygala tenuifolia 386

Polygonatum kingianum 12

Polygonatum cyrtonema 12

Polygonatum filipes 478

Polygonatum odoratum 14

Polygonatum sibiricum 12

Polygonum aviculare 189

Polygonum barbatum 896

Polygonum capitatum 898

Polygonum chinense 895

Polygonum cuspidatum 188

Polygonum hydropiper 896

Polygonum multiflorum 191

Polygonum orientale........................192

Polygonum orientale........................894

Polygonum perfoliatum 190

Polygonum runcinatum var.sinense ...893

Polygonum tinctorium 192

Polygonum viscosum 898

Polystichum tripteron.......................901

Poncirus trifoliata 1338

Populus canadensis 1295

Populus pseudo-simonii 1295

Populus simonii 1296

Portulaca oleracea 208

Potentilla anserina 1090

Potentilla chinensis 258

Potentilla glabra var. mandshurica....1089

Pothos chinensis 1248

Pouzolzia zeylanica 1048

Premna fulva 958

Premna ligustroides..........................957

Premna microphylla 958

Prismatomeris connata 1060

Prismatomeris tetrandra 1060

Prunella hispida 547

Prunella vulgaris 38

Prunus armeniaca 260

Prunus armeniaca var. ansu..............260

Prunus mandshurica 260

Prunus salicina 1072

Prunus sibirica 260

Psammosilene tunicoides....................325

Pseudocalymma alliaceum 1380

Pseudolarix amabilis 1201

Pseudostellaria heterophylla 324

Psidium guajava 1227,1228

Psilopeganum sinense 1330

Psoralea corylifolia 52

Psychotria asiatica............................1056

Psychotria rubra 1056

Pteris multifida 643

Pteris semipinnata 643

Pterocarya stenoptera 678

Pueraria lobata 56

Pueraria montanai var. thomsonii 56

Pueraria peduncularis 598

Pueraria thomsonii 56

Pulsatilla chinensis 214

Punica granatum 320

Pyracantha fortuneana 1067

Pyracantha fortuneana 1067

Pyrethrum tatsiense 817

Pyrola calliantha 196

Pyrola decorate 196

Pyrrosia shearreri 335

Pyrrossia lingua 335

Pyrrossia petiolosa 335

Pyrus betulifolia 1072

Pyrus bretschneideri 1068,1071

Pyrus communis 1068

Pyrus pyrifolia 1068

Pyrus sinkiangensis 1068

Pyrus ussuriensis 1071

Pyrus ussuriensis 1068

Q

Quercus acutissima 867

Quercus dentata 866

Quercus mongolica 868

Quercus wutaishanica 866

Quisqualis indica 328

R

Rabdosia amethystoides 553,554

Rabdosia coetsa 550

Rabdosia inflexa 550

Rabdosia japonica var.glaucocalyx ...549

Rabdosia lophanthoides var.gerardiana ...
....553

Rabdosia nervosa 552

Rabdosia pseudoirrorata 548

Rabdosia racemosa 554

Rabdosia rubescens 39

Rabdosia serra 551

Ranunculus sieboldii 988

Ranunculus ternatus 216

Raphanus sativus 316

Rehmannia glutinosa 375

Reineckia carnea 478

Reynoutria japonica 188

Rhaphidophora decursiva 1249

Rhaponticum uniflorum 159

Rheum officinale 187

Rheum palmatum 187

Rheum pumilum 893

Rheum tanguticum 187

Rheum wittrockii 892

Rhinacanthus nasutus 864

Rhodiola crenulata 130

Rhodiola dumulosa 753

Rhodiola fastigiata 750

Rhodiola kirilowii 752

Rhodiola rosea 751

Rhodiola sachalinensis 752

Rhodiola yunnanensis 754

Rhododendron anthopogonoides 629

Rhododendron capitatum 631

Rhododendron dauricum 74

Rhododendron micranthum 633

Rhododendron mucronatum 628

Rhododendron primuliflorum 632

Rhododendron przewalskii 630

Rhododendron simsii 628

Rhododendron thymifolium 630

Rhododendron fortunei 632

Rhodomyrtus tomentosa 1235,1236

Rhoeo discolor 1292

Rhynchanthus beesianus 719

Ricinus communis 578

Robinia pseudoacacia 596

Rodgersia aesculifolia 701
Rosa chinensis 254
Rosa davurica 1083
Rosa hugonis 1081
Rosa multiflora 1084,1085
Rosa multiflora var. cathayensis ....
........................1085,1086
Rosa roxburghii 1082
Rosa rugosa 253
Rosa xanthina 1080
Rosmarinus officinalis 532
Rourea microphylla 1032
Rubia cordifolia 244
Rubus amabilis 1096
Rubus biflorus 1092
Rubus chingii 262
Rubus corchorifolius 1095
Rubus idaeus 1093
Rubus parvifolius 1094
Rubus sachalinensis 1094
Rubus xanthocarpus 1093
Ruta graveolens 1337

S

Sabia parviflora 1060
Sabina tibetica 489
Sabina vulgaris 488,489
Sagina japonica 1199
Sagittaria trifolia var. sinensis 1339
Salix babylonica 1293
Salix matsudana 1294
Salvia miltiorrhiza 37
Salvia plebeian 545
Sambucus chinensis 1112
Sambucus williamsii 1113
Sambucus adnata 1114
Sanicula chinensis 1122
Sanicula coerulescens 1122
Sanicula lamelligera 1122
Sanicula orthacantha 1123
Sansevieria trifasciata 477
Santalum album 345
Saposhnikovia divaricata 289
Saraca dives 620
Sarcandra glabra 125
Sargentodoxa cuneata 235
Sassafras tzumu 1339
Sauropus spatulifolius 49

Saururus chinensis 278
Saussurea arenaria 775
Saussurea graminea 772
Saussurea hieracioides 770
Saussurea involucrata 142
Saussurea japonica 771
Saussurea laniceps 773
Saussurea stella 776
Saxifraga stolonifera 702
Schefflera arboricola 1270
Schefflera kwangsiensis 1271
Schefflera heptaphylla 1270
Schefflera octophylla 1270
Scheffter leacantha 1271
Schisandra chinensis 234
Schisandra propinqua 1020
Schisandra sphenanthera 233
Schizonepeta multifida 526
Schizonepeta tenuifolia 34,35
Schizophragma integrifolium 707
Scoparia dulcis 1288
Scorzonera albicaulis 847
Scorzonera mongolica 847
Scutellaria baicalensis 33
Scutellaria barbata 31
Sebastiania chamaelea 581
Securidaca inappendiculata 1311
Sedum aizoon 754
Sedum sarmentosum 131
Selaginella doederleinii 860
Selaginella involvens 861
Selaginella moellendorffii 859
Selaginella pulvinata 173
Selaginella tamariscina 173
Selaginella uncinata 858
Semiaquilegia adoxoides 222
Semiliquidambar cathayensis 729
Senecio cannabifolius 817
Senecio cannabifolius var.integrifolius ...
........................818
Senecio jacobaea........................819
Senecio scanden 164
Seriphidium cinum 808
Serissa serissoides 1051
Serratula chinensis 813
Sesamum indicum 94
Seseli yunnanense 1151
Setaria italica 654
Sida acuta 744

Siegesbeckia glabrescens 166
Siegesbeckia orientalis 166
Siegesbeckia pubescens 166
Sinapis alba 314
Sinocalamus beecheyanus var.pubescens
........................86
Sinodielsia yunnanensis 1131
Sinomenium acutum 78
Sinomenium acutum var. cinereum........78
Sinopodophyllum hexandrum 1280
Siphonostegia chinensis 377
Siraitia grosvenorii 100
Sisymbrium heteromallum 1184
Skimmia arborescens 1336
Skimmia reevesiana 1336
Smilax china 2
Smilax glabra 3
Solanum lyratum 1104
Solanum photeinocarpum 1107
Solanum tuberosum 1106,1107
Solanum verbascifolium 1105
Solanum nigrum 1103
Solidago Canadensis 849
Solidago decurrens 170
Sonchus asper 810
Sonchus brachyotus 808
Sonchus oleraceus 811
Sophora alopecuroides 602,603
Sophora davidii 601
Sophora flavescens 63
Sophora japonica 61
Sophora tonkinensis 63
Sorbus pohuashanensis 1066
Sparganium stenophyllum 666
Sparganium stoloniferum 88
Spatholobus suberectus........................69
Speranskia tuberculata 580
Spiraea japonica 1091
Spiraea trilobata 1092
Stachys geobombycis 546
Stahlianthus involucratus........................729
Stellaria dichotoma var. lanceolata 322
Stellaria media 1198
Stellaria yunnanensis 1198
Stellera chamaejasme 1118
Stemona japonica 20
Stemona sessilifolia 20
Stemona tuberosa 20
Stenoloma chusanum 903

Sterculia lychnophora 359
Stevia rebaudiana 826
Styrax japonicas 465
Styrax tonkinensis 2
Swertia bimaculata 910
Swertia cincta 909
Swertia macrosperma 909
Swertia mussotii.......................908
Symplocos sumuntia 1173
Syneilesis aconitifolia 829
Synsepalum dulcificum 1177
Synurus deltoids 820
Syringa oblata 1022
Syringa pubescens subsp. patula 1021
Syzygium aromaticum 346,347
Syzygium buxifolium 1230
Syzygium cumini 1233
Syzygium grijsii 1231
Syzygium jambos 1232,1233
Syzygium samarangense 1234

T

Tagetes erecta 834,835,836
Tagetes patula.......................833
Tamarindus indica.......................619
Tamarix chinensis 25
Tamarix ramosissima 506
Tanacetum cinerariifolium 805
Taraxacum mongolicum 163
Taraxacum platypecidum 163
Tarxacum borealisinense 163
Taxillus chinensis 305,1157
Taxillus sutchuenensis 1157
Taxus chinensis var. mairei 666
Tephroseris kirilowii 777
Terminalia chebula 327
Terminalia chebula var. tomentella 327
Tetrastigma hemsleyanum 1036
Teucrium bidentatum 556
Teucrium labiosum 556
Teucrium pernyi 557
Teucrium pilosum 555
Teucrium viscidum 557
Thalictrum ichangense 988
Theobroma cacao 1258
Thespesia populnea 750
Thladiantha dubia 686
Thlaspi arvense 319

Thuja koraiensis 488
Thymus altaicus 507
Thymus dahuricus 510
Thymus marschallianus 511
Thymus mongolicus 507
Thymus proximus 509
Thymus quinquecostatus 508
Tiarella polyphylla 703
Tilia amurensis 637
Tinospora sinensis 642
Tithonia diversifolia 857
Toddalia asiatica 1312
Toona sinensis 889,890,891
Torreya grandis 89
Tournefortia sibirica 1371
Trachycarpus fortunei 1382
Trachyspermum ammi 1124
Trapa natans 904,905
Tribulus terrester 101
Trichosanthes cucumeroides 690
Trichosanthes kirilowii 98,100
Trichosanthes laceribractea 690
Trichosanthes rosthornii 98,99,100
Trifolium pratense 594
Trifolium repens 594
Trigonella foenum-graecum 60
Tripterygium hypoglaucum 1251
Tripterygium wilfordii 1251
Triticum aestivum 662,663
Trollius chinensis 986
Trollius ledebourii 986
Trollius macropetalus 986
Tupistra chinensis 479
Tussilago farfara 157
Tylophora ovata 917
Typha angustifolia 370
Typha orientalis 370
Typhonium flagelliforme 1247
Typhonium giganteum 352

U

Ulmus pumila 1308
Unacaria rhynchophylla 243
Uncaria hirsuta 243
Uncaria macrophylla.......................243
Uncaria sessilifructus.......................243
Uncaria sinensis 243
Urena lobata 743

Urtica angustifolia 1047
Uvaria macrophylla 640

V

Vaccaria segetalis 325
Vaccinium bracteatum 636
Vaccinium vitis-idaea 636
Valeriana jatamansi 22
Valeriana officinalis 497
Valeriana tangutica 499
Verbascum thapsus 1281
Verbena officinalis 203
Vernonia anthelmintica 762
Veronica laxa 1284
Veronica linariifolia 1285
Veronica serpyllifolia 1285
Viburnum foetidum 1110
Viburnum fordiae 1112
Viburnum opulus var. calvescens ....
.......................1110,1111
Vicia faba 622
Vigna unguiculata 608
Viola betonicifolia 741
Viola diffusoides 741
Viola inconspicua 740
Viola mandshurica 740
Viola philippica 126
Viola prionantha 743
Viola tianshanica 742
Viola yedoensis 126
Viscum coloratum 306
Viscum liquidambaricolum 1158
Viscum ovalifolium 1159
Vitex negundo 961
Vitex negundo var. cannabifolia 204
Vitex negundo var. heterophylla 962
Vitex trifolia 963
Vitex trifolia var. simplicifolia 205
Vitis amurensis 1035
Vitis vinifera 1033
Vitis vinifera 1034
Vladimiria souliei 141

W

Wahlenbergia marginata 758
Wedelia chinensis 816
Wikstroemia indica 1118,1119

Wisteria sinensis 626

X

Xanthium mongolicum 764
Xanthium sibiricum 136
Xanthoceras sorbifolium 1258

Y

Youngia japonica 801
Yringa pinnatifolia 1021

Z

Zanthoxylum ailanthoides 1316
Zanthoxylum armatum 1320,1321
Zanthoxylum avicennae....................1318
Zanthoxylum bungeanum 400
Zanthoxylum myriacanthum 1318
Zanthoxylum nitidum 404
Zanthoxylum ovalifolium var. spinifolium
....1317
Zanthoxylum schinifolium 400
Zanthoxylum simulans 1319
Zea mays 663,664,665
Zelkova schneideriana 1308
Zephyranthes candida 1195
Zingiber corallinum 719
Zingiber mioga 720
Zingiber officinale 108
Zingiber officinale 109
Zizania caduciflora 655
Ziziphora clinopodioides 571
Ziziphus jujuba 330
Ziziphus jujuba var. spinosa 331
Ziziphus mauritiana 1200